全国中医药行业高等教育"十四五"规划教材
全国高等中医药院校规划教材（第十一版）

# 中 药 学

（新世纪第五版）

（供中医学、针灸推拿学、中西医临床医学、中药学等专业用）

主 编 钟赣生 杨柏灿

中国中医药出版社
·北 京·

**图书在版编目（CIP）数据**

中药学 / 钟赣生，杨柏灿主编 . —5 版 . —北京：
中国中医药出版社，2021.6（2024.11重印）
全国中医药行业高等教育"十四五"规划教材
ISBN 978-7-5132-6865-3

Ⅰ. ①中… Ⅱ. ①钟… ②杨… Ⅲ. ①中药学—中医
学院—教材 Ⅳ. ① R28

中国版本图书馆 CIP 数据核字（2021）第 053492 号

融合出版数字化资源服务说明

全国中医药行业高等教育"十四五"规划教材为融合教材，各教材相关数字化资源（电子教材、PPT 课件、视频、复习思考题等）在全国中医药行业教育云平台"医开讲"发布。

资源访问说明

扫描右方二维码下载"医开讲 APP"或到"医开讲网站"（网址：www.e-lesson.cn）注册登录，输入封底"序列号"进行账号绑定后即可访问相关数字化资源（注意：序列号只可绑定一个账号，为避免不必要的损失，请您刮开序列号立即进行账号绑定激活）。

资源下载说明

本书有配套 PPT 课件，供教师下载使用，请到"医开讲网站"（网址：www.e-lesson.cn）认证教师身份后，搜索书名进入具体图书页面实现下载。

**中国中医药出版社出版**

北京经济技术开发区科创十三街 31 号院二区 8 号楼
邮政编码　100176
传真　010-64405721
河北联合印务有限公司印刷
各地新华书店经销

开本 889×1194　1/16　印张 31.25　字数 830 千字
2021 年 6 月第 5 版　2024 年11月第 6 次印刷
书号　ISBN 978-7-5132-6865-3

定价　99.00 元
网址　www.cptcm.com

服 务 热 线　010-64405510　微信服务号　zgzyycbs
购书热线　010-89535836　微商城网址　https://kdt.im/LIdUGr
维 权 打 假　010-64405753　天猫旗舰店网址　https://zgzyycbs.tmall.com

如有印装质量问题请与本社出版部联系（010-64405510）

全国中医药行业高等教育"十四五"规划教材
全国高等中医药院校规划教材（第十一版）

《中药学》
编委会

《中药学》
融合出版数字化资源编创委员会

全国中医药行业高等教育"十四五"规划教材
全国高等中医药院校规划教材（第十一版）

主　审

高学敏（北京中医药大学）

主　编

钟赣生（北京中医药大学）　　　　　　杨柏灿（上海中医药大学）

副主编（以姓氏笔画为序）

毛晓健（云南中医药大学）　　　　　　任艳玲（辽宁中医药大学）

刘树民（黑龙江中医药大学）　　　　　许利平（首都医科大学中医药学院）

张一昕（河北中医学院）　　　　　　　张金莲（江西中医药大学）

张德芹（天津中医药大学）

编　委（以姓氏笔画为序）

王玉凤（安徽中医药大学）　　　　　　王加锋（山东中医药大学）

王君明（河南中医药大学）　　　　　　王英豪（福建中医药大学）

王海颖（上海中医药大学）　　　　　　刘　敏（南京中医药大学）

刘明平（广州中医药大学）　　　　　　杨　敏（成都中医药大学）

杨秀娟（甘肃中医药大学）　　　　　　杨熠文（上海中医药大学）

肖锦仁（湖南中医药大学）　　　　　　汪　琼（湖北中医药大学）

陈　芳（贵州中医药大学）　　　　　　陈绍红（北京中医药大学）

陈燕清（山西中医药大学）　　　　　　尚　坤（长春中医药大学）

郝二伟（广西中医药大学）　　　　　　胡　浩（新疆医科大学中医学院）

胡素敏（北京中医药大学）　　　　　　柳海艳（北京中医药大学）

高　峰（陕西中医药大学）　　　　　　管家齐（浙江中医药大学）

学术秘书（以姓氏笔画为序）

王又闻（上海中医药大学）　　　　　　修琳琳（北京中医药大学）

全国中医药行业高等教育"十四五"规划教材
全国高等中医药院校规划教材（第十一版）

# 专家指导委员会

匡海学（黑龙江中医药大学教授、教育部高等学校中药学类专业教学指导委员会主任委员）

吕志平（南方医科大学教授、全国名中医）

吕晓东（辽宁中医药大学党委书记）

朱卫丰（江西中医药大学校长）

朱兆云（云南中医药大学教授、中国工程院院士）

刘　良（广州中医药大学教授、中国工程院院士）

刘松林（湖北中医药大学校长）

刘叔文（南方医科大学副校长）

刘清泉（首都医科大学附属北京中医医院院长）

李可建（山东中医药大学校长）

李灿东（福建中医药大学校长）

杨　柱（贵州中医药大学党委书记）

杨晓航（陕西中医药大学校长）

肖　伟（南京中医药大学教授、中国工程院院士）

吴以岭（河北中医药大学名誉校长、中国工程院院士）

余曙光（成都中医药大学校长）

谷晓红（北京中医药大学教授、教育部高等学校中医学类专业教学指导委员会主任委员）

冷向阳（长春中医药大学校长）

张忠德（广东省中医院院长）

陆付耳（华中科技大学同济医学院教授）

阿吉艾克拜尔·艾萨（新疆医科大学校长）

陈　忠（浙江中医药大学校长）

陈凯先（中国科学院上海药物研究所研究员、中国科学院院士）

陈香美（解放军总医院教授、中国工程院院士）

易刚强（湖南中医药大学校长）

季　光（上海中医药大学校长）

周建军（重庆中医药学院院长）

赵继荣（甘肃中医药大学校长）

郝慧琴（山西中医药大学党委书记）

胡　刚（江苏省政协副主席、南京中医药大学教授）

侯卫伟（中国中医药出版社有限公司董事长）

姚　春（广西中医药大学校长）

徐安龙（北京中医药大学校长、教育部高等学校中西医结合类专业教学指导委员会主任委员）

高秀梅（天津中医药大学校长）

高维娟（河北中医药大学校长）

郭宏伟（黑龙江中医药大学校长）

唐志书（中国中医科学院副院长、研究生院院长）

彭代银（安徽中医药大学校长）

董竞成（复旦大学中西医结合研究院院长）

韩晶岩（北京大学医学部基础医学院中西医结合教研室主任）

程海波（南京中医药大学校长）

鲁海文（内蒙古医科大学副校长）

翟理祥（广东药科大学校长）

**秘书长（兼）**

陆建伟（国家中医药管理局人事教育司司长）

侯卫伟（中国中医药出版社有限公司董事长）

**办公室主任**

周景玉（国家中医药管理局人事教育司副司长）

李秀明（中国中医药出版社有限公司总编辑）

**办公室成员**

陈令轩（国家中医药管理局人事教育司综合协调处处长）

李占永（中国中医药出版社有限公司副总编辑）

张峘宇（中国中医药出版社有限公司副总经理）

芮立新（中国中医药出版社有限公司副总编辑）

沈承玲（中国中医药出版社有限公司教材中心主任）

# 编审专家组

全国中医药行业高等教育"十四五"规划教材
全国高等中医药院校规划教材（第十一版）

**组　长**

余艳红（国家卫生健康委员会党组成员，国家中医药管理局党组书记、局长）

**副组长**

张伯礼（天津中医药大学教授、中国工程院院士、国医大师）

秦怀金（国家中医药管理局副局长、党组成员）

**组　员**

陆建伟（国家中医药管理局人事教育司司长）

严世芸（上海中医药大学教授、国医大师）

吴勉华（南京中医药大学教授）

匡海学（黑龙江中医药大学教授）

刘红宁（江西中医药大学教授）

翟双庆（北京中医药大学教授）

胡鸿毅（上海中医药大学教授）

余曙光（成都中医药大学教授）

周桂桐（天津中医药大学教授）

石　岩（辽宁中医药大学教授）

黄必胜（湖北中医药大学教授）

# 前　言

　　为全面贯彻《中共中央 国务院关于促进中医药传承创新发展的意见》和全国中医药大会精神，落实《国务院办公厅关于加快医学教育创新发展的指导意见》《教育部 国家卫生健康委 国家中医药管理局关于深化医教协同进一步推动中医药教育改革与高质量发展的实施意见》，紧密对接新医科建设对中医药教育改革的新要求和中医药传承创新发展对人才培养的新需求，国家中医药管理局教材办公室（以下简称"教材办"）、中国中医药出版社在国家中医药管理局领导下，在教育部高等学校中医学类、中药学类、中西医结合类专业教学指导委员会及全国中医药行业高等教育规划教材专家指导委员会指导下，对全国中医药行业高等教育"十三五"规划教材进行综合评价，研究制定《全国中医药行业高等教育"十四五"规划教材建设方案》，并全面组织实施。鉴于全国中医药行业主管部门主持编写的全国高等中医药院校规划教材目前已出版十版，为体现其系统性和传承性，本套教材称为第十一版。

　　本套教材建设，坚持问题导向、目标导向、需求导向，结合"十三五"规划教材综合评价中发现的问题和收集的意见建议，对教材建设知识体系、结构安排等进行系统整体优化，进一步加强顶层设计和组织管理，坚持立德树人根本任务，力求构建适应中医药教育教学改革需求的教材体系，更好地服务院校人才培养和学科专业建设，促进中医药教育创新发展。

　　本套教材建设过程中，教材办聘请中医学、中药学、针灸推拿学三个专业的权威专家组成编审专家组，参与主编确定，提出指导意见，审查编写质量。特别是对核心示范教材建设加强了组织管理，成立了专门评价专家组，全程指导教材建设，确保教材质量。

　　本套教材具有以下特点：

**1.坚持立德树人，融入课程思政内容**

　　将党的二十大精神进教材，把立德树人贯穿教材建设全过程、各方面，体现课程思政建设新要求，发挥中医药文化育人优势，促进中医药人文教育与专业教育有机融合，指导学生树立正确世界观、人生观、价值观，帮助学生立大志、明大德、成大才、担大任，坚定信念信心，努力成为堪当民族复兴重任的时代新人。

**2.优化知识结构，强化中医思维培养**

　　在"十三五"规划教材知识架构基础上，进一步整合优化学科知识结构体系，减少不同学科教材间相同知识内容交叉重复，增强教材知识结构的系统性、完整性。强化中医思维培养，突出中医思维在教材编写中的主导作用，注重中医经典内容编写，在《内经》《伤寒论》等经典课程中更加突出重点，同时更加强化经典与临床的融合，增强中医经典的临床运用，帮助学生筑牢中医经典基础，逐步形成中医思维。

**3.突出"三基五性"，注重内容严谨准确**

坚持"以本为本"，更加突出教材的"三基五性"，即基本知识、基本理论、基本技能，思想性、科学性、先进性、启发性、适用性。注重名词术语统一，概念准确，表述科学严谨，知识点结合完备，内容精炼完整。教材编写综合考虑学科的分化、交叉，既充分体现不同学科自身特点，又注意各学科之间的有机衔接；注重理论与临床实践结合，与医师规范化培训、医师资格考试接轨。

**4.强化精品意识，建设行业示范教材**

遴选行业权威专家，吸纳一线优秀教师，组建经验丰富、专业精湛、治学严谨、作风扎实的高水平编写团队，将精品意识和质量意识贯穿教材建设始终，严格编审把关，确保教材编写质量。特别是对32门核心示范教材建设，更加强调知识体系架构建设，紧密结合国家精品课程、一流学科、一流专业建设，提高编写标准和要求，着力推出一批高质量的核心示范教材。

**5.加强数字化建设，丰富拓展教材内容**

为适应新型出版业态，充分借助现代信息技术，在纸质教材基础上，强化数字化教材开发建设，对全国中医药行业教育云平台"医开讲"进行了升级改造，融入了更多更实用的数字化教学素材，如精品视频、复习思考题、AR/VR等，对纸质教材内容进行拓展和延伸，更好地服务教师线上教学和学生线下自主学习，满足中医药教育教学需要。

本套教材的建设，凝聚了全国中医药行业高等教育工作者的集体智慧，体现了中医药行业齐心协力、求真务实、精益求精的工作作风，谨此向有关单位和个人致以衷心的感谢！

尽管所有组织者与编写者竭尽心智，精益求精，本套教材仍有进一步提升空间，敬请广大师生提出宝贵意见和建议，以便不断修订完善。

国家中医药管理局教材办公室

中国中医药出版社有限公司

2023 年 6 月

# 编写说明

中药学是研究中药的基本理论和常用中药的性能、功效、临床应用规律等知识的一门学科。中药学课程是高等中医药院校中医学、针灸推拿学、中西医临床医学、中药学等中医药类专业的必修课程。

本教材是中国中医药出版社组织编写的全国中医药行业高等教育"十四五"规划教材、全国高等中医药院校规划教材（第十一版）。本教材注重突出中医思维在教材编写中的主导作用，将中医思维和科学思维培养贯穿教材编写全过程；于教材中融入课程思政内容，推进思政课程、课程思政与中医药人文的融合，体现教材服务教育"立德树人"的根本任务；突出基本知识、基本理论、基本技能，以及思想性、科学性、先进性、启发性、适用性；围绕"十三五"规划教材评价报告，有针对性地对上一版教材内容进行修订完善，力求打造一本适应新时代、新形势下中医药人才培养需求的核心示范《中药学》教材。

本教材包括总论、各论、附录几个部分。总论系统地介绍了中药的基本理论，包括中药、中药学等概念，中药的起源与中药学的发展，其中重点阐述各个历史时期中药学发展的特点及主要本草学代表著作的学术价值。中药的产地、采集与贮藏介绍产地与疗效的关系，适时采集与药效的关系及与采集相关的一般知识，贮藏中影响中药变异的常见外界因素、变异现象及贮藏与养护方法；中药的炮制介绍炮制的概念、目的与方法；中药的性能是总论的核心，主要阐明中药药性理论的概念、中药治病的机理，重点介绍中药药性理论的主要内容，如四气、五味、升降浮沉、归经、毒性等的概念，所表示药物的作用，对指导临床用药的意义，以及如何运用药性理论综合分析、认识、掌握中药的效用；中药的配伍阐明中药配伍应用的目的、原则及药物"七情"的概念、中药配伍应用规律；中药的用药禁忌着重介绍配伍禁忌、证候用药禁忌、妊娠用药禁忌、服药饮食禁忌的概念及主要内容；中药的剂量与用法，介绍剂量与疗效的关系，确定剂量的依据及中药煎服法等内容。总论并附有中药命名规律与中药分类的方法，以及中药的功效。

各论共收载全国各地常用中药 568 味（含掌握药 133 味，熟悉药 98 味，了解药 114 味，参考药 98 味，附药 125 味），按主要功效分列为二十一章加以介绍。每章先列概述，介绍该章药物的概念、药性特点、功效、适用范围、分类、配伍方法、使用注意等内容。

每味药以 2020 年版《中华人民共和国药典·一部》及各省市现行中药材标准的名称为正名；药物来源部分介绍原动植矿物的中文名、拉丁名、药用部位及主要产地、采集和炮制方法；以 2020 年版《中华人民共和国药典·一部》为准，并结合《中华本草》和历代本草文献、现代临床用药实际，介绍每味中药的药性、功效、应用、用法用量、使用注意、鉴别用药、现代研究等。其中功效和应用是各论的重点，在运用中医药基本理论阐述药物的功效、主治病证时，着重说明辨证用药的理法特色；有选择地引用古今医家实际应用有效的名方、验方，以便领会、掌握古今用药理法特点、配伍应用经验；用法用量介绍成人一日内服剂量及方法，对炮制后功效有变化者说明区别用法，对有毒药物剂量的标定严格执行法定标准，注意安全有效；从配伍禁忌、妊娠用药禁忌、证候用药禁忌、服药时的饮食禁忌等方面介绍使用注意；从药物基原、炮制不同、功效相近、名称相似等多角度、多方面进行比较，介绍鉴别用药；现代研究介绍与疗效有关的主要化学成分、药理作用以及不良反应，以展示中药现代研究进展，反映当代用药水平。

附录部分临床常见百种病证用药简介是在功效分类纵向讲解的基础上，再按病证分类横向分析临床病证用药经验，以期使学生打下辨证用药坚实的基本功，同时为学习方剂学、中医临床课程，搞好辨证论治和遣药组方创造条件。药名笔画索引、药名拼音索引为查寻提供方便。

本教材是在前六版全国中医药高等教育统编教材《中药学》和"新世纪全国高等中医药院校规划教材《中药学》"新一版、新二版（同时系"全国普通高等教育'十五''十一五'国家级规划教材"），国家级普通高校"十二五"规划教材、全国中医药行业高等教育"十二五"规划教材、全国高等中医药院校规划教材（第九版）《中药学》，以及全国中医药行业高等教育"十三五"规划教材、全国高等中医药院校规划教材（第十版）《中药学》的基础上，进一步挖掘整理传统本草学精华，同时吸取当代中药学研究成果编写而成。总论方面充实了中药学发展的内容；从概念、由来、代表药物作用、指导临床用药意义等方面客观、科学、系统地介绍了药性理论，并加强与各论药性论述的衔接，注意理论对临床的指导作用。各论方面坚持按功效分类原则，既系统阐明中医传统用药经验精粹，又介绍近代临床用药新发展；功效分类与病证分类并举，以深入阐明辨证用药规律；多方面、多层次、多角度比较分析，以培养学生鉴别用药的能力；系统深入介绍有毒中药的不良反应，突出安全用药、以人为本的思想。本教材较好地解决了继承不泥古、发展不离宗的关系，基本上能反映当代中药学的发展水平。

本教材由26所高等医学院校的29名专家组成编委会，共同承担编写工作。具体编写分工如下：辽宁中医药大学任艳玲编写中药的起源和中药学的发展、中药的剂量与用法；天津中医药大学张德芹编写中药的产地采集与贮藏、中药的炮制、中药的用药禁忌；北京中医药大学胡素敏编写中药的性能、中药的配伍、中药的功效；北京中医药大学钟赣生、陈绍红编写中药的命名与分类、解表药、药名索引；长春中医药大学尚坤编写清热泻火药；广州中医药大学刘明平编写清热燥湿药、清热凉血药；安徽中医药大学王玉凤和云南中医药大学毛晓健编写清热解毒药；贵州中医药大学陈芳编写清虚热药、拔毒化腐生肌药；黑龙江中医药大学刘树民编写泻下药、化湿药；山东中医药大学王加锋编写祛风湿药；浙江中医药大学管家齐编写利水渗湿药；湖南中医药大学肖锦仁编写温里药、驱虫药；河南中医药大学王君明编写理气药；陕西中医药大学高峰编写消食药、攻毒杀虫止痒药；湖北中医药大学汪琼编写止血药；上海中医药大学杨柏灿、王海颖编写活血化瘀药；南京中医药大学刘敏编写温化寒痰药、清化热痰药；山西中医药大学陈燕清编写止咳平喘药；广西中医药大学郝二伟编写安神药；甘肃中医药大学杨秀娟编写平肝息风药；首都医科大学许利平编写开窍药、补阴药；河北中医学院张一昕编写补气药；成都中医药大学杨敏编写补阳药；江西中医药大学张金莲编写补血药、涌吐药；福建中医药大学王英豪编写收涩药；新疆医科大学中医学院胡浩编写附篇临床常见百种病证用药简介。

本教材融合出版数字化资源的编撰工作由教材主编钟赣生、杨柏灿牵头负责，编委会全体成员共同参与完成。

北京中医药大学著名资深教授高学敏先生担任本教材主审，在教材的编写过程中，自始至终都给予极大的关注与鼎力支持，并提出许多宝贵意见。本教材在编写过程中，参考与汲取了前十版全国高等中医药院校规划教材《中药学》的精华内容和2020年版《中华人民共和国药典·一部》及2015年版《中华人民共和国药典临床用药须知·中药饮片卷》，在此一并表示衷心的感谢！

本教材主要供高等中医药院校各专业使用，对其他从事中医药教学、科研、医疗、生产、经营及管理工作者亦有参考和使用价值。欢迎大家对不足之处多提宝贵意见，以使新教材不断完善，有所前进。

《中药学》编委会
2021 年 3 月

# 目　录

扫一扫，查阅
本书数字资源

# 总　论

中药的发现和应用，在中国有着悠久的历史。它是中医用以防治疾病、养生康复与保健的主要工具，几千年来为中华民族的繁衍昌盛和人类的健康长寿做出了不可磨灭的贡献。

中药主要源于天然产物，但天然产物并不一定都是中药。中药不仅具有天然产物的自然属性，更具有特定的内涵、独特的理论体系和应用形式，充分反映了中国的历史文化、自然资源等方面的若干特点。人们习惯将凡是以中医药理论指导采集、炮制、制剂，说明作用机理，指导临床应用的药物，统称为中药。简而言之，中药就是指在中医药理论指导下，用于预防、治疗、诊断疾病并具有康复与保健作用的物质。

中药主要来源于天然的植物、动物、矿物及其加工品，其中以植物药居多，故有"诸药以草为本"的说法。五代韩保昇说："药有玉石草木虫兽，而直言本草者，草类药为最多也。"因此，自古相沿将中药称作本草。草药之名始于宋代，当时主要是相对于国家药局专卖的"官药"而言。后世一般将主流本草书籍尚未记载，多为民间医生所习用，且加工炮制欠规范的药物称为草药。历代所称的草药，也有动物药和矿物药，而非专指草本类药物。中草药则是中药和草药的混称。

中药主要包括中药材、中药饮片和中成药。其中，中药材是指在中医药理论指导下，所采集的植物、动物、矿物经产地加工后形成的原料药材，可供制成中药饮片、提取物及中成药。中药饮片系指中药材经过炮制后可直接用于中医临床或制剂生产使用的处方药品。中成药是指在中医药理论指导下，以中药饮片为原料，经过药学、药效、毒理与临床研究，获得国家药品主管部门的批准，按规定的处方、生产工艺和质量标准，加工制成一定的剂型，标明其成分、性状、功能主治、规格、用法用量、注意、不良反应、贮藏等内容，符合国家药品管理法规定的中药成方制剂或单味制剂。

所谓民族药是指中国少数民族地区所习用的药物，其药源与中药基本相同，它是在吸收中医药学及国外医药学相关理论和经验的基础上，又在实践中逐步发展形成具有本民族医药学特色和较强地域性的药物，如藏药、蒙药、维药、傣药、苗药、彝药等，广而言之，民族药与中药同样都是中国传统医药的重要组成部分。

自古以来人们习惯将中药称为本草，自然也就将记载中药的典籍中药学称为本草学，传统本草学近代始称中药学，它是中医药学宝库中的一个重要组成部分。随着近代科学的发展，中药学又形成了临床中药学（中医临床药学）、中药栽培学、中药资源学、中药鉴定学、中药化学、中药药理学、中药炮制学、中药制剂学、中成药学等多个分支学科。本教材中药学的内容主要介绍临床中药学（中医临床药学）学科相关知识，它是研究中药的基本理论和常用中药的来源、产地、采集、炮制、性能、功效、临床应用规律等知识的一门学科。

# 第一章
# 中药的起源和中药学的发展

扫一扫，查阅本章数字资源，含PPT、音视频、图片等

## 一、原始社会（远古—前21世纪）

劳动创造了人类、社会，同时也创造了医药。中药的发现和应用以及中药学的产生、发展和中医学一样，都经历了极其漫长的实践过程。

原始时代，我们的祖先在寻找食物的过程中，由于饥不择食，不可避免地会误食一些有毒甚至剧毒的植物，以致发生呕吐、腹泻、昏迷，甚至死亡等中毒现象；同时也可因偶然吃了某些植物，使原有的呕吐、腹泻、昏迷等症状得以缓解甚至消除。经过无数次的口尝身受，人们逐步积累了辨别食物和药物的经验，也逐步积累了一些关于植物药的知识，这就是早期植物药的发现。进入氏族社会后，由于弓箭的发明和使用，人们进入了以狩猎和捕鱼为重要生活来源的渔猎时代，人们在吃到较多的动物的同时，也相应地发现了一些动物具有治疗作用，这就是早期动物药的发现。至氏族社会后期，由于种植、饲养业的发展，人们发现了更多的药物，用药的知识也不断丰富，从而形成了早期的药物疗法。因此可以说，中药的起源是中国劳动人民长期生活实践和医疗实践的结果。故《淮南子·修务训》谓："神农……尝百草之滋味，水泉之甘苦，令民知所避就，当此之时，一日而遇七十毒。"它反映了中国劳动人民发现药物、积累经验的艰苦实践过程，也是药物起源于生产劳动的真实写照。

随着社会的进步、生产力的发展，人们对于药物的认识和需求也与日俱增。药物的来源也由野生药材、自然生长逐步发展到部分人工栽培和驯养，并由动、植物扩展到天然矿物及若干人工制品。人们的用药知识与经验也愈见丰富，记录和传播这些知识的方式、方法也就由最初的"识识相因""师学相承""口耳相传"发展到文字记载。

## 二、夏商周时代（前21世纪—前221年）

人工酿酒和汤液的发明与应用，对医药学的发展起到了巨大的促进作用。甲骨文中即有"鬯其酒"的记载，酒不仅是一种饮品，又能通血脉、行药势，并可用作溶剂，也是后世加工炮制药物常用的辅料之一，故后世有"酒为百药之长"之说。酒剂的发明与应用对推动医药的发展产生了重要的影响。夏、商时期，人们已较广泛地使用陶制器皿，同时对食品加工的知识也不断丰富和提高，为汤液的发明创造了条件。相传商代伊尹始创汤液。晋·皇甫谧《针灸甲乙经》序中谓："伊尹以亚圣之才，撰用神农本草，以为汤液。"《资治通鉴》谓伊尹"闵生民之疾苦，作汤液本草，明寒热温凉之性，酸苦辛甘咸淡之味，轻清浊重，阴阳升降，走十二经络表里之宜"。汤液的出现，不但令人服用方便，提高了疗效，且降低了药物的毒副作用，同时也促进了复方药剂的发展。因此，汤剂就作为中药最常用的剂型之一得以流传，并得到不断的发展。

随着文字的创造和使用，药物知识也由口耳相传发展为文字记载。商代钟鼎文中已有"药"字出现。《说文解字》曰："药，治病草。从艸乐声。"这明确指出了"药"即治病之物，并以"草"（植物）类居多的客观事实。西周时已有专业的"医师"，《周礼·天官冢宰下》谓："医师掌医之政令，聚毒药以供医事。"《诗经》是西周时代的文学作品，在《诗经》中，用以比喻吟咏的植物和动物有 300 余种，其中很多为后世本草著作中收载的药物，如苍耳、芍药、枸杞、蟾蜍等。《山海经》是一部充满神奇色彩的著作，记载了先秦时期中国的自然地理要素及人文地理的内容。书中记载药物 120 余种，其中包括植物、动物、矿物等，并明确指出了药物的产地、性状特点与功效，服法方面有内服和外用的不同，所治病种达 31 种之多，包括内、外、妇、眼、皮肤等科疾患。而其中有关补药和预防的记载，反映了当时中国古代预防医学思想的萌芽。可见当时药物的知识已较丰富。

春秋战国时期，出现了"诸子蜂起，百家争鸣"的局面。当时的医家，以朴素的、唯物的阴阳五行学说为指导思想，以人和自然的统一观，总结了前人的医学成就。《黄帝内经》的问世，奠定了中医学发展的理论基础，同时也对后世中药理论的发展和临床用药产生了巨大的影响。成书年代与《黄帝内经》同时或更早的 1973 年长沙马王堆汉墓出土的《五十二病方》虽然并非药物专著，但存医方 283 首，而用药已达 247 种之多，所治疾病涉及内、外、妇、五官等科；此外，对药物的贮藏、炮制、制剂、配伍用药方面也有不少记载。1977 年安徽阜阳出土的 133 枚汉简，定名为《万物》，各简所记事物多是孤立的。其所记载内容，医药占 9/10，在 133 简中，有矿物、动物及植物类药 70 余种。《万物》与《五十二病方》所载药物学知识应该代表了当时药物学发展的最高水平，反映了春秋战国时期药物学发展由零散记载向系统化专门化整理过渡。

## 三、秦汉时期（前 221—220 年）

西汉初年已有药物专书流传民间。如《史记·扁鹊仓公列传》载，有公乘阳庆传其弟子淳于意《药论》一书；《汉书·楼护传》谓"护少诵医经、本草、方术数十万言"；《汉书·平帝纪》云："元始五年，征天下通知……本草……教授者……遣诣京师。"可见秦汉时期已有本草专著问世，并有众多的本草教授，本草学的发展已初具规模，遗憾的是专门的本草文献未能留传下来。

现存最早的本草专著当推《神农本草经》（简称《本经》）。该书作者不详，成书年代虽尚有争议，但不会晚于东汉末年（2 世纪）。全书 3 卷，也有 4 卷本，载药 365 种，按药物之有毒与无毒、养身延年与祛邪治病的不同，分为上、中、下三品，即后世所说的"三品分类法"。上品 120 种，功能滋补强壮，延年益寿，无毒，可以久服；中品 120 种，功能治病补虚，兼而有之，有毒或无毒，当斟酌使用；下品 125 种，功专祛寒热，破积聚，治病攻邪，多具毒性，不可久服。《神农本草经》序例中还简要赅备地论述了中药的基本理论，如四气五味、有毒无毒、配伍法度、辨证用药原则、服药方法，以及丸、散、膏、酒等多种剂型，并对中药的产地、采集、加工、贮存、真伪鉴别等方面做了简要介绍，为中药学的全面发展奠定了理论基石。书中所载药物大多朴实有验，至今仍然习用，如常山抗疟、车前子利水、阿胶止血、黄连治痢、麻黄治喘、茵陈利胆退黄、海藻治瘿等。《神农本草经》是中国本草学的奠基之作，与《黄帝内经》《黄帝八十一难经》《伤寒杂病论》一并被奉为"四大经典"。《神农本草经》的问世，不但是中医药学理论体系形成的最显著标志之一，而且在总结汉以前药物学成就的基础上，为中药学学科的建立奠定了坚实的基础。《神农本草经》成书之后，沿用 500 余年，原著在唐初已失传，但它的内容仍然保留在历代本草著作中。现存的各种版本都是后人从《经史证类备急本草》及《本草纲目》

等书中考订、辑佚、整理而成的，流行的版本较多，其中著名的有孙星衍、孙冯翼同辑本，顾观光辑本和日本森立之辑本。

### 四、三国、两晋、南北朝时期（220—581 年）

自《神农本草经》成书以后，历经后汉、三国、两晋至南齐时期，由于临床用药的不断发展，以及中外通商和文化交流，本草学的内容逐渐丰富，学术水平更加提高。这一时期重要的本草著作除《吴普本草》（239 年）、《李当之药录》（220 年）、《名医别录》（500 年）外，首推南朝梁代陶弘景（456—536 年）所辑《本草经集注》。该书约成书于 5 世纪末，全书 7 卷，载药 730种。其在"序例"部分，对《神农本草经》原文逐一加以注释，并增补了大量有关药物采收时节、产地、品种鉴别、加工炮制方法，古今药用度量衡折合，丸散汤酒膏的制法要点及合药注意事项，诸病通用药，中毒解救法，服药食忌例，凡药不宜入汤酒者，药物畏恶七情等内容。在单味药的分类上，该书首创了按药物自然属性分类的方法，同时也保留了《神农本草经》的上、中、下三品分类，即把药物分为玉石、草木、虫兽、果、菜、米食、有名无实七类，并在各类之中（有名无实除外）再以三品为序排列药物。其首创的"诸病通用药"，分别列举 80 多种疾病的通用药物，如治风通用药有防风、防己、秦艽、川芎等，治黄疸通用药有茵陈、栀子、紫草等，便于药物检索和医生临证处方用药。在单味药的书写方法上，该书采用"朱墨杂书，并子注"，即朱书《神农本草经》，墨写《名医别录》，附经为文，双行小字加注，是《神农本草经》较早注本的一种。它系统地总结了六朝以前的本草学成就，全面地发展了本草学基本理论。该书不仅是这一时期最具代表性的本草著作，而且标志着综合本草模式的初步确立，奠定了中国古本草的编写体例。原书早佚，其主要内容仍保存于《经史证类备急本草》等书中。此外，又有在敦煌出土的唐以前写本残卷 1 种，但仅存其序例部分。

南朝刘宋时期（420—479 年）雷教的《雷公炮炙论》是我国第一部炮制专著。该书较系统地介绍了 300 种中药的炮制方法，提出药物经过炮制可以提高药效，降低毒性，便于贮存、调剂、制剂等。此书对后世中药炮制的发展产生了极大的影响，书中记载的某些炮制方法至今仍有很大参考价值。它标志着本草学一新兴分支学科的诞生。

### 五、隋唐、五代十国时期（581—960 年）

隋唐时期中国南北统一，经济文化繁荣，交通发达，外贸增加，印度、西域药品输入日益增多，从而推动了医药学术的迅速发展，加之陶弘景《本草经集注》成书之际，中国正处于南北分裂时期，用药习惯及见解难免有一定的偏颇，故唐代初年苏敬上言重修本草，唐政府采纳了苏敬的意见，由长孙无忌、李勣领衔，苏敬等 23 人，在《本草经集注》的基础上进行重修，经过两年时间，于 659 年修成，定名《新修本草》，又称《唐本草》。该书是中国历史上第一部官修本草。全书共 54 卷，载药 850 种（一说为 844 种），由本草、药图、图经三部分组成，分为玉石、草、木、兽禽、虫鱼、果、菜、米谷、有名未用等九类，除有名未用外，其余各类又分为上、中、下三品。该书在编写过程中唐政府通令全国各地选送当地道地药材，作为实物标本进行描绘，从而增加了药物图谱，并附以文字说明。这种图文对照的方式，开创了世界药学著作的先河。该书内容丰富，取材精要，具有很高的科学价值，反映了唐代本草学的辉煌成就，奠定了中国大型主干本草编写的格局。它不仅对中国而且对世界医药学的发展都产生了巨大的影响，很快流传到国外，731 年即传入日本，并广为流传，日本律令《延喜式》即有"凡医生皆读苏敬《新修本草》"的记载。由于《新修本草》是由国家组织修订和推行的，因此它也是世界上公开颁布的最早的药典性本草著作，比 1542 年欧洲纽伦堡药典要早 800 余年。

此后，唐开元年间（713—741 年），陈藏器对《新修本草》进行了增补和辨误，编写成《本草拾遗》，扩展了用药范围，并根据药物功效，提出宣、通、补、泻、轻、重、涩、滑、燥、湿 10 种分类方法，对后世方药分类产生了重大影响。

五代十国是中国大分裂时期，本时期包括五代（907—960 年）与十国（891—979 年）等众多割据政权。后蜀、南唐、吴越地处南方，成为五代十国时期文化最发达的地区，故后蜀有《蜀本草》（938—965 年）、南唐有《食性本草》（937—957 年）、吴越有《日华子本草》（923 年）等。其中《蜀本草》是后蜀广政年间韩保昇等受蜀主孟昶之命，以《新修本草》为蓝本而编成的。它对药品的性味、形态和产地做了许多补充，绘图也十分精致，颇具特点，常为后人编纂本草时所引用，是一部对本草学发展有影响的书籍。

## 六、宋、金元时期（960—1368 年）

宋代火药、指南针、活字印刷术的发明，促进了科学文化的发展。由于临床医学的进步，促进了药物学的发展。药物数量的增加，功效认识的深化，炮制技术的改进，成药应用的推广，使宋代本草呈现出蓬勃发展的局面，开国伊始即以国家规模进行本草书籍的修订与编纂。开宝六年（973 年）刊行了刘翰、马志等 9 人编撰的宋代第一部官修本草《开宝新详定本草》，次年（974 年）经李昉等重新校勘，定名为《开宝重定本草》（简称《开宝本草》）。1057 年（嘉祐二年），掌禹锡、林亿、苏颂等奉命再次编撰，于 1060 年刊行《嘉祐补注神农本草》（简称《嘉祐本草》）。在编辑《嘉祐本草》时，1058 年由政府下令向全国征集各地所产药物的实图，并令注明开花结实、采收季节和功用，凡进口药物则询问收税机关和商人，辨清来源，选出样品，送到京都，由苏颂等负责整理，于 1061 年编成《本草图经》（一名《图经本草》）。

国家药局的设立，是北宋的一大创举，也是中国乃至世界药学史上的重大事件。1076 年，京城开封开设由国家经营的熟药所，其后又发展为修合药所（后改名为"医药和剂局"）及出卖药所（后改名为"惠民局"）。药局的出现促进了药材检验、成药生产的发展，带动了中药炮制、制剂技术的提高，并制定了制剂规范，《太平惠民和剂局方》（简称《和剂局方》）即是这方面的重要文献。

宋代本草学的代表作当推唐慎微的《经史证类备急本草》（简称《证类本草》）。唐慎微整理了经史百家 247 种典籍中有关药学的资料，在《嘉祐本草》《本草图经》的基础上，于 1082 年撰成《经史证类备急本草》。全书 31 卷，载药 1746 种（各种刊本的数字略有出入），附方 3000 余首。方剂是药物功能的直接例证，每味药物附有图谱，这种方药兼收、图文并茂的编写体例，较前代本草著作又有所进步，且保存了民间用药的丰富经验。每药还附以制法，为后世提供了药物炮制资料。他广泛引证历代文献，保存了《日华子本草》《开宝本草》《嘉祐本草》等佚书内容。本书不仅切合实际，而且在集前人著作大成方面做出了极大贡献，为后世保存了大量宋以前本草和方书的宝贵文献。该书使中国大型主干本草编写格局臻于完备，起到了承前启后、继往开来的作用，至今仍然是我们研究中药必备的重要参考书之一。

金元时期的本草著作，一般出自医家之手，内容简要，具有明显的临床药物学特征。如刘完素的《素问药注》（1185 年）、《本草论》（1185 年），张元素的《珍珠囊》（1200 年），李东垣的《药类法象》（1251 年）、《用药心法》（1251 年），王好古的《汤液本草》（1298 年）等。

金元时期本草著作的主要特点有二：一是发展了医学经典中有关升降浮沉、归经等药物性能的理论，使之系统化，并作为药物记述中的重要内容；二是大兴药物奏效原理探求之风。他们在宋人基础上，以药物形、色、味为主干，利用气化、运气、阴阳、五行学说，建立了一整套法象药理模式。这一努力的结果，丰富了中药药性理论的内容，但其简单、机械的推理方式，又给本草学造成了一些消极后果。

元代忽思慧编著的《饮膳正要》（1320 年）是饮食疗法的专著，介绍了不少回族、蒙古族的食疗方药，至今仍有较高的参考价值。

## 七、明代（1368—1644 年）

明代中外交流日益频繁，商品经济迅速发展，医药知识不断丰富，沿用已久的《证类本草》已经不能够完全符合时代的要求，需进一步总结和提高。弘治年间（1488—1505 年），刘文泰奉敕修订《本草品汇精要》（简称《品汇精要》），书成于弘治十八年（1505 年），共 42 卷，载药 1815 种，每药项下又分为 24 项记述。本书绘有 1385 幅精美的彩色药图和制药图，是古代彩绘本草之珍品。它是中国封建社会最后一部大型官修本草，但书成之后存于内府而未刊行流传，故在药学史上未产生什么影响，直到 1936 年始由上海商务印书馆据故宫旧抄本铅印出版。

中国伟大的医药学家李时珍在《证类本草》的基础上，参考了 800 多部文献，对古本草进行了系统而全面的整理总结。他亲历实践，广收博采，历时 27 年，三易其稿，终于在 1578 年完成了 200 多万字的本草巨著《本草纲目》。全书共 52 卷，载药 1892 种，附药图 1109 幅，附方 11096 首，新增药物 374 种。序例部分对本草史和中药基本理论进行了全面、系统的总结和发挥，保存了大量医药文献。其百病主治药，既是临床用药经验介绍，又是药物按功效主治病证分类的楷模。该书按自然属性分为水、火、土、金石、草、谷、菜、果、木、器服、虫、鳞、介、禽、兽、人，共 16 部 60 类，每药标正名为纲，纲之下列目，纲目清晰。这种分类方法是当时世界上最先进的分类法，它比植物分类学创始人林奈的《自然系统》一书要早 170 多年。《本草纲目》中的每一味药都按释名、集解、修治、气味、主治、发明、附方等项分别叙述。书中不仅汇集了大量前人资料，而且也反映了作者丰富的研究成果和新发现、新经验，并对历代本草错误之处做了科学的纠正。该书不仅是集中国 16 世纪以前药学之大成，而且在训诂、语言文字、历史、地理、植物、动物、矿物、冶金等方面也有突出成就，其影响远远超出了本草学范围。该书自 1596 年在南京刊行后，很快风行全国，17 世纪即流传到国外，先后被部分或全部译成多种外国文字。它不仅是中国大型骨干本草的范本，也是中国科技史上极其辉煌的硕果，对世界自然科学也有举世公认的卓越贡献。

明代著名的专题本草有缪希雍的《炮炙大法》（1622 年）、朱橚的《救荒本草》（1406 年）、李中立的《本草原始》（1612 年）、兰茂的《滇南本草》（1449 年）等，分别记载了药物炮制、食疗本草、药用植物、地方本草等方面的内容，对丰富和完善本草学内容，具有一定的科学价值。

此外，陈嘉谟的《本草蒙筌》（1565 年）所载五倍子制百药煎（没食子酸），早于欧洲 200 余年。明代末期的《白猿经》所记载用新鲜草乌制取冰晶状的"射罔"，实为乌头碱的结晶，比欧洲人在 19 世纪初从鸦片中提取的号称世界上第一种生物碱——吗啡，还要早 100 多年。

## 八、清代（1616—1911 年）

清代研究本草之风盛行，各家的本草著作很多，代表作当推赵学敏的《本草纲目拾遗》（1765 年）。全书共 10 卷，载药 921 种，在《本草纲目》之外新增药物 716 种，主要是民间药及外来药，同时也收录了大量已散失的方药书籍的部分内容，极大地丰富了本草学的内容，具有重要的文献学价值。它不仅拾《本草纲目》之遗，而且对《本草纲目》已载药物而记录欠详者加以补充，疏漏之处加以厘正。

此外，刘若金的《本草述》（1664 年）、汪昂的《本草备要》（1694 年）、黄宫绣的《本草求真》（1769 年）、黄元御的《玉楸药解》（1754 年）、吴仪洛的《本草从新》（1757 年）、严洁等人的《得配本草》（1761 年）均是以《本草纲目》为基础，配合临床需要，以符合实用为原则，对《本草纲目》进行摘要、精减、整理工作，由繁返约的本草著作。

受考据之风影响，从明末至清代，不少学者从古本草文献中重辑《神农本草经》。现行流传较广的版本有孙星衍、孙冯翼合辑本（1799 年），顾观光辑本（1844 年），日本森立之辑本（1854 年）。此外，还有明·卢复、清·黄奭等辑本，对学习研究《神农本草经》都有参考价值。

继明末缪希雍的《神农本草经疏》（1625 年）之后，清代注释发挥《神农本草经》的著作有张志聪的《本草崇原》（1663 年）、邹澍的《本经疏证》（1837 年）与《本经续疏》（1839 年）、张璐的《本经逢原》（1695 年）等，都是很有影响的《神农本草经》注疏专著。

清代专题类本草门类齐全，其中也不乏佳作。如张仲岩的《修事指南》（1704 年），将历代各家有关炮制记载综合归纳，较为系统地论述了各种炮制方法。又如吴其濬的《植物名实图考》（1848 年），详记每种植物形态、产地、栽培、用途、药用部位、效用治验等内容，并附有插图，为我们研究药用植物提供了宝贵的文献资料。

## 九、民国时期（1912—1949 年）

"改良中医药""中医药科学化""创立新中医"等口号风行一时，形成民国时期中医药学发展的一大特色。这一时期中医药学发展的特点是中西医药并存。虽然国民政府对中医药采取了不支持和歧视的政策，但在志士仁人的努力下，依然向前发展，并取得了不少成果。

中药辞书的产生和发展是民国时期中药学发展的一项重要成就，其中成就和影响最大的当推陈存仁主编的《中国药学大辞典》（1935 年）。全书约 200 万字，收录词目 4300 条，既广罗古籍，又博采新说，且附有标本图册，受到药界之推崇。书中虽有一些错讹，但仍不失为近代第一部具有重要影响的大型药学辞书。

这一时期，随着中医药学校的出现，涌现了一批适应教学和临床应用需要的中药学讲义。如浙江兰溪中医学校张山雷的《本草正义》（1920 年）、浙江中医专门学校何廉臣的《实验药物学》（1924 年）、天津国医函授学校张锡纯的《中西药物讲义》（1924 年）、上海中医专门学校秦伯未的《药物学讲义》（1928 年）等，对各药功用主治的论述大为充实。

民国时期，随着西方药学知识及化学、生物学、物理学等近代科学技术在中国的迅速传播和发展，初步建立了以中药为主要研究对象的药用动物学、药用植物学、生药学、中药鉴定学、中药药理学等新的学科。在当时条件下，其成果集中在中药的生药、药理、化学分析、有效成分提取及临床验证等方面，对本草学发展所做的贡献应当充分肯定。

## 十、中华人民共和国成立后（1949 年 10 月 1 日至今）

中华人民共和国成立以来，政府高度重视中医药事业的继承和发扬，并制定了一系列相应的政策和措施，使中医药事业走上了健康发展的轨道，本草学也取得了前所未有的成就。

从 1954 年起，各地出版部门根据卫生部的安排和建议，积极进行历代中医药书籍的整理刊行。在本草方面，陆续影印、重刊或校点评注了《神农本草经》《新修本草》（残卷）、《证类本草》《滇南本草》《本草品汇精要》《本草纲目》等数十种重要的古代本草著作。20 世纪 60 年代以来，对散佚本草的辑复也取得突出成绩，其中有些已正式出版发行，对本草学的研究、发展做出了较大贡献。

在此 70 多年间，国内出版的中药新著数量繁多且种类齐全，从各个角度将本草学提高到崭新的水平。其中最能反映当代本草学术成就的，有历版《中华人民共和国药典》《中药大辞典》《全国中草药汇编》《中华本草》等。《中华人民共和国药典·一部》作为中药生产、供应、检验和使用的依据，以法典的形式确定了中药在当代医药卫生事业中的地位，也为中药材及中药制剂质量的提高、标准的确定起了巨大的促进作用，在一定程度上反映了当代中药的水平。《中药大辞典》（1977 年出版，2006 年修订再版）由江苏新医学院编写，第二版由南京中医药大学编著，共收载中药 6008 种，原植（动）物或药材均附以墨线图。全书内容丰富，资料齐全、系统，引文直接标注最早出处，或始载文献，有重要的文献价值。《全国中草药汇编》由中医研究院中药研究所、中国医学科学院药物研究所、北京药品生物制品检定所会同全国九省二市及北京有关单位的代表组成编写组，负责编写整理及绘图工作，于 1975 年 9 月、1986 年 7 月和 2014 年 2 月三次由人民卫生出版社出版。全书分文字与图谱两部分。文字内容分为上、下两册：正文收载中草药 2202 种，附录 1723 种，连同附注中记载的中草药，总数在 4000 种以上，并附墨线图近 3000 幅；为配合正文而编绘的《全国中草药汇编彩色图谱》选收中草药彩图 1156 幅。该书是在大量征集资料和调查研究的基础上，比较系统、全面地整理了全国中草药关于认、采、种、养、制、用等方面的经验与有关国内外科研技术资料，内容翔实、重点突出、便于应用。《中华本草》由全国人大和全国政协中的 6 位中医药界代表和委员提议，国家中医药管理局组织全国中药专家编纂而成。该书既系统总结历代本草学成果，又全面反映当代中药学科发展水平，学科涉猎众多，资料收罗宏丰，分类先进，项目齐全。全书 34 卷：前 30 卷为中药，已于 1999 年 9 月出版；后 4 卷为民族药专卷，分为藏药、蒙药、维药、傣药各 1 卷，陆续单独出版。其中中药部分收录正药 8980 种，附列药物 571 种，在全面继承传统本草学成就的基础上，增加了化学成分、药理、制剂、药材鉴定和临床报道等内容，在深度和广度上超过了以往的本草文献，可以说《中华本草》是一部反映 20 世纪中药学科发展水平的综合性本草巨著。

中华人民共和国成立以来，国家高度重视中药资源保护和可持续利用工作，政府组织各方面人员，对全国中药资源进行大规模普查（调查），至今已完成了 3 次全国中药资源普查。全国第三次中药资源普查统计我国有 12807 种药用资源。通过普查，基本上摸清了天然药物的种类、产区分布、生态环境、野生资源、蕴藏量、收购量和社会需要量等。在资源调查的基础上，编著出版了全国性的中药志及一大批药用植物志、药用动物志及地区性的中药志，蒙古族、藏族、维吾尔族、傣族、苗族、彝族等少数民族药也得到科学整理。随着世界各地对中医药医疗保健服务需求的不断增加及中医药相关产业的蓬勃发展，中药资源的需求量也不断增加，中药资源状况发生了巨大变化。自 2011 年 8 月起，国家中医药管理局先期展开第四次全国中药资源普查试点工作。2018 年 6 月，第四次全国中药资源普查全面启动实施。根据国家中医药管理局全国中药资源普查项目组最新编写的《2019 中药资源普查年度报告》，截至 2019 年底，中药资源普查工作已在全国 31 个省（自治区、直辖市）的 2600 多个县级行政区划单元开展，发现了约 100 个新物种。在全国第四次中药资源普查工作的基础上，结合现代科研成果，编撰出版了《新编中国药材学》。

随着现代自然科学和医药学的迅速发展及中药事业自身发展的需要，中药的现代研究在深度和广度上都取得了瞩目成就，临床中药学、中药鉴定学、中药化学、中药药理学、中药炮制学、中药药剂学等分支学科都取得了很大发展。尤其是中国本土科学家屠呦呦研究员利用现代科学方法从中药青蒿中分离出青蒿素应用于疟疾的治疗，并荣获 2015 年度诺贝尔生理学或医学奖，此次获奖得益于对中医药传统知识的传承与发扬，也是中国科学事业、中医药走向世界的一个荣誉，引起了海内外对中医药的热议，并对中医药在生命科学领域有新突破寄予了更多关注和更大期待。

当代中药教育事业的振兴，为本草学和中药事业的发展，造就了一大批高质量的专业人才。1956年起，在北京、上海、广州、成都和南京等地相继建立了中医学院，使中医教育纳入了现代正规高等教育行列；1958年起相继增设了中药学本科专业；自1978年恢复培养研究生制度后，全国不少高等院校及药学科研机构开始招收中药学硕士学位和博士学位研究生。中国的中药教育形成了从中专、大专、本科到硕士研究生、博士研究生以及博士后多层次培养的完整体系。为适应中药教育的需要，各种中药学教材也多次编写修订，质量不断提高。中国医药学源远流长，内容浩博，我们在已取得的成绩基础上，还要动员多学科的力量，使丰富多彩的中药学取得更大的成就，使安全有效、质量可控的优秀中药逐步走向世界，为世界人民的医疗保健做出更大的贡献。

第二章
# 中药的产地、采集与贮藏

扫一扫，查阅本章数字资源，含PPT、音视频、图片等

中药的来源除部分人工制品外，绝大部分都是来自天然的动物、植物、矿物。中药的产地、采收与贮藏是否合宜，直接影响药物的质量和疗效。《神农本草经》中即说："阴干曝干，采造时月，生熟，土地所出，真伪陈新，并各有法。"《用药法象》也谓："凡诸草木昆虫，产之有地；根叶花实，采之有时。失其地则性味少异，失其时则性味不全。"可见，研究中药的产地、采集规律和贮藏方法，对于保证和提高药材的质量和保护药源都有十分重要的意义。

## 第一节　中药的产地

天然药材的分布和生产离不开一定的自然条件。我国疆域辽阔，地处亚洲东部，大部分地处北温带，并有大兴安岭北部的寒温带、秦岭淮河以南的亚热带，及华南低纬度的热带，加之地貌复杂，江河湖泽、山陵丘壑、平原沃野及订阔的海域，形成了复杂的自然地理环境，水土、日照、气候、生物分布等生态环境各地不尽相同，甚至南北迥异，差别很大，因而为各种药用动物、植物的生长和矿物的形成提供了有利的条件，各种中药材的生产无论品种、产量和质量，都有一定的地域性。古代医药学家经过长期使用、观察和比较，认识到即便是分布较广的药材，也由于自然条件的不同，各地所产，其质量优劣不一样，由此逐渐形成了"道地药材"的概念。

"道"本为中国古代的行政区划单位。"道"从秦朝开始出现，起初与县同级别，专门用于少数民族聚居的偏远地区。在唐贞观年间，根据山川地貌等自然地理条件将全国分为关内、河南、河东、河北、山南、陇右、淮南、江南、剑南、岭南十道，道成为州县之上的一级行政区划，之后迭有增加，至唐睿宗景云年间达二十三道之多。至今韩国和日本仍沿用"道"的行政区划。

所谓道地药材，又称地道药材，是优质纯真药材的专用名词，是指历史悠久、产地适宜、品种优良、产量宏丰、炮制考究、疗效突出、带有地域特点的药材。宋代寇宗奭《本草衍义》云："凡用药必择土地所宜者，则药力具，用之有据。"明代陈嘉谟《本草蒙筌》谓："凡诸草本、昆虫，各有相宜地产。气味功力，自异寻常。"这些都强调了水土气候等自然条件与药材的生产、气味的形成、疗效的高低都有着密切的关系。

道地药材的确定，与药材的产地、品种、质量等多种因素有关，而临床疗效则是其关键因素。历代医药学家都十分重视道地药材的生产。从《神农本草经》《名医别录》起，众多的本草文献都记载了道地药材的品种产地资料。中国传统的道地药材按资源分布区域主要分为川药、广药、云药、贵药、怀药、浙药、关药、北药、江南药、西药、藏药等类。川药指四川、重庆等地所出产的道地药材，如产于重庆的黄连（石柱），四川的川芎（灌县）、附子（江油）、麦冬（绵

阳）、白芷（遂宁）、川牛膝（天全）等。广药指广东、广西南部及海南、台湾等地所出产的道地药材，如产于广东的砂仁（阳春）、巴戟天（高要）、陈皮（新会），海南的槟榔等。云药指滇南和滇北所出产的道地药材，如产于云南的三七（文山）、茯苓（丽江）、诃子（临沧）、儿茶（西双版纳）、石斛（彝良）等。贵药指以贵州为主产地的道地药材，如产于贵州的天麻（赫章）、杜仲（遵义）、吴茱萸（铜仁）、朱砂（万山）、艾片（罗甸）等。怀药指河南境内所出产的道地药材，如产于河南的焦作温县、沁阳、武陟、孟州的怀地黄、怀山药、怀牛膝、怀菊花，为著名的"四大怀药"，此外尚有金银花（密县）、天南星（禹州）、天花粉（安阳）等。浙药指浙江及沿海大陆架生产的道地药材，如以"浙八味"为代表的浙江道地药材，包括白术（临安）、白芍（东阳）、浙贝母（鄞州）、杭白菊（桐乡）、延胡索（东阳）、玄参（磐安）、麦冬（慈溪）、温郁金（瑞安）等。关药指东北地区所出产的道地药材，如产于吉林的人参（抚松）、平贝母（抚松）、鹿茸（双阳）、北五味子（集安）、东北的关龙胆和关防风等。北药指河北、山东、山西等省及内蒙古自治区中部和东部等地区所出产的道地药材，如产于山西的黄芪（雁北）、潞党参（潞安，注：今长治），山东的阿胶（东阿），河北的酸枣仁（邢台）、知母（易县）、祁白芷（安国）等。江南药指湘、鄂、苏、皖、闽、赣等淮河以南省区所出产的道地药材，如产于安徽的亳菊花（亳州）、滁菊花（滁州）、贡菊花（歙县）、牡丹皮（铜陵）、石斛（霍山）、木瓜（宣城），江苏的薄荷（太仓）、苍术（金坛），福建的泽泻（建瓯）、太子参（柘荣）、莲子（建宁），江西的枳壳（清江，注：今樟树），湖北的山麦冬（襄阳）、党参（南漳板桥镇）等。西药指西安以西的广大地区所出产的道地药材，如产于甘肃的当归、秦皮，青海的秦艽（黄南），宁夏的枸杞子（中宁）。藏药是指青藏高原所出产的道地药材，如冬虫夏草、麝香等。以上药材自古以来都被称为道地药材，沿用至今。

道地药材是在长期的生产和用药实践中形成的，但并不是一成不变的。如环境条件的变化使上党人参绝灭，人们遂贵东北人参；川芎在宋代始成为道地药材；三七原产广西，称为广三七、田三七，云南产者后来居上，称为滇三七，成为三七的新道地产区。

长期的临床医疗实践证明，重视中药产地与质量的关系，强调道地药材的开发和应用，对于保证中药疗效有十分重要的作用。随着医疗事业的发展、国内外中药材需求的日益增加，再加上很多道地药材的生产周期较长、产量有限，单靠强调道地药材产区扩大生产，已经无法完全满足临床的需求。因此，在不影响疗效的前提下，研究道地药材的生态环境、栽培技术，创造特定的生产条件，对发展优质药材生产、开拓新的药源都是必要的。

当前，我们对道地药材的栽培研究，从道地药材栽培品种的地理分布及生态环境的调查、道地药材生态型与生长环境关系的研究（包括光照、温度、湿度、土壤等），到道地药材植化的研究、道地药材的药理研究及野生变家种的生态研究等方面都做了大量的工作，动物驯养工作也在进行，从而在一定程度上满足了部分短缺药材的需求。当然，在药材的引种或驯养工作中，我们也必须要确保该品种原有的性能和疗效。

## 第二节　中药的采集

中药的采收时节和方法是确保药物质量的重要环节之一。由于动植物在生长发育的不同时期，其药用部分所含的有效及有害成分各不相同，药物的疗效和毒副作用也往往有较大差异，因此药材必须在适当的时节采集。唐代孙思邈《备急千金要方》云："早则药势未成，晚则盛时已歇。"《千金翼方》也谓："夫药采取，不知时节，不以阴干曝干，虽有药名，终无药实，故不依时采取，与朽木不殊，虚费人工，卒无裨益。"其强调了药材适时采收的重要性。近代药物化学研究也证实，人参皂苷以8月含量最高，麻黄碱秋季含量最高，槐花在花蕾时芦丁含量最高，青蒿中青蒿素含量以7～8月中花蕾出现前为高峰，故槐花、青蒿均应在开花前采收为好。通常以入药部分的成熟程度为依据，即在药用部位的有效成分含量最高的时节采集。

每种植物都有一定的采收时节和方法，按药用部位的不同可归纳为以下几方面：

**全草：** 大多数在植物枝叶茂盛、花朵初开时采集，从根以上割取地上部分，如益母草、荆芥、豨莶草等；如须连根入药的则可拔起全株，如车前草、蒲公英、紫花地丁等；而须用带叶、花、梢的更要适时采收，如夏枯草、薄荷等。

**叶：** 通常在花蕾将放或正盛开的时候采集，此时叶片茂盛、性味完壮、药力雄厚，最适于采收，如枇杷叶、荷叶、大青叶、艾叶等。有些特定的药物如桑叶，需在深秋或初冬经霜后采集。

**花、花粉：** 花类药材，一般采收未开放的花蕾或刚开放的花朵，以免气味散失、花瓣散落而影响质量，如野菊花、金银花、月季花、旋覆花等。对花期短的植物或花朵次第开放者，应分次及时摘取。以花粉入药者如蒲黄之类，须在花朵盛开时采取。

**果实、种子：** 果实类药物除青皮、枳实、覆盆子等少数药材要在果实未成熟时采收果皮或果实外，一般都在果实成熟时采收，如瓜蒌、马兜铃等。以种子入药者，通常在果实成熟后采集，如莲子、白果、沙苑子、菟丝子等。有些既用全草又用种子入药者，可在种子成熟后割取全草，将种子打下后分别晒干贮存，如车前草与车前子等。有些种子成熟时易脱落，或果壳易裂开、种子散失者，如小茴香、牵牛子、豆蔻等，则应在刚成熟时采集。容易变质的浆果如枸杞子、女贞子等，最好在略熟时于清晨或傍晚时分采收。

**根、根（块）茎：** 一般以早春或深秋时节（即农历二月或八月）采收为佳，因为"春初津润始萌，未充枝叶，势力淳浓""至秋枝叶干枯，津润归流于下"，且"春宁宜早，秋宁宜晚"（《本草纲目》）。现代研究也证明，早春及深秋时植物的根或根（块）茎中有效成分含量较高，此时采集则产量和质量都较高，如天麻、葛根、玉竹、大黄、桔梗、苍术等。但也有少数例外，如半夏、延胡索等则要在夏天采收。

**树皮、根皮：** 通常在春、夏时节植物生长旺盛，植物体内浆液充沛时采集，则药性较强，疗效较高，并容易剥离，如黄柏、杜仲、厚朴等。另有些植物根皮则以秋后采收为宜，如牡丹皮、苦楝皮、地骨皮等。需要注意的是，由于木本植物生长周期长，成材缓慢，因此应尽量避免伐树取皮或环剥树皮，造成树木枯死的掠夺式方法，以保护药源。

动物类药材的采集，不具有明显的规律性，因品种不同而采收各异。其具体时间，须根据它们各自的生长活动季节，以保证药效及容易获取为原则。如一般潜藏在地下的小动物全蝎、土鳖虫、地龙、蟋蟀、蝼蛄、斑蝥等虫类药材，大多在夏末秋初捕捉其虫，此时气温高，湿度大，宜生长，是采收的最好季节；桑螵蛸为螳螂的卵鞘，蜂房为黄蜂的蜂巢，这类药材多在秋季卵鞘、蜂巢形成后采集，并用开水煮烫以杀死虫卵，以免来年春天孵化成虫；再如蝉蜕为黑蚱若虫羽化时蜕的皮壳，多于夏秋季采取；蛇蜕为锦蛇、乌梢蛇等多种蛇类蜕下的皮膜，因其反复蜕皮，故全年可以采收，唯3～4月最多；又蟾酥为蟾蜍耳后腺分泌物干燥而成，此药宜在夏、秋二季蟾蜍多活动时采收，此时容易捕捉，腺液充足，质量最佳；石决明、海蛤壳等海生贝壳类药材，多在夏秋季捕采，此时生长发育旺盛，钙质充足，药效最佳。

矿物类药材的成分较为稳定，故全年随时可采收。

总之，植物药、动物药及矿物药，其采收方法各不相同。正如《本草蒙筌》所谓："茎叶花实，四季随宜。采未老枝茎，汁正充溢；摘将开花蕊，气尚包藏；实收已熟，味纯；叶采新生，力倍。入药诚妙，治病方灵。其诸玉石禽兽虫鱼，或取无时，或收按节，亦有深义，非为虚文，并各遵依，勿恣孟浪。"足见药材不同，采收方法各异，但还是有一定规律可循的。

# 第三节  中药的贮藏

中药在运输、贮藏过程中，如果管理不当、养护不善，在外界条件和自身性质相互作用下，就会逐渐发生物理、化学变化，出现发霉、虫蛀、变色、变味、泛油、风化等现象，直接影响药物的质量与疗效，这种现象称为中药的变异现象。中药的变异现象不仅取决于中药自身的性质（包括所含化学成分及其性质、含水量等），而且和外界的环境密切相关。掌握中药各种变异现象及特色，了解发生变异的原因，才能有效地进行防治，从而保证临床用药的安全有效。

## 一、影响中药变异的常见外界因素

影响中药变异的常见外界因素包括温度、湿度、空气、日光、微生物、虫害及鼠害。

### （一）温度

中药在常温下成分基本稳定，利于贮藏，但当温度升至34℃及以上时某些中药就会发生变异，如含油脂较多的苦杏仁、柏子仁等油分外溢，含糖类较多的黄精、玉竹粘连、变味等。而温度低于0℃时，某些含水量较高的中药（如鲜地黄、鲜石斛等）所含水分就会结冰，细胞壁及原生质受损，从而导致中药疗效降低。

### （二）湿度

湿度可影响中药的含水量，直接引起中药的潮解、溶化、糖质分解、霉变、风化、干裂等各种变化。

### （三）空气

空气中的氧和臭氧也对中药的质变起着重要作用。害虫的生长发育及繁殖都离不开氧，因此，改变空气成分的组成比例是防治仓虫的有效途径之一。

### （四）日光

长时间的日光照射会促使中药成分发生氧化、分解、聚合等光化反应，日光中的紫外线和热还可使含蛋白质的中药材变性、色素分解。

### （五）微生物

微生物是中药材发霉、腐烂的主要因素。中药材中的营养物质，包括脂肪、蛋白质、碳水化合物和水分等有利于微生物的生长繁殖，其中霉菌类是造成中药发霉变质的主要微生物。

### （六）虫害

由于中药来源广泛，受采收、加工、运输、贮藏、包装等多种途径的影响，加之害虫生物学特性多样，容易对药物构成不同程度的污染和危害。在常用的中药饮片中，易被虫蛀的占40%以上。

## （七）鼠害

鼠类易破坏中药的包装，造成药物的窃食，同时还可造成排泄物污染、病毒及致病菌传播等危害，尤其是死鼠对中药危害更大。

## 二、贮藏中常见的中药变异现象

### （一）虫蛀

虫蛀是指害虫侵入中药内部所引起的破坏性作用。中药材（饮片）及其制剂大都含有淀粉、脂肪、糖、氨基酸等，营养丰富，当温度在 25～32℃、空气相对湿度在 70%～80%，中药材及饮片含水量在 15% 以上时，极易滋生害虫，发生虫蛀。中药经虫蛀后，会形成蛀孔，产生蛀粉，成分损耗，且会受排泄物污染，造成疗效降低，甚至完全失效。如泽泻、莲子、甘草、党参等最易受虫蛀蚀心。

### （二）发霉

发霉是指在适当温度（20～35℃）和湿度（相对湿度 75% 以上或中药含水量超过 15%）及足够的营养条件下，中药表面附着或内部寄生的霉菌繁殖滋生的现象。它能够侵蚀药材内部组织，使其变质，以致失效。

### （三）变色

变色是指中药在采收、加工、贮藏过程中，由于受到温度、空气、日光的影响而引起中药自身原有色泽改变的现象。变色的原因主要是中药所含化学成分不稳定，或由于酶的作用而发生氧化、聚合、水解等反应而产生新的有色物质。例如花类药材，光线直射过久就会褪色。颜色的变化不仅影响外观，更重要的是有可能发生有效成分的变化。

### （四）走油

走油也称泛油，是指含有脂肪油、挥发油、黏液质、糖类等成分较多的中药，在温度和湿度较高的条件下，出现的油润、返软、发黏、颜色变深等现象。因此，贮藏这类药材，必须将其放置在阴凉干燥处。

此外，常见的变异现象还包括中药的气味散失、风化、潮解、粘连融化、升华、腐烂等。因此，要恰当地贮藏中药，以避免上述常见中药变异现象的发生。

## 三、常用的中药贮藏与养护方法

### （一）干燥养护

干燥是保存中药的最基本条件，因为没有水分，许多化学变化就不会发生，微生物也不易繁殖。常用的干燥方法有晒干法、阴干法、烘干法、木炭干燥法、生石灰干燥法、通风干燥法、密封吸湿干燥法、微波干燥法、远红外干燥法、太阳能集热器干燥法等方法。如细辛、辛夷宜阴干，大黄、山药可以烘干，人参、鹿茸采用石灰干燥法，款冬花、红花运输时常采用木炭干燥法。

### （二）冷藏养护

采用低温（0～10℃）贮存方法，可以有效防止不宜烘、晾中药发生生虫、发霉、变色等变异现象。低温冷藏不仅可以防止中药材及饮片的有效成分变化或散失，还可以防止菌类孢子和虫卵的繁殖。如人参、哈蟆油等常用此法。

### （三）密封养护

密封或密闭贮藏可以避免外界空气、光线、温度、湿度、微生物、害虫等对中药质量的影响，可在密闭容器中添加石灰、沙子、糠壳、木炭等吸湿剂或贮藏于地下室。如刺猬皮、蜻螂虫等动物类药材可以采用生石灰埋藏贮存，熟地黄、龙眼肉等可用薄膜材料密封于密闭容器贮藏等。

### （四）化学药剂养护

本法主要适用于储存大量药材的仓库。但由于化学杀虫剂往往对人体也有不良影响，因此适用于中药的防霉杀虫剂很少，以选择毒性小的为宜，常选用不易残留的化学熏蒸法来灭菌杀虫。常用磷化铝或硫黄熏蒸，需注意熏蒸后通风排毒。

### （五）对抗同贮养护

本法为利用不同性能的中药和特殊物质同贮具有相互制约，抑制虫蛀、霉变、泛油现象的传统贮藏养护方法。如泽泻、山药等与牡丹皮同贮防虫保色，番红花防冬虫夏草生虫，花椒与地龙、蕲蛇、金钱白花蛇及全蝎同贮防虫蛀，冰片与灯心草同贮防霉变等。此外，乙醇或高浓度白酒是良好的杀菌剂，某些药物与乙醇或白酒密封贮存，也是较好的养护方法。

### （六）气调养护

气调即空气组成的调整，简称"CA"贮藏。气调养护，系指通过采用一定的技术措施调节或控制密封容器内的气体组成成分，降低氧的浓度以防中药变质的方法，是一种无毒、无污染、科学而经济的贮藏方法。

此外，近年来还出现 $^{60}$Co-γ 射线辐射技术、气幕防潮技术、气体灭菌技术、无菌包装技术、埃－京氏杀虫技术、高频介质电热杀虫技术等。我们应根据中药的品种、特性、季节气温的变化采取不同的措施，对特殊中药应重点保护，做到科学养护，保证质量，降低损耗。

中药的炮制，历史上又称"炮炙""修治""修事"，是指中药在应用或制成各种剂型前，根据中医药理论，依照辨证施治用药的需要和药材自身性质，以及调剂、制剂的不同要求，而进行必要的加工处理的过程。它是我国制备中药饮片的一门传统制药技术，也是体现中医药学特色的特定专用制药术语。由于中药材大都是生药，其中不少药物必须经过一定的炮制处理，才能符合临床用药的需要。按照不同的药性和治疗要求又有多种炮制方法，同时有毒之品必须经过炮制后才能确保用药安全。有些药材的炮制还要加用适宜的辅料，并且注意操作技术和掌握火候，故《本草蒙筌》谓："凡药制造，贵在适中，不及则功效难求，太过则气味反失。"可见炮制是否得当对保障药效、用药安全、便于制剂和调剂都有十分重要的意义。中药的炮制、应用和发展有着悠久的历史，《黄帝内经》《神农本草经》及历代中医药文献中都有不少中药炮制的散在记载，《雷公炮炙论》《炮炙大法》《修事指南》等炮制专著的出现，使炮制方法日益增多，炮制经验日趋丰富。

## 第一节　中药炮制的目的

中药炮制的目的大致可以归纳为 8 个方面。

### 一、纯净药材，保证质量，分拣药物，区分等级

一般中药原药材多附着泥土、夹带沙石及非药用部分和其他异物，必须经过挑拣修治，水洗清洁，才能使药物纯净，方可保证质量，以供药用。如石膏挑出沙石、茯苓去净泥土、防风去掉芦头、黄柏刮净粗皮、鳖甲除去残肉、枳壳去瓤、远志抽心等。同一药物，来源不同，入药部位还需分拣入药，如麻黄（草质茎）、麻黄根，荷叶、莲子等。再如人参、鹿茸、冬虫夏草、三七等贵重药材尚须分拣，区分优劣等级。

### 二、切制饮片，便于调剂制剂

将净选后的中药材，经过软化、切削、干燥等加工工序，制成一定规格的饮片（如片、段、丝、块等）。它便于准确称量、计量，按处方调剂，同时增加饮片与溶剂之间的接触面积，利于有效成分的煎出，便于制剂。一些矿物、介壳类药物如磁石、代赭石、石决明、牡蛎等，经煅烧、醋淬等炮制处理，使之酥脆，同样也是为了有效成分易于煎出。

### 三、干燥药材，利于贮藏

药材经晒干、阴干、烘干、炒制等炮制加工处理，使之干燥，并使所含酶类失去活性，防止霉变，便于保存，久不变质。特别是一些具有活性的药材，如种子药材白扁豆、赤小豆等，必须加热干燥，才能防止萌动变质。再如桑螵蛸、蜂房、刺猬皮等动物药，不经干燥处理就更难保存了。药材的酒制品、醋制品均有一定的防腐作用。

### 四、矫味、矫臭，便于服用

一些动物药及一些具有特殊气味的药物，经过麸炒、酒制、醋制等处理后，能起到矫味和矫臭的作用，如酒制乌梢蛇、醋炒五灵脂、麸炒白僵蚕、滑石烫刺猬皮、水漂海藻、麸炒斑蝥等，以便临床服用。

### 五、降低毒副作用，保证安全用药

对一些毒副作用较强的药物经过加工炮制后，可以明显降低药物的毒性和副作用，使之广泛用于临床，并保证安全用药。如巴豆压油取霜，醋煮甘遂、京大戟，酒炒常山，甘草银花水煮川乌、草乌，姜矾水制半夏、天南星等，均能降低其毒副作用。

### 六、增强药物功能，提高临床疗效

如延胡索醋制以后能增强活血止痛功效，百部、紫菀、款冬花蜜制增强润肺止咳作用，大黄酒制后活血作用增强，淫羊藿用羊脂炒后能增强补肾助阳作用。

### 七、改变药物性能，扩大应用范围

如生地黄功专清热凉血、养阴生津，而酒制成熟地黄后则成补血滋阴、益精填髓之品；生首乌补益力弱且不收敛，能截疟解毒、润肠通便，经黑豆汁拌蒸成制首乌后功专补肝肾、益精血；再如生天南星加生姜、白矾制后称制南星，功能燥湿化痰、祛风止痉，药性辛温燥烈，而经牛胆汁制后称胆南星，变为药性凉润、清化热痰、息风定惊之品。由此可见药物经炮制之后，可以改变药物性能，扩大应用范围，使之更适应病情的需要。

### 八、引药入经，便于定向用药

有些药物经炮制后，可以在特定脏腑经络中发挥治疗作用，《本草蒙筌》所谓"入盐走肾脏""用醋注肝经"就是这个意思。如知母、黄柏、杜仲经盐炙后，可增强入肾经的作用；如柴胡、香附、青皮经醋炙后，增强入肝经的作用，便于临床定向选择用药。

## 第二节  中药炮制的方法

炮制方法是历代逐步发展和充实起来的。参照前人的记载，根据现代实际炮制经验，炮制方法一般来讲可以分为以下五类。

### 一、修治

修治包括纯净、粉碎、切制药材三道工序，为进一步的加工贮存、调剂、制剂和临床用药做好准备。

**1. 纯净药材**　借助一定的工具，用手工或机械的方法，如挑、筛、簸、刷、刮、挖、撞等方法，去掉泥土杂质、非药用部分及药效作用不一致的部分，使药物清洁纯净，这是原药材加工的第一道工序。如拣去辛夷花的枝、叶，筛选王不留行及车前子，簸去薏苡仁的杂质，刷除枇杷叶、石韦叶背面的绒毛，刮去厚朴、肉桂的粗皮，挖掉海蛤壳、石决明的肉留壳，撞去白蒺藜的硬刺。再有如西洋参、天麻、冬虫夏草等按药材质量不同，经过挑选区分药材的等级。

**2. 粉碎药材**　以捣、碾、研、磨、镑、锉等方法，使药材粉碎达到一定粉碎度，以符合制剂和其他炮制的要求，以便于有效成分的提取和利用。如贝母、砂仁、郁李仁等用铜药缸捣碎便于煎煮；琥珀研末便于吞服；水牛角、羚羊角等用镑刀镑成薄片或碎屑，或以锉刀锉成粉末，便于制剂或服用。现多用药碾子、粉碎机直接研磨成粉末，如人参粉、贝母粉、三七粉、黄连粉等，以供散剂、制剂或其他炮制使用。

**3. 切制药材**　用刀具采用切、铡的方法将药切成片、段、丝、块等一定的规格，使药物有效成分易于溶出，并便于进行其他炮制，也利于干燥、贮藏和调剂时称量。根据药材性质或制剂及临床需要的不同，还有不同的切制规格要求。如槟榔宜切薄片，白术宜切厚片，甘草宜切圆片，肉桂宜切圆盘片，黄芪宜切斜片，麻黄、白茅根宜切段，葛根宜切块等。

## 二、水制

用水或其他液体辅料处理药材的方法称为水制法。其目的主要是清洁药物、除去杂质、软化药物、便于切制、降低毒性及调整药性等。常见的水制方法有漂洗、浸泡、闷润、喷洒、水飞等。

**1. 漂洗**　其方法是将药物置于宽水或长流水中，反复地换水，以除去杂质、盐味及腥味。如将芦根、白茅根洗去泥土杂质，海藻、昆布漂去盐分，紫河车漂去腥味等。

**2. 浸泡**　将质地松软或经水泡易损失有效成分的药物，置于水中浸湿后立即取出，称为"浸"，又称"沾水"；而将药物置于清水或辅料药液中，使水分渗入，药材软化，便于切制，或用以除去药物的毒性及非药用部分，称为"泡"。如用白矾水浸泡半夏、天南星，用胆巴水浸泡附子等。操作时要根据浸泡的目的、季节、气温的不同，掌握浸泡时间及搅拌和换水次数，以免药材腐烂变质影响药效。

**3. 闷润**　根据药材质地的软坚、加工时的气温、工具的不同，而采用淋润、洗润、泡润、浸润、晾润、盖润、伏润、露润、复润、双润等多种方法，使清水或其他液体辅料徐徐渗入药物组织内部，至内外湿度均匀，便于切制饮片。如淋润荆芥、泡润槟榔、酒洗润当归、姜汁浸润厚朴、伏润天麻、盖润大黄等。

**4. 喷洒**　对一些不宜用水浸泡，但又需潮湿者，可采用喷洒湿润的方法。而在炒制药物时，按不同要求，可喷洒清水、酒、醋、蜜水、姜汁等辅料药液。

**5. 水飞**　是借药物在水中的沉降性质分取药材极细粉末的方法。将不溶于水的药材粉碎后置乳钵、碾槽、球磨机等容器内，加水共研，然后再加入多量的水搅拌，粗粉即下沉，细粉混悬于水中，随水倾出，剩余之粗粉再研再飞，倾出的混悬液静置沉淀后，将水除净，干燥后即成极细粉末。此法所制粉末既细，又减少了研磨中粉末的飞扬损失，常用于矿物类、贝壳类药物的制粉，如水飞朱砂、炉甘石、滑石、海蛤壳、雄黄等。

## 三、火制

火制是将药物经火加热处理的方法。根据加热的温度、时间和方法的不同，可分为炒、炙、煅、煨等。

**1. 炒**  将药物置锅中加热不断翻动，炒至一定程度取出。根据炒法的操作及加辅料与否，可分为清炒法（单炒法）和加辅料炒法（合炒法）。

（1）清炒法  根据加热程度不同分为炒黄、炒焦和炒炭。

炒黄：是将药物炒至表面微黄或能嗅到药物固有的气味为度，如炒牛蒡子、炒苏子。

炒焦：是将药物炒至表面呈焦黄，或焦褐色，内部颜色加深，并具有焦香气味，如焦山楂、焦白术、焦麦芽等。

炒炭：是将药物炒至外部枯黑，内部焦黄为度，即"炒炭存性"，如艾叶炭、地榆炭、姜炭等。药材炒炭后要洒水，以免复燃。

炒黄、炒焦使药材宜于粉碎加工，并缓和药性。种子类药材炒后则煎煮时有效成分易于溶出。而炒炭能缓和药物的烈性或副作用，或增强其收敛止血、止泻的作用。

（2）加辅料炒法  根据所加辅料的不同而分为麦麸炒、米炒、土炒、砂炒、蛤粉炒和滑石粉炒等法。

其中，加砂、蛤粉或滑石粉炒的方法也称"烫"。它是先在锅内加热中间物体（如砂、蛤粉、滑石粉等），温度可达150～300℃，用以烫制药物，使其受热均匀，质地酥脆或鼓起，烫毕，筛去中间物体，至冷即得。如砂烫穿山甲、蛤粉烫阿胶、滑石粉烫制刺猬皮等。

**2. 炙**  将药物与液体辅料共置锅中加热拌炒，使液体辅料渗入药物组织内部或附着于药物表面，以改变药性、增强疗效或降低毒副作用的方法。常用的液体辅料有蜜、酒、醋、姜汁、盐水等。如蜜炙百部、款冬花、枇杷叶可增强润肺止咳作用；酒炙川芎、当归、牛膝可增强活血之功；醋炙香附、柴胡可增强疏肝解郁之功；醋制芫花、甘遂、京大戟可降低毒性；盐炙杜仲、补骨脂可引药入肾和增强补肾作用；酒炙常山可减低催吐作用；姜炙半夏、竹茹可增强止呕作用。

**3. 煅**  将药物用猛火直接或间接煅烧，使质地松脆，易于粉碎，便于有效成分的煎出，以充分发挥疗效。坚硬的矿物药或贝壳类药多用直接煅烧，以煅至透红为度，如紫石英、龙骨、牡蛎。间接煅是将药物置于耐火容器中密闭煅烧，至容器底部红透为度，如棕榈炭、血余炭等。

**4. 煨**  将药物用湿面或湿纸包裹，置于热火灰中或用吸油纸与药物隔层分开进行加热的方法。其目的是除去药物中的部分挥发性及刺激性成分，以缓和药性，降低副作用，增强疗效。如煨肉豆蔻、煨木香、煨生姜、煨葛根等。

## 四、水火共制

这类炮制方法既要用水又要用火，有些药物还必须加入其他辅料进行炮制，包括煮、蒸、炖、燀、淬等方法。

**1. 煮法**  是将药物与水或辅料置锅中同煮的方法。它可减低药物的毒性、烈性或附加成分，增强药物的疗效。它又分为两种：不留残液煮法，如醋煮芫花、狼毒至醋液吸尽为度；弃残液煮法，即将药物与辅料溶液共煮一定时间后把药物捞出，弃除剩余液体，如姜矾煮半夏。

**2. 蒸法**  是以水蒸气或附加成分将药物蒸熟的加工方法。它分为清蒸与加辅料蒸两种方法。前者如清蒸玄参、桑螵蛸，后者如酒蒸山茱萸、大黄等。蒸制的目的在于改变或增强药物的性能，降低药物的毒性。如何首乌经反复蒸晒后不再有解毒、截疟、通便作用而功专补肝肾、益精血；黄精经蒸制后可增强其补脾益气、滋阴润肺之功。

**3. 炖法**　是蒸法的演变和发展，其方法是将药物置于钢罐中或搪瓷器皿中，同时加入一定的液体辅料，盖严后，放入水锅中炖一定时间。其优点是不致使药效走失、辅料挥发掉，如炖制熟地黄及黄精等。

**4. 燀法**　是将药物快速放入沸水中短暂潦过，立即取出的方法。其常用于种子类药物的去皮及肉质多汁类药物的干燥处理。如燀杏仁、桃仁、扁豆以去皮；燀马齿苋、天冬以便于晒干贮存。

**5. 淬法**　是将药物煅烧红后，迅速投入冷水或液体辅料中，使其酥脆的方法。淬后不仅药物易于粉碎，且辅料被其吸收，可发挥预期疗效。如醋淬自然铜、鳖甲，黄连煮汁淬炉甘石等。

### 五、其他制法

**1. 制霜**　药物经过去油制成松散粉末或析出细小结晶或升华、煎熬成粉渣的方法。制霜法根据操作方法不同分为去油制霜（如巴豆霜）、渗析制霜（如西瓜霜）、升华制霜（如砒霜）、煎煮制霜（如鹿角霜）等。

**2. 发酵**　在一定条件（如温度等）下使药物发酵，从而改变药物原来的性质，可增强和胃消食的作用，如六神曲、建曲、半夏曲等。

**3. 发芽**　将具有发芽能力的种子药材用水浸泡后，经常保持一定的湿度和温度，使其萌发幼芽的方法，如稻芽、谷芽、麦芽。

**4. 精制**　多为水溶性天然结晶药物，先经过水溶除去杂质，再经浓缩、静置后析出结晶即成。如将朴硝精制成芒硝、玄明粉。

**5. 药拌**　药物中加入其他碾成粉末的固体辅料拌染而成，如朱砂拌茯神、砂仁拌熟地黄。

扫一扫，查阅
本章数字资源，
含PPT、音视
频、图片等

　　中医学认为，任何疾病的发生发展过程都是致病因素（邪气）作用于人体，引起机体正邪斗争，从而导致阴阳气血偏盛偏衰或脏腑经络功能活动失常的结果。因此，中药治病的基本作用不外是扶正祛邪，消除病因，恢复脏腑经络的正常生理功能；纠正阴阳气血偏盛偏衰的病理现象，使之最大限度恢复到正常状态，达到治愈疾病、恢复健康的目的。

　　药物之所以能够针对病情，发挥作用，是由于药物本身各自具有若干特性和作用，前人将之称为药物的偏性，意思是说以药物的偏性来纠正疾病所表现出来的阴阳气血偏盛偏衰。中药的性能是中药作用的基本性质和特征的高度概括，也是中医药理论指导下认识和使用中药，并用以阐明其药效机制的理论依据。中药的性能也称药性，它包括药物发挥疗效的物质基础和治疗过程中所体现出来的作用。临证谙熟药性，才能准确用药，正如孙思邈在《千金翼方·卷第十二·养性》中指出："不知食宜者，不足以全生。不明药性者，不能以除病。"

　　研究药性形成的机制及其运用规律的理论称为药性理论，其基本内容包括四气五味、升降浮沉、归经、有毒无毒等。徐灵胎在《神农本草经百种录·上品·丹砂》中总结说："凡药之用，或取其气，或取其味，或取其色，或取其形，或取其质，或取其性情，或取其所生之时，或取其所成之地，各以其所偏胜，而即资之疗疾，故能补偏救弊、调和脏腑，深求其理，可自得之。"此外，历代医药文献对中药的补泻、润燥、轻重、缓急、动静等方面也有论述，它们虽也属于药性理论的范畴，但相对较为次要，其含义有的相互交叉或包容，故在此不作具体介绍。

　　药性理论是我国历代医家在长期医疗实践中，以阴阳、脏腑、经络学说为依据，根据药物的各种性质及其所表现出来的治疗作用总结出来的用药规律。它是中医学理论体系中的一个重要组成部分，是学习、研究、运用中药所必须掌握的基本理论知识。

　　中药的性能与性状是两个不同的概念。中药的性能是对中药作用性质和特征的概括，是依据用药后的机体反应而归纳出来的，以人体为观察对象。中药的性状是指药物形状、颜色、气味、滋味、质地（包括轻重、疏密、坚软、润燥等），以药物（药材）为观察对象。前人将药物的性状和性能相联系，并用药物的性状，即一般所说的形色、气味、质地、入药部位等解释药物作用的原理。随着认识的深入，前人也意识到两者的含义、认识方法截然不同，不能混淆。

　　中药的作用包括治疗作用和不良作用（不良反应）。中药的治疗作用又称为中药的功效，中药的不良作用包括副作用和毒性反应。充分而正确地利用中药的治疗作用，尽量避免不良反应的发生，即确保用药安全、有效，这是临床用药的一条基本原则。

# 第一节 四 气

《神农本草经》序例云："药有酸咸甘苦辛五味，又有寒热温凉四气。"这是有关药性基本理论之一的四气五味的最早概括。每味药物都有四气五味的不同，因而也就具有不同的治疗作用。历代本草文献在论述药物的功用时，首先标明其"气"和"味"，可见气与味是药物性能的重要标志，这对于认识各种药物的共性和个性以及临床用药都有实际意义。

四气，就是寒热温凉四种不同的药性，又称四性。它反映了药物对人体阴阳盛衰、寒热变化的作用倾向，为药性理论的重要组成部分，是说明药物作用的主要理论依据之一。四气之中寓有阴阳含义，寒凉属阴，温热属阳。寒凉与温热是相对立的两种药性，而寒与凉之间、温与热之间则仅是程度上的不同，即"凉次于寒""温次于热"。有些本草文献对药物的四性还用"大热""大寒""微温""微寒"加以描述，这是对中药四气程度的进一步区分，示以斟酌使用。然从四性本质而言，只有寒热两性的区分。

四性以外还有一类平性药，是药性的寒热界限不很明显、药性平和、作用缓和的一类药，如党参、山药、甘草等。平性能否入性，医家见解不同。有的主张"平应入性"，如《神农本草经》载药365种，平性药占100余种；李时珍在《本草纲目·草部》卷前绪论中说"五性焉，寒热温凉平"，第一个提出五性分类法。如天麻性平，凡肝风内动，惊厥抽搐，不论寒热虚实皆可应用。可见无论是文献记载，还是临床实践，均显示平性是客观存在的，"平"应入性。然而也有不少医家认为虽称平性，但实际上也有偏温偏凉的不同，如甘草性平，生用性凉，炙用则性偏温，所以平性仍未超出四性的范围，是相对而言的，它不是绝对的平性，因此仍称四气（四性）而不称五气（五性）。

药性的寒热温凉是由药物作用于人体所产生的不同反应和所获得的不同疗效而总结出来的，与所治疗疾病的寒热性质是相对而言的。故药性的确定是以用药反应为依据，以病证寒热为基准。能够减轻或消除热证的药物，一般属于寒性或凉性；反之，能够减轻或消除寒证的药物，一般属于温性或热性。如病人表现为高热烦渴、面红目赤、咽喉肿痛、脉洪数，这属于阳热证，用石膏、知母、栀子等药物治疗后，上述症状得以缓解或消除，说明它们的药性是寒凉的；反之，如病人表现为四肢厥冷、面色㿠白、脘腹冷痛、脉微欲绝，这属于阴寒证，用附子、肉桂、干姜等药物治疗后，上述症状得以缓解或消除，说明它们的药性是温热的。

一般来讲，寒凉药分别具有清热泻火、凉血解毒、滋阴除蒸、泻热通便、清热利尿、清化热痰、清心开窍、凉肝息风等作用，主要用于实热烦渴、温毒发斑、血热吐衄、火毒疮疡、热结便秘、热淋涩痛、湿热黄疸、湿热水肿、痰热喘咳、高热神昏、热极生风等一系列阳热证。而温热药分别具有温里散寒、暖肝散结、补火助阳、温阳利水、温经通络、引火归元、回阳救逆等作用，主要用于中寒腹痛、寒疝作痛、阳痿不举、宫冷不孕、阴寒水肿、风寒痹证、血寒经闭、虚阳上越、亡阳虚脱等一系列阴寒证。

《素问·至真要大论》云："寒者热之，热者寒之。"《神农本草经》序例云："疗寒以热药，疗热以寒药。"其指出了如何掌握药物的四气理论以指导临床用药的原则。寒凉药用治阳热证，温热药用治阴寒证，这是临床必须遵循的用药原则。反之，如果阴寒证用寒凉药，阳热证用温热药，必然导致病情进一步恶化，甚至引起死亡。故王叔和在编次《伤寒论》所写的《伤寒例》中云："桂枝下咽，阳盛则毙；承气入胃，阴盛以亡。"李中梓《医宗必读》谓："寒热温凉，一匕之谬，覆水难收。"

由于寒与凉、热与温之间具有程度上的差异，因而在用药时也要注意。如当用热药而用温药、当用寒药而用凉药，则病重药轻达不到治愈疾病的目的；反之，当用温药而用热药则反伤其阴，当用凉药反用寒药则易伤其阳。至于表寒里热、上热下寒、寒热中阻而致的寒热错杂的复杂病证，则当寒、热药并用，使寒热并除。若为寒热错杂、阴阳格拒的复杂病证，又当采用寒热并用佐治之法治疗。又《素问·六元正纪大论》提出"寒无犯寒""热无犯热"，这是指掌握四气理论根据季节不同，指导临床用药的规律。一般是指在寒冬时无实热证者，不要随便使用寒药，以免损伤阳气；而在炎热夏季无寒证者不要随便使用热药，以免伤津化燥。如遇到真寒假热证则当用热药治疗，必要时反佐以寒药；真热假寒证则当选用寒药以治之，必要时反佐以热药：不可真假混淆。

# 第二节　五　味

五味理论在春秋战国时代就以饮食调养的理论出现了，如四时五味的宜忌、过食五味所产生的不良后果等，是其主要讨论的内容。五味作为药性理论最早见于《内经》《神农本草经》中。《内经》对五味的作用、阴阳五行属性及应用都做了较系统的论述。《神农本草经》不仅明确指出"药有酸、咸、甘、苦、辛五味"，还以五味配合四气，共同标明每种药物的药性特征，开创了先标明药性，后论述效用的本草编写先例，从而为五味学说的形成奠定了基础。后世历代医家经过不断补充，逐步完善了五味理论。

所谓五味，是指药物有酸、苦、甘、辛、咸不同的药味，因而具有不同的治疗作用。有些药物还具有淡味或涩味，因而实际上不止五种。但由于酸、苦、甘、辛、咸是其最基本的五种药味，所以仍然称为五味。

五味的产生，首先是通过口尝，即用人的感觉器官辨别出来的，它是药物真实味道的反映。然而和四气一样，五味更重要的还是人们通过长期的临床实践观察，发现不同味道的药物作用于人体，产生不同的反应，获得不同的治疗效果，从而总结归纳出的五味理论。也就是说，五味不仅仅是药物味道的真实反映，更重要的是对药物作用的高度概括。自从五味作为归纳药物作用的理论出现后，五味的"味"也就超出了味觉的范围，建立在功效的基础之上了。因此，本草书籍的记载中有时会出现某味药物的"味"与实际口尝味道不相符的地方。总之，五味的含义既代表了药物味道的"味"，又包含了药物作用的"味"，而后者构成了五味理论的主要内容。五味的实际意义，一是标示药物的真实滋味，二是提示药物作用的基本范围。

五味与四气一样，也具有阴阳五行的属性，《素问·至真要大论》云："辛甘发散为阳，酸苦涌泄为阴，咸味涌泄为阴，淡味渗泄为阳。"后世将其概括为辛甘淡属阳、酸苦咸涩属阴。《尚书·洪范》最初定义了与五行相配属的五种味："五行：一曰水，二曰火，三曰木，四曰金，五曰土。水曰润下，火曰炎上，木曰曲直，金曰从革，土爰稼穑。润下作咸，炎上作苦，曲直作酸，从革作辛，稼穑作甘。"由此可见，酸味属木、苦味属火、甘味属土、辛味属金、咸味属水。

《素问·脏气法时论》指出："辛散，酸收，甘缓，苦坚，咸软。"这是对五味作用的最早概括。后世医家在此基础上进一步补充，日臻完善。现据前人的论述，结合临床实践，将五味所代表药物的作用及主治病证分述如下：

**辛**："能散能行"，即具有发散、行气、行血的作用。一般来讲，解表药、祛风湿药、行气药、活血药多具有辛味。因此辛味药多用治表证、风湿痹证及气滞、血瘀之证。如紫苏叶发散风寒、徐长卿祛风除湿、木香行气止痛、川芎活血化瘀等。

**甘**："能补能和能缓"，即具有补益、和中、调和药性和缓急止痛的作用。一般来讲，滋养补虚、消食和胃、调和药性及缓解疼痛的药物多具有甘味。甘味药多用治正气虚弱、食积不化、脘腹挛急疼痛及调和药性、中毒解救等几个方面。如人参大补元气、熟地滋补精血、神曲消食和胃、饴糖缓急止痛、甘草调和药性并解药食中毒等。

**酸**："能收能涩"，即具有收敛、固涩的作用。一般固表止汗、敛肺止咳、涩肠止泻、固精缩尿、固崩止带的药物多具有酸味。酸味药多用治自汗盗汗、肺虚久咳、久泻久痢、遗精滑精、遗尿尿频、崩带不止等滑脱不禁的病证。如五味子固表止汗、乌梅敛肺止咳、五倍子涩肠止泻、山茱萸涩精止遗、金樱子固精缩尿止带等。此外，部分酸味药具有生津的作用，也可用治津亏口渴，如乌梅、酸枣仁等。《素问·宣明五气》还指出："五味所入，酸入肝。"故有些药用醋制可以增强其引药入肝的作用，如醋制香附、柴胡增强疏肝解郁之功。

**苦**："能泄、能燥、能坚"，即具有清泄火热、泄降气逆、通泄大便、燥湿、坚阴（泻火存阴）等作用。一般来讲，清热泻火、下气平喘、降逆止呕、通利大便、清热燥湿、散寒燥湿、泻火存阴的药物多具有苦味。苦味药多用治火热证、喘咳、呕恶、便秘、湿证、阴虚火旺等。如黄芩、栀子清热泻火，苦杏仁、葶苈子降气平喘，半夏、陈皮降逆止呕，大黄、芒硝泻热通便，龙胆草、黄连清热燥湿，苍术、厚朴苦温燥湿，知母、黄柏泻火存阴等。

**咸**："能下、能软"，即具有泻下通便、软坚散结的作用。一般来讲，泻下通便及软化坚硬、消散结块的药物多具有咸味。咸味药多用治大便燥结、痰核、瘰疬、癥瘕痞块等证。如芒硝泻热通便，海藻、牡蛎消散瘿瘤，鳖甲软坚消癥等。此外，《素问·宣明五气》还有"咸走血"之说。肾属水，咸入肾，心属火而主血，咸走血即以水胜火之意。如大青叶、玄参、紫草、青黛、白薇都具有咸味、均入血分，同具有清热凉血解毒之功。《素问·至真要大论》又云："五味入胃，各归所喜……咸先入肾。"故不少入肾经的咸味药如紫河车、海狗肾、蛤蚧、龟甲、鳖甲等都具有良好的补肾作用。同时为了引药入肾，增强作用，不少药物如知母、黄柏、杜仲、巴戟天等用盐水炮制也是这个意思。

**淡**："能渗、能利"，即具有利水渗湿的作用，故有些利水渗湿的药物具有淡味。淡味药多用治水肿、脚气浮肿、小便不利等。如薏苡仁、通草、灯心草、茯苓、猪苓、泽泻等。由于《神农本草经》未提及淡味，后世医家主张"淡附于甘"，故只言五味，不称六味。

**涩**：与酸味药的作用相似，具有收敛、固涩的作用。涩味药多用治自汗盗汗、久泻久痢、遗尿尿频、遗精滑精、崩带不止等滑脱不禁的病证。如莲子固精止带，赤石脂、禹余粮涩肠止泻，海螵蛸收敛止血等。故本草文献常以酸味代表涩味功效，或与酸味并列，标明药性。

五味还可与五脏联系起来。如《素问·宣明五气》中"酸入肝、辛入肺、苦入心、咸入肾、甘入脾"，即作了概括的说明。但这仅是一般的规律，并不是一成不变的。如黄柏味苦、性寒，作用是泻肾火而不是泻心火；枸杞子味甘，作用是补肝肾而不是补脾等。因此不能机械地看待这一问题。

由于每种药物都同时具有性和味，因此两者必须综合起来看。明代缪希雍《神农本草经疏》谓："物有味，必有气，有气斯有性。"其强调了药性是由气和味共同组成的。换言之，必须把四气和五味结合起来，才能准确地辨别药物的作用。一般来讲，气味相同，作用相近，同一类药物大都如此，如辛温的药物多具有发散风寒的作用，甘温的药物多具有补气、助阳的作用。有时气味相同，又有主次之别，如黄芪甘温，偏于甘以补气，锁阳甘温，偏于温以助阳。气味不同，作用有别，如黄连苦寒，党参甘温，黄连功能清热燥湿，党参则补中益气。而气同味异、味同气异者所代表药物的作用则各有不同。如麻黄、苦杏仁、大枣、乌梅、肉苁蓉同属温性，由于五味不同，故麻黄辛温散寒解表、苦杏仁苦温下气止咳、大枣甘温补脾益气、乌梅酸温敛肺涩肠、肉苁蓉咸温补肾助阳；再如桂枝、薄荷、附子、石膏均为辛味，因四气不同，又有桂枝辛温解表散寒、薄荷辛凉疏散风热、附子辛热补火助阳、石膏辛寒清热泻火等不同作用。至于一药兼有数味，则标志其治疗范围的扩大，如当归辛甘温，甘以补血、辛以活血、温以祛寒，故有补血活血、散寒止痛等作用，可用治血虚、血瘀、寒凝所引起的多种疾病。一般临床用药是既用其气，又用其味，但有时在配伍其他药物复方用药时，就可能出现或用其气，或用其味的不同情况。如升麻辛、微甘、微寒：与黄芪同用治中气下陷时，取其味甘升举阳气；若与葛根同用治麻疹不透，取其味辛以解表透疹；若与石膏同用治胃火牙痛，则取其性寒以清热泻火。此即李时珍在《本草纲目·第一卷·气味阴阳》中引王好古之说："本草之味有五，气有四。然一味之中有四气……有使气者，有使味者，气味俱使者，先使气而后使味者，先使味而后使气者……不可一途而取也。"由此可见，药物的气味所表示的药物作用以及气味配合的规律是比较复杂的。因此，既要熟悉四气五味的一般规律，又要掌握每一药物气味的特殊治疗作用以及气味配合的规律，这样才能很好地掌握药性，指导临床用药。

### 附：芳香药性

有些气味芳香之药，虽标以辛味，但难以用四气五味理论解释其药性或说明作用机理，因而又有芳香药性之说。芳香药在古代早期多用作调香品以辟秽防病，后来由于外来香药不断输入，宋代以后其应用范围日益扩大，对芳香药的药性特点及治疗机理认识不断加深，逐步形成芳香药性理论，使其成为中药药性理论一个重要组成部分，从而发展了中药药性理论。芳香药主要作用及指导临床用药意义主要表现以下几方面。

**1. 辟秽防疫**　芳香药有辟除秽浊疫疠之气、扶助正气、抵御邪气的作用，可达到辟秽养正、防病治病的目的。古人常用由芳香类药物制作的熏香、炷香、枕香、佩香等方法以防病祛邪，今人燃药香防治感冒流行，都是辟秽防疫的具体应用。

**2. 解表散邪**　芳香药以其疏散之性，外走肌表，开宣毛窍，具有芳香疏泄、解表散邪之功，如薄荷、香薷、胡荽等，都是疏散表邪、解除表证的代表药。

**3. 悦脾开胃**　"土爱暖而喜芳香"，故芳香药善入脾胃经，投其所喜，有加强运化、增进食欲、悦脾开胃的功效，如木香、檀香、沉香、丁香、香橼、佛手、甘松等都有悦脾开胃作用，是用治脾胃气滞、不思饮食的良药；有些药物自身香气不浓，但经炮制炒香后，如炒谷芽、炒麦芽、炒神曲等，同样可以增进悦脾开胃、纳谷消食的功效。

**4. 化湿祛浊**　芳香药能疏通气机、宣化湿浊、消胀除痞、复脾健运，即有化湿运脾之功，如苍术、厚朴、藿香、佩兰、草豆蔻等均为芳香化湿的代表药，主治湿浊中阻、脾失健运、痞满呕吐等病证。

**5. 通窍止痛**　芳香药可行散走窜、芳香上达、通窍止痛，如辛夷、薄荷、白芷、细辛为上行头目、通窍止痛的代表药，主治鼻塞、鼻渊、头痛及齿痛等病证。

**6. 行气活血**　芳香药还能疏散气机，透达经络，行气活血，通经止痛，消肿散结。如香附、玫瑰花为芳香疏泄、行气活血、调经止痛的代表药，主治肝郁气滞、月经不调、胸胁胀痛等；又乳香、没药、麝香为行气活血、通经止痛、散结消肿的代表药，主治气滞血瘀、心腹诸痛、经闭痛经、癥瘕积聚、痈肿疮毒等。

**7. 开窍醒神**　芳香药又有芳香辟秽、开窍启闭、苏醒神志的功效，如麝香、冰片、苏合香、安息香、樟脑等都是芳香开窍的代表药，主治邪蒙清窍、神志昏迷等。

可见，芳香药性学说是四气五味学说的补充和发展，也是中药药性理论的重要组成部分。

# 第三节　升降浮沉

　　升降浮沉是表示药物对人体作用的不同趋向性。升，即上升提举，趋向于上；降，即下达降逆，趋向于下；浮，即向外发散，趋向于外；沉，即向内收敛，趋向于内。升降浮沉也就是指药物对机体有向上、向下、向外、向内四种不同作用趋向。它是与疾病所表现的趋向性相对而言的。其中，升与降、浮与沉是相对立的，升与浮、沉与降，既有区别，又有交叉，难以截然分开，在实际应用中升与浮、沉与降又常相提并论。按阴阳属性区分，则升浮属阳，沉降属阴。升降浮沉表明了药物作用的定向概念，也是药物作用的理论基础之一。由于疾病在病势上常常表现出向上（如呕吐、呃逆、喘息）、向下（如脱肛、遗尿、崩漏）、向外（如自汗、盗汗）、向内（表证未解而入里），在病位上则有在表（如外感表证）、在里（如里实便秘）、在上（如目赤肿痛）、在下（如腹水、尿闭）等的不同，因而能够针对病情，改善或消除这些病证的药物，相对来说也就分别具有升降浮沉的作用趋向了。

　　药物升降浮沉作用趋向性的形成，虽然与药物在自然界生成禀赋不同、形成药性不同有关，并受四气、五味、炮制、配伍等诸多因素的影响，但更主要的是与药物作用于机体所产生的不同疗效、所表现出的不同作用趋向密切相关。与四气、五味一样，升降浮沉也同样是通过药物作用于机体所产生的疗效而概括出来的用药理论。

　　影响药物升降浮沉的因素主要与四气五味、药物质地轻重有密切关系，并受到炮制和配伍的影响。

　　药物的升降浮沉与四气五味有关。李时珍在《本草纲目·序例第一卷·气味阴阳》中引述王好古之说："夫气者天也，温热天之阳；寒凉天之阴，阳则升，阴则降；味者地也，辛甘淡地之阳，酸苦咸地之阴，阳则浮，阴则沉。"一般来讲，凡味属辛、甘，气属温、热的药物，大都是升浮药，如麻黄、升麻、黄芪等药；凡味属苦、酸、咸，性属寒、凉的药物，大都是沉降药，如大黄、芒硝等。

　　药物的升降浮沉与药物的质地轻重有关。汪昂《本草备要·药性总义》云："轻清升浮为阳，重浊沉降为阴。"又说："凡药轻虚者，浮而升；重实者，沉而降。"一般来讲，花、叶、皮、枝等质轻的药物大多为升浮药，如苏叶、菊花、蝉蜕等；而果实、种子、矿物、贝壳及质重者大多都是沉降药，如苏子、枳实、牡蛎、代赭石等。

　　除上述一般规律外，某些药也有特殊性，如旋覆花虽然是花，但功能降气消痰、止呕止噫，药性沉降而不升浮；苍耳子虽然是果实，但功能通窍发汗、散风除湿，药性升浮而不沉降，故有"诸花皆升，旋覆独降；诸子皆降，苍耳独升"之说。此外，部分药物本身就具有双向性，如川芎能上行头目、下行血海，薪蛇能内走脏腑、外彻皮肤。由此可见，既要掌握药物的一般共性，又要掌握每味药物的不同个性，具体问题作具体分析，才能确切掌握药物的作用趋向。应当指出，药物的质地轻重与升降浮沉的关系，是前人用药的经验总结，因为两者之间并不是绝对的本质上的联系，故有一定的局限性，只是从一个侧面论述了与药物升降浮沉有关的作用因素。

　　药物的升降浮沉与炮制的影响有关。药物的炮制可以影响转变其升降浮沉的性能。如有些药物酒制则升，姜炒则散，醋炒收敛，盐炒下行。如大黄，属于沉降药，峻下热结、泻热通便，经酒炒后，大黄则可清上焦火热，可治目赤头痛。故李时珍在《本草纲目·序例第一卷·升降浮沉》中说："升者引之以咸寒，则沉而直达下焦，沉者引之以酒，则浮而上至巅顶。"

　　药物的升降浮沉与配伍的影响有关。药物的升降浮沉通过配伍也可发生转化。如升浮药升麻配当归、肉苁蓉等咸温润下药同用，虽有升降合用之意究成润下之剂，即少量升浮药配大量沉降药也随之下降；又牛膝引血下行为沉降药，与桃仁、红花及桔梗、柴胡、枳壳等升达清阳开胸行气药同用，也随之上升，主治胸中瘀血证，这就是少量沉降药与大队升浮药同用则随之上升的例证。一般来讲，少量升浮药在大队沉降药中能随之下降；反之，少量沉降药在大队升浮药中能随之上升。由此可见，药物的升降浮沉受多种因素的影响，它在一定的条件下可相互转化，正如李时珍所说："升降在物，亦在人也。"

升降浮沉代表不同的药性，标示药物不同的作用趋向。一般升浮药，其性主温热，味属辛、甘、淡，质地多为轻清至虚，作用趋向多主上升、向外。就其所代表药物的具体功效而言，分别具有疏散解表、宣毒透疹、解毒消疮、宣肺止咳、温里散寒、暖肝散结、温通经脉、通痹散结、行气开郁、活血消癥、开窍醒神、升阳举陷、涌吐等作用。故解表药、温里药、祛风寒湿药、行气药、活血祛瘀药、开窍药、补益药、涌吐药等多具有升浮药性。

一般沉降药，其性主寒凉，味属酸、苦、咸，质地多为重浊坚实，作用趋向多主下行向内。就其所代表药物的具体功效而言，分别具有清热泻火、泻下通便、利水渗湿、重镇安神、平肝潜阳、息风止痉、降逆平喘、止呕、止呃、消积导滞、固表止汗、敛肺止咳、涩肠止泻、固崩止带、涩精止遗、收敛止血、收湿敛疮等作用。故清热药、泻下药、利水渗湿药、降气平喘药、降逆和胃药、安神药、平肝息风药、收敛止血药、收涩药等多具有沉降药性。

药物具有升降浮沉的性能，可以调整脏腑气机的紊乱，使之恢复正常的生理功能，或作用于机体的不同部位，因势利导，祛邪外出，从而达到治愈疾病的目的。升降浮沉的用药原则是顺着病位，逆着病势。就病位而言，病变部位在上在表者宜升浮不宜沉降，如外感风热则应选用薄荷、菊花等升浮药来疏散；病变部位在下在里者宜沉降不宜升浮，如热结肠燥大便秘结者则应选用大黄、芒硝等沉降药来泻热通便。就病势而言，病势上逆者，宜降不宜升，如肝阳上亢头晕目眩，则应选用代赭石、石决明等沉降药来平肝潜阳；病势下陷者，宜升不宜降，如气虚下陷久泻脱肛，则应用黄芪、升麻、柴胡等升浮药来升阳举陷。总之，必须针对疾病发生部位在上、在下、在表、在里的区别，病势上逆、下陷的区别，根据药物升降浮沉的不同特性，恰当选用药物，这也是指导临床用药必须遵循的重要原则。

此外，为了适应复杂病机，更好地调节紊乱的脏腑功能，还可采用升降浮沉并用的用药方法。如治疗表邪未解，邪热壅肺，汗出而喘的表寒里热证，常用石膏清泻肺火，肃降肺气，配麻黄解表散寒，宣肺止咳，二药相伍，一清一宣，升降并用，以成宣降肺气的配伍。用治心肾不交，虚烦不眠，腰冷便溏，上热下寒证，常用黄连清心降火安神，配肉桂补肾引火归元，以成交通心肾、水火既济的配伍。再如治疗湿浊中阻，头痛昏蒙，腹胀便秘，升降失调的病证，常用蚕沙和中化湿，以升清气，配皂角滑肠通便，润燥降浊，以成调和脾胃、升清降浊的配伍。可见升降并用是适应复杂病机，调节紊乱脏腑功能的有效用药方法。

《素问·六微旨大论》谓："升降出入，无器不有。"书中指出这是人体生命活动的基础，如一旦发生故障便会产生疾病。故《素问·阴阳应象大论》说："其高者，因而越之；其下者，引而竭之；中满者，泻之以内；其有邪者，渍形以为汗；其在皮者，汗而发之。"书中阐明了应根据升降出入障碍所产生疾病的病势和病位的不同，采取相应的治疗方法，为中药升降浮沉理论的产生和发展奠定了理论基础。金元时期升降浮沉学说得到了全面发展，张元素在《医学启源》中旨承《内经》，首倡"气味厚薄升降图说"，用运气学说阐发了药物具有升降浮沉不同作用趋向的道理。其后，李东垣、王好古、李时珍等又做了进一步的补充，使药物升降浮沉学说趋于完善。它作为说明药物作用指导临床用药的理论依据，是对四气五味的补充和发展。

# 第四节　归　经

归经是药物作用的定位概念，即表示药物作用部位。归是作用的归属，经是脏腑经络的概称。归经是指药物对于机体某部分的选择性作用，即某药对某些脏腑经络有特殊的亲和作用，因而对这些部位的病变起着主要或特殊的治疗作用，药物的归经不同，其治疗作用也不同。归经指明了药物治病的适用范围，也就是说明了药效所在，包含了药物定性定位的概念。它也是阐明药物作用机理，指导临床用药的药性理论基本内容之一。

药物归经理论的形成可追溯到先秦的文史资料如《周礼》以及秦汉以来的《黄帝内经》《神农本草经》《名医别录》等大量医药文献，初步论述了五味作用定向定位的概念，可视为归经理论的先声。《伤寒论》六经分经用药为归经理论的形成奠定了基础。唐宋时期《食疗本草》《本草拾遗》《本草衍义》《苏沈良方》等医药文献都部分地论述了药物定向定位的归经作用，并逐渐与脏腑经络联系在一起，出现了药物归经理论的雏形。金元时期，易水学派代表人物张元素的《珍珠囊》正式把归经作为药性主要内容加以论述，王好古的《汤液本草》、徐彦纯的《本草发挥》又全面汇集了金元时期医家对归经的学术见解，标志着系统的归经理论已确立。明代刘文泰《本草品汇精要》、贾九如《药品化义》均把"行某经""入某经"作为论述药性的固定内容。清代沈金鳌的《要药分剂》正式把"归经"作为专项列于"主治"项后以说明药性，并采用五脏六腑之名。《松厓医径》《务中药性》系统总结了十二经归经药。《本草分经》《得配本草》又列出及改订入各奇经八脉的药物。温病学派的兴起，又产生了卫、气、营、血及三焦归经的新概念，使归经学说臻于完善。

中药归经理论的形成是在中医基本理论指导下，以脏腑、经络学说为基础，以药物所治疗的具体病证为依据，经过长期临床实践，从药物的疗效中归纳总结出来的用药理论。它与机体因素即脏腑经络生理特点、临床经验的积累、中医辨证理论体系的不断发展与完善及药物自身的特性密不可分。由于经络能沟通人体内外表里，所以一旦机体发生病变，体表病变可以通过经络影响内在脏腑；反之，内在脏腑病变也可以反映到体表上来。由于发病所在脏腑及经络循行部位不同，临床上所表现的症状则各不相同。如心经病变多见心悸失眠；肺经病变常见胸闷喘咳；肝经病变每见胁痛抽搐等。临床用朱砂、远志能治愈心悸失眠，说明它们归心经；用桔梗、苏子能治愈喘咳胸闷，说明它们归肺经；而选用白芍、钩藤能治愈胁痛抽搐，则说明它们能归肝经。至于一药能归数经，是指其治疗范围的扩大。如麻黄归肺与膀胱经，它既能发汗宣肺平喘，治疗外感风寒及咳喘之证，又能宣肺利尿，治疗风水水肿之证。由此可见，归经理论是通过脏腑辨证用药，从临床疗效观察中总结出来的用药理论。

归经理论与临床实践密切相关，它是伴随着中医理论体系的不断发展而日臻完善的。如《伤寒论》创立了六经辨证系统，临床上便出现了六经用药的归经方法。如麻黄、桂枝为太阳经药，石膏、知母为阳明经药等。随着温病学派的崛起，又创立了卫气营血、三焦辨证体系，临床上相应出现了卫气营血、三焦用药的归经方法。如石膏、知母为气分药，水牛角、生地为营血分药，黄芩主清上焦、黄连主清中焦、黄柏主清下焦等。然而这些归经方法与脏腑辨证归经方法密切相关。如《伤寒论》六经每经可分为手足二经，故实际为十二经。十二经根源于脏腑，故六经证候群的产生，也是脏腑经络病变的反映。同样，卫气营血、三焦证候也与脏腑经络关系密切。如卫分病证以肺卫见证为主；气分病证多见阳明热证；营分病证多见热损营阴，心神被扰；血分证多见热盛动血，热扰心神。上焦病候主要包括手太阴肺经和手厥阴心包经的病变；中焦病候主要包括手阳明大肠经、足阳明胃经及足太阴脾经的病变；而下焦病候则主要是足少阴肾经和足厥阴肝经的病变。可见，归经方法虽有不同，但是都与脏腑经络密不可分。脏腑经络学说实为归经的理论基础，故探讨归经的实质，必须抓住脏腑经络学说这个核心。

此外，还有依据药物自身的特性，即形、色、气味、禀赋等的不同，进行归经的方法。如味辛、色白入肺、大肠经，味苦、色赤入心、小肠经等都是以药物的色与味作归经依据的。又如磁石、代赭石重镇入肝，桑叶、菊花轻浮入肺则是以药物的质地轻重作归经的依据。再如连翘象心而入心经清心降火、麝香芳香开窍入心经、佩兰芳香醒脾入脾经等，都是以形、气归经的例子。其中尤以五味与归经的关系最为密切。以药物特性作为归经方法之一，虽然也存在着药物特性与归经没有必然联系的缺陷，但它是从药物自身角度分析药物归经，因此还是有一定意义的。可见由于归经受多种因素的影响，我们不能偏执一说，要全面分析归经才能得出正确结论。

经络与脏腑虽有密切联系，但又各成系统，故有经络辨证与脏腑辨证的不同，经络辨证体系的形成早于脏腑辨证。因而历史上不同时期，不同医家在确定药物归经时，或侧重于经络系统，或侧重于脏腑系统。这样一来，便造成某些药物归经的含义有所不同。例如，本草文献记载，羌活、泽泻皆归膀胱经，羌活能治疗外感风寒湿邪所致的头痛、身痛、肢体关节酸楚之症，其归膀胱经，是依经络辨证，盖足太阳膀胱经主表，为一身之藩篱。泽泻利水渗湿，其归膀胱经，是指膀胱之腑。羌活与泽泻，一为解表药，一为利水药，虽都归膀胱经，但两者所包含的意义是不同的。至于有的药物只归一经，有的药物则归数经，这正说明不同药物的作用范围有广义、狭义之分。

掌握归经便于临床辨证用药，即根据疾病的临床表现，通过辨证审因，诊断出病变所在脏腑经络部位，按照归经来选择适当药物进行治疗。如病患热证，有肺热、心火、胃火、肝火等的不同，治疗时用药不同。若肺热咳喘，当用桑白皮、地骨皮等肺经药来清泻肺热以平喘；若胃火牙痛当用石膏、黄连等胃经药来清泻胃火；若心火亢盛心悸失眠，当用朱砂、丹参等心经药以清心安神；若肝热目赤，当用夏枯草、龙胆草等肝经药以清肝明目。再如外感热病，热在卫分，见发热、微恶风寒、头痛、咽痛，当用金银花、连翘等卫分药以辛凉解表、清热解毒；若热入气分，见面赤恶热、高热烦渴，则当用石膏、知母等气分药以清热泻火、除烦止渴；等等。可见归经理论为临床辨证用药提供了方便。

掌握归经理论还有助于区别功效相似的药物。如同是利水药，有麻黄的宣肺利水、黄芪的健脾利水、附子的温阳利水、猪苓的通利膀胱之水湿等不同。又羌活、葛根、柴胡、苍术、吴茱萸、细辛同为治头痛之药，但羌活善治太阳经头痛、葛根善治阳明经头痛、柴胡善治少阳经头痛、苍术善治太阴经头痛、吴茱萸善治厥阴经头痛、细辛善治少阴经头痛。因此，在熟悉药物功效的同时，掌握药物的归经对相似药物的鉴别应用有十分重要的意义。

运用归经理论指导临床用药，还要依据脏腑经络相关学说，注意脏腑病变的相互影响，恰当选择用药。如肾阴不足，水不涵木，肝火上炎，目赤头晕，治疗时当选用黄柏、知母、枸杞、菊花、地黄等肝、肾两经的药物来治疗，以益阴降火、滋水涵木；而肺病久咳，痰湿稽留，损伤脾气，肺病及脾，脾肺两虚，治疗时则要肺脾兼顾，采用党参、白术、茯苓、陈皮、半夏等肺、脾两经的药物来治疗，以补脾益肺、培土生金。临床不能拘泥于见肝治肝、见肺治肺的单纯分经用药的方法。

在运用归经理论指导药物临床应用时，还必须与四气五味、升降浮沉学说结合起来，才能做到全面准确。如同归肺经的药物，由于有四气的不同，其治疗作用也各异。如紫苏温散肺经风寒、薄荷凉散肺经风热、干姜性热温肺化饮、黄芩性寒清肺泻火。同归肺经的药物，由于五味的不同，作用亦殊。如乌梅酸收固涩、敛肺止咳，麻黄辛以发表、宣肺平喘，党参甘以补虚、补肺益气，陈皮苦以下气、止咳化痰，蛤蚧咸以补肾、益肺平喘。同归肺经的药物，因其升降浮沉之性不同，作用迥异。如桔梗、麻黄药性升浮，故能开宣肺气、止咳平喘；杏仁、苏子药性沉降，故能泻肺止咳平喘。四气五味、升降浮沉、归经同是药性理论的重要组成部分，在应用时必须结合起来，全面分析，才能准确地指导临床用药。

四气、五味只是说明药物具有不同的寒热属性和治疗作用，升降浮沉只是说明药物的作用趋向，三者都缺乏明确的定位概念，只有归经理论才把药物的治疗作用与病变所在的脏腑经络部位有机地联系起来了。事实证明，掌握好归经理论对于指导临床用药意义很大。然而，由于历代医家对一些药物功效的观察、认识上所存在的差异，归经方法的不同，以及药物品种的混乱，因此出现了本草文献中对某些药物归经的记载不够统一、准确，造成归经混乱的现象。据不完全统计，仅大黄一味就有十四种归经的说法，涉及十经之多，这充分说明归经学说有待整理和提高，但绝对不能因此而贬低归经学说的科学价值。正如徐灵胎在《医学源流论》中所说："不知经络而用药，其失也泛，必无捷效；执经络而用药，其失也泥，反能致害。"我们既要承认归经理论的科学性，又要看到它的不足之处，这才是正确对待归经理论的态度。

### 附：引经报使与引经药

引经报使是中药的性能之一，指某些药物对某一脏腑经络有特殊作用，其选择性较强，并能引导其他药物的药力到达病变部位，从而提高临床疗效。从治疗意义上来说，主要是作为各经用药的向导，这类药物称为引经药。

对引经报使和引经药的认识，是建立在归经理论基础之上的，是归经理论的重要组成部分。但归经只是针对某药本身而言，而引经报使则是归经与配伍的结合，是"剂中用为向导，则能接引众药，直入本经"之药。

历代医家论述的引经报使药甚多，认定也不统一。经整理，根据其引经报使的范围和性质的不同，大体把引经药分为以下三类。

**1. 分类**

（1）十二经引经药　如手太阴肺经为桔梗、升麻、葱白、辛夷，手阳明大肠经为白芷、石膏，足太阴脾经为升麻、苍术，足阳明胃经为白芷、石膏、葛根，手少阴心经为细辛、黄连，手太阳小肠经为木通、竹叶，足少阴肾经为肉桂、细辛，足太阳膀胱经为羌活，手厥阴心包络经为柴胡、牡丹皮，手少阳三焦经为连翘、柴胡，足厥阴肝经为柴胡、川芎、青皮、吴茱萸，足少阳胆经为柴胡、青皮。

（2）病证引经药　这类药物大多分散记载于本草、医方中，多为临床经验总结，其针对性强，实用性大，与临床辨证论治中随证加减药相似。如《汤液本草·东垣先生〈用药心法〉》"随证治病药品"中有"如头痛，须用川芎，如不愈，各加引经药。太阳川芎，阳明白芷，少阳柴胡，太阴苍术，少阴细辛，厥阴吴茱萸""如气刺痛，用枳壳。看何部分，以引经导使之行则可"等论述，均为病证引经药。《本草蒙筌·各经主治引使》所治寒、热、劳、瘵、热、风、湿、燥的各经引使药物，多数是病证引经药。

（3）局部穴位引经药　引经药进一步发展，其引导范围又出现机体的某一局部，虽然与经络理论有一定联系，但实际已超出了经络理论的限制，而是以机体局部来定位。这种情况在伤科用药上显得更为突出。如江考卿在《伤科方书》"十三味总方"中论述了十二主穴的引经药。

**2. 临床应用**　引经药在临床上的应用，历来受到医家的重视，正如尤在泾《医学读书记》所说："兵无向导则不达贼境，药无引使则不通病所。"引经药的作用因其在方中的不同地位而异，概括起来有以下两个方面：

（1）作为佐使药，引诸药直达病所，以增强临床用药的针对性　如血府逐瘀汤以桔梗开胸行气，使气行则血行，又载诸活血药上入胸中，助其化胸中瘀血。三妙丸中用牛膝补肝肾、强筋骨，引苍术、黄柏入下焦而祛湿热，专治下焦湿热所致足膝麻木、痿软无力。补中益气汤则是在补中益气方中以柴胡、升麻为使药，升举下陷之清阳。

（2）兼作方剂的主药，发挥主导作用　如镇肝熄风汤重用归肝肾经的牛膝为君药，并引血下行，以治肝肾阴亏、肝阳偏亢、气血逆乱之证。小柴胡汤则用少阳专药柴胡，轻清升散，疏邪透表而为君药。九味羌活汤中君药羌活，为足太阳膀胱经的引经药，又是"治足太阳风湿相搏，一身尽痛，头痛、肢节痛"（《本经逢原》）的主药。

# 第五节　中药的毒性

历代本草书籍中，常在每一味中药的性味之下，标明其"有毒""无毒"。"有毒无毒"也是中药性能的重要标志之一，它是掌握药性必须注意的问题。

## 一、古代中药毒性的概念

古代常常把毒药看作是一切药物的总称，而把药物的毒性看作是药物的偏性。故《周礼·天官冢宰下》有"医师掌医之政令，聚毒药以供医事"的说法，《尚书·说命篇》则谓："药弗瞑眩，厥疾弗瘳。"明代张景岳《类经》云："药以治病，因毒为能，所谓毒者，因气味之偏也。盖气味之正者，谷食之属是也，所以养人之正气。气味之偏者，药饵之属是也，所以去人之邪气，其为故也，正以人之为病，病在阴阳偏胜耳……大凡可辟邪安正者，均可称为毒药，故曰毒药攻邪也。"而《药治通义》引张载人语："凡药皆有毒也，非指大毒、小毒谓之毒。"其论述了毒药的广义含义，阐明了毒性就是药物的偏性。与此同时，古代还把毒性看作是药物毒副作用大小的标志。如《素问·五常政大论》云："大毒治病，十去其六；常毒治病，十去其七；小毒治病，十去其八；无毒治病，十去其九；谷肉果菜食养尽之，无使过之，伤其正也。"书中把药物毒性强弱分为大毒、常毒、小毒、无毒四类。而《神农本草经》三品分类法也是以药物毒性的大小、有毒无毒作为分类依据的，并提出了使用毒药治病的方法："若用毒药以疗病，先起如黍粟，病去即止，不去倍之，不去十之，取去为度。"

综上所述，古代中药毒性的含义较广，既认为毒药是药物的总称，毒性是药物的偏性，又认为毒性是药物毒副作用大小的标志。而后世本草书籍在其药物性味下标明"大毒""有毒""小毒"等记载，则大都指药物的毒副作用的大小。

## 二、中药不良反应及相关的概念

按照联合国世界卫生组织（WHO）国际药物监测合作中心的规定，药物不良反应（adverse drug reactions，ADR）是指正常剂量的药物用于预防、诊断、治疗疾病或调节生理机能时出现的任何有害且与用药目的无关的反应。该定义排除有意或意外过量用药及用药不当引起的反应。

我国《药品不良反应报告和监测管理办法》（2011年）将药品不良反应定义为"是指合格药品在正常用法用量下出现的与用药目的无关的有害反应。"

根据上述联合国世界卫生组织（WHO）和我国药监部门对药品不良反应的定义，中药不良反应可界定为：在中医药理论指导下，中药用于预防、诊断、治疗疾病或调节生理机能时出现的与用药目的不符，且给患者带来不适或痛苦的有害反应，主要是指合格中药在正常用法用量下出现的与用药目的无关的有害反应。但由于中药临床应用灵活，实际应用时剂量差异大、给药途径多样，自行用药现象普遍，以及中药成分复杂、作用靶点多等特点，中药不良反应的概念界定较化学药物更加困难，临床报道大多涉及了较为宽广的范围，不可一概而论。有些中药不良反应是药物的固有作用和效应，可以预知，有些是可以避免的；而有些则与药物的固有作用无关，难以预测。中药不良反应依据不良反应的发生时间、出现程度、病理机制等，可分为副作用、毒性反应、过敏反应、依赖性、致癌和致畸作用等。

中药的副作用是指中药在常用治疗剂量下出现的与治疗需要无关的不适反应，一般比较轻微，对机体危害不大，停药后可自行消失。如临床常见服用某些中药可引起恶心、呕吐、胃痛、腹泻或皮肤瘙痒等不适反应。中药副作用的产生与药物自身特性、炮制、配伍、制剂等多种因素有关。此外，由于中药常见一药多效能，如常山既可解疟，又可催吐，若用治疟疾，则催吐就是副作用，可见中药副作用还有一定的相对性。

药物的毒性反应一般系指药物对机体所产生的不良影响及损害性，包括急性毒性、亚急性毒性、亚慢性毒性、慢性毒性和特殊毒性（如致癌、致突变、致畸胎、成瘾）等。所谓毒药一般系指对机体发生化学或物理作用，能损害机体，引起功能障碍性疾病，甚至死亡的物质。剧毒药系指中毒剂量与治疗剂量比较接近，或某些治疗量已达到中毒剂量的范围，因此治疗用药时安全系数小；亦指毒性对机体组织器官损害剧烈，可产生严重或不可逆的后果。

过敏反应症状轻者可见瘙痒、皮疹、胸闷、气急等，重者可引起过敏性休克，除药物因素外，多与患者体质有关。

### 三、中药毒性分级

伴随临床用药经验的积累及对毒性研究的深入，中药毒性分级情况各不相同。如《素问·五常政大论》把药物毒性分为"大毒""常毒""小毒""无毒"四类，《神农本草经》分为"有毒""无毒"两类，《证类本草》《本草纲目》将毒性分为"大毒""有毒""小毒""微毒"四类。近代中药毒性分级多沿袭临床用药经验及文献记载，分级尚缺乏明确的实验数据。目前，人们正从中药中毒后临床表现的不同程度，根据已知的定量毒理学研究的数据、有效剂量与中毒剂量之间的范围大小、中毒剂量与中毒时间的不同及中药的产地和炮制不同等角度，进行中药毒性分级的全面探讨。当今《中华人民共和国药典·一部》采用大毒、有毒、小毒三级分类方法，是目前通行的中药毒性分级方法。

### 四、正确对待中药的毒性

正确对待中药的毒性，是安全用药的保证，这里包含如何总体评价中药的毒性、如何正确看待文献记载、如何正确看待临床报道，以及加强毒性中药的使用管理。

首先要正确总体评价中药毒性。目前中药资源已多达12807种，而见中毒报告的才100余种，其中许多还是临床很少使用的毒性大的中药。由于大多数中药品种是安全的，这是中药一大优势，尤其与西药化学合成药造成众多药源性疾病的危害相比，中药安全低毒的优势就更加突出了，这也是当今提倡回归自然，返璞归真，中药受到世界青睐的主要原因。

其次正确对待中药毒性，还要正确对待本草文献记载。历代本草对药物毒性多有记载，这是前人的经验总结，值得借鉴。但由于受历史条件的限制，也出现了不少缺漏和错误的地方，如《本草纲目》认为马钱子无毒、《中国药学大辞典》认为黄丹无毒等，说明对药物毒性的认识，随着临床经验的积累、社会的发展，有一个不断修改、逐步认识、逐步完善的过程，实事求是，才是科学态度。

正确对待中药毒性，还要重视中药中毒的临床报道。自中华人民共和国成立以来，出现了大量中药中毒报告，仅单味药引起中毒就达上百种之多，其中植物药九十多种，如关木通、广防己、苍耳子、苦楝根皮、昆明山海棠、狼毒、萱草、附子、乌头、夹竹桃、雪上一枝蒿、福寿草、槟榔、乌桕、巴豆、半夏、牵牛子、山豆根、艾叶、白附子、瓜蒂、马钱子、黄药子、苦杏仁、曼陀罗花和苗，以及莨菪等；动物药及矿物药各十多种，如斑蝥、蟾蜍、鱼胆、芫青及砒霜、升药、胆矾、铅丹、密陀僧、皂矾、雄黄等。由此可见，文献中认为大毒、剧毒的药物固然有中毒致死者，小毒、微毒，甚至无毒的同样也有中毒病例发生，故临床应用有毒中药必须要慎重，既便是"无毒"的，也不可掉以轻心。认真总结经验，既要尊重文献记载，更要重视临床经验，相互借鉴，才能全面深刻准确地理解掌握中药的毒性，这对保证安全用药是十分必要的。

正确对待中药毒性，还要加强对毒性中药的使用管理。此处所称的毒性中药，系指列入国务院发布的《医疗用毒性药品管理办法》的中药品种，包括砒石、砒霜、水银、生马钱子、生川乌、生草乌、生白附子、生附子、生半夏、生南星、生巴豆、斑蝥、青娘虫、红娘虫、生甘遂、生狼毒、生藤黄、生千金子、生天仙子、闹羊花、雪上一枝蒿、红升丹、白降丹、蟾酥、洋金花、红粉、轻粉、雄黄。

### 五、中药中毒的主要原因

中药中毒的主要原因：一是剂量过大，如砒霜、胆矾、斑蝥、蟾酥、马钱子、附子、乌头等毒性较大的药物，用量过大可导致中毒；二是误服伪品，如误以华山参、商陆代人参，独角莲代天麻使用；三是炮制不当，如使用未经炮制的生附子、生川乌、生草乌；四是制剂服法不当，如川乌、草乌、附子中毒，多因煎煮时间太短，或服后受寒、进食生冷；五是配伍不当，如甘遂与甘草同用、川乌与瓜蒌同用而致中毒。

此外，药物贮存不当、品种不同、剂型不恰当、给药途径不同、药不对证、服药时间过长、自行服药、乳母用药、个体差异（患者的年龄、体质）以及管理不规范等也是引起中毒的原因。

### 六、掌握中药毒性强弱对指导临床用药的意义

1. 在应用毒药时要针对体质的强弱、疾病部位的深浅，恰当选择药物并确定剂量，中病即止，不可过服，以防止过量和蓄积中毒。同时要注意配伍禁忌，凡两药合用能产生剧烈毒副作用的禁止同用，并严格毒药的炮制工艺，以降低毒性；对某些毒药要采用适当的制剂形式给药。此外，还要注意个体差异，适当增减用量，告诫患者不可自行服药。医药部门要抓好药品真伪鉴别，防止伪品混用，注意保管好剧毒中药。从上述不同的环节努力，保证用药安全，以避免中毒的发生。

2. 根据中医"以毒攻毒"的原则，在保证用药安全的前提下，也可采用某些毒药治疗某些疾病。如用雄黄治疗疔疮恶肿、水银治疗疥癣梅毒、砒霜治疗白血病等，让有毒中药更好地为临床服务。

3. 掌握中药的毒性及其中毒后的临床表现，便于诊断中毒原因，以及时采取合理、有效的抢救治疗手段，对于搞好中药中毒抢救工作具有十分重要的意义。

附：中药中毒常见的临床表现

有毒中药所含毒性成分有生物碱类、毒苷类、毒性蛋白类、萜与内酯类等的不同，作用于人体不同的系统或器官组织如神经系统、心血管系统、呼吸系统、消化系统等，而引起不同的症状。

（1）含生物碱类植物中毒　含生物碱类较易发生中毒的植物有曼陀罗、莨菪（又名天仙子）、乌头、附子、钩吻、雪上一枝蒿、马钱子等。生物碱具有强烈的药理及毒理作用，其中毒潜伏期一般较短，多在进食后 2～3 小时内发病。毒性成分大多侵害中枢神经系统及自主神经系统，因而中毒的临床表现多与中枢神经系统、自主神经系统的功能紊乱有关。如曼陀罗及莨菪中毒后，主要表现为对副交感神经的抑制和对中枢神经的先兴奋后抑制，可见口舌干燥、咽喉灼热、声音嘶哑、恶心呕吐、皮肤干燥潮红、瞳孔散大、视力模糊、对光反射迟钝或消失、心动过速、呼吸加深、狂躁、幻觉、谵语、运动失调、神志模糊等。严重者 24 小时后由烦躁进入昏睡、血压下降、休克、昏迷，最后因呼吸中枢麻痹，缺氧而死亡。乌头及附子中毒时，首先感到唇舌辛辣灼热，继而发痒麻木，从指尖逐渐蔓延至四肢及全身，痛觉减弱或消失，头晕眼花，恶心呕吐，腹痛腹泻，耳鸣，瞳孔先缩小后放大，呼吸急促或困难，心律失常，严重者导致心功能不全甚至发生阿－斯综合征，呼吸因痉挛而窒息，继而衰竭致死。雪上一枝蒿毒性与乌头碱相似，中毒时亦高度兴奋副交感神经，中毒症状与乌头中毒大致相同。钩吻中毒主要症状有口咽灼痛、恶心呕吐、腹痛腹胀、语言不清、复视、震颤、共济失调、瞳孔散大、呼吸困难甚至窒息、心律失常、强直性抽搐等。马钱子中毒的主要症状，最初出现头痛、头晕、烦躁不安、吞咽困难、呼吸不畅、全身发紧，对听、视、味等感觉过度敏感，继而发生典型的士的宁惊厥症状，从阵挛性到强直性呈角弓反张姿势，双拳紧握，两眼睁视，口角向后牵引呈苦笑状态，呼吸肌痉挛引起窒息，发绀而死。

（2）含毒苷类植物中毒　目前因毒苷引起中毒的有三类：强心苷类、氰苷类、皂苷类。①含强心苷类：致毒主要成分为多种强心苷，毒性及中毒症状与洋地黄中毒相似，主要有夹竹桃、万年青、羊角拗，还有罗布麻、福寿草、五加皮、铃兰、毒箭木等。夹竹桃全株及树液均有毒，中毒后主要症状为食后 2～5 小时发生恶心呕吐、剧烈的腹痛腹泻、便血、头昏头痛、四肢麻木、肢冷汗出、食欲不振、神昏谵语、瞳孔散大、体温及血压下降、心室纤颤、心源性脑供血不足、晕厥、嗜睡、昏迷、休克，严重时心搏骤停而死。万年青对心肌可能有直接抑制作用，此外能刺激迷走神经及延髓中枢，且有蓄积性，大剂量可发生心脏传导阻滞以致停搏，出现胸闷、眩晕、流涎、惊厥、四肢发冷、各种心律失常等症状。②含氰苷类：这类有毒植物主要有苦杏仁、木薯、枇杷仁、樱桃仁等。中毒的症状除胃肠症状外，主要为组织缺氧的症状，如呼吸困难、发绀、心悸、头昏、头痛、昏迷、抽搐等，严重者多因窒息及呼吸中枢麻痹而死亡。③含皂苷类：皂苷有局部刺激作用，有的还有溶血作用。常见的含皂苷类有毒中药为天南星、商陆、皂荚、黄药子、川楝子等。如天南星所含苛辣性毒素对皮肤和黏膜有强烈的刺激作用，表现为口舌麻辣、黏膜轻度糜烂或部分坏死脱落，继而口舌肿大、流涎、声音嘶哑、头晕、心慌、四肢麻木，严重者痉挛、惊厥、窒息、昏迷、呼吸停止，小儿误食经抢救后，有导致神经智力发育障碍的病例。商陆中毒临床可见剧烈腹痛、吐泻、便血、面色苍白、瞳孔散大、角膜反射消失、抽搐、呼吸抑制、血压下降等。皂荚中毒可产生全身中毒反应，恶心呕吐、烦躁不安、腹泻、头晕无力，严重者可因窒息及肾功能障碍而危及生命。黄药子超量内服对口、咽、胃肠道黏膜有刺激作用，大剂量对中枢神经和心脏有毒害作用，可见口、舌、咽喉烧灼感，流涎，恶心呕吐，腹痛腹泻，瞳孔缩小，严重时出现心悸、惊厥、昏迷、呼吸困难及心脏停搏等。

（3）含毒性蛋白类植物中毒　毒性蛋白主要含在种子中，如巴豆、相思子等。巴豆油中含有强刺激物质和致癌成分，巴豆油和树脂口服后在肠内与碱性液作用，析出巴豆油酸和巴豆醇双酯类化合物能剧烈刺激肠壁，对肠道腐蚀引起炎症，有时引起肠嵌顿、肠出血等。巴豆毒蛋白是一种细胞原浆毒，能溶解红细胞，并使局部组织坏死。相思子所含毒蛋白，对温血动物的血液有凝血作用，可引起循环衰竭和呼吸系统抑制。再如苍耳子、蓖麻子、望江南子等，这类毒蛋白能损害肝、肾等实质细胞，并可引起全身广泛性出血，同时可引起消化系统及神经系统功能障碍，以及呼吸和循环衰竭而致死，如引起突发性肝昏迷将迅速致死。

（4）含萜类与内酯类植物中毒　本类植物包括马桑、艾、苦楝、莽草子、樟树油、红茴香等。如苦楝全株有毒，而以果实毒性最烈，作用于消化道和肝脏，也可引起心血管障碍，甚至发生休克及周围神经炎。马桑所含马桑内酯等有毒物质极易溶解于酒精，故饮酒可加重中毒程度，临床可见头昏头痛、胸闷、剧烈吐泻、全身麻木、人事不省等。莽草子中毒，其毒素作用于延髓，除引起恶心呕吐、上腹不适或疼痛等胃肠道症状，及眩晕、头痛等一般中毒症状外，还可引起抽搐、角弓反张、牙关紧闭、口吐涎沫、瞳孔散大，严重者可于惊厥状态下死亡。

（5）其他有毒植物中毒　包括白果、瓜蒂、细辛、鸦胆子、甘遂等。白果中毒主要表现为胃肠道及中枢神经系统症状，如腹泻、呕吐、烦躁不安、惊厥、昏迷、对光反应迟钝或消失。瓜蒂中毒主要表现为胃肠道症状，如胃部灼痛、剧烈呕吐、腹泻、脉搏细弱、血压下降、昏迷，直至呼吸中枢麻痹而死亡。细辛的主要毒性成分为挥发油，可直接作用于中枢神经系统，初期兴奋，后则抑制，特别是对呼吸系统的抑制，临床可见头痛、气急、呕吐、烦躁、颈项强直、体温及血压升高、肌肉震颤、全身紧张，可迅速转入痉挛状态，牙关紧闭、角弓反张、神志昏迷，最后死于呼吸麻痹。此外，如果短期大量服用含有或可能含有马兜铃酸的中药，如马兜铃、天仙藤、青木香、广防己、关木通、寻骨风、朱砂莲等，可迅速出现少尿或非少尿性急性肾功能衰竭，伴肾小管功能障碍；如果长期间断小量服用上述某药，病变隐袭进展，可逐渐引起肾小管和肾小球功能损害，数年内逐渐由氮质血症进入终末肾衰竭。

（6）动物性药物中毒　本类动物药常见的有蟾酥、全蝎、斑蝥、红娘子等。蟾酥可使心、脑、肝、肾产生广泛性病理损害，进而导致死亡，临床尤以心血管症状最为明显，如心动过缓、窦房阻滞、异位节律及窦性心动过速和心室纤颤。斑蝥则可引起剧烈的消化道症状和神经系统损害，出现恶心、呕吐、呕血、腹部绞痛、便血、发音困难、口唇及四肢末端麻木、复视、咀嚼无力、双下肢瘫痪、大小便困难等。

（7）矿物类药物中毒　本类药物常见的有砒霜、朱砂、雄黄、水银、胆矾、铅丹、硫黄等。砒霜即三氧化二砷，有剧毒，若吸入其粉尘引起中毒，首先见咳嗽、喷嚏、胸痛、呼吸困难等呼吸道刺激症状，神经系统可见头痛眩晕、肌肉痉挛、谵妄昏迷，最后可死于呼吸及血管运动中枢麻痹；若由消化道进入引起中毒则出现口干、咽痛、吞咽困难、剧烈吐泻，严重者似霍乱而脱水、休克，其毒素对血管舒缩中枢及周围毛细血管的麻痹导致可"七窍流血"的严重后果，中毒者最后大多死于出血或肝肾功能衰竭和呼吸中枢麻痹；慢性中毒除一般神经衰弱和轻度胃肠道症状外，主要表现为皮肤黏膜病变及多发性神经炎。朱砂中毒主要是由于机械研磨，或入水煎煮，使有毒汞游离出来而致，内服引起的急性汞中毒主要表现为消化道黏膜的刺激、腐蚀或坏死，并引起肾脏损害，对神经系统的损害表现为头昏、嗜睡或兴奋，重者昏迷休克而死；慢性汞中毒的主要症状之一是肌肉震颤。铅丹为含铅药物，铅为多亲和性毒物，进入血液后可引起代谢过程的高度障碍，损害全身各系统，尤其损害神经、造血、消化和心血管系统，及肝、肾等内脏器官。

# 第五章
# 中药的配伍

扫一扫，查阅本章数字资源，含PPT、音视频、图片等

按照病情的不同需要和中药的药性功用特点，有选择地将两种或两种以上的中药配合在一起应用，称作中药的配伍。

从中药的发展史来看，在医药萌芽时代治疗疾病一般都是采用单味药物的形式，后来由于药物品种日趋增多，人们对药性特点不断明确，对疾病的认识逐渐深化，由于疾病可表现为数病相兼，或表里同病，或虚实互见，或寒热错杂的复杂病情，因而用药也就由简到繁出现了多种药物配合应用的方法，并逐步积累了配伍用药的规律，从而既照顾到复杂病情，又增进了疗效，减少了毒副作用。因此，掌握中药的配伍规律对指导临床用药意义重大。

前人将单味药的应用同药与药之间的配伍关系，总结为七个方面，称为中药的七情，包括单行、相须、相使、相畏、相杀、相恶、相反。药物配合应用，相互之间会产生一定的作用，有的可以增进原有的疗效，有的可以相互抵消或削弱原有的功效，有的可以降低或消除毒副作用，也有的合用可以产生毒副作用。因此，《神农本草经·序例》将各种中药的配伍关系归纳为"有单行者，有相须者，有相使者，有相畏者，有相恶者，有相反者，有相杀者，凡此七情，合和视之"。李时珍在《本草纲目·序例第一卷·神农本经名例》进一步总结说："药有七情，独行者，单方不用辅也。相须者，同类不可离也……相使者，我之佐使也。相恶者，夺我之能也。相畏者，受彼之制也。相反者，两不相合也。相杀者，制彼之毒也。"中药的七情之中除单行者外，其余都是谈中药之间的配伍关系。

**1. 单行** 是指单用一味中药来治疗某种病情单一的疾病。对于病情比较单纯的病证，往往选择一种针对性较强的中药即可达到治疗目的，它符合简便验廉的原则。如独参汤，即重用人参一味药，治疗大失血等所引起元气虚脱的危重病证；清金散，即单用一味黄芩，治疗肺热咳嗽的病证；再如马齿苋治疗痢疾、夏枯草膏消瘿瘤、益母草膏调经止痛、鹤草芽驱除绦虫、柴胡针剂发汗解热、丹参片治疗胸痹心绞痛等，都是行之有效的治疗方法。

**2. 相须** 是指两种性能功效类似的中药配合应用，可以增强原有药物的功效。如麻黄配桂枝，能增强发汗解表、祛风散寒的作用；附子、干姜配合应用，以增强温阳守中、回阳救逆的功效；陈皮配半夏以加强燥湿化痰、理气和中之功；全蝎、蜈蚣同用能明显增强息风止痉定搐的作用。像这种同类相须配伍应用的例证，历代文献有不少记载，它构成了复方用药的配伍核心，是中药配伍应用的主要形式之一。

**3. 相使** 是将在性能功效方面有某些共性，或性能功效虽不相同，但是治疗目的一致的中药配合应用，以其中一种中药为主，另一种中药为辅，两药合用，辅药可以提高主药的功效。如黄芪配茯苓治脾虚水肿，黄芪为健脾益气、利尿消肿的主药，茯苓淡渗利湿健脾，可增强黄芪补气利水的作用；枸杞子配菊花治目暗昏花，枸杞子为补肾益精、养肝明目的主药，菊花清肝明目，

可以增强枸杞子的补虚明目作用；又如石膏配牛膝治胃火牙痛，石膏为清胃降火、消肿止痛的主药，牛膝引火下行，可增强石膏清火止痛的作用；黄连配木香治湿热泻痢，里急腹痛，黄连为清热燥湿、解毒止痢的主药，木香调中宣滞、行气止痛，可增强黄连清热燥湿、行气化滞的功效。可见相使配伍药不必同类，一主一辅，相辅相成，辅药能提高主药的疗效，即是相使的配伍。

**4. 相畏**　是指一种中药的毒性或副作用能被另一种中药降低或消除。如半夏畏生姜，即生姜可以抑制半夏的毒副作用，生半夏可"戟人咽喉"，令人咽痛音哑，用生姜炮制后成姜半夏，其毒副作用得到缓解；甘遂畏大枣，大枣可抑制甘遂峻下逐水、损伤正气的毒副作用；熟地畏砂仁，砂仁可以减轻熟地滋腻碍胃、影响消化的副作用；常山畏陈皮，陈皮可以缓和常山截疟而引起恶心呕吐的胃肠反应。这都是相畏配伍的范例。

**5. 相杀**　是指一种中药能够降低或消除另一种中药的毒性或副作用。如羊血杀钩吻毒、金钱草杀雷公藤毒、麝香杀杏仁毒、绿豆杀巴豆毒、生白蜜杀乌头毒、防风杀砒霜毒等。由此可见，相畏和相杀没有本质的区别，是从自身的毒副作用受到对方的抑制和自身能消除对方毒副作用的不同角度提出来的配伍方法，是同一配伍关系的两种不同提法。

**6. 相恶**　即两药合用，一种中药能使另一种中药原有功效降低，甚至丧失。如人参恶莱菔子，莱菔子能削弱人参的补气作用；生姜恶黄芩，黄芩能削弱生姜的温胃止呕作用。

**7. 相反**　是指两种中药同用能产生或增强毒性或副作用。如甘草反甘遂、贝母反乌头等，详见第六章中药的用药禁忌"十八反""十九畏"中若干药物。

上述中药的七情配伍除单行外，相须、相使可以起到协同作用，能提高药效，是临床常用的配伍方法；相畏、相杀可以减轻或消除毒副作用，以保证安全用药，是使用毒副作用较强药物的配伍方法，也可用于有毒中药的炮制及中毒解救；相恶则是因为中药的拮抗作用，抵消或减弱其中一种中药的功效；相反则是中药相互作用，能产生或增强毒性反应或强烈的副作用。故相恶、相反是中医配伍用药的禁忌。

历代医家都十分重视中药的配伍，除上述中药七情所总结的配伍用药规律外，两药合用能产生与原有中药均不相同的功效。如桂枝配芍药以调和营卫，解肌发表；柴胡配黄芩以和解少阳，消退寒热；枳实配白术以寓消于补，消补兼施；干姜配五味子以开阖并用，宣降肺气；晚蚕沙配皂角子以升清降浊，滑肠通便；黄连配干姜以寒热并调，降阳和阴；肉桂配黄连以交通心肾，水火互济；黄芪配当归以阳生阴长，补气生血；熟地配附子以阴中求阳，阴阳并调。这些都是前人配伍用药的经验总结，是七情配伍用药的发展。人们习惯将两药合用能起到协同作用，增强药效，或消除毒副作用，抑其所短，专取所长，或产生与原药各不相同的新作用等经验配伍，统称为"药对"或"对药"。这些药对往往又构成许多中医复方的主要组成部分。因此，深入研究中医药对配伍用药经验，不仅对提高药效、扩大中药应用范围、降低毒副作用、适应复杂病情、不断发展七情配伍用药理论有着重要意义，同时对开展中医复方研究，解析其主体结构，掌握中医遣药组方规律也是十分必要的。

中药的配伍应用是中医用药的主要形式。中医在辨证审机、确立治法的基础上，按照组方原则，通过选择合适中药、确定适当剂量、规定适宜剂型及用法等一系列过程，最后完成的中药治疗处方，即是方剂。方剂是中药配伍的发展，也是中药配伍应用更为普遍、更为高级的形式。

第六章
# 中药的用药禁忌

临床使用中药时，为了确保临床疗效、安全用药，避免毒副作用的发生，必须注意中药的用药禁忌。中药的用药禁忌主要包括配伍禁忌、证候用药禁忌、妊娠禁忌和服药饮食禁忌四个方面。

## 第一节　配伍禁忌

所谓配伍禁忌，就是指某些中药合用会产生或增强剧烈的毒副作用，或降低、破坏药效，因而应该避免配合应用，即《神农本草经》所谓"勿用相恶、相反者"。

目前医药界共同认可的中药配伍禁忌有"十八反"和"十九畏"。五代后蜀韩保昇修订《蜀本草》时，首先统计药物七情数目，提到"相恶者六十种，相反者十八种"。今人所谓"十八反"之名，盖源于此。至《证类本草》载反药 24 种，《本草纲目》载相反药物 36 种，但无论古代医籍所列举的相反药物如何增减，仍然沿用"十八反"的名称，可见"十八反"已经失去固定数量的含义。相畏为中药七情之一，内容已如前述。但从宋代开始，一些医药著作中，出现畏、恶、反名称使用混乱的状况，与《神农本草经》"相畏"的原义相悖。作为中药配伍禁忌的"十九畏"就是在这种情况下提出的。

"十八反"歌诀最早见于金·张子和《儒门事亲》："本草明言十八反，半蒌贝蔹及攻乌，藻戟遂芫俱战草，诸参辛芍叛藜芦。"十八反是指乌头（包括川乌、草乌、附子）反浙贝母、川贝母、平贝母、伊贝母、湖北贝母、瓜蒌、瓜蒌皮、瓜蒌子、天花粉、半夏、白及、白蔹，甘草反甘遂、京大戟、红大戟、海藻、芫花，藜芦反人参、西洋参、党参、丹参、玄参、南沙参、北沙参、苦参、细辛、白芍、赤芍。

"十九畏"歌诀首见于明·刘纯《医经小学》："硫黄原是火中精，朴硝一见便相争，水银莫与砒霜见，狼毒最怕密陀僧，巴豆性烈最为上，偏与牵牛不顺情，丁香莫与郁金见，牙硝难合京三棱，川乌、草乌不顺犀，人参最怕五灵脂，官桂善能调冷气，若逢石脂便相欺，大凡修合看顺逆，炮爁炙煿莫相依。"十九畏是指硫黄畏朴硝（芒硝），水银畏砒霜，狼毒畏密陀僧，巴豆畏牵牛，丁香畏郁金，川乌、草乌畏犀角，牙硝（芒硝）畏三棱，官桂（肉桂）畏赤石脂，人参畏五灵脂。

此后，虽然《本草纲目》《药鉴》《炮炙大法》等书所记略有出入，但不如上述十八反、十九畏歌诀那样广为传诵。

反药能否同用，历代医家众说纷纭。一些医家认为反药同用会增强毒性、损害机体，因而强调反药不可同用。除《神农本草经》提出"勿用相恶、相反者"外，《本草经集注》也谓："相反则彼我交仇，必不宜合。"孙思邈则谓："草石相反，使人迷乱，力甚刀剑。"这些医家均强调了反药不可同用，有的医家如《医说》甚则描述了相反药同用而致的中毒症状及解救方法。现代临床、实验研究也有不少文献报道反药同用（如贝母与乌头同用、巴豆与牵牛同用）引起中毒的例证。因此，《中国药典》1963 年版"凡例"中即明确规定："注明畏、恶、反，系指一般情况下不宜同用。"

此外，古代也有不少反药同用的文献记载，认为反药同用可起到相反相成、反抗夺积的效能。如《医学正传》谓："外有大毒之疾，必有大毒之药以攻之，又不可以常理论也。如古方感应丸，用巴豆、牵牛同剂，以为攻坚积药；四物汤加人参、五灵脂辈，以治血块；丹溪治尸瘵二十四味莲心散，以甘草、芫花同剂，而妙处在此，是盖贤者真知灼见，方可用之，昧者不可妄试以杀人也。"《本草纲目》也说："相恶、相反同用者，霸道也，有经有权，在用者识悟尔。"这些医家则强调了反药可以同用。正如上述，古今反药同用的方剂也是屡见不鲜的。如《金匮要略》甘遂半夏汤中甘遂、甘草同用治留饮，赤丸以乌头、半夏合用治寒气厥逆；《千金翼方》中大排风散、大宽香丸都用乌头配半夏、瓜蒌、贝母、白及、白蔹；《儒门事亲》通气丸中海藻、甘草同用；《外科正宗》海藻玉壶汤中海藻、甘草同用；《景岳全书》的通气散则以藜芦配玄参治时毒肿盛、咽喉不利。现代也有文献报道用甘遂、甘草配伍治肝硬化及肾炎水肿，人参、五灵脂同用治冠心病，芫花、大戟、甘遂与甘草合用治结核性胸膜炎，取得了较好的效果，从而肯定了反药可以同用的观点。

由此可见，无论文献资料、临床观察或实验研究目前均无统一的结论，说明对十八反、十九畏的科学研究还要做长期艰苦、深入、细致的工作，去伪存真，才能得出准确的结论。国家科技部将十八反配伍禁忌本质的研究列入了 2011 年度国家重点基础研究发展计划（973 计划），从文献、实验及临床等方面对十八反的内容展开了深入细致的研究工作。但目前在尚未搞清反药是否能同用的情况下，临床用药应采取慎重从事的态度，对于其中一些反药若无充分把握，最好不宜配伍使用，以免发生意外。

# 第二节　证候用药禁忌

由于药物的药性不同，其作用各有专长和一定的适应范围，因此对于某类或某种病证，应当避免使用某类或某种药物，称证候用药禁忌，也称为病证用药禁忌。

由于药物皆有偏性，或寒或热，或补或泻，或升或降，或润或燥等，因此任何一种中药，对于特定的证候，都有宜也有忌。临床用之得当，可以其偏性纠正疾病所表现出来的病理偏向；若使用不当，则其偏性可能会反助病势，加重病情或导致新的病理偏向。因此，凡药不对证，药物功效不为病情所需，而有可能导致病情加重、恶化或产生新的疾病，原则上都属于临床用药禁忌的范围。

如麻黄辛温，功能发汗解表、散风寒，又能宣肺平喘、利尿，故只适宜于外感风寒表实无汗和肺气不宣的喘咳，而对表虚自汗及阴虚盗汗、肺肾虚喘者则应禁止使用。又如黄精甘平，功能滋阴补肺、补脾益气，主要用于肺虚燥咳、脾胃虚弱及肾虚精亏的病证，但因其性质滋腻，易助湿邪，因此，凡脾虚湿阻，痰湿壅滞，气滞腹满者则不宜服用黄精。一般而言，除了药性极为平和者无须禁忌外，中药大多有证候用药禁忌，其内容参见各论中每味中药的"使用注意"部分。

# 第三节　妊娠用药禁忌

妊娠用药禁忌是指妇女妊娠期间治疗用药的禁忌。妊娠禁忌药专指妇女妊娠期除中断妊娠、引产外，不能使用的药物。

在传统的妊娠用药禁忌理由中，能损害胎元、引起堕胎是早期妊娠用药禁忌的主要理由。随着人们对妊娠禁忌药的认识逐渐深入，对妊娠用药禁忌理由的认识也逐步加深，归纳起来，主要包括：①对母体不利；②对胎儿不利；③对产程不利；④对小儿不利。今天，无论是从用药安全的角度，还是从优生优育的角度来认识这几点，都是应当给予高度重视的。总之，凡对妊娠期的孕妇和胎儿不安全及不利于优生优育的药物均属妊娠禁忌药。

在为数众多的妊娠禁忌药中，不同的药物对妊娠的危害程度有所不同，因而在临床上也应区别对待。古代对妊娠禁忌药主要提禁用与忌用，较少提慎用。近代则多根据临床实际和药物对于胎元损害程度的不同，一般可分为禁用与慎用两大类：妊娠禁用药是指毒性强的药、攻邪作用峻猛的药以及堕胎作用较强的药，如巴豆、牵牛子、大戟、商陆、麝香、三棱、莪术、水蛭、斑蝥、马钱子、川乌、雄黄、砒石等；妊娠慎用药主要包括活血化瘀药、行气药、攻下导滞药、药性辛热的温里药以及性质滑利之品，如桃仁、红花、牛膝、枳实、大黄、附子、肉桂、干姜、木通、冬葵子、瞿麦等。

对于妊娠妇女，凡属于禁用的药物是绝对不能使用的；而慎用的药物，可根据病情的需要斟酌使用，但要注意辨证准确，掌握好剂量与疗程，并通过恰当的炮制和配伍，尽量减轻药物对妊娠的危害，做到用药有效而安全。如《金匮要略》以桂枝茯苓丸治妊娠瘀病、吴又可用承气汤治孕妇时疫见阳明腑实证，此即《内经》所谓"有故无殒，亦无殒也"的道理。必须强调的是，除非是临床必用，一般应尽量避免使用此类药物，以防发生事故。

# 第四节　服药饮食禁忌

服药时的饮食禁忌是指服药期间对某些食物的禁忌，简称食忌，也就是通常所说的忌口。中医历来重视服药饮食禁忌，它对于确保临床用药安全而有效有重要的意义。

服药时饮食禁忌的理由，前人也有不少论述，归纳起来包括避免影响疗效、诱发原有病证或导致新病、产生不良反应。

《本草经集注》说："服药，不可多食生胡荽及蒜、生菜。服药，不可多食诸滑物果实。服药，不可多食肥猪、犬肉、肥羹及鱼臊脍。"其指出在服药期间，一般应忌食生冷、油腻、腥膻、有刺激性的食物。又根据病情的不同，饮食禁忌也有区别。如热性病应忌食辛辣、油腻、煎炸性食物；寒性病应忌食生冷食物、清凉饮料等；胸痹患者应忌食肥肉、脂肪、动物内脏，忌烟、酒等；肝阳上亢头晕目眩、烦躁易怒者应忌食胡椒、辣椒、大蒜、白酒等辛热助阳之品；黄疸胁痛应忌食动物脂肪及辛辣刺激之品；脾胃虚弱者应忌食油炸黏腻、寒冷固硬、不易消化的食物；肾病水肿者应忌食盐、碱过多和酸辣太过的刺激性食品；疮疡、皮肤病患者应忌食鱼、虾、蟹等腥膻发物及辛辣刺激性食品。

此外，古代文献记载：甘草、黄连、桔梗忌猪肉；鳖甲忌苋菜；常山忌葱；地黄、何首乌忌葱、蒜、萝卜；丹参、茯苓、茯神忌醋；土茯苓、使君子忌茶；薄荷忌蟹肉及蜜反生葱、柿反蟹等。以上这些也应作为服药饮食禁忌的参考。

# 第七章
# 中药的剂量与用法

扫一扫，查阅
本章数字资源，
含 PPT、音视
频、图片等

## 第一节 中药的剂量

中药剂量是指临床应用时的分量，也称为用量。它主要是指每味中药的成人一日量（按：本书每味药物标明的用量，除特别注明以外，都是指干燥后的中药饮片，在汤剂中成人一日内服用量），其次指方剂中每味药之间的比较分量，也即相对剂量。

古代中药的计量单位有重量（如斤、两、钱、分、厘等）、数量（如片、条、枚、支、角、只等）、度量（如尺、寸等）、容量（如斗、升、合、勺等）。此外，还有"刀圭""方寸匕""撮"等较粗略的计量方法。由于古今度量衡制的变迁，后世主要以法定衡制作为计量标准，以重量单位作为药物剂量的主要单位。自明清以来，我国普遍采用 16 进位制的"市制"计量方法，即 1 市斤 =16 两 =160 钱。自 1979 年起我国对中药生产计量统一采用公制，即 1 公斤 =1000 克 =1000000 毫克（1kg=1000g=1000000mg）。为了处方和调剂计算方便，按规定以如下的近似值进行换算：1 市两（16 进位制）=30 克；1 钱 =3 克；1 分 =0.3 克；1 厘 =0.03 克。［1 市两（16 进位制）=30g；1 钱 =3g；1 分 =0.3g；1 厘 =0.03g］

尽管中药绝大多数来源于生药，安全剂量范围较大，用量不像化学药品那样严格，但用量得当与否，也是直接影响药效的发挥、临床疗效好坏的重要因素之一。药量过小，不能发挥治疗作用而贻误病情；药量过大，戕伐正气，也可引起不良后果，或造成不必要的浪费。同时中药多是复方应用，其中主要药物的剂量变化，可以影响整个处方的功效和主治病证的改变。因此，对于中药剂量的使用应采取科学、谨慎的态度。一般来讲，确定中药的剂量，应考虑如下几方面。

### 一、药物性质与剂量的关系

毒性大的药物或作用峻烈的药物，应严格控制剂量，开始时用量宜轻，逐渐加量，一旦病情好转，应当立即减量或停服，中病即止，防止过量或蓄积中毒；无毒的药物用量变化幅度可稍大。此外，花、叶、皮、枝等量轻质松及性味浓厚、作用较强的药物用量宜小；矿物、介壳等质重沉坠及性味淡薄、作用温和的药物用量宜大；新鲜的动植物药因含水分较多，故用量宜大（一般为干品的 2～4 倍），而干燥的动植物药则用量相对较小；过于苦寒的药物也不要久服过量，免伤脾胃；药材质优者药力充足，用量无须过大；质次者药力不足，用量可大一些。再如羚羊角、麝香、牛黄、鹿茸、冬虫夏草等贵重药材，在保证药效的前提下应尽量减少用量。

## 二、剂型、配伍、用药目的与剂量的关系

在一般情况下，同样的药物入汤剂比入丸散剂的用量要大些。单味药使用比入复方中应用剂量要大些；在复方配伍使用时，主要药物比辅助药物用量要大些。临床用药时，由于用药目的不同，同一药物的用量也有不同。如人参用以补益脾肺之气、生津止渴、安神益智的常用剂量为3～9g，而用以大补元气、急救虚脱则须15～30g。

## 三、年龄、体质、病情、性别、职业、生活习惯与剂量的关系

由于年龄、体质的不同，对药物耐受程度不同，则药物用量也有差别。一般老年人、小儿、孕妇、产后及体质虚弱的病人，都要减少用量，成人及平素体质壮实的患者用量宜重。小儿用量为方便计算，可采用下列比例用药：新生儿用成人量的1/6，乳婴儿用成人量的1/3，幼儿用成人量的1/2，学龄儿童用成人量的2/3或接近成人用量。小儿一般病例可按上述比例拟定药物剂量，但若病情急重则不受此限制。

病情轻重、病势缓急、病程长短与药物剂量也有密切关系。一般病情轻、病势缓、病程长者用量宜小；病情重、病势急、病程短者用量宜大。

就性别而言，对于一般药物，男女用量区别不大，但妇女在月经期、妊娠期，用活血祛瘀通经药时用量一般不宜过大。

另外，临床用药还要考虑到患者在职业、生活习惯等方面的差异。如体力劳动者的腠理一般较脑力劳动者的致密，因而使用发汗解表药时，对体力劳动者用量可较脑力劳动者稍重一些。

## 四、地区、季节、居处环境与剂量的关系

在确定药物剂量时，应考虑到地区、季节、气候及居处的自然环境等方面的因素，做到"因时制宜""因地制宜"。如夏季发汗解表药及辛热药不宜多用，冬季发汗解表药及辛热药用量可以稍大；夏季苦寒降火药用量宜重，冬季苦寒降火药则用量宜轻。

除了毒性大的药物，泻下、行气、活血作用峻猛的药物，精制药物及某些贵重药物外，一般中药常用内服剂量为5～10g，部分质地重而无毒的矿物、贝壳、甲壳、化石类药常用量为15～30g，新鲜的动植物药常用量为30～60g。

# 第二节　中药的用法

中药的用法是指中药的应用方法，其内容较为广泛，本教材主要介绍中药的给药途径、应用形式、汤剂煎煮方法和服药法。

## 一、给药途径

给药途径是影响药物疗效的因素之一。因为机体的不同组织对于药物的吸收性能不同，对药物的敏感性亦有所差别，药物在不同组织中的分布、代谢情况也不一样。所以，给药途径不同，会影响药物吸收的速度、数量以及作用强度。有的药物甚至必须以某种特定途径给药，才能发挥某种作用。

中药的传统给药途径，除口服和皮肤给药两种主要途径外，还有吸入、舌下给药、黏膜表面给药、直肠给药等多种途径。20世纪30年代后，中药的给药途径又增添了皮下注射、肌内注射、

穴位注射和静脉注射等。

不同的途径给药各有其特点。临床用药时，具体应选择何种给药途径，除应考虑各种给药途径的特点以充分发挥其优势外，还需注意病证与药物双方对给药途径的选择。而病证与药物对给药途径的选择，则是通过对剂型的选择来体现的。

### 二、应用形式

无论以什么形式给药，都需要将药物加工制成适合医疗、预防应用的剂型。传统中药剂型中，有供口服的汤剂、丸剂、散剂、滋膏剂、露剂等，供皮肤用的软膏剂、硬膏剂、散剂、丹剂、涂擦剂、浸洗剂、熏剂等，供体腔使用的栓剂、药条、钉剂等。20世纪30年代研制出了中药注射剂，以后又发展了胶囊剂、颗粒剂、气雾剂、膜剂等剂型。其具体内容可参见《中药药剂学》。

### 三、汤剂煎煮法

汤剂是中药最为常用的剂型之一，自商代伊尹创制汤液以来沿用至今，经久不衰。汤剂的制作对煎具、用水、火候、煮法都有一定的要求。

**1. 煎药用具**　以砂锅、瓦罐为好，搪瓷罐次之，忌用铜、铁、铝等金属锅具，以免发生化学变化，影响疗效。

**2. 煎药用水**　古时曾用长流水、井水、雨水、泉水、米泔水等煎煮，现在多用自来水、井水、蒸馏水等，但总以水质洁净新鲜（符合饮用水标准）为好。

**3. 煎药火候**　有文火、武火之分。文火，是指使温度上升及水液蒸发缓慢的火候；而武火，又称急火，是指使温度上升及水液蒸发迅速的火候。

**4. 煎煮方法**　先将药材浸泡30～60分钟，用水量以高出药面为度。一般中药煎煮2次，第二煎加水量为第一煎的1/3～1/2。两次煎液去渣滤净混合后分2次服用。煎煮的火候和时间，要根据药物性能而定。一般来讲，解表药、清热药宜武火煎煮，时间宜短，煮沸后煎3～5分钟即可；补益药需用文火慢煎，时间宜长，煮沸后再续煎30～60分钟。某些药物因质地不同，煎法比较特殊，处方上需加以注明，归纳起来包括先煎、后下、包煎、另煎、烊化、泡服、冲服、煎汤代水等不同煎煮法。

（1）先煎　主要指一些有效成分难溶于水的矿物、化石、介壳类药物，应打碎先煎20～30分钟，再下其他药物同煎，以使有效成分充分析出。如磁石、代赭石、生铁落、生石膏、寒水石、紫石英、龙骨、牡蛎、海蛤壳、瓦楞子、珍珠母、石决明、紫贝齿、龟甲、鳖甲等。此外，附子、川乌、草乌等毒性大的药物，宜先煎45～60分钟后再下他药，久煎可以降低毒性，保证用药安全。

（2）后下　主要指一些气味芳香的药物，久煎其有效成分易于挥发而降低药效，须在其他药物煎成之前再投入煎沸5～10分钟即可，如薄荷、青蒿、砂仁、沉香、豆蔻、肉桂等。此外，有些药物虽不属芳香药，但久煎能破坏其有效成分，如钩藤、大黄、番泻叶等，亦属后下之列。

（3）包煎　主要指那些黏性强、粉末状、细小种子及药材表面带有绒毛的药物，宜先用纱布袋装好，再与其他药物同煎，以防止药液混浊或刺激咽喉引起咳嗽及沉于锅底，或加热时引起焦化或糊化，如蛤粉、飞滑石、旋覆花、车前子、蒲黄、灶心土等。

（4）另煎　又称另炖，主要是指某些贵重药材，为了更好地煎出有效成分应单独另煎，即另炖 2～3 小时。煎液可以另服，也可与其他煎液混合服用，如人参、西洋参、羚羊角等。

（5）烊化　又称溶化，主要是指某些胶类药物及黏性大而易溶的药物，为避免入煎粘锅或黏附其他药物影响煎煮，可单用水或黄酒将此类药加热溶化后，用煎好的药液冲服，也可将此类药放入其他药物煎好的药液中加热烊化后服用，如阿胶、鹿角胶、龟甲胶及饴糖等。

（6）泡服　又称焗服，主要是指某些有效成分易溶于水或久煎容易破坏药效的药物，可以用少量开水或复方中其他药物滚烫的煎出液趁热浸泡，加盖闷润，减少挥发，待药液变温后去渣即可服用，如西红花、番泻叶、胖大海等。

（7）冲服　主要指某些贵重药，用量较轻，为防止散失，常需要研成细末制成散剂用温开水或其他药物煎液冲服，如麝香、牛黄、珍珠、羚羊角、西洋参、鹿茸、人参等；某些药物，根据病情需要，为提高药效，也常研末冲服，如用于止血的三七、花蕊石、白及，用于息风止痉的蜈蚣、全蝎、僵蚕、地龙，用于制酸止痛的海螵蛸、瓦楞子、海蛤壳、延胡索等；某些药物高温容易破坏药效或其有效成分难溶于水，也只能做散剂冲服，如雷丸、鹤草芽、朱砂等。此外，还有一些液体药物如竹沥汁、姜汁、藕汁、荸荠汁、鲜地黄汁、蜂蜜等也需冲服。

（8）煎汤代水　主要指某些药物为了防止与其他药物同煎使煎液混浊，难于服用，宜先煎后取其上清液代水再煎煮其他药物，如灶心土等。此外，某些药物质轻用量多，体积大，吸水量大，如玉米须、丝瓜络、金钱草等，也可煎汤代水用。

## 四、服药法

**1.服药时间**　汤剂一般每日 1 剂，煎 2 次分服，2 次间隔时间为 4～6 小时。临床用药时可根据病情增减，如急性病、热性病可 1 日 2 剂。至于饭前还是饭后服则主要取决于病变部位和性质。一般来讲，病在胸膈以上者，如眩晕、头痛、目疾、咽痛等，宜饭后服；病在胸膈以下者，如胃、肝、肾等脏疾患，则宜饭前服。因饭前服用，有利于药物的消化吸收，故多数药都宜饭前服用。某些对胃肠有刺激性的药物及消食药宜饭后服；补益药多滋腻碍胃，宜空腹服；驱虫药、攻下药宜空腹服；峻下逐水药宜晨起空腹时服。一般药物，无论饭前或饭后，服药与进食都应间隔 1 小时左右，以免影响药物与食物的消化吸收与药效的发挥。

此外，为了使药物能充分发挥作用，有的药物还应在特定的时间服用。如截疟药宜在疟疾发作前的 2 小时服用；安神药治疗失眠多梦时宜在睡前服 1 次；涩精止遗也应晚间服 1 次；缓泻通便药宜睡前服，以便于翌日清晨排便。慢性病定时服，急性病、呕吐、惊厥及石淋、咽喉病须煎汤代茶饮者，均可不定时服。

**2.服药方法**

（1）汤剂　一般宜温服。但解表药要偏热服，服后还须温覆取汗（盖好衣被，或进热粥，以助汗出）；寒证用热药宜热服，热证用寒药宜冷服。如出现真热假寒当寒药温服，真寒假热者则当热药冷服，以防格拒药势，此即《黄帝内经》所谓"治热以寒，温以行之；治寒以热，凉以行之"的服药方法。

（2）丸剂　颗粒较小者，可直接用温开水送服；大蜜丸者，可以分成小粒吞服；若水丸质硬者，可用开水溶化后服。

（3）散剂、粉剂　可用蜂蜜加以调和送服，或装入胶囊中吞服，避免直接吞服，刺激咽喉。

（4）膏剂　宜用开水冲服，避免直接倒入口中吞咽，黏喉而引起呕吐。

（5）颗粒剂、糖浆剂　颗粒剂宜用开水冲服；糖浆剂可以直接吞服。

　　此外，危重患者宜少量频服；呕吐患者可以浓煎药汁，少量频服；对于因神志不清或其他原因不能口服的患者，可采用鼻饲给药法。

　　在应用发汗、泻下、清热药时，若药力较强，要注意患者个体差异，一般得汗、泻下、热降即可停药，适可而止，不必尽剂，以免汗、下、清太过，损伤人体的正气。

# 中药的命名与分类

## 一、中药的命名

中药来源广泛，品种繁多，名称各异。其命名方法，总的来说都与医疗实践有着密切的关系。如有以功效命名的，有以药用部位命名的，有以产地命名的，有以生长特性命名的，有以形色气味命名的，有以进口国名或译音命名的，有以避讳命名的，有以隐喻法命名的，有以人名命名的等。

**1.因药物突出的功效而命名** 如益母草功善活血调经，主治妇女血滞经闭、痛经、月经不调、产后瘀阻腹痛等，为妇科经产要药；防风功能祛风息风，防范风邪，主治风病；续断功善行血脉，续筋骨，疗折伤，主治筋伤骨折，为伤科要药；覆盆子能补肾助阳，固精缩尿，善治肾虚遗尿尿频、遗精滑精；决明子功善清肝明目，主治眼科疾病，为明目佳品。以上这些中药都是以其显著的功效而命名的。

**2.因药用部位而命名** 中药材来源广泛，包括了植物、动物、矿物等，植物、动物类药材药用部位各不相同，以药用部位命名，是中药常用的命名方法之一。植物药中麻黄根、葛根药用其根；芦根、白茅根用根茎入药，苦楝根皮、桑根白皮以根皮入药；菊花、旋覆花、款冬花、芫花等以花入药；桑叶、大青叶、苏叶等用叶片入药；紫苏梗、藿香梗、荷梗等以植物的茎入药；桑枝、桂枝等以植物的嫩枝入药；牛蒡子、紫苏子、莱菔子、枳实、榧子等以果实、种子入药。动物药如龟甲、鳖甲、刺猬皮、水牛角、羚羊角、熊胆粉、海狗肾、全蝎等则分别是以入药部分甲壳、皮部、角、胆、外生殖器、虫体等不同组织器官来命名的。

**3.因产地而命名** 我国疆域辽阔，自然地理状况十分复杂，水土、气候、日照、生物分布等生态环境各地不完全相同，甚至南北迥异，差别很大。因而各种药材的生产，无论是产量还是质量方面，都有一定的地域性，故自古以来医药学家就非常重视"道地药材"。如黄连、黄柏、续断等以四川产者为佳，故称川黄连、川黄柏、川续断；橘皮以广东新会产者为佳，故称新会皮、广陈皮；茯苓以云南产的最好，故名云苓；砂仁以广东阳春产的质量好，又名阳春砂；地黄以河南怀庆府所产者最佳，故称怀地黄；人参主产于东北三省，尤以吉林抚松产者为佳，故名吉林参；泽泻以福建产者为佳，故名建泽泻。以上都是因该地所产的药材质量好、疗效高，因而常在药物名称之前冠以产地之名。

**4.因形态而命名** 中药的原植物和生药形状，往往有其特殊之处，能给人留下深刻的印象，因而人们常常以它们的形态特征来命名。如大腹皮，即以形似大腹而命名；乌头，因其块根形似乌鸦之头而命名；人参乃状如人形，功参天地，故名；罂粟壳、金樱子都是因其形状似罂（口小腹大的瓶子）而得名；牛膝的茎节膨大，似牛的膝关节，故名牛膝；马兜铃则因其似马脖子下挂的小铃铛一样而得名；金毛狗脊，其根形似狗的脊梁，毛如狗毛，故得其名。

**5. 因气味而命名**　某些中药具有特殊的气味，因而成了药物命名的依据。如麝香，因香气远射而得名；丁香、小茴香、安息香、檀香等香料药，因具有特殊的香气，故以"香"字命名；而败酱草、臭梧桐、墓头回等，则因具有特殊臭气而得名；鱼腥草，以其具有浓烈的鱼腥气味而命名。

**6. 因滋味而命名**　每种中药都具有一定的味道，某些药物就是以它们所特有的滋味来命名的。如五味子，因皮肉甘酸，核中辛苦，全果皆有咸味，五味俱全而得名；甘草以其味甘而得名；细辛以味辛而得名；苦参以其味苦而得名；酸枣仁以其味酸而得名。

**7. 因颜色而命名**　许多中药都具有各种天然的颜色，因而药物的颜色就成了命名的依据。如色黄的中药有黄芩、黄连、黄柏、黄芪、大黄等；色黑的中药有乌玄参、黑丑、墨旱莲等；色白的中药有白芷、白果、白矾、葱白、薤白等；色紫的中药有紫草、紫参、紫花地丁等；色红的中药有红花、红枣、红豆蔻、丹参、朱砂、赤芍等；色青的中药有青黛、青皮、青蒿等；色绿的中药有绿萼梅、绿豆等。

**8. 因生长季节而命名**　如半夏在夏季的一半（农历五月间）采摘，故名半夏；夏枯草、夏天无等都是生长到夏至后枯萎，故冠以夏字；金银花以花蕾入药，花初开时洁白如银，数天后变为金黄，黄白相映，鲜嫩悦目，故名金银花，其中以色白的花蕾入药为好，故简称银花；冬虫夏草是指冬虫夏草菌寄生在蝙蝠蛾科昆虫幼虫的菌座，因夏天在越冬蛰土的虫体上生出子座形的草菌而得名。

**9. 因进口国名或译音而命名**　某些进口药材是以进口国家或地区的名称来命名的。如安息香、苏合香就是以古代安息国、苏合国的国名来命名的。有的在药名上冠以"番""胡""西"等字样，以说明最初并不是国产的药物，如番泻叶、番木鳖、胡椒、胡麻仁、西红花、西洋参等。有些外来药，由于没有适当的药名，则以译音为名，如诃黎勒、曼陀罗、破故纸等。

**10. 因避讳而命名**　在封建时代，为了避帝王的名讳，药物也要改换名称。如延胡索，始载《雷公炮炙论》，原名玄胡索，简称玄胡，后因避宋始祖赵玄朗之讳，改玄为延，称延胡索、延胡，至清代避康熙（玄烨）讳，又改玄为元，故又称元胡索、元胡。玄参一药，因避清代康熙（玄烨）讳，改"玄"作"元"而得元参之名。山药原名薯蓣，至唐代因避代宗（名预）讳改为"薯药"，至宋代又为了避英宗（名署）讳而改为山药。

**11. 因人名而命名**　有些中药的命名带有传说色彩，这些药多半是以发现者或最初使用者的名字来做药名。如使君子，相传是潘州郭使君治疗儿科病的常用药；刘寄奴是南朝宋武帝刘裕的小名，传说这个药是刘裕带兵打仗时发现的；杜仲一药，相传是古代有一位叫杜仲的人，因服食此药而得道，后人遂以杜仲而命名；牵牛子，传说是由田野老人牵牛谢医而得名；何首乌一药，据说是古代一姓何的老人，因采食此药，120岁仍然须发乌黑发亮，故名何首乌。他如徐长卿等，皆与传说有关。

**12. 因秉性而命名**　如肉苁蓉，为肉质类植物，补而不峻，药性从容和缓，故名肉苁蓉；急性子因秉性急猛异常而得名；王不留行性走而不守，其通经下乳之功甚速，虽有帝王之命也不能留其行，故名王不留行；沉香以体重性沉降，入水沉于底者为佳。他如浮小麦浮于水上者、磁石有磁性、滑石性滑腻、阿胶呈胶状等，均与秉性有关。

## 二、中药的分类

中药品种繁多，来源复杂，为了便于检索、研究和运用中药，古今医药学家采用了多种分类法。现简介如下。

## （一）古代中药分类法

**1. 自然属性分类法**　以药物的来源和性质为依据的分类方法。古代本草学多采用此法。早在《周礼》中已有五药（草、木、虫、石、谷）的记载，为后世本草学分类提供了一种模式。南北朝时期梁代陶弘景的《本草经集注》首先采用了自然属性分类法，将 730 种药物分为玉石、草木、虫兽、果、菜、米食、有名未用七类，每类中再分上中下三品，这是中药分类法的一大进步。唐代《新修本草》、宋代《证类本草》等书的中药分类法均与其大同小异。明代李时珍的《本草纲目》问世后，自然属性分类法有了突破性进展。书中根据"不分三品，惟逐各部；物以类从，目随纲举"的原则，将 1892 种药物分为水、火、土、金石、草、谷、菜、果、介、木、服器、虫、鳞、禽、兽、人 16 部（纲），60 类（目）。如草部（纲）又分山草、芳草、隰草、毒草、蔓草、水草、石草等 11 目。析族区类，振纲分目，分类详明科学，体现了进化论思想，是当时最先进的分类系统，对后世本草学分类影响颇大，传沿至今。

**2. 功能分类法**　我国现存第一部药学专著《神农本草经》首先采用的中药分类法。书中 365 种药分为上、中、下三品，上品补虚养命，中品治病补虚兼而有之，下品功专治病祛邪，为中药按功能分类开拓了思路。唐代陈藏器的《本草拾遗》按药物的功用提出了著名的十剂分类法，即宣、通、补、泻、燥、湿、滑、涩、轻、重，使此分类法有较大的发展，并对方剂的分类具有重大影响。经各家不断增补，至清代黄宫绣的《本草求真》，功能分类法已较完善。书中将 520 种药分为补剂、收剂、散剂、泻剂、血剂、杂剂、食物等 7 类，各类再细分，如补类中又分平补、温补、补火、滋水等小类，系统明晰，排列合理，便于应用，进一步完善了按功能分类的方法。

**3. 脏腑经络分类法**　以药物归属于哪一脏腑、经络为主来进行分类，其目的是便于临床用药，有的放矢。如《脏腑虚实标本用药式》按肝、心、脾、肺、肾、命门、三焦、胆、胃、大肠、小肠、膀胱十二脏腑将药物进行分类。《本草害利》罗列常用药物，按脏腑分队，分为心部药队、肝部药队、脾部药队、肺部药队、肾部药队、胃部药队、膀胱部药队、胆部药队、大肠部药队、小肠部药队、三焦部药队，每队再以补泻凉温为序，先陈其害，后叙其利，便于临床用药，以达有的放矢之目的。

## （二）现代中药分类法

**1. 中药名称首字笔画排列法**　如《中华人民共和国药典·一部》（2020 年版）、《中药大辞典》等即采用此种分类法。其优点是将中药归入笔画索引表中，便于查阅。

**2. 功效分类法**　功效分类法的优点是便于掌握同一类药物在药性、功效、主治病证、禁忌等方面的共性和个性，更好地指导临床应用，它是现代中药学最普遍采用的分类方法。一般分解表药、清热药、泻下药、祛风湿药、化湿药、利水渗湿药、温里药、理气药、消食药、驱虫药、止血药、活血化瘀药、化痰止咳平喘药、安神药、平肝息风药、开窍药、补益药、收涩药、涌吐药、解毒杀虫燥湿止痒药、拔毒化腐生肌药。

**3. 化学成分分类法**　它是按照中药材所含主要化学成分或有效成分的结构和性质进行分类。如《中草药化学成分》分为蛋白质与氨基酸类、脂类、糖及其衍生物、有机酸、酚类和鞣质、醌类、内酯、香豆精和异香豆精类、色原酮衍生物类、木脂素类、强心苷类、皂苷类、$C_{21}$ 甾苷类、萜类、挥发性成分、苦味素、生物碱类等。这种分类法便于研究中药材化学成分与药效间的关系，有利于中药材理化鉴定和资源开发利用的研究。

**4. 药用部分分类法**　根据中药材入药部分分为根与根茎类、茎木类、皮类、叶类、花类、果实与种子类、全草类及树脂类、菌藻类、动物类、矿物类、其他等类。这种分类法便于掌握药材的形态特征，有利于同类药物的比较，便于药材经营管理。

**5. 自然分类法**　根据生药的原植物或原动物在自然界中的位置，采用分类学的门、纲、目、科、属、种分类方法。这种方法便于研究药材的品种来源、进化顺序和亲缘关系，有利于中药材的分类鉴定和资源研究，有助于在同科属中研究和寻找具有类似化学成分的新药。

# 中药的功效

中药的功效是指在中医药理论指导下，中药用于防治疾病的作用或疗效的高度概括。中药的功效反映了中药的作用机理、应用规律及适应证。它源于医疗实践，进而指导临床用药，是指导临床合理用药的核心内容和重要环节。

《汉书》中"功效"一词已被广泛使用。但汉代及以前的本草专著对药物的描述是将药物的功效与主治混在一起，没有"功效"一词或专项。随着人们对疾病认知的不断深入，药物临床应用的不断发展，至金元时期，本草著作开始出现对药物功效的总结。明清时期的本草著作强调药物功效的归纳，将药物的功效列为专项介绍，清代黄宫绣更是在其著作《本草求真》中，开启按中药功效进行分类的本草编写体例。自此，近现代的中药学专著及教材多按照中药的功效进行分类，中药的功效也成为中药学习和应用中的核心、重要内容。

中医对中药功效的认识，是随着对疾病认识的加深而不断发展起来的。

最早人们对疾病的认识，就是直观、简单的症状，所以最早的药物功效就是对症功效，即是指某一中药对某一症状具有治疗作用的概括。如大黄泻下、生姜止呕、仙鹤草止血、薏苡仁利小便、杏仁止咳等均属于对症功效。对症功效的最大特征是药物的作用针对的是症状，即"有是症用是药"，对症下药。

而有些症状组合又可形成某一特定疾病，所以就有了对病功效。对病功效是指某一中药对某一特定疾病所具有的独特疗效的概括，含有专病专药的性质。如使君子驱虫、青蒿截疟、白头翁治痢等。目前，随着中医与西医学的结合，对病功效除了针对特定病因所致疾病而具有独特疗效之外，还包括对疾病的某些临床指标所具有的直接调节或治疗作用。如夏枯草、决明子降血压，泽泻、何首乌降血脂等等。随着对中药的研究与认识越来越深入，我们可以结合现代科技手段与研究成果，进一步发现、丰富中药的功效内容，从而拓展中药的临床使用范围。

随着中医辨证论治体系的建立和发展，对证功效逐渐成为中药功效的主体部分。对证功效也是中药之所以被称为中药的主要依据，是药物对机体整体功能状态调节作用的概括。如附子、干姜散寒，石膏、知母清热，丹参、红花活血等，都是属于这些药物的对证功效。中医治疗学的主要特点是辨证论治，中药功效中的对证功效正是针对"证"而具有的治疗作用。这种以"证"为中心而进行选择用药的方式，是中药在使用上最为显著的特色标志。

中药的功效是中药防治疾病的基本作用，而中药的药性是对其功效性质的进一步概括。某些中药虽然功效表述上大体相同，然而其主治病证却并非一致，往往具有各自的特异性，这种特异性突出地体现在不同的中药药性上。因此，要结合中药的性味、归经等性能特点才能深入认识其功效与主治。如黄芩、砂仁、白术、桑寄生均能安胎，治疗胎动不安，但因性味不同，作用机理不同，所治证型有所不同。黄芩苦寒清热安胎，主治胎热不安；砂仁辛温理气安胎，主治气滞胎动不安；白术甘温补气健脾安胎，主治气虚胎动不安；桑寄生补肝肾、固冲任而安胎，主治肝肾不足、冲任不固之胎动不安。此外，我们还必须根据中药的归经来准确地把握每味药物在对证功效方面的特异性，这样才能加深对其主治病证特异性的理解，较好地解决"证"与"病"在病性与病位上的对接。如阴虚证需要使用百合、麦冬、石斛、黄精、枸杞子、女贞子等具有"补阴"这一功效的药物，然而结合病位，则有心阴虚、肺阴虚、胃阴虚、肝阴虚、肾阴虚等的不同，因此在选用药物时当结合其归经情况，心阴虚用百合、麦冬等，肺阴虚用沙参、百合、麦冬、黄精等，胃阴虚用石斛、玉竹、麦冬等，肝阴虚用枸杞子、女贞子等，肾阴虚用石斛、枸杞子、女贞子、黄精等。

# 各　论

凡以发散表邪为主要功效，常用以治疗表证的药物，称解表药，又称发表药。

本类药物大多辛散轻扬，主入肺、膀胱经，偏行肌表，能促进肌体发汗，使表邪由汗出而解，从而达到治愈表证，防止疾病传变的目的。此即《黄帝内经》所谓："其在皮者，汗而发之。"此外，部分解表药兼能利水消肿、止咳平喘、透疹、止痛、消疮等。

解表药主要用治恶寒发热、头身疼痛、无汗或有汗不畅、脉浮之外感表证。部分解表药又可用于水肿、咳喘、麻疹、风疹、风湿痹痛、疮疡初起等兼有表证者。

使用解表药时应针对外感风寒、风热表邪不同，相应选择长于发散风寒或风热的药物。由于冬季多风寒，春季多风热，夏季多夹暑湿，秋季多兼燥邪，故应根据四时气候变化的不同而恰当地配伍祛暑、化湿、润燥药。若虚人外感，正虚邪实，难以祛散表邪者，又应根据体质不同，分别与益气、助阳、养阴、补血药配伍，以扶正祛邪。温病初起，邪在卫分，除选用发散风热药物外，应同时配伍清热解毒药。

使用发汗力较强的解表药时，用量不宜过大，以免发汗太过，耗伤阳气，损及津液，造成"亡阳""伤阴"的弊端。又"汗为心之液""汗血同源""津血同源"，故表虚自汗、阴虚盗汗以及疮疡日久、淋证、失血患者，虽有表证，也应慎用解表药。同时，使用解表药还应注意因时因地而异。如春夏腠理疏松，容易出汗，解表药用量宜轻；冬季腠理致密，不易汗出，解表药用量宜重；北方严寒地区用药宜重；南方炎热地区用药宜轻。另外，解表药多为辛散轻扬之品，入汤剂不宜久煎，以免有效成分挥发而降低药效。

根据解表药的药性及功效主治差异，可分为发散风寒药和发散风热药两类，也称辛温解表药与辛凉解表药。

现代药理研究证明，解表药一般具有不同程度的发汗、解热、镇痛、抑菌、抗病毒及祛痰、镇咳、平喘、利尿等作用，部分药物还有降压、改善心脑血液循环等作用。

## 第一节　发散风寒药

本类药物性味多属辛温，辛以发散，温可祛寒，故以发散肌表风寒邪气为主要作用。其主治风寒表证，症见恶寒发热，无汗或汗出不畅，头身疼痛，鼻塞流涕，口不渴，舌苔薄白，脉浮紧等。部分发散风寒药分别兼有祛风止痒、止痛、止咳平喘、利水消肿、消疮等功效，又可用治风疹瘙痒、风湿痹证、咳喘以及水肿、疮疡初起等兼有风寒表证者。

# 麻 黄

Máhuáng (《神农本草经》)

本品为麻黄科植物草麻黄 *Ephedra sinica* Stapf、中麻黄 *Ephedra intermedia* Schrenk et C.A.Mey. 或木贼麻黄 *Ephedra equisetina* Bge. 的干燥草质茎。主产于山西、河北、甘肃、内蒙古、新疆。秋季采割绿色的草质茎，晒干，除去木质茎、残根及杂质，切段。本品气微香，味涩、微苦。以干燥，茎粗，淡绿色，内心充实、色红棕，味苦涩者为佳。生用、蜜炙或捣绒用。

**【药性】** 辛、微苦，温。归肺、膀胱经。

**【功效】** 发汗解表，宣肺平喘，利水消肿。

**【应用】**

**1. 风寒感冒** 本品味辛发散，性温散寒，主入肺经，善于宣肺气、开腠理、透毛窍而发汗解表，发汗力强，为发汗解表之要药。主治风寒外郁，腠理闭密无汗的外感风寒表实证，每与桂枝相须为用，以增强发汗散寒解表之力。因麻黄兼有平喘之功，故对风寒表实而有喘逆咳嗽者，尤为适宜，如麻黄汤（《伤寒论》）。

**2. 胸闷喘咳** 本品辛散苦泄，温通宣畅，主入肺经，可外开皮毛之郁闭，以使肺气宣畅，内降上逆之气，以复肺司肃降之常，故善平喘，为治疗肺气壅遏所致喘咳胸闷的要药，并常辅以苦杏仁等止咳平喘药。治疗风寒外束，肺气壅遏的喘咳实证，常配伍苦杏仁、甘草，如三拗汤（《和剂局方》）。治疗寒痰停饮，咳嗽气喘，痰多清稀者，常配伍细辛、干姜、半夏等药，如小青龙汤（《伤寒论》）。若肺热壅盛，高热喘急者，每与石膏、苦杏仁、甘草配用，以清肺平喘，如麻杏甘石汤（《伤寒论》）。

**3. 风水浮肿** 本品主入肺与膀胱经，上宣肺气、发汗解表，可使肌肤之水湿从毛窍外散，并通调水道、下输膀胱以下助利尿之力，故宜于风邪袭表，肺失宣降的水肿、小便不利兼有表证者，每与甘草同用，如甘草麻黄汤（《金匮要略》）。如再配伍生姜、白术等发汗解表、利水退肿药，则疗效更佳，如《金匮要略》越婢加术汤。

此外，取麻黄散寒通滞之功，也可用治风寒湿痹、阴疽痰核。

**【用法用量】** 煎服，2～10g。本品发汗解表宜生用；蜜麻黄偏于止咳平喘，多用于表证已解，气喘咳嗽；捣绒后作用较为缓和，小儿、老人及体虚者宜用麻黄绒。

**【使用注意】** 本品发汗、宣肺力强，凡表虚自汗、阴虚盗汗及肺肾虚喘者均当忌用。又本品对中枢神经系统有明显兴奋作用，并可使血压上升，故失眠及高血压患者慎用，运动员禁用。

**【现代研究】**

**1. 化学成分** 本品主要含生物碱类成分：麻黄碱，伪麻黄碱，去甲基麻黄碱，去甲基伪麻黄碱，甲基麻黄碱，甲基伪麻黄碱等。本品还含鞣质、挥发油等。《中国药典》规定本品含盐酸麻黄碱（$C_{10}H_{15}NO \cdot HCl$）和盐酸伪麻黄碱（$C_{10}H_{15}NO \cdot HCl$）的总量不得少于 0.80%。

**2. 药理作用** 麻黄水煎剂、麻黄水溶性提取物、麻黄挥发油、麻黄碱、1- 甲基麻黄碱等均有发汗作用。麻黄碱、伪麻黄碱、麻黄挥发油是麻黄平喘的有效成分。麻黄的多种成分均具有利尿作用，以 d- 伪麻黄碱作用最显著。麻黄挥发油对多种实验性发热模型动物有解热效应。麻黄的多种成分均有抗炎作用。麻黄挥发油对亚甲型流感病毒有明显抑制作用，对金黄色葡萄球菌、溶血性链球菌、流感嗜血杆菌、肺炎双球菌等均有不同程度的抑制作用。麻黄碱、麻黄水提取物有镇咳作用，麻黄挥发油有一定的祛痰作用。此外，麻黄碱有兴奋中枢神经系统、强心、升高血压、抑制肠平滑肌作用。

# 桂　枝
Guìzhī（《名医别录》）

本品为樟科植物肉桂 Cinnamomum cassia Presl 的干燥嫩枝。主产于广东、广西。春、夏二季采收，除去叶，晒干或切片晒干。本品有特异香气，味甜、微辛，皮部味较浓。以质嫩、色红棕、香气浓者为佳。生用。

【药性】　辛、甘，温。归心、肺、膀胱经。

【功效】　发汗解肌，温通经脉，助阳化气，平冲降逆。

【应用】

**1.风寒感冒**　本品辛甘温煦，甘温通阳扶卫，开腠发汗之力较麻黄温和，而善于宣阳气于卫分，畅营血于肌表，故有助卫实表、发汗解肌、外散风寒之功。对于外感风寒，不论是表实无汗、表虚有汗还是阳虚受寒者，均宜使用。如治疗外感风寒、表实无汗者，常与麻黄同用，以开宣肺气、发散风寒，如麻黄汤（《伤寒论》）；若治疗外感风寒、表虚有汗者，当与白芍同用，以调和营卫、发汗解肌，如桂枝汤（《伤寒论》）；若治疗素体阳虚、外感风寒者，每与麻黄、附子、细辛配伍，以发散风寒、温助阳气。

**2.脘腹冷痛、经闭痛经、关节痹痛等寒凝血滞诸痛证**　本品辛散温通，具有温通经脉、散寒止痛之效，故可用治寒凝血滞诸痛证。如胸阳不振，心脉瘀阻，胸痹心痛，桂枝能温通心阳，常与枳实、薤白等同用，如枳实薤白桂枝汤（《金匮要略》）；若中焦虚寒，脘腹冷痛，桂枝能温中散寒止痛，每与白芍、饴糖等同用，如小建中汤（《金匮要略》）；若妇女寒凝血滞，月经不调，经闭痛经，产后腹痛，桂枝既能温散血中之寒凝，又可宣导活血药物，以增强化瘀止痛之效，多与当归、吴茱萸等同用，如温经汤（《金匮要略》）；若风寒湿痹，关节疼痛，可与附子同用，以祛风散寒、通痹止痛，如桂枝附子汤（《伤寒论》）。

**3.痰饮，水肿**　本品甘温，既可温扶脾阳以助运水，又可温肾阳、逐寒邪以助膀胱气化，而行水湿痰饮之邪，为治疗痰饮病、水肿的常用药。如脾阳不运，水湿内停所致的痰饮病眩晕、心悸、咳嗽者，常与茯苓、白术等同用，如苓桂术甘汤（《金匮要略》）；若膀胱气化不行，水肿、小便不利之蓄水证，每与茯苓、猪苓、泽泻等同用，如五苓散（《伤寒论》）。

**4.心悸，奔豚**　本品辛甘性温，能助心阳，通血脉，止悸动。如心阳不振，不能宣通血脉，而见心动悸、脉结代者，每与甘草、人参、麦冬等同用，如炙甘草汤（《伤寒论》）。若阴寒内盛，引动下焦冲气，上凌心胸所致奔豚者，常重用本品以助阳化气、平冲降逆，如桂枝加桂汤（《伤寒论》）。

【用法用量】　煎服，3～10g。

【使用注意】　本品辛温助热，易伤阴动血，凡外感热病、阴虚火旺、血热妄行等证，均当忌用。孕妇及月经过多者慎用。

【现代研究】

**1.化学成分**　本品主要含挥发油，主要成分有桂皮醛、莰烯、苯甲醛、$\beta$-榄香烯、$\beta$-荜澄茄烯等。本品还含有酚类、有机酸、多糖、苷、香豆素及鞣质等。《中国药典》规定本品含桂皮醛（$C_9H_8O$）不得少于1.0%。

**2.药理作用**　本品所含桂皮油能扩张血管，改善血液循环，促使血液流向体表，从而有利于发汗和散热。桂枝煎剂、桂皮醛有解热、降温作用。桂枝醇提取物对金黄色葡萄球菌、大肠杆菌、肺炎双球菌、炭疽杆菌、霍乱弧菌、流感病毒等均有抑制作用。桂皮油、桂皮醛对结核杆菌、变形杆菌有抑制作用。桂皮醛能促进胃肠平滑肌蠕动、增强消化功能，并有利胆作用。此外，桂枝有镇痛、抗炎、抗过敏、增加冠脉血流量、改善心功能、镇静、抗惊厥、抗肿瘤等作用。

## 紫苏叶
Zǐsūyè（《名医别录》）

本品为唇形科植物紫苏 *Perilla frutescens*（L.）Britt. 的干燥叶（或带嫩枝）。主产于江苏、浙江、河北。夏季枝叶茂盛时采收。除去杂质，晒干，切碎。本品气清香，味微辛。以色紫、香气浓者为佳。生用。

【药性】 辛，温。归肺、脾、胃经。

【功效】 解表散寒，行气和胃。

【应用】

**1. 风寒感冒，咳嗽呕恶** 本品辛散性温，发汗解表散寒之力较为缓和，轻症可以单用，重症须与其他发散风寒药合用。因其外能解表散寒，内能行气宽中和胃，且略兼化痰止咳之功，故风寒表证而兼气滞，胸脘满闷、恶心呕逆，或咳嗽痰多者，较为适宜。治疗前者，常配伍香附、陈皮等药，如香苏散（《太平惠民和剂局方》）；治疗后者，每与苦杏仁、桔梗等药同用，如杏苏散（《温病条辨》）。

**2. 脾胃气滞，妊娠呕吐** 本品味辛能行，能行气以宽中除胀，和胃止呕，兼有理气安胎之功，可用治中焦气机郁滞之胸脘胀满、恶心呕吐。偏寒者，常与砂仁、丁香等温中止呕药同用；偏热者，常与黄连、芦根等清胃止呕药同用。若妊娠胎气上逆，胸闷呕吐，胎动不安者，常与砂仁、陈皮等理气安胎药配伍。用治七情郁结，痰凝气滞之梅核气证，常与半夏、厚朴、茯苓等同用，如半夏厚朴汤（《金匮要略》）。

**3. 鱼蟹中毒** 紫苏叶能解鱼蟹毒，对于进食鱼蟹中毒而致腹痛吐泻者，能和中解毒。可单用本品煎汤服，或配伍生姜、陈皮、广藿香等药。

【用法用量】 煎服，5～10g，不宜久煎。

【现代研究】

**1. 化学成分** 本品主要含挥发油，主要成分有紫苏醛、紫苏酮、苏烯酮、莰烯、薄荷醇、薄荷酮、紫苏醇、二氢紫苏醇、丁香油酚等。《中国药典》规定本品含挥发油不得少于0.40%（ml/g），饮片不得少于0.20%（ml/g）。

**2. 药理作用** 紫苏叶煎剂有缓和的解热作用；有促进消化液分泌，增进胃肠蠕动的作用；能减少支气管分泌，缓解支气管痉挛。本品水煎剂对大肠杆菌、痢疾杆菌、葡萄球菌均有抑制作用。此外，本品能缩短血凝时间、血浆复钙时间和凝血活酶时间。紫苏油可使血糖升高。

附药：紫苏梗

本品为唇形科植物紫苏 *Perilla frutescens*（L.）Britt. 的干燥茎。性味辛，温；归肺、脾经。功能理气宽中，止痛，安胎。适用于胸膈痞闷，胃脘疼痛，嗳气呕吐，胎动不安。煎服，5～10g。

# 生 姜

Shēngjiāng (《名医别录》)

本品为姜科植物姜 *Zingiber officinale* Rosc. 的新鲜根茎。主产于四川、贵州、湖北、广东、广西。秋冬二季采挖，除去须根和泥沙。本品气香特异，味辛辣。以质嫩者为佳。切厚片，生用。

【药性】 辛，微温。归肺、脾、胃经。

【功效】 解表散寒，温中止呕，化痰止咳，解鱼蟹毒。

【应用】

**1. 风寒感冒** 本品辛散温通，能发汗解表、祛风散寒，但作用较弱，故适用于风寒感冒轻症，可单煎或配红糖、葱白煎服。本品更多是作为辅助之品，与桂枝、羌活等辛温解表药同用，以增强发汗解表之力。

**2. 脾胃寒证** 本品辛散温通，能温中散寒、对寒犯中焦或脾胃虚寒之胃脘冷痛、食少、呕吐者，可收祛寒开胃、止痛止呕之效，宜与高良姜、胡椒等温里药同用。若脾胃气虚者，宜与人参、白术等补脾益气药同用。

**3. 胃寒呕吐** 本品辛散温通，能温胃散寒、和中降逆，其止呕功良，素有"呕家圣药"之称，随证配伍可治疗多种呕吐。因其本为温胃之品，故对胃寒呕吐最为适合，可配伍高良姜、白豆蔻等温胃止呕药。若痰饮呕吐者，常配伍半夏，即小半夏汤（《金匮要略》）；若胃热呕吐者，可配黄连、竹茹、枇杷叶等清胃止呕药。某些止呕药用姜汁制过，能增强止呕作用，如姜半夏、姜竹茹等。

**4. 寒痰咳嗽** 本品辛温发散，能温肺散寒、化痰止咳，对于肺寒咳嗽，不论有无外感风寒，或痰多痰少，皆可选用。治疗风寒客肺，痰多咳嗽，恶寒头痛者，每与麻黄、苦杏仁同用，如三拗汤（《和剂局方》）。若外无表邪而咳嗽痰多色白者，常与陈皮、半夏等药同用，如二陈汤（《和剂局方》）。

**5. 鱼蟹中毒** 本品能解鱼蟹毒及半夏、天南星的毒性，故对鱼蟹等食物中毒，以及生半夏、生南星等药物中毒，均有一定的解毒作用。

【用法用量】 煎服，3～10g。

【使用注意】 本品助火伤阴，故热盛及阴虚内热者忌服。

【现代研究】

**1. 化学成分** 本品主要含挥发油，油中主要为 $\alpha$- 姜烯、$\beta$- 檀香萜醇、$\beta$- 水芹烯、6- 姜辣素、3- 姜辣素、4- 姜辣素、5- 姜辣素、8- 姜辣素、生姜酚、姜醇、姜烯酮、姜酮等。本品还含天冬氨酸、谷氨酸、丝氨酸等氨基酸。《中国药典》规定本品含挥发油不得少于 0.12%（ml/g），含 6- 姜辣素（$C_{17}H_{26}O_4$）不得少于 0.050%，8- 姜酚（$C_{19}H_{30}O_4$）10- 姜酚（$C_{21}H_{34}O_4$）总量不得少于 0.040%；饮片含 6- 姜辣素（$C_{17}H_{26}O_4$）不得少于 0.050%。

**2. 药理作用** 生姜能促进消化液分泌，保护胃黏膜，具有抗溃疡、保肝、利胆、抗炎、解热、抗菌、镇痛、镇吐作用。其醇提物能兴奋血管运动中枢、呼吸中枢、心脏。正常人咀嚼生姜，可升高血压。生姜水浸液对伤寒杆菌、霍乱弧菌、堇色毛癣菌、阴道滴虫均有不同程度的抑杀作用，并有防止血吸虫卵孵化及杀灭血吸虫作用。

附药：生姜皮、生姜汁

**1. 生姜皮**　本品为姜科植物姜 *Zingiber officinale* Rosc. 的根茎切下的外表皮。性味辛，凉；归脾经。功能和脾行水消肿，主要用于水肿，小便不利。煎服，3～10g。

**2. 生姜汁**　本品系用生姜捣汁入药。功同生姜，但偏于开痰止呕，便于临床应急服用。如遇天南星、半夏中毒的喉舌麻木肿痛，或呕逆不止、难以下食者，可取汁冲服，易于入喉；也可配竹沥，冲服或鼻饲给药，治中风猝然昏厥者。用量 3～10 滴，冲服。

# 香　薷
## Xiāngrú（《名医别录》）

本品为唇形科植物石香薷 *Mosla chinensis* Maxim. 或江香薷 *Mosla chinensis* Jiangxiangru 的干燥地上部分。前者习称"青香薷"，后者习称"江香薷"。青香薷主产于广东、广西、福建；江香薷主产于江西。夏季茎叶茂盛、花盛开时择晴天采割，除去杂质，阴干。切段。本品气清香而浓，味微辛而凉。以穗多、质嫩、叶青绿色、香气浓者为佳。生用。

【药性】　辛，微温。归肺、脾、胃经。

【功效】　发汗解表，化湿和中，利水消肿。

【应用】

**1. 外感风寒，内伤暑湿，恶寒发热，头痛无汗，腹痛吐泻**　本品辛温发散，入肺经能发汗解表而散寒；其气芳香，入脾胃经又能化湿和中而祛暑，多用于暑天感受风寒而兼脾胃湿困，症见恶寒发热，头痛身重，无汗，脘满纳差，腹痛吐泻，苔腻，可收外解风寒、内化湿浊之功。因该证多见于暑天贪凉饮冷之人，故前人称"香薷乃夏月解表之药"，常配伍厚朴、白扁豆，如香薷散（《和剂局方》）。

**2. 水肿，小便不利，脚气浮肿**　本品辛散温通，外能发汗以散肌表之水湿，又能宣肺气启上源，通畅水道，以利尿退肿，多用于水肿而有表证者。治疗水肿、小便不利以及脚气浮肿者，可单用或与健脾利水的白术、茯苓等药同用。

【用法用量】　煎服，3～10g。用于发表，量不宜过大，且不宜久煎；用于利水消肿，量宜稍大，且须浓煎。

【使用注意】　本品辛温发汗之力较强，表虚有汗及暑热证当忌用。

【现代研究】

**1. 化学成分**　本品主要含挥发油，主要成分有麝香草酚、香荆芥酚、百里香酚、聚伞花素、乙酸百里酯、乙醇香荆酯等；黄酮类成分，主要有 5- 羟基 -6,7- 二甲氧基黄酮、5- 羟基 -7,8- 二甲氧基黄酮、洋芹素等。《中国药典》规定本品含挥发油不得少于 0.60%（ml/g），含麝香草酚（$C_{10}H_{14}O$）与香荆芥酚（$C_{10}H_{14}O$）的总量不得少于 0.16%。

**2. 药理作用**　香薷所含挥发油有发汗解热作用，能刺激消化腺分泌及胃肠蠕动。挥发油对金黄色葡萄球菌、伤寒杆菌、脑膜炎双球菌等有较强的抑制作用。海州香薷的水煎剂有抗病毒作用。此外，香薷酊剂能刺激肾血管而使肾小球充血，滤过性增大而有利尿作用。

# 荆 芥

Jīngjiè (《神农本草经》)

本品为唇形科植物荆芥 *Schizonepeta tenuifolia* Briq. 的干燥地上部分。主产于江苏、浙江、江西、河北、湖北。多为栽培。夏、秋两季花开到顶、穗绿时采割，除去杂质，晒干。切段。本品气芳香，味微涩而辛凉。以茎细、色紫、穗多、香气浓者为佳。生用。荆芥的干燥花穗入药称荆芥穗。

【药性】 辛，微温。归肺、肝经。

【功效】 解表散风，透疹，消疮。

【应用】

**1. 感冒，头痛** 本品辛散气香，长于发表散风，且微温不烈，药性和缓，为发散风寒药中药性最为平和之品。对于外感表证，无论风寒、风热或寒热不明显者，均可广泛使用。用治风寒感冒，恶寒发热、头痛无汗者，常与防风、羌活、独活等药同用，如荆防败毒散（《摄生众妙方》）；治疗风热感冒，发热头痛者，每与金银花、连翘、薄荷等辛凉解表药配伍，如银翘散（《温病条辨》）。

**2. 麻疹不透，风疹瘙痒** 本品味辛，质轻透散，祛风止痒，宣散疹毒。用治表邪外束，麻疹初起、疹出不畅，常与蝉蜕、薄荷、紫草等药同用；若配伍苦参、防风、刺蒺藜等药，又治风疹瘙痒。

**3. 疮疡初起** 本品味辛，能祛风解表，透散邪气，宣通壅结而达消疮之功，可用于疮疡初起而有表证者。偏于风寒者，常配伍羌活、川芎、独活等药；偏于风热者，每与金银花、连翘、柴胡等药配伍。

【用法用量】 煎服，5～10g，不宜久煎。荆芥穗长于发表祛风。

【现代研究】

**1. 化学成分** 本品主要含挥发油，以单萜类成分居多，如胡薄荷酮、荆芥醇、荆芥二醇等。本品还含有黄酮类等。《中国药典》规定本品含挥发油不得少于 0.60%（ml/g），饮片不得少于 0.30%（ml/g）；含胡薄荷酮（$C_{10}H_{16}O$）不得少于 0.020%。

**2. 药理作用** 荆芥水煎剂可增强皮肤血液循环，增加汗腺分泌，有微弱解热作用。荆芥对金黄色葡萄球菌、白喉杆菌有较强的抑制作用，对伤寒杆菌、痢疾杆菌、绿脓杆菌和人型结核杆菌均有一定抑制作用。生品不能明显缩短出血时间，而荆芥炭则能使出血时间缩短。荆芥甲醇及醋酸乙酯提取物均有一定的镇痛作用。荆芥对醋酸引起的炎症有明显的抗炎作用，荆芥穗有明显的抗补体作用。

## 附药：荆芥炭

本品为荆芥的炮制加工品。取荆芥段照炒炭法炒至表面焦黑色，内部焦黄色，喷淋清水少许，熄灭火星，取出，晾干。性味辛、涩，微温；归肺、肝经。功能收敛止血。适用于便血、崩漏、产后血晕。煎服，5～10g。

# 防 风

Fángfēng (《神农本草经》)

本品为伞形科植物防风 *Saposhnikovia divaricata*（Turcz.）Schischk. 的干燥根。主产于黑龙江、内蒙古、吉林、辽宁。春、秋两季采挖未抽花茎植株的根，除去须根及泥沙，晒干。切厚片。本品气特异，味微甘。以切面皮部色浅棕、木部色黄者为佳。生用。

【药性】 辛、甘，微温。归膀胱、肝、脾经。

【功效】 祛风解表，胜湿止痛，止痉。

【应用】

**1. 感冒，头痛** 本品辛温发散，气味俱升，以辛散祛风解表为主，虽不长于散寒，但能胜湿、止痛，且甘缓微温不峻烈，故外感风寒、风湿、风热表证均可配伍使用。治风寒表证，头痛身痛、恶风寒者，常配以荆芥、羌活、独活等药同用，如荆防败毒散（《摄生众妙方》）；治外感风湿，头痛如裹、身重肢痛者，每与羌活、藁本、川芎等药同用，如羌活胜湿汤（《内外伤辨惑论》）；治风热感冒，发热恶风、头痛，咽痛口渴者，常配伍薄荷、蝉蜕、连翘等辛凉解表药。又因本品发散作用温和，对卫气不足，肌表不固，而外感风邪者，与黄芪、白术等益卫固表药同用，相反相成，祛邪而不伤正，固表而不留邪，共奏扶正祛邪之效，如玉屏风散（《丹溪心法》）。

**2. 风湿痹痛** 本品辛温，功能祛风散寒、胜湿止痛，为较常用之祛风湿、止痹痛药。治疗风寒湿痹，肢节疼痛、筋脉挛急者，可配伍羌活、独活、姜黄等祛风湿、止痹痛药，如蠲痹汤（《医学心悟》）；若风寒湿邪郁而化热，关节红肿热痛，成为热痹者，可与地龙、薏苡仁、乌梢蛇等药同用。

**3. 风疹瘙痒** 本品辛温发散，能祛风止痒，可以治疗多种皮肤病，其中尤以风邪所致之瘾疹瘙痒较为常用。本品以祛风见长，药性平和，风寒、风热所致之瘾疹瘙痒皆可配伍使用。治疗风寒者，常与麻黄、白芷、苍耳子等配伍，如消风散（《和剂局方》）；治疗风热者，常配伍薄荷、蝉蜕、僵蚕等药；治疗湿热者，可与土茯苓、白鲜皮、赤小豆等同用；若血虚风燥者，常与当归、地黄等配伍，如消风散（《外科正宗》）；若兼里实热结者，常配伍大黄、芒硝、黄芩等药，如防风通圣散（《宣明论方》）。

**4. 破伤风** 本品既能辛散外风，又甘缓能息内风以止痉。用治风毒内侵，贯于经络，引动内风而致肌肉痉挛、四肢抽搐、项背强急、角弓反张的破伤风证，常与天麻、天南星、白附子等祛风止痉药同用，如玉真散（《外科正宗》）。

此外，以其升清燥湿之性，亦可用于脾虚湿盛，清阳不升所致的泄泻，可与人参、黄芪、白术等药配伍，如升阳益胃汤（《脾胃论》）。若用于土虚木乘，肝郁侮脾，肝脾不和，腹泻而痛者，常与白术、白芍、陈皮同用，如痛泻要方（《景岳全书》引刘草窗方）。

【用法用量】 煎服，5～10g。

【使用注意】 本品药性偏温，阴血亏虚及热盛动风者不宜使用。

【鉴别用药】 荆芥与防风均辛、微温，温而不燥，长于发表散风，对于外感表证，无论是风寒感冒，恶寒发热、头痛无汗，还是风热感冒，发热、微恶风寒、头痛、咽痛等，两者均可使用。同时，两者也都可用于风疹瘙痒。但荆芥质轻透散，发汗之力较防风为强，风寒感冒、风热感冒均常选用；又能透疹、消疮。防风质松而润，祛风之力较强，为"风药之润剂""治风之通用药"，又能胜湿、止痛、止痉，用于外感风湿，头痛如裹、身重肢痛等。

【现代研究】

**1. 化学成分** 本品主要含色酮类成分，如 5-O- 甲基维斯阿米醇、5-O- 甲基维斯阿米醇苷、升麻素、升麻素苷；香豆素类成分，如香柑内酯。本品还含有酸性多糖、挥发油等。《中国药典》规定本品含升麻素苷（$C_{22}H_{28}O_{11}$）和 5-O- 甲基维斯阿米醇苷（$C_{22}H_{28}O_{10}$）的总量不得少于 0.24%。

**2. 药理作用** 本品有解热、抗炎、镇静、镇痛、抗惊厥、抗过敏作用。防风新鲜汁对绿脓杆菌和金黄色葡萄球菌有一定抗菌作用，煎剂对痢疾杆菌、溶血性链球菌等有不同程度的抑制作用，并有增强小鼠腹腔巨噬细胞吞噬功能的作用。

# 羌 活
Qiānghuó（《神农本草经》）

本品为伞形科植物羌活 *Notopterygium incisum* Ting ex H.T.Chang 或宽叶羌活 *Notopterygium franchetii* H.de Boiss. 的干燥根茎及根。主产于四川、甘肃、青海。春、秋两季采挖，除去须根及泥沙，晒干。切片。本品气香，味微苦而辛。以外表皮色棕褐、切面油点多、气味浓者为佳。生用。

【药性】 辛、苦，温。归膀胱、肾经。

【功效】 解表散寒，祛风除湿，止痛。

【应用】

**1. 风寒感冒，头痛项强** 本品辛温发散，气味雄烈，善于升散发表，有较强的解表散寒、祛风胜湿、止痛之功。故外感风寒夹湿，恶寒发热、肌表无汗、头痛项强、肢体酸痛较重者，尤为适宜，常与防风、细辛、川芎等祛风解表止痛药同用，如九味羌活汤（《此事难知》）；若风湿在表，头项强痛、腰背酸重、一身尽痛者，可配伍独活、藁本、防风等药，如羌活胜湿汤（《内外伤辨惑论》）。

**2. 风寒湿痹，肩背酸痛** 本品辛散祛风、味苦燥湿、性温散寒，有较强的祛风湿、止痛作用，常与其他祛风湿、止痛药配伍，主治风寒湿痹，肢节疼痛。因其善入足太阳膀胱经，以除头项肩背之痛见长，故上半身风寒湿痹、肩背酸痛者尤为多用，常与防风、姜黄、当归等药同用，如蠲痹汤（《百一选方》）。若风寒、风湿所致的头风痛，可与川芎、白芷、藁本等药配伍，如羌活芎藁汤（《审视瑶函》）。

【用法用量】 煎服，3～10g。

【使用注意】 本品辛香温燥之性较烈，故阴血亏虚者慎用。其用量过多，易致呕吐，脾胃虚弱者不宜服。

【现代研究】

**1. 化学成分** 本品主要含挥发油，主要成分有 α- 侧柏烯、α- 蒎烯、β- 蒎烯等；香豆素类：紫花前胡苷、羌活醇、异欧前胡素、8- 甲基异欧前胡素；酚性成分：花椒毒酚。本品还含脂肪酸、氨基酸、糖类等。《中国药典》规定本品含挥发油不得少于 1.4%（ml/g），含羌活醇（$C_{21}H_{22}O_5$）和异欧前胡素（$C_{16}H_{14}O_4$）的总量不得少于 0.40%。

**2. 药理作用** 羌活有抗炎、镇痛、解热作用，并对皮肤真菌、布氏杆菌有抑制作用。羌活挥发油能对抗垂体后叶素引起的心肌缺血和增加心肌营养性血流量。羌活水溶部分有抗实验性心律失常作用。羌活对小鼠迟发性过敏反应有抑制作用。

# 白　芷

Báizhǐ（《神农本草经》）

本品为伞形科植物白芷 *Angelica dahurica*（Fisch.ex Hoffm.）Benth.et Hook.f. 或杭白芷 *Angelica dahurica*（Fisch.ex Hoffm.）Benth.et Hook. f.var.*formosana*（Boiss.）Shan et Yuan 的干燥根。主产于浙江、四川、河南、河北。夏、秋间叶黄时采挖，除去须根和泥沙，晒干或低温干燥。切厚片。本品气芳香，味辛、微苦。以粉性足、棕色油点多、香气浓郁者为佳。生用。

【药性】　辛，温。归肺、胃、大肠经。

【功效】　解表散寒，祛风止痛，宣通鼻窍，燥湿止带，消肿排脓。

【应用】

**1. 风寒感冒**　本品辛散温通，祛风解表散寒之力较温和，而以止痛、宣通鼻窍见长，宜于外感风寒，头身疼痛、鼻塞流涕等，常与防风、羌活、川芎等祛风散寒止痛药同用，如九味羌活汤（《此事难知》）。

**2. 头痛，眉棱骨痛，牙痛，风湿痹痛**　本品辛散温通，长于止痛，且善入足阳明胃经，故阳明经头额痛以及牙龈肿痛尤为多用。治疗阳明头痛、眉棱骨痛、头风痛等症，属外感风寒者，可单用，即都梁丸（《百一选方》）；或与防风、细辛、川芎等祛风止痛药同用，如川芎茶调散（《和剂局方》）；上述疼痛属外感风热者，可配伍薄荷、菊花、蔓荆子等药。治疗风冷牙痛，可与细辛、全蝎、川芎等同用，如一捻金散（《御药院方》）；治疗风热牙痛，可配伍蔓荆子、荆芥穗等药。若风寒湿痹，关节疼痛、屈伸不利者，可与苍术、草乌、川芎等药同用。

**3. 鼻衄，鼻渊，鼻塞流涕**　本品祛风、散寒、燥湿，可宣利肺气，升阳明清气，通鼻窍而止疼痛，故可用治鼻衄、鼻渊等鼻科疾病，症见鼻塞不通，流涕不止，前额疼痛，每与苍耳子、辛夷等散风寒、通鼻窍药同用。

**4. 带下**　本品辛温香燥，善除阳明经湿邪而燥湿止带。治疗寒湿下注，白带过多者，可与鹿角霜、白术、山药等温阳散寒、健脾除湿药同用；若湿热下注，带下黄赤者，宜与车前子、黄柏等清热利湿、燥湿药同用。

**5. 疮疡肿痛**　本品辛散温通，对于疮疡初起、红肿热痛者，可收散结消肿止痛之功，每与金银花、当归、穿山甲等药配伍，如仙方活命饮（《校注妇人良方》）；若脓成难溃者，常与人参、黄芪、当归等益气补血药同用，共奏托毒排脓之功，如托里透脓散（《医宗金鉴》）。

此外，本品祛风止痒，可用治皮肤风湿瘙痒。

【用法用量】　煎服，3～10g。外用适量。

【使用注意】　本品辛香温燥，阴虚血热者忌服。

【现代研究】

**1. 化学成分**　本品主要含香豆素类成分：欧前胡素，异欧前胡素，别欧前胡素，别异欧前胡素，氧化前胡素，水合氧化前胡素等。本品还含挥发油及白芷毒素、花椒毒素、甾醇、硬脂酸等。《中国药典》规定本品含欧前胡素（$C_{16}H_{14}O_4$）不得少于 0.080%。

**2. 药理作用**　白芷水煎剂对大肠杆菌、痢疾杆菌、伤寒杆菌、绿脓杆菌、变形杆菌有一定抑制作用；有解热、抗炎、镇痛、解痉、抗癌作用。异欧前胡素等成分有降血压作用。呋喃香豆素类化合物为"光活性物质"，可用以治疗白癜风及银屑病。其水浸剂对奥杜益小芽孢癣菌等致病真菌有一定抑制作用。小量白芷毒素有兴奋中枢神经、升高血压作用，并能引起流涎呕吐；大量能引起强直性痉挛，继则全身麻痹。白芷能对抗蛇毒所致的中枢神经系统抑制。

## 细 辛
Xìxīn（《神农本草经》）

本品为马兜铃科植物北细辛 *Asarum heterotropoides* Fr.Schmidt var.*mandshuricum*（Maxim.）Kitag.、汉城细辛 *Asarum sieboldii* Miq. var. *seoulense* Nakai 或华细辛 *Asarum sieboldii* Miq. 的干燥根和根茎。前两种习称"辽细辛"，主产于辽宁、吉林、黑龙江；后一种习称"华细辛"，主产于陕西。夏季果熟期或初秋采挖，除净地上部分和泥沙，阴干。切段。本品气辛香，味辛辣、麻舌。均以根多色灰黄，干燥，味辛辣而麻舌者为佳。生用。

【药性】 辛，温；有小毒。归心、肺、肾经。

【功效】 解表散寒，祛风止痛，通窍，温肺化饮。

【应用】

**1. 风寒感冒** 本品辛温发散，芳香透达，入肺经长于解表散寒、祛风止痛，宜于外感风寒，头身疼痛较甚者，常与羌活、防风、白芷等祛风止痛药同用，如九味羌活汤（《此事难知》）；因其既能散风寒，又能通鼻窍，并宜于风寒感冒而见鼻塞流涕者，常配伍白芷、苍耳子等药。细辛既入肺经散在表之风寒，又入肾经而除在里之寒邪，配麻黄、附子，可治阳虚外感，恶寒发热、无汗、脉反沉者，如麻黄附子细辛汤（《伤寒论》）。

**2. 头痛，牙痛，风湿痹痛** 本品辛香走窜，宣泄郁滞，上达巅顶，通利九窍，善于祛风散寒，且止痛之力颇强，尤宜于风寒头痛、牙痛、痹痛等多种寒痛证。治疗少阴头痛，足寒气逆，脉象沉细者，常配伍独活、川芎等药，如独活细辛汤（《症因脉治》）；用治外感风邪，偏正头痛，常与川芎、白芷、羌活同用，如川芎茶调散（《和剂局方》）；若治痛则如破，脉微弦而紧的风冷头痛，可配伍川芎、麻黄、附子等药。治疗风冷牙痛，可单用细辛或与白芷、荜茇煎汤含漱；若胃火牙痛者，又当配伍生石膏、黄连、升麻等清胃泻火药；若龋齿牙痛者，可配杀虫止痛之蜂房煎汤含漱。细辛既散少阴肾经在里之寒邪以通阳散结，又搜筋骨间的风湿而蠲痹止痛，故常配伍独活、桑寄生、防风等以治风寒湿痹，腰膝冷痛，如独活寄生汤（《千金要方》）。

**3. 鼻鼽，鼻渊，鼻塞流涕** 本品辛散温通，芳香透达，散风邪，化湿浊，通鼻窍，常用治鼻鼽、鼻渊等鼻科疾病，症见鼻塞、流涕、头痛者，为治鼻鼽、鼻渊之良药，宜与白芷、苍耳子、辛夷等散风寒、通鼻窍药配伍。

**4. 寒痰停饮，气逆咳喘** 本品辛散温通，外能发散风寒，内能温肺化饮，常与散寒宣肺、温化痰饮药同用，以主治风寒咳喘证，或寒饮咳喘证。治疗外感风寒，水饮内停，症见恶寒发热、无汗、喘咳、痰多清稀者，常与麻黄、桂枝、干姜等同用，如小青龙汤（《伤寒论》）；若纯系寒痰停饮射肺，症见咳嗽胸满、气逆喘急者，可配伍茯苓、干姜、五味子等药，如苓甘五味姜辛汤（《金匮要略》）。

此外，本品辛温行散，芳香透达，研末吹鼻取嚏，有通关开窍醒神之功，故可用治中恶或痰厥所致猝然口噤气塞、昏不知人、面色苍白、牙关紧闭之神昏窍闭证，常与皂荚共研末为散，如通关散（《丹溪心法附余》）。

【用法用量】 煎服，1～3g；散剂每次服 0.5～1g。外用适量。

【使用注意】 本品辛香温散，故气虚多汗、阴虚阳亢头痛、阴虚燥咳或肺热咳嗽者忌用。不宜与藜芦同用。本品用量不宜过大，素有"细辛用量不过钱"之说，《本草别说》谓："细辛若单用末，不可过半钱匕，多则气闷塞，不通者死。"

【鉴别用药】　细辛与麻黄均能发汗解表，同可用治风寒感冒。不同之处在于，细辛辛温走窜，达表入里，可散肺与足少阴肾经风寒，发汗之力虽不如麻黄，但散寒力胜，既治一般风寒感冒，尤善用于寒犯少阴、无汗恶寒、发热脉沉之阳虚外感；其辛散温通，长于通窍止痛、温肺化饮，善治头面诸窍疾患、风湿痹痛及寒饮喘咳等证。而麻黄辛开苦泄，重在宣发卫气，开通腠理，透发毛窍，发汗解表，主散肺与膀胱经风寒，为发汗解表第一要药，故主治风寒外束，肺气壅实，毛窍闭塞，表实无汗的风寒感冒重症；还有宣肺平喘、利水消肿之功，可用于肺气闭遏的喘咳息促及风邪袭表、一身尽肿的风水水肿证。

【现代研究】

**1. 化学成分**　本品主要含木脂素类成分：细辛脂素；挥发油主要成分有 $\alpha$- 蒎烯、莰烯、香叶烯、柠檬烯、细辛醚、甲基丁香酚、榄香素、黄樟醚等。本品另含痕量的马兜铃酸 I 。《中国药典》规定本品含马兜铃酸（$C_{17}H_{11}NO_7$）不得过 0.001%，含挥发油不得少于 2.0%（ml/g），含细辛脂素（$C_{20}H_{18}O_6$）不得少于 0.050%。

**2. 药理作用**　细辛挥发油具有解热、镇静、镇痛、抗炎、表面麻醉及浸润麻醉作用。细辛水及醇提取物可使速发型变态反应过敏介质释放量减少 40% 以上。细辛大剂量挥发油可使中枢神经系统先兴奋后抑制，显示一定毒副作用。体外实验显示，细辛挥发油对革兰阳性菌、枯草杆菌、伤寒杆菌及多种真菌有一定抑制作用。华细辛醇浸剂可对抗吗啡所致的呼吸抑制。此外，细辛有强心、扩张血管、松弛平滑肌、增强脂质代谢、升高血糖等作用，对细胞免疫、体液免疫均有抑制作用。

**3. 不良反应**　大剂量细辛挥发油可使中枢神经系统先兴奋后抑制，使随意运动和呼吸减慢，反射消失，最后因呼吸麻痹而死亡。另外，细辛对于心肌有直接抑制作用，过量使用可引起心律失常。中毒时主要表现为头痛、呕吐、烦躁、出汗、颈项强直、口渴、体温及血压升高、瞳孔轻度散大、面色潮红等，如不及时治疗，可迅速转入痉挛状态，牙关紧闭，角弓反张，意识不清，四肢抽搐，尿闭，最后死于呼吸麻痹。细辛中毒的主要原因，一是直接吞服单方的散剂用量过大，二是较大剂量入汤剂煎煮时间过短。所以必须严格按照规定的用法用量使用，方能保证用药安全。

# 藁　本

Gǎoběn（《神农本草经》）

本品为伞形科植物藁本 *Ligusticum sinensse* Oliv. 或辽藁本 *Ligusticum jeholense* Nakai et Kitag. 的干燥根茎和根。藁本主产于四川、湖北、陕西。辽藁本主产于辽宁。秋季茎叶枯萎或次春出苗时采挖，除去泥沙，晒干或烘干。切厚片。本品气浓香，味辛、苦、微麻。以外表皮色棕褐、切面黄色、香气浓者为佳。生用。

【药性】　辛，温。归膀胱经。

【功效】　祛风散寒，除湿止痛。

【应用】

**1. 风寒感冒，巅顶疼痛**　本品辛温香燥，性味俱升，善达巅顶，以发散太阳经风寒湿邪见长，并有较好的止痛作用，常用治太阳风寒，循经上犯，症见头痛、鼻塞、巅顶痛甚者，每与羌活、苍术、川芎等祛风湿、止痛药同用；若外感风寒夹湿，头身疼痛明显者，常配伍羌活、独活、防风等药，以祛风散寒、除湿止痛，如羌活胜湿汤（《内外伤辨惑论》）。

**2. 风寒湿痹**　本品有辛散温通香燥之性，又能入于肌肉、经络、筋骨之间，以祛除风寒湿邪，蠲痹止痛。治疗风湿相搏，一身尽痛，每与羌活、防风、苍术等祛风湿药同用。

【用法用量】　煎服，3～10g。

【使用注意】　本品辛温香燥，凡阴血亏虚、肝阳上亢、火热内盛之头痛者忌服。

【现代研究】

**1. 化学成分**　本品主要含苯酞类成分：3-丁基苯酞，蛇床酞内酯等；有机酸类成分：阿魏酸等。本品还含萜类、香豆素、挥发油等。《中国药典》规定本品含阿魏酸（$C_{10}H_{10}O_4$）不得少于0.050%。

**2. 药理作用**　本品挥发油有镇静、镇痛、解热及抗炎作用，并能抑制肠和子宫平滑肌，还能明显减慢耗氧速度，延长小鼠存活时间，增加组织耐缺氧能力，对抗由垂体后叶素所致的大鼠心肌缺血。藁本醇提取物有降压作用，对常见致病性皮肤癣菌有抗菌作用。藁本内酯、苯酞及其衍生物能使实验动物气管平滑肌松弛，有较明显的平喘作用。

# 苍耳子
Cāng'ěrzǐ（《神农本草经》）

本品为菊科植物苍耳 *Xanthium sibiricum* Patr. 的干燥成熟带总苞的果实。主产于山东、江苏、湖北。秋季果实成熟时采收，干燥，除去梗、叶等杂质。本品气微，味微苦。以粒大、饱满、色黄绿者为佳。生用，或炒去刺用。

【药性】　辛、苦，温；有毒。归肺经。

【功效】　散风寒，通鼻窍，祛风湿，止痛。

【应用】

**1. 风寒感冒，头痛鼻塞**　本品辛温宣散，既能外散风寒，又能通鼻窍、止痛，用治外感风寒，症见恶寒发热、头身疼痛、鼻塞流涕者，可与防风、白芷、羌活等其他发散风寒药同用。因其发汗解表之力甚弱，故一般风寒感冒少用。

**2. 鼻渊，鼻鼽，鼻塞流涕**　本品温和疏达，味辛散风，苦燥湿浊，善通鼻窍以除鼻塞、止前额及鼻内胀痛，用治鼻鼽、鼻渊等鼻科疾病，症见鼻塞流涕、不闻香臭、头痛者，一药数效，标本兼治，可内服亦宜外用，为治鼻渊、鼻鼽之良药，尤宜于鼻渊而有外感风寒者，常与辛夷、白芷等散风寒、通鼻窍药配伍，如苍耳子散（《济生方》）。若鼻渊证属风热外袭或湿热内蕴者，本品又常与薄荷、黄芩等疏散风热、清热药同用。其他鼻病，如伤风鼻塞（急性鼻炎）、鼻窒（慢性鼻炎）、鼻鼽（过敏性鼻炎）等，本品亦较常用。

**3. 风疹瘙痒**　本品能祛风止痒，治疗风疹瘙痒，可与地肤子、白鲜皮、刺蒺藜等药同用。此外，本品研末，用大风子油为丸，可治疗癣麻风，皆取其散风除湿作用。

**4. 湿痹拘挛**　本品辛散苦燥，性温散寒，能祛风除湿、通络止痛，用治风湿痹证，关节疼痛，四肢拘挛，可单用，或与羌活、威灵仙、木瓜等药同用。

【用法用量】　煎服，3～10g。

【使用注意】　血虚头痛者不宜服用。过量服用易致中毒。

【现代研究】

**1. 化学成分**　本品主要含脂肪酸类成分：棕榈酸，硬脂酸，油酸，亚油酸。本品还含苍术苷、绿原酸、蜡醇等。《中国药典》规定本品含绿原酸（$C_{16}H_{18}O_9$）不得少于0.25%。

**2. 药理作用**　本品小剂量有呼吸兴奋作用，大剂量则抑制；对心脏有抑制作用，使心率减慢，收缩力减弱；对兔耳血管有扩张作用；静脉注射有短暂降压作用。苍耳苷对正常大鼠、兔和犬有显著的降血糖作用。本品对金黄色葡萄球菌、乙型链球菌、肺炎双球菌有一定抑制作用，并有抗真菌作用。

**3. 不良反应**　本品有一定毒性。中毒主要为肾脏损害，引起氮质血症，使肝脏充血、脂肪变性，肝功能急剧损害，继发脑水肿，引起强直性痉挛，最后导致死亡。早期症状有头晕头痛，全身不适，恶心、呕吐咖啡色物，轻度腹胀，伴腹泻或便秘；重者烦躁、躁动，或倦怠萎靡，嗜睡，口渴，尿少，昏迷，全身强直性痉挛，黄疸、肝脾肿大、肝功障碍，尿中出现蛋白、红细胞、管型，以及呼吸、循环、肾功能衰竭而死亡。苍耳子中毒的主要原因是用量过大（1 次超过 30g 或 10 枚）和炮制不当。因此要严格控制剂量，入汤剂以 3 ～ 10g 为宜，并严格炮制规范，遵循去刺的原则。

### 附药：苍耳草

本品为菊科植物苍耳 *Xanthium sibiricum* Patr. 的茎叶。性味苦、辛，微寒；有小毒。功能祛风，清热，解毒。主要用治风湿痹痛，四肢拘急等症；也可用于麻风、疔毒、皮肤瘙痒诸证。本品有毒，内服不宜过量，亦不能持续服用。用量 6 ～ 15g，水煎或熬膏及入丸散。外用适量。本品散气耗血，体虚者慎用。

## 辛　夷
Xīnyí（《神农本草经》）

本品为木兰科植物望春花 *Magnolia biondii* Pamp.、玉兰 *Magnolia denudata* Desr. 或武当玉兰 *Magnolia sprengeri* Pamp. 的干燥花蕾。主产于河南、四川、陕西、湖北、安徽。玉兰多为庭园栽培。冬末春初花未开放时采收，除去枝梗，阴干。本品气芳香，味辛凉而稍苦。以完整、花蕾未开放、色黄绿者为佳。生用。

【药性】　辛，温。归肺、胃经。

【功效】　散风寒，通鼻窍。

【应用】

**1. 风寒感冒，头痛鼻塞**　本品辛散温通，能发散风寒，宣通鼻窍。用治外感风寒，肺窍郁闭，恶寒发热，头痛鼻塞者，可配伍防风、白芷、细辛等发散风寒药。若风热感冒而鼻塞头痛者，亦可于薄荷、金银花、菊花等疏散风热药中，酌加本品，以增强通鼻窍、散风邪之力。

**2. 鼻渊，鼻鼽，鼻塞流涕**　本品辛温发散，芳香通窍，其性上达，外能祛除风寒邪气，内能升达肺胃清气，善通鼻窍，为治鼻渊、鼻鼽、鼻塞流涕之要药，内服、外用均可。偏风寒者，常与白芷、细辛、苍耳子等散风寒、通鼻窍药同用，如苍耳子散（《济生方》）；偏风热者，多与薄荷、连翘、黄芩等疏风热、清肺热药同用。若肺胃郁热发为鼻疮者，可与黄连、连翘、野菊花等清热泻火解毒药配伍。

【用法用量】　煎服，3 ～ 10g；本品有毛，刺激咽喉，内服时宜包煎。外用适量。

【使用注意】　阴虚火旺者忌服。

【现代研究】

**1. 化学成分**　本品主要含木脂素类成分：木兰脂素，松脂素二甲醚；黄酮类成分：芦丁，槲

皮素 –7–*O*– 葡萄糖苷；生物碱成分：柳叶木兰碱，木兰箭毒碱；挥发油：乙酸龙脑酯，反式丁香烯，$\beta$– 蒎烯，1,8– 桉叶素等。《中国药典》规定本品含挥发油不得少于 1.0%（ml/g），含木兰脂素（$C_{23}H_{28}O_7$）不得少于 0.40%。

**2. 药理作用**　辛夷有收缩鼻黏膜血管的作用，能保护鼻黏膜，并促进黏膜分泌物的吸收，减轻炎症，使鼻腔通畅。其对多种致病菌有抑制作用。辛夷挥发油有镇静、镇痛、抗过敏、降血压作用。辛夷浸剂或煎剂对动物有局部麻醉作用。辛夷水或醇提取物有降压作用。辛夷水煎剂对横纹肌有乙酰胆碱样作用，并能兴奋子宫平滑肌，亢奋肠运动。

# 葱　白
Cōngbái（《神农本草经》）

本品为百合科植物葱 *Allium fistulosum* L. 近根部的鳞茎。我国各地均有种植。随时可采，采挖后，切去须根及叶，剥去外膜。本品有葱臭气，味辛辣。鲜用。

【**药性**】　辛，温。归肺、胃经。

【**功效**】　发汗解表，散寒通阳。

【**应用**】

**1. 风寒感冒**　本品辛温不燥烈，发汗不峻猛，药力较弱，适用于风寒感冒，恶寒发热之轻症。其可以单用，亦可与淡豆豉等其他较温和的解表药同用，如葱豉汤（《肘后方》）。风寒感冒较甚者，可作为麻黄、桂枝、羌活等的辅佐药，以增强发汗解表之功。

**2. 阴盛格阳**　本品辛散温通，能宣通阳气，温散寒凝，可使阳气上下顺接、内外通畅。治疗阴盛格阳，厥逆脉微，面赤，下利，腹痛，常与附子、干姜同用，以通阳回厥，如白通汤（《伤寒论》）。单用捣烂，外敷脐部，再施温熨，治阴寒腹痛及寒凝气阻，膀胱气化不行的小便不通，亦取其通阳散寒之功。

此外，葱白外敷有散结通络下乳之功，可治乳汁郁滞不下，乳房胀痛；治疮痈肿毒，兼有解毒散结之功。

【**用法用量**】　煎服，3 ～ 10g。外用适量。

【**现代研究**】

**1. 化学成分**　本品主要含挥发油，油中主要成分为蒜素。其还含有二烯丙基硫醚、苹果酸、维生素 $B_1$、维生素 $B_2$、维生素 $B_3$、维生素 C、维生素 A、黏液质等成分。

**2. 药理作用**　葱白对白喉杆菌、结核杆菌、痢疾杆菌、链球菌有抑制作用，对皮肤真菌也有抑制作用；并有发汗解热、利尿、健胃、祛痰作用。此外，25%的葱滤液在试管内接触时间大于60 分钟者，能杀灭阴道滴虫。

# 胡　荽
Húsuī（《食疗本草》）

本品为伞形科植物芫荽 *Coriandrum sativum* L. 的全草。我国各地均有种植。8 月果实成熟时连根挖起，去净泥土。本品具浓烈的特殊香味。以色带青、香气浓厚者为佳。鲜用或晒干切段生用。

【**药性**】　辛，温。归肺、胃经。

【功效】　发表透疹，开胃消食。

【应用】

**1. 麻疹不透**　本品辛温香散，能发散风寒，透疹外达，用治风寒束表，疹发不畅，或疹出而又复隐者，可单用煎汤局部熏洗，或与荆芥、薄荷等解表透疹药同用。本品亦可用于风寒感冒，恶寒发热者，因其发汗解表之力较弱，故临床少用。

**2. 饮食不消，纳食不佳**　本品气味芳香，能开胃消食，增进食欲，尤多用于饮食调味。若治疗饮食积滞，胃纳不佳者，可与健脾消食药、行气和中药同用。

【用法用量】　煎服，3～6g。外用适量。

【使用注意】　热毒壅盛而疹出不畅者不宜使用。

【现代研究】

**1. 化学成分**　本品主要含挥发油、苹果酸、维生素 C、正癸醛、芳樟醇等。

**2. 药理作用**　胡荽有促进外周血液循环的作用。胡荽子能增进胃肠腺体分泌和胆汁分泌。其挥发油有抗真菌作用。

### 西河柳
Xīhéliǔ（《开宝本草》）

本品为柽柳科植物柽柳 *Tamarix chinensis* Lour. 的干燥细嫩枝叶。全国大部分地区均产。夏季花未开时割取细嫩枝叶，阴干。切段。本品气微，味淡。以色绿、枝叶细嫩者为佳。生用。

【药性】　甘、辛，平。归肺、胃、心经。

【功效】　发表透疹，祛风除湿。

【应用】

**1. 麻疹不透，风疹瘙痒**　本品辛散透发，功专发表透疹，主治麻疹初起，疹出不畅，或表邪外束，疹毒内陷，始见形而骤然收没者，常配伍牛蒡子、蝉蜕、竹叶等药，如竹叶柳蒡汤（《医学广笔记》）。其亦可煎汤熏洗、擦摩。此外，本品煎汤沐浴治风疹瘙痒，也可配伍防风、荆芥、薄荷等祛风止痒药。

**2. 风湿痹痛**　本品辛散，有祛风除湿作用，治疗风湿痹证，肢节疼痛，可与羌活、独活、秦艽等祛风湿、止痹痛药同用。

【用法用量】　煎服，3～6g。外用适量，煎汤擦洗。

【使用注意】　麻疹已透者不宜使用。用量过大易致心烦、呕吐。

【现代研究】

**1. 化学成分**　本品主要含萜类成分：柽柳酚，柽柳酮，柽柳醇；黄酮类成分：槲皮素，异鼠李素，槲皮素 –3′,4′– 二甲醚等。本品还含甾醇等。

**2. 药理作用**　柽柳煎剂对实验小鼠有明显的止咳作用，对肺炎球菌、甲型链球菌、白色葡萄球菌及流感杆菌有抑制作用。本品也有一定的解热、解毒、抗炎及减轻四氯化碳引起肝组织损害作用。

## 第二节　发散风热药

本类药物性味多辛凉，辛以发散，凉可祛热，故以发散风热为主要作用，发汗解表作用较发散风寒药缓和。其主要适用于风热感冒以及温病初起邪在卫分，症见发热、微恶风寒、咽干口渴、头痛目赤、舌边尖红、苔薄黄、脉浮数等。部分发散风热药分别兼有清头目、利咽喉、透疹、止痒、止咳的作用，又可用治风热所致目赤多泪、咽喉肿痛、麻疹不透、风疹瘙痒以及风热咳嗽等症。

# 薄 荷
Bòhe（《新修本草》）

本品为唇形科植物薄荷 *Mentha haplocalyx* Briq. 的干燥地上部分。主产于江苏、浙江。夏、秋二季茎叶茂盛或花开至三轮时，选晴天，分次采割，晒干或阴干。切段。本品揉搓后有特殊清凉香气，味辛凉。以叶多、色绿、气味浓者为佳。生用。

【药性】 辛，凉。归肺、肝经。

【功效】 疏散风热，清利头目，利咽，透疹，疏肝行气。

【应用】

**1. 风热感冒，温病初起** 本品辛以发散，凉以清热，清轻凉散，其辛散之性较强，是辛凉解表药中最能宣散表邪，且有一定发汗作用之药，为疏散风热常用之品，故风热感冒和温病卫分证十分常用。用治风热感冒，或温病初起，邪在卫分，发热、微恶风寒、头痛咽痛等症，常与金银花、连翘、牛蒡子等配伍，如银翘散（《温病条辨》）。

**2. 风热上攻，头痛眩晕，目赤多泪，喉痹，咽喉肿痛，口舌生疮** 本品轻扬升浮、芳香通窍，功善疏散上焦风热，清头目、利咽喉。用治风热上攻，头痛眩晕，宜与川芎、石膏、白芷等祛风、清热、止痛药配伍。治疗风热上攻之目赤多泪，可与桑叶、菊花、蔓荆子等同用；用治风热壅盛，咽喉肿痛，常配伍桔梗、生甘草、僵蚕等药。

**3. 麻疹不透，风疹瘙痒** 本品质轻宣散，有疏散风热、宣毒透疹、祛风止痒之功，用治风热束表，麻疹不透，常配伍蝉蜕、牛蒡子、柽柳等药，如竹叶柳蒡汤（《医学广笔记》）。治疗风疹瘙痒，可与荆芥、防风、僵蚕等祛风止痒药同用。

**4. 肝郁气滞，胸胁胀闷** 本品味辛，入肝经能疏肝行气，治疗肝郁气滞，胸胁胀痛，月经不调，常配伍柴胡、白芍、当归等疏肝理气调经之品，如逍遥散（《和剂局方》）。

此外，本品芳香辟秽，兼能化湿和中，还可用治夏令感受暑湿秽浊之气，脘腹胀痛，呕吐泄泻，常与香薷、厚朴、金银花等同用。

【用法用量】 煎服，3～6g；宜后下。薄荷叶长于发汗解表，薄荷梗偏于理气和中。

【使用注意】 本品芳香辛散，发汗耗气，故体虚多汗者不宜使用。

【现代研究】

**1. 化学成分** 本品主要含挥发油，主要成分有薄荷脑（薄荷醇）、薄荷酮、异薄荷酮、胡薄荷酮、$\alpha$-蒎烯、柠檬烯等。《中国药典》规定本品含挥发油不得少于 0.80%（ml/g），饮片不得少于 0.40%（ml/g）。

**2. 药理作用** 薄荷油内服通过兴奋中枢神经系统，使皮肤毛细血管扩张，促进汗腺分泌，增加散热，而起到发汗解热作用。薄荷油能抑制胃肠平滑肌收缩，能对抗乙酰胆碱而呈现解痉作用。薄荷醇有利胆作用。薄荷油外用，能刺激神经末梢的冷感受器而产生冷感，并反射性地造成深部组织血管的变化而起到消炎、止痛、止痒、局部麻醉和抗刺激作用。此外，本品有祛痰、止咳、抗着床、抗早孕、抗病原微生物等作用。

# 牛蒡子

Niúbàngzǐ（《名医别录》）

本品为菊科植物牛蒡 *Arctium lappa* L. 的干燥成熟果实。主产于河北、吉林、辽宁、浙江。秋季果实成熟时采收果序，晒干，打下果实，除去杂质，再晒干。本品气微，味苦后微辛而稍麻舌。以粒大、饱满、色灰褐者为佳。生用或炒用，用时捣碎。

【药性】　辛、苦，寒。归肺、胃经。

【功效】　疏散风热，宣肺祛痰，利咽透疹，解毒消肿。

【应用】

**1. 风热感冒，温病初起，咳嗽痰多**　本品辛散苦泄，寒能清热，升散之中具有清降之性，功能疏散风热，发散之力虽不及薄荷等药，但长于宣肺祛痰、清利咽喉，故风热感冒而见咽喉红肿疼痛，或咳嗽痰多不利者，十分常用。用治风热感冒，或温病初起，发热、咽喉肿痛等症，常与金银花、连翘、荆芥等同用，如银翘散（《温病条辨》）。若风热咳嗽，痰多不畅者，常与桑叶、桔梗、前胡等药配伍。

**2. 麻疹不透，风疹瘙痒**　本品清泄透散，能疏散风热，透泄热毒而促使疹子透发，用治麻疹不透或透而复隐，常配薄荷、柽柳、竹叶等同用，如竹叶柳蒡汤（《医学广笔记》）。若风湿浸淫血脉而致的疮疥瘙痒，本品能散风止痒，常配伍荆芥、蝉蜕、苍术等药，如消风散（《外科正宗》）。

**3. 痈肿疮毒，丹毒，痄腮，咽喉肿痛**　本品辛苦性寒，于升浮之中又有清降之性，能外散风热，内解热毒，有清热解毒、消肿利咽之效，故可用治痈肿疮毒、丹毒、痄腮、喉痹、咽喉肿痛等热毒病证。因其性偏滑利，兼滑肠通便，故上述病证兼有大便热结不通者尤为适宜。用治风热外袭，火毒内结，痈肿疮毒，兼有便秘者，常与大黄、栀子、连翘等同用。治疗乳痈肿痛，尚未成脓者，可与金银花、栀子、瓜蒌等药同用。本品配伍玄参、黄芩、板蓝根等清热泻火解毒药，还可用治瘟毒发颐、痄腮喉痹等热毒之证，如普济消毒饮（《东垣试效方》）。

【用法用量】　煎服，6 ～ 12g。炒用可使其苦寒及滑肠之性略减。

【使用注意】　本品性寒，滑肠通便，气虚便溏者慎用。

【现代研究】

**1. 化学成分**　本品主要含木脂素类成分：牛蒡苷，牛蒡醇 A ～ F 及 H；脂肪酸类成分：花生酸，硬脂酸；挥发油：($S$) – 胡薄荷酮等。《中国药典》规定本品含牛蒡苷（$C_{27}H_{34}O_{11}$）不得少于 5.0%。

**2. 药理作用**　牛蒡子煎剂对肺炎双球菌有显著抗菌作用，水浸剂对多种致病性皮肤真菌有不同程度的抑制作用。牛蒡子有解热、利尿、降低血糖、抗肿瘤作用。牛蒡苷有抗肾病变作用，对实验性肾病大鼠可抑制尿蛋白排泄增加，并能改善血清生化指标。

# 蝉　蜕

Chántuì（《名医别录》）

本品为蝉科昆虫黑蚱 *Cryptotympana pustulata* Fabricius 若虫羽化时脱落的皮壳。主产于山东、河北、河南、江苏、浙江。夏、秋二季采集，除去泥沙，晒干。本品气微，味淡。以体轻、色黄亮者为佳。生用。

【药性】 甘,寒。归肺、肝经。

【功效】 疏散风热,利咽开音,透疹,明目退翳,息风止痉。

【应用】

**1.风热感冒,温病初起,咽痛音哑** 本品甘寒清热,质轻上浮,长于疏散肺经风热以宣肺利咽、开音疗哑,故风热感冒,温病初起,症见声音嘶哑或咽喉肿痛者,尤为适宜。用治风热感冒或温病初起,发热恶风、头痛口渴者,常配伍薄荷、牛蒡子、前胡等药。治疗风热火毒上攻,咽喉红肿疼痛、声音嘶哑者,与薄荷、牛蒡子、金银花等药同用。

**2.麻疹不透,风疹瘙痒** 本品宣散透发,疏散风热,透疹止痒,用治风热外束,麻疹不透,可与麻黄、牛蒡子、升麻等同用;用治风湿浸淫肌肤血脉,皮肤瘙痒,常配荆芥、防风、苦参等同用,如消风散(《外科正宗》)。

**3.目赤翳障** 本品入肝经,善疏散肝经风热而有明目退翳之功,故可用治风热上攻或肝火上炎之目赤肿痛、翳膜遮睛,常与菊花、刺蒺藜、决明子等同用,如蝉花散(《银海精微》)。

**4.惊风抽搐,破伤风** 本品甘缓性寒,既能疏散肝经风热,又可凉肝息风止痉,故可用治小儿急慢惊风、破伤风证。治疗小儿急惊风,可与天竺黄、栀子、僵蚕等药配伍。治疗小儿慢惊风,以本品配伍全蝎、天南星、天麻等。用治破伤风证,牙关紧闭,手足抽搐,角弓反张,可与僵蚕、全蝎、天南星等同用。

此外,本品还常用以治疗小儿夜啼不安。现代研究证明,该药能镇静安神,故用之有效。

【用法用量】 煎服,3 ～ 6g。

【使用注意】《名医别录》有"主妇人生子不下"的记载,故孕妇慎用。

【鉴别用药】 薄荷、牛蒡子与蝉蜕三药皆能疏散风热、透疹、利咽,均可用于:外感风热或温病初起,发热、微恶风寒、头痛;麻疹初起,透发不畅;风疹瘙痒;风热上攻,咽喉肿痛等证。薄荷辛凉芳香,清轻凉散,发汗之力较强,故外感风热、发热无汗者首选薄荷。薄荷又能清利头目、疏肝行气。牛蒡子辛散苦泄,性寒滑利,兼能宣肺祛痰,故外感风热,见发热、咳嗽、咯痰不畅者,牛蒡子尤为适宜。同时,牛蒡子外散风热,内解热毒,有清热解毒消肿之功。蝉蜕甘寒质轻,既能疏散肺经风热而利咽、透疹、止痒,又长于疏散肝经风热而明目退翳、凉肝息风止痉。

【现代研究】

**1.化学成分** 本品主要含甲壳质、壳聚糖、蛋白质、组胺、氨基酸及微量元素等。

**2.药理作用** 蝉蜕有解热作用,其中蝉蜕头足较身部的解热作用强。蝉蜕具有抗惊厥作用,其酒剂能使实验性破伤风家兔的平均存活期延长,可减轻家兔已形成的破伤风惊厥。蝉蜕能对抗士的宁、可卡因、菸碱等中枢兴奋药引起的小鼠惊厥死亡,蝉蜕身抗惊厥作用较头足强。本品具有镇静作用,能显著减少正常小鼠的自发活动,延长戊巴比妥钠睡眠时间,对抗咖啡因的兴奋作用。

# 桑 叶
### Sāngyè (《神农本草经》)

本品为桑科植物桑 *Morus alba* L. 的干燥叶。全国大部分地区均产。初霜后采收,除去杂质,晒干。本品气微,味淡、微苦涩。以色黄绿者为佳。生用或蜜炙用。

---

【药性】 甘、苦，寒。归肺、肝经。

【功效】 疏散风热，清肺润燥，平抑肝阳，清肝明目。

【应用】

**1. 风热感冒，温病初起** 本品甘寒质轻，轻清疏散，虽疏散风热作用较为缓和，但又能清肺热、润肺燥，故常用于风热感冒，或温病初起，温邪犯肺，发热、咽痒、咳嗽等症，常与菊花相须为用，并配伍连翘、薄荷、桔梗等药，如桑菊饮（《温病条辨》）。

**2. 肺热咳嗽，燥热咳嗽** 本品苦寒清泄肺热，甘寒凉润肺燥，故可用于肺热或燥热伤肺，咳嗽痰少、色黄而质稠，或干咳少痰，咽痒等症。轻者可与苦杏仁、沙参、贝母等同用，如桑杏汤（《温病条辨》）；重者可与生石膏、麦冬、阿胶等同用，如清燥救肺汤（《医门法律》）。

**3. 肝阳上亢，头痛眩晕** 本品苦寒，兼入肝经，有平降肝阳之效，故可用治肝阳上亢，头痛眩晕、头重脚轻、烦躁易怒者，常与菊花、石决明、白芍等平抑肝阳药同用。

**4. 目赤肿痛，目暗昏花** 本品既能疏散风热，又苦寒入肝经而清泄肝热，且甘润益阴以明目，故常用治风热上攻、肝火上炎所致的目赤、涩痛、多泪，可配伍菊花、蝉蜕、夏枯草等疏散风热、清肝明目之品。若肝肾精血不足，目失所养，眼目昏花，视物不清，常配伍滋补精血之黑芝麻，如扶桑至宝丹（《寿世保元》）。若肝热引起的头昏、头痛，本品亦可与菊花、石决明、夏枯草等清肝药同用。

此外，本品尚能凉血止血，还可用治血热妄行之咳血、吐血、衄血，宜与其他凉血止血药同用。

【用法用量】 煎服，5～10g。桑叶蜜炙能增强润肺止咳的作用，故肺燥咳嗽宜蜜炙用。

【现代研究】

**1. 化学成分** 本品主要含黄酮类成分：芦丁，槲皮素，异槲皮苷，桑苷等；甾体类成分：牛膝甾酮，羟基促蜕皮甾酮，油菜甾酮，豆甾酮等；香豆素类成分：伞形花内酯，东莨菪素，东莨菪苷等。本品还含挥发油、生物碱、萜类等。《中国药典》规定本品含芦丁（$C_{27}H_{30}O_{16}$）不得少于0.10%。

**2. 药理作用** 鲜桑叶煎剂体外试验对金黄色葡萄球菌、乙型溶血性链球菌等多种致病菌有抑制作用，煎剂有抑制钩端螺旋体的作用。本品对多种原因引起的动物高血糖症均有降糖作用，所含脱皮固酮能促进葡萄糖转化为糖原，但不影响正常动物的血糖水平，脱皮激素还能降低血脂水平。本品对人体能促进蛋白质合成，排除体内胆固醇，降低血脂。

# 菊 花
## Júhuā（《神农本草经》）

本品为菊科植物菊 *Chrysanthemum morifolium* Ramat. 的干燥头状花序。主产于浙江、安徽、河南、四川。9～11月花盛开时分批采收，阴干或焙干，或熏、蒸后晒干。药材按产地和加工方法的不同，分为"亳菊""滁菊""贡菊""杭菊"，以亳菊和滁菊品质最优。由于花的颜色不同，又有黄菊花和白菊花之分。本品气清香，味甘、微苦。以花朵完整、色鲜艳、香气浓郁者为佳。生用。

【药性】 甘、苦，微寒。归肺、肝经。

【功效】 疏散风热，平抑肝阳，清肝明目，清热解毒。

【应用】

**1. 风热感冒，温病初起** 本品体轻达表，气清上浮，微寒清热，功能疏散肺经风热，但发散表邪之力不强。常用治风热感冒，或温病初起，温邪犯肺，发热、微恶风寒、头痛、咳嗽等症，每与性能功用相似的桑叶相须为用，并常配伍连翘、薄荷、桔梗等，如桑菊饮（《温病条辨》）。

**2. 肝阳上亢，头痛眩晕** 本品性寒，入肝经，能清肝热、平肝阳，常用治肝阳上亢，头痛眩晕，每与石决明、珍珠母、白芍等平肝潜阳药同用。若肝火上攻而眩晕、头痛，以及肝经热盛、热极动风者，可与羚羊角、钩藤、桑叶等清肝热、息肝风药同用，如羚角钩藤汤（《通俗伤寒论》）。

**3. 目赤肿痛，眼目昏花** 本品苦泄，微寒清热，入肝经，既能疏散肝经风热，又能清泄肝热以明目，故可用治肝经风热，或肝火上攻所致目赤肿痛，治疗前者常与蝉蜕、木贼、白僵蚕等疏散风热明目药配伍，治疗后者可与石决明、决明子、夏枯草等清肝明目药同用。若肝肾精血不足，目失所养，眼目昏花，视物不清，又常配伍枸杞子、熟地黄、山茱萸等滋补肝肾、益阴明目药，如杞菊地黄丸（《医级》）。

**4. 疮痈肿毒** 本品味苦性微寒，能清热解毒，可用治疮痈肿毒，常与金银花、生甘草同用，如甘菊汤（《揣摩有得集》）。因其清热解毒、消散痈肿之力不及野菊花，故临床较野菊花少用。

【**用法用量**】 煎服，5～10g。黄菊花偏于疏散风热，白菊花偏于平肝、清肝明目。

【**鉴别用药**】 桑叶与菊花皆能疏散风热，平抑肝阳，清肝明目，均可用治风热感冒或温病初起之发热、微恶风寒、头痛，肝阳上亢之头痛眩晕，风热上攻或肝火上炎所致的目赤肿痛，以及肝肾精血不足之目暗昏花等症。桑叶疏散风热之力较强，又能清肺润燥、凉血止血。菊花平肝、清肝明目之力较强，又能清热解毒。

【**现代研究**】

**1. 化学成分** 本品主要含挥发油，主要成分有龙脑、乙酸龙脑酯、樟脑等；黄酮类成分：木犀草苷，刺槐素，刺槐苷等；有机酸类成分：绿原酸，3,5-O-二咖啡酰基奎宁酸。此外，本品还含有腺嘌呤、胆碱、水苏碱、维生素A、维生素$B_1$、维生素E、氨基酸等。《中国药典》规定本品含绿原酸（$C_{16}H_{18}O_9$）不得少于0.20%，含木犀草苷（$C_{21}H_{20}O_{11}$）不得少于0.080%，含3,5-O-二咖啡酰基奎宁酸（$C_{25}H_{24}O_{12}$）不得少于0.70%。

**2. 药理作用** 菊花水浸剂或煎剂对金黄色葡萄球菌、多种致病性杆菌及皮肤真菌均有一定抗菌作用。本品对流感病毒$PR_3$和钩端螺旋体也有抑制作用。菊花制剂有扩张冠状动脉，增加冠状动脉血流量，提高心肌耗氧量的作用；并具有解热、抗炎、镇静、降压、缩短凝血时间作用。

# 蔓荆子
Mànjīngzǐ（《神农本草经》）

本品为马鞭草科植物单叶蔓荆 *Vitex trifolia* L.var. *simplicifolia* Cham. 或蔓荆 *Vitex trifolia* L. 的干燥成熟果实。主产于山东、浙江、福建、江西。秋季果实成熟时采收，除去杂质，晒干。本品气特异而芳香，味淡、微辛。以粒大、饱满、气味浓者为佳。生用或炒用。

【**药性**】 辛、苦，微寒。归膀胱、肝、胃经。

【**功效**】 疏散风热，清利头目。

【**应用**】

**1. 风热感冒头痛** 本品辛能散风，微寒清热，轻浮上行，解表之力较弱，偏于清利头目、疏散头面之邪。故风热感冒而头昏头痛者，较为多用，常与薄荷、菊花等疏散风热、清利头目药同用。若风邪上攻之偏头痛，常配伍川芎、白芷、细辛等祛风止痛药。

**2. 目赤多泪，目暗不明，齿龈肿痛**　本品辛散苦泄微寒，功能疏散风热、清利头目，可用治风热上攻，目赤肿痛，目昏多泪，牙龈肿痛，常与菊花、蝉蜕、白蒺藜等药同用。若肝肾不足，目暗不明，可与枸杞子、熟地黄等补肝肾、明目药配伍。

**3. 头晕目眩**　本品药性升发，清利头目，治疗中气不足，清阳不升，头晕目眩，耳鸣耳聋，常与黄芪、人参、升麻等补气升阳药同用，如益气聪明汤（《证治准绳》）。

此外，取本品祛风止痛之功，也可用治风湿痹痛，每与羌活、独活、川芎等同用，如羌活胜湿汤（《内外伤辨惑论》）。

【用法用量】　煎服，5～10g。

【现代研究】

**1. 化学成分**　本品主要含黄酮类成分：蔓荆子黄素，紫花牡荆素，蔓荆子蒿素，木犀草素，牡荆素等；脂肪酸类：棕榈酸，硬脂酸，油酸，亚麻酸。本品还含挥发油等。《中国药典》规定本品含蔓荆子黄素（$C_{19}H_{18}O_8$）不得少于0.030%。

**2. 药理作用**　蔓荆子有一定的镇静、止痛、退热作用。蔓荆子黄素有抗菌、抗病毒作用。蔓荆叶蒸馏提取物具有促进外周和内脏微循环的作用。

# 柴 胡

Cháihú（《神农本草经》）

本品为伞形科植物柴胡 *Bupleurum chinense* DC. 或狭叶柴胡 *Bupleurum scorzonerifolium* Willd. 的干燥根。按性状不同，分别习称"北柴胡"和"南柴胡"。北柴胡主产于河北、河南、辽宁；南柴胡主产于湖北、江苏、四川。春、秋二季采挖，除去茎叶及泥沙，干燥。切段。北柴胡气微香，味微苦；南柴胡具败油气。以外表皮黑褐、切面黄白色者为佳。生用或醋炙用。

【药性】　辛、苦，微寒。归肝、胆、肺经。

【功效】　疏散退热，疏肝解郁，升举阳气。

【应用】

**1. 感冒发热，寒热往来**　本品辛散苦泄，微寒退热，善于祛邪解表退热和疏散少阳半表半里之邪。对于感冒发热，无论风热表证或风寒表证，皆可使用。治疗风寒感冒，恶寒发热，头身疼痛，常与防风、生姜等药配伍，如正柴胡饮（《景岳全书》）。若外感风寒，寒邪入里化热，恶寒渐轻，身热增盛者，多与葛根、黄芩、石膏等同用，以解表清里，如柴葛解肌汤（《伤寒六书》）。治疗风热感冒，发热、头痛等症，可与菊花、薄荷、升麻等辛凉解表药同用。现代用柴胡制成的单味或复方注射液，对于外感发热有较好的解表退热作用。若伤寒邪在少阳，寒热往来、胸胁苦满、口苦咽干、目眩，本品用之最宜，为治少阳证之要药，常与黄芩同用，以清半表半里之热，共收和解少阳之功，如小柴胡汤（《伤寒论》）。

**2. 肝郁气滞，胸胁胀痛，月经不调**　本品辛行苦泄，性善条达肝气，疏肝解郁。治疗肝失疏泄，气机郁滞所致的胸胁或少腹胀痛、情志抑郁、月经不调、痛经等症，常与香附、川芎、白芍等同用，如柴胡疏肝散（《景岳全书》）。若肝郁血虚，脾失健运，月经不调，乳房胀痛，胁肋作痛，神疲食少，脉弦而虚者，常配伍当归、白芍、白术等，如逍遥散（《和剂局方》）。

**3. 气虚下陷，胃下垂，肾下垂，子宫脱垂，久泻脱肛**　本品能升举脾胃清阳之气，可用治中气不足，气虚下陷所致的脘腹重坠作胀，食少倦怠，久泻脱肛、子宫脱垂、肾下垂等脏器脱垂，常与人参、黄芪、升麻等同用，以补气升阳，如补中益气汤（《脾胃论》）。

此外，本品还可退热截疟，又为治疗疟疾寒热的常用药，常与黄芩、常山、草果等同用。

【用法用量】 煎服，3～10g。疏散退热宜生用；疏肝解郁宜醋炙，升举阳气可生用或酒炙。

【使用注意】 柴胡其性升散，古人有"柴胡劫肝阴"之说，阴虚阳亢，肝风内动，阴虚火旺及气机上逆者忌用或慎用。伞形科植物大叶柴胡 *Bupleurum longiradiatum* Turcz. 的干燥根茎，表面密生环节，有毒，不可当柴胡用。

【现代研究】

**1. 化学成分** 本品主要含皂苷类成分，如柴胡皂苷a、c、d、e等；挥发油，主要成分有2-甲基环戊酮、柠檬烯、月桂烯、香芹酮、戊酸、己酸、庚酸、辛酸、2-辛烯酸、壬酸、γ-庚烯酸等。本品还含多糖、有机酸、植物甾醇及黄酮等。《中国药典》规定本品北柴胡含柴胡皂苷a（$C_{42}H_{68}O_{13}$）和柴胡皂苷d（$C_{42}H_{68}O_{13}$）的总量不得少于0.30%。

**2. 药理作用** 柴胡煎剂、注射液、醇浸膏、挥发油及粗皂苷等对多种原因引起的动物实验性发热，均有明显的解热作用，并且可使正常动物的体温降低。柴胡及其有效成分柴胡皂苷有抗炎作用，其抗炎作用与促进肾上腺皮质系统功能等有关。柴胡具有镇静、安定、镇痛、镇咳、降血脂、保肝、利胆、兴奋肠平滑肌、抑制胃酸分泌、抗溃疡、抑制胰蛋白酶、抗病原微生物、兴奋子宫、影响物质代谢、抗肿瘤、抗癫痫、抗辐射及促进免疫功能等作用。

## 升 麻
Shēngmá（《神农本草经》）

本品为毛茛科植物大三叶升麻 *Cimicifuga heracleifolia* Kom.、兴安升麻 *Cimicifuga dahurica*（Turcz.）Maxim. 或升麻 *Cimicifuga foetida* L. 的干燥根茎。主产于辽宁、黑龙江、河北、山西、四川。秋季采挖，除去泥沙，晒至须根干时，燎去或除去须根，晒干。切片。本品气微，味微苦而涩。以外表皮色黑褐、切面黄绿色者为佳。生用或蜜炙用。

【药性】 辛、微甘，微寒。归肺、脾、胃、大肠经。

【功效】 发表透疹，清热解毒，升举阳气。

【应用】

**1. 风热感冒，发热头痛** 本品辛甘微寒，性能升散，有发表退热之功。治疗风热感冒，温病初起，发热、头痛等症，可与桑叶、菊花、薄荷等同用。若风寒感冒，恶寒发热、无汗、头痛、咳嗽者，可与麻黄、紫苏叶、白芷等药配伍。若外感风热夹湿之阳明经头痛，额前作痛、呕逆、心烦痞满者，可与苍术、葛根、鲜荷叶等配伍，如清震汤（《症因脉治》）。

**2. 麻疹不透** 本品能辛散发表，透发麻疹，用治麻疹初起，透发不畅，常与葛根、白芍、甘草等同用，如升麻葛根汤（《阎氏小儿方论》）。若麻疹欲出不出，身热无汗，咳嗽咽痛，烦渴尿赤者，常配伍葛根、薄荷、牛蒡子等药。

**3. 齿痛，口疮，咽喉肿痛，阳毒发斑** 本品甘寒，以清热解毒功效见长，为清热解毒之良药，可用治热毒证所致的多种病证。因其尤善清解阳明热毒，故胃火炽盛成毒的牙龈肿痛、口舌生疮、咽肿喉痛以及皮肤疮毒等尤为多用。治疗牙龈肿痛、口舌生疮，多与生石膏、黄连等同用，如清胃散（《兰室秘藏》）。治疗风热疫毒上攻之大头瘟，头面红肿、咽喉肿痛，常与黄芩、玄参、板蓝根等药配伍，如普济消毒饮（《东垣试效方》）。治疗痄腮肿痛，可与黄连、连翘、牛蒡子等药配伍。用治阳毒发斑，常与生石膏、大青叶、紫草等同用。

**4. 气虚下陷，胃下垂，久泻脱肛，子宫脱垂，肾下垂，崩漏下血** 本品入脾胃经，善引脾胃清阳之气上升，其升提之力较柴胡为强。故常用治中气不足，气虚下陷所致的脘腹重坠作胀，食少倦怠，久泻脱肛、子宫脱垂、肾下垂等脏器脱垂，多与黄芪、人参、柴胡等同用，以补气升阳，如补中益气汤（《脾胃论》）；若胸中大气下陷，气短不足以息，又常以本品配柴胡、黄芪、桔梗等，如升陷汤（《医学衷中参西录》）。治疗气虚下陷，月经量多或崩漏者，则以本品配伍人参、黄芪、白术等补中益气药，如举元煎（《景岳全书》）。

【用法用量】 煎服，3～10g。发表透疹、清热解毒宜生用，升阳举陷宜蜜炙用。

【使用注意】 麻疹已透、阴虚火旺，以及阴虚阳亢者均当忌用。

【现代研究】

**1. 化学成分** 本品主要含酚酸类成分：异阿魏酸，升麻酸 A、B、C、D、E；三萜及苷类成分：兴安升麻醇，25-$O$-羟升麻环氧醇-3-$O$-$\beta$-D-木糖苷；色酮类：降升麻素。《中国药典》规定本品含异阿魏酸（$C_{10}H_{10}O_4$）不得少于 0.10%。

**2. 药理作用** 升麻提取物具有解热、抗炎、镇痛、抗惊厥、升高白细胞、抑制血小板聚集及释放等作用。升麻对结核杆菌、金黄色葡萄球菌和卡他球菌有中度抗菌作用。升麻对氯乙酰胆碱、组织胺和氯化钡所致的肠管痉挛均有一定的抑制作用，还具有抑制心脏、减慢心率、降低血压、抑制肠管和妊娠子宫痉挛等作用。其生药与炭药均能缩短凝血时间。

# 葛 根
### Gěgēn （《神农本草经》）

本品为豆科植物野葛 *Pueraria lobata*（Willd.）Ohwi 或甘葛藤 *Pueraria thomsonii* Benth. 的干燥根。前者习称"野葛"，后者习称"粉葛"。《中国药典》称前者为葛根，后者为粉葛。野葛主产于河南、湖南、浙江、四川；甘葛藤主产于广西、广东。野葛在秋、冬二季采挖，多趁鲜切成厚片或小块，干燥；甘葛藤在秋、冬二季采挖，多除去外皮，稍干，截段或再纵切两半或斜切成厚片，干燥。野葛以质疏松、切面纤维性强者为佳；粉葛以块大、质坚实、色白、粉性足、纤维少者为佳。生用或煨用。

【药性】 甘、辛，凉。归脾、胃、肺经。

【功效】 解肌退热，生津止渴，透疹，升阳止泻，通经活络，解酒毒。

【应用】

**1. 外感发热头痛，项背强痛** 本品甘辛性凉，轻扬升散，具有发汗解表、解肌退热之功。外感表证发热，无论风寒或风热，均可选用本品。治疗风热感冒，发热、头痛等症，可与薄荷、菊花、蔓荆子等辛凉解表药同用。若风寒感冒，邪郁化热，发热重、恶寒轻、头痛无汗、目痛鼻干、口微渴、苔薄黄等症，常配伍柴胡、黄芩、羌活等药，如柴葛解肌汤（《伤寒六书》）。本品既能辛散发表以退热，又长于缓解外邪郁阻、经气不利、筋脉失养所致的颈背强痛。故风寒感冒，表实无汗、恶寒、项背强痛者，常与麻黄、桂枝等同用，如葛根汤（《伤寒论》）；若表虚汗出、恶风、项背强痛者，常与桂枝、白芍等配伍，如桂枝加葛根汤（《伤寒论》）。

**2. 热病口渴，消渴** 本品甘凉，于清热之中，又能鼓舞脾胃清阳之气上升，而有生津止渴之功。用治热病津伤口渴，常与芦根、天花粉、知母等同用。治疗消渴证属阴津不足者，可与天花粉、鲜地黄、麦冬等清热养阴生津药配伍；若内热消渴，口渴多饮、体瘦乏力、气阴不足者，又多配伍天花粉、麦冬、黄芪等药，如玉泉丸（《沈氏尊生书》）。

**3. 麻疹不透** 本品味辛性凉，有发表散邪、解肌退热、透发麻疹之功，故可用治麻疹初起，表邪外束，疹出不畅，常与升麻、芍药、甘草等同用，如升麻葛根汤（《阎氏小儿方论》）。若麻疹初起，已现麻疹，但疹出不畅，见发热咳嗽，或乍冷乍热者，可配伍牛蒡子、荆芥、前胡等药。

**4. 热泻热痢，脾虚泄泻**　本品味辛升发，能升发清阳，鼓舞脾胃清阳之气上升而奏止泻痢之效，故可用治表证未解，邪热入里，身热，下利臭秽，肛门有灼热感，苔黄脉数，或湿热泻痢，热重于湿者，常与黄芩、黄连、甘草同用，如葛根芩连汤（《伤寒论》）。若脾虚泄泻，常配伍人参、白术、木香等药，如七味白术散（《小儿药证直诀》）。

**5. 中风偏瘫，胸痹心痛，眩晕头痛**　葛根味辛能行，能通经活络，用治中风偏瘫，胸痹心痛，眩晕头痛，可与三七、丹参、川芎等活血化瘀药配伍。葛根能直接扩张血管，使外周阻力下降，而有明显降压作用，能较好地缓解高血压病人的"项紧"症状，故临床常用治高血压病颈项强痛，如北京同仁堂生产的愈风宁心片即由葛根一味药组成。

**6. 酒毒伤中**　葛根味甘能解酒毒，故可用治酒毒伤中，恶心呕吐，脘腹痞满，常与陈皮、白豆蔻、枳椇子等理气化湿、解酒毒药同用。

【用法用量】　煎服，10 ～ 15g。解肌退热、生津止渴、透疹、通经活络、解酒毒宜生用，升阳止泻宜煨用。

【鉴别用药】　柴胡、升麻、葛根三者皆能发表、升阳，均可用治风热感冒、发热、头痛，以及清阳不升等。柴胡、升麻两者均能升阳举陷，用治气虚下陷，食少便溏，久泻脱肛、胃下垂、肾下垂、子宫脱垂等脏器脱垂；升麻、葛根两者又能透疹，常用治麻疹初起、透发不畅。但柴胡主升肝胆之气，长于疏散少阳半表半里之邪、退热，疏肝解郁，为治疗少阳证的要药；又常用于伤寒邪在少阳之寒热往来、胸胁苦满、口苦咽干、目眩，感冒发热，肝郁气滞之胸胁胀痛、月经不调、痛经等。升麻主升脾胃清阳之气，其升提（升阳举陷）之力较柴胡为强，并善于清热解毒，又常用于多种热毒病证。葛根主升脾胃清阳之气而达到生津止渴、止泻之功，常用于热病烦渴、阴虚消渴及热泻热痢、脾虚泄泻。同时，葛根解肌退热，对于外感表证，发热恶寒、头痛无汗、项背强痛，无论风寒表证或风热表证，均可使用；葛根能通经活络，解酒毒，也可用治中风偏瘫，胸痹心痛，眩晕头痛，酒毒伤中。

【现代研究】

**1. 化学成分**　本品主要含黄酮类成分：葛根素，大豆苷元，大豆苷，大豆苷元 8-O- 芹糖（1-6）葡萄糖苷等；香豆素类：6,7- 二甲基香豆素，6- 牻牛儿基 -7,4′- 二羟基香豆素等。《中国药典》规定野葛含葛根素（$C_{21}H_{20}O_9$）不得少于 2.4%；粉葛含葛根素（$C_{21}H_{20}O_9$）不得少于 0.3%。

**2. 药理作用**　葛根煎剂、葛根乙醇浸膏、葛根素等对实验性发热模型动物均有解热作用。葛根煎剂、醇浸剂、总黄酮、大豆苷、葛根素均能对抗垂体后叶素引起的急性心肌缺血。葛根总黄酮能扩张冠脉血管和脑血管，增加冠脉血流量和脑血流量，降低心肌耗氧量，增加氧供应。葛根能直接扩张血管，使外周阻力下降，而有明显降压作用，能较好地缓解高血压病人的"项紧"症状。葛根素能改善微循环，提高局部微血流量，抑制血小板凝集。葛根所含不同成分分别具有收缩与舒张内脏平滑肌的作用。本品还有降血糖、降血脂、抗氧化等作用。

附药：葛花

本品为豆科植物野葛 *Pueraria lobata*（Willd.）Ohwi 或甘葛藤 *Pueraria thomsonii* Benth. 的未开放花蕾。性味甘，平；归脾、胃经。功能解酒毒，醒脾和胃。主要用于饮酒过度，头痛头昏、烦渴、呕吐、胸膈饱胀等症。常用量 3 ～ 15g。

## 淡豆豉
Dàndòuchǐ (《名医别录》)

本品为豆科植物大豆 *Glycine max* (L.) Merr. 的成熟种子（黑豆）的发酵加工品。全国大部分地区均产。本品气香，味微甘。以色黑、质柔、气香者为佳。生用。

【药性】 苦、辛，凉。归肺、胃经。

【功效】 解表，除烦，宣发郁热。

【应用】

**1. 感冒，寒热头痛** 本品辛散轻浮，能疏散表邪，且发汗解表之力颇为平稳，无论风寒表证或风热表证，皆可配伍使用。用治风热感冒，或温病初起，发热、微恶风寒、头痛口渴、咽痛等症，常与金银花、连翘、薄荷等药同用，如银翘散（《温病条辨》）；若风寒感冒初起，恶寒发热、无汗、头痛、鼻塞等症，常配葱白，如葱豉汤（《肘后方》）。

**2. 热病烦躁胸闷，虚烦不眠** 本品辛散苦泄性凉，既能透散外邪，又能宣散邪热、除烦，常与清热泻火除烦的栀子同用，治疗外感热病，邪热内郁胸中，心中懊恼，烦热不眠，如栀子豉汤（《伤寒论》）。

【用法用量】 煎服，6～12g。传统认为：本品以桑叶、青蒿发酵者多用治风热感冒，热病胸中烦闷之症；以麻黄、紫苏发酵者，多用治风寒感冒头痛。

【现代研究】

**1. 化学成分** 本品主要含异黄酮类成分：大豆苷，大豆素等。其还含维生素、多糖及微量元素等。

**2. 药理作用** 淡豆豉有微弱的发汗作用，并有健胃、助消化作用。

### 附药：大豆黄卷

本品为豆科植物大豆 *Glycine max* (L.) Merr. 的成熟种子经发芽干燥的炮制加工品。性味甘、平；归脾、胃、肺经。功能解表祛暑，清热利湿。适用于暑湿感冒，湿温初起，发热汗少，胸闷脘痞，肢体酸重，小便不利。煎服，9～15g。

## 浮 萍
Fúpíng (《神农本草经》)

本品为浮萍科植物紫萍 *Spirodela polyrrhiza* (L.) Schleid. 的干燥全草。全国大部分地区均产。6～9月采收，洗净，除去杂质，晒干。本品气微，味淡。以色绿、背紫者为佳。生用。

【药性】 辛，寒。归肺、膀胱经。

【功效】 宣散风热，透疹止痒，利尿消肿。

【应用】

**1. 风热感冒** 本品辛寒，质轻上浮，有宣肺发汗、疏散风热之功，较宜于风热感冒，发热无汗等症，可与薄荷、蝉蜕、连翘等同用。若风寒感冒，恶寒无汗，亦可与麻黄、香薷、羌活等发散风寒药同用。

**2. 麻疹不透** 本品辛散，能疏散风热，解表透疹。用于麻疹初起，疹出不畅，常与薄荷、蝉蜕、牛蒡子等同用。

**3. 风疹瘙痒** 本品辛散，具有祛风止痒之功，可用治风邪郁闭肌表，风疹瘙痒。偏于风热者，多与蝉蜕、薄荷、牛蒡子等辛凉类疏风止痒药同用；偏于风寒者，多与麻黄、防风、荆芥等辛温类祛风止痒药同用。

**4. 水肿尿少** 本品上可开宣肺气而发汗透邪，下可通调水道而利尿消肿，故以治疗水肿尿少兼风热表证者为宜，可单用，或与麻黄、连翘、冬瓜皮等同用。

【用法用量】 煎服，3～9g。外用适量，煎汤浸洗。

【使用注意】 表虚自汗者不宜使用。

【现代研究】

**1. 化学成分** 本品主要含黄酮类成分：荭草素，异荭草素，木犀草素-7-葡萄糖苷，芹菜素-7-葡萄糖苷，芦丁等；有机酸类成分：5-对香豆酰奎宁酸，5-咖啡酰奎宁酸等。本品还含鞣质、钾盐等。

**2. 药理作用** 浮萍有解热、抑菌作用。本品又有利尿作用，其有效成分主要为醋酸钾及氯化钾。浮萍水浸膏有强心作用，并能收缩血管使血压上升。

## 木 贼

Mùzéi（《嘉祐本草》）

本品为木贼科植物木贼 *Equisetum hyemale* L. 的干燥地上部分。主产于黑龙江、吉林、辽宁、陕西、湖北。夏、秋二季采割，除去杂质，晒干或阴干。切段。本品气微，味甘淡、微涩，嚼之有沙粒感。以色绿、不脱节者为佳。生用。

【药性】 甘、苦，平。归肺、肝经。

【功效】 疏散风热，明目退翳。

【应用】

**1. 风热目赤，迎风流泪，目生云翳** 本品功能疏散风热、明目退翳，较少用于一般风热感冒，而主要用于风热上攻于目，目赤肿痛，多泪，目生翳障，常与蝉蜕、谷精草、菊花等疏散风热、明目退翳药同用。若肝热目赤，可与决明子、夏枯草、菊花等清肝明目药配伍。

**2. 出血证** 本品兼有止血作用，但药力薄弱，较少单独使用，宜与其他止血药配伍治疗出血证。如治疗肠风下血，可与地榆、槐角、荆芥等配伍；治疗外伤出血，用本品配伍三七、黄柏、五倍子等药。

【用法用量】 煎服，3～9g。

【现代研究】

**1. 化学成分** 本品主要含黄酮类成分：山奈酚，山奈酚-3,7-双葡萄糖苷；有机酸类：琥珀酸，延胡索酸，阿魏酸；生物碱类成分：犬问荆碱，烟碱。本品还含挥发油等。《中国药典》规定本品含山奈酚（$C_{15}H_{10}O_6$）不得少于 0.20%。

**2. 药理作用** 木贼在试管内对金黄色葡萄球菌、大肠杆菌、炭疽杆菌、乙型链球菌、白喉杆菌、伤寒杆菌、绿脓杆菌、痢疾杆菌等有不同程度的抑制作用，并有扩张血管、抗凝血、降低血压、降血脂、降血糖、镇静等作用。

## 谷精草
### Gǔjīngcǎo (《开宝本草》)

本品为谷精草科植物谷精草 *Eriocaulon buergerianum* Koern. 的干燥带花茎的头状花序。主产于江苏、浙江、湖北。秋季采收，将花序连同花茎拔出，晒干。切段。本品气微，味淡。以花序大而紧密、色灰白、花茎短者为佳。生用。

【药性】 辛、甘，平。归肝、肺经。

【功效】 疏散风热，明目退翳。

【应用】

**1. 风热目赤，肿痛羞明，目生翳膜** 本品味辛质轻升散，善于疏散头面风热，明目退翳，用治风热上攻之目赤肿痛、羞明多泪、目生翳膜者，常与荆芥、决明子、龙胆等同用。

**2. 风热头痛** 本品有疏散风热、止痛作用，治疗风热头痛，可与薄荷、菊花、牛蒡子等同用。

【用法用量】 煎服，5～10g。

【使用注意】 阴虚血亏之眼疾者不宜用。

【现代研究】

**1. 化学成分** 本品主要含谷精草素。

**2. 药理作用** 本品水浸剂体外试验对奥杜盎氏小芽孢癣菌、铁锈色小芽孢癣菌有抑制作用；其煎剂对绿脓杆菌、肺炎双球菌、大肠杆菌有抑制作用。

凡以清解里热为主要功效，常用以治疗里热证的药物，称为清热药。

本类药物药性寒凉，沉降入里，通过清热泻火、清热燥湿、清热解毒、清热凉血及清虚热等不同作用，使里热得以清解，即《黄帝内经》"热者寒之"，《神农本草经》"疗热以寒药"的用药原则。

清热药主要用治温热病高热烦渴，肺、胃、心、肝等脏腑实热证，湿热泻痢，湿热黄疸，温毒发斑，痈疮肿毒及阴虚发热等里热证。

由于里热证的致病因素、疾病表现阶段，以及脏腑、病位的不同，里热证有多种证型，有热在气分、血分之分，有实热、虚热之别，需选择不同的清热药进行治疗。

使用清热药时应辨别热证的虚实。实热证有气分实热、营血分热及气血两燔之别，应分别予以清热泻火、清热凉血、气血两清。虚热证则以养阴清热、凉血除蒸。若里热兼有表证，当先解表后清里，或与解表药同用，以表里双解。若里热兼有积滞者，宜配通腑泻下药。

本类药物药性大多寒凉，易伤脾胃，故脾胃虚弱，食少便溏者慎用。苦寒药物易化燥伤阴，热病伤阴或阴虚津亏者慎用。清热药禁用于阴盛格阳或真寒假热之证。

根据清热药的药性、功效及其主治证的差异，清热药可分为清热泻火药、清热燥湿药、清热解毒药、清热凉血药、清虚热药五类。

现代药理研究证明，清热药一般具有抗病原微生物和解热作用，部分药物有增强机体特异性或非特异性功能、抗肿瘤、抗变态反应及镇静、降血压等作用。

## 第一节　清热泻火药

本类药物性味多苦寒或甘寒，以清泄气分邪热为主要作用，主治温热病邪入气分，高热、口渴、汗出、烦躁，甚则神昏谵语、脉洪大等气分实热证。部分清热泻火药能清脏腑火热，故也可用治肺热、胃热、心火、肝火等脏腑火热证。

使用清热泻火药时，若里热炽盛而正气已虚，则宜选配补虚药，以扶正祛邪。

## 石　膏
Shígāo（《神农本草经》）

本品为硫酸盐类矿物石膏族石膏，主含含水硫酸钙（$CaSO_4 \cdot 2H_2O$）。主产于湖北、安徽、山东，以湖北应城产者最佳。全年可采，采挖后，除去泥沙及杂石。本品气微，味淡。以白色、块大、半透明、纵断面如丝者为佳。打碎生用或煅用。

【药性】 辛、甘，大寒。归肺、胃经。

【功效】 生用：清热泻火，除烦止渴；煅用：收湿，生肌，敛疮，止血。

【应用】

**1. 外感热病，高热烦渴** 本品性味辛甘大寒，寒能清热泻火，辛寒解肌透热，甘寒清泻胃火，除烦止渴，为清泻肺胃二经气分实热之要药。治温热病邪在气分之壮热、烦渴、汗出、脉洪大，常与知母相须为用，如白虎汤（《伤寒论》）。若温邪渐入血分，气血两燔而见高热不退、发斑发疹者，常与玄参、牡丹皮、栀子等同用，如清瘟败毒饮（《疫疹一得》）。

本品清热泻火、除烦止渴，用治暑热初起，耗气伤阴，或热病后期，余热未尽，气津两伤，身热、心烦、口渴者，常配竹叶、人参、麦冬等，如竹叶石膏汤（《伤寒论》）。

**2. 肺热喘咳** 本品辛寒入肺经，善于清泄肺经实热，治疗邪热壅肺，咳逆喘促、发热口渴者，常与麻黄、苦杏仁、甘草等药同用，如麻杏石甘汤（《伤寒论》）。

**3. 胃火亢盛，头痛牙痛，内热消渴** 本品能清泻胃火，可治胃火头痛，常与川芎等同用，如石膏川芎汤（《云岐子保命集论类要》）；治胃火上攻之牙龈肿痛，常与黄连、升麻等同用，如清胃散（《外科正宗》）；治胃热上蒸，耗伤津液之消渴，常与知母、生地黄、麦冬等同用，如玉女煎（《景岳全书》）。

**4. 溃疡不敛，湿疹瘙痒，水火烫伤，外伤出血** 煅石膏外用有收湿、生肌、敛疮、止血之功。用治溃疡不敛，常与红粉配伍，如九一丹（《医宗金鉴》）。治湿疹瘙痒，可配黄柏研末外用。治烧烫伤，常与青黛同用。治外伤出血，可单用煅石膏研末外撒。

【用法用量】 生石膏煎服，15～60g，宜打碎先煎。煅石膏外用适量，研末撒敷患处。

【使用注意】 脾胃虚寒及阴虚内热者忌用。

【现代研究】

**1. 化学成分** 本品主要含含水硫酸钙（$CaSO_4 \cdot 2H_2O$），还含有机物、硫化物及微量元素钛、铝、硅等。《中国药典》规定生石膏含含水硫酸钙（$CaSO_4 \cdot 2H_2O$）不得少于95.0%，煅石膏含硫酸钙（$CaSO_4$）不得少于92.0%。

**2. 药理作用** 石膏对实验性发热动物有明显的解热作用，但也有报道其解热作用并不明显者。石膏上清液能明显减少口渴大鼠的饮水量，促进血液凝固，缩短血凝时间，并有抑制神经应激能力、减轻骨骼肌兴奋性、降低毛细血管通透性、促进胆汁排泄、增强巨噬细胞吞噬能力、抗病毒、抗炎、免疫促进、利尿、降血糖等作用。煅石膏粉外敷可见创口成纤维细胞数、肉芽组织中毛细血管数和毛细血管面积明显增加。

## 寒水石

Hánshuǐshí（《神农本草经》）

本品为碳酸盐类矿物方解石族方解石，主含碳酸钙（$CaCO_3$），或硫酸盐类矿物硬石膏族红石膏，主含含水硫酸钙（$CaSO_4 \cdot 2H_2O$）。前者称南寒水石，后者称北寒水石。南寒水石主产于河南、安徽、江苏，北寒水石主产于辽宁、吉林、内蒙古。全年可采，采挖后，除去泥沙及杂石，打碎。南寒水石无臭、无味，以色白、有光泽，击碎后呈方形、具棱角者为佳；北寒水石气微、味淡，以纯净、片状、肉红色、有细丝纹、具光泽者为佳。生用，或煅用。

【药性】 辛、咸，寒。归心、胃、肾经。

【功效】　清热泻火。

【应用】

**1. 热病烦渴，癫狂**　本品性寒，入心经能清热泻火、清心除烦，入胃经能清泻胃火以止渴，治温热病邪在气分，壮热烦渴者，常与石膏、滑石等同用，如三石汤（《温病条辨》）。取本品清泻心胃经实火，用治伤寒阳明热盛之癫狂，常与黄连、甘草等同用；若与天竺黄、冰片等清热化痰、开窍醒神药配伍，可治痰热躁狂。

**2. 口舌生疮，热毒疮肿，丹毒，烧烫伤**　本品能清热泻火以消肿止痛。治疗口舌生疮，可与黄柏等分为末，撒敷患处；若治热毒疮肿，可用本品火煅，配青黛等分为末，香油调搽；若治烧烫伤，可配赤石脂等分为末，菜油调敷，破烂有水者，取药末撒患处；若小儿丹毒，可用本品研末，水调和猪胆汁涂之。

【用法用量】　煎服，9～15g。打碎先煎。外用适量，研细粉调敷患处。

【使用注意】　脾胃虚寒者慎用。

【现代研究】

化学成分　方解石主含碳酸钙（$CaCO_3$），红石膏主含含水硫酸钙（$CaSO_4 \cdot 2H_2O$）。本品还含有铁、铝等。

## 知　母
### Zhīmǔ（《神农本草经》）

本品为百合科植物知母 *Anemarrhena asphodeloides* Bge. 的干燥根茎。主产于河北、山西、陕西、内蒙古。春、秋二季采挖，除去须根及泥沙，晒干，习称"毛知母"；或除去外皮，晒干。切片。本品气微，味微甜、略苦，嚼之带黏性。以切面色黄白者为佳。生用，或盐水炙用。

【药性】　苦、甘，寒。归肺、胃、肾经。

【功效】　清热泻火，滋阴润燥。

【应用】

**1. 外感热病，高热烦渴**　本品味苦甘，性寒质润，苦寒能清热泻火除烦，甘寒能生津润燥止渴，善治温热病邪在气分，壮热、烦渴、汗出、脉洪大者，常与石膏相须为用，如白虎汤（《伤寒论》）。

**2. 肺热咳嗽，阴虚燥咳**　本品主入肺经，苦寒能清肺热，甘寒能滋肺阴、润肺燥。用治肺热咳嗽，痰黄质稠，常与黄芩、栀子、瓜蒌等清肺、化痰药同用，如清金化痰汤（《统旨方》）；治阴虚燥咳，干咳少痰，常与贝母同用，如二母散（《急救仙方》）。

**3. 骨蒸潮热**　本品入肾经，能滋肾阴、泻肾火、退骨蒸，用治肾阴亏虚，阴虚火旺，骨蒸潮热、遗精、盗汗，常与黄柏、地黄等泻火、滋阴药同用，如知柏地黄丸（《医宗金鉴》）。

**4. 内热消渴**　本品苦甘寒质润，取其清热泻火、滋阴润燥、生津止渴之功，常用治内热津伤，口渴引饮之消渴证，可与天花粉、葛根等同用，如玉液汤（《医学衷中参西录》）。

**5. 阴虚肠燥便秘**　本品能滋阴润燥以通便，用治阴虚肠燥便秘，常与生地黄、玄参、麦冬等养阴润肠通便药配伍。

【用法用量】　煎服，6～12g。本品清热泻火宜生用，滋阴降火宜盐水炙用。

【使用注意】　本品性寒质润，能滑肠通便，故脾虚便溏者慎用。

【鉴别用药】　石膏与知母均具有清热泻火、除烦止渴作用，用于治疗气分实热证，症见身热、口渴、汗出、脉洪大等，二者常相须为用。不同之处在于，石膏重在清脏腑实热，泻肺胃实火，用于肺热咳嗽、胃火牙痛，此外，煅石膏收敛生肌，用于疮疡溃后不敛、湿疹、烧烫伤等；知母甘苦性寒质润，具有滋阴润燥作用，既用于肺热咳嗽，又用于阴虚燥咳、内热消渴、骨蒸潮热、肠燥便秘等。

【现代研究】

**1.化学成分** 本品主要含皂苷，其主要成分为知母皂苷 A I 、A II，知母皂苷 B I 、B II 等。本品还含有知母多糖、芒果苷、异芒果苷、生物碱及有机酸等。《中国药典》规定本品含芒果苷（$C_{19}H_{18}O_{11}$）不得少于 0.70%，饮片不得少于 0.50%；含知母皂苷 B II（$C_{45}H_{76}O_{19}$）不得少于 3.0%，饮片不得少于 3.0%。

**2.药理作用** 知母浸膏有解热作用，能防止大肠杆菌所致家兔高热且作用持久。本品有抑制血小板聚集、降低血糖、抗炎、利尿、祛痰、抗菌、抗癌、抗溃疡、改善学习记忆能力、保护脑缺血性损伤等作用。本品所含皂苷能明显降低甲状腺素造成的耗氧率增高，抑制 $Na^+$–$K^+$–ATP 酶活性。本品还能调整 β–肾上腺受体及 M–胆碱能受体的相互关系。

# 芦 根
### Lúgēn（《名医别录》）

本品为禾本科植物芦苇 *Phragmites communis* Trin. 的新鲜或干燥根茎。全国大部分地区均产。全年均可采挖，除去芽、须根及膜状叶，除去杂质，洗净，切段。本品气微，味甘。以条粗均匀、色黄白、有光泽、无须根者为佳。鲜用或晒干用。

【药性】 甘，寒。归肺、胃经。

【功效】 清热泻火，生津止渴，除烦，止呕，利尿。

【应用】

**1.热病烦渴** 本品性味甘寒，既能清泄肺胃气分实热，又能生津止渴、除烦，故可用治热病伤津，烦热口渴，常与麦冬、天花粉等清热生津药同用；或以其鲜汁配麦冬汁、梨汁、荸荠汁、藕汁服，如五汁饮（《温病条辨》）。

**2.肺热咳嗽，肺痈吐脓** 本品入肺经，善于清泄肺热，祛痰排脓。治疗肺热咳嗽，常与黄芩、浙贝母、瓜蒌等药同用；若治风热咳嗽，常与桑叶、菊花、苦杏仁等同用，如桑菊饮（《温病条辨》）。治疗肺痈咳吐脓痰腥臭，常与薏苡仁、冬瓜仁等清肺化痰、排脓之品同用，如苇茎汤（《千金要方》）。

**3.胃热呕哕** 本品入胃经能清胃热而止呕逆，治疗胃热呕哕，可配竹茹、生姜等和胃止呕之品。

**4.热淋涩痛** 本品性寒，有清热利尿之功。治热淋涩痛，小便短赤，常与白茅根、车前子、木通等清热利尿通淋药同用。

【用法用量】 煎服，15 ~ 30g；鲜品用量加倍，或捣汁用。

【使用注意】 脾胃虚寒者慎用。

【鉴别用药】 芦根为芦苇的根茎，苇茎为芦苇的嫩茎。二者出自同一种植物，功效相近。但芦根长于生津止渴，苇茎长于清透肺热，略有侧重。目前药市中多无苇茎供应，可以芦根代之。

**【现代研究】**

**1.化学成分** 本品主要含酚酸类成分：咖啡酸、龙胆酸；维生素类成分：维生素 $B_1$、$B_2$、C 等。本品还含天冬酰胺及蛋白质、脂肪、多糖等。

**2.药理作用** 本品有保肝作用，可通过抗氧化、保护肝细胞、抑制胶原沉积等途径来抑制肝纤维化。此外，本品有解热、镇痛、镇静、抑制中枢神经系统、降血糖、抗氧化、雌性激素样作用，对 β–溶血性链球菌有抑制作用。

天花粉

Tiānhuāfěn（《神农本草经》）

本品为葫芦科植物栝楼 *Trichosanthes kirilowii* Maxim. 或双边栝楼 *Trichosanthes rosthornii* Harms 的干燥根。主产于山东、河南、安徽、四川。秋、冬二季采挖，洗净，除去外皮，切段或纵剖成瓣，干燥。本品气微，味微苦。以块大、色白、粉性足、质坚细腻、筋脉少者为佳。生用。

**【药性】** 甘、微苦，微寒。归肺、胃经。

**【功效】** 清热泻火，生津止渴，消肿排脓。

**【应用】**

**1.热病烦渴** 本品甘微苦微寒，既能清肺胃二经实热，又能生津止渴，故常用治热病烦渴，可与芦根、竹叶等药同用。取本品清热泻火、生津止渴之功，配沙参、麦冬、玉竹等药，可治燥伤肺胃，津液亏损，咽干口渴，干咳少痰，如沙参麦冬汤（《温病条辨》）。

**2.肺热燥咳** 本品入肺经，既能清肺热，又能润肺燥，治燥热伤肺，干咳少痰、痰中带血者，常与天冬、麦冬、生地黄等同用。若燥热伤肺，气阴两伤之咳嗽咯血，可与西洋参、北沙参、阿胶等药同用。

**3.内热消渴** 本品善于清泄肺胃实热，生津止渴，治积热内蕴，化燥伤津之消渴证，常与麦冬、芦根、白茅根等同用；若内热消渴，气阴两伤者，常与人参同用，如玉壶丸（《仁斋直指方》）。

**4.疮疡肿毒** 本品既能清热泻火解毒，又能消肿排脓疗疮，治疮疡初起之红肿热痛，未成脓者可使之消散，脓已成者可溃疮排脓，常与金银花、白芷、穿山甲等同用，如仙方活命饮（《校注妇人良方》）。

**【用法用量】** 煎服，10～15g。

**【使用注意】** 孕妇慎用。不宜与川乌、制川乌、草乌、制草乌、附子同用。

**【现代研究】**

**1.化学成分** 本品主要含天花粉蛋白、α–羟甲基丝氨酸、天冬氨酸、核糖、木糖、阿拉伯糖、7–豆甾烯 –3–β– 醇，还含 α 和 β– 苦瓜素、葫芦苦素等。

**2.药理作用** 本品煎剂对溶血性链球菌、肺炎双球菌、白喉杆菌等多种致病菌有一定的抑制作用。皮下或肌内注射天花粉蛋白，有引产和终止妊娠的作用。天花粉蛋白有抗病毒、抗肿瘤作用。天花粉分离出的 5 种聚糖均有降血糖作用。天花粉煎剂、天花粉蛋白具有提高机体免疫功能的作用。

# 竹　叶

Zhúyè（《名医别录》）

本品为禾本科植物淡竹 *Phyllostachys nigra*（Lodd.）.Munro var. *henois*（Mitf.）.Stapf ex Rendle 的干燥叶。其卷而未放的幼叶，称竹叶卷心。主产于长江流域各省。全年均可采收。晒干。本品气弱，味淡。以叶嫩、色绿、呈卷状者为佳。生用。

【药性】　甘、辛、淡，寒。归心、胃、小肠经。

【功效】　清热泻火，除烦，生津，利尿。

【应用】

**1. 热病烦渴**　本品甘寒入心经，善于清心除烦，生津止渴。治热病津伤，烦热口渴，常与石膏、知母、玄参等同用，如清瘟败毒饮（《疫疹一得》）；治热病后期，余热未清，气津两伤，身热多汗，心胸烦闷，气逆欲呕，虚烦不寐者，常与石膏、人参、麦冬等同用，如竹叶石膏汤（《伤寒论》）。

本品轻清，兼能凉散上焦风热，配金银花、连翘、薄荷等，可用治外感风热，发热口渴，如银翘散（《温病条辨》）。

**2. 口舌生疮，小便短赤涩痛**　本品上能清心火，下能利小便，使火热下行从下而解。治疗心火上炎之口舌生疮，或心火下移小肠之小便短赤涩痛，常与木通、生地黄、甘草同用，如导赤散（《小儿药证直诀》）。竹叶卷心清心泻火之力更强，多用于温病热陷心包，高热不退、神昏谵语者，常与玄参心、莲子心、连翘心等同用，如清宫汤（《温病条辨》）。

【用法用量】　煎服，6～15g；鲜品 15～30g。

【使用注意】　阴虚火旺、骨蒸潮热者不宜使用。

【现代研究】

**1. 化学成分**　本品主要含黄酮类、多糖、茶多酚、矿质元素、氨基酸等。

**2. 药理作用**　竹叶煎剂对金黄色葡萄球菌、绿脓杆菌有抑制作用。本品还具有抗炎、抗过敏、抑制病毒、抗氧化物、保护心脑血管、抗衰老、抗疲劳、提高机体免疫力等作用。

# 淡竹叶

Dànzhúyè（《本草纲目》）

本品为禾本科植物淡竹叶 *Lophatherum gracile* Brongn. 的干燥茎叶。主产于浙江、江苏。夏季未抽花穗前采割，晒干。除去杂质，切段。本品气微，味淡。以叶多、色绿者为佳。生用。

【药性】　甘、淡，寒。归心、胃、小肠经。

【功效】　清热泻火，除烦止渴，利尿通淋。

【应用】

**1. 热病烦渴**　本品甘寒，入心经能清心火以除烦，入胃经能泻胃火以止渴。用治热病伤津，心烦口渴，常配伍石膏、知母、芦根等药。

**2. 口舌生疮，小便短赤涩痛**　本品性寒能清心降火，甘淡能渗湿利尿。用治心火上炎之口舌生疮，或心火下移小肠之小便短赤涩痛，常与木通、滑石、灯心草等同用。

【用法用量】　煎服，6～10g。

【使用注意】 阴虚火旺、骨蒸潮热者不宜使用。

【现代研究】

**1. 化学成分** 本品主要含芦竹素、白茅素等三萜类化合物，以及 *β*– 谷甾醇、豆甾醇、菜油甾醇、蒲公英甾醇等甾类物质。

**2. 药理作用** 本品煎剂有利尿作用，能增加尿中氯化物的排泄；水浸膏有解热作用。淡竹叶乙醇提取物，体外实验对金黄色葡萄球菌、溶血性链球菌、绿脓杆菌、大肠杆菌等有抑制作用。此外，本品还有解热、升高血糖、抗肿瘤等作用。

## 鸭跖草
Yāzhícǎo（《本草拾遗》）

本品为鸭跖草科植物鸭跖草 *Commelina communis* L. 的干燥地上部分。全国大部分地区均产。夏、秋二季采收，晒干，切段。本品气微，味淡。以色黄绿者为佳。生用。

【药性】 甘、淡，寒。归肺、胃、小肠经。

【功效】 清热泻火，解毒，利水消肿。

【应用】

**1. 热病烦渴，风热感冒** 本品性寒，功能清热泻火。治热入气分，高热烦渴，可与石膏、知母、芦根等同用，以加强清热泻火作用。治风热感冒，常与金银花、薄荷、菊花等同用，以加强疏散风热之功。

**2. 咽喉肿痛，痈肿疔毒** 本品能清热解毒利咽。治咽喉肿痛，常与板蓝根、玄参、山豆根等同用；治痈肿疔毒，常与紫花地丁、野菊花、蒲公英等同用，或以鲜品捣烂外敷。

**3. 水肿尿少，热淋涩痛** 本品甘淡性寒，既能淡渗利水以消肿，又能清泄湿热以通淋，治疗湿热水肿尿少，小便淋沥涩痛，可与车前草、木通、白茅根等药同用。

【用法用量】 煎服，15 ～ 30g。外用适量。

【使用注意】 脾胃虚弱者慎用。

【现代研究】

**1. 化学成分** 本品主要含当药素、异荭草素、水仙苷、当药素 –2″ –L– 鼠李糖苷、芦丁等。本品还含左旋黑麦草内酯、哈尔满、去甲哈尔满、丙二酸单酰基对香豆酰飞燕草苷等。

**2. 药理作用** 鸭跖草水煎液体外对金黄色葡萄球菌、志贺氏痢疾杆菌、枯草杆菌、大肠杆菌等有抑制作用，并有明显的解热作用。鸭跖草水提物有保肝作用，可降低谷丙转氨酶和谷草转氨酶活性。

## 栀 子
Zhīzǐ（《神农本草经》）

本品为茜草科植物栀子 *Gardenia jasminoides* Ellis 的干燥成熟果实。主产于江西、湖南、湖北、浙江。9 ～ 11 月果实成熟呈红黄色时采收，除去果梗及杂质，蒸至上气或置沸水中略烫，取出，干燥。本品气微，味微酸而苦。以皮薄、饱满、色黄、完整者为佳。生用或炒焦用。

【药性】 苦，寒。归心、肺、三焦经。

【功效】 泻火除烦，清热利湿，凉血解毒；外用消肿止痛。

【应用】

**1. 热病烦闷**　本品味苦性寒清降，能清泻三焦火邪，泻心火而除烦，为治热病心烦、躁扰不宁之要药，常与淡豆豉同用，如栀子豉汤（《伤寒论》）；治热病火毒炽盛，三焦俱热而见高热烦躁、神昏谵语者，常与黄芩、黄连、黄柏等同用，如黄连解毒汤（《外台秘要》引崔氏方）。

**2. 湿热黄疸**　本品苦能燥湿，寒能清热，善于清利下焦肝胆湿热，治肝胆湿热之黄疸，常与茵陈、大黄等同用，如茵陈蒿汤（《伤寒论》）。

**3. 淋证涩痛**　本品能清下焦湿热，清热凉血，利尿通淋，治血淋、热淋涩痛，常与滑石、车前子、木通等同用，如八正散（《和剂局方》）。

**4. 血热吐衄**　本品性寒，入血分，能清热凉血以止血，故可用治血热妄行引起的多种出血。治血热妄行之吐血、衄血者，常与白茅根、大黄、侧柏叶等同用，如十灰散（《十药神书》）；治三焦火盛迫血妄行之吐血、衄血者，常与黄芩、黄连、黄柏等同用，如黄连解毒汤（《外台秘要》引崔氏方）。

**5. 目赤肿痛**　本品能泻火解毒，清肝胆火以明目，治肝胆火热上攻之目赤肿痛，常与黄连、龙胆草、夏枯草等药配伍。

**6. 热毒疮疡**　本品能清热泻火，凉血解毒，治热毒疮疡，红肿热痛者，常与金银花、连翘、蒲公英等同用。

**7. 扭挫伤痛**　本品外用消肿止痛，用治扭挫伤痛，可用生栀子粉与黄酒调成糊状，外敷患处。

【用法用量】　煎服，6～10g。外用生品适量，研末调敷。生栀子走气分而清热泻火，焦栀子及栀子炭入血分而凉血止血。又传统认为，栀子皮（果皮）偏于达表而去肌肤之热，栀子仁（种子）偏于走里而清里热。

【使用注意】　本品苦寒伤胃，脾虚便溏者慎用。

【现代研究】

**1. 化学成分**　本品主要含栀子苷、羟异栀子苷、栀子素、西红花素、西红花酸、栀子花甲酸、栀子花乙酸、绿原酸，还含挥发油、多糖、胆碱及多种微量元素。《中国药典》规定本品含栀子苷（$C_{17}H_{24}O_{10}$）不得少于1.8%，饮片不得少于1.5%，焦栀子不得少于1.0%。

**2. 药理作用**　栀子提取物在体外能明显抑制甲型流感病毒、PIV1、RSV、HSV、HSV1、HSV2等病毒的致细胞病变作用。本品有保肝利胆作用，能促进胆汁分泌及胆红素排泄、降低血中胆红素。其水煎液能降低胰淀粉酶、促进胰腺分泌、增强胰腺炎时胰腺腺细胞的抗病能力、显著增加正常肝血流量。栀子总苷能增加胃黏膜血流量，促进NO水平及NOS活性、降低ICAM-1在胃组织的表达，对胃黏膜损伤具有显著的保护作用。此外，本品还具有解热、镇痛、抗菌、抗炎、镇静催眠、降血压作用。

# 夏枯草

Xiàkūcǎo（《神农本草经》）

本品为唇形科植物夏枯草 *Prunella vulgaris* L. 的干燥果穗。主产于江苏、浙江、安徽、河南、湖北。夏季果穗呈棕红色时采收，除去杂质，晒干。本品气微，味淡。以穗大、色棕红者为佳。生用。

【药性】　辛、苦，寒。归肝、胆经。

【功效】　清肝泻火，明目，散结消肿。

【应用】

**1. 目赤肿痛，目珠夜痛，头痛眩晕**　本品苦寒降泄，主入肝经，善清泻肝火以明目。治肝火上炎之目赤肿痛，常与桑叶、菊花、决明子等清肝明目药同用；若肝阴不足，目珠疼痛，入夜加剧者，可与生地黄、当归、白芍等滋养肝阴（血）之品配伍。治疗肝火上攻，头痛眩晕者，可与钩藤、决明子、菊花等长于清肝、平肝之药同用。

**2. 瘿瘤，瘰疬**　本品辛以散结，苦以泄热，有良好的清肝火、散郁结作用。治瘿瘤，常与昆布、玄参等同用；若肝郁化火，痰火郁结之瘰疬，可与海藻、浙贝母、玄参等消痰散结药配伍，共收清肝火、散痰结之效，如内消瘰疬丸（《疡医大全》）。

**3. 乳痈，乳癖，乳房胀痛**　本品既能清泻肝火，又能散结消肿，可治乳痈、乳癖、乳房胀痛，常与蒲公英、浙贝母、柴胡等同用。若配金银花、重楼等清热解毒、消散痈肿药，可治热毒疮疡。

【用法用量】　煎服，9～15g。

【使用注意】　脾胃虚弱者慎用。

【现代研究】

**1. 化学成分**　本品主要含迷迭香酸等有机酸，齐墩果酸、熊果酸等三萜类成分，芦丁、木犀草素等黄酮类。本品还含甾类、香豆素类、挥发油等。《中国药典》规定本品含迷迭香酸（$C_{18}H_{16}O_8$）不得少于 0.20%。

**2. 药理作用**　本品煎剂、水浸出液、乙醇 – 水浸出液及乙醇浸出液对实验动物都具有较明显的降低血压作用。夏枯草总皂苷可减小大鼠急性心肌梗死的范围，降低早期死亡率及抗凝血作用。夏枯草醇提物有显著降血糖作用。夏枯草煎剂、醇浸剂有抗病原微生物作用。夏枯草水煎、醇提等不同的夏枯草提取物对多种肿瘤细胞株有显著的抑瘤作用。此外，本品还有抑制结石形成、抗炎、免疫抑制等作用。

# 决明子

Juémíngzǐ（《神农本草经》）

本品为豆科植物钝叶决明 *Cassia obtusifolia* L. 或决明（小决明）*Cassia tora* L. 的干燥成熟种子。主产于安徽、广西、四川。秋季采收成熟果实，晒干，打下种子，除去杂质。本品气微，味微苦。以颗粒均匀、饱满、色绿棕者为佳。生用，或炒用。

【药性】　甘、苦、咸，微寒。归肝、大肠经。

【功效】　清热明目，润肠通便。

【应用】

**1. 目赤涩痛，羞明多泪，目暗不明**　本品主入肝经，功善清肝明目。治肝火上炎之目赤肿痛，羞明多泪，常与黄芩、赤芍、木贼等同用，如决明子散（《银海精微》）；治风热上攻之头痛目赤，常与桑叶、菊花、木贼等同用；若肝肾阴亏，视物昏花，目暗不明者，可与山茱萸、熟地黄、枸杞子等滋补肝肾药配伍。

**2. 头痛眩晕**　本品苦寒清泄，入肝经，既能清泻肝火，又能平抑肝阳。治肝火上攻或肝阳上亢之头痛眩晕，常与菊花、夏枯草、钩藤等清肝、平肝药同用。

**3. 肠燥便秘**　本品味苦通泄，质润滑利，入大肠经，功能清热润肠通便，故常用治内热肠燥或津亏肠燥，大便秘结，常与瓜蒌仁、火麻仁、郁李仁等润肠通便药同用。

【用法用量】　煎服，9 ～ 15g。用于润肠通便，不宜久煎。

【使用注意】　气虚便溏者不宜使用。

【现代研究】

**1. 化学成分**　本品主要含大黄酚、大黄素、大黄素甲醚、大黄酸、橙黄决明素、美决明子素等蒽醌类化合物，并含决明苷、甾醇类及硬脂酸、棕榈酸、油酸、亚油酸等。《中国药典》规定本品含大黄酚（$C_{15}H_{10}O_4$）不得少于 0.2%，饮片不得少于 0.12%；含橙黄决明素（$C_{17}H_{14}O_7$）不得少于 0.080%。

**2. 药理作用**　本品具有降血脂和抗动脉粥样硬化作用，可降低实验动物总胆固醇和甘油三酯，抑制动脉粥样硬化斑块形成。决明子水浸出液、醇浸出液有降血压作用。决明子粉、煎剂及流浸膏均有泻下和抗菌作用。决明子醇提物具有保肝作用，对实验动物血清 AST、ALT 的升高有降低作用。决明子水煎剂具有减肥作用，能抑制营养性肥胖大鼠体质量的增加，改善胰岛素抵抗，但不影响食欲。本品还具有抑菌、保肝、肾保护、抗血小板聚集、抗氧化活性、改善学习记忆能力等作用。

## 密蒙花
### Mìménghuā（《开宝本草》）

本品为马钱科植物密蒙花 *Buddleja officinalis* Maxim. 的干燥花蕾和花序。主产于湖北、四川、陕西、河南。春季花未开放时采收，除去杂质，干燥。本品气微香，味微苦、辛。以色灰黄、花蕾密聚、茸毛多者为佳。生用。

【药性】　甘，微寒。归肝经。

【功效】　清热泻火，养肝明目，退翳。

【应用】

**1. 目赤肿痛，羞明多泪，目生翳膜**　本品甘寒，入肝经能清泻肝火、明目退翳。治肝火上炎之目赤肿痛，常与夏枯草、决明子等同用；治风热上攻之羞明多泪，常与木贼、菊花等同用；治肝火郁滞，目生翳膜，常与蝉蜕、白蒺藜等同用，如拨云退翳丸（《原机启微》）。

**2. 肝虚目暗，视物昏花**　本品甘寒，入肝经，既能清肝明目，又能养肝明目，治肝虚有热所致目暗不明、视物昏花者，常与菟丝子、女贞子等同用。

【用法用量】　煎服，3 ～ 9g。

【现代研究】

**1. 化学成分**　本品主要含蒙花苷、芹菜苷、刺槐苷、木犀草苷、密蒙花新苷、木犀草素 –7–O– 葡萄糖苷等。《中国药典》规定本品含蒙花苷（$C_{28}H_{32}O_{14}$）不得少于 0.50%。

**2. 药理作用**　密蒙花提取物体外对金黄色葡萄球菌、乙型溶血性链球菌有抑菌作用。密蒙花醇提物有降血糖作用。此外，本品还有抗血管内皮细胞增生、调节体内性激素水平、抑制泪腺细胞凋亡、解痉、利胆、利尿等作用。

## 青葙子
### Qīngxiāngzǐ（《神农本草经》）

本品为苋科植物青葙 *Celosia argentea* L. 的干燥成熟种子。全国大部分地区均产。秋季果实成熟时采割植株或摘取果穗，晒干，收集种子，除去杂质。本品气微，味淡。以粒饱满、色黑、光亮者为佳。生用。

【药性】 苦，微寒。归肝经。

【功效】 清肝泻火，明目退翳。

【应用】

**1. 肝热目赤，目生翳膜，视物昏花** 本品苦寒清降，功专清泻肝火，明目退翳。用治肝火上炎之目赤肿痛，目生翳膜，常与决明子、茺蔚子、羚羊角等同用；治肝虚血热之视物昏花，常与熟地黄、玄参、车前子等同用。

**2. 肝火眩晕** 本品能清泻肝火以平抑肝阳，治肝阳化火所致头痛、眩晕、烦躁不寐，可与石决明、栀子、夏枯草等药同用。

【用法用量】 煎服，9～15g。

【使用注意】 本品有扩散瞳孔作用，青光眼患者禁用。

【现代研究】

**1. 化学成分** 本品主要含棕榈酸、硬脂酸、油酸、亚油酸及青葙子苷 A、青葙子苷 B 等；还含多种氨基酸。

**2. 药理作用** 青葙子提取物有降血糖、保肝、降血压等作用。本品还可以降低眼压，其所含油脂有扩瞳作用，对晶状体具有保护作用。青葙子水煎液对绿脓杆菌有抑制作用。

# 第二节 清热燥湿药

本类药物性味苦寒，苦能燥湿，寒能清热，以清热燥湿为主要作用，主要用治湿热证。湿热内蕴，多见发热、苔腻、尿少等症状，但因湿热所侵机体部位的不同，临床症状各有所异。如湿温或暑温夹湿所致的身热不扬、胸膈痞闷、小便短赤；湿热蕴结脾胃所致的脘腹痞满、恶心呕吐；湿热壅滞大肠所致的泄泻、痢疾、痔疮肿痛；湿热蕴蒸肝胆所致的胁肋疼痛、黄疸、耳肿流脓；下焦湿热之小便淋沥涩痛、带下黄臭；湿热流注关节所致的关节红肿热痛；湿热浸淫肌肤之湿疹、湿疮等。此外，本类药物多具有清热泻火、解毒作用，亦可用治脏腑火热证及热毒疮痈。

本类药物苦寒性大，燥湿力强，过服易伐胃伤阴，故用量不宜过大。凡脾胃虚寒、阴虚津亏者当慎用，必要时可与健胃药或养阴药同用。用本类药物治疗脏腑火热证及痈肿疮疡时，可分别配伍清热泻火药、清热解毒药。

## 黄 芩

Huángqín（《神农本草经》）

本品为唇形科植物黄芩 *Scutellaria baicalensis* Georgi 的干燥根。主产于河北、山西、内蒙古、陕西。春、秋二季采挖，除去须根和泥沙，晒后撞去粗皮，晒干。本品气微，味苦。以外表皮棕黄色、切面色黄者为佳。生用、炒用或酒炙用。

【药性】 苦，寒。归肺、胆、脾、大肠、小肠经。

【功效】 清热燥湿，泻火解毒，止血，安胎。

【应用】

**1. 湿温暑湿、胸闷呕恶，湿热痞满、泻痢、黄疸** 本品苦寒，能清肺胃、肝胆、大肠湿热，尤善清中上焦湿热。治湿温或暑湿初起，身热不扬，胸脘痞闷，舌苔黄腻等症，常配滑石、白豆蔻、通草等渗利化湿之品，如黄芩滑石汤（《温病条辨》）；治湿热中阻，痞满呕吐，常与黄连、半夏、干姜等同用，如半夏泻心汤（《伤寒论》）；治湿热泻痢，常配黄连、白芍等药，如芍药汤（《医学六书》）；治湿热黄疸，须配伍茵陈、栀子等清利湿热、利胆退黄药。

**2. 肺热咳嗽，高热烦渴** 本品主入肺经，长于清肺热，为治肺热咳嗽之要药。单用有效，即清金丸（《丹溪心法》）；或配桑白皮、知母、麦冬等清肺止咳之品。若与瓜蒌、桑白皮、苦杏仁等清肺化痰止咳药用同，可用治痰热咳喘，如清气化痰丸（《医方考》）。本品能清气分实热，并有退热之功，配伍连翘、栀子、大黄等药，可用治外感热病，邪郁于内之高热烦渴、尿赤便秘者，如凉膈散（《和剂局方》）。若配伍柴胡，可和解退热，用于邪在少阳，往来寒热，如小柴胡汤（《伤寒论》）。

**3. 痈肿疮毒** 本品有清热泻火解毒之功，用治痈肿疮毒，常与黄连、黄柏、栀子配伍，如黄连解毒汤（《外台秘要》引崔氏方）。

**4. 血热出血** 本品炒炭能清热泻火、凉血止血。治热盛迫血妄行之吐血、衄血，可单用本品或与大黄同用；治血热便血，常与地榆、槐花等同用。

**5. 胎热胎动不安** 本品有清热安胎之功。治胎热之胎动不安，每与白术、当归等同用，如当归散（《金匮要略》）；若与当归、白芍、白术等养血养胎药同用，可用治血虚有热之胎动不安，如安胎丸（《寿世保元》）。

【**用法用量**】 煎服，3～10g。清热泻火、解毒宜生用，安胎多炒用，清上焦热酒炙用，止血宜炒炭用。又传统将黄芩分为枯芩与子芩，枯芩（片芩）为生长年久的宿根，中空而枯，体轻主浮，善清上焦肺火，主治肺热咳嗽痰黄；子芩（条芩）为生长年少的子根，体实而坚，质重主降，善清大肠之火、泄下焦湿热，主治湿热泻痢、黄疸尿赤。

【**使用注意**】 本品苦寒伤胃，脾胃虚寒者不宜使用。

【**现代研究**】

**1. 化学成分** 本品主要含黄芩苷、黄芩素（黄芩苷元）、汉黄芩素、汉黄芩苷、黄芩新素等黄酮类成分。此外，本品还含有苯乙酮、棕榈酸、油酸等挥发油成分，$\beta$-谷甾醇，黄芩酶等。《中国药典》规定本品含黄芩苷（$C_{21}H_{18}O_{11}$）不得少于 9.0%，饮片含黄芩苷（$C_{21}H_{18}O_{11}$）不得少于 8.0%。

**2. 药理作用** 黄芩煎剂体外对金黄色葡萄球菌、溶血性链球菌、肺炎双球菌等革兰阳性菌，大肠杆菌、痢疾杆菌、绿脓杆菌等革兰阴性菌，均有不同程度的抑制作用；黄芩煎剂、水浸出物体外对甲型流感病毒、乙肝病毒亦有抑制作用；黄芩苷、黄芩苷元对急、慢性炎症均有抑制作用，并能降低毛细血管的通透性，减少过敏介质的释放，具有抗过敏作用；黄芩水煎醇沉液、黄芩苷、黄芩总黄酮等具有明显的解热作用。此外，本品还具有镇静、保肝、利胆、降血糖、降血压、扩张血管、抗动脉粥样硬化、降脂、抗氧化等作用。

# 黄 连

Huánglián（《神农本草经》）

本品为毛茛科植物黄连 *Coptis chinensis* Franch.、三角叶黄连 *Coptis deltoidea* C.Y.Cheng et Hsiao 或云连 *Coptis teeta* Wall. 的干燥根茎。以上三种分别习称"味连""雅连""云连"。味连、雅连主产于四川、湖北。云连主产于云南。秋季采挖，除去须根和泥沙，干燥，撞去残留须根。

本品气微，味极苦。以切面鲜黄，味极苦者为佳。生用或清炒、姜汁炙、酒炙、吴茱萸水炙用。

【药性】 苦，寒。归心、脾、胃、肝、胆、大肠经。

【功效】 清热燥湿，泻火解毒。

【应用】

**1. 湿热痞满，呕吐，泻痢** 本品大苦大寒，清热燥湿之力胜于黄芩，尤长于清泄中焦脾胃、大肠湿热，常用治湿热泻痢、呕吐，尤为治泻痢要药。病轻者，单用有效；或与黄柏、秦皮、白头翁同用，如白头翁汤（《伤寒论》）；若配木香，可治湿热泻痢，腹痛，里急后重，如香连丸（《兵部手集方》）；若与白芍、木香、槟榔等配伍，可用治湿热泻痢，下痢脓血，如芍药汤（《医学六书》）；治湿热下痢脓血日久，可与椿皮、乌梅等配伍；若与葛根、黄芩等同用，可治湿热泻痢兼表证发热者，如葛根芩连汤（《伤寒论》）。

本品治湿热蕴结脾胃，胸腹痞满、呕吐泄泻，常与厚朴、石菖蒲、半夏等燥湿行气药同用，如连朴饮（《霍乱论》）；或与黄芩、半夏、干姜等同用，如半夏泻心汤（《伤寒论》）。

**2. 高热神昏，心火亢盛，心烦不寐，心悸不宁** 本品清热泻火力强，尤善清心火，对心经热盛所致多种病证均有较好疗效。治热病扰心，高热烦躁，甚则神昏谵语，常与连翘、牛黄等同用，如黄连解毒汤（《外科正宗》）；治心火亢盛，心烦失眠者，常与朱砂、生甘草同用，如黄连安神丸（《仁斋直指方》）；若配白芍、阿胶等滋阴养血之品，可用治心火亢盛，热盛耗伤阴血之虚烦失眠、心悸怔忡，如黄连阿胶汤（《伤寒论》）；若配肉桂，可治心火上炎，心肾不交之怔忡不寐，如交泰丸（《四科简效方》）。

**3. 血热吐衄** 本品苦寒清泄，善于清热泻火解毒，治疗邪火内炽，迫血妄行之吐血、衄血，常与大黄、黄芩配伍，如泻心汤（《金匮要略》）。

**4. 胃热呕吐吞酸、消渴，胃火牙痛** 本品善于清泻胃火。治胃热呕吐，常配伍半夏、竹茹、橘皮，如黄连橘皮竹茹汤（《温热经纬》）；若与吴茱萸同用，可治肝火犯胃，呕吐吞酸，即左金丸（《丹溪心法》）。治胃热炽盛，消谷善饥，烦渴多饮之消渴证，常与麦冬、芦根、天花粉同用。治胃火上攻，牙龈肿痛，常与生地黄、升麻、牡丹皮等同用，如清胃散（《兰室秘藏》）。

**5. 痈肿疔疮，目赤肿痛，口舌生疮** 本品既能清热燥湿，又能泻火解毒，尤善疗疔毒。用治痈肿疔毒，多与黄芩、黄柏、栀子同用，如黄连解毒汤（《外台秘要》引崔氏方）；外用可与黄柏、栀子等配伍。治目赤肿痛，赤脉胬肉，可与青葙子、决明子等同用。若心火上炎，口舌生疮，或心热下移小肠之心烦、口疮、小便淋沥涩痛者，常与栀子、竹叶等药同用。

**6. 湿疹湿疮，耳道流脓** 本品有清热燥湿、泻火解毒之功，以之制为软膏外敷，可治皮肤湿疹、湿疮。取其浸汁涂患处，可治耳道流脓；煎汁滴眼，可治眼目红肿。

【用法用量】 煎服，2～5g。外用适量。黄连生用功能清热燥湿，泻火解毒；酒黄连善清上焦火热，多用于目赤肿痛、口舌生疮；姜黄连善清胃和胃止呕，多用治寒热互结，湿热中阻，痞满呕吐；萸黄连功善疏肝和胃止呕，多用治肝胃不和之呕吐吞酸。

【使用注意】 本品大苦大寒，过量久服易伤脾胃，脾胃虚寒者忌用。苦燥易伤阴津，阴虚津伤者慎用。

【现代研究】

**1. 化学成分** 本品主要含小檗碱、黄连碱、药根碱、巴马汀（掌叶防己碱）、棕榈碱、非洲防己碱、木兰、表小檗碱等异喹啉类生物碱，还含有黄柏酮、黄柏内酯、阿魏酸、绿原酸等。《中国药典》规定本品以盐酸小檗碱计：味连含小檗碱（$C_{20}H_{17}NO_4$）不得少于 5.5%，含表小檗碱（$C_{20}H_{17}NO_4$）不得少于 0.80%，黄连碱（$C_{19}H_{13}NO_4$）不得少于 1.60%，巴马汀（$C_{21}H_{21}NO_4$）

不得少于 1.5%；雅连含盐酸小檗碱（$C_{20}H_{18}ClNO_4$）不得少于 4.5%；云连含盐酸小檗碱（$C_{20}H_{18}ClNO_4$）不得少于 7.0%；味连饮片含小檗碱（$C_{20}H_{17}NO_4$）不得少于 5.0%，含表小檗碱（$C_{20}H_{17}NO_4$）、黄连碱（$C_{19}H_{13}NO_4$）和巴马汀（$C_{21}H_{21}NO_4$）的总量不得少于 3.3%。

**2. 药理作用**　黄连及小檗碱对金黄色葡萄球菌、肺炎双球菌、痢疾杆菌、霍乱弧菌以及肺炎杆菌、百日咳杆菌、白喉杆菌均有一定的抑制作用；小檗碱对各型流感病毒均有明显抑制作用；黄连对蓝色毛菌、絮状表皮藓菌等皮肤真菌，巴马汀、药根碱等对白色念珠菌等均有显著抑制作用；黄连、小檗碱、黄连碱、药根碱等均有显著抗炎作用；黄连及小檗碱均有解热作用；黄连及小檗碱均有抗实验性胃溃疡，抑制胃液分泌，保护胃黏膜的作用；黄连水煎液、小檗碱均能抗糖尿病，具有降血糖作用。此外，本品还具有强心、抗心肌缺血、抗动脉粥样硬化、抗心律失常、降压、抗血小板聚集、抗肿瘤、降血脂、抗痴呆等作用。

## 黄　柏
Huángbò（《神农本草经》）

本品为芸香科植物黄皮树 Phellodendron chinense Schneid. 或黄檗 Phellodendron amurense Rupr. 的干燥树皮。前者习称"川黄柏"，后者习称"关黄柏"。《中国药典》称前者为黄柏，后者为关黄柏。川黄柏主产于四川、贵州，关黄柏主产于辽宁、吉林、河北。剥取树皮，除去粗皮，晒干；润透，切片或切丝。本品气微，味极苦，嚼之有黏性。以皮厚、色鲜黄、味极苦者为佳。生用或盐水炙、炒炭用。

【药性】　苦，寒。归肾、膀胱经。

【功效】　清热燥湿，泻火解毒，除骨蒸。

【应用】

**1. 湿热泻痢，黄疸尿赤，带下阴痒，热淋涩痛，脚气痿躄**　本品苦寒沉降，长于清下焦湿热。治湿热泻痢，常与白头翁、黄连、秦皮同用，如白头翁汤（《伤寒论》）；若与栀子同用，可治湿热黄疸尿赤，如栀子柏皮汤（《伤寒论》）；治湿热下注之带下黄浊臭秽、阴痒，常与山药、芡实、车前子等同用，如易黄汤（《傅青主女科》）；治湿热下注膀胱，小便短赤热痛，常与萆薢、茯苓、车前子等同用，如萆薢分清饮（《医学心悟》）；治湿热下注所致脚气肿痛、痿软无力，常配苍术、牛膝，如三妙丸（《医学心悟》）。

**2. 骨蒸劳热，盗汗，遗精**　本品主入肾经，善泻相火、退骨蒸。治阴虚火旺，骨蒸潮热、遗精盗汗等，常与知母相须为用，并配生地黄、山药等药，如知柏地黄丸（《医宗金鉴》），或与熟地黄、龟甲等同用，如大补阴丸（《丹溪心法》）。

**3. 疮疡肿毒，湿疹湿疮**　本品既能清热燥湿，又能泻火解毒。治疮疡肿毒，内服、外用均可。内服以本品配黄芩、黄连、栀子，如黄连解毒汤（《外台秘要》引崔氏方）；外用配大黄、黄连为末，醋调外搽。治湿疹瘙痒，可与苦参、白鲜皮等配伍，亦可配煅石膏等份为末，外撒或油调搽患处。

【用法用量】　煎服，3～12g。外用适量。清热燥湿、泻火解毒宜生用，滋阴降火宜盐炙用，止血多炒炭用。

【鉴别用药】　黄芩、黄连、黄柏性味皆苦寒，均能清热燥湿、泻火解毒，常用治湿热内蕴或热毒炽盛之证，每相须为用。但黄芩偏泻上焦肺火，肺热咳嗽者多用；黄连偏泻中焦胃火，并长于泻心火，中焦湿热泻痢、痞满呕逆及心火亢盛、高热心烦者多用；黄柏偏泻下焦相火、除骨蒸，湿热下注诸证及骨蒸劳热者多用。

【使用注意】　本品苦寒伤胃，脾胃虚寒者忌用。

【现代研究】

**1. 化学成分**　本品主要含小檗碱、木兰花碱、黄柏碱、药根碱、掌叶防己碱等多种生物碱。此外，本品还含有黄柏内酯、黄柏酮、黄柏酮酸等苦味质成分，7-脱氢豆甾醇、$\beta$-谷甾醇、菜油甾醇等甾体成分。《中国药典》规定川黄柏含小檗碱以盐酸小檗碱（$C_{20}H_{17}NO_4 \cdot HCl$）计不得少于 3.0%，含黄柏碱以盐酸黄柏碱（$C_{20}H_{23}NO_4 \cdot HCl$）计不得少于 0.34%；关黄柏含小檗碱以盐酸小檗碱（$C_{20}H_{17}NO_4 \cdot HCl$）计不得少于 0.60%，含黄柏碱以盐酸黄柏碱（$C_{20}H_{23}NO_4 \cdot HCl$）计不得少于 0.30%。

**2. 药理作用**　本品所含的小檗碱、药根碱、掌叶防己碱等生物碱，对金黄色葡萄球菌、大肠杆菌、痢疾杆菌、伤寒杆菌、结核杆菌、溶血性链球菌等均有一定抑制作用；对白色念珠菌、絮状表皮癣菌、大小孢子菌等皮肤致病性真菌具有较强的抑制作用；对流感病毒、乙肝表面抗原也有抑制作用。黄柏及所含小檗碱有显著抗炎性增生，并有抗溃疡，利胆作用。此外，本品还具有抗心律失常、降压、镇静、降血糖、抗痛风等作用。

# 龙　胆
## Lóngdǎn（《神农本草经》）

本品为龙胆科植物条叶龙胆 Gentiana manshurica Kitag.、龙胆 Gentiana scabra Bge.、三花龙胆 Gentiana triflora Pall. 或滇龙胆 Gentiana rigescens Franch. 的干燥根及根茎，习称"龙胆草"。前三种习称"龙胆"，后一种习称"坚龙胆"。龙胆主产于吉林、辽宁、黑龙江、内蒙古，因以东北产量最大，故习称"关龙胆"。坚龙胆主产于云南。春、秋二季采挖，洗净，十燥，切段。本品气微，味甚苦。以色黄或色黄棕色者为佳。生用。

【药性】　苦，寒。归肝、胆经。

【功效】　清热燥湿，泻肝胆火。

【应用】

**1. 湿热黄疸，阴肿阴痒，带下，湿疹瘙痒**　本品苦寒，清热燥湿之中，尤善清下焦湿热，常用治下焦湿热所致诸证。治湿热黄疸，常与苦参同用，如苦参丸（《杂病源流犀烛》）；或与栀子、大黄、白茅根等药同用；若治湿热下注，带下黄臭、阴肿阴痒、湿疹瘙痒，常配泽泻、木通、车前子等药，如龙胆泻肝汤（《兰室秘藏》）。

**2. 肝火头痛，目赤肿痛，耳鸣耳聋，胁痛口苦，强中，惊风抽搐**　本品苦寒沉降，善泻肝胆实火。治肝火头痛，目赤肿痛，耳鸣耳聋，强中，胁痛口苦，常配伍柴胡、黄芩、栀子等药，如龙胆泻肝汤（《兰室秘藏》）；治肝经热盛，热极生风所致之高热惊风抽搐，常配伍牛黄、黄连、钩藤等药，如凉惊丸（《小儿药证直诀》），或与大黄、芦荟、青黛等药同用，如当归龙荟丸（《宣明论方》）。

【用法用量】　煎服，3 ～ 6g。

【使用注意】　脾胃虚寒者忌用，阴虚津伤者慎用。

【现代研究】

**1. 化学成分**　本品主要含龙胆苦苷、当药苷、三叶苷、苦龙苷、苦樟苷等环烯醚萜苷类，龙胆黄碱、龙胆碱、秦艽甲素、乙素、丙素等生物碱。此外，本品还含有龙胆三糖、$\beta$-谷甾醇等。《中国药典》规定本品龙胆含龙胆苦苷（$C_{16}H_{20}O_9$）不得少于 3.0%，坚龙胆含龙胆苦苷（$C_{16}H_{20}O_9$）不得少于 1.5%；饮片龙胆含龙胆苦苷（$C_{16}H_{20}O_9$）不得少于 2.0%，坚龙胆含龙胆苦苷（$C_{16}H_{20}O_9$）不得少于 1.0%。

**2. 药理作用**　龙胆水浸剂对石膏样毛癣菌、星形奴卡氏菌等皮肤真菌有不同程度的抑制作用，对钩端螺旋体、金黄色葡萄球菌、绿脓杆菌、变形杆菌、伤寒杆菌也有抑制作用；龙胆苦苷有抗炎作用。此外，本品还具有镇静、促进胃液及胃酸分泌、保肝、抑制心脏、减缓心率、降压及抗疟原虫等作用。

# 秦 皮
Qínpí（《神农本草经》）

本品为木犀科植物苦枥白蜡树 *Fraxinus rhynchophylla* Hance、白蜡树 *Fraxinus chinensis* Roxb.、尖叶白蜡树 *Fraxinus szaboana* Lingelsh. 或宿柱白蜡树 *Fraxinus stylosa* Lingelsh. 的干燥枝皮或干皮。主产于陕西、河北、吉林、辽宁。春、秋二季剥取，晒干。本品气微，味苦。以外表皮色灰白、味苦者为佳。生用。

【药性】　苦、涩，寒。归肝、胆、大肠经。

【功效】　清热燥湿，收涩止痢，止带，明目。

【应用】

**1. 湿热泻痢，赤白带下**　本品苦涩性寒，功能清热燥湿、收涩止痢、止带，故可用治湿热泻痢，里急后重，常与白头翁、黄连、黄柏等药同用，如白头翁汤（《伤寒论》）。若治湿热下注之带下，可与黄柏、泽泻等药配伍。

**2. 肝热目赤肿痛，目生翳膜**　本品能清泻肝火、明目退翳，用治肝经郁火所致目赤肿痛、目生翳膜，可单用煎水洗眼，或配伍栀子、黄连、夏枯草等药。若肝经风热、目赤生翳，常配伍木贼、谷精草、桑叶等药。

【用法用量】　煎服，6～12g。外用适量，煎洗患处。

【使用注意】　脾胃虚寒者忌用。

【现代研究】

**1. 化学成分**　本品主要含秦皮素、秦皮苷、七叶素、七叶苷（秦皮甲素，其苷元即秦皮乙素）等香豆素类成分及鞣质等。《中国药典》规定本品含秦皮甲素（$C_{15}H_{16}O_9$）和秦皮乙素（$C_9H_6O_4$）的总量不得少于 1.0%，饮片含秦皮甲素（$C_{15}H_{16}O_9$）和秦皮乙素（$C_9H_6O_4$）的总量不得少于 0.80%。

**2. 药理作用**　秦皮水煎剂对金黄色葡萄球菌、大肠杆菌、福氏痢疾杆菌、宋内氏痢疾杆菌均有抑制作用；七叶苷对金黄色葡萄球菌、卡他球菌、链球菌、奈瑟氏双球菌有抑制作用；秦皮乙素对卡他双球菌、金黄色葡萄球菌、大肠杆菌、福氏痢疾杆菌也有抑制作用；秦皮乙素、秦皮苷、秦皮素均有明显的抗炎、镇痛作用。此外，本品还具有利尿、促进尿酸排泄、抗氧化、抗肿瘤、保护血管、保肝等作用。

# 苦 参
Kǔshēn（《神农本草经》）

本品为豆科植物苦参 *Sophora flavescens* Ait. 的干燥根。我国大部分地区均产。春、秋二季采挖，除去根头及小支根，洗净，干燥；或趁鲜切片，干燥。本品气微，味极苦。以切面色黄白、味极苦者为佳。生用。

【药性】 苦，寒。归心、肝、胃、大肠、膀胱经。

【功效】 清热燥湿，杀虫止痒，利尿。

【应用】

**1. 湿热泻痢，便血，黄疸，赤白带下，阴肿阴痒** 本品苦寒之性较强，既清热燥湿，又兼利尿，使湿热之邪外出，可用治多种湿热证。治湿热蕴结胃肠，腹痛泄泻或下痢脓血，可单用本品制丸服，或与木香同用，如香参丸（《奇方类编》）；治便血、痔漏出血，可与地榆、生地黄等同用；治湿热黄疸，可与龙胆、栀子等同用；治湿热带下、阴肿阴痒，可配蛇床子、鹤虱等药。

**2. 湿疹湿疮，皮肤瘙痒，疥癣麻风，滴虫性阴道炎** 本品既能清热燥湿，又能杀虫止痒，为治皮肤病之要药，内服外用均可。治湿疹、湿疮，单用煎水外洗有效，或与黄柏、蛇床子煎水外洗。治皮肤瘙痒，可配伍皂角、荆芥等药；若配防风、蝉蜕、荆芥等药，可治风疹瘙痒，如消风散（《外科正宗》）；治疥癣瘙痒，可与黄柏、蛇床子、地肤子等配伍，或与硫黄、枯矾制成软膏外涂。治滴虫性阴道炎，多煎水灌洗或作栓剂外用。

**3. 湿热淋痛，尿闭不通** 本品既能清热，又能利尿，用治湿热蕴结之小便不利、灼热涩痛、尿闭不通，常与石韦、车前子、栀子等药同用。

【用法用量】 煎服，4.5～9g。外用适量，煎汤洗患处。

【使用注意】 脾胃虚寒及阴虚津伤者者忌用或慎用。不宜与藜芦同用。

【现代研究】

**1. 化学成分** 本品主要含苦参碱、氧化苦参碱、异苦参碱、槐果碱、异槐果碱、氧化槐果碱、槐胺碱等生物碱。此外，本品还含有苦参醇、新苦参醇、苦参酮、异苦参酮等黄酮类化合物。《中国药典》规定本品含苦参碱（$C_{15}H_{24}N_2O$）和氧化苦参碱（$C_{15}H_{24}N_2O_2$）的总量不得少于1.2%，饮片含苦参碱（$C_{15}H_{24}N_2O$）和氧化苦参碱（$C_{15}H_{24}N_2O_2$）的总量不得少于1.0%。

**2. 药理作用** 苦参煎剂及苦参碱对痢疾杆菌、金黄色葡萄球菌、大肠杆菌、乙型溶血性链球菌、结核杆菌等有明显抑制作用；苦参碱、氧化苦参碱对乙型肝炎病毒、丙型肝炎病毒、柯萨奇病毒、腺病毒具有较强的抑制作用，并对毛癣菌、黄癣菌、红色表皮癣菌等皮肤真菌具有不同程度的抑制作用；苦参碱、氧化苦参碱具有抗炎、抗过敏作用。此外，本品还具有抗心律失常、抗肿瘤、升高白细胞、保肝、抑制免疫、镇静、平喘等作用。

## 白鲜皮

*Báixiānpí*（《神农本草经》）

本品为芸香科植物白鲜 *Dictamnus dasycarpus* Turcz. 的干燥根皮。主产于辽宁、河北、四川、江苏。春、秋二季采挖根部，除去泥沙及粗皮，剥取根皮，切片，干燥。本品有羊膻气，味微苦。以皮厚、色灰白、羊膻气浓者为佳。生用。

【药性】 苦，寒。归脾、胃、膀胱经。

【功效】 清热燥湿，祛风解毒。

【应用】

**1. 湿热疮毒，黄水淋漓，湿疹，风疹，疥癣疮癞** 本品性味苦寒，有清热燥湿、泻火解毒、祛风止痒之功。用治湿热疮毒、肌肤溃烂、黄水淋漓者，可配伍苍术、苦参、连翘等药；治湿疹风疹、疥癣疮癞，又常配伍苦参、防风、地肤子等药，煎汤内服、外洗。

**2. 湿热黄疸、尿赤，风湿热痹** 本品善于清热燥湿，可治湿热蕴蒸之黄疸、尿赤，常配伍茵陈、栀子等药；取其既能清热燥湿，又能祛风通痹，用治风湿热痹，关节红肿热痛，常配伍苍术、黄柏、薏苡仁等药。

【**用法用量**】 煎服，5～10g。外用适量，煎汤洗或研粉敷。

【**使用注意**】 脾胃虚寒者慎用。

【**现代研究**】

**1. 化学成分** 本品主要含白鲜碱、异白鲜碱等生物碱及梣酮、黄柏酮、黄柏酮酸等柠檬苦素类化合物。此外，本品还含有粗多糖、谷甾醇等。《中国药典》规定本品含梣酮（$C_{14}H_{16}O_3$）不得少于0.050%，黄柏酮（$C_{26}H_{34}O_7$）不得少于0.15%。

**2. 药理作用** 白鲜皮水浸剂对毛癣菌、黄癣菌、小芽孢癣菌、表皮癣菌、星形奴卡氏菌等多种致病性真菌有不同程度的抑制作用，并有抗炎、解热、抗过敏作用。此外，白鲜碱能兴奋离体蛙心，增强心肌收缩力，并对离体兔耳血管、家兔和豚鼠子宫平滑肌有明显的收缩作用。其挥发油在体外有抗癌作用。

# 第三节 清热解毒药

本类药物性味多苦寒，以清热解毒为主要作用。主治各种热毒证，如疮痈疔疖、丹毒、温毒发斑、咽喉肿痛、痄腮、热毒下痢及虫蛇咬伤、癌肿、烧烫伤等。

在临床应用本类药物时，应根据各种证候的不同表现及兼证，结合具体药物的功用特点，有针对性地选择，并做相应的配伍。如火热炽盛者，可配伍清热泻火药；热毒在血分者，可配伍清热凉血药；疮痈肿毒、咽喉肿痛者，可配伍活血消肿药；热毒血痢、里急后重者，可配伍活血行气药等。

本类药物药性寒凉，易伤脾胃，中病即止，不可过服。

## 金银花
Jīnyínhuā（《新修本草》）

本品为忍冬科植物忍冬 *Lonicera japonica* Thunb. 的干燥花蕾或带初开的花。主产于河南、山东。夏初花开放前采收，干燥。本品气清香，味淡、微苦。以花蕾多、色黄白、气清香者为佳。生用，炒用或制成露剂使用。

【**药性**】 甘，寒。归肺、心、胃经。

【**功效**】 清热解毒，疏散风热。

【**应用**】

**1. 痈肿疔疮，喉痹，丹毒** 本品甘寒，清热解毒、消散痈肿力强，为治热毒疮痈之要药，适用于各种热毒壅盛之外痈内痈、喉痹、丹毒。治疮痈初起，红肿热痛者，可单用煎服，并用药渣外敷患处；亦可与当归、赤芍、白芷等配伍，如仙方活命饮（《校注妇人良方》）；治疔疮肿毒，坚硬根深者，常与野菊花、蒲公英、紫花地丁等同用，如五味消毒饮（《医宗金鉴》）；治肠痈腹痛，常与大血藤、败酱草、当归等配伍；治肺痈咳吐脓血，常与鱼腥草、芦根、薏苡仁等药配伍。治咽喉肿痛，可与板蓝根、山豆根、马勃等药同用。治血热毒盛，丹毒红肿者，可与大青叶、板蓝根、紫花地丁等配伍。

**2. 风热感冒，温病发热** 本品甘寒质轻，芳香疏透，既能清热解毒，又能疏散风热，适用于外感风热，温热病。治温病初起，身热头痛，咽痛口渴，常与连翘、薄荷、牛蒡子等同用，如银翘散（《温病条辨》）；治温病气分热盛，壮热烦渴，可与石膏、知母等药同用；本品与生地黄、玄参等药配伍，可治热入营分，身热夜甚，神烦少寐，有透营转气之功，如清营汤（《温病条辨》）；治热入血分，高热神昏，斑疹吐衄等，常与连翘、生地黄等配伍，如神犀丹（《温热经纬》）。本品兼能清解暑热，治外感暑热，可煎汤代茶饮，或用金银花露，或与鲜扁豆花、鲜荷叶等同用，如清络饮（《温病条辨》）。

**3. 热毒血痢** 本品性寒，有清热解毒、凉血止痢之效，故可用治热毒痢疾，下痢脓血，单用浓煎服，或与黄连、黄芩、白头翁等同用，以增强止痢效果。

【用法用量】 煎服，6 ～ 15g。疏散风热、清泄里热以生品为佳；炒炭宜用于热毒血痢；露剂多用于暑热烦渴。

【使用注意】 脾胃虚寒及气虚疮疡脓清者忌用。

【现代研究】

**1. 化学成分** 本品主要含有机酸类成分：绿原酸，异绿原酸，咖啡酸等；黄酮类成分：木犀草素，苜蓿素，槲皮素等。本品还含挥发油、环烯醚萜苷、三萜皂苷等。《中国药典》规定本品含绿原酸（$C_{16}H_{18}O_9$）不得少于 1.5%，木犀草苷（$C_{21}H_{20}O_{11}$）不得少于 0.050%。

**2. 药理作用** 本品所含绿原酸类化合物等成分对金黄色葡萄球菌、溶血性链球菌、痢疾杆菌、霍乱弧菌等多种致病菌均有一定的抑制作用；有一定的抗流感病毒、柯萨奇病毒等作用。其水煎液、口服液和注射液有不同程度的退热作用，明显提高小鼠腹腔巨噬细胞吞噬百分率和吞噬指数。绿原酸类化合物有显著利胆作用，皂苷有保肝作用。银花炭混悬液有显著止血作用。本品有降低胆固醇作用，还有抗生育、兴奋中枢、降血糖、增强免疫功能、抗血小板聚集、促进胃液分泌等作用。

附药：忍冬藤、山银花

**1. 忍冬藤** 本品为忍冬科植物忍冬 *Lonicera japonica* Thund. 的干燥茎枝，又名金银花藤。性味甘，寒；归肺、胃经。功用与金银花相似，但清热解毒之力不及金银花，兼有清热疏风、通络止痛的功效，临床多用于温病发热、风湿热痹等证。煎服，9 ～ 30g。

**2. 山银花** 本品为忍冬科植物灰毡毛忍冬 *Lonicera macranthoides* Hand.-Mazz.、红腺忍冬 *Lonicera hypoglauca* Miq.、华南忍冬 *Lonicera confusa* DC. 或黄褐毛忍冬 *Lonicera fulvotomentosa* Hsu et S.C.Cheng 的干燥花蕾或带初开的花。主产于重庆、贵州、湖南、广西。夏初花开放前采收，干燥，生用。性味甘，寒；归肺、心、胃经。功能清热解毒，疏散风热。适用于痈肿疔疮，喉痹，丹毒，风热感冒，温病发热。本品药性功用与金银花相似，在有些地区作为金银花的代用品使用。煎服，6 ～ 15g。

连 翘

Liánqiào（《神农本草经》）

本品为木犀科植物连翘 *Forsythia suspensa*（Thunb.）Vahl 的干燥果实。主产于山西、河南、陕西、湖北、山东。秋季果实初熟尚带绿色时采收，除去杂质，蒸熟，晒干，习称"青翘"；果实熟透时采收，晒干，除去杂质，习称"老翘"或"黄翘"。青翘采得后即蒸熟晒干，筛取籽实作"连翘心"用。本品气微香，味苦。青翘以色较绿、不开裂者为佳；老翘以色较黄、瓣大、壳厚者为佳。生用。

【药性】 苦，微寒。归肺、心、小肠经。

【功效】 清热解毒，消肿散结，疏散风热。

【应用】

**1. 痈疽，瘰疬，乳痈，丹毒** 本品苦寒，功用与金银花相似，长于清心火、解疮毒，又能消散痈肿结聚，故前人有"疮家圣药"之称。治疮痈红肿未溃，常与穿山甲、皂角刺等配伍；治疮疡脓出、红肿溃烂，常与牡丹皮、天花粉、白芷等同用；治痰火郁结，瘰疬痰核，常与夏枯草、浙贝母、玄参等同用，共奏清肝散结、化痰消肿之效；治乳痈肿痛，常与蒲公英、紫花地丁、漏芦等药同用；若血热毒盛，丹毒红肿者，可与大青叶、板蓝根、紫花地丁等配伍。

**2. 风热感冒，温病初起，热入营血、高热烦渴、神昏发斑** 本品苦寒，外可疏散风热，内可清热解毒，常与金银花相须为用治外感风热及温热病。治外感风热或温病初起，发热，咽痛口渴，配伍金银花、薄荷、牛蒡子等药，如银翘散（《温病条辨》）；若温病热入营分，可配伍生地黄、玄参、金银花等，如清营汤（《温病条辨》）；热入血分，可配伍生地黄、玄参、紫草等，如神犀丹（《温热经纬》）。本品轻宣疏散之力稍逊于金银花，但苦寒清降之性较强，尤长于清泻心火，故治热邪内陷心包，高热、烦躁、神昏等症，较为多用，常与黄连、玄参、莲子心等药配伍。

**3. 热淋涩痛** 本品苦寒泄降，兼能清心利尿。治湿热壅滞所致之小便不利或淋沥涩痛，多配伍车前子、白茅根、竹叶等药。

【用法用量】 煎服，6～15g。青翘清热解毒之力较强；老翘长于透热达表，疏散风热；连翘心长于清心泻火，常用治邪入心包之高热烦躁、神昏谵语等症。

【使用注意】 脾胃虚寒及气虚脓清者不宜用。

【鉴别用药】 连翘与金银花均有清热解毒、疏散风热作用，既能透热达表，又能清里热而解毒，对热毒疮疡、风热感冒、温热病等，常相须为用。二者不同之处在于：连翘清心解毒之力强，并善于消痈散结，为疮家圣药，亦治瘰疬痰核；而金银花疏散表热之效优，且炒炭后善于凉血止痢，用治热毒血痢。

【现代研究】

**1. 化学成分** 本品主要含烃类、醛酮类、醇脂醚类化合物等挥发油，连翘苷等木脂素，连翘酯苷 A、C、D 等苯乙醇苷类，齐墩果酸等三萜，咖啡酸等有机酸等。《中国药典》规定本品青翘含挥发油不得少于 2.0%（mL/g）；本品按干燥品计算，含连翘苷（$C_{27}H_{34}O_{11}$）不得少于 0.15%，青翘含连翘酯苷 A（$C_{29}H_{36}O_{15}$）不得少于 3.5%，老翘含连翘酯苷 A（$C_{29}H_{36}O_{15}$）不得少于 0.25%。

**2. 药理作用** 连翘水煎液有广谱抗菌作用，对多种革兰阳性及阴性细菌有明显的抑制作用；连翘酯苷、连翘苷等具有抗氧化能力；其乙醇提取物对肿瘤细胞有抑制作用；其甲醇提取物有抗炎和止痛作用，还有抗过敏活性、抗真菌、抗病毒、解热、抗肝损伤等作用。

# 穿心莲

Chuānxīnlián（《岭南采药录》）

本品为爵床科植物穿心莲 *Andrographis paniculata*（Burm. f.）Nees 的干燥地上部分。主产于广东、广西。秋初茎叶茂盛时采割，晒干。本品气微，味极苦。以色绿、叶多者为佳。生用。

【药性】　苦，寒。归心、肺、大肠、膀胱经。

【功效】　清热解毒，凉血，消肿，燥湿。

【应用】

**1. 风热感冒，温病初起**　本品质轻透散，苦寒清解，尤善清肺火、解热毒。治风热感冒或温病初起，发热头痛，可单用，如穿心莲片（《中国药典·一部》2020年版）；亦常与金银花、连翘、薄荷等同用。

**2. 咽喉肿痛，口舌生疮**　本品苦寒清泄，功能清热解毒、凉血消肿，用治热毒上攻，咽喉肿痛、口舌生疮，常与玄参、牛蒡子、板蓝根等同用。

**3. 顿咳劳嗽，肺痈吐脓**　本品苦寒，能清肺火，解热毒。治痰热壅肺，喘促气急，顿咳劳嗽，可配伍黄芩、桑白皮、地骨皮等；治肺痈咳吐脓血，可与鱼腥草、桔梗、冬瓜仁等同用。

**4. 痈肿疮疡，蛇虫咬伤**　本品既能清热解毒，又能凉血消痈。治热毒壅聚，痈肿疮毒者，可单用或配金银花、野菊花、重楼等同用，并用鲜品捣烂外敷；治蛇虫咬伤，可与半边莲、白花蛇舌草同用。

**5. 湿热泻痢，热淋涩痛，湿疹瘙痒**　本品苦燥性寒，有清热解毒、燥湿、止痢功效，故凡湿热诸证均可应用。治胃肠湿热，腹痛泄泻，下痢脓血，可单用，或与苦参、木香等同用；治膀胱湿热，小便淋沥涩痛，多与车前子、白茅根、黄柏等药配伍；治湿疹瘙痒，可以本品为末，甘油调涂患处。本品亦可用于湿热黄疸、湿热带下等证。

【用法用量】　煎服，6～9g。因其味甚苦，入煎剂易致恶心呕吐，故多作丸、片剂服用。外用适量。

【使用注意】　不宜多服久服；脾胃虚寒者不宜服用。

【现代研究】

**1. 化学成分**　本品主要含内酯类成分：穿心莲内酯，脱水穿心莲内酯，新穿心莲内酯（穿心莲新苷），脱氧穿心莲内酯，潘尼内酯等。本品还含黄酮类、甾醇、皂苷、糖类及缩合鞣质等。《中国药典》规定本品含穿心莲内酯（$C_{20}H_{30}O_5$）、新穿心莲内酯（$C_{20}H_{30}O_5$）、14-去氧穿心莲内酯（$C_{20}H_{30}O_4$）和脱水穿心莲内酯（$C_{20}H_{28}O_4$）的总量不得少于1.5%。

**2. 药理作用**　穿心莲煎剂对金黄色葡萄球菌、绿脓杆菌、变形杆菌、肺炎双球菌、溶血性链球菌、痢疾杆菌、伤寒杆菌有不同程度的抑制作用；能提高白细胞吞噬能力；并有抗生育作用。穿心莲多种内酯有抗炎性细胞因子、抗自由基氧化损伤等作用。此外，本品还有解热、抗肿瘤、利胆保肝、抗病毒、调节免疫功能、抗蛇毒及毒蕈碱样作用。

<h2 style="text-align:center">大青叶</h2>

Dàqīngyè（《名医别录》）

本品为十字花科植物菘蓝 *Isatis indigotica* Fort. 的干燥叶。主产于江苏、河北、安徽、河南。夏、秋二季分2～3次采收，除去杂质，晒干。本品气微，味微酸、苦、涩。以叶大完整、色暗灰绿者为佳。生用。

【药性】　苦、寒。归心、胃经。

【功效】　清热解毒，凉血消斑。

【应用】

**1. 温病高热，神昏，发斑发疹**　本品苦寒，善于清解心胃二经实火热毒，又入血分而凉血消斑，故可用治温热病心胃火热毒盛，热入营血，高热神昏，发斑发疹，常与玄参、栀子等药同用，如犀角大青汤（《医学心悟》）。本品质轻力强，具表里双清之效，治风热感冒或温病初起，发热头痛，口渴咽痛等，常与薄荷、牛蒡子等药同用。

**2. 痄腮，喉痹，口疮，丹毒，痈肿**　本品苦寒，既能清心胃实火，又善解瘟疫时毒，有解毒利咽、凉血消肿之效。治瘟毒上攻，发热头痛，痄腮，喉痹，可与金银花、黄芩、牛蒡子等同用；治心胃火盛，咽喉肿痛，口舌生疮，常与生地黄、大黄、升麻等同用；治血热毒盛，丹毒红肿，以及热毒痈肿，可用鲜品捣烂外敷，或配蒲公英、紫花地丁、重楼等药。

【用法用量】　煎服，9～15g。外用适量。

【使用注意】　脾胃虚寒者忌用。

【现代研究】

**1. 化学成分**　本品主要含靛玉红、靛蓝等吲哚类生物碱，水杨酸、丁香酸等有机酸，菘蓝苷等苷类，铁、钛、锰、锌等无机元素，甾醇，挥发性成分等。《中国药典》规定本品含靛玉红（$C_{16}H_{10}N_2O_2$）不得少于0.020%。

**2. 药理作用**　大青叶煎剂有广谱抑菌作用；对流感病毒、腮腺炎病毒等有抑制作用。靛玉红有显著的抗白血病作用。此外，本品还有抗内毒素、免疫增强、解热、抗炎、抗肿瘤、保肝利胆等作用。

【其他】　2020年版《中国药典·一部》将菘蓝叶定为大青叶的正品，将蓼科植物蓼蓝 *Polygonum tinctorium* Ait. 的干燥叶定名为蓼大青叶。此外，爵床科多年生灌木状草本马蓝 *Baphicacanthus csia*（Nees）Bremek.、马鞭草科落叶灌木路边青 *Clerodendron cyrtophyllum* Turcz. 等在不同地区亦做大青叶使用，功效、主治基本相同。

## 板蓝根

Bǎnlángēn（《新修本草》）

本品为十字花科植物菘蓝 *Isatis indigotica* Fort. 的干燥根。主产于江苏、河北。秋季采挖，除去泥沙，晒干。切片。本品气微，味微甜后苦涩。以片大均匀、体实、粉性大者为佳。生用。

【药性】　苦，寒。归心、胃经。

【功效】　清热解毒，凉血，利咽。

【应用】

**1. 温疫时毒，发热咽痛**　本品苦寒，入心、胃经，有类似大青叶的清热解毒之功，而以解毒利咽散结见长。用治外感风热或温病初起，发热、头痛、咽痛，可单用，如板蓝根颗粒（《中国药典·一部》2020年版）；或与金银花、连翘、薄荷等同用。治风热上攻，咽喉肿痛，常与玄参、马勃、牛蒡子等同用。

**2. 温毒发斑，痄腮，烂喉丹痧，大头瘟疫，丹毒，痈肿**　本品苦寒，有清热解毒、凉血消肿之功，主治多种瘟疫热毒之证。治时行温病，温毒发斑，舌绛紫暗者，常与生地黄、紫草、黄芩同用，如神犀丹（《温热经纬》）；治丹毒，痄腮，烂喉丹痧，大头瘟疫，头面红肿、咽喉不利者，常配伍黄连、黄芩、牛蒡子等药，如普济消毒饮（《东垣试效方》）。

【用法用量】　煎服，9～15g。

【使用注意】　体虚而无实火热毒者忌服，脾胃虚寒者慎用。

【现代研究】

**1. 化学成分**　本品主要含生物碱类成分告依春、表告依春等，氨基酸类成分，喹唑酮类成分，有机酸类成分。本品还含靛玉红、靛蓝、羟基靛玉红、谷甾醇、腺苷、丁香苷、落叶松树脂醇等。《中国药典》规定本品药材含（R,S）– 告依春（$C_5H_7NOS$）不得少于0.020%，饮片不得少于0.030%。

**2. 药理作用**　本品所含吲哚类化合物有抗菌作用；有抗流感病毒、肝炎病毒、解热等作用。靛玉红有显著的抗肿瘤、抗白血病作用，并能抑制血小板聚集。板蓝根多糖可促进小鼠免疫功能及增强抗体形成细胞功能，增强小鼠静脉注射碳粒廓清速率。

【其他】　2020年版《中国药典·一部》将菘蓝的根定为板蓝根的正品，而爵床科植物马蓝 *Baphicacanthus cusia*（Nees）Bremek. 的干燥根茎和根，在南方地区亦作为板蓝根使用，称"南板蓝根"。二者药性、功效、应用基本相同。

## 青　黛
### Qīngdài（《药性论》）

本品为爵床科植物马蓝 *Baphicacanthus cusia*（Nees）Bremek.、蓼科植物蓼蓝 *Polygonum tinctorium* Ait. 或十字花科植物菘蓝 *Isatis indigotica* Fort. 的叶或茎叶经加工制得的干燥粉末、团块或颗粒。主产于福建、广东、江苏、河北。福建所产品质最优，称"建青黛"。秋季采收以上植物的落叶，加水浸泡，至叶腐烂，叶落脱皮时，捞去落叶，加适量石灰乳，充分搅拌至浸液由乌绿色转为深红色时，捞取液面泡沫，晒干而成。本品微有草腥气，味淡。以粉细、色蓝、质轻而松、能浮于水面，以火烧之呈紫红色火焰者为佳。研细用。

【药性】　咸，寒。归肝经。

【功效】　清热解毒，凉血消斑，泻火定惊。

【应用】

**1. 温毒发斑，血热吐衄**　本品有与大青叶相似的清热解毒、凉血消斑之力，但解热作用较逊，故多用治温毒发斑，常配伍生石膏、生地黄、栀子等药；治血热妄行的吐血、衄血，常与生地黄、白茅根等药同用。

**2. 喉痹口疮，痄腮，火毒疮疡**　本品有清热解毒、凉血消肿之效。治热毒炽盛，喉痹，咽喉肿痛者，常与板蓝根、甘草同用；若口舌生疮，多与冰片同用，撒敷患处；治火毒疮疡，痄腮肿痛，《普济方》以之与寒水石共研为末，外敷患处。

**3. 肝火犯肺，咳嗽胸痛，痰中带血**　本品咸寒，主清肝火，又兼泻肺热，且能凉血止血。治肝火犯肺，咳嗽胸痛，痰中带血，常与海蛤壳同用，如黛蛤散（《卫生鸿宝》）。若肺热咳嗽，痰黄质稠，可与海浮石、瓜蒌仁等同用。

**4. 小儿惊痫**　本品咸寒，主归肝经，长于清泻肝经实火，有息风定惊止痉之功。治小儿惊风抽搐，多与钩藤、牛黄等同用，如凉惊丸（《小儿药证直诀》）；治暑热惊痫，常与甘草、滑石同用，如碧玉散（《宣明论方》）。

【用法用量】　1～3g，宜入丸散用。外用适量。

【使用注意】　胃寒者慎用。

【鉴别用药】　大青叶、板蓝根、青黛三者大体同出一源，功效相近，皆有清热解毒、凉血消斑之作用。但大青叶凉血消斑力强，板蓝根解毒利咽散结效著，青黛清肝定惊功胜。

**【现代研究】**

**1. 化学成分**　本品主要含靛蓝、靛玉红等吲哚类生物碱，色胺酮、喹唑二酮、水杨酸等有机酸，菘蓝苷等苷类，铁、锰、锌等无机元素。《中国药典》规定本品含靛蓝（$C_{16}H_{10}N_2O_2$）不得少于 2.0%，含靛玉红（$C_{16}H_{10}N_2O_2$）不得少于 0.13%。

**2. 药理作用**　本品对金黄色葡萄球菌、炭疽杆菌、志贺氏痢疾杆菌、霍乱弧菌均有抗菌作用。具有抗癌作用，其有效成分靛玉红对动物移植性肿瘤有中等强度的抑制作用。靛蓝尚有一定的保肝作用。靛玉红还有抗氧化作用。

# 贯　众
## Guànzhòng（《神农本草经》）

本品为鳞毛蕨科植物粗茎鳞毛蕨 *Dryopteris crassirhizoma* Nakai 的干燥根茎和叶柄残基。主产于黑龙江、辽宁、吉林，习称"东北贯众"或"绵马贯众"。《中国药典》称本品为绵马贯众。秋季采挖，削去叶柄，须根，除去泥沙，晒干。切片。本品气特异，味初淡而微涩，后渐苦、辛。以切面棕色、须根少者为佳。生用或炒炭用。

**【药性】**　苦，微寒；有小毒。归肝、胃经。

**【功效】**　清热解毒，驱虫，止血。

**【应用】**

**1. 时疫感冒，风热头痛，温毒发斑**　本品苦寒，善解时疫之毒，既能清气分之实热，又能解血分之热毒，可用于防治温热毒邪所致之证。治疗时疫感冒，风热头痛，可与薄荷、金银花、板蓝根等药同用。治温热病热入营血，或温毒发斑，常与玄参、大青叶、水牛角等药配伍。

**2. 痄腮，疮疡肿毒**　本品苦寒，有清热凉血解毒之功，治痄腮红肿疼痛，疮疡肿毒，可与牛蒡子、连翘、青黛等药同用。

**3. 虫积腹痛**　本品能"杀三虫"，与驱虫药配伍用于绦虫、钩虫、蛲虫、蛔虫等多种肠道寄生虫病。

**4. 崩漏下血**　本品炒炭有收涩止血之功，主治血热所致之衄血、吐血、便血、崩漏等，尤善治崩漏下血。治崩漏下血，可与五灵脂、茜草等同用；治衄血、吐血，可配伍黄连、白及等；治便血，可配伍地榆、槐花等药。

**【用法用量】**　煎服，4.5～9g。清热解毒、驱虫宜生用；止血宜炒炭用。外用适量。

**【使用注意】**　本品有小毒，用量不宜过大。服用本品时忌油腻。脾胃虚寒者及孕妇慎用。

**【现代研究】**

**1. 化学成分**　本品主要含间苯三酚类衍生物黄绵马酸、绵马酸、绵马素、白绵马素、新棉马素，黄酮，三萜，挥发油，树脂等。

**2. 药理作用**　本品有抗病毒、抗菌、抗肿瘤、抗氧化、止血作用；绵马素对无脊椎动物平滑肌有毒性，能使绦虫、钩虫麻痹变硬，而达到驱肠虫效用；东北贯众素有抗血吸虫作用；其提取物有较强的收缩子宫、抗早孕及堕胎作用。

**3. 不良反应**　粗茎鳞毛蕨根茎所含多种间苯三酚衍生物有一定毒性，主要作用于消化系统和中枢神经系统，大剂量时可损害视神经，引起失明，大脑白质也可受损。中毒的主要表现：轻者头痛，头晕，腹泻，腹痛，呼吸困难，黄视或短暂失明，重者有谵妄、昏迷、黄疸、肾功能损伤，四肢强直，阵发性惊厥，终因呼吸衰竭而死亡。中毒后恢复缓慢，可造成永久性失明。本品中毒原因主要是用量过大，以及用药前未经品种鉴定，误用毒性大的贯众，或没有掌握应用宜忌等。此外，脂肪可加速有毒成分的吸收而使毒性增大，故服用本品时忌油腻。

【其他】 贯众的品种历代复杂，除 2020 年版《中国药典·一部》收载的上述绵马贯众外，紫萁科植物紫萁 *Osmunda japonica* Thunb.、球子蕨科植物荚果蕨 *Matteuccia struthiopteris*（L.）Todaro、乌毛蕨科植物乌毛蕨 *Blechnum orientaie* L.、狗脊蕨 *Woodwardia japonica*（L.f.）Sm.、苏铁蕨 *Brainea insignis*（Hook.）J.Sm、蹄盖蕨科植物蛾眉蕨 *Lunathyrium acrostichoides*（Sw.）Ching 等的带叶柄残基的根茎在不同地区亦作贯众入药。

# 蒲公英
Púgōngyīng（《新修本草》）

本品为菊科植物蒲公英 *Taraxacum mongolicum* Hand.–Mazz.、碱地蒲公英 *Taraxacum borealisinense* Kitam. 或同属数种植物的干燥全草。全国大部分地区均产。春至秋季花初开时采挖，除去杂质，洗净，晒干。本品气微，味微苦。以叶多、色灰绿、带根者为佳。鲜用或生用。

【药性】 苦、甘，寒。归肝、胃经。

【功效】 清热解毒，消肿散结，利湿通淋。

【应用】

**1. 痈肿疔疮，乳痈，肺痈，肠痈，瘰疬** 本品苦寒，善清热解毒、消痈散结，主治内外热毒疮痈诸证。主归肝、胃经，兼能通乳，故为治乳痈要药。治乳痈肿痛，单用浓煎服；或以鲜品捣汁内服、药渣外敷；或与全瓜蒌、金银花等散结、解毒药同用；治痈肿疔疮，常与金银花、紫花地丁、野菊花等药同用，如五味消毒饮（《医宗金鉴》）；治肠痈腹痛，常与大黄、牡丹皮、桃仁等同用；治肺痈吐脓，常与鱼腥草、冬瓜仁、芦根等同用。治疗瘰疬，常与夏枯草、连翘、浙贝母等药配伍。本品解毒消肿散结，与板蓝根、玄参等配伍，还可用治咽喉肿痛；鲜品捣敷还可用治毒蛇咬伤。

**2. 湿热黄疸，热淋涩痛** 本品清利湿热、利尿通淋作用较佳，常用治湿热黄疸、热淋涩痛。治湿热黄疸，常与茵陈、栀子、大黄等药同用；治热淋涩痛，常与白茅根、金钱草、车前子等药同用。

此外，本品还有清肝明目作用，用治肝火上炎引起的目赤肿痛，可单用取汁点眼，或浓煎内服；亦可配伍菊花、夏枯草、决明子等药。

【用法用量】 煎服，10 ～ 15g。外用鲜品适量，捣敷；或煎汤熏洗患处。

【使用注意】 用量过大可致缓泻。

【现代研究】

**1. 化学成分** 本品主要含有黄酮类成分：芹菜素、芦丁、木犀草素等；香豆素类：七叶内酯、香豆雌酚、菊苣素等；萜类：蒲公英甾醇、蒲公英赛醇、伪蒲公英甾醇等；酚酸类：原儿茶酸、咖啡酸、菊苣酸等。本品还含有木质素、多糖、挥发油、氨基酸、色素、微量元素等。《中国药典》规定本品药材含菊苣酸（$C_{22}H_{18}O_{12}$）不得少于 0.45%，饮片不得少于 0.30%。

**2. 药理作用** 本品煎剂或浸剂，对金黄色葡萄球菌、溶血性链球菌及卡他球菌有较强的抑制作用，对肺炎双球菌、脑膜炎双球菌、白喉杆菌、福氏痢疾杆菌、绿脓杆菌及钩端螺旋体等也有一定的抑制作用，与 TMP（磺胺增效剂）之间有增效作用。蒲公英地上部分水提取物能活化巨噬细胞，有抗肿瘤作用。体外实验提示本品能激发机体的免疫功能。尚有抗病毒、抗肿瘤、降血糖、利胆、保肝、抗内毒素及利尿作用。

## 紫花地丁
Zǐhuādìdīng（《本草纲目》）

本品为堇菜科植物紫花地丁 *Viola yedoensis* Makino 的干燥全草。主产于江苏、浙江、安徽、福建、河南。春、秋二季采收，除去杂质，晒干。本品气微，味微苦而稍黏。以完整、主根圆锥形，叶灰绿色，叶柄具明显狭翅，花紫色者为佳。生用。

【药性】 苦、辛，寒。归心、肝经。

【功效】 清热解毒，凉血消肿。

【应用】

**1. 疔疮肿毒，痈疽发背，丹毒，乳痈，肠痈** 本品苦泄辛散，寒能清热，入心肝血分，故能清热解毒，凉血消肿，消痈散结，为治血热壅滞，痈肿疮毒，红肿热痛的常用药，尤善治疗毒。治疔疮肿毒、痈疽发背、丹毒等，可单用鲜品捣汁内服，以渣外敷；或配金银花、蒲公英、野菊花等药，如五味消毒饮（《医宗金鉴》）；治乳痈，常与蒲公英同用，煎汤内服，并以渣外敷，或熬膏摊贴患处；治肠痈，常与大黄、大血藤、白花蛇舌草等同用。

**2. 毒蛇咬伤** 本品兼可解蛇毒，治毒蛇咬伤，可用鲜品捣汁内服，亦可配雄黄少许，捣烂外敷。

此外，本品还可用于肝热目赤肿痛以及外感热病。

【用法用量】 煎服，15～30g。外用鲜品适量，捣烂敷患处。

【使用注意】 体质虚寒者忌服。

【现代研究】

**1. 化学成分** 本品主要含黄酮类成分：芹菜素、木犀草素等；香豆素类成分：菊苣苷、七叶内酯、早开堇菜苷等。本品还含有有机酸、糖类、微量元素 Ca、Fe、Mn、Zn 等。《中国药典》规定本品含秦皮乙素（$C_9H_6O_4$）不得少于 0.20%。

**2. 药理作用** 本品有抗炎、体外抑菌、抗病毒、抗凝血、调节免疫、抗氧化作用等。

【其他】 2020 年版《中国药典·一部》将堇菜科植物紫花地丁 *Viola yedoensis* Makino 的干燥全草定为紫花地丁的正品。但本品药材商品较为复杂，异物同名品甚多。在不同地区还有将豆科植物米口袋 *Gueldenstaedtia multiflora* Bunge 和小米口袋 *G. verna (Georgi)* Boriss. 的全草亦作为紫花地丁使用，又称甜地丁。另有罂粟科植物地丁紫堇 *Corydalis bungeana* Turcz. 作为苦地丁使用，不属此类，应予鉴别。

## 野菊花
Yějúhuā（《本草正》）

本品为菊科植物野菊 *Chrysanthemum indicum* L. 的干燥头状花序。主产于广西、湖南、江苏。秋、冬二季花初开放时采摘，晒干，或蒸后晒干。本品气芳香，味苦。以完整、色黄、香气浓者为佳。生用。

【药性】 苦、辛，微寒。归肝、心经。

【功效】　清热解毒，泻火平肝。

【应用】

**1. 疔疮痈肿，咽喉肿痛**　本品辛散苦降，功能清热泻火、解毒利咽、消肿止痛，为治外科疔痛之良药。治热毒蕴结，疔疖丹毒，痈疽疮疡，咽喉肿痛，可与蒲公英、紫花地丁、金银花等药同用，如五味消毒饮（《医宗金鉴》）。

**2. 目赤肿痛，头痛眩晕**　本品味苦入肝，清泻肝火，味辛性微寒，兼散风热，治风热上攻之目赤肿痛，常与金银花、密蒙花、夏枯草等药同用；本品可清肝平肝，治肝阳上亢，头痛眩晕，常与夏枯草、决明子、钩藤等同用。

【用法用量】　煎服，9～15g。外用适量，煎汤外洗或制膏外涂。

【鉴别用药】　野菊花与菊花为同科植物，均有清热解毒之功。但野菊花苦寒之性尤胜，长于解毒消痈，痈肿疮疡多用之；而菊花辛散之力较强，长于清热疏风，上焦头目风热多用之。

【现代研究】

**1. 化学成分**　本品主要含黄酮类成分：槲皮素、椰草素、蒙花苷，矢车菊苷等；挥发油：菊花内酯，野菊花三醇，野菊花酮，樟脑，龙脑等。《中国药典》规定本品含蒙花苷（$C_{28}H_{32}O_{14}$）不得少于 0.80%。

**2. 药理作用**　本品对金黄色葡萄球菌、白喉杆菌、痢疾杆菌、流感病毒、疱疹病毒以及钩端螺旋体均有抑制作用。本品有显著的抗炎作用，其挥发油对化学性致炎因子引起的炎症作用强，其水提物对异性蛋白致炎因子引起的炎症作用较好。本品尚有降血压、保肝、抗肿瘤、抗氧化作用。

# 重　楼
### Chónglóu（《神农本草经》）

本品为百合科植物云南重楼 *Paris polyphylla* Smith var. *yunnanensis*（Franch.）Hand.–Mazz 或七叶一枝花 *Paris polyphylla* Smith var. *chinensis*（Franch.）Hara 的干燥根茎。又名蚤休、七叶一枝花、草河车。主产于云南、广西。秋季采挖，除去须根，洗净，晒干。本品气微，味微苦、麻。以片大、坚实、断面色白、粉性足者为佳。切片，生用。

【药性】　苦，微寒；有小毒。归肝经。

【功效】　清热解毒，消肿止痛，凉肝定惊。

【应用】

**1. 疔疮痈肿，咽喉肿痛，蛇虫咬伤**　本品苦寒，善于清热解毒、消肿止痛，为治痈肿疔毒、毒蛇咬伤的常用药。治痈肿疔毒，可单用为末，醋调外敷，或与黄连、赤芍、金银花等同用；治咽喉肿痛，痄腮，喉痹，常与牛蒡子、连翘、板蓝根等同用；治瘰疬痰核，可与夏枯草、牡蛎、浙贝母等同用；治蛇虫咬伤，红肿疼痛，单用本品内服外敷，或与半边莲等解蛇毒药同用。

**2. 跌仆伤痛**　本品入肝经血分，能消肿止痛、化瘀止血，治跌打损伤，瘀血肿痛，外伤出血，可单用研末冲服，或与三七、血竭、自然铜等同用。

**3. 惊风抽搐**　本品苦寒入肝经，有凉肝泻火、息风定惊之功。治小儿热极生风，手足抽搐，单用本品研末冲服，或配伍钩藤、菊花、蝉蜕等药。

【用法用量】　煎服，3～9g。外用适量，研末调敷。

【使用注意】　体虚、无实火热毒者，孕妇及患阴证疮疡者均不宜服用。

**【现代研究】**

**1. 化学成分**  本品主要含甾体皂苷类成分：重楼皂苷Ⅰ、Ⅱ、Ⅳ、Ⅶ等。本品还含甾醇、蜕皮激素、黄酮、糖类、氨基酸、微量元素、挥发油等。《中国药典》规定本品含重楼皂苷Ⅰ（$C_{44}H_{70}O_{16}$）、重楼皂苷Ⅱ（$C_{51}H_{82}O_{20}$）和重楼皂苷Ⅶ（$C_{51}H_{82}O_{21}$）的总量不得少于0.60%。

**2. 药理作用**  重楼甾体总皂苷有止血作用。其醇提物对恶性胸腹水中原代肿瘤细胞，尤其是对化疗药物耐药的肿瘤细胞有一定的抗肿瘤作用，皂苷类单体对癌细胞有强抑制作用。本品有保护大脑与肾脏作用。其总皂苷粗提物有清除活性氧及抗氧化作用。此外，本品尚有抗菌、抗炎、收缩子宫、血管内皮细胞保护作用等。

**3. 不良反应**  重楼中毒潜伏期为1～3小时，中毒时主要表现为恶心、呕吐、头晕、眼花、头痛、腹泻、面色苍白、烦躁不安、精神萎靡、唇绀，严重者痉挛、抽搐、脉速、心律不齐、心音迟钝。重楼中毒的主要原因是疗程过长，剂量过大，药用品种混乱以及原药材质量控制不佳等。

# 拳 参
### Quánshēn（《图经本草》）

本品为蓼科植物拳参 *Polygonum bistorta* L. 的干燥根茎。又名紫参。主产于河北、山西、甘肃、山东、江苏。春初发芽时或秋季茎叶将枯萎时采挖，除去泥沙，晒干，去须根。本品气微，味苦、涩。以个大、质硬、断面浅红棕色者为佳。切片，生用。

**【药性】**  苦、涩，微寒。归肺、肝、大肠经。

**【功效】**  清热解毒，消肿，息风定惊，止血。

**【应用】**

**1. 痈肿瘰疬，蛇虫咬伤，口舌生疮**  本品苦泄寒凉，能清热解毒、消肿散结。治疮痈肿痛、瘰疬、痔疮、烧烫伤、毒蛇咬伤等证，可以鲜品捣烂敷患处，或煎汤外洗，或配重楼、紫花地丁等药同用。治口舌生疮，可与板蓝根、黄连、栀子等药同用。

**2. 热病神昏，惊痫抽搐**  本品苦寒入肝经，息风止痉。治热病高热神昏、惊痫抽搐以及破伤风等，常配伍钩藤、全蝎、僵蚕等药。

**3. 赤痢热泻**  本品苦微寒，能清热解毒以止痢，且味涩兼涩肠止泻之功，治赤痢脓血、湿热泄泻，可单用或与银花炭、白头翁、秦皮等同用。

**4. 血热出血，痔疮出血**  本品苦微寒，入肝经血分而能凉血止血。治血热妄行所致的吐血、衄血、崩漏等出血证，常与贯众、白茅根、大蓟等同用。若便血、痔血者，可与地榆、槐花等药配伍。

**5. 肺热咳嗽**  本品苦微寒，取其清肺热、解热毒之功，也用治肺热咳嗽，可与黄芩、桑白皮、马兜铃等药配伍。

**【用法用量】**  煎服，5～10g。外用适量。

**【使用注意】**  无实火热毒者不宜使用。

**【现代研究】**

**1. 化学成分**  本品主要含有机酸及酚类化合物：琥珀酸、原儿茶酸、没食子酸、丁香酚、丁香酸、阿魏酸等；挥发性成分：糖醇、丁香醇、异薄荷醇等；黄酮类：槲皮素、山柰酚、芦丁等。本品还含有萜类，糖苷类，微量元素 Mg、Fe、Cu、Zn 等，以及鞣质等。《中国药典》规定本品含没食子酸（C₇H₆O₅）不得少于0.12%。

**2.药理作用** 拳参提取物对金黄色葡萄球菌、绿脓杆菌、枯草杆菌、大肠杆菌、痢疾杆菌、脑膜炎双球菌、溶血性链球菌等均有抑制作用，并能抑制动物移植性肿瘤的生长。本品还有抗氧化、镇痛作用。其外用有一定的止血作用。

# 漏 芦

Lòulú（《神农本草经》）

本品为菊科植物祁州漏芦 *Rhaponticum uniflorum*（L.）DC. 的干燥根。主产于河北、山东、陕西。春、秋二季采挖，除去须根和泥沙，晒干。本品气特异，味微苦。以切面具裂隙、色灰黑者为佳。切片，生用。

【药性】 苦，寒。归胃经。

【功效】 清热解毒，消痈散结，通经下乳，舒筋通脉。

【应用】

**1.乳痈肿痛，痈疽发背，瘰疬疮毒** 本品苦寒降泄，功能清热解毒、消痈散结，又兼通经下乳之功，故为治乳痈良药。治乳痈肿痛，可与蒲公英、瓜蒌等同用；治热毒壅聚，痈疽发背，常与大黄、连翘、紫花地丁等同用；治痰火郁结，瘰疬欲破者，可与海藻、玄参、连翘等同用；《本草汇言》用本品与荆芥、苦参、白鲜皮等药浸酒蒸饮，治疗湿疹湿疮、皮肤瘙痒等。

**2.乳汁不通** 本品味苦降泄，有通经下乳之功，为产后乳汁不通的常用药。治乳络壅滞，乳汁不下，乳房胀痛，欲作乳痈者，常与穿山甲、王不留行等药同用；若为气血亏虚，乳少清稀者，当配伍黄芪、鹿角胶等同用。

**3.湿痹拘挛** 本品性善通利，有舒筋活络通脉之功。治湿痹筋脉拘挛，骨节疼痛，常与木瓜、地龙等配伍。

【用法用量】 煎服，5～9g。外用，研末调敷，或煎水洗。

【使用注意】 孕妇慎用。

【现代研究】

**1.化学成分** 本品主要含蜕皮甾酮类成分：β-蜕皮甾酮，漏芦甾酮，土克甾酮等。本品还含挥发油及多糖等。《中国药典》规定本品含β-蜕皮甾酮（C₂₇H₄₄O₇）不得少于0.040%。

**2.药理作用** 本品所含漏芦蜕皮甾酮能显著增强巨噬细胞的吞噬作用，提高免疫细胞功能。水煎剂有抗氧化、抗衰老、抗动脉粥样硬化作用。本品还有抗炎、镇痛、保肝、抗肿瘤、抗疲劳等作用。

【其他】 2020年版《中国药典·一部》将以上品种定为正品，同科植物蓝刺头 *Echinops latifolius* Tausch 或华东蓝刺头 *Echinops grijisii* Hance 的干燥根定为禹州漏芦，蓝刺头在我国南方各省多有生产，主产于河南、安徽、江苏等地。性味苦寒，归胃经，其传统功用、主治与漏芦大体相同，一些地区作为漏芦使用。但二者化学成分和药理作用有所不同。

# 土茯苓

Tǔfúlíng（《本草纲目》）

本品为百合科植物光叶菝葜 *Smilax glabra* Roxb. 的干燥根茎。主产于广东、湖南、湖北、浙江、安徽。夏、秋二季采挖，除去须根，洗净，干燥；或趁鲜切成薄片，干燥。本品气微，味微甘、涩。以粉性大、筋脉少、切面淡棕色者为佳。生用。

【药性】 甘、淡，平。归肝、胃经。

【功效】 解毒，除湿，通利关节。

【应用】

**1. 梅毒及汞中毒所致的肢体拘挛、筋骨疼痛** 本品甘淡，解毒利湿、通利关节，又兼解汞毒，故可用治梅毒或因梅毒服汞剂中毒而致肢体拘挛、筋骨疼痛者，为治梅毒要药。《景岳全书》单用本品水煎服，也可与金银花、威灵仙、甘草等同用。若因服汞剂中毒而致肢体拘挛者，常配伍薏苡仁、防风、木瓜等药。

**2. 湿热淋浊，带下，疥癣，湿疹瘙痒** 本品甘淡渗利，解毒利湿，适用于湿热引起的热淋、带下、疥癣、湿疹、湿疮。治热淋，常与萹蓄、蒲公英、车前子等同用;《滇南本草》单用本品水煎服，治疗阴痒带下;治湿热皮肤瘙痒，可与地肤子、白鲜皮、茵陈等配伍。

**3. 痈肿，瘰疬** 本品清热解毒，消肿散结。治疮痈红肿溃烂，以本品研为细末，醋调敷；治瘰疬溃烂，《积德堂经验方》将本品切片或为末，水煎服或入粥内食之；亦常与苍术、黄柏、苦参等药同用。

【用法用量】 煎服，15 ～ 60g。外用适量。

【使用注意】 肝肾阴虚者慎服。服药时忌饮茶。

【现代研究】

**1. 化学成分** 本品主要含糖类：己糖、淀粉等；有机酸类：琥珀酸、棕榈酸、阿魏酸等；苯丙素类：白藜芦醇、氧化白藜芦醇等；黄酮及黄酮苷类：赤茯苓苷、落新妇苷、新落新妇苷、土茯苓苷等；皂苷类：薯蓣皂苷、提果皂苷等。本品还含有挥发油，甾醇类，无机元素 Ca、Fe、Mg、Mn 等。《中国药典》规定本品药材及饮片含落新妇苷（$C_{21}H_{22}O_{11}$）不得少于 0.45%。

**2. 药理作用** 本品所含落新妇苷有明显利尿、镇痛作用；对金黄色葡萄球菌、溶血性链球菌、大肠杆菌、绿脓杆菌、伤寒杆菌、福氏痢疾杆菌、白喉杆菌和炭疽杆菌均有抑制作用；对大鼠肝癌及移植性肿瘤有一定抑制作用；抑制细胞免疫反应；能缓解汞中毒，拮抗棉酚毒性。此外，本品还有抗动脉粥样硬化、抗血栓、抗胃溃疡作用。

## 鱼腥草

Yúxīngcǎo (《名医别录》)

本品为三白草科植物蕺菜 *Houttuynia cordata* Thunb. 的新鲜全草或干燥地上部分。主产于浙江、江苏、安徽、湖北。鲜品全年均可采割；干品夏季茎叶茂盛花穗多时采割，除去杂质，晒干。本品具鱼腥气，味涩。以叶多、色灰绿、有花穗、鱼腥气浓者为佳。生用。

【药性】 辛，微寒。归肺经。

【功效】 清热解毒，消痈排脓，利尿通淋。

【应用】

**1. 肺痈吐脓，痰热喘咳** 本品寒能泄降，辛以散结，主归肺经，以清解肺热见长，又具消痈排脓之效，故为治肺痈要药。治痰热壅肺，胸痛，咳吐脓血腥臭，常与桔梗、芦根、瓜蒌等药同用；治痰热咳喘，痰黄气急，常配伍黄芩、浙贝母、知母等药。

**2. 疮痈肿毒** 本品辛寒，既能清热解毒，又能消痈排脓，亦为外痈疮毒常用之品。治热毒疮疮，可单用鲜品捣敷，或与野菊花、蒲公英、金银花等同用。

**3. 热淋，热痢** 本品性微寒，具有清热除湿、利尿通淋之效，兼能清热止痢。用治热淋涩痛，常与车前草、白茅根、海金沙等药同用。用治湿热泻痢，可与黄连、黄芩、苦参等药配伍。

【用法用量】 煎服，15～25g，不宜久煎；鲜品用量加倍，水煎或捣汁服。外用适量，捣敷或煎汤熏洗患处。

【使用注意】 虚寒证及阴性疮疡者忌服。

【现代研究】

**1. 化学成分** 本品主要含挥发油类：月桂烯、4- 松油醇等；黄酮类：槲皮素、槲皮苷、芦丁等；生物碱类：头花千金藤二酮、马兜铃内酰胺等。本品还含有多糖、酚类化合物、有机酸、蛋白质、微量元素等。

**2. 药理作用** 本品所含鱼腥草素对金黄色葡萄球菌、肺炎双球菌、甲型链球菌、流感杆菌、卡他球菌、伤寒杆菌以及结核杆菌等多种革兰阳性及阴性细菌，均有不同程度抑制作用；非挥发性成分有抗病毒作用；能增强白细胞吞噬能力，提高机体免疫力。此外，本品还有利尿、抗炎、抗肿瘤、抗过敏、镇痛、止血、促进组织再生和伤口愈合以及镇咳平喘等作用。

## 金荞麦
### Jīnqiáomài（《新修本草》）

本品为蓼科植物金荞麦 *Fagopyrum dibotrys*（D.Don）Hara 的干燥根茎。主产于陕西、江苏、江西、浙江。冬季采挖，除去茎和须根，洗净，晒干，切成厚片。本品气微，味微涩。以片大、断面黄白或黄棕色、质坚硬者为佳。生用。

【药性】 微辛、涩，凉。归肺经。

【功效】 清热解毒，排脓祛瘀。

【应用】

**1. 肺痈吐脓，肺热喘咳** 本品辛凉，既可清热解毒，又善排脓祛瘀，并能清肺化痰，善治肺痈咯痰浓稠腥臭或咳吐脓血。治肺痈，可单用，或与鱼腥草、金银花、芦根等配伍；治肺热咳嗽，可与天花粉、射干等同用。

**2. 瘰疬疮疖，乳蛾肿痛** 本品凉以清热，辛以散结，有解毒、消痈、利咽、消肿之效。治瘰疬痰核，可与生何首乌等药配伍；治疮痈疖肿或毒蛇咬伤，可配蒲公英、紫花地丁等药；治乳蛾肿痛，可与射干、山豆根、马勃等同用。

此外，本品尚有健脾消食之功，与茯苓、麦芽等同用，可用治疳积消瘦，腹胀食少等证。

【用法用量】 煎服，15～45g，用水或黄酒隔水密闭炖服。

【现代研究】

**1. 化学成分** 本品主要含黄酮类：金丝桃苷、表儿茶素、槲皮素等；萜类：赤杨酮、赤杨醇；有机酸：丁香酸、琥珀酸。本品还含有挥发油、大黄素蒽醌类成分等。《中国药典》规定本品药材含表儿茶素（$C_{15}H_{14}O_6$）不得少于 0.030%，饮片不得少于 0.020%。

**2. 药理作用** 本品有祛痰、解热、抗菌、抗炎、抗肿瘤、免疫调节、降血糖、降血脂、抗血小板聚集、抗氧化等作用。

## 大血藤

Dàxuèténg（《本草图经》）

本品为木通科植物大血藤 *Sargentodoxa cuneata*（oliv.）Rehd.et wils. 的干燥藤茎。又称红藤。主产于江西、湖北、湖南、江苏。秋、冬二季采收，除去侧枝，截段，干燥，切厚片。本品气微，味微涩。以片大、质坚、纹理清晰者为佳。生用。

【药性】　苦，平。归大肠、肝经。

【功效】　清热解毒，活血，祛风止痛。

【应用】

**1. 肠痈腹痛，热毒疮疡**　本品苦降开泄，长于清热解毒、消痈止痛；主归大肠经，善散肠中瘀滞，故为治肠痈要药，也可用于其他热毒疮疡。治肠痈腹痛，常与桃仁、大黄等药同用；治热毒疮疡，常与金银花、连翘、浙贝母等同用。

**2. 血滞经闭痛经，跌仆肿痛**　本品能活血散瘀、消肿、止痛。治血滞经闭痛经，常与当归、益母草、丹参等同用。治跌打损伤，瘀血肿痛，常与骨碎补、续断、赤芍等同用。

**3. 风湿痹痛**　本品有活血化瘀、祛风止痛之效。治风湿痹痛，腰腿疼痛，关节不利，常与独活、牛膝、防风等同用。

【用法用量】　煎服，9～15g。外用适量。

【使用注意】　孕妇慎用。

【现代研究】

**1. 化学成分**　本品主要含苯丙素类：N–阿魏酸酰胺、阿魏酰酪胺、绿原酸等；酚酸类：原花青素、红景天苷、没食子酸等；三萜类：野蔷薇苷、刺梨苷 F1 等。本品还含有挥发性成分及蒽醌类化合物大黄素、大黄素甲醚、大黄酚等。《中国药典》规定本品含总酚以没食子酸（$C_7H_8O_6$）计不得少于 6.8%，含红景天苷（$C_{14}H_{20}O_7$）不得少于 0.040%，含绿原酸（$C_{16}H_{18}O_9$）不得少于 0.20%。

**2. 药理作用**　本品煎剂对金黄色葡萄球菌及乙型链球菌均有较强抑制作用，对大肠杆菌、白色葡萄球菌、卡他球菌、甲型链球菌及绿脓杆菌，亦有一定抑制作用。本品水提物能抑制血小板聚集，增加冠脉血流量，抑制血栓形成，提高血浆 cAMP 水平，提高实验动物耐缺氧能力，扩张冠状动脉，缩小心肌梗死范围。

## 败酱草

Bàijiàngcǎo（《神农本草经》）

本品为败酱科植物黄花败酱 *Patrinia scabiosaefolia* Fisch. ex Link.、白花败酱 *Patrinia villose* Juss. 的干燥全草。全国大部分地区均产。夏、秋二季采收，全株拔起，除去泥沙，洗净，阴干或晒干。本品气特异，味微苦。以叶多色绿、气浓者为佳。切段，生用。

【药性】　辛、苦，微寒。归胃、大肠、肝经。

【功效】　清热解毒，消痈排脓，祛瘀止痛。

【应用】

**1. 肠痈肺痈，痈肿疮毒**　本品辛散苦泄寒凉，既能清热解毒，又可消痈排脓，且能活血止痛，为治肠痈腹痛之要药。治肠痈初起，腹痛，未化脓者，常与金银花、牡丹皮、桃仁等同用；治肠痈脓已成者，常与薏苡仁、附子同用，如薏苡附子败酱散（《金匮要略》）。治肺痈咳吐脓血，常与鱼腥草、芦根、桔梗等同用。治痈肿疮毒，无论未溃已溃皆可用之，常与金银花、连翘等药配伍，或以鲜品捣烂外敷。

**2.产后瘀阻腹痛**　本品辛散行滞，有活血祛瘀、通经止痛之功。治产后瘀阻，腹中刺痛，如《卫生易简方》单用本品煎服，或配伍五灵脂、香附、当归等药。

【用法用量】　煎服，6～15g。外用适量。

【使用注意】　脾胃虚弱，食少泄泻者不宜服用。

【现代研究】

**1.化学成分**　本品主要含三萜类、环烯醚萜类、香豆素类、黄酮类、甾醇、有机酸等。黄花败酱中以三萜类为主，白花败酱中以黄酮类成分为主。

**2.药理作用**　黄花败酱草对金黄色葡萄球菌、痢疾杆菌、伤寒杆菌、绿脓杆菌、大肠杆菌有抑制作用，并有抗肝炎病毒、保肝、抗肿瘤、镇静、利尿等作用。

### 附药：墓头回

本品为败酱科植物异叶败酱 *Patrinia heterophylla* Bunge 及糙叶败酱 *Patrinia seabra* Bunge 的根。主产于山西、河南、河北等地。秋季采挖，去净茎苗，晒干。味辛、苦，性微寒。效用与败酱草相似，兼有止血、止带的功效，多用于治疗崩漏下血、赤白带下等证。用法用量、使用注意同败酱草。

## 射　干
Shègān（《神农本草经》）

本品为鸢尾科植物射干 *Belamcanda chinensis*（L.）DC. 的干燥根茎。主产于湖北、江苏、河南、安徽。春初刚发芽或秋末茎叶枯萎时采挖，除去须根和泥沙，干燥，切片。本品气微，味苦、微辛。以断面色黄、苦味浓者为佳。生用。

【药性】　苦，寒。归肺经。

【功效】　清热解毒，消痰，利咽。

【应用】

**1.热毒痰火郁结，咽喉肿痛**　本品苦寒降泄，专入肺经，长于清泻肺火，有清热解毒、祛痰、利咽之效，故为治热毒痰火郁结所致咽喉肿痛之要药。主治热毒痰火郁结，咽喉肿痛，可单用捣汁含咽或醋研汁噙之，也可与山豆根、升麻、甘草等同用。因能清泻肺火而利咽，若与薄荷、连翘、牛蒡子等疏散风热药同用，可治外感风热，咽痛音哑。

**2.痰涎壅盛，咳嗽气喘**　本品苦寒降泄，能清泻肺火、降气祛痰以止咳平喘，故又常治痰涎壅盛，咳嗽气喘。治疗肺热咳喘，痰黄质稠，常与桑白皮、马兜铃、桔梗等同用，如射干马兜铃汤（《金匮要略》）；若与麻黄、细辛、半夏等配伍，则可治疗寒痰咳喘，痰多清稀，如射干麻黄汤（《金匮要略》）。

【用法用量】　煎服，3～10g。

【使用注意】　本品苦寒，脾虚便溏者不宜使用。孕妇慎用。

【现代研究】

**1. 化学成分**　本品主要含黄酮类成分：次野鸢尾黄素，鸢尾苷、鸢尾苷元、野鸢尾苷、野鸢尾苷元、鸢尾异黄酮等。本品还含二苯乙烯类化合物、二环三帖及其衍生物等。《中国药典》规定本品含次野鸢尾黄素（$C_{20}H_{18}O_8$）不得少于 0.1%。

**2. 药理作用**　射干能抑制流感病毒、疱疹病毒，对致病性皮肤真菌有较强的抑制作用；射干醇提物有一定的解热作用，还可降低毛细管通透性，抑制棉球肉芽组织增生而有抗炎作用；鸢尾苷尚有明显的利尿作用。

# 山豆根
### Shāndòugēn (《开宝本草》)

本品为豆科植物越南槐 *Sophora tonkinensis* Gapnep. 的干燥根及根茎。本品又名广豆根。主产于广西。秋季采挖。除去杂质，洗净，干燥，切片。本品有豆腥气，味极苦。以味苦者为佳。生用。

【药性】　苦，寒；有毒。归肺、胃经。

【功效】　清热解毒，消肿利咽。

【应用】

**1. 火毒蕴结，乳蛾喉痹，咽喉肿痛**　本品苦寒，功善清肺火、解热毒、利咽消肿，为治疗火毒蕴结所致乳蛾喉痹、咽喉红肿疼痛的要药。可单用，如《永类钤方》单用本品醋磨噙服；或与桔梗、栀子、连翘等药同用；若治乳蛾喉痹，可配伍射干、金银花、麦冬等药。

**2. 齿龈肿痛，口舌生疮**　本品苦寒，入胃经，清胃火，故对胃火上攻所致的牙龈肿痛、口舌生疮均可应用，可单用煎汤漱口，或与石膏、黄连、升麻等药同用。

此外，本品还可用于湿热黄疸、肺热咳嗽、痈肿疮毒等证。

【用法用量】　煎服，3～6g。外用适量。

【使用注意】　本品苦寒有毒，过量服用易引起呕吐、腹泻、胸闷、心悸等副作用，故用量不宜过大，脾胃虚寒者慎用。

【现代研究】

**1. 化学成分**　本品主要含生物碱：苦参碱、氧化苦参碱、臭豆碱和甲基司巴丁等。其还含有柔枝槐酮、柔枝槐素、柔枝槐酮色烯、柔枝槐素色烯等黄酮类。《中国药典》规定本品药材含苦参碱（$C_{15}H_{24}N_2O$）、氧化苦参碱（$C_{15}H_{24}N_2O_2$）不得少于 0.70%，饮片不得少于 0.60%。

**2. 药理作用**　本品所含苦参碱对金黄色葡萄球菌、痢疾杆菌、大肠杆菌、结核杆菌、霍乱弧菌、麻风杆菌、絮状表皮癣菌、白色念珠菌以及钩端螺旋体均有抑制作用。其所含总碱能增加心肌收缩力，显著增加冠脉血流量，有抗心律失常作用。此外，本品还有升高白细胞、抗肿瘤、抗炎及保肝等作用。

**3. 不良反应**　本品含有广豆根总碱，大剂量使用对心脏呈负性频率、负性传导作用和心肌复极化障碍，对呼吸中枢先兴奋后抑制。中毒时的主要症状为：不同程度的头痛，头晕，恶心，呕吐，腹痛或腹泻，四肢无力，心悸，胸闷；重者表现为面色苍白，四肢颤抖、麻木，大汗淋漓，心跳加快，血压升高，步态不稳等；继则呼吸急促，四肢抽搐，面唇青紫，瞳孔散大，最终因呼吸衰竭而死亡。山豆根中毒的主要原因是超剂量用药。

附药：北豆根

本品为防己科植物蝙蝠葛 *Menispermum dauricum* DC. 的干燥根茎。春、秋两季采挖，除去须根和泥土，干燥，切片生用，为北方地区所习用。本品性味苦寒，有小毒；归肺、胃、大肠经。功能清热解毒，祛风止痛。用于热毒壅盛，咽喉肿痛，热毒泻痢及风湿痹痛。煎服，3～9g。本品用量不宜过大，脾胃虚寒者不宜使用。

# 马　勃
Mǎbó（《名医别录》）

本品为灰包科真菌脱皮马勃 *Lasiosphaera fenzlii* Reich.、大马勃 *Calvatia gigantea*（Batsch ex Pers.）Lloyd 或紫色马勃 *Calvatia li1acina*（Mont.et Berk.）Lloyd 的干燥子实体。主产于内蒙古、甘肃、吉林、湖北。夏、秋二季子实体成熟时及时采收，除去泥沙，干燥，除去外层硬皮，切成方块，或研成粉。本品臭似尘土，无味。以皮薄、饱满、松泡有弹性者为佳。生用。

【药性】　辛，平。归肺经。

【功效】　清肺，解毒利咽，止血。

【应用】

**1. 风热郁肺，咽痛音哑，咳嗽**　本品味辛质轻，入肺经，既能宣散肺经风热，又能清泻肺经实火，长于解毒利咽，为治咽喉肿痛的常用药。因其性平，故不论热毒、风热或虚火上炎所致的咽喉肿痛均可选用，而尤宜于风热郁肺者。治风热及肺火所致咽喉肿痛、咳嗽、失音，常与牛蒡子、玄参、板蓝根等同用，如普济消毒饮（《东垣试效方》）。配伍生地黄、玄参、知母等药，也可用治肺肾阴虚所致的咽喉肿痛。本品清肺止咳、利咽开音，可用治肺热咳嗽，声音嘶哑，常与黄芩、蝉蜕、射干等药同用。

**2. 衄血，创伤出血**　本品外用有止血作用。治疗衄血，外伤出血，可用马勃粉撒敷患处。此外，内服也有清热凉血止血之功，用治火邪迫肺，血热妄行引起的吐血、衄血，可单用，或与其他凉血止血药配伍使用。

【用法用量】　煎服，2～6g。外用适量，敷患处。

【使用注意】　风寒袭肺之咳嗽、失音者不宜使用。

【现代研究】

**1. 化学成分**　本品主要含紫颓马勃酸、马勃素、马勃素葡萄糖苷、尿素、麦角甾醇、亮氨酸、酪氨酸、磷酸钠等。

**2. 药理作用**　脱皮马勃有止血作用，对口腔及鼻出血有明显的止血效果。其煎剂对金黄色葡萄球菌、绿脓杆菌、变形杆菌及肺炎双球菌均有抑制作用，对少数致病真菌也有抑制作用。

# 青　果
Qīngguǒ（《日华子本草》）

本品为橄榄科植物橄榄 *Canarium album* Raeusch. 的干燥成熟果实。又名橄榄。我国南方及西南各地多有出产，主产于广东、广西、福建、四川。秋季果实成熟时采收，干燥。用时打碎。本品气微，果肉味涩，久嚼微甜。以肉厚、灰绿色、味先涩后甜者为佳。生用。

【药性】 甘、酸，平。归肺、胃经。

【功效】 清热解毒，利咽，生津。

【应用】

**1.咽喉肿痛，咳嗽痰稠，烦热口渴** 本品味甘酸以化阴，性平偏凉以清热，功能清热解毒、生津利咽，略兼化痰之功。用治风热上袭或热毒蕴结而致咽喉肿痛，常与硼砂、冰片、青黛等同用；若用治咽干口燥，烦渴音哑，咳嗽痰黏，可单用鲜品熬膏服用，亦可与金银花、桔梗、芦根等同用。

**2.鱼蟹中毒** 本品味甘，能解鱼蟹毒。如《随息居饮食谱》中单用鲜品榨汁或煎浓汤饮用，用于进食河豚中毒。

此外，本品有一定的醒酒作用，《本草汇言》单用青果10枚，煎汤饮服，用于饮酒过度。

【用法用量】 煎服，5～10g。

【现代研究】

**1.化学成分** 本品主要含挥发油、多酚类、三萜类，及氨基酸、脂肪酸、鞣质等。

**2.药理作用** 本品能兴奋唾液腺，使唾液分泌增加。青果提取物对半乳糖胺引起的肝细胞中毒有保护作用，亦能缓解四氯化碳对肝脏的损害。

### 附药：西青果

本品为使君子科植物诃子 *Terminalia chebula* Retz. 的干燥幼果。又称藏青果。性味苦、酸、涩，平；归肺、大肠经。功能清热生津，解毒。适用于阴虚白喉。煎服，1.5～3g。

## 木蝴蝶
Mùhúdié (《本草纲目拾遗》)

本品为紫葳科植物木蝴蝶 *Oroxylum indicum* (L.) Vent. 的干燥成熟种子。又名千张纸、玉蝴蝶、云故纸。主产于云南、贵州。秋、冬二季采收成熟果实，曝晒至果实开裂，取出种子，晒干。本品气微，味微苦。以张大、色白、翅柔软如绢者为佳。生用。

【药性】 苦、甘，凉。归肺、肝、胃经。

【功效】 清肺利咽，疏肝和胃。

【应用】

**1.肺热咳嗽，喉痹音哑** 本品苦甘凉，具有清肺热、利咽喉之功效，为治咽喉肿痛之常用药，尤多用治音哑。治疗邪热伤阴，咽喉肿痛，声音嘶哑，多与玄参、麦冬、冰片等配伍。本品又具清肺化痰止咳之功，用治肺热咳嗽，或小儿百日咳，常与桔梗、桑白皮、款冬花等同用。

**2.肝胃气痛** 本品甘缓苦泄，入肝、胃经，能疏肝和胃止痛，治疗肝郁气滞，肝胃气痛，脘腹、胁肋胀痛等，《本草纲目拾遗》单用本品研末，酒调送服。

【用法用量】 煎服，1～3g。

【现代研究】

**1.化学成分** 本品主要含黄芩苷元、特土苷、木蝴蝶苷、木蝴蝶苷 B、脂肪油、白杨素等。《中国药典》规定本品含木蝴蝶苷 B（$C_{27}H_{30}O_{15}$）不得少于 2.0%。

**2.药理作用** 本品具有镇咳、祛痰作用。其煎剂对大鼠半乳糖性白内障形成过程中的代谢紊乱有阻止和纠正作用。

## 白头翁

Báitóuwēng（《神农本草经》）

本品为毛茛科植物白头翁 *Pulsatilla chinensis*（Bge.）Regel 的干燥根。全国大部分地区均产。春、秋二季采挖，除去泥沙，干燥，切薄片。本品气微，味微苦涩。以切面色淡黄、根头部有白色茸毛者为佳。生用。

【药性】 苦，寒。归胃、大肠经。

【功效】 清热解毒，凉血止痢。

【应用】

**1.热毒血痢** 本品苦寒降泄，专入胃、大肠经，能清热解毒、清泄湿热、散瘀化滞、凉血止痢，尤善清胃肠湿热及血分热毒，对热毒血痢和湿热痢疾均有较好的疗效，为治痢之良药。热毒血痢，发热腹痛，里急后重，可单用，或与黄连、黄柏、秦皮等同用，如白头翁汤（《伤寒论》）；若为赤痢下血，日久不愈，腹内冷痛，则与阿胶、干姜、赤石脂等同用。

**2.阴痒带下** 本品性味苦寒，又具清热燥湿之效，亦可用治下焦湿热所致之阴痒、带下，常与苦参、白鲜皮、秦皮等配伍，煎汤外洗。

【用法用量】 煎服，9～15g。

【使用注意】 虚寒泻痢者忌服。

【现代研究】

**1.化学成分** 本品主要含三萜皂苷、白头翁皂苷 B$_4$、白头翁素、23-羟基白桦酸、胡萝卜素等。《中国药典》规定本品含白头翁皂苷 B$_4$（C$_{59}$H$_{96}$O$_{26}$）不得少于 4.6%。

**2.药理作用** 白头翁鲜汁、煎剂、乙醇提取物在体外对金黄色葡萄球菌、绿脓杆菌、痢疾杆菌、枯草杆菌、伤寒杆菌、沙门杆菌以及一些皮肤真菌等，均有显著的抑制作用；并有显著的抗阿米巴原虫、杀灭阴道滴虫作用。

## 马齿苋

Mǎchǐxiàn（《本草经集注》）

本品为马齿苋科植物马齿苋 *Portolaca oleracea* L. 的干燥地上部分。全国大部地区均产。夏、秋二季采收，除去残根和杂质，洗净，或略蒸或烫后晒干后，切段。本品气微，味微酸。以质嫩、叶多、色青绿者为佳。生用。

【药性】 酸，寒。归肝、大肠经。

【功效】 清热解毒，凉血止血，止痢。

【应用】

**1.热毒血痢** 本品性寒质滑，酸能收敛，入大肠经，具有清热解毒、凉血止痢之功，为治痢疾的常用药物，单用水煎服即效。《圣惠方》以之与粳米煮粥，空腹服食，治疗热毒血痢；治疗产后血痢，《经效产宝》单用鲜品捣汁入蜜调服；治疗大肠湿热，腹痛泄泻，或下利脓血，里急后重者，可与黄芩、黄连等配伍。

**2.痈肿疔疮，丹毒，蛇虫咬伤，湿疹** 本品具有清热解毒、凉血消肿之功。用治火热毒盛，痈肿疔疮，丹毒，以及蛇虫咬伤，湿疹，《医宗金鉴》单用本品煎汤内服并外洗，再以鲜品捣烂外敷；也可与重楼、拳参、蒲公英等药配伍。

**3. 便血，痔血，崩漏下血**　本品味酸而寒，入肝经血分，有清热凉血、收敛止血之效。故用治大肠湿热，便血痔血，可与地榆、槐角、凤尾草等同用；若用治血热妄行，崩漏下血，可单味药捣汁服，或配伍茜草、苎麻根、侧柏叶等药。

此外，本品也可用治湿热淋证、带下。

**【用法用量】**　煎服，9～15g。外用适量，捣敷患处。

**【使用注意】**　脾胃虚寒、肠滑作泄者忌服。

**【现代研究】**

**1. 化学成分**　本品主要含三萜醇类，其主要为$\beta$-番树脂醇、丁基醚帕醇、帕克醇等，黄酮类，氨基酸，有机酸及其盐，钙、磷、铁、硒、钾等微量元素及其无机盐，硫胺素，核黄素，维生素$B_1$、A，$\beta$-胡萝卜素，蔗糖，葡萄糖，果糖等。本品还含有大量的L-去甲基肾上腺素和多巴胺及少量的多巴。

**2. 药理作用**　本品乙醇提取物及水煎液对痢疾杆菌有显著的抑制作用，对大肠杆菌、伤寒杆菌、金黄色葡萄球菌、杜益小芽孢癣菌也均有一定抑制作用。马齿苋能增强豚鼠离体回肠的收缩。口服或腹腔注射其水提物，可使骨骼肌松弛。其对子宫平滑肌有兴奋作用；能升高血钾浓度；对心肌收缩力呈剂量依赖性的双向调节。此外，本品还有利尿和降低胆固醇等作用。

## 鸦胆子
### Yādǎnzǐ（《本草纲目拾遗》）

本品为苦木科植物鸦胆子 *Brucea javanica*（L.）Merr. 的干燥成熟果实。主产于广东、广西。秋季果实成熟时采收，除去杂质，晒干，除去果壳，取仁。本品气微，味极苦。以粒大、饱满、种仁色白、油性足者为佳。生用。

**【药性】**　苦，寒；有小毒。归大肠、肝经。

**【功效】**　清热解毒，止痢，截疟；外用腐蚀赘疣。

**【应用】**

**1. 热毒血痢，冷积久痢**　本品苦寒，能清热解毒，尤善清大肠蕴热，凉血止痢，故可用治热毒血痢，大便脓血，里急后重，如《医学衷中参西录》单用本品去皮，白糖水送服。本品有止痢之功，也可用治冷积久痢，可采取口服与灌肠并用的方法；若用治久痢久泻，迁延不愈者，可与诃子、乌梅、木香等同用。

**2. 疟疾**　本品苦寒入肝经，能清肝胆湿热，有杀虫截疟之功，故可用于各种类型的疟疾，尤以间日疟及三日疟疗效最佳，对恶性疟疾也有效。

**3. 赘疣鸡眼**　本品外用有腐蚀作用。用治赘疣、鸡眼，可取鸦胆子仁捣烂涂敷患处，或用鸦胆子油局部涂敷。治疗鸡眼，可以鸦胆子仁，同白酒捣烂敷患处，外用胶布固定；《医学衷中参西录》亦用上法治赘疣。

**【用法用量】**　内服，0.5～2g，用龙眼肉包裹或装入胶囊吞服，亦可压去油制成丸剂、片剂服，不宜入煎剂。外用适量。

**【使用注意】**　本品对胃肠道及肝肾均有损害，内服需严格控制剂量，不宜多用久服。外用注意用胶布保护好周围正常皮肤，以防止对正常皮肤的刺激。孕妇及小儿慎用。胃肠出血及肝肾病患者不宜使用。

**【现代研究】**

**1. 化学成分** 本品主要含苦木苦味素类、生物碱（鸦胆子碱、鸦胆宁等）、苷类（鸦胆灵、鸦胆子苷等）、酚性成分、黄酮类成分、脂肪酸类成分（油酸、亚油酸，棕榈酸等）、香草酸、鸦胆子甲素以及鸦胆子油等。《中国药典》规定本品含油酸（$C_{18}H_{34}O_2$）不得少于 8.0%。

**2. 药理作用** 鸦胆子仁及其有效成分对阿米巴原虫有杀灭作用，对其他寄生虫如鞭虫、蛔虫、绦虫及阴道滴虫等也有驱杀作用。本品煎剂及氯仿提取物体外实验证实其能抗疟原虫。本品具有抗肿瘤作用；对流感病毒有抑制作用；对赘疣细胞可使细胞核固缩，细胞坏死、脱落。

**3. 不良反应** 鸦胆子壳及种子均有毒，临床的毒性反应发生率较高。其毒性成分主要存在于水溶性的苦味成分中，为剧烈的细胞原浆毒，对中枢神经有抑制作用，对肝肾实质有损害作用，并能使内脏动脉显著扩张，引起出血。其挥发油对皮肤和黏膜有强烈的刺激性。据临床报道，成人服 12 粒即有中毒危险。中毒时主要表现为恶心，呕吐，食欲不振，头昏，乏力，腹痛，便血，胃肠道充血，尿量减少，体温增高，眼结膜充血，四肢麻木或瘫痪，昏迷，抽搐等。局部应用对皮肤和黏膜有强烈的刺激性，个别人发生过敏反应。鸦胆子中毒的主要原因：一是用量过大；二是口服时直接吞服或嚼服。因此，应用鸦胆子必须严格掌握好用量，且按正确方法服用，以保证用药安全。

### 地锦草
Dìjǐncǎo（《嘉祐本草》）

本品为大戟科植物地锦 *Euphorbia humifusa* Willd. 或斑地锦 *Euphorbia maculata* L. 的干燥全草。全国大部分地区均产。夏、秋二季采收，除去杂质，晒干，切段。本品气微，味微涩。以叶色绿、茎色紫红者为佳。生用。

**【药性】** 辛，平。归肝、大肠经。

**【功效】** 清热解毒，凉血止血，利湿退黄。

**【应用】**

**1. 热泻热痢** 本品有清热解毒止痢、凉血止血之功效，故常用于湿热、热毒所致的泻痢不止、大便脓血。治湿热泻痢，如《经验方》以本品研末，米汤送服；若用治血痢、大便脓血者，可与马齿苋、地榆等配伍以增强疗效。

**2. 血热出血** 本品既能凉血止血，又能活血散瘀，具有止血而不留瘀的特点，故用于血热所致的咳血、衄血、便血、尿血、痔血、崩漏以及外伤出血。治血热之咳血、衄血，可与生地黄、牡丹皮、赤芍等配伍；治便血、痔血，可与地榆、槐花等配用；治妇女崩漏，《世医得效方》单用为末，姜、酒调服；若治外伤肿痛出血，可取鲜品捣烂，外敷患处。本品既能止血，又能利尿通淋，可治疗尿血、血淋，常与白茅根、小蓟等同用。

**3. 湿热黄疸** 本品既能清热解毒，又能利湿退黄。可单用本品煎服，治疗湿热黄疸，小便不利，或与茵陈、栀子、黄柏等同用。

**4. 疮疖痈肿，蛇虫咬伤** 本品既能清热解毒，又具凉血消肿之功，故可用于热毒所致之疮疖痈肿、蛇虫咬伤等证，常取鲜品捣烂外敷患处。

**【用法用量】** 煎服，9～20g；鲜品 30～60g。外用适量。

**【现代研究】**

**1. 化学成分** 本品主要含黄酮类成分：槲皮素、异槲皮苷、黄芪苷等；香豆素类：东莨菪素、伞形花内酯、泽兰内酯；有机酸类：没食子酸及棕榈酸等。《中国药典》规定本品含槲皮素（$C_{15}H_{10}O_7$）不得少于 0.1%。

**2. 药理作用** 地锦草鲜汁、水煎剂，以及水煎浓缩乙醇提取物等体外实验证实其均有抗病原微生物作用，对金黄色葡萄球菌、溶血性链球菌、白喉杆菌、大肠杆菌、伤寒杆菌、痢疾杆菌、绿脓杆菌、肠炎杆菌等多种致病性球菌及杆菌有明显抑制作用；同时具有中和毒素作用。本品尚有止血作用及抗炎、止泻作用。

# 半边莲
Bànbiānlián（《本草纲目》）

本品为桔梗科植物半边莲 *Lobelia chinensis* Lour. 的干燥全草。主产于安徽、江苏、浙江。夏季采收，除去泥沙，洗净，晒干，切段。本品气微特异，味微甘而辛。以叶色绿者为佳。生用。

【药性】 辛，平。归心、小肠、肺经。

【功效】 清热解毒，利尿消肿。

【应用】

**1. 痈肿疔疮，蛇虫咬伤** 本品有较好的清热解毒作用，是治疗热毒所致疮痈肿痛之常用药。内服、外用均可，尤以鲜品捣烂外敷为佳。治疗疔疮肿毒、乳痈肿痛，可单用鲜品捣烂外敷患处；或配伍金银花、蒲公英、野菊花等药；若用于毒蛇咬伤、蜂蝎蜇伤，常与白花蛇舌草、重楼、紫花地丁等同用。

**2. 鼓胀水肿，湿热黄疸** 本品有利尿消肿之功，故可用治鼓胀、水肿、小便不利。如治疗水湿停蓄，大腹水肿，可与金钱草、大黄等药配伍；用于湿热黄疸，小便不利，与茵陈、泽泻、栀子等配伍。

**3. 湿疹湿疮** 本品既有清热解毒作用，又兼有利水祛湿之功，对皮肤湿疮湿疹及手足疥癣均有较好疗效。可单味水煎或配伍苦参、蛇床子、白鲜皮等药，局部湿敷或外搽患处。

【用法用量】 煎服，9～15g；鲜品 30～60g。外用适量。

【使用注意】 水肿属阴水者忌用。

【现代研究】

**1. 化学成分** 本品主要含生物碱，主要有山梗菜碱，山梗菜酮碱、山梗菜醇碱和异山梗菜酮碱，去甲山梗菜酮碱等。其还含有黄酮苷、皂苷、氨基酸、延胡索酸、琥珀酸、对羟基苯甲酸、葡萄糖和果糖等成分。

**2. 药理作用** 半边莲口服有显著而持久的利尿作用，其尿量、氯化物和钠排出量均显著增加，洛贝林吸入有扩张支气管作用、肌注有催吐作用、对神经系统有先兴奋后抑制的作用；半边莲煎剂，以及从中分离出的琥珀酸钠、延胡索酸钠、对羟基苯甲酸钠有一定的抗蛇毒作用；口服有轻泻作用，体外实验证实对金黄色葡萄球菌、大肠杆菌、痢疾杆菌及常见致病真菌均有抑制作用；其水煮醇沉制剂有利胆作用。

附药：半枝莲

本品为唇形科植物半枝莲 *Scutellaria barbata* D.Don 的干燥全草。性味辛、苦，寒；归肺、肝、肾经。功能清热解毒，化瘀利尿。适用于疔疮肿毒，咽喉肿痛，跌仆伤痛，水肿，黄疸，蛇虫咬伤。煎服，15～30g。

## 白花蛇舌草

Báihuāshéshécǎo（《广西中药志》）

本品为茜草科植物白花蛇舌草 *Oldenlandia diffusa*（willd.）Roxb. 的干燥全草。主产于云南、广东、广西、福建。夏、秋二季采收，洗净。或晒干，切段。本品味苦。以叶多、色灰绿、具花果者为佳。生用。

【药性】　微苦、甘，寒。归胃、大肠、小肠经。

【功效】　清热解毒，利湿通淋。

【应用】

**1.痈肿疮毒，咽喉肿痛，毒蛇咬伤**　本品苦寒，有清热解毒作用。治疗痈肿疮毒，可单用鲜品捣烂外敷，也可与金银花、连翘、野菊花等同用；用治肠痈腹痛，常与红藤、败酱草、牡丹皮等同用；若治咽喉肿痛，与黄芩、玄参、板蓝根等同用；若用治毒蛇咬伤，可单用鲜品捣烂绞汁内服或水煎服，渣敷伤口，亦可与半边莲、紫花地丁、重楼等配伍应用。

近年利用本品清热解毒消肿之功，已广泛用于各种癌症的治疗。

**2.热淋涩痛**　本品甘寒，有清热利湿通淋之效，单用本品治疗膀胱湿热，小便淋沥涩痛，亦常与白茅根、车前草、石韦等同用。

此外，本品既能清热，又兼利湿，尚可用于湿热黄疸。

【用法用量】　煎服，15～60g。外用适量。

【使用注意】　阴疽及脾胃虚寒者忌用。

【现代研究】

**1.化学成分**　本品主要含三十一烷、豆甾醇、熊果酸、齐墩果酸、β- 谷甾醇、β- 谷甾醇 -D- 葡萄糖苷、对香豆酸等。

**2.药理作用**　本品有抗肿瘤作用。其在体外抑菌作用不显著，高浓度煎剂对金黄色葡萄球菌和痢疾杆菌有微弱抑制作用；在体内能增强白细胞的吞噬能力，具有抗炎作用。本品尚有抑制生精能力和保肝利胆作用。

## 山慈菇

Shāncígū（《本草拾遗》）

本品为兰科植物杜鹃兰 *Cremastra appendiculata*（D.Don）Makino、独蒜兰 *Pleione bulbocodioides*（Franch.）Rolfe 或云南独蒜兰 *Pleione yunnanens* Rolfe 的干燥假鳞茎。前者习称"毛慈菇"，后二者习称"冰球子"。主产于四川、贵州。夏、秋二季采挖，除去地上部分及泥沙，分开大小置沸水锅中蒸煮至透心，干燥，切薄片或捣碎。本品气微，味淡，带黏性。以质坚、半透明者为佳。生用。

【药性】　甘、微辛，凉。归肝、脾经。

【功效】　清热解毒，化痰散结。

【应用】

**1.痈肿疔毒，瘰疬痰核，蛇虫咬伤**　本品味辛能散，寒能清热，故有清热解毒、化痰、消痈散结之效。治疗痈疽发背，疔疮肿毒，瘰疬痰核，蛇虫咬伤，与雄黄、朱砂、麝香等解毒疗疮药配用，内服外用均可，如紫金锭（《百一选方》）。

**2. 瘿瘤痞块**　本品有解毒消肿、化痰散结之功，近年来本品广泛地用于瘿瘤痞块和多种肿瘤。如治疗肝硬化，以本品配伍土鳖虫、穿山甲、蝼蛄等同用，对软化肝脾，恢复肝功，有较明显效果；若与丹参、浙贝母、夏枯草等制成复方，对甲状腺肿瘤有较好疗效。

此外，本品尚有化痰作用，可用治风痰癫痫。

【用法用量】　煎服，3～9g。外用适量。

【使用注意】　体虚者慎用。

【现代研究】

**1. 化学成分**　本品主要含黏液质、葡配甘露聚糖及甘露糖等。

**2. 药理作用**　本品具有抗病原微生物、抗肿瘤、降压、激活酪氨酸酶等作用。

【其他】　2020年版《中华人民共和国药典·一部》将兰科植物杜鹃兰、独蒜兰或云南独蒜兰的干燥假鳞茎定为山慈姑的正品。有的地区将百合科植物老鸦瓣 *Tulipa edulis*（Mig）Bak. 和丽江山慈菇 *Iphigenia indica* Kunth et Benth 的鳞茎亦作山慈菇用，此二种药材商品通称"光慈菇"。光慈菇甘、寒，有毒，功能散结化瘀消肿，临床应用当予鉴别。光慈菇含有秋水仙碱等多种生物碱，是抗癌有效物质。现代研究表明，秋水仙碱的衍生物秋水仙酰胺，其抗癌活性更强，故广泛用治乳腺癌、宫颈癌、食管癌、肺癌、胃癌、皮肤癌等多种癌症。秋水仙碱有镇静、催眠的协同作用，尚有止咳、平喘及止痛作用。光慈菇还可用于治疗痛风证、白塞症及肝硬化等。光慈菇毒性较强，治疗量与中毒量比较接近，过量或久服可引起胃肠道不适、多发性神经炎、白细胞减少以及中枢神经系统的抑制等，大剂量可引起死亡。

## 熊胆粉

Xióngdǎnfěn（《新修本草》）

本品为脊椎动物熊科棕熊 *Ursus arctos* Linnaeus、黑熊 *Selenarctos thibetanus* Cuvier 的干燥胆汁。主产于东北、云南、福建、四川。以人工养殖熊无管造瘘引流取胆汁干燥后入药。

【药性】　苦，寒。归肝、胆、心经。

【功效】　清热解毒，息风止痉，清肝明目。

【应用】

**1. 热毒疮痈，痔疮，咽喉肿痛**　本品苦寒，清热解毒之效颇佳，又能消散痈肿，故常用于热毒蕴结所致之疮疡痈疽、痔疮肿痛、咽喉肿痛等。治疗热毒疮痈，可用水调化或加入少许冰片，涂于患部；或配牛黄、芦荟、麝香等制成软膏外用。治疗痔疮肿痛，可用水调化后涂于患部，如《千金要方》外涂熊胆粉；治热毒咽喉肿痛，常与牛黄、冰片、珍珠等同用，多作丸剂，内服或含化。

**2. 热极生风，惊痫抽搐**　本品苦寒清热，有较好的清肝凉心、息风止痉功效。主治肝火炽盛，热极生风所致的高热惊风、癫痫、子痫，手足抽搐。如治疗小儿痰热惊痫，《食疗本草》单用本品和乳汁及竹沥化服；治子痫，可单用本品温开水化服，也可配伍钩藤、羚羊角、牛黄等清热息风止痉药。

**3. 肝热目赤，目生翳膜**　本品主入肝经，又善于清肝明目退翳，故可用治肝热目赤肿痛，羞明流泪，目生翳膜等症，常配伍石决明、车前子等药；或以本品与冰片化水，外用点眼。治新生儿胎热目闭多眵，以本品少许，水蒸后外洗。

【用法用量】 内服，0.25～0.5g，入丸、散剂。外用适量，研末或水调涂敷患处。

【使用注意】 脾胃虚寒者忌用。

【现代研究】

**1. 化学成分** 本品主含熊去氧胆酸、鹅去氧胆酸、去氧胆酸、牛黄熊去氧胆酸、牛黄鹅脱氧胆酸、牛黄胆酸、胆固醇、胆红素、无机盐、脂肪、磷质及多种氨基酸等。引流熊胆粉的化学成分与天然熊胆基本一致。

**2. 药理作用** 本品所含胆汁酸盐可增加胆汁分泌量，对胆总管、括约肌有松弛作用；能促进脂肪、类脂质及脂溶性维生素的消化吸收。鹅去氧胆酸有溶解胆结石作用。其所含熊去氧胆酸能降低血中胆固醇和甘油三酯，还可降低糖尿病患者的血糖和尿糖。本品并有解痉作用。本品所含的鹅去氧胆酸、胆酸及去氧胆酸对金黄色葡萄球菌、链球菌、肺炎双球菌、流感嗜血杆菌等均有明显的抑制作用。其复方制剂又有促进角膜翳处的角膜上皮细胞的新陈代谢，加快其更新的作用。

附药：猪胆粉

本品为猪科动物猪 *Sus scrofadomestica* Brisson. 胆汁的干燥品。性味苦，寒；归肝、胆、肺、大肠经。功能清热润燥，止咳平喘，解毒。适用于顿咳，哮喘，热病烦渴，目赤，喉痹，黄疸，泄泻，痢疾，便秘，痈疮肿毒。内服：0.3～0.6g，冲服或入丸散。外用适量，研末或水调涂敷患处。

# 千里光

Qiānlǐguāng（《本草图经》）

本品为菊科植物千里光 *Senecio scandens* Buch.-Ham. 的干燥地上部分。主产于江苏、浙江、广西、四川。全年均可采收，除去杂质，阴干。本品气微，味苦。以叶多、色绿者为佳。生用。

【药性】 苦，寒。归肺、肝经。

【功效】 清热解毒，清肝明目，利湿。

【应用】

**1. 痈肿疮毒** 本品苦寒，具有较强的清热解毒、消散痈肿作用。用于热毒壅聚之痈肿疮毒，可单用鲜品，水煎内服并外洗，再将其捣烂外敷患处，或与金银花、野菊花、蒲公英等同用；本品清热解毒，又可用治水火烫伤及褥疮、下肢溃疡等症，如《江西草药》用治烫火伤，以千里光8份、白及2份，水煎浓汁外搽。

**2. 感冒发热** 本品苦寒，入肺经，取其清热解毒之功，可用于风热感冒，发热、咽痛等症，可单用煎服，或与金银花、连翘等配伍。

**3. 目赤肿痛** 本品苦寒，入肝经，能清肝明目，治疗风热上攻或肝火上炎所致的目赤肿痛，《江西民间草药》单用本品煎汤熏洗眼部，或与菊花、夏枯草、桑叶等药配伍。

**4. 湿热泻痢** 本品味苦性寒，具有清利湿热之功。用于大肠湿热，腹痛泄泻，或下痢脓血，里急后重，可单用本品煎服；也可与银花炭、黄连、木香等同用。

**5. 皮肤湿疹** 本品苦寒，能清热除湿以止痒，用治湿热所致之湿疹湿疮、阴囊湿痒，可煎汁浓缩成膏，涂搽患处。

【用法用量】 煎服，15～30g。外用适量，煎水熏洗。

【使用注意】 脾胃虚寒者慎服。

**【现代研究】**

**1. 化学成分**  本品主要含生物碱类成分：千里光宁碱，千里光菲灵碱及痕量的阿多尼菲林碱等；黄酮苷类成分：金丝桃苷等；胡萝卜素类成分：毛茛黄素、菊黄质、$\beta$-胡萝卜素；有机酸类成分：对羟基乙酸，香草酸，水杨酸。本品还含挥发油、鞣质等。《中国药典》规定本品含金丝桃苷（$C_{21}H_{20}O_{12}$）不得少于 0.030%。

**2. 药理作用**  本品煎剂有广谱抗菌作用，对金黄色葡萄球菌、白色葡萄球菌、固紫染色阴性球菌、流感杆菌、伤寒杆菌、痢疾杆菌、绿脓杆菌及钩端螺旋体有较强的抗菌作用。千里光对阴道滴虫具有一定抑制作用，千里光不同提取物体外实验能抗钩端螺旋体。此外，千里光宁碱及千里光菲灵碱对大鼠小肠痉挛有解痉作用。

# 白　蔹

Báiliǎn （《神农本草经》）

本品为葡萄科植物白蔹 *Ampelopsis japonica*（Thunb.）Makino 的干燥块根。主产于河南、湖北。春、秋二季采挖，除去泥沙和细根，切成纵瓣或斜片，晒干。本品气微，味苦。以切面色粉白、粉性足者为佳。生用。

**【药性】**  苦，微寒。归心、胃经。

**【功效】**  清热解毒，消痈散结，敛疮生肌。

**【应用】**

**1. 痈疽发背，疔疮，瘰疬**  本品苦寒清泄，辛散消肿，故有清热解毒、消痈散结、敛疮生肌、消肿止痛之效。内服、外用皆可。用治热毒壅聚，痈疮初起，红肿硬痛者，可单用为末水调涂敷患处，或与金银花、连翘、蒲公英等同煎内服，以消肿散结；若疮痈脓成不溃者，亦可与苦参、天南星、皂角等制作膏药外贴，促使其溃破排脓；若疮疡溃后不敛，可与白及、乳香、没药等共研细末，干撒疮口，以生肌敛疮。若用治痰火郁结，痰核瘰疬，可与玄参、黄连、大黄等研末醋调，外敷患处。

**2. 烧烫伤，手足皲裂**  本品苦寒，既能清解火热毒邪，又具敛疮生肌止痛之功。用治烧烫伤，《备急方》单用本品研末外敷；亦可与地榆等份为末外用。若与白及、大黄、冰片配伍麻油调敷，还可用于手足皲裂。

**【用法用量】**  煎服，5～10g。外用适量，煎汤洗或研成极细粉敷患处。

**【使用注意】**  不宜与川乌、制川乌、草乌、制草乌、附子同用。

**【现代研究】**

**1. 化学成分**  本品主要含黏液质和淀粉，酒石酸，龙脑酸及其糖苷，脂肪酸和酚性化合物等。

**2. 药理作用**  本品水浸剂在试管内对奥杜盎小芽孢癣菌、红色表皮癣菌等皮肤真菌有不同程度的抑制作用；煎剂体外能抑制金黄色葡萄球菌。本品所含多种多酚化合物具有抗肝毒素作用及抗脂质过氧化活性。

# 四季青

Sìjìqīng （《本草拾遗》）

本品为冬青科植物冬青 *Ilex chinensis* Sims 的干燥叶。主产于安徽、贵州。秋、冬季采收，除去杂质，晒干。本品气味清香，味苦、涩。以色绿、味苦者为佳。生用。

【药性】　苦、涩，凉。归肺、大肠、膀胱经。

【功效】　清热解毒，消肿祛瘀，凉血止血，敛疮。

【应用】

**1. 烧烫伤，皮肤溃疡**　本品苦涩性凉，外用有清热解毒、凉血、敛疮之功。尤长于治疗烧烫伤。外治烧烫伤，皮肤溃疡，可单用制成搽剂外涂患处；亦可用本品干叶研粉，麻油调敷，或用鲜叶捣烂，外敷患处。

**2. 肺热咳嗽，咽喉肿痛，痢疾，热淋，胁痛**　本品苦凉，善于清热解毒、消肿祛瘀。用于肺热咳嗽，咽喉肿痛，风热感冒，或湿热所致小便淋沥涩痛，泄泻痢疾者，单用或分别配伍清肺泻火解毒药、清热利尿通淋药、清热止痢药。若瘀阻胁痛，可与郁金、川芎等活血化瘀药配伍。

**3. 外伤出血**　本品味涩，有收敛止血之效。用于外伤出血，可单用鲜叶捣敷伤口；也可用干叶研细，撒敷伤口，外加包扎。

【用法用量】　煎服，15 ~ 60g。外用适量，水煎外涂。

【现代研究】

**1. 化学成分**　本品主要含原儿茶酸，原儿茶醛，马索酸，缩合型鞣质，长梗冬青苷，黄酮类化合物及挥发油等。《中国药典》规定本品含长梗冬青苷（$C_{36}H_{58}O_{10}$）不得少于 1.35%。

**2. 药理作用**　四季青煎剂及分离出的原儿茶酸、原儿茶醛等均具有广谱抗菌作用，尤其对金黄色葡萄球菌的抑菌作用最强；能减少实验性烫伤动物的渗出；还有抗炎及抗肿瘤作用。

## 绿　豆
### Lǜdòu（《日华子本草》）

本品为豆科植物绿豆 *Phaseolus radiatus* L. 的干燥种子。全国大部分地区均产。秋后种子成熟时采收，簸净杂质，洗净，晒干。本品味甘。以粒大、饱满、色绿者为佳。打碎入药或研粉用。

【药性】　甘，寒。归心，胃经。

【功效】　清热解毒，消暑，利水。

【应用】

**1. 痈肿疮毒**　本品甘寒，清热解毒，以消痈肿。可用于热毒疮痈肿痛，单用煎汁顿服，或生研加冷开水浸泡滤汁服；或与大黄为末加薄荷汁、蜂蜜调敷患处以解毒消肿。若与赤小豆、黑豆、甘草同用，又可预防痘疮及麻疹。

**2. 药食中毒**　本品甘寒，善解热毒，为附子、巴豆、砒霜等辛热毒烈之剂中毒及食物中毒等的解毒之品。可用生品研末加冷开水滤汁顿服，或浓煎频服，或配伍黄连、葛根、甘草等药。

**3. 暑热烦渴**　本品甘寒，能清热消暑，除烦止渴，通利小便，民间常作为清热消暑、解毒之食品。治暑热烦渴尿赤，夏季常用本品煮汤冷饮；亦可与西瓜翠衣、荷叶、青蒿等同用，以增强疗效。

**4. 水肿，小便不利**　本品有一定的利水消肿之功，可用于治疗小便不通，淋沥不畅，水肿等，《圣惠方》以本品与陈皮、冬麻子同用煮食；或配伍茯苓、泽泻等利水消肿药，以增强疗效。

【用法用量】　煎服，15 ~ 30g。外用适量。

【使用注意】　脾胃虚寒，肠滑泄泻者不宜使用。

【现代研究】

**1. 化学成分**　本品主要含蛋白质、脂肪、糖类、胡萝卜素、维生素 A、复合维生素 B、烟酸和磷脂等。

**2. 药理作用**　本品提取液能降低实验动物的血清胆固醇，可防治实验性动脉粥样硬化。

附药：绿豆衣、赤小豆、黑豆

**1. 绿豆衣**　本品为豆科植物绿豆 *Phaseolus radiatus* L. 的种皮。将绿豆用清水浸泡后取皮晒干即成。性味甘，寒；归心、胃经。功同绿豆，但解暑之力不及绿豆，其清热解毒之功胜于绿豆；并能退目翳，治疗斑痘目翳。煎服，6 ～ 12g。

**2. 赤小豆**　本品为豆科植物赤小豆 *Vigna umbeuata* Ohwi et Ohashi 或赤豆 *Vigna angularis* Ohwi et Ohashi 的干燥成熟种子。全国各地均产。秋季果实成熟而未开裂时拔起全株，晒干，打下种子，除去杂质，再晒干，生用。性味甘、酸，平；归心、小肠经。功能解毒排脓，利水消肿。适用于痈肿疮毒，肠痈腹痛，水肿胀满，脚气浮肿，黄疸尿赤，风湿热痹。煎服，9 ～ 30g。外用适量，研末调敷。

**3. 黑豆**　本品为豆科草本植物大豆 *Glycine max*（L.）Merr. 的干燥成熟种子。全国各地均产。秋季采收成熟果实，晒干，打下种子，除去杂质。性味甘，平；归脾、肾经。功能益精明目，养血祛风，利水，解毒。适用于阴虚烦渴，头晕目昏，体虚多汗，肾虚腰痛，水肿尿少，痹痛拘挛，手足麻木，药食中毒。煎服，9 ～ 30g。外用适量，煎汤洗患处。

# 第四节　清热凉血药

本类药物性味多为甘苦寒或咸寒，偏入血分以清热，多归心、肝经，具有清解营分、血分热邪的作用。主要用于营分、血分等实热证。如温热病热入营分，热灼营阴，心神被扰，症见舌绛、身热夜甚、心烦不寐、脉细数，甚则神昏谵语、斑疹隐隐；邪陷心包，神昏谵语、舌謇足厥、舌质红绛；热入血分，热盛迫血，心神扰乱，症见舌色深绛、吐血、衄血、尿血、便血、斑疹紫暗、躁扰不安，甚或昏狂。亦可用于内伤杂病中的血热出血证。若气血两燔者，可与清热泻火药同用，使气血两清。

## 生地黄
Shēngdìhuáng（《神农本草经》）

本品为玄参科植物地黄 *Rehmannia glutinosa* Libosch. 的干燥块根。主产于河南。秋季采挖，去除芦头、须根及泥沙，缓缓烘焙至约八成干。本品气微，味微甜。以切面乌黑者为佳。生用。

【药性】　甘，寒。归心、肝、肾经。

【功效】　清热凉血，养阴生津。

【应用】

**1. 热入营血，温毒发斑**　本品甘寒，入营血分，善于清热凉血，故常用治温热病热入营血，温毒发斑。治温热病热入营分，发热烦渴、神昏舌绛者，多配伍玄参、连翘、黄连等药，如清营汤（《温病条辨》）；若热入血分，身热发斑，甚则神昏谵语，常与水牛角、赤芍、牡丹皮同用，如犀角地黄汤（《千金要方》）；若血热毒盛，发斑发疹，色紫暗者，常与大青叶、水牛角等药同用。

**2. 血热出血** 本品善于清解营血分之热而有凉血止血之功。用治血热妄行之吐血、衄血，常与侧柏叶、荷叶，艾叶等同用，如四生丸（《校注妇人良方》）；若治血热便血、尿血，常与地榆、槐花、小蓟等同用；若治血热崩漏或产后出血，可与茜草、苎麻根等同用。

**3. 热病伤阴，舌绛烦渴，内热消渴** 本品甘寒质润，功能清热养阴生津，治热病伤阴，烦渴多饮，舌绛者，常配伍麦冬、沙参、玉竹等药，如益胃汤（《温病条辨》）。治阴虚内热之消渴，可配伍山药、黄芪、葛根等药，如滋膵饮（《医学衷中参西录》）。

**4. 阴虚发热，骨蒸劳热** 本品甘寒养阴清热，入肾经，能滋肾阴而降虚火，养阴津而泄伏热。治阴虚内热，骨蒸潮热，可与知母、麦冬、地骨皮等同用；若温病后期，余热未尽，阴津已伤，邪伏阴分，夜热早凉、舌红脉数者，可与青蒿、鳖甲、知母等药配伍，如青蒿鳖甲汤（《温病条辨》）。

**5. 津伤便秘** 本品甘寒质润，善于滋阴润燥以通便，治疗阴虚津伤，肠燥便秘者，常与玄参、麦冬等同用，如增液汤（《温病条辨》）。

**【用法用量】** 煎服，10～15g。

**【使用注意】** 脾虚湿滞，腹满便溏者不宜使用。

**【现代研究】**

**1. 化学成分** 本品主要含梓醇、二氢梓醇、乙酰梓醇、地黄苷、桃叶珊瑚苷、密力特苷、单密力特苷、去羟栀子苷、筋骨草苷等环烯醚萜类及毛蕊花糖苷等苯乙醇苷类成分。此外，本品还含有 $\beta$- 谷甾醇、多种氨基酸和糖类等。《中国药典》规定本品含梓醇（$C_{15}H_{22}O_{10}$）不得少于 0.20%，含地黄苷 D（$C_{27}H_{42}O_{20}$）不得少于 0.10%。

**2. 药理作用** 生地黄煎剂能抑制大剂量甲状腺素所致的 $\beta$- 肾上腺素受体兴奋，增强 M- 胆碱受体 –cGMP 系统功能，提高血浆 cAMP 含量水平，并显著拮抗地塞米松造成的肾上腺皮质萎缩及功能下降，提高血浆皮质酮水平。地黄浸剂、醇浸膏及地黄苷均有一定的降血糖作用。地黄苷、地黄低聚糖可增强体液免疫和细胞免疫功能。此外，本品还具有抗胃溃疡、促进造血、止血、降压、抗骨质疏松、对脑缺血、脑损伤及神经衰弱具有保护等作用。

附药：鲜地黄

本品为玄参科植物地黄 *Rehmannia glutinosa* Libosch. 的新鲜块根。性味甘、苦，寒；归心、肝、肾经。功能清热生津，凉血，止血。适用于热病伤阴，舌绛烦渴，温毒发斑，吐血衄血，咽喉肿痛。煎服，12～30g。

# 玄 参
Xuánshēn（《神农本草经》）

本品为玄参科植物玄参 *Scrophularia ningpoensis* Hemsl. 的干燥根。主产于浙江。冬季茎叶枯萎时采挖，除去根茎、幼芽、须根及泥沙，晒或烘至半干，堆放3～6天，反复数次至干燥。本品气特异似焦糖，味甘、微苦。以切面黑色者为佳。生用。

**【药性】** 甘、苦、咸，微寒。归肺、胃、肾经。

**【功效】** 清热凉血，滋阴降火，解毒散结。

**【应用】**

**1. 热入营血，温毒发斑** 本品咸寒入血分，既能清热凉血，又能泻火解毒。治温病热入营分，身热夜甚、心烦口渴、舌绛脉数者，常配生地黄、丹参、连翘等药，如清营汤（《温病条辨》）；若治温病热陷心包，神昏谵语，可配伍连翘心、竹叶卷心、连心麦冬等药，如清宫汤（《温病条辨》）；若治温热病，气血两燔，发斑发疹，可与石膏、知母、升麻等药同用，如化斑汤（《温病条辨》）。

**2.热病伤阴，舌绛烦渴，津伤便秘，骨蒸劳嗽**　本品甘寒质润，能清热生津、滋阴润燥。用治热病伤阴，舌绛烦渴，常与生地黄、天冬等药配伍；治疗阴虚津伤、肠燥便秘，常与生地黄、麦冬等同用，如增液汤（《温病条辨》）；治肺肾阴亏，虚火上炎，骨蒸劳嗽，可配百合、生地黄、麦冬等药，如百合固金汤（《慎斋遗书》）。

**3.目赤肿痛，咽喉肿痛，白喉，瘰疬，痈肿疮毒**　本品既能泻火解毒，又可滋阴降火。用治肝经热盛，目赤肿痛，可配羚羊角、栀子、大黄等药；治热毒内盛，咽喉肿痛，白喉，常与黄芩、连翘、板蓝根等药同用，如普济消毒饮（《试效方》）；若阴虚火旺，咽喉疼痛，可与生地黄、麦冬，川贝母等同用，如养阴清肺汤（《重楼玉钥》）；治痈肿疮毒，常配金银花、连翘、蒲公英等药；若用治热毒炽盛之脱疽，常与金银花、当归、甘草同用，如四妙勇安汤（《验方新编》）；取本品咸寒，有泻火解毒、软坚散结之功，配伍浙贝母、牡蛎等，可用治痰火郁结之瘰疬，如消瘰丸（《医学心悟》）。

【**用法用量**】　煎服，9 ～ 15g。

【**使用注意**】　脾胃虚寒、食少便溏者不宜服用。不宜与藜芦同用。

【**鉴别用药**】　玄参与生地黄均能清热凉血、养阴生津，用治热入营血、热病伤阴、阴虚内热等证，常相须为用。但玄参泻火解毒力较强，故咽喉肿痛、痰火瘰疬多用；生地黄凉血养阴力较大，故血热出血、阴虚内热消渴多用。

【**现代研究**】

**1.化学成分**　本品主要含哈巴苷、哈巴酯苷、哈巴俄苷、桃叶珊瑚苷、甲氧基玄参苷等环烯醚萜类化合物，斩龙剑苷 A、安格洛苷等苯丙素苷类。此外，本品还含有生物碱、植物甾醇、挥发油等。《中国药典》规定本品含哈巴苷（$C_{15}H_{24}O_{10}$）和哈巴俄苷（$C_{24}H_{30}O_{11}$）总量不得少于0.45%。

**2.药理作用**　本品对金黄色葡萄球菌、白喉杆菌、伤寒杆菌、乙型溶血性链球菌、绿脓杆菌、福氏痢疾杆菌、大肠杆菌、须疮癣菌、絮状表皮癣菌、羊毛状小芽孢菌和星形奴卡氏菌均有一定抑制作用。玄参对多种炎症反应均有抑制作用，一般认为抗炎活性成分为哈巴苷、哈巴酯苷。此外，本品还具有扩张冠状动脉、降压、保肝、降血糖、增强免疫、抗氧化、抗动脉粥样硬化等作用。

## 牡丹皮
Mǔdānpí（《神农本草经》）

本品为毛茛科植物牡丹 *Paeonia suffruticosa* Andr. 的干燥根皮。主产于安徽、四川、湖南、湖北、陕西。秋季采挖根部，除去细根，剥取根皮，晒干或刮去粗皮，除去木心，晒干。前者习称连丹皮，后者习称刮丹皮。本品气芳香，味微苦而涩。以皮厚、切面粉白色、粉性足、香气浓者佳。生用或酒炙用。

【**药性**】　苦、辛，微寒。归心、肝、肾经。

【**功效**】　清热凉血，活血化瘀。

【应用】

**1. 热入营血，温毒发斑，血热吐衄**　本品苦寒，入心肝血分，善于清解营血分实热。治温病热入营血，迫血妄行所致发斑、吐血、衄血，常与水牛角、生地黄、赤芍同用，如犀角地黄汤（《千金要方》）；治温毒发斑，可配伍栀子、大黄、黄芩等药；若用治血热吐衄，又常与大黄、大蓟、茜草等药同用，如十灰散（《十药神书》）。

**2. 温邪伤阴，阴虚发热，夜热早凉，无汗骨蒸**　本品性味苦辛微寒，入血分而善于清透阴分伏热，为治无汗骨蒸之要药。用治温病后期，邪伏阴分，夜热早凉，热退无汗者，常配鳖甲、知母、生地黄等药，如青蒿鳖甲汤（《温病条辨》）。若阴虚内热，无汗骨蒸者，常与生地黄、麦冬等药同用。

**3. 血滞经闭痛经，跌仆伤痛**　本品辛行苦泄，有活血祛瘀之功。治血滞经闭、痛经，可配桃仁、川芎、桂枝等药，如桂枝茯苓丸（《金匮要略》）；治跌仆伤痛，可与红花、乳香、没药等同用。

**4. 痈肿疮毒**　本品辛苦微寒，清热凉血之中，善于散瘀消痈。治热毒痈肿疮毒，可配大黄、白芷、甘草等药用；若配大黄、桃仁、芒硝等药，可治瘀热互结之肠痈初起，如大黄牡丹汤（《金匮要略》）。

【用法用量】　煎服，6～12g。清热凉血宜生用，活血化瘀宜酒炙用，止血宜炒炭用。

【使用注意】　血虚有寒、月经过多者不宜使用。孕妇慎用。

【现代研究】

**1. 化学成分**　本品主要含牡丹酚（丹皮酚）、牡丹酚苷、牡丹酚原苷、牡丹酚新苷、芍药苷、氧化芍药苷、苯甲酰芍药苷、苯甲酰氧化芍药苷等。本品还含有没食子酸、挥发油等。《中国药典》规定本品含丹皮酚（$C_9H_{10}O_3$）不得少于1.2%。

**2. 药理作用**　丹皮酚对多种实验性动物炎症有显著的抑制作用，对霍乱、伤寒、副伤寒三联菌引起的发热有解热作用，并具有镇静作用；丹皮总苷还具有显著的抗惊厥作用。牡丹皮水煎剂对痢疾杆菌、伤寒杆菌、小芽孢杆菌等致病细菌及多种皮肤真菌均有抑制作用。牡丹皮提取物、丹皮酚、芍药苷、苯甲酰芍药苷、苯甲酰氧化芍药苷能抑制血小板聚集，具有抗血栓作用。此外，本品还具有镇痛、抗过敏、抗心脑缺血、抗动脉粥样硬化、抗心律失常、降压、调节免疫、保肝、护肾、抗肿瘤等作用。

## 赤 芍

Chìsháo（《开宝本草》）

本品为毛茛科植物芍药 *Paeonia lactiflora* Pall. 或川赤芍 *Paeonia veitchii* Lynch 的干燥根。主产于内蒙古、辽宁、河北、四川。春、秋二季采挖，除去根茎、须根及泥沙，晒干。本品气微香，味微苦、微涩。以切面粉白色者为佳。切厚片，生用。

【药性】　苦，微寒。归肝经。

【功效】　清热凉血，散瘀止痛。

【应用】

**1. 热入营血，温毒发斑，血热吐衄**　本品苦寒，入肝经血分，善清泻肝火，泄血分郁热。治温热病热入营血，迫血妄行之吐血衄血、斑疹紫暗者，常与水牛角、生地黄、牡丹皮同用，如犀角地黄汤（《千金要方》）；治温毒发斑，血热毒盛，斑疹紫黑者，常配伍紫草、蝉蜕、甘草等药，如紫草快斑汤（《张氏医通》）；若治血热吐衄，可配伍生地黄、大黄、白茅根等药。

**2. 目赤肿痛，痈肿疮疡** 本品苦寒，入肝经而清肝火，若配伍荆芥、薄荷、黄芩等药，可用治肝经风热目赤肿痛、羞明多眵；取本品清热凉血、散瘀消肿之功，治热毒壅盛，痈肿疮疡，可配金银花、天花粉、乳香等药，如仙方活命饮（《校注妇人良方》），或配连翘、栀子、玄参等药，如连翘败毒散（《伤寒全生集》）。

**3. 肝郁胁痛，经闭痛经，癥瘕腹痛，跌打损伤** 本品苦寒，入肝经血分，有活血化瘀止痛之功。治肝郁血滞之胁痛，可配伍柴胡、牡丹皮、郁金等药；治血滞经闭痛经，癥瘕腹痛，常配伍当归、川芎、延胡索等药，如少腹逐瘀汤（《医林改错》）；治跌打损伤，瘀肿疼痛，可与虎杖、苏木、刘寄奴等同用。

【用法用量】 煎服，6～12g。

【使用注意】 血寒经闭者不宜使用。孕妇慎用。不宜与藜芦同用。

【现代研究】

**1. 化学成分** 本品主要含芍药苷、羟基芍药苷、苯甲酰芍药苷、苯甲酰羟基芍药苷等单萜苷类及没食子酸葡萄糖、丹皮酚等多元酚类化合物。《中国药典》规定本品含芍药苷（$C_{23}H_{28}O_{11}$）不得少于1.8%，饮片含芍药苷（$C_{23}H_{28}O_{11}$）不得少于1.5%。

**2. 药理作用** 芍药苷对不同佐剂诱发的关节炎有显著的抑制作用，并能改善IgE复合体诱导的过敏炎症反应；芍药苷有解热镇痛、镇静等作用；丹皮酚等多元酚类具有抗血小板聚集、抗血栓形成、抗心肌缺血、改善微循环等作用。此外，本品还具有保肝护肝、抗胃溃疡、调节免疫、抗氧化、抗肿瘤、抗抑郁、保护神经细胞、改善学习记忆等作用。

# 紫 草

Zǐcǎo（《神农本草经》）

本品为紫草科植物新疆紫草 *Arnebia euchroma*（Royle）Johnst. 或内蒙紫草 *Arnebia guttata* Bunge 的干燥根，主产于新疆、内蒙古。春、秋二季采挖，除去泥沙，干燥。本品气特异，味微苦、涩。以质松软、色紫者为佳。生用。

【药性】 甘、咸，寒。归心、肝经。

【功效】 清热凉血，活血解毒，透疹消斑。

【应用】

**1. 血热毒盛，斑疹紫黑，麻疹不透** 本品咸寒，入肝经血分，既能凉血活血，又善解毒透疹。治温毒发斑，血热毒盛，斑疹紫黑者，常配伍赤芍、蝉蜕、甘草等药，如紫草快斑汤（《张氏医通》）；若配伍牛蒡子、薄荷、山豆根等药，可治麻疹不透，疹色紫暗，兼咽喉肿痛者。

**2. 疮疡，湿疹，水火烫伤** 本品甘寒能清热解毒，咸寒能清热凉血，并能活血消肿。治痈肿疮疡，常与金银花、连翘、蒲公英等药同用；若配伍当归、白芷、血竭等药，可治疮疡久溃不敛，如生肌玉红膏（《外科正宗》）。治湿疹，可配伍黄连、黄柏、苦参等药。若治烧烫伤，可将本品用植物油浸泡，滤取油液，外涂患处，或配黄柏、大黄等药，麻油熬膏外搽。

【用法用量】 煎服，5～10g。外用适量，熬膏或用植物油浸泡涂擦。

【使用注意】 本品性寒而滑利，有轻泻作用，故脾虚便溏者忌服。

【现代研究】

**1. 化学成分** 本品主要含紫草素（紫草醌）、乙酰紫草素、去氧紫草素、异丁酰紫草素、二甲基戊烯酰紫草素、二甲基丙烯酰紫草素、$\beta$, $\beta'$- 二甲基丙烯酰紫草素及阿卡宁、甲基阿卡宁、乙酰阿卡宁、$\beta$, $\beta'$- 二甲基丙烯酰阿卡宁等萘醌类化合物及软脂酸、油酸及亚油酸等脂肪酸。《中国药典》规定本品含羟基萘醌总色素以左旋紫草素（$C_{16}H_{16}O_5$）计不得少于 0.08%，含 $\beta$, $\beta'$- 二甲基丙烯酰阿卡宁（$C_{21}H_{22}O_6$）不得少于 0.03%。

**2. 药理作用** 紫草水煎液、醇、油溶液及紫草素对金黄色葡萄球菌、溶血性链球菌、大肠杆菌、痢疾杆菌、绿脓杆菌等均具有抑制作用；其萘醌衍生物具有显著的抗真菌作用；紫草素具有明显的抗炎作用，对副流感病毒、单纯疱疹病毒、带状疱疹病毒等亦有抑制作用；紫草提取物对特异性过敏反应具有抑制作用；紫草素对烧烫伤、创伤有愈合作用。此外，本品还具有抗肿瘤、保肝、止血、抗生育等作用。

附药：紫草茸

本品为紫胶虫科昆虫紫胶虫 *Laccifer Lacca* kerr. 在树枝上所分泌的胶质物。主产于云南、四川、台湾等地。7～8 月间采收，置干燥、阴凉通风处直至干燥。性味苦，寒。功能清热，凉血，解毒。主治麻疹、斑疹透发不畅，疮疡肿毒，湿疹。本品作用与紫草相似，但无滑肠通便之弊。煎服，1.5～6g，或研末服。外用适量，研末撒。

# 水牛角

Shuǐníujiǎo（《名医别录》）

本品为牛科动物水牛 *Bubalus bubalis* Linnaeus 的角。主产于华南、华东地区。取角后，水煮，除去角塞，干燥。本品气微腥，味淡。以色灰褐色者为佳。镑片或锉成粗粉，生用；或制为浓缩粉用。

【**药性**】 苦，寒。归心、肝经。

【**功效**】 清热凉血，解毒，定惊。

【**应用**】

**1. 温病高热，神昏谵语，惊风，癫狂** 本品苦寒，入心肝血分，既能清热凉血、泻火解毒，又能定惊。治温热病热入营血，高热神昏谵语，惊风抽搐，可配伍石膏、玄参、羚羊角等药，如紫雪丹（《外台秘要》）。若配伍牛黄、珍珠母、黄芩等药，可治热病神昏，或中风偏瘫，神志不清，如清开灵口服液（《中华人民共和国药典·一部》2020 年版）；若治癫狂，可配伍石菖蒲、郁金、玄参等药。

**2. 血热毒盛，发斑发疹，吐血衄血** 取本品清热凉血之功，用治血热毒盛，发斑发疹，吐血衄血，常配伍生地黄、牡丹皮、赤芍等药。

**3. 痈肿疮疡，咽喉肿痛** 取本品清热解毒之功，用治热毒疮痈，咽喉肿痛，可配伍黄连、黄芩、连翘等药。

【**用法用量**】 煎服，15～30g，宜先煎 3 小时以上。水牛角浓缩粉冲服，每次 1.5～3g，每日 2 次。本品功用与犀角相似而药力较弱，现在作为犀角的代用品使用。

【**使用注意**】 脾胃虚寒者忌用。

【**现代研究**】

**1. 化学成分** 本品主要含胆甾醇、肽类及多种氨基酸、多种微量元素等。

**2. 药理作用** 水牛角粉及提液均有明显的解热、镇静、抗惊厥作用；水牛角粉、水提液、酶解液能明显降低大肠杆菌内毒素或脂多糖引起的小鼠死亡率，具有显著的抗感染作用；水牛角水解物能缩短出血时间，降低毛细血管通透性，升高血小板而呈现明显的止血作用。此外，本品还具有强心、降血压、兴奋垂体－肾上腺皮质系统等作用。

# 第五节　清虚热药

本类药物性寒凉，多归肝、肾经，主入阴分，以清虚热、退骨蒸为主要作用。主治肝肾阴虚所致的骨蒸潮热、午后发热、手足心热、虚烦不眠、遗精盗汗、舌红少苔、脉细数等，及热病后期，余热未清，伤阴劫液，而致夜热早凉、热退无汗、舌质红绛、脉细数等。部分药物又能清实热，亦可用于实热证。使用本类药常配伍清热凉血及清热养阴之品，以期标本兼顾。

## 青　蒿
Qīnghāo（《神农本草经》）

本品为菊科植物黄花蒿 Artemisia annua L. 的干燥地上部分。全国大部分地区均产。秋季花盛开时采割，除去老茎，阴干。切段。本品气香特异，味微苦。以色绿、质嫩、叶多、香气浓郁者为佳。生用。

【药性】　苦、辛，寒。归肝、胆经。

【功效】　清虚热，除骨蒸，解暑热，截疟，退黄。

【应用】

**1. 温邪伤阴，夜热早凉**　本品苦寒清热，辛香透散，善入阴分，长于清透阴分伏热。治疗温病后期，余热未清，阴液已伤，见夜热早凉，热退无汗，或低热不退等，常配伍鳖甲、知母、牡丹皮等，如青蒿鳖甲汤（《温病条辨》）。

**2. 阴虚发热，骨蒸劳热**　本品有退虚热、除骨蒸的作用。为清虚热要药。治疗阴虚发热，骨蒸劳热、五心烦热、舌红少苔者，常配伍银柴胡、胡黄连、鳖甲等，如清骨散（《证治准绳》）。

**3. 外感暑热，发热烦渴**　本品辛香发散，性寒，善于清解暑热。治疗外感暑热，头痛头昏、发热口渴等，常与西瓜翠衣、淡竹叶、扁豆衣等同用，如清暑饮（《温热经解》）。

**4. 疟疾寒热**　本品辛寒芳香，主入肝、胆经，善截疟，消除寒热，为治疟疾寒热之要药。治疗疟疾寒热往来，《肘后方》中记载"青蒿一握，以水二升渍，绞取汁，尽服之"。临床也可与柴胡、黄芩、草果等同用。本品芳香透散，长于清解肝胆之热邪，治疗湿热郁遏少阳，三焦气机不畅，寒热如疟，胸膈胀闷，常配伍黄芩、竹茹、半夏等，如蒿芩清胆汤（《重订通俗伤寒论》）。

**5. 湿热黄疸**　本品苦寒，主肝、胆经，能利胆退黄。治疗湿热黄疸，见一身面目俱黄、黄色鲜明、舌苔黄腻者，常与茵陈、大黄、栀子等清热利湿退黄之品同用。

【用法用量】　煎服，6～12g，后下。或鲜用绞汁。

【使用注意】　本品苦寒，脾胃虚弱、肠滑泄泻者忌用。

【现代研究】

**1. 化学成分**　本品主要含萜类成分：青蒿素，青蒿酸等；挥发油：蒿酸甲酯，青蒿醇，蒿酮等。本品还含多糖。

**2. 药理作用**　青蒿素有显著抗疟作用，对疟原虫有明显的杀灭作用。水煎剂对表皮葡萄球菌、卡他球菌、炭疽杆菌、白喉杆菌等有较强的抑菌作用，对金黄色葡萄球菌、绿脓杆菌、痢疾杆菌、结核杆菌等也有一定的抑制作用。挥发油对皮肤癣菌有抑制和杀灭作用。乙醇提取物对钩端螺旋体有抑制作用。青蒿素、β-谷甾醇、豆甾醇均有抗病毒作用，有利胆、解热、镇痛、抗炎、抗肿瘤等作用。挥发油有镇咳、祛痰、平喘作用。此外，本品尚有降压、抗心律失常、促进细胞免疫和抑制体液免疫等作用。

# 白　薇
Báiwēi（《神农本草经》）

本品为萝藦科植物白薇 *Cynanchum atratum* Bge. 或蔓生白薇 *Cynanchum versicolor* Bge. 的干燥根和根茎。主产于安徽、河北、辽宁。春、秋二季采挖，洗净，干燥。切段。本品气微，味微苦。以根细长、心实、色淡黄者为佳。生用。

【药性】　苦、咸，寒。归胃、肝、肾经。

【功效】　清热凉血，利尿通淋，解毒疗疮。

【应用】

**1. 阴虚发热，骨蒸劳热，产后血虚发热，温邪伤营发热**　本品苦咸性寒，善入血分，有退虚热、凉血清热之功。治疗阴虚发热，骨蒸潮热，常配伍生地黄、知母、地骨皮等滋阴清虚热之品。治疗产后血虚发热，低热不退，常与当归、人参等补益气血之品同用。治疗温热病后期，余热未尽，耗伤阴液，见夜热早凉者，常与生地黄、玄参、青蒿等同用。

**2. 热淋，血淋**　本品既能清热凉血，又能利尿通淋。治疗热淋、血淋，常与滑石、车前子、木通等利尿通淋之品配伍。

**3. 痈疽肿毒，蛇虫咬伤，咽喉肿痛**　本品有清热解毒、消肿疗疮之功，内服或外用均可。治疗热毒疮痈，可单用捣烂外敷；或配伍金银花、蒲公英等清热解毒药内服。治疗热毒壅盛之咽喉肿痛，常与山豆根、射干、连翘等清热解毒利咽之品同用。

**4. 阴虚外感**　本品能清泄肺热而透邪，清退虚热而护阴，治疗阴虚外感，发热咽干，口渴心烦，常与玉竹、薄荷、淡豆豉等配伍，如加减葳蕤汤（《重订通俗伤寒论》）。

【用法用量】　煎服，5～10g。外用适量。

【使用注意】　本品苦寒，脾胃虚寒、食少便溏者不宜服用。

【现代研究】

**1. 化学成分**　本品主要含挥发油、强心苷，挥发油中主要为白薇素，强心苷中主要为甾体多糖苷。本品还含有糖类及脂肪酸类成分。

**2. 药理作用**　本品有抗炎、解热、利尿等作用；水提取物有祛痰、平喘作用；对肺炎球菌有抑制作用；所含白薇苷有明显抗肿瘤作用，白薇皂苷能增强心肌收缩，减慢心率。

# 地骨皮
Dìgǔpí（《神农本草经》）

本品为茄科植物枸杞 *Lycium chinense* Mill. 或宁夏枸杞 *Lycium barbarum* L. 的干燥根皮。全国大部分地区均产。春初或秋后采挖根部，洗净，剥取根皮，晒干。切段。本品气微，味微甘而后苦。以块大、肉厚、无木心、色黄者为佳。生用。

【药性】　甘，寒。归肺、肝、肾经。

【功效】　凉血除蒸，清肺降火。

【应用】

**1. 阴虚潮热，骨蒸盗汗**　本品甘寒清润，入肝、肾经，善清虚热、除骨蒸，为凉血退热除蒸之佳品。治疗阴虚发热，骨蒸潮热、盗汗等，常与银柴胡、知母、鳖甲等清热养阴药配伍，如清骨散（《证治准绳》）。

**2. 肺热咳嗽**　本品性寒，入肺经，能清泄肺热。治疗肺火郁结，气逆不降之咳嗽气喘，常与桑白皮、甘草等配伍，如泻白散（《小儿药证直诀》）。

**3. 血热咳血衄血**　本品甘寒，入血分能清热凉血以止血。治疗血热妄行之咳血、吐血、衄血、尿血等，常配伍小蓟、侧柏叶、白茅根等凉血止血药。

**4. 内热消渴**　本品能清热泻火而生津止渴。治疗内热消渴，常与天花粉、生地黄、麦冬等同用。

【用法用量】　煎服，9～15g。

【使用注意】　本品性寒，外感风寒发热或脾虚便溏者不宜服用。

【现代研究】

**1. 化学成分**　本品主要含生物碱类成分：甜菜碱、苦可胺A、莨菪汀、枸杞子酰胺、阿托品等。本品还含有有机酸、酚类及甾醇等。

**2. 药理作用**　本品乙醇提取物、水提取物及乙醚残渣水提取物等均有显著的解热作用。其煎剂、浸膏有降压、降血糖、降血脂作用，对多种细菌、真菌及病毒有抑制作用，有促进成骨细胞增殖作用。其注射液对离体子宫有兴奋作用。此外，本品尚有止痛作用。


# 银柴胡
Yíncháihú（《本草纲目》）


本品为石竹科植物银柴胡 *Stellaria dichotoma* L. var. *lanceolata* Bge. 的干燥根。主产于宁夏、甘肃、内蒙古等地。春、夏间植株萌发或秋后茎叶枯萎时采挖；栽培品于种植后第三年9月中旬或第四年4月中旬采挖，除去残茎、须根及泥沙，切片，晒干。本品气微，味甘。以根长、外皮棕黄色、切面黄白色者为佳。生用。

【药性】　甘，微寒。归肝、胃经。

【功效】　清虚热，除疳热。

【应用】

**1. 阴虚发热，骨蒸劳热**　本品甘微寒，善清虚热，为退虚热、除骨蒸之常用药。治疗阴虚发热，骨蒸劳热，潮热盗汗，常与地骨皮、青蒿、鳖甲等同用，如清骨散（《证治准绳》）。

**2. 小儿疳积发热**　本品甘微寒，善于清虚热、除疳热。治疗小儿食滞或虫积所致的疳积发热、腹部膨大、口渴消瘦、毛发干枯等，常与胡黄连、鸡内金、使君子等消积除疳之品同用。

【用法用量】　煎服，3～10g。

【使用注意】　外感风寒、血虚无热者不宜使用。

【鉴别用药】　银柴胡与柴胡二者名称相似，均有退热之功。然银柴胡长于清虚热、除疳热，善治疗阴虚发热、小儿疳热；柴胡长于疏散退热，善治外感发热、邪在少阳之寒热往来。

【现代研究】

**1. 化学成分** 本品主要含 $\alpha$- 菠菜甾醇、豆甾醇等甾醇类，黄酮类及挥发性成分。

**2. 药理作用** 本品有解热、抗炎、抗动脉粥样硬化作用。

<h2 style="text-align:center">胡黄连</h2>
Húhuánglián（《新修本草》）

本品为玄参科植物胡黄连 *Picrorhiza scrophulariiflora* Pennell 的干燥根茎。主产于印度、印度尼西亚。我国主产于西藏。秋季采挖，除去须根和泥沙，晒干。切薄片或用时捣碎。本品气微，味极苦。以根茎粗大、切面灰黑色、味苦者为佳。生用。

【药性】 苦，寒。归肝、胃、大肠经。

【功效】 退虚热，除疳热，清湿热。

【应用】

**1. 阴虚发热，骨蒸潮热** 本品苦寒，善清退阴分伏热，有退虚热、除骨蒸之功。治疗阴虚发热，骨蒸潮热，常与鳖甲、知母、地骨皮等滋阴清虚热药配伍，如清骨散（《证治准绳》）。

**2. 小儿疳积发热** 本品长于除疳热。治疗小儿疳积发热，腹胀消瘦，低热不退，常与山楂、党参、白术等益气健脾之品同用，如肥儿丸（《万病回春》）。

**3. 湿热泻痢，黄疸尿赤，痔疮肿痛** 本品苦寒沉降，入胃、大肠经，功能清热燥湿，尤善清下焦湿热，功似黄连而力稍逊。治疗湿热泻痢，常与黄柏、白头翁等清热燥湿止痢之品同用。又入肝经，兼能清利肝经湿热，治疗湿热黄疸尿赤，常与茵陈、栀子、大黄等同用。治疗痔疮肿痛，可单用本品研末，鹅胆汁调涂局部；或配伍槐角、黄连等内服。

【用法用量】 煎服，3～10g。

【使用注意】 本品苦寒，脾胃虚寒者慎用。

【鉴别用药】 胡黄连与黄连二者名称相似，均为苦寒、清热燥湿之品，善除胃肠湿热，均为治湿热泻痢之良药。然胡黄连药力不及黄连，善退虚热、除疳热；黄连苦寒尤甚，善清心火、泻胃热，为清热燥湿、泻火解毒之要药。

【现代研究】

**1. 化学成分** 本品主要含环烯醚萜类成分：胡黄连苷Ⅰ、Ⅱ、Ⅲ，梓醇，桃叶珊瑚苷等；三萜苷类成分：葫芦素 $\beta$-2-D- 葡萄糖苷，云杉苷等；还含酚苷及有机酸等。《中国药典》规定本品含胡黄连苷Ⅰ（$C_{24}H_{28}O_{11}$）与胡黄连苷Ⅱ（$C_{23}H_{28}O_{13}$）的总量不得少于 9.0%；饮片含胡黄连苷Ⅰ（$C_{24}H_{28}O_{11}$）与胡黄连苷Ⅱ（$C_{23}H_{28}O_{13}$）的总量不得少于 9.0%。

**2. 药理作用** 本品水浸剂对多种皮肤真菌有不同程度的抑制作用；提取物有保肝、利胆、抗炎、抗氧化等作用。此外，本品尚有降脂、降糖、抗胃溃疡、抗肿瘤、促进伤口愈合等作用。

# 第十章
# 泻下药

扫一扫，查阅
本章数字资源，
含 PPT、音视
频、图片等

凡能引起腹泻，或润滑大肠，以泻下通便为主要功效，常用以治疗里实积滞证的药物，称为泻下药。

本类药为沉降之品，主归大肠经。主要具有泻下通便作用，以排除胃肠积滞和燥屎等，正如《素问·灵兰秘典论》所云："大肠者，传导之官，变化出焉。"或有清热泻火，使实热壅滞之邪通过泻下而清解，起到"上病治下""釜底抽薪"的作用；或有逐水退肿，使水湿停饮随大小便排除，达到祛除停饮、消退水肿的目的。部分药还兼有解毒、活血祛瘀等作用。

泻下药主要适用于大便秘结，胃肠积滞，实热内结及水肿停饮等里实证。部分药还可用于疮痈肿毒及瘀血证。

使用泻下药应根据里实积滞证的兼证及病人的体质，进行适当配伍。里实兼表邪者，当先解表后攻里，必要时可与解表药同用，表里双解，以免表邪内陷；里实而正虚者，应与补益药同用，攻补兼施，使攻邪而不伤正。本类药亦常配伍行气药，以加强泻下导滞作用。若属热积者还应配伍清热药，属寒积者应与温里药同用。

使用泻下药中的攻下药、峻下逐水药时，因其作用峻猛，或具有毒性，易伤正气及脾胃，故年老体虚、脾胃虚弱者当慎用；妇女胎前产后及月经期应当忌用。应用作用较强的泻下药时，当奏效即止，切勿过剂，以免损伤胃气。应用作用峻猛而有毒性的泻下药时，一定要严格炮制法度，控制用量，避免中毒现象发生，确保用药安全。

根据泻下药作用强弱的不同，可分为攻下药、润下药及峻下逐水药。

现代药理研究证明，泻下药主要通过不同的作用机理刺激肠道黏膜使蠕动增加而致泻。另外，大多药物具有利胆、抗菌、抗炎、抗肿瘤作用及增强机体免疫功能。

## 第一节　攻下药

本类药大多苦寒沉降，主入胃、大肠经，既有较强的攻下通便作用，又有清热泻火之效。主要适用于实热积滞，大便秘结，燥屎坚结者。应用时常辅以行气药，以加强泻下及消除胀满作用。若治冷积便秘者，须配伍温里药。

具有较强清热泻火作用的攻下药，又可用于热病高热神昏，谵语发狂；火热上炎所致的头痛、目赤、咽喉肿痛、牙龈肿痛以及火热炽盛所致的吐血、衄血、咳血等上部出血证。上述病证，无论有无便秘，应用本类药物，以清除实热，或导热下行，起到"釜底抽薪"的作用。此外，对湿热积滞，痢疾初起，下痢后重，或饮食积滞，泻而不畅之证，可适当配用本类药物，以攻逐积滞，消除病因。对肠道寄生虫病，本类药与驱虫药同用，可促进虫体的排出。

根据"六腑以通为用""不通则痛""通则不痛"的理论，以攻下药为主，配伍清热解毒药、活血化瘀药等，用于治疗胆石症、胆道蛔虫症、胆囊炎、急性胰腺炎、阑尾炎、肠梗阻等急腹症，取得了较好的效果。

# 大 黄
Dàhuáng（《神农本草经》）

本品为蓼科植物掌叶大黄 *Rheum palmatum* L.、唐古特大黄 *Rheum tanguticum* Maxim.ex Balf. 或药用大黄 *Rheum officinale* Baill. 的干燥根和根茎。掌叶大黄和唐古特大黄药材称北大黄，主产于青海、甘肃。药用大黄药材称南大黄，主产于四川。秋末茎叶枯萎或次春发芽前采挖，除去细根，刮去外皮，切瓣或段，绳穿成串，干燥，或直接干燥。本品气清香，味苦而微涩。以切面锦纹明显、气清香、味苦而微涩者为佳。生用，或酒炙（饮片称酒大黄），酒炖或蒸（饮片称熟大黄），炒炭（饮片称大黄炭）用。

【药性】 苦，寒。归脾、胃、大肠、肝、心包经。

【功效】 泻下攻积，清热泻火，凉血解毒，止血，逐瘀通经，利湿退黄。

【应用】

**1. 实热积滞便秘** 本品有较强的泻下作用，能荡涤肠胃，推陈致新，为治疗积滞便秘之要药，《药品化义》谓："大黄气味重浊，直降下行，走而不守，有斩关夺门之力，故号将军。"又因其苦寒沉降，善能泄热，故实热积滞之便秘尤为适宜。常与芒硝、枳实、厚朴等配伍，以增强泻下攻积之力，用治阳明腑实证，如大承气汤（《伤寒论》）。若大黄用量较轻，则泻下力缓和，与火麻仁、杏仁、蜂蜜等润肠药同用，如麻子仁丸（《伤寒论》）。若里实热结而正气虚者，当与补虚药配伍，以攻补兼施，标本并顾。如配人参、当归等药，可治里实热结而气血不足者，如黄龙汤（《伤寒六书》）；如配麦冬、生地黄、玄参等，可治热结津伤者，如增液承气汤（《温病条辨》）；若与附子、干姜等配伍，可治脾阳不足，冷积便秘，如温脾汤（《千金要方》）。

**2. 血热吐衄，目赤咽肿，牙龈肿痛** 本品苦降，能使上炎之火下泄，具有清热泻火，凉血止血之功。治疗血热妄行之吐血、衄血、咳血，常与黄连、黄芩等同用，如泻心汤（《金匮要略》）。现代临床单用大黄粉治疗上消化道出血，有较好疗效。若治火邪上炎所致的目赤、咽喉肿痛、牙龈肿痛等症，还可与黄芩、栀子等药同用，如凉膈散（《和剂局方》）。

**3. 痈肿疔疮，肠痈腹痛** 本品内服能清热凉血解毒，并借其泻下通便作用，使热毒下泄。治热毒痈肿疔疮，常与金银花、蒲公英、连翘等同用；治疗肠痈腹痛，可与牡丹皮、桃仁、芒硝等同用，如大黄牡丹汤（《金匮要略》）。本品外用也能泻火解毒、凉血消肿，治热毒痈肿疔疮，《妇人良方》以之与生甘草共研末，酒熬成膏外敷;《圣惠方》用治口疮糜烂，以之与枯矾等份为末擦患处。

**4. 瘀血经闭，产后瘀阻，跌打损伤** 本品有较好的活血逐瘀通经作用，既可下瘀血，又能清瘀热，为治疗瘀血证的常用药。治妇女产后瘀阻腹痛、恶露不尽者，常与桃仁、土鳖虫等同用，如下瘀血汤（《金匮要略》）；治妇女瘀血经闭，可与桃仁、桂枝等配伍，如桃核承气汤（《伤寒论》）；治跌打损伤，瘀血肿痛，常与当归、红花、穿山甲等同用，如复元活血汤（《医学发明》）。

**5. 湿热痢疾，黄疸尿赤，淋证，水肿** 本品泻下通便，能导湿热外出。治肠道湿热积滞之痢疾，可与黄连、黄芩、芍药等同用，如芍药汤（《素问病机气宜保命集》）；用治肝胆湿热蕴结之黄疸、尿赤者，常配茵陈、栀子，如茵陈蒿汤（《伤寒论》）；若治湿热淋证，水肿，小便不利，常配伍木通、车前子、栀子等，如八正散（《和剂局方》）。

**6. 烧烫伤**　本品苦寒，清热泻火，凉血解毒，外用治烧烫伤，可单用粉，或配地榆粉，麻油调敷患处。

此外，大黄可"破痰实"，通脏腑，降湿浊，用于老痰壅塞，喘逆不得平卧，大便秘结者，如礞石滚痰丸（《泰定养生主论》录自《玉机微义》）。

【用法用量】　煎服，3～15g。外用适量，研末敷于患处。生大黄泻下力较强，欲攻下者宜生用，入汤剂不宜久煎，或用开水泡服，久煎则泻下力减弱。酒大黄善清上焦血分热毒，用于目赤咽肿，齿龈肿痛；熟大黄泻下力缓，减轻腹痛之副作用，增强活血祛瘀、泻火解毒之功，用于瘀血病证及火毒疮疡。大黄炭凉血化瘀止血，用于血热有瘀出血证。

【使用注意】　孕妇及月经期、哺乳期慎用。又本品苦寒，易伤胃气，脾胃虚弱者亦应慎用。

【现代研究】

**1. 化学成分**　本品主要为蒽醌衍生物，主要包括蒽醌苷和双蒽醌苷，双蒽醌苷中有番泻苷 A、B、C、D、E、F，游离型的苷元有大黄酸、大黄酚、大黄素、芦荟大黄素、大黄素甲醚等。本品另含鞣质类物质、有机酸和雌激素样物质等。《中国药典》规定本品含总蒽醌以芦荟大黄素（$C_{15}H_{10}O_5$）、大黄酸（$C_{15}H_8O_6$）、大黄素（$C_{15}H_{10}O_5$）、大黄酚（$C_{15}H_{10}O_4$）和大黄素甲醚（$C_{16}H_{12}O_5$）的总量不得少于 1.5%。

**2. 药理作用**　大黄能增加肠蠕动，抑制肠内水分吸收，促进排便。大黄有抗感染作用，对多种革兰阳性和阴性细菌均有抑制作用，其中最敏感的为葡萄球菌和链球菌，其次为白喉杆菌、伤寒和副伤寒杆菌、肺炎双球菌、痢疾杆菌等。本品对流感病毒也有抑制作用；由于鞣质所致，故泻后又有便秘现象；有利胆和健胃作用。此外，本品还有止血、保肝、降压、降低血清胆固醇等作用。

## 芒　硝
Mángxiāo（《名医别录》）

本品为硫酸盐类矿物芒硝族芒硝，经加工精制而成的结晶体。主含含水硫酸钠（$Na_2SO_4 \cdot 10H_2O$）。主产于沿海各产盐区及四川、内蒙古、新疆等内陆盐湖。将天然芒硝（朴硝）用热水溶解，滤过，放冷析出结晶，通称"皮硝"。取适量鲜萝卜，洗净，切成片，置锅中，加适量水煮透，捞出萝卜，再投入适量天然芒硝共煮，至全部溶化，取出过滤或澄清以后取上清液，放冷，待结晶大部分析出，取出置避风处适当干燥，即为芒硝，其结晶母液经浓缩后可继续析出结晶，直至不再析出结晶为止。芒硝经风化失去结晶水而成白色粉末称玄明粉（元明粉）。本品味咸、微苦。以类白色、透明、呈结晶块状者为佳。

【药性】　咸、苦，寒。归胃、大肠经。

【功效】　泻下通便，润燥软坚，清火消肿。

【应用】

**1. 实热积滞，腹满胀痛，大便燥结**　本品能泻下攻积，且性寒能清热，味咸润燥软坚，对实热积滞，腹满胀痛，大便燥结者尤为适宜，常与大黄相须为用，以增强泻下通便作用，如大承气汤、调胃承气汤（《伤寒论》）。

**2. 肠痈腹痛**　本品泻下通便、清火消肿，治疗肠痈腹痛，可与大黄、牡丹皮、桃仁等同用，如大黄牡丹汤（《金匮要略》）；肠痈初起，也可与大黄、大蒜同用，捣烂外敷。

**3. 乳痈，痔疮肿痛，咽痛口疮，目赤肿痛** 本品外用有清火消肿作用。治乳痈初起，可用本品化水或用纱布包裹外敷；治痔疮肿痛，可单用本品煎汤外洗；治咽喉肿痛、口舌生疮，可与硼砂、冰片、朱砂等同用，如冰硼散（《外科正宗》），或以芒硝置西瓜中制成的西瓜霜外用；治目赤肿痛，可用芒硝置豆腐上化水或用玄明粉配制眼药水，外用滴眼。

【用法用量】 6～12g，一般不入煎剂，待汤剂煎好后，溶入汤液中服用。外用适量。

【使用注意】 孕妇、哺乳期慎用；不宜与硫黄、三棱同用。

【鉴别用药】 芒硝、大黄均为泻下药，常相须为用，治疗热结便秘。然大黄味苦泻下力强，有荡涤肠胃之功，为治热结便秘之主药。芒硝味咸，可软坚泻下，善除燥屎坚结。芒硝又清火消肿，但多外用，治疮痈肿痛。大黄苦寒沉降，又泻火凉血解毒、清利湿热，治疗热毒证、出血证及湿热内蕴等证；且可活血通经，治血瘀诸证。

【现代研究】

**1. 化学成分** 本品主要含硫酸钠（$Na_2SO_4$），还含有少量氯化钠、硫酸镁、硫酸钙等无机盐。《中国药典》规定本品含硫酸钠（$Na_2SO_4$）不得少于99.0%。

**2. 药理作用** 芒硝所含的主要成分硫酸钠，其硫酸根离子不易被肠壁吸收，存留肠内形成高渗溶液，阻止肠内水分的吸收，使肠内容积增大，引起机械刺激，促进肠蠕动而致泻。

【其他】 古代本草将形如圭角（有棱角锋芒者）而明净的芒硝结晶称为牙硝或马牙硝。"十九畏"中牙硝畏三棱，故芒硝不宜与三棱同用。

## 番泻叶
Fānxièyè（《饮片新参》）

本品为豆科植物狭叶番泻 *Cassia angustifolia* Vahl 或尖叶番泻 *Cassia acutifolia* Delile 的干燥小叶。主产于印度，我国广东、广西、云南亦有栽培。通常于9月采收，晒干。本品气微弱而特异，味微苦，稍有黏性。以完整、叶形狭尖、色绿者为佳。生用。

【药性】 甘、苦，寒。归大肠经。

【功效】 泻热行滞，通便，利水。

【应用】

**1. 实热积滞，便秘腹痛** 本品苦寒降泄，既能泻下导滞，又能清导实热，适用于热结便秘，亦可用于习惯性便秘及老年便秘。大多单味泡服，小剂量可起缓泻作用，大剂量则可攻下；若热结便秘，腹满胀痛者，可与大黄、枳实、厚朴等配伍，以增强泻下导滞作用。

**2. 水肿胀满** 本品能泻下行水消胀，用于水肿胀满，单味泡服，或与牵牛子、大腹皮等同用。

【用法用量】 煎服，2～6g，后下，或开水泡服。

【使用注意】 孕妇及哺乳期、月经期慎用。剂量过大，可导致恶心、呕吐、腹痛等副作用。

【现代研究】

**1. 化学成分** 本品主要含双蒽酮类成分：番泻苷 A～D 等；在尖叶番泻叶中还发现少量游离蒽醌类成分：大黄酸，芦荟大黄素，大黄酚等。《中国药典》规定本品含番泻苷 A（$C_{42}H_{38}O_{20}$）和番泻苷 B（$C_{42}H_{38}O_{20}$）的总量不得少于1.1%。

**2. 药理作用** 番泻叶中含蒽醌衍生物，其泻下作用及刺激性比含蒽醌类之其他泻下药更强，因而泻下时可伴有腹痛。其有效成分主要为番泻苷 A、B，经胃、小肠吸收后，在肝中分解，分解产物经血行而兴奋骨盆神经节以收缩大肠，引起腹泻。蒽醌类对多种细菌（金黄色葡萄球菌、大肠杆菌等）及皮肤真菌有抑制作用。

# 芦　荟
## Lúhuì（《药性论》）

本品为百合科植物库拉索芦荟 *Aloe barbadensis* Miller、好望角芦荟 *Aloe ferox* Miller 或其他同属近缘植物叶的汁液浓缩干燥物。前者习称"老芦荟"，后者习称"新芦荟"。主产于南美洲北岸附近的库拉索芦荟，我国云南、广东、广西等地亦有栽培；后者主产于南非的开普州，我国海南等地亦有栽培。全年可采，割取植物的叶片，收集流出的液质，置锅内熬成稠膏，倾入容器，冷却凝固，即得。本品有特殊臭气，味极苦。以色墨绿、质脆、有光泽、苦味浓者为佳。砸成小块用。

【药性】　苦，寒。归肝、胃、大肠经。

【功效】　泻下通便，清肝泻火，杀虫疗疳。

【应用】

**1. 热结便秘**　本品苦寒降泄，既能泻下通便，又能清泻肝火、除烦热。治热结便秘，兼见心、肝火旺，烦躁失眠之证，常与朱砂同用，如更衣丸（《本草经疏》）。

**2. 惊痫抽搐**　本品有较好的清泻肝火作用。用治肝经火盛的便秘溲赤、头晕头痛、烦躁易怒、惊痫抽搐，常与龙胆、栀子、青黛等同用，如当归龙荟丸（《医学六书》）。

**3. 小儿疳积**　本品能杀虫疗疳。用治虫积腹痛、面色萎黄、形瘦体弱的小儿疳积证，以芦荟与使君子等份为末，米饮调服；或配人参、白术等益气健脾之品，如肥儿丸（《医宗金鉴》）。

**4. 癣疮**　取本品杀虫止痒之效，外用治癣疮，研末调敷。

【用法用量】　2～5g，宜入丸散。外用适量，研末敷患处。

【使用注意】　孕妇、哺乳期及脾胃虚弱、食少便溏者慎用。

【现代研究】

**1. 化学成分**　本品主要含蒽醌类成分：芦荟苷，芦荟大黄素苷，异芦荟大黄素苷，7- 羟基芦荟大黄素苷。本品还含多糖、甾醇及脂肪酸类等。《中国药典》规定含芦荟苷（$C_{21}H_{22}O_9$）库拉索芦荟不得少于 16.0%，好望角芦荟不得少于 6.0%。

**2. 药理作用**　芦荟蒽醌衍生物具有刺激性泻下作用，伴有显著腹痛和盆腔充血，严重时可引起肾炎。其提取物有抑制 $S_{180}$ 肉瘤和艾氏腹水癌的生长，并对离体蟾蜍心脏有抑制作用。其水浸剂对多种皮肤真菌和人型结核杆菌有抑制作用。

# 第二节　润下药

本类药物多为植物种子和种仁，富含油脂，味甘质润，多入脾、大肠经，能润滑大肠，促使排便而不致峻泻。适用于年老津枯、产后血虚、热病伤津及失血等所致的肠燥便秘。使用时还应根据不同病情，配伍其他药物。若热盛津伤而便秘者，配清热养阴药；兼气滞者，配伍行气药；因血虚引起便秘者，可配伍补血药。

## 火麻仁
Huǒmárén（《神农本草经》）

本品为桑科植物大麻 Cannabis sativa L. 的干燥成熟种子。主产于山东、河北、黑龙江、吉林、辽宁。秋季果实成熟时采收，除去杂质及果皮，晒干。本品气微，味淡。以种仁色乳白者为佳。生用或炒用，用时打碎。

【药性】 甘，平。归脾、胃、大肠经。

【功效】 润肠通便。

【应用】

血虚津亏，肠燥便秘 本品甘平，质润多脂，能润肠通便，且又兼有滋养补虚作用。适用于老人、产妇、体弱等津血不足的肠燥便秘。《肘后方》单用本品研碎，以米杂之煮粥服。临床亦常与郁李仁、瓜蒌仁、苏子、杏仁等润肠通便药同用；或与大黄、厚朴等配伍，以加强通便作用，如麻子仁丸（《伤寒论》）。

【用法用量】 煎服，10～15g。

【现代研究】

1. 化学成分 本品主要含脂肪油（约30%），油中主要有饱和脂肪酸、油酸、亚油酸及亚麻酸等。本品还含胡芦巴碱、异亮氨酸甜菜碱、大麻酰胺等。

2. 药理作用 本品有润滑肠道的作用，同时在肠中遇碱性肠液后产生脂肪酸，刺激肠壁，使蠕动增强，从而起到通便作用。本品还能降低血压以及阻止血脂上升。

## 郁李仁
Yùlǐrén（《神农本草经》）

本品为蔷薇科植物欧李 Prunus humilis Bge.、郁李 Prunus japonica Thunb. 或长柄扁桃 Prunus pedunculata Maxim. 的干燥成熟种子。前二种习称"小李仁"，后一种习称"大李仁"。主产于辽宁、吉林、黑龙江、内蒙古、河北。夏、秋二季采收成熟果实，除去果肉及核壳，取出种子，干燥。本品气微，味微苦。以粒饱满、色黄白、不泛油者为佳。生用，用时捣碎。

【药性】 辛、苦、甘，平。归脾、大肠、小肠经。

【功效】 润肠通便，下气利水。

【应用】

1. 津枯肠燥，食积气滞，腹胀便秘 本品质润多脂，润肠通便作用类似火麻仁而力较强，且润中兼可行大肠之气滞。常与火麻仁、柏子仁、杏仁等润肠通便药同用，用于津枯肠燥便秘之证，如五仁丸（《世医得效方》）。若食积气滞，腹胀便秘，可与枳实、厚朴、陈皮等药配伍；若与芒硝、当归、生地等配伍，可治产后肠胃燥热，大便秘结。

2. 水肿，脚气浮肿，小便不利 本品能利水消肿，治疗水肿胀满，小便不利，可与桑白皮、赤小豆等利水消肿药同用。若脚气肿痛者，可与木瓜、蚕沙等药配伍。

【用法用量】 煎服，6～10g。

【使用注意】 孕妇慎用。

【现代研究】

**1. 化学成分**　本品主要含黄酮类成分：阿弗则林，山柰苷，郁李仁苷等。有机酸类成分：香草酸，原儿茶酸等；三萜类成分：熊果酸等；氰苷类成分：苦杏仁苷等。本品还含脂肪油、皂苷、纤维素等。《中国药典》规定本品含苦杏仁苷（$C_{20}H_{27}NO_{11}$）不得少于 2.0%。

**2. 药理作用**　本品具有促进排便及抗炎、镇痛作用。

## 松子仁
### Sōngzǐrén（《开宝本草》）

为松科乔木红松 *Pinus koraiensis* Sieb. et Zucc 等的种仁。主产于东北。果实成熟后采收，晒干，去硬壳，取出种子。本品气微，味甘甜。以色白、粒饱满、富油质者为佳。生用。

【药性】　甘，温。归大肠、肺经。

【功效】　润肠通便，润肺止咳。

【应用】

**1. 肠燥便秘**　本品质润气香，甘润入肠而有润肠通便作用，宜用于津枯肠燥便秘之证。治老人虚秘，可配伍火麻仁、柏子仁、黄芪等药。

**2. 肺燥干咳**　本品质润，入肺而有润肺止咳之功。用治肺燥咳嗽，《玄感传尸方》以之与胡桃仁共捣成膏状，加熟蜜，饭后米汤送服。

【用法用量】　煎服，5 ～ 10g。

【使用注意】　脾虚便溏、痰湿壅盛者不宜使用。

【现代研究】

**1. 化学成分**　本品主要含脂肪油 74%，油中成分主要为油酸酯、亚油酸酯。本品还含有掌叶防己碱、蛋白质、挥发油等。

**2. 药理作用**　本品具有降血脂、抗动脉粥样硬化、体外溶石作用。

# 第三节　峻下逐水药

本类药物大多苦寒有毒，药力峻猛，服药后能引起剧烈腹泻，有的兼能利尿，能使体内潴留的水饮通过二便排出体外，消除肿胀。适用于全身水肿，大腹胀满，以及停饮等正气未衰，邪盛证急之证。

本类药有毒，攻伐力强，易伤正气，临床应用当中病即止，不可久服。使用时常配伍补益药以保护正气。体虚者慎用，孕妇忌用。同时还要注意本类药物的炮制、剂量、用法及禁忌等，以确保用药安全、有效。

## 甘　遂
### Gānsuí（《神农本草经》）

本品为大戟科植物甘遂 *Euphorbia kansui* T.N.Liou ex T.P.Wang 的干燥块根。主产于陕西、河南、山西。春季开花前或秋末茎叶枯萎后采挖，撞去外皮，晒干。本品气微，味微甘而辣。以肥大、色白、粉性足者为佳。生用或醋炙用。

【药性】　苦，寒；有毒。归肺、肾、大肠经。

【功效】　泻水逐饮，消肿散结。

【应用】

**1. 水肿胀满，胸腹积水，痰饮积聚，气逆咳喘，二便不利**　本品苦寒性降，泻水逐饮力峻，药后可连续泻下，使潴留水饮排出体外。凡水肿、大腹鼓胀、胸胁停饮，正气未衰者，均可用之。可单用研末服，或与牵牛子同用；或与大戟、芫花为末，枣汤送服，如十枣汤（《伤寒论》）。若与大黄、阿胶配伍，可用治妇人少腹满如敦状，小便微难而不渴，如大黄甘遂汤（《金匮要略》）。

**2. 风痰癫痫**　本品尚有逐痰涎作用。《济生方》以甘遂为末，入猪心煨后，与朱砂末为丸服，用于风痰癫痫之证。

**3. 痈肿疮毒**　本品外用能消肿散结，治疮痈肿毒，可用甘遂末水调外敷。

【用法用量】　0.5～1.5g。炮制（醋炙减低毒性）后多入丸散用。外用适量，生用。

【使用注意】　孕妇及虚弱者禁用。不宜与甘草同用。

【现代研究】

**1. 化学成分**　本品主要含萜类成分：大戟二烯醇，$\alpha$-大戟醇，甘遂醇（20-表大戟二烯醇），巨大戟萜醇，甘遂萜酯 A 和 B。本品还含棕榈酸、枸橼酸、草酸等。《中国药典》规定本品含大戟二烯醇（$C_{30}H_{50}O$）不得少于 0.12%。

**2. 药理作用**　甘遂能刺激肠管，增加肠蠕动，造成峻泻。生甘遂作用较强，毒性亦较大，醋制后其泻下作用和毒性均有减轻。甘遂萜酯 A、B 有镇痛作用。甘遂的乙醇提取物给妊娠豚鼠腹腔或肌内注射，均有引产作用。甘遂的粗制剂对小鼠免疫系统的功能表现为明显的抑制作用。本品所含甘遂素 A、B 有抗白血病的作用。

**3. 不良反应**　甘遂的毒性作用较强，连续静脉给药 7 天，可见心、肝、肾的中毒性组织学改变。甘遂注射液有很强的溶血作用。本品内服过量，其中毒反应为腹痛，剧烈腹泻水样便，呈里急后重感；如服量较多，可出现霍乱样米汤状大便，并有恶心、呕吐、头晕、头痛、心悸、血压下降、脱水、呼吸困难、脉搏细弱、体温下降、谵语、发绀等症状；可因呼吸循环衰竭致死。

京大戟

Jīngdàjǐ（《神农本草经》）

本品为大戟科植物大戟 *Euphorbia pekinensis* Rupr. 的干燥根。主产于河北、山西、甘肃、山东、江苏。秋、冬二季采挖，洗净，晒干。本品气微，味微苦涩。以切面白色者为佳。生用或醋煮用。

【药性】　苦，寒；有毒。归肺、脾、肾经。

【功效】　泻水逐饮，消肿散结。

【应用】

**1. 水肿胀满，胸腹积水，痰饮积聚，气逆咳喘，二便不利**　本品泻水逐饮作用类似甘遂而力稍逊，多治水肿、鼓胀而正气未衰者。《活法机要》用大戟与大枣同煮，去大戟不用，食枣，治水肿腹水；或与甘遂、芫花等峻下逐水药同用，如十枣汤（《伤寒论》）、舟车丸（《景岳全书》）。

**2. 痈肿疮毒，瘰疬痰核**　本品能消肿散结，内服外用均可。治热毒痈肿疮毒，可鲜用捣烂外敷。治痰火凝聚的瘰疬痰核，可配伍夏枯草、玄参、浙贝母等药。

【用法用量】　煎服，1.5 ～ 3g；入丸散服，每次 1g；内服醋制用，以减低毒性。外用适量，生用。

【使用注意】　孕妇及虚弱者禁用。不宜与甘草同用。

【现代研究】

**1. 化学成分**　本品主要含萜类成分：京大戟素，大戟二烯醇等；黄酮类成分：大戟苷，大戟酸等。本品还含生物碱、有机酸、鞣质、树脂胶、多糖等。《中国药典》规定本品含大戟二烯醇（$C_{30}H_{50}O$）不得少于 0.60%。

**2. 药理作用**　本品乙醚和热水提取物有刺激肠管而导泻的作用；对妊娠离体子宫有兴奋作用；能扩张毛细血管，对抗肾上腺素的升压作用。

**3. 不良反应**　京大戟毒性成分主要为二萜醇酯类，其对皮肤、口腔及胃肠黏膜有强烈的刺激性，具体表现为口腔咽喉有灼烧感，以及恶心、呕吐、腹痛、腹泻，严重的吐泻继而导致水液、电解质、酸碱平衡的紊乱，甚至出现休克。中毒严重者可引起呼吸麻痹、抑制，甚至呼吸衰竭。

### 附药：红大戟

本品为茜草科植物红大戟 *knoxia vaierianoides* Thotel et Pitard 的根。又名红芽大戟、广大戟。性味苦、寒，有小毒；归肺、脾、肾经。功能泻水逐饮，消肿散结。适用于水肿胀满，胸腹积水，痰饮积聚，气逆喘咳，二便不利，痈肿疮毒，瘰疬痰核。煎服，1.5 ～ 3g；入丸散服，每次 1g；内服醋炙用，以减低毒性。外用适量，生用。孕妇及虚弱者禁用；不宜与甘草同用。

# 芫　花
Yuánhuā（《神农本草经》）

本品为瑞香科植物芫花 *Daphne genkwa* Sieb.et Zucc. 的干燥花蕾。主产于安徽、江苏、浙江、山东、福建。春季花未开放时采收，除去杂质，干燥。本品气微，味甘、微辛。以花蕾多而整齐、色淡紫者为佳。生用或醋炙用。

【药性】　苦、辛，温；有毒。归肺、脾、肾经。

【功效】　泻水逐饮，祛痰止咳；外用杀虫疗疮。

【应用】

**1. 水肿胀满，胸腹积水，痰饮积聚，气逆咳喘，二便不利**　本品泻水逐饮作用与甘遂、京大戟相似而力稍逊，但以兼能祛痰止咳见长。故适用于胸胁停饮所致的喘咳、胸胁引痛、心下痞硬及水肿、鼓胀等证。常与甘遂、京大戟等同用，如十枣汤（《伤寒论》）、舟车丸（《景岳全书》）等。

**2. 疥癣秃疮，痈肿，冻疮**　本品外用能杀虫疗疮，用治头疮、白秃、顽癣、痈肿、冻疮。治皮肤病可单用研末，或配雄黄用猪脂调敷。治痈肿，《千金要方》用本品研末，胶和如粥敷之。

【用法用量】　煎服，1.5 ～ 3g；研末吞服，1 次 0.6 ～ 0.9g，1 日 1 次；内服醋炙用，以减低毒性。外用适量，生用。

【使用注意】　孕妇及虚弱者禁用。不宜与甘草同用。

【鉴别用药】　甘遂、京大戟、芫花均为峻下逐水药，具有泻水逐饮之效，作用峻猛，常同用治疗水肿、鼓胀、胸胁停饮之证。但甘遂作用最强，其次为京大戟，最弱者为芫花。但芫花兼有祛痰止咳之效。另外，三者均有毒，且不宜与甘草同用；内服时，多醋制，可降低其毒性。

**【现代研究】**

**1. 化学成分**  本品主要含黄酮类成分：芫花素，3′- 羟基芫花素，芹菜素，木犀草素，芫根苷；二萜类成分：芫花酯甲～戊，芫花瑞香宁。本品还含挥发油、脂肪酸等。《中国药典》规定本品含芫花素（$C_{16}H_{12}O_5$）不得少于 0.20%。

**2. 药理作用**  芫花素能刺激肠黏膜引起剧烈的水泻和腹痛。口服芫花煎剂可引起尿量增加，排钠量亦有增加。醋制芫花的醇水提取物，对肺炎杆菌、溶血性链球菌、流行性感冒杆菌有抑制作用，水浸液对黄癣菌、大芽孢菌、铁锈色小芽孢菌、星状皮癣菌等皮肤真菌有抑制作用，芫花素能引起狗的子宫收缩。芫花还有镇静、镇咳、祛痰作用。

**3. 不良反应**  芫花的毒性成分主要是芫花中油脂状物，其对皮肤和黏膜有强烈的刺激性，芫花中的二萜原酸酯类亦是毒性成分。长期、大量服用芫花可出现严重的溶血和弥散性血管内凝血，心、肾、肝、肾上腺皮质等均可发生器质性病变。

附药：狼毒

本品为大戟科植物月腺大戟 *Euphorbia ebracteolata* Hayata 或狼毒大戟 *Euphorbia fischeriana* Steud. 的干燥根。春、秋二季采挖，洗净，切片，晒干。性味苦、辛，平，有毒；归肺、脾、肝经。功能泻水逐饮，破积杀虫。适用于水肿腹胀，痰食虫积，心腹疼痛，癥瘕积聚，结核，疥癣。煎服，1 ～ 3g；或入丸、散。外用适量，研末调敷，或醋磨汁涂，或取鲜根去皮捣烂敷。本品有毒，内服宜慎，过量服用可引起中毒。体质虚弱及孕妇禁用。不宜与密陀僧同用。

# 商 陆
Shānglù（《神农本草经》）

本品为商陆科植物商陆 *Phytolacca acinosa* Roxb. 或垂序商陆 *Phytolacca americana* L. 的干燥根。我国大部分地区均产，主产于河南、安徽、湖北。秋季至次春采挖，除去须根和泥沙，切成块或片，晒干或阴干。本品气微，味稍甜，久嚼麻舌。以片大、色黄白、有罗盘纹者为佳。生用或醋炙用。

**【药性】**  苦，寒；有毒。归肺、脾、肾、大肠经。

**【功效】**  逐水消肿，通利二便；外用解毒散结。

**【应用】**

**1. 水肿胀满，二便不利**  本品苦寒泄降，能通利二便而逐水湿，故可用治水肿鼓胀，大便秘结，小便不利的实证。单用有效，或与鲤鱼、赤小豆煮食，或与泽泻、槟榔、茯苓皮等同用，如疏凿饮子（《济生方》）。亦可将本品捣烂，入麝香少许，贴于脐上，以利水消肿。

**2. 痈肿疮毒**  本品外用有解毒消肿散结的作用。治疮痈肿痛初起者，可用鲜商陆根，酌加食盐，捣烂外敷，或煎汤熏洗。

**【用法用量】**  煎服，3 ～ 9g。外用适量，煎汤熏洗。

**【使用注意】**  孕妇禁用。

**【现代研究】**

**1. 化学成分**  本品主要含皂苷类成分：商陆皂苷甲，商陆皂苷辛，商陆苷 A ～ N，美商陆皂苷元，商陆苷元等。本品还含甾醇、萜类及多糖等。《中国药典》规定本品含商陆皂苷甲（$C_{42}H_{66}O_{16}$）不得少于 0.15%，醋商陆不得少于 0.20%。

**2. 药理作用** 本品有明显的祛痰作用；生物碱部分有镇咳作用；其根提取物有利尿作用，有研究表明，本品的利尿作用与其剂量有关，小剂量利尿，而大剂量反使尿量减少；对痢疾杆菌、流感杆菌、肺炎双球菌及部分皮肤真菌有不同程度的抑制作用。

**3. 不良反应** 本品有毒，过量可引起中毒，出现恶心呕吐、腹泻、头痛、语言不清、躁动、肌肉抽搐等症状；严重者血压下降，昏迷，瞳孔散大，心脏和呼吸中枢麻痹而死亡。

## 牵牛子
Qiānniúzǐ (《名医别录》)

本品为旋花科植物裂叶牵牛 *Pharbitis nil*（L.）Choisy 或圆叶牵牛 *Pharbitis purpurea*（L.）Voigt 的干燥成熟种子。全国大部分地区均产。秋末果实成熟、果壳未开裂时采割植株，晒干，打下种子，除去杂质。本品气微，味辛、苦，有麻感。以粒大、饱满者为佳。生用或炒用，用时捣碎。

【**药性**】 苦，寒；有毒。归肺、肾、大肠经。

【**功效**】 泻水通便，消痰涤饮，杀虫攻积。

【**应用**】

**1. 水肿胀满，二便不通** 本品苦寒，其性降泄，能通利二便以排泄水湿，其逐水作用虽较甘遂、京大戟稍缓，但仍属峻下逐水之品，以水湿停滞，正气未衰者为宜。治水肿鼓胀，二便不利者，《千金要方》单用研末服；《儒门事亲》以之与茴香为末，姜汁调服；病情较重者，可与甘遂、京大戟、芫花等同用，以增强泻水逐饮之力，如舟车丸（《景岳全书》）。

**2. 痰饮积聚，气逆喘咳** 本品能泻肺气、消痰涤饮，用治肺气壅滞，痰饮咳喘，面目浮肿者，可与大黄、槟榔等配伍。

**3. 虫积腹痛** 本品能杀虫攻积，并可借其泻下通便作用以排除虫体。治蛔虫、绦虫及虫积腹痛者，可与槟榔、使君子同用，研末送服，以增强去积杀虫之功。

【**用法用量**】 煎服，3～6g。入丸散服，每次1.5～3g。本品炒用药性减缓。

【**使用注意**】 孕妇禁用。不宜与巴豆、巴豆霜同用。

【**现代研究**】

**1. 化学成分** 本品主要含苷类成分：牵牛子苷等；生物碱类成分：裸麦角碱，野麦碱，田麦角碱等；有机酸类成分：咖啡酸，咖啡酸乙酯，肉桂酸，阿魏酸，绿原酸，绿原酸甲酯等。本品还含脂肪油及糖类等。

**2. 药理作用** 牵牛子苷在肠内遇胆汁及肠液分解出牵牛子素，刺激肠道，增进蠕动，导致强烈的泻下；其黑丑、白丑泻下作用无区别。在体外实验，黑丑、白丑对猪蛔虫尚有一定驱虫效果。

**3. 不良反应** 本品能引起肠黏膜充血而诱发子宫出血及月经过多，并易引发流产或早产。大剂量可刺激胃肠黏膜，表现为呕吐、腹痛、腹泻及黏液血大便，还可刺激肾脏，出现血尿。严重者可损及中枢神经系统，发生语言障碍、昏迷等。

## 巴豆霜
Bādòushuāng (《神农本草经》)

本品为大戟科植物巴豆 *Croton tiglium* L. 干燥净仁的炮制加工品。主产于四川、广西、云南。秋季果实成熟时采收，堆置2～3天，摊开，干燥。去皮取净仁，照制霜法制霜，或取仁研细后，测定脂肪油含量，加适量的淀粉，使脂肪油含量符合规定（应为 18.0% ～ 20.0%），混匀，即得巴豆霜。本品气微，味辛辣。以粒度均匀、疏松、色淡黄粉末者为佳。

【药性】 辛，热；有大毒。归胃、大肠经。

【功效】 峻下冷积，逐水退肿，豁痰利咽；外用蚀疮。

【应用】

**1. 寒积便秘** 本品辛热，能峻下冷积，开通肠道闭塞。可单用巴豆霜装入胶囊，或配大黄、干姜制丸服，用于寒邪食积，阻结肠道，大便不通，腹满胀痛，病起急骤，气血未衰者，如三物备急丸（《金匮要略》）。

**2. 小儿乳食停积** 本品制霜力稍缓，且峻药轻投，可泻下利水、祛痰消积。常与胆南星、朱砂、六神曲等同用，用于小儿痰壅、乳食停积，甚则惊悸者。

**3. 腹水鼓胀，二便不通** 本品峻泻，有较强的逐水退肿作用。《肘后方》以之与杏仁为丸服，治腹水鼓胀。近代用本品配绛矾、神曲为丸，即含巴绛矾丸，用治晚期血吸虫病肝硬化腹水。

**4. 喉风，喉痹** 本品能祛痰利咽以利呼吸。治喉风，或喉痹痰涎壅塞气道，呼吸困难，甚则窒息欲死者，可单用本品；近代治疗白喉及喉炎引起喉梗阻，用巴豆霜吹入喉部，引起呕吐，排出痰涎，使梗阻症状得以缓解。或与贝母、桔梗同用，治痰涎壅塞、胸膈窒闷、肢冷汗出之寒实结胸者，如三物小白散（《伤寒论》）。

**5. 痈肿脓成未溃，疥癣恶疮，疣痣** 本品外用有蚀腐肉、疗疮毒作用。常与乳香、没药、木鳖子等熬膏外敷，以蚀腐皮肤，促进破溃排脓，治痈肿成脓未溃者；或以油调本品、雄黄、轻粉末，外涂以治疥癣恶疮。

【用法用量】 0.1 ～ 0.3g，多入丸散用。外用适量。

【使用注意】 孕妇及虚弱者禁用。不宜与牵牛子同用。

【鉴别用药】 巴豆霜辛热燥烈，药力刚猛，峻下冷积，开通闭塞，主治冷积便秘重症；大黄苦寒泄降，峻下实热，荡涤胃肠，主治实热积滞便秘急症。

【现代研究】

**1. 化学成分** 本品主要含脂肪酸类成分：巴豆油酸，巴豆酸，棕榈酸，月桂酸，巴豆醇；毒蛋白类成分：巴豆毒素，巴豆毒素Ⅰ、Ⅱ。本品还含巴豆苷、巴豆异鸟嘌呤、巴豆生物碱等。《中国药典》规定本品含脂肪油 18.0% ～ 20.0%，含巴豆苷（$C_{10}H_{13}N_5O_5$）不得少于 0.80%。

**2. 药理作用** 巴豆油外用，对皮肤有强烈刺激作用，口服半滴至 1 滴，即能产生口腔、咽及胃黏膜的烧灼感及呕吐，短时期内可有多次大量水泻，伴有剧烈腹痛和里急后重。巴豆煎剂对金黄色葡萄球菌、白喉杆菌、流感杆菌、绿脓杆菌均有不同程度的抑制作用。巴豆油有镇痛及促血小板凝集作用。巴豆提取物对小鼠腹水型与艾氏腹水癌有明显抑制作用。巴豆油、巴豆树脂和巴豆醇脂类有弱性致癌活性。

**3. 不良反应** 本品具有强烈的毒性，其含巴豆毒蛋白及巴豆油。巴豆毒蛋白是一种细胞原浆毒，能溶解红细胞，并使局部细胞坏死。巴豆油系一种峻泻剂，对胃肠道黏膜具有强烈的刺激和腐蚀作用，可引起恶心、呕吐与腹痛，重则发生出血性胃肠炎，大便内可带血和黏膜；对肾亦有刺激作用。皮肤接触巴豆油后，能引起急性皮炎。中毒表现：症状为咽喉肿痛、呕吐、肠绞痛、腹泻，甚则腐蚀肠壁，出现霍乱样米汤样大便，头痛，眩晕，皮肤冷湿，脱水，呼吸或循环衰竭而死亡。外用巴豆霜可产生接触性皮炎、局部烧灼成脓疱状红疹、水疱等症状。

附药：巴豆

本品为大戟科植物巴豆 *Croton tiglium* L. 的干燥成熟果实。秋季果实成熟时采收，堆置 2～3 天，摊开，干燥。去皮，取净仁用。性味辛、热，有大毒；归胃、大肠经。外用蚀疮。适用于恶疮疥癣，疣痣。外用适量，研末涂患处，或捣烂以纱布包裹擦患处。孕妇及虚弱者禁用；不宜与牵牛子同用。本品专供外用，不作内服。

# 千金子
Qiānjīnzǐ（《蜀本草》）

本品为大戟科植物续随子 *Euphorbia lathyris* L. 的干燥成熟种子。主产于河北、浙江、四川。夏、秋二季果实成熟时采收，除去杂质，干燥。本品气微，味辛。以色白或淡黄、富油质者为佳。生用或制霜用。

【药性】 辛，温；有毒。归肝、肾、大肠经。

【功效】 泻下逐水，破血消癥；外用疗癣蚀疣。

【应用】

**1. 二便不通，水肿，痰饮，积滞胀满** 本品其性峻猛，能泻下逐水消肿，宜用于二便不通、水肿、痰饮、积滞胀满之实证。单用有效，或配大黄，酒水为丸服，或与防己、槟榔、葶苈子等药同用，以增强逐水消肿之功。

**2. 血瘀经闭，癥瘕** 本品有破瘀血、消癥瘕、通经脉的作用。治瘀滞经闭者，可与当归、川芎、红花等同用。治癥瘕痞块，可与三棱、莪术、大黄等同用。

**3. 顽癣，赘疣** 本品外用可疗癣蚀疣。治顽癣、恶疮肿毒及毒蛇咬伤等，可内服、外用。

【用法用量】 生千金子，1～2g，去壳，去油用，多入丸散服；外用适量，捣烂敷患处。千金子霜 0.5～1g，多入丸散服；外用适量。

【使用注意】 孕妇及虚弱者禁用。千金子生用毒性大，宜外用；内服宜制霜用。

【现代研究】

**1. 化学成分** 本品主要含脂肪油：油酸，棕榈酸，亚油酸；二萜醇酯类成分：巨大戟二萜醇 3- 十六烷酸酯，7- 羟基千金二萜醇；甾醇类成分：千金子甾醇，菜油甾醇；香豆素类成分：瑞香素，千金子素，异千金子素，七叶内酯等。《中国药典》规定千金子含脂肪油不得少于 35.0%，千金子甾醇（$C_{32}H_{40}O_8$）不得少于 0.35%；千金子霜含脂肪油应为 18.0%～20.0%。

**2. 药理作用** 种子中的脂肪油，新鲜时无味、无色，但很快变恶臭而有强辛辣味，对胃肠有刺激，可产生峻泻，作用强度为蓖麻油的 3 倍，致泻成分为千金子甾醇。

**3. 不良反应** 千金子所含毒性成分为千金子甾醇、殷金醇棕榈酸酯等；对胃肠有强烈刺激作用，可产生峻泻，对中枢神经系统也有毒；多服或误服可引起中毒，初见头晕、头痛、恶心、剧烈呕吐、心悸、冷汗自出、面色苍白等，严重者出现血压下降、大汗淋漓、四肢厥冷、呼吸浅粗、脉微欲绝等危证。

# 第十一章
# 祛风湿药

扫一扫，查阅本章数字资源，含 PPT、音视频、图片等

凡以祛除风湿之邪为主要功效，常用以治疗风湿痹证的药物，称为祛风湿药。

本类药物味多辛苦，性温或凉。辛能散能行，既可驱散风湿之邪，又能通达经络之闭阻；苦味燥湿，使风湿之邪无所留着。故本类药物能祛除留着于肌肉、经络、筋骨的风湿之邪，有的还兼有舒筋、活血、通络、止痛或补肝肾、强筋骨等作用。主要用于风湿痹证之肢体疼痛，关节不利、肿大，筋脉拘挛等症。部分药物还适用于肝肾亏虚，腰膝酸软、下肢痿弱等。

祛风湿药根据其药性和功效的不同，分为祛风寒湿药、祛风湿热药、祛风湿强筋骨药三类。分别适用于风寒湿痹、风湿热痹及痹证日久、筋骨无力者。

使用祛风湿药时，应根据痹证类型、邪犯部位、病程新久的不同，选择相应的药物并作适当配伍。如风邪偏盛的行痹，应选择善能祛风的祛风湿药，佐以活血养营之品；湿邪偏盛的着痹，应选用温燥的祛风湿药，佐以健脾渗湿之品；寒邪偏盛的痛痹，当选用温性较强的祛风湿药，佐以通阳温经之品；若风湿热三气杂至所致的热痹，及外邪入里而从热化或郁久化热者，当选用寒凉的祛风湿药，酌情配伍凉血清热解毒药；感邪初期，病邪在表，当配伍散风胜湿的解表药；病邪入里，须与活血通络药同用；若夹有痰浊、瘀血者，须与化痰、散瘀药同用；痹证日久，损及肝肾，或肝肾素虚，复感风湿者，应选用祛风湿强筋骨药，配伍补肝肾、益气血之品，以扶正祛邪。

辛温性燥的祛风湿药，易伤阴耗血，故阴血亏虚者应慎用。

痹证多属慢性疾病，为服用方便，可制成酒剂或丸散剂，且酒能"助药势、行血脉"，增强祛风湿药的功效。也可制成外敷剂型，直接用于患处。

现代研究证明，祛风湿药一般具有不同程度的抗炎、镇痛、调节机体免疫等作用。部分祛风湿药尚有抗菌、抗肿瘤、镇静、降血压、抑制血小板聚集等作用。常用于风湿性关节炎、类风湿性关节炎、强直性脊柱炎、坐骨神经痛、纤维组织炎、肩周炎、腰肌劳损、骨质增生、半身不遂及某些皮肤病等。

## 第一节　祛风寒湿药

本节药物味多辛苦，性温，入肝、脾、肾经。辛能行散祛风，苦能燥湿，温通祛寒。具有较好的祛风、除湿、散寒、止痛、通经络等作用，尤以止痛为其特点。主要适用于风寒湿痹，肢体关节疼痛，痛有定处，遇寒加重等。经配伍亦可用于风湿热痹。

# 独　活

Dúhuó（《神农本草经》）

本品为伞形科植物重齿毛当归 *Angelica pubescens* Maxim. f. *biserrata* Shan et Yuan 的干燥根。主产于四川、湖北。春初苗刚发芽或秋末茎叶枯萎时采挖，除去须根和泥沙，摊晾至表皮干燥，烘至半干，堆置 2 ～ 3 天，发软后再烘至全干，切片。本品有特异香气，味苦、辛，微麻舌。以根条粗肥，香气浓郁者为佳。生用。

【药性】　辛、苦，微温。归肾、膀胱经。

【功效】　祛风除湿，通痹止痛，解表。

【应用】

**1. 风寒湿痹，腰膝疼痛**　本品辛散苦燥，气香温通，功善祛风湿、止痹痛，为治风湿痹痛之主药，凡风寒湿邪所致之痹证，无论新久，均可应用。因其主入肾经，性善下行，"宣肾经之寒湿"，故尤以下半身风寒湿痹为宜。治风寒湿痹，肌肉、腰背、手足疼痛，可与当归、白术、牛膝等同用；若与桑寄生、杜仲、人参等配伍，可治痹证日久正虚，腰膝酸软，关节屈伸不利者，如独活寄生汤（《千金要方》）。

**2. 风寒夹湿头痛**　本品辛散苦燥温通，能发散风寒湿邪而解表，治外感风寒夹湿所致的头痛头重，一身尽痛，多配羌活、藁本、防风等，如羌活胜湿汤（《内外伤辨惑论》）。

**3. 少阴伏风头痛**　本品善入肾经而搜伏风，与细辛、川芎等相配，可治风扰肾经，伏而不出之少阴头痛。

其祛风湿之功，亦治皮肤瘙痒，内服或外洗皆可。

【用法用量】　煎服，3 ～ 10g。外用适量。

【鉴别用药】　羌活与独活均能祛风湿，止痛、解表、皆可用治风寒湿痹，风寒夹湿表证，头痛。但羌活性较燥烈，发散力强，常用于风寒湿痹，痛在上半身者；独活性较缓和，发散力较弱，多用于风寒湿痹在下半身者。若风寒湿痹，一身尽痛，两者常相须配伍应用。

【现代研究】

**1. 化学成分**　本品主要含蛇床子素，香柑内酯，花椒毒素，二氢欧山芹醇当归酸酯等。《中国药典》规定本品含蛇床子素（$C_{15}H_{16}O_3$）不得少于 0.50%，含二氢欧山芹醇当归酸酯（$C_{19}H_{20}O_5$）不得少于 0.080%。

**2. 药理作用**　独活有抗炎、镇痛及镇静作用，对血小板聚集有抑制作用；延缓脑衰老作用；并有降压作用，但不持久；所含香柑内酯、花椒毒素等有光敏及抗肿瘤作用。

# 威灵仙

Wēilíngxiān（《新修本草》）

本品为毛茛科植物威灵仙 *Clematis chinensis* Osbeck、棉团铁线莲 *Clematis hexapetala* Pall. 或东北铁线莲 *Clematis manshurica* Rupr. 的干燥根和根茎。主产于辽宁、吉林、黑龙江等地。秋季采挖，除去泥沙，晒干，切段。威灵仙气微，味淡；棉团铁线莲味咸；东北铁线莲味辛辣。以条匀，皮黑、肉白、坚实者为佳。生用。

【药性】　辛、咸，温。归膀胱经。

【功效】　祛风湿，通经络，止痛，消骨鲠。

【应用】

**1. 风湿痹痛**　本品辛散温通，性猛善走，既能祛风湿，又能通经络而止痛，为治风湿痹痛之要药。凡风湿痹痛，肢体麻木，筋脉拘挛，屈伸不利，无论上下皆可应用，尤宜于风邪偏盛，拘挛掣痛，游走不定者。可单用为末服，也可与蕲蛇、附子、当归等配伍。

**2. 骨鲠咽喉**　本品味咸，能软坚而消骨鲠，可单用或与砂糖、醋煎后慢慢咽下。《本草纲目》则与砂仁、砂糖煎服。

此外，本品通络止痛之功，还可用治跌打伤痛。

【用法用量】　煎服，6～10g。消骨鲠可用30～50g。

【使用注意】　本品辛散走窜，气血虚弱者慎服。

【现代研究】

**1. 化学成分**　本品主要含原齐墩果酸、常春藤皂苷元、原白头翁素、棕榈酸等。《中国药典》规定本品含齐墩果酸（$C_{30}H_{48}O_3$）不得少于0.30%。

**2. 药理作用**　威灵仙有镇痛抗炎、抗利尿、降血压、保肝、利胆、松弛平滑肌等作用；原白头翁素对革兰阳性及阴性菌和真菌都有较强的抑制作用；煎剂可使食管蠕动节律增强，频率加快，幅度增大，能松弛肠平滑肌；醋浸液对鱼骨刺有一定软化作用，并使咽及食道平滑肌松弛，促使骨刺松脱；其醇提取物有引产作用。

【其他】　同属植物毛柱铁线莲 *Clematis meyeniana* Walp.、铁线莲 *Clematis florida* Thunb.、柱果铁线莲 *Clematis uncinata* Champ. ex Benth.、圆锥铁线莲 *Clematis terniflora* D.C.、毛蕊铁线莲 *Clematis lasiandra* Maxim.、山木通 *Clematis finetiana* Levl. et Vant. 的根茎在有些地区亦作威灵仙药用。

## 徐长卿

Xúchángqīng（《神农本草经》）

本品为萝藦科植物徐长卿 *Cynanchum paniculatum*（Bge.）Kitag. 的干燥根和根茎。全国大部分地区均产。秋季采挖，除去杂质，阴干，切段。本品气香，味微辛凉。以香气浓者为佳。生用。

【药性】　辛，温。归肝、胃经。

【功效】　祛风除湿，止痛，止痒。

【应用】

**1. 风湿痹痛**　本品味辛性温，具有祛风除湿、通络止痛之功，常用于风湿痹证，腰膝酸痛等证。治疗风寒湿痹，关节疼痛，筋脉拘挛者，可与防己、威灵仙、木瓜等配伍；肝肾亏虚，寒湿痹阻，腰膝酸软疼痛者，可与杜仲、续断、独活等同用。

**2. 胃痛胀满，牙痛，腰痛，跌扑伤痛，痛经**　本品具有较强的止痛作用，故常用于各种痛证。治疗寒凝气滞，脘腹疼痛者，可与高良姜、延胡索配伍；治疗龋齿牙痛者，可与细辛、花椒同用；治疗气滞血瘀，月经不调，经行腹痛者，可与川芎、当归、香附等配伍；若治疗跌打伤痛，瘀血内阻者，可与当归、乳香、没药等同用。

**3. 风疹，湿疹**　本品具有祛风、除湿、止痒之功。治疗风疹湿疹，瘙痒不止者，可单用内服与外洗；亦可与苦参、黄柏、白鲜皮等配伍。

【用法用量】　煎服，3～12g，后下。

【使用注意】　孕妇慎用。

【现代研究】

**1. 化学成分**　本品主要含丹皮酚，异丹皮酚，$\beta$-谷甾醇，徐长卿苷等。《中国药典》规定本品含丹皮酚（$C_9H_{10}O_3$）不得少于1.3%。

**2. 药理作用**　本品有明显的镇静、镇痛、抗菌、抗炎作用，并有改善心肌代谢的作用，对肠道平滑肌有解痉作用。

# 川　乌
Chuānwū（《神农本草经》）

本品为毛茛科植物乌头 Aconitum carmichaelii Debx. 的干燥母根。主产于四川、云南、陕西。6月下旬至8月上旬采挖，除去子根、须根及泥沙，晒干。本品气微，味辛辣、麻舌。以饱满、质坚实、断面色白、无空心者为佳。生用或制后用。

【药性】　辛、苦，热。归心、肝、肾、脾经。生川乌有大毒，制川乌有毒。

【功效】　祛风除湿，温经止痛。

【应用】

**1. 风寒湿痹，关节疼痛**　本品辛热苦燥，善于驱逐寒湿、温经止痛，为治寒湿痹痛之佳品，"一切沉寒痼冷之症，用此无不奏效"，尤宜于寒邪偏盛之痹痛。治寒湿侵袭，历节疼痛，不可屈伸者，常与麻黄、芍药、甘草等配伍，如乌头汤（《金匮要略》）；若与草乌、地龙、乳香等同用，可治寒湿瘀血留滞经络，肢体筋脉挛痛，关节屈伸不利，日久不愈者，如小活络丹（《和剂局方》）。

**2. 心腹冷痛，寒疝作痛**　本品辛散温通，散寒止痛之功显著，故又常用于阴寒内盛之心腹冷痛。治心痛彻背，背痛彻心者，常配赤石脂、干姜、花椒等，如乌头赤石脂丸（《金匮要略》）；治寒疝，绕脐腹痛，手足厥冷者，多与蜂蜜同煎，如大乌头煎（《金匮要略》）。

**3. 跌仆伤痛，麻醉止痛**　本品止痛效佳，可治跌打损伤，骨折瘀肿疼痛，多与自然铜、乳香、地龙等同用。古方又常以本品作为麻醉止痛药，多以生品与生草乌并用，配伍羊踯躅、姜黄等，如整骨麻药方（《医宗金鉴》）；或配生南星、蟾酥等外用以达局部麻醉之效，如外敷麻药方（《医宗金鉴》）。

【用法用量】　制川乌煎服，1.5～3g，宜先煎、久煎。生品宜外用，适量。

【使用注意】　生品内服宜慎，孕妇禁用。制川乌孕妇慎用。不宜与半夏、川贝母、浙贝母、平贝母、伊贝母、湖北贝母、瓜蒌、瓜蒌皮、瓜蒌子、天花粉、白及、白蔹同用。

【现代研究】

**1. 化学成分**　本品主要含多种生物碱，主要为乌头碱、次乌头碱、新乌头碱等，以及乌头多糖A、B、C、D等。制川乌主含苯甲酰乌头胺，苯甲酰中乌头胺，苯甲酰次乌头胺等。《中国药典》规定本品含乌头碱（$C_{34}H_{47}NO_{11}$）、次乌头碱（$C_{33}H_{45}NO_{10}$）、新乌头碱（$C_{33}H_{45}NO_{11}$）的总量应为0.050%～0.17%。

**2. 药理作用**　川乌有明显的抗炎、镇痛、免疫抑制作用，有强心作用，但剂量加大则引起心律失常，终致心脏抑制；乌头碱可引起心律不齐，还可增强毒毛花苷K对心肌的毒性作用，有明显的局部麻醉作用；注射液对胃癌细胞有抑制作用。

**3. 不良反应**　川乌服用不当可引起中毒，其症状为口舌、四肢及全身麻木，流涎，恶心，呕吐，腹泻，头昏，眼花，口干，脉搏减缓，呼吸困难，手足搐搦，神志不清，大小便失禁，血压及体温下降，心律失常，室性期前收缩和窦房停搏等。严重者，可致循环、呼吸衰竭及严重心律失常而死亡。

附药：草乌

本品为毛茛科植物北乌头 *Aconitum kusnezoffii* Reichb. 的干燥根。主产于东北、华北。秋季茎叶枯萎时采挖，除去须根及泥沙，干燥。生用或制后用。本品的药性、功效、应用、用法用量、使用注意与川乌相同，而毒性更强。

## 蕲 蛇
Qíshé（《雷公炮炙论》）

本品为蝰科动物五步蛇 *Agkistrodon acutus*（Güenther）的干燥体。主产于浙江、江西、福建等地。多于夏、秋二季捕捉，剖开蛇腹，除去内脏，洗净，用竹片撑开腹部，盘成圆盘状，干燥后拆除竹片。本品气腥，味微咸。以头尾齐全、条大、花纹斑块明显、内壁洁净者为佳。去头、鳞，切成寸段，生用或酒炙用；或去头，用黄酒润透后，去鳞、骨，干燥，制成蕲蛇肉用。

【药性】　甘、咸，温；有毒。归肝经。

【功效】　祛风，通络，止痉。

【应用】

**1. 风湿顽痹，麻木拘挛**　本品具走窜之性，性温通络，能内走脏腑，外达肌表而透骨搜风，以祛内外之风邪，为截风要药，又能通经络，凡风湿痹证无不宜之，尤善治病深日久之风湿顽痹，经络不利，麻木拘挛者，常与防风、羌活、当归等配伍，如白花蛇酒（《濒湖集简方》）。

**2. 中风口眼㖞斜，半身不遂**　本品"透经络，搜风邪"，功善祛风，通经活络，故可用治中风口眼㖞斜，半身不遂，抽搐痉挛，常与全蝎、蜈蚣、天南星等药配伍。

**3. 小儿惊风，破伤风，抽搐痉挛**　本品入肝经，既能祛外风，又能息内风，风去则惊搐自定，为治痉挛抽搐常用药。治小儿急慢惊风、破伤风之痉挛抽搐，多与乌梢蛇、蜈蚣同用。

**4. 麻风，疥癣**　本品能外走肌表而祛风止痒，兼以毒攻毒，故风毒之邪壅于肌肤亦为常用之品。治麻风，每与大黄、蝉蜕、皂角刺等相配；治疥癣，可与荆芥、薄荷、天麻等同用。

此外，本品有毒，能以毒攻毒，可用治瘰疬、梅毒、恶疮。

【用法用量】　煎服，3～9g；研末吞服，一次1～1.5g，一日2～3次。或酒浸、熬膏，或入丸、散服。

【使用注意】　血虚生风者慎服。

【现代研究】

**1. 化学成分**　本品主要含蛋白质及脂肪类成分。蕲蛇酶等蛇毒成分为蛋白质类成分。

**2. 药理作用**　蕲蛇有镇静、催眠及镇痛、抗炎、抗血栓作用；水提物能减轻关节炎；蕲蛇酶能降低纤维蛋白原。

附药：金钱白花蛇

本品为眼镜蛇科动物银环蛇 *Bungarus multicinctus* Blyth 的幼蛇干燥体。分布于长江以南各地。夏、秋二季捕捉，剖开蛇腹，除去内脏，擦净血迹，用乙醇浸泡处理后，盘成圆形，用竹签固定，干燥。切段用。本品药性、功效、应用、使用注意与蕲蛇相似而力较强。煎服，2～5g；研粉吞服，1～1.5g。亦可浸酒服。

# 乌梢蛇
## Wūshāoshé（《药性论》）

本品为游蛇科动物乌梢蛇 Zaocys dhumnades（Cantor）的干燥体。主产于浙江、江苏、安徽、湖北、湖南。多于夏、秋二季捕捉，剖开蛇腹或先剥皮留头尾，除去内脏，盘成圆盘状，干燥。本品气腥，味淡。以头尾齐全，皮黑肉黄，质地坚实为佳。去头及鳞片，切寸段，生用、酒炙，或黄酒闷透，除去皮骨用。

【药性】　甘，平。归肝经。

【功效】　祛风，通络，止痉。

【应用】

**1. 风湿顽痹，麻木拘挛**　本品性走窜，能搜风邪、利关节、通经络，常用于风湿痹证，尤宜于风湿顽痹，日久不愈者。常配全蝎、天南星、防风等，治风痹，手足麻木拘挛，不能伸举。《本草纲目》以之制酒饮，以治顽痹挛急疼痛。

**2. 中风口眼㖞斜，半身不遂**　本品功善祛风，通经活络，故可用治中风口眼㖞斜，半身不遂，痉挛抽搐，常与全蝎、蜈蚣、天南星等药配伍。

**3. 小儿惊风，破伤风，痉挛抽搐**　本品能入肝经祛风以定惊搐，治小儿急慢惊风，可与天麻、钩藤等同用；治破伤风之痉挛抽搐，多与蕲蛇、蜈蚣等配伍。

**4. 麻风，疥癣**　本品善于祛风止痒，配白附子、大风子、白芷等，以治麻风；配甘松、荷叶等，可治干湿癣。

此外，本品又可用治瘰疬、恶疮。

【用法用量】　煎服，6～12g；研末，每次2～3g；或入丸剂、酒浸服。外用适量。

【使用注意】　血虚生风者慎服。

【鉴别用药】　蕲蛇、金钱白花蛇、乌梢蛇性皆走窜，均能祛风、通络、止痉，凡内外风毒壅滞之证皆宜，尤以善治病久邪深者为其特点。其作用以金钱白花蛇最强，蕲蛇次之，乌梢蛇最弱；且金钱白花蛇与蕲蛇均有毒、性偏温燥，乌梢蛇性平、无毒而力较缓。

【现代研究】

**1. 化学成分**　本品主要含蛋白质及脂肪类成分。

**2. 药理作用**　乌梢蛇水煎液和醇提取液有抗炎、镇静、镇痛、抗惊厥、增强免疫作用。其血清有对抗五步蛇毒作用。

附药：蛇蜕

本品为游蛇科动物黑眉锦蛇 Elaphe taeniura Cope、锦蛇 Elaphe carinata（Guenther），或乌梢蛇 Zaocys dhumnades（Cantor）等蜕下的干燥表皮膜。春末夏初或冬初收集，除去泥沙，干燥。性味咸、甘，平；归肝经。功能祛风，定惊，退翳，解毒。适用于小儿惊风，抽搐痉挛，翳障，喉痹，疔肿，皮肤瘙痒。煎服，2～3g；研末吞服，每次0.3～0.6g。外用适量。

## 木　瓜
Mùguā（《名医别录》）

本品为蔷薇科植物贴梗海棠 *Chaenomeles speciosa*（Sweet）Nakai 的干燥近成熟果实。主产于安徽、湖南、湖北、浙江、四川，安徽宣城产者称"宣木瓜"，质量较好。夏、秋二季果实绿黄时采收，置沸水中烫至外皮灰白色，对半纵剖，晒干。本品气微清香，味酸。以个大、皮皱、紫红色者为佳。切片，生用。

【药性】　酸，温。归肝、脾经。

【功效】　舒筋活络，化湿和中。

【应用】

**1. 湿痹拘挛，腰膝关节酸重疼痛**　本品味酸入肝，善于舒筋活络，且能祛湿除痹，尤为湿痹筋脉拘挛之要药，亦常用于腰膝关节酸重疼痛。常与乳香、没药、地黄同用，治筋急项强，不可转侧。与羌活、独活、附子配伍，治脚膝疼重，不能远行久立者。

**2. 脚气浮肿**　本品温通，祛湿舒筋，为脚气浮肿常用药，多配吴茱萸、槟榔、紫苏等，治感受风湿，脚气肿痛不可忍者，如鸡鸣散（《朱氏集验方》）。

**3. 暑湿吐泻，转筋挛痛**　本品温香入脾，能化湿和中，湿去则中焦得运，泄泻可止；味酸入肝，舒筋活络而缓挛急。治湿阻中焦之腹痛吐泻转筋，偏寒湿者，常配吴茱萸、小茴香、紫苏等；偏暑湿者，多配蚕沙、薏苡仁、黄连等，如蚕矢汤（《霍乱论》）。

此外，本品尚有消食作用，用于消化不良；并能生津止渴，可治津伤口渴。

【用法用量】　煎服，6～9g。

【使用注意】　胃酸过多者不宜服用。

【现代研究】

**1. 化学成分**　本品主要含齐墩果酸、熊果酸、苹果酸、枸橼酸、酒石酸、多糖以及皂苷等。《中国药典》规定本品含齐墩果酸（$C_{30}H_{48}O_3$）和熊果酸（$C_{30}H_{48}O_3$）的总量不得少于 0.50%。

**2. 药理作用**　本品有抗炎、镇痛、松弛胃肠道平滑肌及抗菌作用。木瓜混悬液有保肝作用。新鲜木瓜汁和木瓜煎剂对肠道菌和葡萄球菌有明显的抑菌作用。其提取物对小鼠艾氏腹水癌及腹腔巨噬细胞吞噬功能有抑制作用。

【其他】　除上述品种外，同属植物榠楂 *Chaenomeles sinensis*（Thouin）koehne 的果实作木瓜用，称光皮木瓜。此外，毛叶木瓜 *Chaenomeles chaenomeles*（Hemsl.）Schneid.、西藏木瓜 *Chaenomeles thibetica* Yü 在某些地区也作木瓜使用。

## 蚕　沙
Cánshā（《名医别录》）

本品为蚕蛾科昆虫家蚕 *Bombyx mori* Linnaeus 的干燥粪便。育蚕地区皆产，以江苏、浙江、四川等地产量最多。6～8 月收集，以二眠到三眠时的粪便为主，收集后晒干，簸净泥土及桑叶碎屑。本品气微，味淡。以干燥、色黑、坚实、均匀、无杂质者为佳。生用。

【药性】　甘、辛，温。归肝、脾、胃经。

【功效】　祛风除湿，化湿和中。

【应用】

**1. 风湿痹证**    本品辛甘发散，可以祛风，温燥而通，又善除湿舒筋，作用缓和，可用于各种痹证。《千金要方》单用蒸热，温熨患处，以治风湿痹痛，肢体不遂者；若与羌活、独活、威灵仙等同用，可治风寒湿痹；与防己、薏苡仁、栀子等配伍，可治风湿热痹，肢节烦疼，如宣痹汤（《温病条辨》）。

**2. 吐泻转筋**    本品入脾胃，能化湿和中，湿去则泄泻可止、筋脉可舒。治暑湿中阻而致的腹痛吐泻转筋，常配木瓜、吴茱萸、薏苡仁等，如蚕矢汤（《霍乱论》）。

**3. 风疹、湿疹瘙痒**    本品善于祛风湿、止痒，治疗风疹、湿疹瘙痒，可单用煎汤外洗，或与白鲜皮、地肤子、蝉蜕等同用。

【用法用量】    煎服，5～15g；宜布包入煎。外用适量。

【鉴别用药】    蚕沙与木瓜均能化湿和中，以治湿痹拘挛及湿阻中焦之吐泻转筋。但蚕沙作用较缓，又能祛风除湿，故凡风湿痹痛，不论风重、湿重均可应用；木瓜善于舒筋活络，长于治筋脉拘挛，除常用于湿阻中焦、吐泻转筋外，也可用于血虚肝旺，筋脉失养，挛急疼痛等。

【现代研究】

**1. 化学成分**    本品主要含叶绿素，植物醇，β- 谷甾醇，胆甾醇，麦角甾醇，蛇麻脂醇，氨基酸，胡萝卜素，维生素 B、C 等。

**2. 药理作用**    蚕沙煎剂有抗炎作用，叶绿素衍生物对体外肝癌细胞有抑制作用。

<h2 style="text-align:center">伸筋草</h2>
Shēnjīncǎo（《本草拾遗》）

本品为石松科植物石松 *Lycopodium japonicum* Thunb. 的干燥全草。主产于湖北。夏、秋二季茎叶茂盛时采收，除去杂质，晒干。本品气微，味淡。以茎长、黄绿色者为佳。切段，生用。

【药性】    微苦、辛，温。归肝、脾、肾经。

【功效】    祛风除湿，舒筋活络。

【应用】

**1. 风寒湿痹，关节酸痛，屈伸不利**    本品辛散、苦燥、温通，能祛风湿，入肝经尤善通经络。治风寒湿痹，关节酸痛、屈伸不利，可与独活、桂枝、白芍等配伍；若肢体软弱，肌肤麻木，可与油松节、威灵仙等同用。

**2. 跌打损伤**    本品辛能行散以舒筋活络，消肿止痛，治跌打损伤，瘀肿疼痛，多配苏木、土鳖虫、红花等活血通络药，内服外洗均可。

【用法用量】    煎服，3～12g。外用适量。

【使用注意】    孕妇慎用。

【现代研究】

**1. 化学成分**    本品主要含石松碱、棒石松宁碱等生物碱，石松三醇，石松四醇酮等萜类化合物，β- 谷甾醇等甾醇，以及香草酸、阿魏酸等。

**2. 药理作用**    本品有抗炎 、镇静、调节免疫等作用。伸筋草醇提取物有明显镇痛作用；水浸液有解热作用；其混悬液能显著延长戊巴比妥钠睡眠时间和增强可卡因的毒性反应。

【其他】    石松科植物华中石松 *Lycopodium centrochinense* Ching、灯笼草 *Lycopodium cernuum* L. 亦作伸筋草使用。

## 油松节

Yóusōngjié（《名医别录》）

本品为松科植物油松 Pinus tabulieformis Carr. 或马尾松 Pinus massoniana Lamb. 的干燥瘤状节或分枝节。全国大部分地区有产。全年均可采收，锯取后阴干，切片。本品有松节油香气，味微苦辛。以体大、色红棕、油性足者为佳。生用。

【药性】 苦、辛，温。归肝、肾经。

【功效】 祛风除湿，通络止痛。

【应用】

**1. 风寒湿痹，历节风痛，转筋挛急** 本品辛散苦燥温通，能祛风湿，通经络而止痛，入肝肾而善祛筋骨间风湿，性偏温燥，尤宜于寒湿偏盛之风湿痹证。治风湿痹痛，历节风痛，转筋挛急，《圣惠方》单用酿酒服；或与羌活、独活、川芎等活血通络药同用。

**2. 跌打伤痛** 本品能通络止痛，治跌打损伤，瘀肿疼痛，《圣惠方》以之与醋同炒为末服；亦常配伍乳香、没药、红花等活血止痛药；若皮肤未破者，可酒浸擦患处。

【用法用量】 煎服，9～15g。外用适量。

【使用注意】 阴虚血燥者慎服。

【现代研究】

**1. 化学成分** 本品主要含挥发油：α–蒎烯，D–苎烯，樟脑，α–红没药醇等。本品还含倍半萜烯类及萜醇类、萜酮类等。《中国药典》规定本品含α–蒎烯（$C_{10}H_{16}$）不得少于0.10%。

**2. 药理作用** 松节有一定的镇痛、抗炎作用；提取的酸性多糖显示抗肿瘤作用；提取的多糖类物质、热水提取物、酸性提取物都具有免疫活性。

### 附药：松花粉

本品为松科植物马尾松 Pinus massoniana Lamb.、油松 Pinus tabuliformis Carr. 或同属数种植物的干燥花粉。性味甘，温；归肝、脾经。功能收敛止血，燥湿敛疮。适用于外伤出血，湿疹，黄水疮，皮肤糜烂，脓水淋漓。外用适量，撒敷患处。

## 海风藤

Hǎifēngténg（《本草再新》）

本品为胡椒科植物风藤 Piper kadsura（Choisy）Ohwi 的干燥藤茎。主产于福建、海南、浙江。夏、秋二季采割，除去根、叶，晒干。本品气香，味微苦、辛。以茎条粗壮、均匀、气香者为佳。切厚片，生用。

【药性】 辛、苦，微温。归肝经。

【功效】 祛风湿，通经络，止痹痛。

【应用】

**1. 风寒湿痹，肢节疼痛，筋脉拘挛，屈伸不利** 本品辛散、苦燥、温通，功能祛风湿，通经络，止痹痛，为治风寒湿痹，肢节疼痛，筋脉拘挛，屈伸不利的常用药，每与羌活、独活、当归等配伍，如蠲痹汤（《医学心悟》）。亦可入膏药方中外用。

**2. 跌打损伤**　本品能通络止痛，治跌打损伤，瘀肿疼痛，可与三七、土鳖虫、红花等配伍。

【用法用量】　煎服，6～12g。外用适量。

【现代研究】

**1. 化学成分**　本品主要含细叶青蒌藤素，细叶青蒌藤烯酮，细叶青蒌藤醌醇，细叶青蒌藤酰胺，$\beta$-谷甾醇，豆甾醇及挥发油等。

**2. 药理作用**　本品有抗炎、镇痛作用；能对抗内毒素性休克；能增加心肌营养血流量，降低心肌缺血区的侧支血管阻力；可降低脑干缺血区兴奋性氨基酸含量，对脑干缺血损伤具有保护作用；能明显降低小鼠胚卵的着床率。酮类化合物有抗氧化作用，并拮抗血栓形成，延长凝血时间；酚类化合物、醇类化合物有抗血小板聚集作用。

# 青风藤
## Qīngfēngténg（《本草纲目》）

本品为防己科植物青藤 *Sinomenium acutum*（Thunb.）Rehd. et Wils. 及毛青藤 *Sinomenium acutum*（Thunb.）Rehd. et Wils. var. *cinereum* Rehd. et Wils. 的干燥根茎。主产于浙江、江苏、湖北、湖南。秋末冬初采割，扎把或切长段，晒干。本品气微，味苦。以外皮色绿褐、切面放射状纹理明显者为佳。切片，生用。

【药性】　苦、辛，平。归肝、脾经。

【功效】　祛风湿，通经络，利小便。

【应用】

**1. 风湿痹痛，关节肿胀，麻木不仁，皮肤瘙痒**　本品辛散苦燥，有较强的祛风湿、通经络作用。治风湿痹痛，关节肿胀，或风湿麻木，可单用；亦常与防己、防风、桂枝等同用；若肩臂痛可配伍姜黄、羌活等，腰膝痛可配伍独活、牛膝等。治疗风湿浸淫，皮肤瘙痒，可与苦参、白鲜皮、防风等药配伍。

**2. 水肿，脚气肿痛**　本品又能利小便。用于水肿，可与泽泻、白术等同用；治脚气肿痛，可配伍吴茱萸、木瓜等。

【用法用量】　煎服，6～12g。外用适量。

【现代研究】

**1. 化学成分**　本品主要含青风藤碱，青藤碱，异青藤碱，土藤碱等。《中国药典》规定本品含青藤碱（$C_{19}H_{23}NO_4$）不得少于0.50%。

**2. 药理作用**　青藤碱有抗炎、镇痛、镇静、镇咳作用，对非特异性免疫、细胞免疫和体液免疫均有抑制作用，可使心肌收缩力、心率、舒张压、左心室收缩压、心脏指数、外周血管阻力及心输出量显著下降，有抗心肌缺血、保护再灌注损伤的作用，对心律失常有明显拮抗作用。青风藤总碱的降压作用较强，多次给药不易产生快速耐受性，但青藤碱反复应用易出现快速耐受性。青风藤能抑制肠平滑肌的收缩，甲醇提取液能使子宫平滑肌收缩力增强、肌张力增高。注射青藤碱，能使血浆中组织胺含量上升。

## 丁公藤
Dīnggōngténg (《中国药典》)

本品为旋花科植物丁公藤 *Erycibe obtusifolia* Benth. 或光叶丁公藤 *Erycibe schmidtii* Craib 的干燥藤茎。主产于广东。全年均可采收，切段或片，晒干。本品气微，味淡。以切面异型维管束呈花朵状者为佳。生用。

【药性】 辛，温；有小毒。归肝、脾、胃经。

【功效】 祛风除湿，消肿止痛。

【应用】

**1. 风湿痹痛，半身不遂** 本品辛散温通，善于祛风除湿、消肿止痛。治风寒湿痹，半身不遂，手足麻木，腰腿酸痛，可单用酒水各半煎服，或与桂枝、羌活、乳香等配伍。

**2. 跌扑肿痛** 本品有良好的消肿止痛之功，以本品为主配伍制成的冯了性风湿跌打药酒、丁公藤风湿药酒，亦常用于跌打损伤，瘀肿疼痛。

【用法用量】 3～6g，用于配制酒剂，内服或外搽。

【使用注意】 本品有强烈的发汗作用，虚弱者慎用。孕妇禁用。

【现代研究】

**1. 化学成分** 本品主要含包公藤甲、乙、丙素，东莨菪内酯，微量的咖啡酸及绿原酸等。《中国药典》规定本品含东莨菪内酯（$C_{10}H_8O_4$）不得少于 0.050%。

**2. 药理作用** 丁公藤所含包公藤乙素有明显的抗炎及镇痛作用；包公藤甲素、丙素有显著的缩瞳作用；包公藤甲素具有拟 M- 胆碱作用及强心作用；丁公藤对细胞免疫和体液免疫均有促进作用，有发汗作用。

**3. 不良反应** 丁公藤中毒时主要是表现强烈的拟胆碱样作用，可见汗出不止，唾液分泌增加，气喘，腹痛，腹泻，四肢麻木，瞳孔缩小，血压下降，心搏减慢等。丁公藤中毒的主要原因：一是未严格按照规定程序进行炮制；二是丁公藤过量使用。

## 昆明山海棠
Kūnmíngshānhǎitáng (《滇南本草》)

本品为卫矛科植物昆明山海棠 *Tripterygium hypoglaucum* (Levl.) Hutch. 的干燥根。主产于浙江、江西、湖南、四川、贵州、云南。秋季采挖，洗净，切片，晒干。本品气微，味涩、苦。以断面皮部棕灰色或淡棕黄色，木部淡棕色或淡黄白色为佳。生用。

【药性】 苦、辛，微温；有大毒。归肝、脾、肾经。

【功效】 祛风除湿，活血止痛，续筋接骨。

【应用】

**1. 风湿痹证** 本品辛散苦燥温通，善于祛风湿、通经络而止痛，为治风寒湿痹日久，关节肿痛麻木之良药。可单用酒浸、煎服或与鸡血藤等配伍。《滇南本草》用本品与当归、川牛膝、木瓜等配伍酒浸，治筋骨疼痛，瘫痪痿软。

**2. 跌打损伤，骨折** 本品辛能行散，善于活血通络、消肿止痛、续筋接骨，治跌打损伤，骨折肿痛，可单用外敷，亦可与天南星、半夏、川芎等配伍，如紫金皮散（《证治准绳》）。

【用法用量】　煎服，6～15g，宜先煎；或酒浸服。外用适量，研末敷，或煎水涂，或鲜品捣敷。

【使用注意】　体弱者不宜使用。孕妇禁用。小儿及育龄期妇女慎服。不宜过量或久服。

【现代研究】

**1. 化学成分**　本品主要含雷公藤碱，雷公藤次碱，雷公藤甲素、丙素，山海棠素，山海棠内酯，黑蔓酮酯甲，雷公藤三萜酸 C、A，山海棠萜酸等。

**2. 药理作用**　昆明山海棠有免疫调节作用；有明显的抗炎效果；乙醇提取物有非常显著的抗生育作用，停药后可恢复其生育能力；并有抗癌作用。

**3. 不良反应**　服用昆明山海棠部分病人可出现胃部不适或胃痛、闭经，精子计数、活动度与活动率明显下降，有的可出现药疹。若误服或过量可致急性中毒，主要症状有口唇、食道和肠胃等黏膜广泛散在性出血糜烂和坏死、恶心、呕吐、胃部有烧灼感、强烈腹痛、腹泻、大便中有血和黏膜的坏死组织；后期还可有肝脏肿大、头痛、头晕、四肢发麻、乏力，进而烦躁不安、精神亢进、幻觉，重者可有阵发性强直性惊厥、脉弱而慢、心律不齐、期前收缩；中毒初期血压下降，后期有暂时性升高；呼吸急促，发绀，肺下部有湿啰音，急性期可见肺水肿；严重者往往因混合型循环衰竭、呼吸突然停止而死亡。

## 路路通
### Lùlùtōng（《本草纲目拾遗》）

本品为金缕梅科植物枫香树 *Liquidambar formosana* Hance 的干燥成熟果序。主产于江苏、浙江、安徽、江西、福建。冬季果实成熟后采收，除去杂质，干燥。本品气微，味淡。以色黄、个大者为佳。生用。

【药性】　苦，平。归肝、肾经。

【功效】　祛风活络，利水，通经。

【应用】

**1. 风湿痹痛，麻木拘挛，中风半身不遂**　本品既能祛风湿，又能舒筋络，通经脉。善治风湿痹痛，麻木拘挛者，常与伸筋草、络石藤、秦艽等配伍；若气血瘀滞，脉络痹阻，中风后半身不遂，可与黄芪、川芎、红花等同用。

**2. 水肿胀满**　本品味苦泄降，能利水消肿，治水肿胀满，多与茯苓、猪苓、泽泻等同用。

**3. 跌打损伤**　本品能通行经脉而散瘀止痛，治跌打损伤，瘀肿疼痛，常配桃仁、红花、苏木等。

**4. 经行不畅，经闭**　本品能疏肝理气而通经，治气滞血瘀之经行不畅或经闭，小腹胀痛，常与当归、川芎、茺蔚子等配伍。

**5. 乳少，乳汁不通**　本品能通经脉，下乳汁，常配穿山甲、王不留行、青皮等，治乳汁不通，乳房胀痛，或乳少之证。

此外，本品能祛风止痒，用于风疹瘙痒，可与地肤子、刺蒺藜、苦参等配伍，内服或外洗。

【用法用量】　煎服，5～10g。外用适量。

【使用注意】　月经过多者不宜；孕妇慎用。

【现代研究】

**1. 化学成分**　本品主要含路路通酸、齐墩果酮酸、苏合香素丁香烯、白桦脂酮酸等。《中国药典》规定本品含路路通酸（$C_{30}H_{46}O_3$）不得少于 0.15%。

**2. 药理作用**　路路通酸有抗炎、镇痛作用。其挥发油对枯草杆菌、金黄色葡萄球菌等有抑制作用。

## 穿山龙
Chuānshānlóng（《东北药用植物志》）

本品为薯蓣科植物穿龙薯蓣 *Dioscorea nipponica* Makino. 的干燥根茎。全国大部分地区均产。春、秋二季采挖，洗净，除去须根和外皮，晒干，切厚片。本品气微，味苦涩。以根茎粗长，土黄色，质坚硬者为佳。生用。

【药性】　甘、苦，温。归肝、肾、肺经。

【功效】　祛风除湿，舒筋通络，活血止痛，止咳平喘。

【应用】

**1. 风湿痹病，关节肿胀，疼痛麻木**　本品入肝肾经，能祛风湿、活血通络，常用于风湿痹痛，关节肿胀，腰腿疼痛，肢体麻木，可水煎或酒浸服，或与威灵仙、徐长卿、独活等同用。

**2. 跌仆损伤，闪腰岔气**　本品有活血止痛作用，治跌仆损伤，闪腰岔气，可单用浸酒服，也可与骨碎补、苏木等同用。

**3. 咳嗽气喘**　本品味苦泄降，入肺经能化痰止咳平喘，治咳喘痰多，可与苦杏仁、紫苏子、款冬花等同用。

【用法用量】　煎服，9～15g；也可制成酒剂用。

【使用注意】　粉碎加工时，注意防护，以免发生过敏反应。

【现代研究】

**1. 化学成分**　本品主要含薯蓣皂苷、纤细薯蓣皂苷，及对羟基苄基酒石酸、氨基酸等。《中国药典》规定本品含薯蓣皂苷（$C_{45}H_{72}O_{16}$）不得少于 1.3%。

**2. 药理作用**　穿山龙有显著的平喘作用，总皂苷、水溶性或水不溶性皂苷有明显的镇咳、祛痰作用；水煎剂对细胞免疫和体液免疫功能均有抑制作用，而对巨噬细胞吞噬功能有增强作用；对金黄色葡萄球菌等多种球菌及流感病毒等有抑制作用；总皂苷能增强兔心肌收缩力，减慢心率，降低动脉压，改善冠脉血液循环，增加尿量，并能显著降低血清总胆固醇及 $\beta/\alpha$ 脂蛋白比例；薯蓣皂苷有抗肿瘤作用。

## 第二节　祛风湿热药

本类药物性味多为辛苦寒，入肝脾肾经。辛能行散，苦能燥湿，寒能清热。具有良好的祛风除湿，通络止痛，清热消肿之功，主要用于风湿热痹，关节红肿热痛。经配伍亦可用于风寒湿痹。

## 秦艽
Qínjiāo（《神农本草经》）

本品为龙胆科植物秦艽 *Gentiana macrophylla* Pall.、麻花秦艽 *Gentiana straminea* Maxim.、粗茎秦艽 *Gentiana crassicaulis* Duthie ex Burk. 或小秦艽 *Gentiana dahurica* Fisch. 的干燥根。前三种

按性状不同分别习称"秦艽"和"麻花艽"，后一种习称"小秦艽"。主产于甘肃、青海、内蒙古、陕西、山西。春、秋二季采挖，除去泥沙；秦艽及麻花艽晒软，堆置"发汗"至表面呈红黄色或灰黄色时，摊开晒干，或不经"发汗"直接晒干；小秦艽趁鲜时搓去黑皮，晒干，切厚片。本品气特异，味苦、微涩。以色棕黄、气味浓厚者为佳。生用。

【药性】　辛、苦，平。归胃、肝、胆经。

【功效】　祛风湿，清湿热，舒筋络，止痹痛，退虚热。

【应用】

**1. 风湿痹证，筋脉拘挛，骨节酸痛**　本品辛散苦泄，质偏润而不燥，善于祛风湿、舒筋络、止痹痛，为"风药中之润剂"，能"通关节，流行脉络"，凡风湿痹痛，筋脉拘挛，骨节酸痛，无问寒热新久，均可配伍应用。因其性平偏凉，兼有清热作用，故对热痹尤为适宜，多配防己、络石藤、忍冬藤等；若配天麻、羌活、川芎等，可治风寒湿痹。

**2. 中风半身不遂**　本品既能祛风邪，又善舒筋络，可用于中风半身不遂，口眼㖞斜，四肢拘急，舌强不语等，单用或配伍均可。若与升麻、葛根、防风等配伍，可治中风口眼㖞斜，言语不利，恶风恶寒者；与当归、熟地黄、白芍等同用，可治血虚中风者。

**3. 湿热黄疸**　本品苦以降泄，能清肝胆湿热而退黄。治疗湿热黄疸，《海上集验方》即单用为末服；亦可与茵陈蒿、栀子、大黄等配伍。

**4. 骨蒸潮热，小儿疳积发热**　本品能退虚热、除骨蒸，为治虚热要药。治骨蒸日晡潮热，常与青蒿、地骨皮、知母等同用，如秦艽鳖甲散（《卫生宝鉴》）；若与人参、鳖甲、柴胡等配伍，可治肺痿骨蒸劳嗽；治小儿疳积发热，多与银柴胡、地骨皮等相伍。

【用法用量】　煎服，3～10g。

【现代研究】

**1. 化学成分**　本品主要含秦艽碱甲、乙、丙，龙胆苦苷，当药苦苷，马钱苷酸等。《中国药典》规定本品含龙胆苦苷（$C_{16}H_{20}O_9$）和马钱苷酸（$C_{16}H_{24}O_{10}$）的总量不得少于 2.5%。

**2. 药理作用**　秦艽具有镇静、镇痛、解热、抗炎、降血压作用；能抑制反射性肠液的分泌；能明显降低胸腺指数，有抗组胺作用。秦艽碱甲能降低血压、升高血糖；龙胆苦苷能抑制 $CCl_4$ 所致转氨酶升高，具有抗肝炎作用。

# 防　己
### Fángjǐ（《神农本草经》）

本品为防己科植物粉防己 *Stephania tetrandra* S. Moore 的干燥根。习称"汉防己"。主产于浙江、江西、安徽、湖北。秋季采挖，洗净，除去粗皮，晒至半干，切段，个大者再纵切，干燥，切厚片。本品气微，味苦。以粉性足、纤维少者为佳。生用。

【药性】　苦、辛，寒。归膀胱、肺经。

【功效】　祛风湿，止痛，利水消肿。

【应用】

**1. 风湿痹痛**　本品辛能行散，苦寒降泄，既能祛风除湿止痛，又能清热。对风湿痹证湿热偏盛，肢体酸重，关节红肿疼痛，及湿热身痛者，尤为要药，常与滑石、薏苡仁、蚕沙等配伍，如宣痹汤（《温病条辨》）；若与麻黄、肉桂、威灵仙等同用，亦可用于风寒湿痹，四肢挛急者。

**2. 水肿，脚气肿痛，小便不利**　本品苦寒降泄，能清热利水，善走下行而泄下焦膀胱湿热，尤宜于下肢水肿，小便不利者。常与黄芪、白术、甘草等配伍，用于风水脉浮，身重汗出恶风者，如防己黄芪汤（《金匮要略》）；若与茯苓、黄芪、桂枝等同用，可治一身悉肿，小便短少者，如防己茯苓汤（《金匮要略》）；与椒目、葶苈子、大黄合用，又治湿热腹胀水肿，如己椒苈黄丸（《金匮要略》）。治脚气足胫肿痛、重着、麻木，可与吴茱萸、槟榔、木瓜等同用；《本草切要》治脚气肿痛，则配伍木瓜、牛膝、桂枝等药。

**3. 湿疹疮毒**　本品苦以燥湿，寒以清热，治湿疹疮毒，可与苦参、金银花等配伍。

此外，本品有降血压作用，可用于高血压病。

【用法用量】　煎服，5～10g。

【使用注意】　本品苦寒易伤胃气，胃纳不佳及阴虚体弱者慎服。

【现代研究】

**1. 化学成分**　本品主要含粉防己碱、防己诺林碱、轮环藤酚碱、氧防己碱、防己斯任碱等。《中国药典》规定本品含粉防己碱（$C_{38}H_{42}N_2O_6$）和防己诺林碱（$C_{37}H_{40}N_2O_6$）的总量不得少于1.6%，饮片不得少于1.4%。

**2. 药理作用**　本品能明显增加排尿量。总碱及流浸膏或煎剂有镇痛作用。粉防己碱有抗炎作用；对心肌有保护作用，能扩张冠状动脉，增加冠脉流量，有显著降压作用，能对抗心律失常；能明显抑制血小板聚集，还能促进纤维蛋白溶解，抑制凝血酶引起的血液凝固过程；对实验性矽肺有预防治疗作用；对子宫收缩有明显的松弛作用；低浓度的粉防己碱可使肠张力增加，节律性收缩加强，高浓度则降低张力、减弱节律性收缩；有抗菌和抗阿米巴原虫的作用；有一定抗肿瘤作用；对免疫有抑制作用；有抗过敏作用。

【其他】　本品又称"汉防己"。另外，马兜铃科植物广防己 *Aristolochia fangji* Y. C. Wu ex L. D. Chow et S. M. Hwang 的根称为"广防己"或"木防己"。过去都通称为"防己"，二者常常混用，并有"木防己长于祛风止痛，汉防己长于利水消肿"之说。但由于广防己含有马兜铃酸，具有肾毒性，为保证用药安全，国家已于2004年发布文件停用"广防己"药用标准，以"粉防己"代之。

# 桑　枝
Sāngzhī（《本草图经》）

本品为桑科植物桑 *Morus alba* L. 的干燥嫩枝。主产于江苏、浙江。春末夏初采收，去叶，晒干，或趁鲜切片，晒干。本品气微，味淡。以质嫩、断面黄白色者为佳。生用或炒用。

【药性】　微苦，平。归肝经。

【功效】　祛风湿，利关节。

【应用】

**风湿痹证，肩臂、关节酸痛麻木**　本品性平，祛风湿而善达四肢经络，通利关节，痹证新久、寒热均可应用，尤宜于风湿热痹，肩臂、关节酸痛麻木者。《普济本事方》单用煎服治风热痹痛，《景岳全书》一味熬膏治筋骨酸痛、四肢麻木。但因本品单用力弱，多随寒热新久之不同，配伍其他药物。偏寒者，配桂枝、威灵仙、徐长卿等；偏热者，配络石藤、忍冬藤、防己等；偏气血虚者，配黄芪、鸡血藤、当归等。

【用法用量】　煎服，9～15g。外用适量。

【现代研究】

**1. 化学成分**　本品主要含黄酮类成分：桑酮，桑素，桑色素，桑色烯素，环桑素，环桑色烯素，槲皮素，山奈酚等。其还含生物碱、多糖及香豆素等。

**2. 药理作用**　桑枝有抗炎、镇痛、降血糖、降血脂及增强免疫等作用。

## 豨莶草

Xīxiāncǎo（《新修本草》）

本品为菊科植物豨莶 *Siegesbeckia orientalis* L.、腺梗豨莶 *Siegesbeckia pubescens* Makino 或毛梗豨莶 *Siegesbeckia glabrescens* Makino 的干燥地上部分。我国大部分地区均产。夏、秋二季花开前及花期均可采割，除去杂质，晒干，切段。本品气微，味微苦。以叶多、质嫩、色灰绿者为佳。生用或酒蒸制用。

【药性】　辛、苦，寒。归肝、肾经。

【功效】　祛风湿，利关节，清热解毒。

【应用】

**1. 风湿痹痛，筋骨无力，腰膝酸软，四肢麻木**　本品辛散苦燥，能祛筋骨间风湿，通经络，利关节。生用性寒，宜于风湿热痹；酒制后寓补肝肾之功，常用于风湿痹痛，筋骨无力，腰膝酸软，四肢麻痹，可单用为丸服；或与臭梧桐合用，如豨桐丸（《济世养生集》）。

**2. 中风半身不遂**　本品味辛能散能行，功能祛风通络，用治中风口眼㖞斜，半身不遂，可与蕲蛇、当归、地龙等同用。

**3. 风疹，湿疮，痈肿疮毒**　本品辛能散风，生用苦寒能清热解毒，除湿热。治风疹湿疮，可单用内服或外洗，亦可配刺蒺藜、地肤子、白鲜皮等祛风利湿止痒之品。治疮痈肿毒，红肿热痛者，可配蒲公英、野菊花等清热解毒药；治发背、疔疮，可与小蓟、紫花地丁等同用。

此外，本品能降血压，可治高血压病。

【用法用量】　煎服，9～12g。外用适量。治风湿痹痛、半身不遂宜制用，治风疹湿疮、痈肿疮毒宜生用。

【现代研究】

**1. 化学成分**　本品主要含萜类成分：奇壬醇，豨莶精醇，豨莶酸，豨莶糖苷等。其还含内酯类、甾醇类等。《中国药典》规定本品含奇壬醇（$C_{20}H_{34}O_4$）不得少于 0.050%。

**2. 药理作用**　豨莶草有抗炎和镇痛作用；有降压作用；对细胞免疫、体液免疫及非特异性免疫均有抑制作用；可增强 T 细胞的增殖功能，促进 IL-2 的活性，抑制 IL-1 的活性，可通过调整机体免疫功能，改善局部病理反应而起到抗风湿作用；有扩张血管作用；对血栓形成有明显抑制作用；对金黄色葡萄球菌、大肠杆菌、绿脓杆菌、伤寒杆菌、肠炎杆菌、白色葡萄球菌、卡他球菌、鼠疟原虫、单纯疱疹病毒等有抑制作用。豨莶苷有兴奋子宫和明显的抗早孕作用。

## 臭梧桐

Chòuwútóng（《本草图经》）

本品为马鞭草科植物海州常山 *Clerodendrum trichotomum* Thunb. 的干燥嫩枝和叶。主产于浙江、江苏、江西。夏季尚未开花时采收，晒干，切段。本品有特异臭气，味苦而涩。以色绿者为佳。生用。

【药性】　辛、苦，凉。归肝经。

【功效】　祛风湿，通经络，平肝。

【应用】

**1. 风湿痹证**　本品辛散苦燥，能祛风湿、通经络。治风湿痹痛，四肢麻木，可单用，或与豨莶草配伍，如豨桐丸（《济世养生集》）。

**2. 中风半身不遂**　本品味辛能散能行，功能祛风通络，用治中风口眼㖞斜，半身不遂，可与蕲蛇、当归、地龙等同用。

**3. 风疹，湿疮**　本品辛能散风，苦燥除湿，治风疹、湿疮等皮肤瘙痒，可单用煎洗或外敷，也可与防风、苦参、地肤子等药配伍。

**4. 肝阳上亢，头痛眩晕**　本品性凉入肝，能凉肝平肝，治肝阳上亢，头痛眩晕者，可单用，或与豨莶草同用，或与钩藤、菊花、夏枯草等配伍。现常用于高血压病。

【用法用量】　煎服，5～15g；用于高血压病不宜久煎。研末服，每次3g。外用适量。

【现代研究】

**1. 化学成分**　本品主要含海州常山黄酮苷，臭梧桐素A、B，海州常山苦素，洋丁香酚苷，植物血凝素及生物碱等。

**2. 药理作用**　臭梧桐煎剂及臭梧桐素B有镇痛作用，开花前较开花后的镇痛作用为强；煎剂及臭梧桐素A有镇静作用；其降血压作用以水浸剂与煎剂最强；其甲醇提取物有抗肿瘤作用。

## 海桐皮

Hǎitóngpí（《海药本草》）

本品为豆科植物刺桐 *Erythrina variegata* L. 或乔木刺桐 *Erythrina arborescens* Roxb. 的树皮。刺桐主产于广东、广西、云南、贵州，乔木刺桐主产于云南、四川、贵州。夏、秋剥取树皮，晒干，切丝。本品气微香，味微苦。以钉刺多者为佳。生用。

【药性】　苦、辛，平。归肝经。

【功效】　祛风湿，通络止痛，杀虫止痒。

【应用】

**1. 风湿痹证**　本品辛能散风，苦能燥湿，主入肝经，能祛风湿，行经络，止疼痛，达病所，尤善治下肢关节痹痛。治风湿痹证，四肢拘挛，腰膝酸痛，或麻木不仁，常与薏苡仁、牛膝、五加皮等同用。

**2. 疥癣，湿疹**　本品辛散苦燥，既能祛风燥湿，又能杀虫止痒，故可治疥癣、湿疹瘙痒，可单用或配蛇床子、苦参、土茯苓等煎汤外洗或内服。

【用法用量】　煎服，5～15g；或酒浸服。外用适量。

【现代研究】

**1. 化学成分**　本品主要含刺桐文碱、水苏碱等多种生物碱，还含黄酮、氨基酸和有机酸等。

**2. 药理作用**　海桐皮有抗炎、镇痛、镇静作用；并能增强心肌收缩力；且有降压作用；对金黄色葡萄球菌有抑制作用，对堇色毛癣菌等皮肤真菌亦有不同程度的抑制作用。

# 络石藤
Luòshíténg（《神农本草经》）

本品为夹竹桃科植物络石 *Trachelospermum jasminoides*（Lindl.）Lem. 的干燥带叶藤茎。主产于浙江、江苏、湖北、安徽。冬季至次春采割，除去杂质，晒干，切段。本品气微，味微苦。以叶多、色绿者为佳。生用。

【药性】　苦，微寒。归心、肝、肾经。

【功效】　祛风通络，凉血消肿。

【应用】

**1. 风湿热痹，筋脉拘挛，腰膝酸痛**　本品苦能燥湿，微寒清热，善于祛风通络，尤宜于风湿热痹，筋脉拘挛，腰膝酸痛者，常与忍冬藤、秦艽、地龙等配伍；亦可单用酒浸服。

**2. 喉痹，痈肿**　本品味苦性微寒，入心肝血分，能清热凉血，利咽消肿，故可用于热毒壅盛之喉痹、痈肿。《近效方》以之单用水煎，慢慢含咽，治热毒之咽喉肿痛。若与皂角刺、乳香、没药等配伍，可治痈肿疮毒。

**3. 跌仆损伤**　本品能通经络，凉血而消肿止痛。治跌仆损伤，瘀滞肿痛，可与伸筋草、透骨草、红花等同用。

【用法用量】　煎服，6 ～ 12g。

【鉴别用药】　络石藤与海风藤均能祛风通络，常用于风湿所致的关节屈伸不利、筋脉拘挛及跌打损伤。但海风藤性微温，适用于风寒湿痹，肢节疼痛，筋脉拘挛，屈伸不利者；络石藤性微寒，尤宜于风湿热痹，筋脉拘挛，腰膝酸痛者。

【现代研究】

**1. 化学成分**　本品主要含黄酮类成分：牛蒡苷，络石苷等。其还含二苯丁酸内酯类木质素、三萜及紫罗兰酮衍生物等。《中国药典》规定本品含络石苷（$C_{27}H_{34}O_{12}$）不得少于 0.45%，饮片不得少于 0.40%。

**2. 药理作用**　络石藤甲醇提取物对动物双足浮肿、扭体反应有抑制作用；所含黄酮苷对尿酸合成酶黄嘌呤氧化酶有显著抑制作用而能抗痛风；煎剂对金黄色葡萄球菌、福氏痢疾杆菌及伤寒杆菌有抑制作用；牛蒡苷可引起血管扩张、血压下降，对肠及子宫有抑制作用；其三萜总皂苷有抗疲劳作用。

# 雷公藤
Léigōngténg（《本草纲目拾遗》）

本品为卫矛科植物雷公藤 *Tripterygium wilfordii* Hook. f. 的干燥根或根的木质部。主产于浙江、安徽、福建、湖南。秋季挖取根部，去净泥土，晒干，或去皮晒干，切厚片。本品气微、特异，味苦微辛。以块大、断面红棕色者为佳。生用。

【药性】　苦、辛，寒；有大毒。归肝、肾经。

【功效】　祛风除湿，活血通络，消肿止痛，杀虫解毒。

【应用】

**1. 风湿顽痹**　本品有较强的祛风湿、活血通络之功，为治风湿顽痹要药，苦寒清热力强，消肿止痛功效显著，尤宜于关节红肿热痛、肿胀难消、晨僵、功能受限，甚至关节变形者。可单用内服或外敷，能改善功能活动，减轻疼痛。亦常与威灵仙、独活、防风等同用，并宜配伍黄芪、党参、鸡血藤等补气养血药，以防久服而克伐正气。

**2. 麻风病，顽癣，湿疹，疥疮**　本品苦燥除湿止痒、杀虫攻毒，可用治多种皮肤病。治麻风病，可单用煎服，或配金银花、黄柏、当归等；治顽癣可单用，或随证配伍防风、荆芥、刺蒺藜等祛风止痒药内服或外用。

此外，现代也用治肾小球肾炎、肾病综合征、红斑狼疮、口眼干燥综合征、白塞病。

【用法用量】　煎服，1～3g，先煎。外用适量，研粉或捣烂敷；或制成酊剂、软膏涂擦。

【使用注意】　本品有大毒，内服宜慎。外敷不可超过半小时，否则起疱。凡有心、肝、肾器质性病变及白细胞减少者慎服。孕妇禁用。

【现代研究】

**1. 化学成分**　本品主要含生物碱类成分：雷公藤碱，雷公藤次碱，雷公藤戊碱，雷公藤新碱，雷公藤碱乙，雷公藤碱丁，雷公藤碱戊等；二萜类成分：雷公藤甲素（雷公藤内酯醇），雷公藤乙素，雷公藤酮，雷酮内酯，雷酚萜等；三萜类成分：雷公藤红素、雷公藤内酯甲、雷公藤内酯乙，雷藤三萜酸等。本品还含脂肪油、挥发油、蒽醌及多糖等。本品毒性很大，其毒性成分，也是有效成分，主要为二萜类与生物碱类成分。

**2. 药理作用**　雷公藤有抗炎、镇痛、抗肿瘤、抗纤维化、抗生育作用；有降低血液黏滞性、抗凝、纠正纤溶障碍，改善微循环及降低外周血管阻力的作用；对多种肾炎模型有预防和保护作用，有促进肾上腺合成皮质激素样作用；对免疫系统主要表现为抑制作用，可减少器官移植后的急性排异反应。雷公藤红素可有效地诱导肥大细胞、白血病细胞的凋亡；雷公藤甲素能抑制白介素、粒细胞/巨噬细胞集落刺激因子表达，诱导嗜酸性细胞凋亡。其提取物对子宫、肠均有兴奋作用。本品还有抑菌作用。

**3. 不良反应**　使用雷公藤，轻者可出现恶心，呕吐，食少，食管下部烧灼感，口干，肠鸣，腹痛，腹泻，便秘，便血；白细胞、血小板减少；头晕，乏力，嗜睡；月经紊乱，闭经；影响睾丸生殖上皮，抑制精原细胞减数分裂；心悸，胸闷，心律不齐，心电图异常；湿疹样皮炎，皮疹，色素沉着，干燥，瘙痒，口周疱疹，口角炎，黏膜溃疡，少数见脱发及指（趾）甲变薄及软化。若服用过量，重者可致中毒，主要表现为剧烈呕吐，腹绞痛，腹泻，脉搏细弱，心电图改变，血压下降，体温降低，休克，尿少，浮肿，尿液异常；后期发生骨髓抑制，黏膜糜烂，脱发等，个别可有抽搐。主要死因是循环及肾功能衰竭。

【其他】　同属植物东北雷公藤 *Tripterygium regelii* Spragus et Takeda 根的木质部在东北地区亦作雷公藤入药。

老鹳草

Lǎoguàncǎo（《救荒本草》）

本品为牻牛儿苗科植物牻牛儿苗 *Erodium stephanianum* Willd.、老鹳草 *Geranium wilfordii* Maxim. 或野老鹳草 *Geranium carolinianum* L. 的干燥地上部分，前者习称"长嘴老鹳草"，后两者习称"短嘴老鹳草"。全国大部分地区均产。夏、秋二季果实近成熟时采割，捆成把，晒干，切段。本品气微，味淡。以色灰绿、叶多、果实多者为佳。生用。

【药性】　辛、苦，平。归肝、肾、脾经。

【功效】　祛风湿，通经络，止泻痢，清热解毒。

【应用】

**1. 风湿痹痛，麻木拘挛，筋骨酸痛**　本品辛能行散，苦能燥湿，性善疏通，有较好的祛风湿、通经络作用。治风湿痹痛，麻木拘挛，筋骨酸痛，可单用煎服或熬膏；或配威灵仙、独活、红花等祛风通络活血之品。

**2. 泄泻痢疾**　本品能清热解毒而止泻痢，治湿热、热毒所致泄泻、痢疾，可单用或与黄连、马齿苋等配伍。

**3. 疮疡**　本品有清热解毒之功，治疮疡内服外用皆可。内服可与蒲公英、金银花、紫花地丁等同用；外敷可制成软膏，以治湿毒蕴结之疮痈疔疖、湿疹、烧烫伤等。

【用法用量】　煎服，9～15g；或熬膏、酒浸服。外用适量。

【现代研究】

**1. 化学成分**　牻牛儿苗全草含挥发油，油中主要成分为牻牛儿醇；又含槲皮素。老鹳草全草含鞣质及金丝桃苷。

**2. 药理作用**　老鹳草总鞣质（HGT）有明显的抗炎、抑制免疫和镇痛作用，有抗癌、抑制诱变作用和抗氧化作用；牻牛儿苗煎剂有明显的抗流感病毒作用，对金黄色葡萄球菌等球菌及痢疾杆菌有较明显的抑制作用；醇提物有明显的镇咳作用；西伯利亚老鹳草对蛋清性关节炎有明显抑制作用；日本产尼泊尔老鹳草的煎剂或干燥提取物，均能抑制十二指肠和小肠的活动，并促进盲肠的逆蠕动，但剂量过大则能促进大肠的蠕动而出现泻下作用。

【其他】　牻牛儿苗科老鹳草属其他几种植物，如西伯利亚老鹳草 *Geranium sibiricum* L., 尼泊尔老鹳草 *Geranium nepalense* Sweet，块根老鹳草 *Geranium dahuricum* D.C.，毛蕊老鹳草 *Geranium eriostemon* Fisch.，草原老鹳草 *Geranium pratense* L. 等，也作老鹳草使用。

## 丝瓜络

Sīguāluò（《本草纲目》）

本品为葫芦科植物丝瓜 *Luffa cylindrica*（L.）Roem. 的干燥成熟果实的维管束。主产于江苏、浙江。夏、秋二季果实成熟、果皮变黄、内部干枯时采摘，除去外皮及果肉，洗净，晒干，除去种子，切段。本品气微，味淡。以筋络细、坚韧、色淡黄白者为佳。生用。

【药性】　甘，平。归肺、胃、肝经。

【功效】　祛风，通络，活血，下乳。

【应用】

**1. 风湿痹痛，筋脉拘挛**　本品善于祛风通络，唯药力平和，多入复方中应用。治风湿痹痛，筋脉拘挛，肢体麻木，常与秦艽、防风、鸡血藤等配伍。

**2. 胸胁胀痛**　本品入肝经能活血通络，常用于气血瘀滞之胸胁胀痛，多配柴胡、香附、郁金等。

**3. 乳汁不通，乳痈肿痛**　本品体轻通利，善通乳络，治产后乳少或乳汁不通者，常与王不留行、路路通、穿山甲等同用；治乳痈肿痛，常与蒲公英、浙贝母、瓜蒌等配伍。

此外，本品又能治跌打损伤、胸痹等。

【用法用量】　煎服，5～12g。外用适量。

【现代研究】

**1. 化学成分** 本品主要含木聚糖、甘露聚糖、半乳聚糖等。

**2. 药理作用** 丝瓜络水煎剂有镇痛、镇静、止咳、降血脂和抗炎作用。

# 第三节　祛风湿强筋骨药

本节药物主入肝肾经，除祛风湿外，兼有补肝肾、强筋骨作用，主要用于风湿日久，肝肾虚损，腰膝酸软，脚弱无力等。风湿日久，易损肝肾，肝肾虚损，风寒湿邪又易犯腰膝部位，故选用本节药物有扶正祛邪、标本兼顾的意义。本类药物亦可用于肾虚腰痛，骨痿、软弱无力者。

## 五加皮
### Wǔjiāpí（《神农本草经》）

本品为五加科植物细柱五加 *Acanthopanax gracilistylus* W. W. Smith 的干燥根皮。习称"南五加皮"。主产于湖北、湖南、浙江、四川。夏、秋二季采挖根部，洗净，剥取根皮，晒干，切厚片。本品气微香，味微辣而苦。以皮厚、气香、色淡黄棕者为佳。生用。

【药性】 辛、苦，温。归肝、肾经。

【功效】 祛风除湿，补益肝肾，强筋壮骨，利水消肿。

【应用】

**1. 风湿痹病** 本品辛能散风，苦能燥湿，温能祛寒，且兼补益之功，尤宜于老人及久病体虚者。治风湿痹证，腰膝疼痛，筋脉拘挛，可单用或配当归、牛膝等，如五加皮酒（《本草纲目》）；亦可与木瓜、松节等同用。

**2. 筋骨痿软，小儿行迟，体虚乏力** 本品有温补之效，能补肝肾、强筋骨。常用于肝肾不足，筋骨痿软者，常与牛膝、杜仲等配伍；治小儿发育不良，骨软行迟，则与龟甲、牛膝、木瓜等同用。

**3. 水肿，脚气肿痛** 本品能利水消肿。治水肿，小便不利，每与茯苓皮、大腹皮、生姜皮配伍，如五皮散（《和剂局方》）；若治疗寒湿壅滞之脚气肿痛，可与木瓜、蚕沙、吴茱萸等同用。

【用法用量】 煎服，5～10g；或酒浸、入丸散服。

【现代研究】

**1. 化学成分** 本品主要含苯丙醇苷类成分：紫丁香苷，刺五加苷 B₁，无梗五加苷 A~D、K₂、K₃；萜类成分：16- 羟基 –（–）– 贝壳松 –19– 酸，左旋对映贝壳松烯酸。本品还含多糖、脂肪酸及挥发油等。

**2. 药理作用** 五加皮有抗炎、镇痛、镇静作用，能提高血清抗体的浓度，促进单核巨噬细胞的吞噬功能，有抗应激作用，能促进核酸的合成、降低血糖，有性激素样作用，并能抗肿瘤、抗诱变、抗溃疡，且有一定的抗排异作用。

【其他】 同属植物作五加皮入药的尚有无梗五加 *Acanthopanax sessiliflorus*（Rupr. et Maxim.）Seem.、红毛五加 *Acanthopanax giraldii* Harms、糙叶五加 *Acanthopanax henryi*（Oliv.）Harms、藤五加 *Acanthopanax leucorrhizus*（Oliv.）Harms、乌蔹莓五加 *Acanthopanax cissifolius*（Griff.）Harms 等。

古代所用的五加皮包括五加科五加属的多种植物，除上述品种外，似亦应包括刺五加 *Acanthopanax senticosus*（Rupr. et Maxim.）Harms 在内，而《中国药典》现已将其作为独立的药物收载。现在使用的五加皮药材，有南五加皮和北五加皮之分。北五加皮为萝藦科植物杠柳 *Periploca sepium* Bge 的根皮（见利水渗湿药），《中国药典》以"香加皮"之名收入。南五加皮与北五加皮科属不同，功用有别，且北五加皮有毒，不应混用。

# 桑寄生
Sāngjìshēng（《神农本草经》）

本品为桑寄生科植物桑寄生 *Taxillus chinensis*（DC.）Danser 的干燥带叶茎枝。主产于广西、广东。冬季至次春采割，除去粗茎，切段，干燥，或蒸后干燥，切厚片。本品气微，味涩。以枝细、质嫩、叶多者为佳。生用。

【药性】　苦、甘，平。归肝、肾经。

【功效】　祛风湿，补肝肾，强筋骨，安胎元。

【应用】

**1. 风湿痹痛，腰膝酸软，筋骨无力**　本品苦燥甘补，既能祛风湿，又长于补肝肾、强筋骨，对痹证日久，损及肝肾，腰膝酸软，筋骨无力者尤宜，常与独活、杜仲、牛膝等同用，如独活寄生汤（《千金要方》）。

**2. 崩漏经多，妊娠漏血，胎动不安**　本品味甘，能补肝肾而固冲任、安胎元。治肝肾亏虚，崩漏，月经过多，妊娠下血，胎动不安者，每与阿胶、续断、香附等配伍；或配阿胶、续断、菟丝子等，如寿胎丸（《医学衷中参西录》）。

**3. 头晕目眩**　本品尚能补益肝肾以平肝降压，用于高血压病头晕目眩属肝肾不足者，可与杜仲、牛膝等药配伍。

【用法用量】　煎服，9 ～ 15g。

【现代研究】

**1. 化学成分**　本品主要含黄酮类成分：广寄生苷，槲皮素，金丝桃苷，槲皮苷等；挥发油：苯甲醛，苯二烯，芳姜黄烯，桉树脑等。

**2. 药理作用**　桑寄生有抗炎、镇痛、降血脂、降压作用；注射液对冠状动脉有扩张作用，并能减慢心率；煎剂或浸剂在体外对脊髓灰质炎病毒和多种肠道病毒均有明显抑制作用，能抑制伤寒杆菌及金黄色葡萄球菌的生长；提取物对乙型肝炎病毒表面抗原有抑制活性。

【其他】　古代所用的桑寄生，来源于桑寄生科不同属的数种植物，除钝果寄生属、梨果寄生属以外，尚包括槲寄生属植物。槲寄生为桑寄生科植物槲寄生 *Viscum coloratum*（Komar.）Nakai 的干燥带叶茎枝，其性能、功效与应用均与桑寄生相似，过去作桑寄生应用，《中国药典》已将其单独收载。

# 狗脊
Gǒujǐ（《神农本草经》）

本品为蚌壳蕨科植物金毛狗脊 *Cibotium barometz*（L.）J. Sm. 的干燥根茎。产于四川、浙江、福建、江西。秋、冬二季采挖，除去泥沙，干燥；或去硬根、叶柄及金黄色绒毛，切厚片，干燥，为"生狗脊片"；蒸后，晒至六七成干，切厚片，干燥，为"熟狗脊片"。本品无臭，味淡、微涩。以片厚薄均匀、坚实、无毛者为佳。生用或砂烫用。

【药性】　苦、甘，温。归肝、肾经。

【功效】　祛风湿，补肝肾，强腰膝。

【应用】

**1. 风湿痹痛**　本品苦温能温散风寒湿邪，甘温以补肝肾、强腰膝、坚筋骨，能行能补，对肝肾不足，兼有风寒湿邪之腰痛脊强，不能俯仰者最为适宜。常与杜仲、续断、五加皮等同用。

**2. 腰膝酸软，下肢无力**　本品补肝肾、强腰膝之功，又可用治肝肾虚损，腰膝酸软，下肢无力，可与杜仲、牛膝、鹿角胶等配伍。

**3. 肾虚不固，遗尿尿频，带下清稀**　本品又有温补固摄作用。治肾虚不固之遗尿尿频，可与补骨脂、益智仁、杜仲等配伍；若冲任虚寒，带下过多清稀，宜与鹿茸、艾叶、桑螵蛸等同用。

此外，狗脊的绒毛有止血作用，外敷可用于金疮出血。

【用法用量】　煎服，6～12g。

【使用注意】　肾虚有热，小便不利或短涩黄赤者慎服。

【现代研究】

**1. 化学成分**　本品主要含蕨素，金粉蕨素，金粉蕨素 -2'-O- 葡萄糖苷，金粉蕨素 -2'-O- 阿洛糖苷，欧蕨伊鲁苷，原儿茶酸，5- 甲糠醛，$\beta$- 谷甾醇，胡萝卜素等。《中国药典》规定本品饮片含原儿茶酸（$C_7H_6O_4$）不得少于 0.020%。

**2. 药理作用**　本品有抗炎、镇痛、抗骨质疏松及增加心肌血流量等作用。其绒毛有较好的止血作用。

千年健

Qiānniánjiàn（《本草纲目拾遗》）

本品为天南星科植物千年健 *Homalomena occulta*（Lour.）Schott 的干燥根茎。主产于广西、云南。春、秋二季采挖，洗净，除去外皮，晒干，切片。本品气香，味辛、微苦。以切面红棕色、香气浓者为佳。生用。

【药性】　苦、辛，温。归肝、肾经。

【功效】　祛风湿，强筋骨。

【应用】

**风寒湿痹，腰膝冷痛，拘挛麻木，筋骨痿软**　本品辛散苦燥温通，主入肝肾经，既能祛风湿，又能强筋骨，颇宜于老人。治风寒湿痹，腰膝冷痛，拘挛麻木，筋骨痿软，可与独活、桑寄生、五加皮等药配伍；《本草纲目拾遗》以之与牛膝、枸杞子、萆薢等酒浸服。

【用法用量】　煎服，5～10g；或酒浸服。

【使用注意】　阴虚内热者慎服。

【现代研究】

**1. 化学成分**　本品主要含挥发油，主要为 $\alpha$- 蒎烯、$\beta$- 蒎烯、柠檬烯、芳樟醇、$\alpha$- 松油醇、$\beta$- 松油醇、橙花醇、香叶醇、香叶醛、丁香油酚、异龙脑、广藿香醇等。《中国药典》规定本品饮片含芳樟醇（$C_{10}H_{18}O$）不得少于 0.20%。

**2. 药理作用**　千年健甲醇提取物有明显的抗炎、镇痛作用，醇提液有抗组胺作用，其水提液具有较强的抗凝血作用，所含挥发油对布氏杆菌、Ⅰ型单纯疱疹病毒有抑制作用。本品对骨质疏松有治疗作用。

# 雪莲花
Xuěliánhuā (《本草纲目拾遗》)

本品为菊科植物绵头雪莲花 *Saussurea laniceps* Hand.–Mazz.、鼠曲雪莲花 *Saussurea gnaphaloides* ( Royle ) Sch.–Bip.、水母雪莲花 *Saussurea medusa* Maxim. 等的带花全株。主产于四川、云南、西藏、新疆、甘肃、青海。6～7 月间，待花开时拔取全株，除去泥土，晾干，切段。本品气淡，味微苦、涩。以叶多者为佳。生用。

【药性】 甘、微苦，温。归肝、肾经。

【功效】 祛风湿，强筋骨，补肾阳，调冲任。

【应用】

**1. 风湿痹证** 本品苦燥温通，味甘能补，既能祛风湿，又能补肝肾、强筋骨，尤宜于风湿痹证而寒湿偏盛，及风湿日久，肝肾亏损，腰膝软弱者。可单用泡酒服，或与五加皮、桑寄生、狗脊等同用。

**2. 肾虚阳痿** 本品能补肾助阳，治肾虚阳痿，腰膝酸软，筋骨无力，可单用或与冬虫夏草酒浸饮。

**3. 月经不调，经闭痛经，崩漏带下** 本品能补肾阳，调冲任，止血。治下元虚冷，寒凝血脉之月经不调、经闭痛经、崩漏带下，可单用蒸服，或与党参等炖鸡食。

【用法用量】 煎服，6～12g。外用适量。

【使用注意】 孕妇慎用。

【现代研究】

**1. 化学成分** 本品含东莨菪素、伞形花内酯、牛蒡苷、大黄素甲醚、芦丁等。

**2. 药理作用** 雪莲煎剂、乙醇提取物、总黄酮、总生物碱有显著的抗炎作用，有降压作用；注射液、总黄酮有较强的镇痛作用；煎剂有免疫与抗氧化作用，对小鼠中枢神经系统有明显的抑制作用，对子宫有兴奋作用，且可终止妊娠；煎剂可增强心脏收缩力，增加心输出量，但对心率无明显影响，而总生物碱则对心脏有抑制作用，使心肌收缩力减弱，心率减慢；煎剂、总生物碱对肠有抑制作用，并能明显对抗肠肌强直性痉挛。

【其他】 同属植物三指雪莲花 *Saussurea tridactyla* Sch.–Bip. ex Hook. f.、槲叶雪莲花 *Saussurea quercifolia* W. W. Smith.、毛头雪莲花 *Saussurea eriocephala* Franch.、苞叶雪莲花 *Saussurea obvallata* ( DC. ) Edgew.、东方雪莲花 *Saussurea obvallata* ( DC. ) Edgew. var. *orientalis* Diels、雪兔子 *Saussurea gossypiphora* D. Don.、白毛雪莲花 *Saussurea leucoma* Diels. 等亦作雪莲花入药。

## 附药：天山雪莲

本品系维吾尔族习用药材，为菊科植物天山雪莲 *Saussurea involucrata* ( Kar.et Kir. ) Sch.–Bip 的干燥地上部分。主产于新疆。夏、秋二季开花时采收，阴干。维吾尔医的性味：性质，二级湿热；中医的性味：微苦，温。维吾尔医的功能主治：补肾活血，强筋骨，营养神经，调节异常体液，用于风湿性关节炎，关节疼痛，肺寒咳嗽，肾与小腹冷痛，白带过多等；中医的功能主治：温肾助阳，祛风胜湿，通经活血。用于风寒湿痹痛、类风湿性关节炎，小腹冷痛，月经不调。煎服，3～6g；或酒浸服。外用适量。孕妇忌用。

# 第十二章
# 化湿药

扫一扫，查阅本章数字资源，含 PPT、音视频、图片等

凡气味芳香，性偏温燥，以化湿运脾为主要作用，常用治湿阻中焦证的药物，称为化湿药，也称芳香化湿药。

脾喜燥而恶湿，"土爱暖而喜芳香"。本类药物辛香温燥，主入脾、胃经，芳香之品能醒脾化湿，温燥之药可燥湿健脾。同时，其辛能行气，香能通气，能行中焦之气机，以解除因湿浊引起的脾胃气滞之病机。此外，部分药还兼有解暑、辟秽等作用。

化湿药主要适用于湿浊内阻，脾为湿困，运化失常所致的脘腹痞满、呕吐泛酸、大便溏薄、食少体倦、口甘多涎、舌苔白腻等症。此外，部分药物亦可用于湿温、暑湿证。

使用化湿药，应根据湿困的不同情况及兼证而进行适当的配伍应用。如湿阻气滞，脘腹胀满痞闷者，常与行气药物配伍；如湿阻而偏于寒湿，脘腹冷痛者，可配伍温中祛寒药；如脾虚湿阻，脘痞纳呆，神疲乏力者，常配伍补气健脾药同用；如用于湿温、湿热、暑湿者，常与清热燥湿、解暑、利湿之品同用。

化湿药物气味芳香，多含挥发油，一般以作为散剂服用疗效较好，如入汤剂宜后下，且不应久煎，以免其挥发性有效成分逸失而降低疗效；本类药物多属辛温香燥之品，易于耗气伤阴，故阴虚血燥及气虚者宜慎用。

现代药理研究表明，本类药大多能刺激嗅觉、味觉及胃黏膜，从而促进胃液分泌，兴奋肠管蠕动，使胃肠推进运动加快，以增强食欲，促进消化，排除肠道积气的作用。

## 广藿香
Guǎnghuòxiāng（《名医别录》）

本品为唇形科植物广藿香 *Pogostemon cablin*（Blanco）Benth 的干燥地上部分。主产于广东。枝叶茂盛时采割，日晒夜闷，反复至干。本品气香特异，味微苦。以叶多、香气浓者为佳。生用。

【药性】 辛，微温。归脾、胃、肺经。

【功效】 芳香化湿，和中止呕，发表解暑。

【应用】

**1. 湿浊中阻，脘腹痞闷** 本品气味芳香，为芳香化湿浊之要药。用治湿浊中阻所致的脘腹痞闷，少食作呕，神疲体倦等症，常与苍术、厚朴等同用，如不换金正气散（《和剂局方》）。

**2. 呕吐** 本品既能芳香化湿浊，又能和中止呕，故以治湿浊中阻所致之呕吐最为捷要。常与半夏、丁香等同用。若偏湿热者，配黄连、竹茹等；偏寒湿者，配生姜、白豆蔻等药；妊娠呕

吐，配砂仁、苏梗等；脾胃虚弱者，配党参、白术等。

**3. 暑湿表证，湿温初起，发热倦怠，胸闷不舒；寒湿闭暑，腹痛吐泻** 本品既能芳香化湿浊，又可发表解暑。治疗暑湿表证，或湿温初起，湿热并重，发热倦怠，胸闷不舒，多与黄芩、滑石、茵陈等同用，如甘露消毒丹（《温热经纬》）。治暑月外感风寒，内伤生冷而致恶寒发热，头痛脘闷，腹痛吐泻的寒湿闭暑证，常配伍紫苏、厚朴、半夏等，如藿香正气散（《和剂局方》）。

【用法用量】 煎服，3～10g。

【现代研究】

**1. 化学成分** 本品主要含挥发油：百秋李醇，广藿香醇，$\alpha$-广藿香烯，$\beta$-广藿香烯，广藿香酮及广藿香二醇等；黄酮类成分：5-羟基-3′,7,4′-三甲氧基黄烷酮，5-羟基-7,4′-二甲氧基黄烷酮，藿香黄酮醇，商陆黄素，芹菜素，鼠李素等。《中国药典》规定本品含百秋李醇（$C_{15}H_{26}O$）不得少于 0.10%。

**2. 药理作用** 其所含挥发油能促进胃液分泌，增强消化力，对胃肠有解痉作用；有防腐和抗菌作用。此外，本品尚有收敛止泻、扩张微血管而略有发汗等作用。

# 佩 兰
## Pèilán（《神农本草经》）

本品为菊科植物佩兰 *Eupatorium fortunei* Turcz. 的干燥地上部分。主产于江苏、浙江、河北。夏、秋二季分两次采割，除去杂质，晒干。本品气芳香，味微苦。以叶多、色绿、质嫩、香气浓者为佳。切段，生用。

【药性】 辛，平。归脾、胃、肺经。

【功效】 芳香化湿，醒脾开胃，发表解暑。

【应用】

**1. 湿浊中阻，脘痞呕恶** 本品气味芳香，其化湿和中之功与藿香相似，治湿阻中焦证，常相须为用，并配苍术、厚朴、白豆蔻等，以增强芳香化湿之功。

**2. 脾经湿热，口中甜腻，口臭，多涎** 本品性平，芳香化湿浊，醒脾开胃，去陈腐，用治脾经湿热，口中甜腻、多涎、口臭等的脾瘅证，可单用煎汤服，如兰草汤（《素问》），或配伍黄芩、白芍、甘草等药。

**3. 暑湿表证，湿温初起，发热倦怠，胸闷不舒** 本品既能化湿，又能解暑，治暑湿表证，常与藿香、荷叶、青蒿等同用；若湿温初起，可与滑石、薏苡仁、藿香等同用。

【用法用量】 煎服，3～10g。

【现代研究】

**1. 化学成分** 本品主要含挥发油：对聚伞花素，乙酸橙醇酯，百里香酚甲醚等；生物碱类成分：宁德络菲碱，仰卧天芥菜碱等；甾醇及其酯类成分：蒲公英甾醇，蒲公英甾醇乙酸酯等；有机酸类成分：延胡索酸，琥珀酸等。《中国药典》规定本品含挥发油不得少于 0.30%（ml/g），饮片不得少于 0.25%（ml/g）。

**2. 药理作用** 佩兰水煎剂对白喉杆菌、金黄色葡萄球菌、八叠球菌、变形杆菌、伤寒杆菌有抑制作用。其挥发油及油中所含的伞花烃、乙酸橙花酯对流感病毒有直接抑制作用。佩兰挥发油及其有效单体对伞花烃灌胃具有明显祛痰作用。

<h1 style="text-align:center">苍 术</h1>
Cāngzhú（《神农本草经》）

本品为菊科植物茅苍术 Atractylodes lancea（Thunb.）DC. 或北苍术 Atractylodes chinensis（DC.）Koidz. 的干燥根茎。主产于江苏、河南、河北、山西、陕西，以产于江苏茅山一带者质量最好，故名茅苍术。春、秋二季采挖，除去泥沙，晒干，撞去须根。茅苍术气香特异，味微甘、辛、苦；北苍术香气较淡，味辛、苦。以切面朱砂点多、香气浓者为佳。生用或麸炒用。

【药性】　辛、苦，温。归脾、胃、肝经。

【功效】　燥湿健脾，祛风散寒，明目。

【应用】

**1. 湿阻中焦，脘腹胀满，泄泻，水肿**　本品苦温燥湿以祛湿浊，辛香健脾以和脾胃。对湿阻中焦，脾失健运而致脘腹胀闷，呕恶食少，吐泻乏力，舌苔白腻等症，最为适宜，常与厚朴、陈皮等配伍，如平胃散（《和剂局方》）。若与茯苓、泽泻、猪苓等利水渗湿药同用，可治疗脾虚湿聚，水湿内停的痰饮、泄泻或外溢的水肿者，如胃苓汤（《证治准绳》）。

**2. 风湿痹痛，脚气痿躄**　本品辛散苦燥，长于祛湿，故痹证湿胜者尤宜，可与薏苡仁、独活等药同用。若配石膏、知母等药，可治湿热痹痛；用于湿热下注，脚气肿痛，痿软无力，常与黄柏、薏苡仁、牛膝配伍，即四妙散（《成方便读》）。若与龙胆草、黄芩、栀子等药同用，可治湿热带下、湿疮、湿疹等。

**3. 风寒感冒**　本品辛香燥烈，能开肌腠而发汗，祛肌表之风寒表邪，又因其长于胜湿，故以风寒表证夹湿者最为适宜，常与羌活、白芷、防风等同用。

**4. 夜盲，眼目昏涩**　本品尚能明目，用于夜盲症，眼目昏涩。可单用，或与羊肝、猪肝蒸煮同食。

【用法用量】　煎服，3～9g。

【鉴别用药】　苍术、藿香、佩兰均为芳香化湿药，具有化湿之力，用于湿阻中焦证。但苍术苦温燥烈，可燥湿健脾，不仅适用于湿阻中焦，亦可用于其他湿邪泛滥之证；而藿香、佩兰性微温或平，以化湿醒脾为主，多用于湿邪困脾之证。

【现代研究】

**1. 化学成分**　本品主要含挥发油：$\beta$- 橄榄烯，$\alpha$ 及 $\delta$- 愈创木烯，花柏烯，丁香烯，榄香烯，芹子烯，广藿香烯，苍术酮，苍术素，芹子二烯酮等。本品还含白术内酯、苍术烯内酯丙等。《中国药典》规定本品含苍术素（$C_{13}H_{10}O$）不得少于 0.30%，麸炒苍术不得少于 0.20%。

**2. 药理作用**　其挥发油有明显的抗副交感神经介质乙酰胆碱引起的肠痉挛作用；对交感神经介质肾上腺素引起的肠肌松弛，苍术制剂能促进肾上腺抑制作用的振幅恢复。苍术醇有促进胃肠运动作用，对胃平滑肌也有微弱收缩作用。苍术挥发油对中枢神经系统，小剂量是镇静作用，同时使脊髓反射亢进；大剂量则呈抑制作用。苍术煎剂有降血糖作用，同时具排钠、排钾作用；其维生素 A 样物质可治疗夜盲及角膜软化症。

# 厚　朴

Hòupò（《神农本草经》）

本品为木兰科植物厚朴 *Magnolia officinalis* Rehd.et Wils. 或凹叶厚朴 *Magnolia officinalis* Rehd. et Wils.var. *biloba* Rehd.et Wils. 的干燥干皮、根皮及枝皮。主产于四川、湖北、浙江。4～6月剥取，根皮及枝皮直接阴干，干皮置沸水中微煮后，堆置阴湿处，"发汗"至内表面变紫褐色或棕褐色时，蒸软，取出，卷成筒状，干燥。本品气香，味辛辣、微苦。以皮厚、油性足、断面紫棕色、有小亮星、气味浓厚者为佳。切丝，生用或姜汁炙用。

【药性】　苦、辛，温。归脾、胃、肺、大肠经。

【功效】　燥湿，行气，消积，消痰平喘。

【应用】

**1. 湿滞伤中，脘痞吐泻**　本品苦燥辛散，既能燥湿，又能下气除胀满，为消除胀满的要药。治疗湿阻中焦，脘腹痞满，呕吐泄泻，常与苍术、陈皮等同用，如平胃散（《和剂局方》）。

**2. 食积气滞，腹胀便秘**　本品可行气宽中，消积导滞。治疗积滞便秘，常与大黄、枳实同用，如厚朴三物汤（《金匮要略》）。若配大黄、芒硝、枳实，以达峻下热结、消积导滞之效，常用于热结便秘者，如大承气汤（《伤寒论》）。

**3. 痰饮喘咳**　本品能燥湿消痰，下气平喘。与紫苏子、陈皮、半夏等同用，治疗痰饮阻肺，肺气不降，咳喘胸闷者，如苏子降气汤（《和剂局方》）。若与麻黄、石膏、杏仁等同用，用于寒饮化热，胸闷气喘，喉间痰声辘辘，烦躁不安者，如厚朴麻黄汤（《金匮要略》）。若与桂枝、杏仁等同用，可治疗宿有喘病，因外感风寒而发者，如桂枝加厚朴杏子汤（《伤寒论》）。

此外，七情郁结，痰气互阻，咽中如有物阻，咽之不下，吐之不出的梅核气证，亦可取本品燥湿消痰，下气宽中之效，配伍半夏、茯苓、苏叶、生姜等药，如半夏厚朴汤（《金匮要略》）。

【用法用量】　煎服，3～10g。

【使用注意】　本品辛苦温燥，易耗气伤津，故气虚津亏者及孕妇当慎用。

【鉴别用药】　厚朴、苍术均为化湿药，味辛、苦，性温，具有燥湿运脾之功，常相须为用，治疗湿阻中焦之证。但厚朴以苦味为重，苦降下气消积除胀满，又下气消痰平喘，既可除无形之湿满，又可消有形之实满，为消除胀满的要药；而苍术辛散温燥为主，为治湿阻中焦之要药，又可祛风散寒、明目。

【现代研究】

**1. 化学成分**　本品主要含酚性成分：厚朴酚，和厚朴酚等；木脂素类成分：木兰醇等。其还含挥发油、生物碱等。《中国药典》规定本品含厚朴酚（$C_{18}H_{18}O_2$）与和厚朴酚（$C_{18}H_{18}O_2$）的总量不得少于 2.0%，姜厚朴不得少于 1.6%。

**2. 药理作用**　厚朴煎剂对肺炎球菌、白喉杆菌、溶血性链球菌、枯草球菌、志贺氏痢疾杆菌、金黄色葡萄球菌、炭疽杆菌及若干皮肤真菌均有抑制作用。厚朴碱、异厚朴酚有明显的中枢性肌肉松弛作用。厚朴碱、木兰箭毒碱能松弛横纹肌，对肠管，小剂量出现兴奋，大剂量则为抑制。厚朴酚对实验性胃溃疡有防治作用。厚朴有降压作用，降压时反射性地引起呼吸兴奋，心率加快。

附药：厚朴花

本品为木兰科植物厚朴 *Magnolia officinalis* Rehd.et Wils.，或凹叶厚朴 *Magnolia officinalis* Rehd.et Wils.var. *biloba* Rehd.et Wils. 的干燥花蕾。性味苦，微温；归脾、胃经。功能芳香化湿，理气宽中。适用于脾胃湿阻气滞，胸脘痞闷胀满，纳谷不香。煎服，3～9g。

# 砂 仁
## Shārén（《药性论》）

本品为姜科植物阳春砂 *Amomum villosum* Lour.、绿壳砂 *Amomum villosum* Lour. var. *xanthioides* T.L.Wu et Senjen，或海南砂 *Amomum longiligulare* T.L.Wu 的干燥成熟果实。主产于广东、广西、云南、海南。于夏、秋二季果实成熟时采收，晒干或低温干燥。阳春砂、绿壳砂气芳香而浓烈，味辛凉、微苦；海南砂气味稍淡。以色棕褐、仁饱满、气味浓者为佳。生用，用时打碎。

【药性】 辛，温。归脾、胃、肾经。

【功效】 化湿开胃，温中止泻，理气安胎。

【应用】

**1. 湿浊中阻，脾胃气滞，脘痞不饥**　本品辛散温通，气味芳香，其化湿醒脾开胃、行气温中之效均佳，古人谓其"为醒脾调胃要药"。故凡湿阻或气滞所致之脘腹胀痛等脾胃不和诸证常用，尤其是寒湿气滞者最为适宜，常与厚朴、陈皮、枳实等同用。若与木香、枳实同用，治疗脾胃气滞者，如香砂枳术丸（《景岳全书》）；若配健脾益气之党参、白术、茯苓等，可用于脾胃气虚、痰阻气滞之证，如香砂六君子汤（《和剂局方》）。

**2. 脾胃虚寒，呕吐泄泻**　本品善于温中暖胃以达止呕止泻之功，但其重在温脾。治疗脾胃虚寒，呕吐泄泻，可单用研末吞服，或与干姜、附子等药同用。

**3. 妊娠恶阻，胎动不安**　本品能行气和中而止呕安胎。若妊娠呕逆不能食，可单用，或与紫苏梗、白术等配伍同用；若与人参、白术、熟地黄等配伍，以益气养血安胎，可用于气血不足，胎动不安者，如泰山磐石散（《古今医统》）。

【用法用量】 煎服，3～6g，后下。

【使用注意】 阴虚血燥者慎用。

【现代研究】

**1. 化学成分**　本品主要含挥发油：乙酸龙脑酯，樟脑，樟烯，柠檬烯等。其还含黄酮类等。《中国药典》规定，阳春砂、绿壳砂种子团含挥发油不得少于3.0%（ml/g），海南砂种子团含挥发油不得少于1.0%（ml/g）；本品含乙酸龙脑酯（$C_{12}H_{20}O_2$）不得少于0.90%。

**2. 药理作用**　本品煎剂可增强胃的功能，促进消化液的分泌，可增进肠道运动，排出消化管内的积气，可起到帮助消化的作用，消除肠胀气症状。砂仁能明显抑制因 ADP 所致家兔血小板聚集，对花生四烯酸诱发的小鼠急性死亡有明显保护作用，同时有明显的对抗由胶原和肾上腺素所诱发的小鼠急性死亡作用。

附药：砂仁壳

本品为姜科植物阳春砂 *Amomum villosum* Lour.、绿壳砂 *Amomum villosum* Lour. var. *xanthioides*

T.L.Wu et Senjen，或海南砂 *Amomum longiligulare* T.L.Wu 的果壳。性味功效与砂仁相似，而温性略减，药力薄弱。适用于脾胃湿阻气滞，脘腹胀痛，呕恶食少等症。煎服，3～6g。

# 豆 蔻
Dòukòu（《名医别录》）

本品为姜科植物白豆蔻 *Amomum kravanh* Pierre ex Gagnep. 或爪哇白豆蔻 *Amomum compactum* Soland ex Maton 的干燥成熟果实。习称白豆蔻。按产地不同分为"原豆蔻"和"印尼白蔻"。原豆蔻主产于泰国、柬埔寨；印尼白蔻主产于印度尼西亚爪哇，我国云南、广东、广西等地亦有栽培。于秋季果实由绿色转成黄绿色时采收，晒干。原豆蔻气芳香，味辛凉略似樟脑；印尼白蔻气味较弱。以个大、饱满、果壳完整、气味浓者为佳。生用，用时捣碎。

【药性】 辛，温。归肺、脾、胃经。

【功效】 化湿行气，温中止呕，开胃消食。

【应用】

**1. 湿浊中阻，脾胃气滞，不思饮食，胸腹胀痛，食积不消** 本品既可化湿行气，又能开胃消食。治疗湿阻中焦，脘腹痞满，不思饮食，常与藿香、佩兰、陈皮等同用；若与黄芪、白术、人参等同用，可用于脾虚湿阻气滞之胸腹虚胀，食少无力者。治疗脾胃气滞，食积不消，胸腹胀痛，可与陈皮、枳实、木香等药配伍。

**2. 湿温初起，胸闷不饥** 本品辛散入肺而宣化湿邪，故常用于湿温初起，胸闷不饥。若湿邪偏重者，每与薏苡仁、苦杏仁等同用，如三仁汤（《温病条辨》）；若热重于湿者，又常与黄芩、滑石等配伍，如黄芩滑石汤（《温病条辨》）。

**3. 寒湿呕逆** 本品能行气宽中，温胃止呕，尤以胃寒湿阻气滞之呕吐最为适宜。可单用为末服，或配藿香、半夏等药。若与砂仁、甘草等药研细末服，用于小儿胃寒，吐乳不食者。

【用法用量】 煎服，3～6g，后下。

【使用注意】 阴虚血燥者慎用。

【鉴别用药】 豆蔻、砂仁同为化湿药，具有化湿行气、温中止呕之功，常相须为用，用治湿阻中焦及脾胃气滞证。但豆蔻化湿行气之力偏中上焦，而砂仁偏中下焦。故豆蔻临床上可用于湿温痞闷，温中偏胃而善止呕；砂仁化湿行气力略胜，温中重在脾而善止泻。

【现代研究】

**1. 化学成分** 本品主要含挥发油：桉油精（1，8-桉叶素），$\beta$-蒎烯，$\alpha$-蒎烯，丁香烯，乙酸龙脑酯等。《中国药典》规定原豆蔻仁含挥发油不得少于5.0%（ml/g），印尼白蔻仁不得少于4.0%（ml/g）；本品豆蔻仁含桉油精（$C_{10}H_{18}O$）不得少于3.0%。

**2. 药理作用** 本品能促进胃液分泌，增进胃肠蠕动，制止肠内异常发酵，祛除胃肠积气，故有良好的芳香健胃作用，并能止呕。挥发油对豚鼠实验性结核，能增强小剂量链霉素作用。

## 附药：豆蔻壳

本品为姜科草本植物白豆蔻 *Amomum kravanh* Pierre ex Gagnep. 或瓜哇白豆蔻 *Amomum compactum* Soland ex Maton 的果壳。性味功效与豆蔻相似，但温性不强，力亦较弱。适用于脾胃湿阻气滞所致的脘腹痞闷，食欲不振，呕吐等。煎服，3～6g。

## 草豆蔻
Cǎodòukòu (《雷公炮炙论》)

本品为姜科植物草豆蔻 *Alpinia katsumadai* Hayata 的干燥近成熟种子。主产于云南、广西。夏、秋二季采收，晒至九成干，或用水略烫，晒至半干，除去果皮，取出种子团，晒干。本品气香，味辛、微苦。以个大、饱满、气味浓者为佳。生用，用时捣碎。

【药性】　辛，温。归脾、胃经。

【功效】　燥湿行气，温中止呕。

【应用】

**1. 寒湿内阻，脾胃气滞，脘腹胀满冷痛，不思饮食**　本品芳香温燥，长于燥湿化浊、温中散寒、行气消胀，故脾胃寒湿偏胜，气机不畅者宜之。常与干姜、厚朴、陈皮等温中行气之品同用。

**2. 嗳气呕逆**　本品可温中散寒、降逆止呕。治疗寒湿内盛，胃气上逆之呕吐呃逆，多与肉桂、高良姜、陈皮等药同用。

此外，取本品温燥之性，温脾燥湿，以除中焦之寒湿而止泻痢，用于寒湿内盛，清浊不分而腹痛泻痢者，可与苍术、厚朴、木香等同用。

【用法用量】　煎服，3～6g。

【使用注意】　阴虚血燥者慎用。

【现代研究】

**1. 化学成分**　本品主要含挥发油：桉油精，蛇麻烯，反–麝子油醇，樟脑等；黄酮类成分：山姜素，乔松素，小豆蔻明等；二苯基庚烷类成分：桤木酮。本品还含皂苷类等。《中国药典》规定，本品含挥发油不得少于 1.0%（ml/g），含山姜素（$C_{16}H_{14}O_4$）、乔松素（$C_{15}H_{12}O_4$）和小豆蔻明（$C_{16}H_{14}O_4$）的总量不得少于 1.35%，含桤木酮（$C_{19}H_{18}O$）不得少于 0.50%。

**2. 药理作用**　草豆蔻煎剂在试管内对金黄色葡萄球菌、痢疾杆菌及大肠杆菌有抑制作用，对豚鼠离体肠管低浓度呈兴奋，高浓度则为抑制作用。挥发油对离体肠管为抑制作用。

## 草　果
Cǎoguǒ (《饮膳正要》)

本品为姜科植物草果 *Amomum tsao-ko* Crevost et Lemaire 的干燥成熟果实。主产于云南、广西、贵州。秋季果实成熟时采收，除去杂质，晒干或低温干燥。本品有特异香气，味辛，微苦。以个大、饱满、色红棕、气味浓者为佳。清炒去壳取仁用，或姜汁炙用，用时捣碎。

【药性】　辛，温。归脾、胃经。

【功效】　燥湿温中，截疟除痰。

【应用】

**1. 寒湿内阻，脘腹胀痛，痞满呕吐**　本品辛温燥烈，气浓味厚，其燥湿、温中之力皆强于草豆蔻，故多用于寒湿偏盛之脘腹痞满胀痛，呕吐泄泻，舌苔浊腻，常与吴茱萸、干姜、砂仁等药同用。

**2. 疟疾寒热，瘟疫发热**　本品芳香辟浊，温脾燥湿，除痰截疟。治疗疟疾寒热往来，可与常山、知母、槟榔等同用。治疗瘟疫发热，可与青蒿、黄芩、贯众等配伍。

【用法用量】 煎服，3～6g。

【使用注意】 阴虚血燥者慎用。

【现代研究】

**1. 化学成分**　本品主要含挥发油：桉油精，2-癸烯醛，香叶醇，2-异丙基苯甲醛，柠檬醛等。《中国药典》规定本品种子团含挥发油不得少于 1.4%(ml/g)，炒草果仁不得少于 1.0%(ml/g)，姜草果仁不得少于 0.7%（ml/g）。

**2. 药理作用**　本品所含的 $\alpha$- 和 $\beta$- 蒎烯有镇咳祛痰作用。1,8- 桉油素有镇痛、解热、平喘等作用。$\beta$- 蒎烯有较强的抗炎作用，并有抗真菌作用。大鼠口服香叶醇能抑制胃肠运动，小量口服有轻度利尿作用。

# 第十三章
# 利水渗湿药

扫一扫，查阅本章数字资源，含PPT、音视频、图片等

凡以通利水道，渗泄水湿为主要功效，常用以治疗水湿内停病证的药物，称利水渗湿药。

本类药物味多甘淡或苦，主归膀胱、小肠、肾、脾经，作用趋向偏于下行，淡能渗利，苦能降泄。本类药物具有利水消肿、利尿通淋、利湿退黄等作用。

利水渗湿药主要用治水肿、小便不利、泄泻、痰饮、淋证、黄疸、湿疮、带下、湿温等水湿所致的各种病证。

使用利水渗湿药，须视不同病证，选用相应的药物，并作适当配伍。如水肿骤起有表证者，配宣肺解表药；水肿日久，脾肾阳虚者，配温补脾肾药；湿热合邪者，配清热药；寒湿相并者，配温里祛寒药；热伤血络而尿血者，配凉血止血药；至于泄泻、痰饮、湿温、黄疸等，则常与健脾、芳香化湿、清热燥湿等药物配伍。此外，气行则水行，气滞则水停，故利水渗湿药还常与行气药配伍使用，以提高疗效。

利水渗湿药，易耗伤津液，对阴亏津少、肾虚遗精遗尿者，宜慎用或忌用。有些药物有较强的通利作用，孕妇应慎用。

根据利水渗湿药药性及功效主治差异，分为利水消肿药、利尿通淋药和利湿退黄药三类。

现代药理研究证明，利水渗湿药大多具有不同程度的利尿、抗病原体、利胆、保肝、降压、抗肿瘤等作用。部分药物还有降血糖、降血脂及调节免疫功能的作用。

## 第一节  利水消肿药

本类药物性味甘淡平或微寒，淡能渗泄水湿，服药后能使小便畅利，水肿消退，故具有利水消肿作用。用于水湿内停之水肿、小便不利，以及泄泻、痰饮等证。临证时则宜根据不同病证之病因病机，选择适当配伍。

### 茯 苓
Fúlíng（《神农本草经》）

本品为多孔菌科真菌茯苓 *Poria cocos*（Schw.）Wolf 的干燥菌核。主产于安徽、云南、湖北。多于7～9月采挖。挖出后除去泥沙，堆置"发汗"后，摊开晾至表面干燥，再"发汗"，反复数次至现皱纹、内部水分大部散失后，阴干，称为"茯苓个"；或将鲜茯苓按不同部位切制，阴干，分别称为"茯苓块"和"茯苓片"。本品气微，味淡。以切面白色细腻、粘牙力强者为佳。生用。

【药性】　甘、淡，平。归心、肺、脾、肾经。

【功效】　利水渗湿，健脾，宁心安神。

【应用】

**1. 水肿尿少**　本品味甘而淡，甘则能补，淡则能渗，药性平和，既可祛邪，又可扶正，利水而不伤正气，实为利水消肿之要药，可用治寒热虚实各种水肿。治疗水湿内停所致之水肿、小便不利，常与泽泻、猪苓、白术等同用，如五苓散（《伤寒论》）；治脾肾阳虚水肿，常与附子、生姜等同用，如真武汤（《伤寒论》）；用于水热互结，阴虚小便不利，水肿，常与滑石、阿胶、泽泻等合用，如猪苓汤（《伤寒论》）。

**2. 痰饮眩悸**　本品善于渗泄水湿，使湿无所聚，痰无由生，可治痰饮之目眩心悸，常配伍桂枝、白术、甘草等，如苓桂术甘汤（《金匮要略》）；若饮停于胃而呕吐者，多与半夏、生姜等合用，如小半夏加茯苓汤（《金匮要略》）。

**3. 脾虚食少，便溏泄泻**　本品味甘，入脾经，能健脾补中，渗湿而止泻，使中焦清升浊降，尤宜于脾虚湿盛泄泻，可与山药、白术、薏苡仁等同用，如参苓白术散（《和剂局方》）；治疗脾胃虚弱，倦怠乏力，食少便溏，常配伍人参、白术、甘草等，如四君子汤（《和剂局方》）。

**4. 心神不安，惊悸失眠**　本品补益心脾而宁心安神。常用治心脾两虚，气血不足之心悸，失眠，健忘，多与黄芪、当归、远志等同用，如归脾汤（《济生方》）；若心气虚，不能藏神，惊恐而不安卧者，常与人参、龙齿、远志等同用，如安神定志丸（《医学心悟》）。

【用法用量】　煎服，10～15g。

【现代研究】

**1. 化学成分**　本品主要含多糖，以 $\beta$- 茯苓聚糖含量最高；三萜类成分：茯苓酸，土莫酸，齿孔酸等；甾醇类成分：麦角甾醇等。本品还含蛋白质、脂肪、卵磷脂、腺嘌呤等。

**2. 药理作用**　茯苓煎剂、糖浆剂、醇提取物、乙醚提取物，分别具有利尿、镇静、抗肿瘤、增加心肌收缩力的作用。茯苓多糖有增强免疫功能的作用。本品还有护肝、降血糖、延缓衰老、抗胃溃疡作用。

### 附药：茯苓皮、茯神

**1. 茯苓皮**　本品为多孔菌科真菌茯苓 *Poria cocos*（Schw.）Wolf 菌核的干燥外皮。性味甘、淡、平；归肺、脾、肾经。功能利水消肿。适用于水肿，小便不利。煎服 15～30g。

**2. 茯神**　本品为多孔菌科真菌茯苓 *Poria cocos*（Schw.）Wolf 干燥菌核中间带有松根的部分。性味甘、淡、平；归心、脾、肾经。功能宁心安神。适用于心神不安，惊悸，健忘，失眠。煎服 10～15g。

## 薏苡仁
### Yìyǐrén（《神农本草经》）

本品为禾本科植物薏米 *Coix lacryma-jobi* L.var.*ma-yuen*（Roman.）Stapf 的干燥成熟种仁。主产于福建、河北、辽宁。秋季果实成熟时采割植株，晒干，打下果实，再晒干，除去外壳、黄褐色种皮和杂质，收集种仁。本品气微，味微甜。以粒大、饱满、色白者为佳。生用或炒用。

【药性】　甘、淡，凉。归脾、胃、肺经。

【功效】　利水渗湿，健脾止泻，除痹，排脓，解毒散结。

**【应用】**

**1. 水肿，脚气浮肿，小便不利** 本品淡渗甘补，既能利水消肿，又能健脾补中。常用于脾虚湿胜之水肿腹胀，小便不利，可与茯苓、白术、黄芪等药同用；治水肿喘急，《集验独行方》以之与郁李仁汁煮饭服食。治脚气浮肿，可与防己、木瓜、苍术同用。

**2. 脾虚泄泻** 本品能渗除脾湿、健脾止泻，尤宜治脾虚湿盛之泄泻，常与人参、茯苓、白术等合用，如参苓白术散（《和剂局方》）。

**3. 湿痹拘挛** 本品渗湿除痹，能舒筋脉，缓和拘挛。常用治湿痹而筋脉拘急疼痛者，可与独活、防风、苍术等同用。若湿热痿证，两足麻木，痿软肿痛者，常与黄柏、苍术、牛膝同用，如四妙散（《成方便读》）。本品药性偏凉，能清热而利湿，用治湿温初起或暑湿邪在气分，头痛恶寒，胸闷身重者，常配伍苦杏仁、白蔻仁、滑石等药，如三仁汤（《温病条辨》）。

**4. 肺痈，肠痈** 本品清肺肠之热，排脓消痈。治疗肺痈胸痛，咳吐脓痰，常与苇茎、冬瓜仁、桃仁等同用，如苇茎汤（《千金要方》）。治肠痈，可与附子、败酱草合用，如薏苡附子败酱散（《金匮要略》）。

**5. 赘疣，癌肿** 薏苡仁能解毒散结。临床亦可用于赘疣，癌肿。

**【用法用量】** 煎服，9～30g。清利湿热宜生用，健脾止泻宜炒用。

**【使用注意】** 本品性质滑利，孕妇慎用。

**【鉴别用药】** 薏苡仁与茯苓均归脾经，都能健脾利水渗湿，对于脾虚湿盛之证，常相须应用。但薏苡仁性凉能除痹、排脓、解毒散结，对于湿痹拘挛、肺痈、肠痈、赘疣、癌肿为常用。而茯苓性平和缓，为利水渗湿之要药，其利水渗湿、健脾之力较薏苡仁为强，对于水肿，无论寒热虚实，均可配伍使用。取其利水健脾之功，常用治痰饮病眩晕、心悸、咳嗽等，为治痰饮病之要药，又有宁心作用，常用治心悸怔忡、失眠多梦等。

**【现代研究】**

**1. 化学成分** 本品主要含脂类成分：甘油三油酸酯，$\alpha$-单油酸甘油酯等；甾醇类成分：顺、反阿魏酰豆甾醇等；苯并唑酮类成分：薏苡素等。本品还含有薏苡仁多糖等。《中国药典》规定本品含甘油三油酸酯（$C_{57}H_{104}O_6$）不得少于0.50%，麸炒薏苡不得少于0.40%。

**2. 药理作用** 薏苡仁煎剂、醇及丙酮提取物对癌细胞有明显抑制作用。薏苡仁内酯对小肠有抑制作用。其脂肪油能使血清钙、血糖量下降，并有解热、镇静、镇痛、调节免疫等作用。

# 猪 苓

Zhūlíng（《神农本草经》）

本品为多孔菌科真菌猪苓 *Polyporus umbellatus*（Pers.）Fries 的干燥菌核。主产于陕西、山西、河北、云南、河南。春、秋二季采挖，除去泥沙，干燥。切厚片。本品气微，味淡。以外皮色黑、切面色白者为佳。生用。

**【药性】** 甘、淡，平。归肾、膀胱经。

**【功效】** 利水渗湿。

**【应用】**

**水肿，小便不利，泄泻，淋浊，带下** 本品甘淡渗泄，利水渗湿作用较强，用于水湿停滞的水肿，单用即可。如《杨氏产乳方》治通身肿满，小便不利，单用一味猪苓为末，热水调服；治疗水湿内停所致之水肿、小便不利，也常与泽泻、茯苓、白术同用，如四苓散（《明医指掌》）；

治肠胃寒湿，濡泻无度，可与肉豆蔻、砂仁、荜茇等同用。猪苓药性沉降，通利水道，小便畅则淋浊除，用于阴虚有热之小便不利，淋浊证，多与阿胶、泽泻等同用，如猪苓汤（《伤寒论》）；治湿浊带下，可与茯苓、泽泻等同用。

【用法用量】 煎服，6～12g。

【鉴别用药】 猪苓与茯苓皆甘淡性平，都能利水渗湿，对于水肿、小便不利，淋证等水湿内停者，常相须为用。但猪苓仅有利水渗湿之功，且利水作用较茯苓强；茯苓利中有补，能健脾补中、宁心安神，用于脾虚湿盛所致腹泻、便溏、食少等，以及失眠、健忘等。茯苓又为治痰饮病要药。

【现代研究】

**1. 化学成分** 本品主要含多糖：猪苓葡聚糖 I，猪苓多糖等；甾醇类成分：麦角甾醇等。本品还含有机酸、蛋白质等。《中国药典》规定本品含麦角甾醇（$C_{28}H_{44}O$）不得少于 0.070%，饮片不得少于 0.050%。

**2. 药理作用** 本品具有利尿作用，其利尿机制是抑制肾小管对水及电解质的重吸收所致。猪苓多糖有抗肿瘤、防治肝炎的作用。猪苓水及醇提取物分别有促进免疫、抗结石形成、抗诱变及抑菌等作用。

# 泽 泻
Zéxiè（《神农本草经》）

本品为泽泻科植物东方泽泻 *Alisma orientalis*（Sam.）Juzep. 或泽泻 *Alisma plantago-aquatica* Linn. 的干燥块茎。主产于福建、四川。冬季茎叶开始枯萎时采挖，洗净，干燥，除去须根和粗皮，切厚片，晒干。本品气微，味微苦。以切面色黄白、粉性足者为佳。生用或盐水炙用。

【药性】 甘、淡，寒。归肾、膀胱经。

【功效】 利水渗湿，泄热，化浊降脂。

【应用】

**1. 水肿胀满，小便不利，泄泻尿少，痰饮眩晕** 本品淡渗，其利水渗湿作用较强，治疗水湿停蓄之小便不利、水肿，常与茯苓、猪苓、桂枝等配用，如五苓散（《伤寒论》）。本品能"利小便以实大便"，治脾胃伤冷，水谷不分，泄泻不止，常与厚朴、苍术、陈皮等配伍，如胃苓汤（《丹溪心法》）；本品泻水湿，行痰饮，治痰饮停聚，清阳不升之头目昏眩，常与白术等同用，如泽泻汤（《金匮要略》）。

**2. 热淋涩痛，遗精** 本品性寒，既能清膀胱之热，又能泄肾经之虚火，故下焦湿热者尤为适宜。用治湿热蕴结之热淋涩痛，常与木通、车前子等药同用；对肾阴不足，相火偏亢之遗精、潮热，则与熟地黄、山茱萸、牡丹皮等同用，如六味地黄丸（《小儿药证直诀》）。

**3. 高脂血症** 本品利水渗湿，可化浊降脂，常用于治疗高脂血症，可与决明子、荷叶、何首乌等药同用。

【用法用量】 煎服，6～10g。

【现代研究】

**1. 化学成分** 本品主要含四环三萜酮醇类成分：泽泻醇 A、B、C，泽泻醇 A 乙酸酯，泽泻醇 B 单乙酸酯，泽泻醇 C 乙酸酯，23-乙酰泽泻醇 B，表泽泻醇 A，泽泻薁醇等。《中国药典》规定本品含 23-乙酰泽泻醇 B（$C_{32}H_{50}C_5$）和 23-乙酰泽泻醇 C（$C_{32}H_{48}O_6$）总量不得少于 0.10%。

**2. 药理作用** 本品有利尿作用，能增加尿量，促进尿素与氯化物的排泄，对肾炎患者利尿作用更为明显；有降压、降血糖作用，还有抗脂肪肝作用；对金黄色葡萄球菌、肺炎双球菌、结核杆菌有抑制作用。

## 冬瓜皮
Dōngguāpí（《开宝本草》）

本品为葫芦科植物冬瓜 *Benincasa hispida*（Thunb.）Cogn. 的干燥外层果皮。全国大部分地区均产。食用冬瓜时，洗净，削取外层果皮，晒干。本品气微，味淡。以片薄、色灰者为佳。生用。

【药性】 甘，凉。归脾、小肠经。

【功效】 利尿消肿，清热解暑。

【应用】

**1. 水肿胀满，小便不利** 本品味甘，药性平和，善于利水消肿。用治水肿，小便不利，常与五加皮、生姜皮等配伍；若治体虚浮肿，常与赤小豆、红糖等同用。

**2. 暑热口渴，小便短赤** 本品性凉，有清热解暑之功。用治夏日暑热口渴，小便短赤，常配冬瓜皮、西瓜皮等药，煎水代茶饮；若治暑湿证，可与薏苡仁、滑石、扁豆花等同用。

【用法用量】 煎服，9～30g。

【现代研究】

**1. 化学成分** 本品主要含蜡类及树脂类物质、烟酸、胡萝卜素、葡萄糖、果糖、蔗糖、有机酸。

**2. 药理作用** 本品有利尿、抗过敏、抗菌、降血糖、调节胃肠运动等作用。

### 附药：冬瓜子

本品为葫芦科植物冬瓜 *Benincasa hispida*（Thunb.）Cogn. 的干燥成熟种子。性味甘，微寒；归肺、脾、大肠经。功能清热化痰，排脓，利湿。适用于痰热咳嗽，肺痈，肠痈，带下，白浊，水肿，淋证。煎服，10～15g。

## 玉米须
Yùmǐxū（《滇南本草》）

本品为禾本科植物玉蜀黍 *Zea mays* L. 的花柱和柱头。全国大部分地区均产。夏、秋果实成熟时收集，除去杂质。本品气无，味淡。以柔软、有光泽者为佳。鲜用或晒干生用。

【药性】 甘、淡，平。归肾、肝、胆经。

【功效】 利水消肿，利湿退黄。

【应用】

**1. 水肿** 本品甘淡渗泄，功能利水渗湿以消肿。治疗水肿，小便不利，可单用玉米须大剂量煎服，或与泽泻、冬瓜皮、赤小豆等药同用；亦可治脾虚水肿，常与白术、茯苓等配伍；本品归膀胱经，利水而通淋，尤宜于膀胱湿热之小便短赤涩痛，可单味大量煎服，亦可与车前草、珍珠草等同用；用于石淋，可以本品单味煎浓汤顿服，也可与海金沙、金钱草等同用。

**2. 黄疸** 本品能利湿而退黄，药性平和，故阳黄、阴黄均可配伍使用。治疗湿热阳黄，可单味大剂量煎汤服，亦可与金钱草、郁金、茵陈等配伍；若寒湿黄疸，可与附子、干姜、茵陈蒿等药同用。

【用法用量】　煎服，15～30g。鲜品加倍。

【现代研究】

**1.化学成分**　本品主要含有脂肪油、挥发油、树胶样物质、树脂、苦味糖苷、皂苷、生物碱及谷甾醇、苹果酸、柠檬酸等。

**2.药理作用**　玉米须有较强的利尿作用，还能抑制蛋白质的排泄。玉米须制剂有促进胆汁分泌，降低其黏稠度及胆红素含量。本品有增加血中凝血酶原含量及血小板数，加速血液凝固的作用；还有降压作用。

# 葫　芦
Húlu（《日华子本草》）

本品为葫芦科植物瓢瓜 *Lagenariasiceraria*（Molina）Standl.var.*depressa*（Ser.）Hara 的干燥果皮。全国大部分地区均产。秋季采收成熟果实，打碎，除去果瓤及种子，晒干。本品气微，味微甜。以松软、体轻者为佳。生用。

【药性】　甘、淡，平。归肺、脾、肾经。

【功效】　利水消肿，通淋。

【应用】

**1.水肿胀满**　本品味淡气薄，功专利水消肿。用于面目浮肿，大腹水肿，小便不利证，可与猪苓、茯苓、泽泻等药同用。

**2.淋证**　本品利水而通淋。用于热淋，配伍滑石、木通、车前子等；用于血淋，配萹蓄、白茅根、小蓟等。

此外，葫芦还可利湿而退黄，用治湿热黄疸，可与茵陈蒿、栀子、金钱草等同用。

【用法用量】　煎服，9～30g。

【现代研究】

**1.化学成分**　葫芦含葡萄糖、戊聚糖、木质素等。

**2.药理作用**　葫芦煎剂内服，有显著利尿作用。

# 香加皮
Xiāngjiāpí（《中药志》）

本品为萝藦科植物杠柳 *Periploca sepium* Bge. 的干燥根皮。主产于山西、河北、河南。春、秋二季采挖，剥取根皮，切厚片，晒干。本品有特异香气，味苦。以皮厚、色灰棕、香味浓者为佳。生用。

【药性】　辛、苦，温；有毒。归肝、肾、心经。

【功效】　利水消肿，祛风湿，强筋骨。

【应用】

**1.下肢浮肿，心悸气短**　本品入心、肾二经，有温助心肾、利水消肿作用，临床常用治下肢浮肿，心悸气短，可与葶苈子、黄芪等药同用。

**2.风寒湿痹，腰膝酸软**　本品辛散苦燥，具有祛风湿、强筋骨之功，为治风湿痹证常用药。

用于风寒湿痹，腰膝酸软，常与当归、独活、淫羊藿等同用；若筋骨痿软行迟，则与怀牛膝、木瓜、巴戟天等同用。

【用法用量】 煎服，3～6g。

【使用注意】 本品有毒，不宜长期或过量服用。

【鉴别用药】 五加科植物细柱五加的根皮，为五加皮，习称"南五加皮"。萝藦科植物杠柳的根皮，为香加皮，习称"北五加皮"。两者均能祛风湿，强筋骨，利水消肿。但南、北五加皮，科属不同，功效有别。南五加皮无毒，祛风湿、补肝肾、强筋骨作用较好；北五加皮有毒，强心利尿作用强，临床要注意区别使用。

【现代研究】

**1. 化学成分** 本品主要含10余种苷类化合物，其中最主要的是强心苷，有杠柳毒苷和香加皮苷A、B、C、D、E、F、G、K等。此外，本品还含有4-甲氧基水杨醛。《中国药典》规定本品含4-甲氧基水杨醛（$C_8H_8O_3$）不得少于0.20%。

**2. 药理作用** 香加皮具有强心、升压、抗癌作用，所含的杠柳苷有增强呼吸系统功能作用。此外，香加皮尚有抗炎及杀虫作用。

**3. 不良反应** 香加皮有较强毒性，较小剂量注射即可引起蟾蜍、小鼠死亡；兔、犬静注可使血压先升后降，呼吸麻痹而于数分钟内死亡。据临床报道，服用北五加皮后致中毒者并不少见，主要表现为严重心律失常，说明北五加皮其毒性反应与洋地黄类药物相似。胃肠道反应，如恶心呕吐，是服药过量的早期表现。中毒防治，主要是严格区分五加皮与香加皮，不能混淆，应用香加皮时要严格控制剂量，不过量服用。

## 枳椇子
Zhǐjǔzǐ（《新修本草》）

本品为鼠李科植物枳椇 Hovenia dulcis Thunb. 的干燥成熟种子。主产于陕西、广东、湖北。秋季果实成熟时采收，晒干，除去果壳、果柄等杂质，收集种子。晒干。本品气微弱，味苦而涩。以粒大、饱满、色棕红者为佳。生用。

【药性】 甘，平。归胃经。

【功效】 利水消肿，解酒毒。

【应用】

**1. 水肿** 本品能通利水道而消除水肿。用于水湿停蓄所致的水肿，小便不利，可与茯苓、猪苓、泽泻等同用。

**2. 醉酒** 本品善解酒毒，清胸膈之热。治醉酒，烦热口渴，《世医得效方》将本品与麝香为末，面糊为丸，盐汤送服；用于饮酒过度，成癖吐血，可与白茅根、白及、甘蔗等配伍。

【用法用量】 煎服，10～15g。

【现代研究】

**1. 化学成分** 枳椇子含黑麦草碱、枳椇苷、葡萄糖及苹果酸钾等。

**2. 药理作用** 枳椇子有显著的利尿作用，枳椇子皂苷有降压作用，枳椇子匀浆液有抗脂质过氧化作用及增强耐寒和耐热功能。

# 第二节　利尿通淋药

本类药物性味多苦寒，或甘淡寒。苦能降泄，寒能清热，走下焦，尤能清利下焦湿热，以利尿通淋为主要作用，主要用于治疗热淋、血淋、石淋、膏淋。临床应针对病情选用相应的利尿通淋药，并作适当配伍，以提高药效。

## 车前子
### Chēqiánzǐ（《神农本草经》）

本品为车前科植物车前 *Plantago asiatica* L.，或平车前 *Plantago depressa* Willd. 的干燥成熟种子。全国大部分地区均产。夏、秋二季种子成熟时采收果穗，晒干，搓出种子，除去杂质。本品气微，味淡。以粒大、饱满、色黑者为佳。生用或盐水炙用。

【药性】　甘，寒。归肝、肾、肺、小肠经。

【功效】　清热利尿通淋，渗湿止泻，明目，祛痰。

【应用】

**1. 热淋涩痛，水肿胀满**　本品甘寒滑利，善于通利水道，清膀胱之热。治疗湿热下注于膀胱而致小便淋沥涩痛者，常与木通、滑石、瞿麦等同用，如八正散（《和剂局方》）；对水湿停滞之水肿，小便不利，可与猪苓、茯苓、泽泻等同用；若病久肾虚，腰重脚肿，可与牛膝、熟地黄、山茱萸等同用，如济生肾气丸（《济生方》）。

**2. 暑湿泄泻**　本品能利水湿，分清浊而止泻，即"利小便以实大便"，尤宜于湿盛之大便水泻，小便不利者，可单用本品研末，米饮送服；若暑湿泄泻，可与香薷、茯苓、猪苓等同用；若脾虚湿胜之泄泻，可与白术、薏苡仁等同用。

**3. 目赤肿痛，目暗昏花**　车前子善于清肝热而明目，治目赤涩痛，多与菊花、决明子等同用；若肝肾阴亏，目暗昏花，则配伍熟地黄、菟丝子等养肝明目药，如驻景丸（《圣惠方》）。

**4. 痰热咳嗽**　本品入肺经，能清肺化痰止咳。治肺热咳嗽痰多，多与瓜蒌、浙贝母、枇杷叶等清肺化痰药同用。

【用法用量】　煎服，9～15g，宜包煎。

【使用注意】　孕妇及肾虚精滑者慎用。

【现代研究】

**1. 化学成分**　本品主要含环烯醚萜类成分：桃叶珊瑚苷，京尼平苷酸，都桷子苷酸等。其还含毛蕊花糖苷、消旋-车前子苷、车前子酸、琥珀酸、车前子黏多糖 A 及甾醇等。《中国药典》规定本品含京尼平苷酸（$C_{16}H_{22}O_{10}$）不得少于 0.50%，毛蕊花糖苷（$C_{29}H_{36}O_{15}$）不得少于 0.40%；盐车前子含京尼平苷酸（$C_{16}H_{22}O_{10}$）不得少于 0.40%，毛蕊花糖苷（$C_{29}H_{36}O_{15}$）不得少于 0.30%。

**2. 药理作用**　本品有显著利尿作用；能促进呼吸道黏液分泌，稀释痰液，故有祛痰作用；对各种杆菌和金黄色葡萄球菌均有抑制作用。车前子提取液有预防肾结石形成的作用。

### 附药：车前草

本品为车前科植物车前 *Plantago asiatica* L. 或平车前 *Plantago depressa* Willd. 的干燥全草。性味甘，寒；归肝、肾、肺、小肠经。功能清热利尿通淋，祛痰，凉血，解毒。适用于热淋涩痛，水肿尿少，暑湿泄泻，痰热咳嗽，吐血衄血，痈肿疮毒。煎服 9 ～ 30g。

# 滑 石

Huáshí（《神农本草经》）

本品为硅酸盐类矿物滑石族滑石，主含含水硅酸镁 [ $Mg_3 \cdot (Si_4O_{10}) \cdot (OH)_2$ ]。主产于山东、辽宁、广西。采挖后，除去泥沙及杂石。本品气微，味淡。以色白、滑润者为佳。洗净，砸成碎块，粉碎成细粉用，或水飞晾干用。

【药性】　甘、淡，寒。归膀胱、肺、胃经。

【功效】　利尿通淋，清热解暑；外用祛湿敛疮。

【应用】

**1. 热淋，石淋，尿热涩痛**　滑石性滑利窍，寒则清热，故能清膀胱湿热而通利水道，为治淋证常用药。若湿热下注之小便不利，热淋及尿闭，常与木通、车前子、瞿麦等同用，如八正散（《和剂局方》）；若用于石淋，可与海金沙、金钱草、木通等配伍。

**2. 暑湿烦渴，湿温初起**　本品甘淡而寒，既能利水湿，又能解暑热，为治暑湿、湿温之常用药。若暑热烦渴，小便短赤，可与甘草同用，即六一散（《伤寒标本》）；若湿温初起及暑温夹湿，头痛恶寒，身重胸闷，脉弦细而濡，则与薏苡仁、白蔻仁、苦杏仁等配伍，如三仁汤（《温病条辨》）。

**3. 湿热水泻**　本品既清热解暑，又利水分清泌浊，即所谓能"分水道，实大肠"。尤宜于湿热或暑湿水泻，小便不利，可与猪苓、车前子、薏苡仁等同用。治伏暑泄泻，《普济方》以之与藿香、丁香为末服用。

**4. 湿疮，湿疹，痱子**　本品外用有清热收湿敛疮作用。治疗湿疮、湿疹，可单用或与枯矾、黄柏等为末，撒布患处；治痱子，则可与薄荷、甘草等配合制成痱子粉外用。

【用法用量】　煎服，10 ～ 20g；滑石块先煎，滑石粉包煎。外用适量。

【使用注意】　脾虚、热病伤津及孕妇慎用。

【现代研究】

**1. 化学成分**　本品主要含含水硅酸镁 [$Mg_3(Si_4O_{10})(OH)_2$]，还含氧化铝、氧化镍等。《中国药典》规定本品含硅酸镁 [$Mg_3(Si_4O_{10})(OH)_2$] 不得少于 88.0%。

**2. 药理作用**　本品有利水作用；还有吸附和收敛作用，内服能保护肠壁。滑石粉撒布创面形成被膜，有保护创面，吸收分泌物，促进结痂的作用。在体外，10%滑石粉对伤寒杆菌、甲型副伤寒杆菌有抑制作用。

【其他】　滑石在直肠、阴道或创面等处可引起肉芽肿，滑石粉又常用作避孕器具及会阴的撒布剂，常如此应用，其卵巢癌发生率比不用者可能高约 3 倍。

# 木 通

Mùtōng（《神农本草经》）

本品为木通科植物木通 *Akebia quinata*（Thunb.）Decne、三叶木通 *Akebia trifoliata*（Thunb.）Koidz.，或白木通 *Akebia trifoliata*（Thunb.）Koidz.var.*australis*（Diels）Rehd. 的干燥藤茎。主产于江苏、湖南、湖北。秋季采收，截取茎部，除去细枝，阴干，切片。本品气微，味微苦而涩。

以切面黄白色、具放射状纹者为佳。生用。

【药性】 苦，寒。归心、小肠、膀胱经。

【功效】 利尿通淋，清心除烦，通经下乳。

【应用】

**1. 淋证，水肿** 本品能利尿通淋，使湿热之邪下行从小便排出。治疗膀胱湿热，小便短赤，淋沥涩痛，常与车前子、滑石、栀子等配伍，如八正散（《和剂局方》）；治疗水肿，可与猪苓、桑白皮等同用。

**2. 心烦尿赤，口舌生疮** 本品味苦气寒，性通利而清降，能上清心经之火、下泄小肠之热。常用治心火上炎，口舌生疮，或心火下移于小肠而致的心烦尿赤，多与生地黄、甘草、竹叶等配伍，如导赤散（《小儿药证直诀》）。

**3. 经闭乳少，湿热痹痛** 本品入血分，能通经下乳。用治血瘀经闭，可与红花、桃仁、丹参等同用；若用治乳汁短少或不通，可与王不留行、穿山甲等配伍。本品还能利血脉、通关节，与桑枝、薏苡仁等同用，治疗湿热痹痛。

【用法用量】 煎服，3～6g。

【使用注意】 孕妇慎用。不宜长期或大量服用。

【现代研究】

**1. 化学成分** 本品主要含三萜及其苷类成分：常春藤皂苷元、齐墩果酸、木通皂苷、白桦脂醇；苯乙醇苷类成分：木通苯乙醇苷 B。本品还含豆甾醇、$\beta$- 谷甾醇、胡萝卜苷、肌醇、蔗糖及钾盐等成分。《中国药典》规定本品含木通苯乙醇苷 B（$C_{23}H_{26}O_{11}$）不得少于 0.15%。

**2. 药理作用** 三叶木通水提物有抗炎作用，对乙型链球菌、痢疾杆菌抑菌作用明显，对大肠杆菌、金黄色葡萄球菌也有一定抑菌作用；并有利尿作用。木通提取物有抗血栓作用。

【其他】 关木通为马兜铃科植物东北马兜铃 *Aristolochia manshuriensis* Kom. 的藤茎。主产于吉林、辽宁、黑龙江等地。性味苦，寒；有毒。归心、小肠、膀胱经。功能利尿通淋，清心火，通经下乳。用于热淋涩痛，水肿，脚气肿痛，口舌生疮，心烦尿赤，经闭乳少，湿热痹痛。煎服，3～6g。

关木通所含的马兜铃酸为有毒成分，关木通用量过大，可引起急性肾功能衰竭，甚至死亡。中毒症状表现为上腹不适，继而呕吐、头痛、胸闷、腹胀隐痛、腹泻，或面部浮肿、尿频、尿急，渐起周身浮肿，神志不清等。中毒主要原因为过量服用和久服。

据考证，我国历代本草所记载使用的木通为木通科木通，而非关木通。关木通为我国东北地区所习用，有 100 多年的历史，首载于《中华人民共和国药典》1963 年版一部。考虑到国内外有不少关木通引起肾脏损害等不良反应的报道，为保证用药安全，国家已于 2004 年下文停用关木通的药用标准，以"木通"代之。

### 附药：川木通

本品为毛茛科植物小木通 *Clematis armandii* Franch. 或绣球藤 *Clematis Montana* Buch.-Ham. 的干燥藤茎。性味苦，寒；归心、小肠、膀胱经。功能利尿通淋，清心除烦，通经下乳。适用于淋证，水肿，心烦尿赤，口舌生疮，经闭乳少，湿热痹痛。煎服，3～6g。孕妇慎用；不宜长期或大量服用。

# 通　草

Tōngcǎo（《本草拾遗》）

本品为五加科植物通脱木 *Tetrapanax papyrifer*（Hook.）K.Koch 的干燥茎髓。主产于广西、四川。秋季割取茎，截成段，趁鲜时取出髓部，理直，晒干。切厚片。本品气微，味淡。以色白者为佳。生用。

【药性】　甘、淡，微寒。归肺、胃经。

【功效】　清热利尿，通气下乳。

【应用】

**1.湿热淋证，水肿尿少**　本品味甘淡性寒而体轻，入手太阴肺经，引热下降而利小便，既通淋，又消肿。尤宜于热淋之小便不利，淋沥涩痛，可与冬葵子、滑石、石韦等同用；用于石淋，可与金钱草、海金沙、石韦等同用；用于血淋，可与石韦、白茅根、蒲黄等同用；用于水湿停蓄之水肿尿少，《小儿卫生总微论方》以之与猪苓、地龙等，共研为末，米汤送服。

**2.产后乳汁不下**　本品入胃经，通胃气上达而下乳汁。且味甘淡，多用于产后乳汁不畅或不下，常与穿山甲、王不留行、木通等同用。

此外，本品可用治湿温初起及暑温夹湿，头痛恶寒，身重疼痛，肢体倦怠，胸闷不饥，午后身热等症，常与薏苡仁、白蔻仁、苦杏仁等同用，如三仁汤（《温病条辨》）。

【用法用量】　煎服，3～5g。

【使用注意】　孕妇慎用。

【现代研究】

**1.化学成分**　本品主要含肌醇、多聚戊糖、葡萄糖、半乳糖醛酸及谷氨酸等15种氨基酸，还含有钙、镁、铁等21种微量元素。

**2.药理作用**　通草有利尿作用，并能明显增加尿钾排出量，有促进乳汁分泌等作用。通草多糖具有一定调节免疫和抗氧化的作用。

【其他】　通草、木通名称不同，气味有别。但今之木通，古书称为"通草"。今之通草，古书称为"通脱木"。当知区别，不可混淆。

此外，小通草为旌节花科植物喜马山旌节花 *Stachyurus himalaicus* Hook.f.et Thoms.、中国旌节花 *Stachyurus chinensis* Franch.，或山茱萸科植物青荚叶 *Helwingia japonica*（Thunb.）Dietr. 的干燥茎髓。其性味归经、功效、主治病证、用法用量与通草相似，部分地区亦作通草使用。

# 瞿　麦

Qúmài（《神农本草经》）

本品为石竹科植物瞿麦 *Dianthus superbus* L. 或石竹 *Dianthus chinensis* L. 的干燥地上部分。主产于河北、辽宁。夏、秋二季花果期采割，除去杂质，干燥。切段。本品气微，味淡。以茎嫩、色淡绿、叶多者为佳。生用。

【药性】　苦，寒。归心、小肠经。

【功效】　利尿通淋，活血通经。

【应用】

**1. 热淋，血淋，石淋，小便不通，淋沥涩痛**　本品苦寒泄降，能清心与小肠之火，导热下行，有利尿通淋之功，为治淋证之常用药。治疗热淋涩痛，常与萹蓄、木通、车前子等同用，如八正散（《和剂局方》）；治血淋涩痛，可与栀子、蒲黄等同用；治石淋，小便不通，可与石韦、滑石、冬葵子等配伍，如石韦散（《证治汇补》）。

**2. 瘀阻经闭，月经不调**　本品能活血通经，对于血热瘀阻之经闭或月经不调尤为适宜，常与桃仁、红花、丹参等同用。

【用法用量】　煎服，9～15g。

【使用注意】　孕妇慎用。

【现代研究】

**1. 化学成分**　瞿麦含花色苷、水杨酸甲酯、丁香油酚、维生素 A 样物质、皂苷、糖类。

**2. 药理作用**　瞿麦煎剂有利尿作用，其穗作用较茎强；还有兴奋肠管、抑制心脏、降低血压、影响肾血容积作用；对杆菌和葡萄球菌均有抑制作用；对着床期、早期妊娠、中期妊娠均有较显著的致流产、致死胎的作用，且随剂量增加作用增强。

# 萹 蓄
Biǎnxù（《神农本草经》）

本品为蓼科植物萹蓄 *Polygonum aviculare* L. 的干燥地上部分。全国大部分地区均产。夏季叶茂盛时采收，除去根和杂质，晒干。切段。本品气微，味微苦。以色灰绿、叶多、质嫩者为佳。生用。

【药性】　苦，微寒。归膀胱经。

【功效】　利尿通淋，杀虫，止痒。

【应用】

**1. 热淋涩痛，小便短赤**　本品性微寒，主入膀胱经，能清利下焦湿热。用于热淋涩痛，小便短赤，以及石淋，常与木通、瞿麦、车前子等同用，如八正散（《和剂局方》）；用于血淋，可与大蓟、小蓟、白茅根等同用。

**2. 虫积腹痛，皮肤湿疹，阴痒带下**　本品苦能燥湿，微寒清热，又善"杀三虫"。用治蛔虫病、蛲虫病、钩虫病，煎汤空腹服，以提高疗效。治蛔虫腹痛、面青，《药性论》以本品单味浓煎服；治小儿蛲虫，下部痒，《食医心镜》单味水煎，空腹饮之，也可用本品煎汤，熏洗肛门；用于皮肤湿疹、湿疮、阴痒带下，可单味煎水外洗，亦可配伍地肤子、蛇床子、荆芥等煎水外洗。

【用法用量】　煎服，9～15g。外用适量，煎洗患处。

【现代研究】

**1. 化学成分**　本品主要含槲皮素、萹蓄苷、槲皮苷、杨梅苷、咖啡酸、绿原酸、钾盐、硅酸等。《中国药典》规定本品含杨梅苷（$C_{21}H_{20}O_{12}$）不得少于 0.030%。

**2. 药理作用**　萹蓄有显著的利尿作用；有驱蛔虫、蛲虫及缓下作用；对金黄色葡萄球菌、福氏痢疾杆菌、绿脓杆菌及多种皮肤真菌均有抑制作用。其水及乙醇提取物能促进血液凝固，增强子宫张力。本品静脉注射有降压作用。

# 地肤子

Dìfūzǐ（《神农本草经》）

本品为藜科植物地肤 *Kochia scoparia*（L.）Schrad. 的干燥成熟果实。主产于河北、山西、山东。秋季果实成熟时采收植株，晒干，打下果实，除去杂质。本品气微，味微苦。以饱满、色灰绿者为佳。生用。

【药性】　辛、苦，寒。归肾、膀胱经。

【功效】　清热利湿，祛风止痒。

【应用】

**1. 小便不利，淋沥涩痛**　本品苦寒降泄，能清利湿热而通淋，故可用于膀胱湿热，小便不利，淋沥涩痛之证，常与木通、瞿麦、冬葵子等同用。

**2. 阴痒带下，风疹，湿疹，皮肤瘙痒**　本品能清除皮肤中之湿热与风邪而止痒。治疗风疹，湿疹，皮肤瘙痒，常与白鲜皮、蝉蜕、黄柏等同用；若下焦湿热，外阴湿痒者，可与苦参、龙胆草、白矾等煎汤外洗患处；治湿热带下，可与黄柏、苍术等同煎服。

【用法用量】　煎服，9～15g。外用适量，煎汤熏洗。

【现代研究】

**1. 化学成分**　本品主要含皂苷类成分：地肤子皂苷 I c，地肤子皂苷 B2，3-O-[β-D- 吡喃木糖基（1→3）β-D- 吡喃葡萄糖醛酸基] 齐墩果酸；甾类成分：20- 羟基蜕皮素；三萜类成分：齐墩果酸等。《中国药典》规定本品含地肤子皂苷 I c（$C_{41}H_{64}O_{13}$）不得少于 1.8%。

**2. 药理作用**　本品水浸剂对多种皮肤真菌，均有不同程度的抑制作用；有较弱的利尿作用；还有抗过敏、抗菌、降血糖、调节胃肠运动等作用。

# 海金沙

Hǎijīnshā（《嘉祐本草》）

本品为海金沙科植物海金沙 *Lygodium japonicum*（Thunb.）Sw. 的干燥成熟孢子。主产于浙江、江苏、湖南。秋季孢子未脱落时采割藤叶，晒干，搓揉或打下孢子，除去藤叶。本品气微，味淡。以色黄棕、质轻、手捻光滑者为佳。生用。

【药性】　甘、咸，寒。归膀胱、小肠经。

【功效】　清热利湿，通淋止痛。

【应用】

**热淋，石淋，血淋，膏淋，尿道涩痛**　本品其性下降，善清小肠、膀胱湿热，尤善止尿道疼痛，为治诸淋涩痛之要药。治热淋涩痛，《泉州本草》以本品为末，甘草汤送服；治血淋，《普济方》以本品为末，新汲水或砂糖水送服；治石淋，与鸡内金、金钱草等配伍；治膏淋，可与萆薢、滑石、石菖蒲等同用。本品又能利水消肿，治疗水肿，多与泽泻、猪苓、防己等配伍，以加强利尿作用。

【用法用量】　煎服，6～15g，包煎。

【现代研究】

**1. 化学成分**　本品主要含脂肪油：棕榈酸，油酸，亚油酸，（+）-8- 羟基十六酸等。其还含金沙素等。

**2. 药理作用**　本品煎剂对金黄色葡萄球菌、绿脓杆菌、福氏痢疾杆菌、伤寒杆菌等均有抑制作用。海金沙还有利胆及降血糖作用。

### 附药：海金沙藤

本品为海金沙科植物海金沙 *Lygodium japonicum*（Thunb.）Sw. 的干燥地上部分。性能功效与海金沙相似，兼能清热解毒。除治淋证涩痛外，亦用于痈肿疮毒、痄腮和黄疸。煎服，15～30g。外用适量，煎汤外洗或捣敷。

## 石　韦
Shíwéi（《神农本草经》）

本品为水龙骨科植物庐山石韦 *Pyrrosia sheareri*（Bak.）Ching、石韦 *Pyrrosialingua*（Thunb.）Farwell 或有柄石韦 *Pyrrosia petiolosa*（Christ）Ching 的干燥叶。全国大部分地区均产。全年均可采收，除去根茎及根，晒干或阴干。切段。本品气微，味微涩苦。以质厚者为佳。生用。

【药性】　甘、苦，微寒。归肺、膀胱经。

【功效】　利尿通淋，清肺止咳，凉血止血。

【应用】

**1. 热淋，血淋，石淋，小便不通，淋沥涩痛**　本品药性寒凉，清利膀胱而通淋，兼可止血，尤宜于血淋。对膀胱湿热见小便淋沥涩痛诸淋者，也常应用。用于血淋，与当归、蒲黄、小蓟等同用；用于热淋，《圣惠方》以本品与滑石为末服；用于石淋，《古今录验》以之与滑石为末，用米饮或蜜冲服。

**2. 肺热喘咳**　石韦微寒，入肺经，清肺热，止咳喘。用于肺热咳喘气急，可与鱼腥草、黄芩、芦根等同用。

**3. 血热出血**　石韦微寒，功能凉血止血，用治血热妄行之吐血、衄血、尿血、崩漏，可单用，或随证配伍侧柏叶、栀子、白茅根等药。

【用法用量】　煎服，6～12g。

【现代研究】

**1. 化学成分**　本品主要含有机酸类成分：绿原酸；黄酮及其苷类成分：山奈酚，槲皮素，异槲皮素，三叶豆苷，紫云英苷，甘草苷，芒果苷，异芒果苷。《中国药典》规定本品含绿原酸（$C_{16}H_{18}O_9$）不得少于 0.20%。

**2. 药理作用**　石韦煎剂对金黄色葡萄球菌、变形杆菌、大肠杆菌等有不同程度的抑制作用；还有肾保护作用，以及镇咳祛痰、降血糖及抗 I 型单纯疱疹病毒作用。

## 冬葵子
Dōngkuízǐ（《神农本草经》）

本品为锦葵科植物冬葵 *Malva verticillata* L. 的干燥成熟种子。全国大部分地区均产。夏、秋二季种子成熟时采收。除去杂质，阴干。本品气微、味涩。以颗粒饱满、质坚者为佳。生用。

【药性】　甘、涩，凉。归大肠、小肠、膀胱经。

【功效】　清热利尿，下乳，润肠。

【应用】

**1. 淋证，水肿，尿闭**　本品甘寒滑利，有利尿通淋之功。用于热淋，可与石韦、瞿麦、滑石等同用；用于血淋及妊娠子淋，《千金要方》单用本品；用于石淋，可与海金沙、金钱草、鸡内金等同用。本品质滑，通关格，利小便，消水肿，用于水肿胀满，小便不利，配猪苓、泽泻、茯苓等同用；若治关格胀满，大小便不通，《肘后方》以本品单味为末服。

**2. 乳汁不通，乳房胀痛**　本品滑润利窍，有通乳汁之功。用于产后乳汁不通，乳房胀痛，可与穿山甲、王不留行等同用。

**3. 肠燥便秘**　本品质润滑利，润肠而通便。用于肠燥便秘，可与郁李仁、苦杏仁、桃仁等同用。

【用法用量】　煎服，3 ～ 9g。

【使用注意】　本品寒润滑利，脾虚便溏者及孕妇慎用。

【现代研究】

**1. 化学成分**　本品主要含脂肪油，蛋白质，锌、铁、锰、磷等 10 种微量元素。

**2. 药理作用**　冬葵子中提取的中性多糖，显示能明显增强网状内皮系统的吞噬活性。

# 灯心草
Dēngxīncǎo（《开宝本草》）

本品为灯心草科植物灯心草 *Juncus effusus* L. 的干燥茎髓。主产于江苏、福建、四川、贵州、云南。夏末至秋季割取茎，晒干，取出茎髓，理直，扎成小把。剪段。本品气微，味淡。以色白者为佳。生用或制炭用。

【药性】　甘、淡，微寒。归心、肺、小肠经。

【功效】　利小便，清心火。

【应用】

**1. 热淋，尿少涩痛**　本品甘淡能渗湿，性寒能清热，故可清热利尿，适用于热淋，小便不利，尿少涩痛。因其质轻力薄，临证多与木通、瞿麦、车前子等同用，如八正散（《和剂局方》）。

**2. 心烦失眠，口舌生疮**　本品性寒，既能入心清心火，又可利尿泄热以引导心火下降。用于心烦失眠，尿少涩痛，如《集验方》单味煎服，也可与木通、竹叶、栀子等同用；用于小儿心热夜啼，可与淡竹叶配伍，开水泡服，也可配车前草，煎汤服；治口舌生疮，咽喉肿痛，将灯心炭研为末，涂抹患处或蘸盐吹喉。

【用法用量】　煎服，1 ～ 3g。

【现代研究】

**1. 化学成分**　本品主要含菲类成分：灯心草二酚，去氢灯心草二酚，去氢灯心草醛，去氢 –6– 甲基灯心草二酚及二氢菲类化合物。本品还含木犀草素、酚类及有机酸等。

**2. 药理作用**　灯心草乙醇提取物有确切的镇静和催眠作用；对枯草芽孢杆菌、草分枝杆菌、环状芽孢杆菌、金黄色葡萄球菌和白色念珠菌有一定的抗菌作用。灯心草水提取物有一定抗氧化作用。

## 萆　薢

Bìxiè（《神农本草经》）

　　本品为薯蓣科植物绵萆薢 *Dioscorea septemloba* Thunb.、福州薯蓣 *Dioscorea futschauensis* Uline ex R.Kunth、粉背薯蓣 *Dioscorea hypoglauca* Palibin 的干燥根茎。前两种《中国药典》称"绵萆薢"，主产于浙江、福建；后一种《中国药典》称"粉萆薢"，主产于浙江、安徽、江西、湖南。秋、冬二季采挖。除去须根，洗净，切片，晒干。本品气微，味微苦。以片大而薄、切面色黄白、质松者为佳。生用。

　　【药性】　苦，平。归肾、胃经。

　　【功效】　利湿去浊，祛风除痹。

　　【应用】

　　**1.膏淋，白浊，白带过多**　本品善于利湿而分清去浊，为治膏淋要药。用于膏淋，小便混浊，白如米泔，常与乌药、益智仁、石菖蒲等同用，如萆薢分清饮（《杨氏家藏方》）；亦可用治妇女白带属湿盛者，可与猪苓、白术、泽泻等同用。

　　**2.风湿痹痛，关节不利，腰膝疼痛**　本品能祛风除湿、通络止痛，善治腰膝痹痛，筋脉关节屈伸不利。若偏于寒湿者，可与附子、威灵仙、独活等同用；属湿热者，则与黄柏、忍冬藤、防己等配伍。

　　【用法用量】　煎服，9 ～ 15g。

　　【使用注意】　肾阴亏虚、遗精滑精者慎用。

　　【现代研究】

　　**1.化学成分**　萆薢含薯蓣皂苷等多种甾体皂苷，总皂苷水解后生成薯蓣皂苷元等。本品还含有鞣质、淀粉、蛋白质等。

　　**2.药理作用**　粉萆薢水提取物有抗痛风作用，绵萆薢水提取物有抗骨质疏松作用，绵萆薢还具有抗心肌缺血和抗肿瘤作用，薯蓣皂苷有抗真菌作用。

# 第三节　利湿退黄药

　　本类药物性味多苦寒，主入脾、胃、肝、胆经。苦寒则能清泄湿热，故以清利湿热、利胆退黄为主要作用，主要用于湿热黄疸，症见目黄、身黄、小便黄等。临证可根据阳黄、阴黄之湿热、寒湿偏重不同，作相应的配伍。

## 茵　陈

Yīnchén（《神农本草经》）

　　本品为菊科植物滨蒿 *Artemisia scoparia* Waldst. et Kit. 或茵陈蒿 *Artemisia capillaris* Thunb. 的干燥地上部分。主产于陕西、山西、河北。春季幼苗高 6 ～ 10cm 时采收或秋季花蕾长成至花初开时采割，除去杂质及老茎，晒干。春季采收的习称"绵茵陈"，秋季采割的称"花茵陈"。绵茵陈气清香，味微苦；花茵陈气芳香，味微苦。以质嫩、绵软、色灰白、香气浓者为佳。生用。

　　【药性】　苦、辛，微寒。归脾、胃、肝、胆经。

【功效】 清利湿热，利胆退黄。

【应用】

**1. 黄疸尿少** 本品苦泄下降，微寒清热，善于清利脾胃肝胆湿热，使之从小便而出，为治黄疸之要药。若身目发黄，小便短赤之阳黄证，常与栀子、大黄同用，如茵陈蒿汤（《伤寒论》）；若黄疸湿重于热者，可与茯苓、猪苓等同用，如茵陈五苓散（《金匮要略》）；若脾胃寒湿郁滞，阳气不得宣运之阴黄，多与附子、干姜等配伍，如茵陈四逆汤（《卫生宝鉴》）。

**2. 湿温暑湿** 本品其气清芬，清利湿热，治疗外感湿温或暑湿，身热倦怠，胸闷腹胀，小便不利，常与滑石、黄芩、木通等药同用，如甘露消毒丹（《医效秘传》）。

**3. 湿疮瘙痒** 本品苦而微寒，其清利湿热之功，可用于湿热内蕴之湿疮瘙痒、风痒瘾疹，可单味煎汤外洗，也可与黄柏、苦参、地肤子等同用。

【用法用量】 煎服，6～15g。外用适量，煎汤熏洗。

【使用注意】 蓄血发黄者及血虚萎黄者慎用。

【现代研究】

**1. 化学成分** 本品主要含香豆素类成分：滨蒿内酯，东莨菪素等；黄酮类成分：茵陈黄酮、异茵陈黄酮，蓟黄素等；有机酸类成分：绿原酸，水杨酸，香豆酸等。本品还含挥发油、烯炔、三萜、甾体等。《中国药典》规定绵茵陈含绿原酸（$C_{16}H_{18}O_9$）不得少于0.50%，花茵陈含滨蒿内酯（$C_{11}H_{10}O_4$）不得少于0.20%。

**2. 药理作用** 茵陈有显著利胆作用，并有解热、保肝、抗肿瘤和降压作用。其煎剂对人型结核杆菌有抑制作用。乙醇提取物对流感病毒有抑制作用。水煎剂对$ECHD_{11}$病毒有抑制作用。

# 金钱草

Jīnqiáncǎo（《本草纲目拾遗》）

本品为报春花科植物过路黄 *Lysimachia christinae* Hance 的干燥全草。习称大金钱草。主产于四川。夏、秋二季采收，除去杂质，晒干。切段。本品气微，味淡。以叶多者为佳。生用。

【药性】 甘、咸，微寒。归肝、胆、肾、膀胱经。

【功效】 利湿退黄，利尿通淋，解毒消肿。

【应用】

**1. 湿热黄疸，胆胀胁痛** 本品既能清肝胆之热，又能除下焦湿热，有清热利湿退黄之功。治湿热黄疸，常与茵陈、栀子、虎杖等同用。本品还能清肝胆湿热，排除结石，与茵陈、大黄、郁金等同用，治疗肝胆结石，胆胀胁痛。

**2. 石淋，热淋，小便涩痛** 本品利尿通淋，善排结石，尤宜于治疗石淋，可单用大剂量煎汤代茶饮，或与海金沙、鸡内金、滑石等同用；治热淋，常与车前子、萹蓄等同用。

**3. 痈肿疔疮，蛇虫咬伤** 本品有解毒消肿之功，可用治恶疮肿毒，蛇虫咬伤。用鲜品捣汁内服或捣烂外敷，或配蒲公英、野菊花等同用。

【用法用量】 煎服，15～60g。

【现代研究】

**1. 化学成分** 本品主要含黄酮类成分；槲皮素，山奈素等。其还含苷类、鞣质、挥发油、氨基酸、胆碱、甾醇等。《中国药典》规定本品含槲皮素（$C_{15}H_{10}O_7$）和山奈素（$C_{15}H_{10}O_6$）的总量不得少于0.10%。

**2. 药理作用**　金钱草水煎液能明显促进胆汁分泌，使胆管泥沙状结石易于排出，胆管阻塞和疼痛减轻，黄疸消退。本品有抑菌作用，还有抗炎作用。本品对体液免疫、细胞免疫均有抑制作用，其程度与环磷酰胺相似，金钱草与环磷酰胺合用抑制更明显，抑制皮肤移植排斥反应出现的时间。

附药：连钱草、广金钱草、江西金钱草、小金钱草

**1. 连钱草**　本品为唇形科植物活血丹 *Glechoma longituba*（Nakai）Kupr. 的干燥地上部分，药材也称江苏金钱草，为江苏、浙江所习用。性味辛、微苦，微寒；归肝、肾、膀胱经。功能利湿通淋，清热解毒，散瘀消肿。适用于热淋，石淋，湿热黄疸，疮痈肿痛，跌打损伤。煎服15～30g。外用适量，煎汤洗。

**2. 广金钱草**　本品为豆科植物广金钱草 *Desmodium styracifolium*（Osb.）Merr. 的干燥地上部分，为广东、广西所习用。性味甘、淡，凉；归肝、肾、膀胱经。功能利湿退黄，利尿通淋。适用于黄疸尿赤，热淋，石淋，小便涩痛，水肿尿少。煎服15～30g。

**3. 江西金钱草**　本品为伞形科植物白毛天胡荽 *Hydrocotyle sibthorpiodes* Lam.var.batrachium（Hance）Hand. Mazz. 的干燥地上部分，为江西所习用。性味辛、微苦，凉；归肝、胆、肾经。功能清热利湿，解毒消肿。适用于湿热黄疸，痢疾，淋证，水肿。煎服9～15g。

**4. 小金钱草**　本品为旋花科植物马蹄金 *Dichondra repens* Forst. 的干燥地上部分，为四川部分地区所习用。性味苦、辛，凉；归肺、肝、胆经。功能清热利湿，利水消肿，活血解毒。适用于湿热黄疸，湿热下痢，热淋，水肿，小便不利，疔疮肿毒，跌打损伤。煎服6～15g。

# 虎　杖
Hǔzhàng（《名医别录》）

本品为蓼科植物虎杖 *Polygonum cuspidatum* Sieb. et Zucc. 的干燥根茎和根。主产于华东、西南。春、秋二季采挖，除去须根，洗净，趁鲜切短段或厚片，晒干。本品气微，味微苦、涩。以切面色黄者为佳。生用。

【**药性**】　苦，微寒。归肝、胆、肺经。

【**功效**】　利湿退黄，清热解毒，散瘀止痛，化痰止咳。

【**应用**】

**1. 湿热黄疸，淋浊，带下**　本品苦微寒，有清热利湿之功，治湿热黄疸，可单用本品煎服，亦可与茵陈、黄柏、栀子等配伍；治湿热蕴结膀胱之小便涩痛，淋浊带下等，《姚僧垣集验方》以此为末，米饮送下；也可与车前子、泽泻、猪苓等药同用。

**2. 痈肿疮毒，水火烫伤，毒蛇咬伤**　本品入血分，有凉血清热解毒作用。治疗热毒蕴结肌肤所致痈肿疮毒，以虎杖根烧灰贴，或煎汤洗患处；若烧烫伤而致肤腠灼痛或溃后流黄水者，单用研末，香油调敷，亦可与地榆、冰片共研末，调油敷患处；若治毒蛇咬伤，可取鲜品捣烂敷患处，亦可煎浓汤内服。

**3. 经闭，癥瘕，风湿痹痛，跌打损伤**　本品有活血散瘀止痛之功。治瘀阻经闭、痛经，常与桃仁、延胡索、红花等配伍；治癥瘕，《千金要方》以本品与土瓜根、牛膝合用；治疗风湿痹痛，可与威灵仙、徐长卿、络石藤等药同用；治跌打损伤疼痛，可与当归、乳香、没药等配伍。

**4. 肺热咳嗽**　本品既能苦降泄热，又能化痰止咳，治肺热咳嗽，可单味煎服，也可与浙贝

母、枇杷叶、苦杏仁等配伍。

此外，本品还有泻热通便作用，可用于热结便秘。

【用法用量】　煎服，9～15g。外用适量，制成煎液或油膏涂敷。

【使用注意】　孕妇慎用。

【现代研究】

**1. 化学成分**　本品主要含游离蒽醌及蒽醌苷类成分：大黄素，大黄素甲醚，大黄酚，大黄素甲醚–8–$O$–$\beta$–D–葡萄糖苷，大黄素–8–$O$–$\beta$–D–葡萄糖苷，6–羟基芦荟大黄素等；二苯乙烯苷类成分：虎杖苷等。本品还含多糖及氨基酸等。《中国药典》规定本品含大黄素（$C_{15}H_{10}O_5$）不得少于0.60%，含虎杖苷（$C_{20}H_{22}O_8$）不得少于0.15%。

**2. 药理作用**　本品有泻下、祛痰止咳、降压、止血、镇痛作用。煎液对金黄色葡萄球菌、绿脓杆菌等多种细菌均有抑制作用，对某些病毒亦有抑制作用。

## 地耳草
Dìěrcǎo（《生草药性备要》）

本品为藤黄科植物地耳草 *Hypericum japonicum* Thunb. 的干燥全草。主产于广东、广西、四川。春、夏二季开花时采挖，除去杂质，晒干。切段。本品气微，味淡。以色黄绿、带花者为佳。生用。

【药性】　苦，凉。归肝、胆、大肠经。

【功效】　利湿退黄，清热解毒，活血消肿。

【应用】

**1. 湿热黄疸**　本品苦凉，入肝胆经，能清热解毒利湿而退黄疸，用治湿热黄疸。可单用大剂量煎汤服，或与金钱草、茵陈蒿、郁金等同用。

**2. 肺痈，肠痈，痈肿疮毒**　本品能清热解毒而消痈肿。治肺痈，常与鱼腥草、薏苡仁、芦根等同用；治乳痈，常与蒲公英、穿山甲等配伍；治肠痈，可与败酱草、冬瓜仁、红藤等药同用；若湿热毒气所致痈肿疮毒，可单用地耳草捣烂外敷，或煎水内服。

**3. 跌打损伤**　本品能活血消肿，用治跌打损伤，瘀肿疼痛，单用或配骨碎补、乳香、没药等煎服，可同时用鲜品捣烂外敷。

【用法用量】　煎服，15～30g。外用适量。

【现代研究】

**1. 化学成分**　本品主要含槲皮苷、田基黄灵素、地耳草素等。

**2. 药理作用**　地耳草低浓度流浸膏对肠管有兴奋作用，高浓度呈痉挛收缩，还有保肝、抗癌、抗疟、抗菌作用。

## 垂盆草
Chuípéncǎo（《本草纲目拾遗》）

本品为景天科植物垂盆草 *Sedum sarmentosum* Bunge 的干燥全草。主产于浙江、江苏。夏、秋二季采收。除去杂质，干燥。切段。本品气微，味微苦。以叶多、色绿者为佳。生用。

【药性】　甘、淡，凉。归肝、胆、小肠经。

**【功效】** 利湿退黄，清热解毒。

**【应用】**

**1. 湿热黄疸，小便不利**　本品能利湿退黄。用于湿热黄疸，小便不利，常与虎杖、茵陈等同用。

**2. 痈肿疮疡，咽痛，毒蛇咬伤，烧烫伤**　本品有清热解毒及消散痈肿之功效。用于痈肿疮疡，可单用内服或外敷，或配伍野菊花、紫花地丁、半边莲等药；用于咽喉肿痛，常与山豆根同用；治疗毒蛇咬伤，常与白花蛇舌草、鱼腥草配伍。治疗烧烫伤，可鲜品捣汁外涂。

**【用法用量】**　煎服，15 ～ 30g。

**【现代研究】**

**1. 化学成分**　本品主要含黄酮类成分；槲皮素，山奈素，异鼠李素，苜蓿素，苜蓿苷，木犀草素，木犀草素 –7– 葡萄糖苷，甘草素，甘草苷，异甘草素，异甘草苷等。本品还含三萜、甾醇、生物碱、氰苷、多糖等。《中国药典》规定本品含槲皮素（$C_{15}H_{10}O_7$）、山奈素（$C_{15}H_{10}O_6$）和异鼠李素（$C_{16}H_{12}O_7$）的总量不得少于 0.10%。

**2. 药理作用**　垂盆草有保肝作用，对金黄色葡萄球菌、链球菌、伤寒杆菌、白色念珠菌等均有抑制作用。

## 鸡骨草
### Jīgǔcǎo（《岭南采药录》）

本品为豆科植物广州相思子 *Abrus cantoniensis* Hance 的干燥全株。主产于广东、广西。全年均可采挖，除去泥沙及荚果，干燥。切段。本品气微香，味微苦。以根、茎、叶全者为佳。生用。

**【药性】**　甘、微苦，凉。归肝、胃经。

**【功效】**　利湿退黄，清热解毒，疏肝止痛。

**【应用】**

**1. 湿热黄疸**　本品甘微苦凉，具有清热利湿而退黄之功，治疗肝胆湿热郁蒸引起的黄疸，可单味使用，或与茵陈、地耳草等药配伍。

**2. 乳痈肿痛**　本品有清热解毒之功，治疗乳痈，常用本品鲜叶捣烂外敷。

**3. 胁肋不舒，胃脘胀痛**　本品入肝胃二经，具疏肝止痛之功，治肝气郁结之胁肋不舒，胃脘疼痛，常与两面针同用。

**【用法用量】**　煎服，15 ～ 30g。

**【现代研究】**

**1. 化学成分**　本品主要含相思子碱、相思子皂苷、黄酮类、氨基酸、糖类、相思子皂醇、甘草次酸。

**2. 药理作用**　本品具有抗肝损伤、抗炎、抗菌、免疫增强、抗氧化等作用。

## 珍珠草
### Zhēnzhūcǎo（《生草药性备要》）

本品为大戟科植物叶下珠 *Phyllanthus urinaria* L. 的干燥全草或带根全草。主产于广东、广西、四川。夏、秋二季采集地上部分或带根全草，洗净泥土，除去杂质，晒干。切段。本品气微香，叶味微苦，茎味淡、微涩。以果多、色灰绿者为佳。生用。

【药性】　苦，凉。归肝、脾、肾经。

【功效】　利湿退黄，清热解毒，明目，消积。

【应用】

**1. 湿热黄疸，泄痢，淋证**　本品味苦性凉，苦以泄降，凉可清热，其入肝经，通利肝胆，祛湿退黄，对于湿热蕴结肝胆，面目皮肤色黄如橘者，常与茵陈、栀子等同用。本品还可清热利湿通淋，用于膀胱湿热之热淋涩痛及砂淋、石淋，常与金钱草、海金沙等配伍。本品既利湿热，又解热毒，治湿热毒邪下注大肠所致的泄泻或便下脓血，里急后重，常配黄连、木香等。

**2. 疮痈肿毒，毒蛇咬伤**　本品性凉，能清热解毒。用治热毒蕴结之疮痈肿毒，毒蛇咬伤，可内服外敷并用，或与白花蛇舌草、重楼等同用。

**3. 目赤肿痛**　本品入肝经，性味苦凉，清热明目。可治肝热上攻，风热注目之赤眼红肿，涩痛难忍，单用或配菊花内服外洗。

**4. 小儿疳积**　本品凉以清热，治小儿禀赋素弱，过食肥甘，脾胃失运，食积化热所致的疳积，可单用水炖服，也可配伍使君子、芦荟等。

【用法用量】　煎服，15 ～ 30g。外用适量。

【使用注意】　苦凉之品，阳虚体弱者慎用。

【现代研究】

**1. 化学成分**　全草含酚性成分、三萜成分及没食子鞣质。

**2. 药理作用**　珍珠草对金黄色葡萄球菌、福氏痢疾杆菌抑制作用较强，对溶血性链球菌、伤寒杆菌、绿脓杆菌均有抑制作用。本品对乙型病毒性肝炎有治疗作用，对鸭乙肝病毒反转录酶及人肝癌细胞具有明显抑制作用。

# 第十四章
## 温里药

凡以温里祛寒为主要功效，常用以治疗里寒证的药物，称温里药，又名祛寒药。

本类药物味辛而性温热，辛能散、行，温能通，善走脏腑而能温里祛寒、温经止痛，故可用治里寒证，尤以里寒实证为主，即《内经》所谓"寒者热之"、《神农本草经》"疗寒以热药"之意。个别药物尚能助阳、回阳，用以治疗虚寒证，亡阳证。

温里药因其主要归经的不同而有多种效用。主入脾胃经者，能温中散寒止痛，可用治外寒入侵，直中脾胃或脾胃虚寒证，症见脘腹冷痛、呕吐泄泻、舌淡苔白或伴有神疲乏力、四肢倦怠、饮食不振等。主入肺经者，能温肺化饮，用治肺寒痰饮证，症见痰鸣咳喘、痰白清稀、舌淡苔白滑等。主入肝经者，能暖肝散寒止痛，用治寒侵肝经的少腹痛、寒疝腹痛或厥阴头痛等。主入肾经者，能温肾助阳，用治肾阳不足证，症见阳痿宫冷、腰膝冷痛、夜尿频多、滑精遗尿等。主入心肾二经者，能温阳通脉，用治心肾阳虚证，症见心悸怔忡、畏寒肢冷、小便不利、肢体浮肿等；或回阳救逆，用治亡阳厥逆，症见畏寒倦卧、汗出神疲、四肢厥逆、脉微欲绝等。

使用温里药应根据不同证候作适当配伍。若外寒已入里，表寒仍未解者，当与辛温解表药同用；寒凝经脉、气滞血瘀者，配以行气活血药；寒湿内阻，宜配芳香化湿或温燥祛湿药；脾肾阳虚者，宜配温补脾肾药；亡阳气脱者，宜与大补元气药同用。

本类药物多辛热燥烈，易伤阴动火，故天气炎热时或素体火旺者当减少用量；热伏于里，热深厥深，真热假寒证当禁用；凡实热证、阴虚火旺、津血亏虚者忌用；孕妇慎用。

现代药理研究证明，温里药一般具有不同程度的镇静、镇痛、健胃、祛风、抗血栓形成、抗溃疡、抗腹泻、抗凝、抗血小板聚集、抗缺氧、扩张血管等作用，部分药物还有强心、抗休克、抗惊厥、调节胃肠运动、促进胆汁分泌等作用。

## 附 子
Fùzǐ（《神农本草经》）

本品为毛茛科植物乌头 *Aconitum carmichaelii* Debx. 的子根的加工品。主产于四川。6 月下旬至 8 月上旬采挖，除去母根、须根及泥沙，习称"泥附子"，加工制成盐附子、黑附片（黑顺片）、白附片。盐附子气微，味咸而麻，刺舌；以个大、体重、色灰黑、表面起盐霜者为佳。黑附片（黑顺片）气微，味淡；以皮黑褐、切面油润有光泽者为佳。白附片气微，味淡；以片大、色黄白、油润半透明者为佳。饮片炮制品有黑附片、白附片、淡附片、炮附片。

【**药性**】 辛、甘，大热；有毒。归心、肾、脾经。

【**功效**】 回阳救逆，补火助阳，散寒止痛。

【应用】

**1. 亡阳虚脱，肢冷脉微**　本品能上助心阳、中温脾阳、下补肾阳，为"回阳救逆第一品药"。《本草汇言》称"凡属阳虚阴极之候，肺肾无热证者，服之有起死之殊功"。治疗久病体虚，阳气衰微，阴寒内盛，或大汗、大吐、大泻所致亡阳证，四肢厥逆、脉微欲绝者，常与干姜、甘草同用，如四逆汤（《伤寒论》）；本品能回阳救逆，与大补元气之人参同用，可治亡阳兼气脱者，如参附汤（《正体类要》）；若寒邪入里，直中三阴而见四肢厥冷、恶寒蜷卧、吐泻腹痛、脉沉迟无力或无脉者，可与干姜、肉桂、人参同用，如回阳急救汤（《伤寒六书》）。

**2. 肾阳虚衰、阳痿宫冷，虚寒吐泻、脘腹冷痛，阴寒水肿，心阳不足、胸痹冷痛，阳虚外感**　本品辛甘温煦，有峻补元阳、益火消阴之效，《本草汇言》称其"乃命门主药"，凡肾、脾、心诸脏阳气衰弱，阴寒内盛者，均可应用。用治肾阳不足，命门火衰所致阳痿滑精、宫冷不孕、腰膝冷痛、夜尿频多者，常配伍肉桂、山茱萸、熟地黄等药，如右归丸（《景岳全书》）；治脾肾阳虚、寒湿内盛所致脘腹冷痛、呕吐、大便溏泻，常与人参、白术、干姜等同用，如附子理中汤（《和剂局方》）；治脾肾阳虚，水气内停所致小便不利、肢体浮肿者，常与茯苓、白术等同用，如真武汤（《伤寒论》）；若治心阳衰弱所致心悸气短、胸痹心痛者，可与人参、桂枝等同用；治阳虚外感风寒者，常与麻黄、细辛同用，如麻黄附子细辛汤（《伤寒论》）。

**3. 寒湿痹痛**　本品气雄性悍，走而不守，能温经通络，逐经络中风寒湿邪，故有较强的散寒止痛作用。《本草汇言》谓其为"通关节之猛药也"，《本草正义》称其"为通十二经纯阳之要药"。凡风寒湿痹周身骨节疼痛者均可用之，尤善治寒痹痛剧者，常与桂枝、白术、甘草同用，如甘草附子汤（《伤寒论》）。

【用法用量】　煎服，3～15g；先煎，久煎，口尝至无麻辣感为度。

【使用注意】　本品辛热燥烈，孕妇慎用，阴虚阳亢者忌用。不宜与半夏、瓜蒌、瓜蒌皮、瓜蒌子、天花粉、川贝母、浙贝母、平贝母、伊贝母、湖北贝母、白蔹、白及同用。生品外用，内服须经炮制。若内服过量，或炮制、煎煮方法不当，可引起中毒。

【现代研究】

**1. 化学成分**　本品主要含双酯型生物碱成分：乌头碱，新乌头碱，次乌头碱，去甲乌头碱，去甲猪毛菜碱，塔拉乌头胺，异飞燕草碱，新乌宁碱等；还含单酯型生物碱：苯甲酰新乌头原碱，苯甲酰乌头原碱，苯甲酰次乌头原碱等。双酯型生物碱是附子的主要活性和毒性成分。《中国药典》规定本品含苯甲酰新乌头原碱（$C_{31}H_{43}NO_{10}$）、苯甲酰乌头原碱生物碱（$C_{32}H_{45}NO_{10}$）和苯甲酰次乌头原碱（$C_{31}H_{43}NO_{9}$）的总量，不得少于0.010%；饮片含双酯型生物碱以新乌头碱（$C_{33}H_{45}NO_{11}$）、次乌头碱（$C_{33}H_{45}NO_{10}$）和乌头碱（$C_{34}H_{47}NO_{11}$）的总量计，不得过0.010%。

**2. 药理作用**　附子煎剂、水溶性部分等，对蛙、蟾蜍及温血动物心脏均有明显的强心作用；附子水溶性部分能增加股动脉血流量，降低血管压力，对冠状动脉有轻度扩大作用；其正丁醇提取物、乙醇提取物及水提物对氯仿所致小鼠室颤有预防作用；乌头属类生物碱能扩张四肢血管，因此对血压有双向影响；附子煎剂可减弱动物血压降低、心率减慢、心收缩力减弱等变化，而显著延长休克动物生存时间；附子煎剂有抑制凝血和抗血栓形成的作用；附子有抗炎、镇痛作用；附子能增强免疫与机体抗氧化能力，并具有抗衰老作用。

**3. 不良反应**　附子中含多种乌头碱类化合物，具有较强的毒性，尤其表现为心脏的毒性。但其经水解后形成的乌头碱，毒性则大大降低。乌头碱类结构属二萜类生物碱，具有箭毒样作用，即阻断神经肌肉接头传导，还具有乌头碱样作用，表现为心律紊乱、血压下降、体温降低、呼吸抑制、肌肉麻痹和中枢神经功能紊乱等。附子大剂量粗制生物碱可导致多种动物全身性及呼吸麻痹症状，表现为呼吸停止先于循环紊乱。附子中毒原因主要是误食或用药不慎（如剂量过大、煎煮不当、配伍失宜等）或个体差异等，严重者可致死亡。

# 干 姜
Gānjiāng 《神农本草经》

本品为姜科植物姜 *Zingiber officinale* Rosc. 的干燥根茎。主产于四川、贵州、湖北、广东、广西。均系栽培。冬季采挖，除去茎叶、须根和泥沙，晒干或低温干燥。趁鲜切片晒干或低温干燥者称为"干姜片"。本品气香特异，味辛辣。以粉性足、气味浓者为佳。切厚片或块，生用。

【药性】 辛，热。归脾、胃、肾、心、肺经。

【功效】 温中散寒，回阳通脉，温肺化饮。

【应用】

**1. 脾胃寒证，脘腹冷痛，呕吐泄泻** 本品辛热燥烈，主入脾胃而长于温中散寒、健运脾阳，"治感寒腹痛"，为温暖中焦之主药。治脾胃虚寒，脘腹冷痛，多与人参、白术等同用，如理中丸（《伤寒论》）;《外台秘要》单用本品研末服，治寒邪直中脏腑所致腹痛；治胃寒呕吐，常配高良姜，如二姜丸（《和剂局方》）；治上热下寒，寒热格拒，食入即吐者，可与黄芩、黄连、人参等同用，如干姜黄芩黄连人参汤（《伤寒论》）；治中寒水泻，可单用为末服，亦可与党参、白术、甘草等同用。

**2. 亡阳证，肢冷脉微** 本品辛热，入心、脾、肾经，有温阳守中、回阳通脉的功效。用治心肾阳虚，阴寒内盛所致亡阳证、四肢厥逆、脉微欲绝者，每与附子相须为用，如四逆汤（《伤寒论》）。正如《本草求真》所云："干姜，大热无毒，守而不走，凡胃中虚冷，元阳欲绝，合以附子同投，则能回阳立效，故书有附子无姜不热之句。"

**3. 寒饮喘咳** 本品辛热，入肺经，善于温肺散寒化饮。治寒饮喘咳，形寒背冷，痰多清稀之证，常与细辛、麻黄、五味子等同用，如小青龙汤（《伤寒论》）。

【用法用量】 煎服，3～10g。

【使用注意】 本品辛热燥烈，阴虚内热、血热妄行者忌用。孕妇慎用。

【现代研究】

**1. 化学成分** 本品主要含挥发油，如6-姜辣素、$\alpha$-姜烯、牻牛儿醇、$\beta$-甜没药烯等，6-姜辣素是其辛辣成分。《中国药典》规定本品含挥发油不得少于0.8%（ml/g），含6-姜辣素（$C_{17}H_{26}O_4$）不得少于0.60%；饮片含6-姜辣素（$C_{17}H_{26}O_4$）不得少于0.050%。

**2. 药理作用** 干姜甲醇或醚提取物有镇静、镇痛、抗炎、止呕及短暂升高血压的作用。其水提取物或挥发油能明显延长大鼠实验性血栓形成时间。干姜醇提取物及其所含姜辣素和姜辣烯酮有显著灭螺和抗血吸虫作用。干姜醇提取物能明显增加大鼠肝脏胆汁分泌量，维持长达3～4小时。

# 肉 桂
Ròuguì 《神农本草经》

本品为樟科植物肉桂 *Cinnamomum cassia* Presl 的干燥树皮。主产于广西、广东。多于秋季剥取，阴干。因剥取部位及品质的不同而加工成多种规格，常见的有企边桂、板桂、油板桂等。本品香气浓烈特异，味甜、辣。以皮厚、油性大、香气浓者为佳。生用。

【药性】　辛、甘，大热。归肾、脾、心、肝经。

【功效】　补火助阳，散寒止痛，温通经脉，引火归元。

【应用】

**1. 肾阳不足，命门火衰，阳痿宫冷，腰膝冷痛**　本品辛甘大热，能补火助阳、益阳消阴，作用温和持久，为治命门火衰之要药。正如《本草求真》所云："大补命门相火，益阳治阴。"用治肾阳不足，命门火衰所致的阳痿宫冷、腰膝冷痛、滑精遗尿、夜尿频多，常与附子、熟地黄、山茱萸等药同用，如肾气丸（《金匮要略》）、右归饮（《景岳全书》）。

**2. 心腹冷痛，虚寒吐泻，寒疝腹痛**　本品甘热助阳以补虚，辛热散寒以止痛，善祛痼冷沉寒、治胸阳不振，寒邪内侵之胸痹心痛，可与附子、薤白等同用。治寒邪内侵或脾胃虚寒的脘腹冷痛，呕吐泄泻，可单用研末，酒煎服；或与干姜、高良姜、荜茇等同用。治寒疝腹痛，多与吴茱萸、小茴香等同用。

**3. 冲任虚寒、寒凝血滞之痛经经闭，寒湿痹痛，阴疽流注**　本品辛散温通，能行气血、通经脉、散寒止痛。治冲任虚寒，寒凝血滞之闭经、痛经，可与当归、川芎、小茴香等同用，如少腹逐瘀汤（《医林改错》）。治风寒湿痹，尤以治寒痹腰痛为主，常与独活、桑寄生、杜仲等同用，如独活寄生汤（《千金要方》）。治疗阳虚寒凝，血滞痰阻之阴疽、流注，常与鹿角胶、炮姜、麻黄等同用，如阳和汤（《外科全生集》）。

**4. 肾虚作喘，虚阳上浮，眩晕目赤**　本品大热入肝肾，能使因下元虚衰所致上浮之虚阳回归故里，故曰引火归元。用治元阳亏虚，虚阳上浮所致的眩晕目赤、面赤、虚喘、汗出、心悸、失眠、脉微弱者，常与山茱萸、五味子、牡蛎等同用。

此外，久病体虚气血不足者，在补益气血方中少量加入肉桂，有温运阳气以鼓舞气血生长之效，如十全大补汤（《和剂局方》）。

【用法用量】　煎服，1～5g，宜后下或焗服；研末冲服，每次1～2g。采自粗枝条或幼树干皮者传统称为官桂，作用较弱，用量可适当增加。

【使用注意】　阴虚火旺，里有实热，有出血倾向者及孕妇慎用。不宜与赤石脂同用。

【鉴别用药】　肉桂、附子、干姜性味均辛热，能温中散寒止痛，用治脾胃虚寒之脘腹冷痛、大便溏泻等。然干姜主入脾胃，长于温中散寒、健运脾阳而止呕；肉桂、附子味甘而大热，散寒止痛力强，善治脘腹冷痛甚者及寒湿痹痛证，二者又能补火助阳，用治肾阳虚证及脾肾阳虚证。肉桂还能引火归元、温通经脉，用治虚阳上浮及胸痹、阴疽、闭经、痛经等。附子、干姜能回阳救逆，用治亡阳证，此功附子力强，干姜力弱，常相须为用。干姜尚能温肺化饮，用治肺寒痰饮咳喘。

肉桂、桂枝同出一物，性味均辛甘温，能散寒止痛、温通经脉，用治寒凝血滞之胸痹、闭经、痛经、风寒湿痹证。肉桂长于温里寒，用治里寒证；又能补火助阳，引火归元，用治肾阳不足、命门火衰之阳痿宫冷，下元虚衰、虚阳上浮之虚喘、心悸等。桂枝长于散表寒，用治风寒表证；又能助阳化气，用治痰饮、蓄水证。

【现代研究】

**1. 化学成分**　肉桂中含挥发油（桂皮油）1.98%～2.06%，主要成分为桂皮醛，占52.92%～61.20%。本品还含有肉桂醇、肉桂醇醋酸酯、肉桂酸、醋酸苯丙酯、香豆素等。《中国药典》规定本品含挥发油不得少于1.2%（ml/g），含桂皮醛（$C_9H_8O$）不得少于1.5%。

**2. 药理作用**　肉桂有增强冠状动脉及脑血流量的作用。其甲醇提取物及桂皮醛有抗血小板凝集、抗凝血酶作用。桂皮油、桂皮醛、肉桂酸钠具有镇静、镇痛、解热、抗惊厥等作用。桂皮油能缓解胃肠痉挛性疼痛，并可引起子宫充血。肉桂水提物、醚提物对动物实验性胃溃疡的形成有抑制作用。肇庆产肉桂降糖作用明显。桂皮油对革兰阴性菌及阳性菌有抑制作用。桂皮的乙醚、醇及水浸液对多种致病性真菌有一定的抑制作用。

# 吴茱萸
### Wúzhūyú（《神农本草经》）

本品为芸香科植物吴茱萸 *Evodia rutaecarpa*（Juss.）Benth.、石虎 *E. rutaecarpa*（Juss.）Benth. Var.*officinalis*（Dode）Huang 或疏毛吴茱萸 *E. rutaecarpa*（Juss.）Benth.Var.*bodinieri*（Dode）Huang 的干燥近成熟果实。主产于贵州、湖南、四川、云南、陕西。8～11月果实尚未开裂时，剪下果枝，晒干或低温干燥，除去枝、叶、果梗等杂质。本品香气浓烈，味苦微辛辣。以饱满、色绿、香气浓者为佳。生用，或用甘草汤制过用。

【药性】　辛、苦，热；有小毒。归肝、脾、胃、肾经。

【功效】　散寒止痛，降逆止呕，助阳止泻。

【应用】

**1.寒滞肝脉，厥阴头痛，经行腹痛，寒疝腹痛，寒湿脚气肿痛**　本品辛散苦泄，性热祛寒，主入肝经，既散肝经之寒邪，又疏肝气之郁滞，为治肝寒气滞诸痛之主药。每与生姜、人参等同用，治厥阴巅顶头痛、干呕吐涎沫、苔白脉迟等，如吴茱萸汤（《伤寒论》），李时珍称其"开郁化滞，治吞酸，厥阴痰涎头痛"；治寒疝腹痛，常与小茴香、川楝子、木香等配伍，如导气汤（《医方简义》）；治冲任虚寒，瘀血阻滞之痛经，可与桂枝、当归、川芎等同用，如温经汤（《金匮要略》）；治寒湿脚气肿痛，或上冲入腹，可与木瓜、苏叶、槟榔等配伍，如鸡鸣散（《类编朱氏集验医方》）。

**2.脘腹胀痛，呕吐吞酸**　本品辛散苦泄，性热祛寒，善于散寒止痛，还能疏肝解郁、降逆止呕，兼能制酸止痛。治疗寒凝气滞，脘腹胀痛，可与小茴香、丁香、檀香等散寒理气药同用。治霍乱心腹痛，呕吐不止，可与干姜、丁香、甘草等同用；治外寒内侵、胃失和降之呕吐，可与半夏、生姜等同用；治肝郁化火，肝胃不和，胁痛口苦，呕吐吞酸，常与黄连配伍，如左金丸（《丹溪心法》）。

**3.脾肾阳虚，五更泄泻**　本品性味辛热，能温脾益肾，助阳止泻，为治脾肾阳虚，五更泄泻之常用药，多与补骨脂、肉豆蔻、五味子等同用，如四神丸（《校注妇人良方》）。

此外，以本品为末醋调敷足心（涌泉穴），可治口疮，现代临床并用以治疗高血压病。

【用法用量】　煎服，2～5g。外用适量。

【使用注意】　本品辛热燥烈，易耗气动火，故不宜多用、久服。阴虚有热者忌用。孕妇慎用。

【现代研究】

**1.化学成分**　本品含挥发油，油中主要为吴茱萸烯、罗勒烯、月桂烯、吴茱萸内酯、吴茱萸内酯醇等。本品还含吴茱萸酸、吴茱萸碱、吴茱萸次碱、异吴茱萸碱、吴茱萸啶酮、吴茱萸精、吴茱萸苦素、柠檬苦素等。《中国药典》规定本品含吴茱萸碱（$C_{19}H_{17}N_3O$）和吴茱萸次碱（$C_{18}H_{13}N_3O$）的总量不得少于0.15%，柠檬苦素（$C_{26}H_{30}O_8$）不得少于0.20%。

**2.药理作用**　本品甲醇提取物、水煎剂有抗动物实验性胃溃疡的作用。水煎剂对药物性导致动物胃肠痉挛有明显的镇痛作用。其煎剂、蒸馏液和冲剂过滤后，分别给正常兔、犬和实验性肾型高血压犬进行静注，均有明显的降压作用。其煎剂给犬灌胃，也呈明显降压作用；能抑制血小板聚集，抑制血小板血栓及纤维蛋白血栓形成。吴茱萸次碱和脱氢吴茱萸碱对家兔离体及在体子宫有兴奋作用。在猫心肌缺血后，吴茱萸及吴茱萸汤具有一定的保护心肌缺血的作用。

**3. 不良反应** 吴茱萸含有多种生物碱，如吴茱萸碱、吴茱萸次碱、异吴茱萸碱等，对中枢神经有兴奋作用，大量可致神经错觉、视力障碍等。中毒后主要表现为强烈的腹痛、腹泻、视力模糊、错觉、脱发、胸闷、头痛、眩晕或猩红热样药疹。吴茱萸中毒原因的主要是用量过大或使用生品。

# 小茴香
Xiǎohuíxiāng（《新修本草》）

本品为伞形科植物茴香 *Foeniculum vulgare* Mill. 的干燥成熟果实。主产于内蒙古、山西。秋季果实初熟时采割植株，晒干，打下果实，除去杂质。本品气微香，味辛辣。以粒大饱满、色黄绿、香气浓者为佳。生用或盐水炙用。

【药性】 辛，温。归肝、肾、脾、胃经。

【功效】 散寒止痛，理气和胃。

【应用】

**1. 寒疝腹痛，睾丸偏坠胀痛，痛经，少腹冷痛** 本品辛温，能温肾暖肝、散寒止痛。用治寒疝腹痛，常与乌药、青皮、高良姜等配伍，如天台乌药散（《医学发明》）；亦可用本品炒热，布裹温熨腹部。治肝气郁滞，睾丸偏坠胀痛，可与橘核、山楂等同用。治肝经受寒之少腹冷痛，或冲任虚寒之痛经，可与当归、川芎、肉桂等同用。

**2. 脾胃虚寒气滞，脘腹胀痛，食少吐泻** 本品辛温，能温中散寒止痛，并善理脾胃之气而开胃、止呕。《本草汇言》称其为"温中快气之药也"。治胃寒气滞之脘腹胀痛，可与高良姜、香附、乌药等同用；治脾胃虚寒，脘腹胀痛、呕吐食少，可与白术、陈皮、生姜等同用。

【用法用量】 煎服，3～6g。外用适量。

【使用注意】 阴虚火旺者慎用。

【现代研究】

**1. 化学成分** 本品主要含挥发油3%～6%，主要成分为反式茴香脑、柠檬烯、茴酮、爱草脑、γ-松油烯、α-蒎烯、月桂烯等。本品另含脂肪油约18%，其脂肪酸中主要为岩芹酸等。《中国药典》规定本品含挥发油不得少于1.5%（ml/g）；含反式茴香脑（$C_{10}H_{12}O$）不得少于1.4%，饮片不得少于1.3%。

**2. 药理作用** 本品对家兔在体肠蠕动有促进作用；十二指肠或口服给药对大鼠胃液分泌及Shay溃疡和应激性溃疡胃液分泌均有抑制作用；能促进胆汁分泌，并使胆汁固体成分增加；对豚鼠气管平滑肌有松弛作用，并能促进肝组织再生；另有镇痛及己烯雌酚样作用等。

## 附药：八角茴香

本品为木兰科植物八角茴香 *Illicium verum* Hook.f. 的干燥成熟果实。又名大茴香、八角。主产于亚热带地区。生用或盐水炒用。性味辛温，归肝、肾、脾、胃经。功能温阳散寒，理气止痛。适用于寒疝腹痛，肾虚腰痛，胃寒呕吐，脘腹冷痛。煎服，3～6g。

# 丁 香

Dīngxiāng (《雷公炮炙论》)

本品为桃金娘科植物丁香 Eugenia caryophyllata Thunb. 的干燥花蕾。习称公丁香。主产于桑给巴尔、马达加斯加、斯里兰卡、印度尼西亚，我国广东、海南也产。当花蕾由绿转红时采摘，晒干。本品气芳香浓烈，味辛辣、有麻舌感。以个大、色棕褐、香气浓、油多者为佳。生用。

【药性】 辛，温。归脾、胃、肾经。

【功效】 温中降逆，散寒止痛，温肾助阳。

【应用】

**1.脾胃虚寒，呃逆呕吐，食少吐泻** 本品辛温芳香，暖脾胃而行气滞，尤善降逆，故有温中散寒、降逆止呕、止呃之功，为治胃寒呕吐呃逆之要药。正如《本草正》谓其"温中快气，治上焦呃逆"。治虚寒呕逆，常与柿蒂、人参、生姜等同用，如丁香柿蒂汤（《症因脉治》）；治脾胃虚寒之吐泻、食少，常与白术、砂仁等同用；治妊娠恶阻，《证治准绳》以之与藿香配伍。

**2.心腹冷痛** 本品辛散温通，功能温中散寒止痛，可用治心腹冷痛。治疗胸痹心冷痛，可与附子、薤白、川芎等药配伍；若胃寒脘腹冷痛，可与干姜、高良姜、延胡索等同用。

**3.肾虚阳痿，宫冷** 本品性味辛温，入肾经，有温肾助阳起痿之功。治疗肾虚阳痿，宫冷不孕，可与附子、肉桂、淫羊藿等同用。

【用法用量】 煎服，1～3g，或研末外敷。

【使用注意】 不宜与郁金同用。

【现代研究】

**1.化学成分** 本品主要含挥发油：丁香酚，乙酰丁香酚，$\beta$-丁香烯，甲基正戊基酮，水杨酸甲酯等；还含齐墩果酸，鼠李素，山奈素等。《中国药典》规定本品含丁香酚（$C_{10}H_{12}O_2$）不得少于11.0%。

**2.药理作用** 本品内服能促进胃液分泌，增强消化力，减轻恶心呕吐，缓解腹部气胀，为芳香健胃剂；其水提物、醚提物均有镇痛抗炎作用；丁香酚有抗惊厥作用；其煎剂对葡萄球菌、链球菌及白喉、变形、绿脓、大肠、痢疾、伤寒等杆菌均有抑制作用，并有较好的杀螨作用；丁香另有抗血小板聚集、抗凝、抗血栓形成、抗腹泻、利胆和抗缺氧等作用。

### 附药：母丁香

本品为桃金娘科植物丁香 Eugenia caryophyllata Thunb. 的干燥近成熟果实，又名鸡舌香。性味归经、功效主治、用法用量、使用注意与公丁香相似，但气味较淡，功力较逊。

# 高良姜

Gāoliángjiāng (《名医别录》)

本品为姜科植物高良姜 Alpinia officinarum Hance 的干燥根茎。主产于广东、海南。夏末秋初采挖，除去须根和残留的鳞片，洗净，切段，晒干。本品气芳香，味辛辣。以色棕红、味辛辣者为佳。生用。

【药性】　辛，热。归脾、胃经。

【功效】　温中止呕，散寒止痛。

【应用】

**1. 胃寒脘腹冷痛**　本品辛散温通，能温中散寒止痛。《本草汇言》云："高良姜，祛寒湿、温脾胃之药也。"本品为治胃寒脘腹冷痛之常用药，每与炮姜相须为用，如二姜丸（《和剂局方》）；治胃寒肝郁，脘腹胀痛，多与香附合用，以疏肝解郁、散寒止痛，如良附丸（《良方集腋》）；治猝然心腹绞痛如刺，两胁支满，烦闷不可忍者，可与川芎、当归、桂心等同用。

**2. 胃寒呕吐，嗳气吞酸**　本品性热，能温散寒邪，和胃止呕。治胃寒呕吐，嗳气吞酸，多与半夏、生姜等同用；治虚寒呕吐，常与党参、茯苓、白术等同用。

【用法用量】　煎服，3～6g。

【现代研究】

**1. 化学成分**　本品主要含挥发油 0.5%～1.5%，油中主要成分为 1，8-桉叶素、桂皮酸甲酯、丁香油酚、蒎烯、荜澄茄烯及辛辣成分高良姜酚等；黄酮类成分：高良姜素，槲皮素，山奈酚，异鼠李素，槲皮素 -5-甲醚，高良姜素 -3-甲醚等。《中国药典》规定本品含高良姜素（$C_{15}H_{10}O_5$）不得少于 0.70%。

**2. 药理作用**　本品水提取物具有镇痛、抗炎作用，醚提物只有镇痛作用，二者均能抗动物实验性胃溃疡的形成及蓖麻油引起的腹泻，还能延长断头小鼠张口动作持续时间和氰化钾中毒小鼠的存活时间；煎剂灌胃能升高犬胃液总酸排出量，兴奋兔离体肠管运动，对抗因阿托品所致小鼠胃肠抑制后的墨汁推进率；水提物或挥发油均有抗血栓形成的作用；100% 煎液对革兰阳性嗜气菌皆有抗菌作用。

附药：红豆蔻

本品为姜科植物大高良姜 *Alpinia galanga*（L.）Willd 的干燥成熟果实。性味辛温，归脾、肺经，功能散寒燥湿、醒脾消食。适用于脘腹冷痛，食积腹胀，呕吐泄泻，饮酒过多。煎服，3～6g。

# 花　椒
Huājiāo（《神农本草经》）

本品为芸香科植物青椒 *Zanthoxylum schinifolium* Sieb.et Zucc. 或花椒 *Z. bungeanum* Maxim. 的干燥成熟果皮。主产于辽宁、河北、四川，传统以四川产者为佳，又名川椒、蜀椒。秋季采收成熟果实，晒干，除去种子及杂质。本品气芳香，味麻且辣。青椒以色灰绿、无梗、无椒目者为佳；花椒以色紫红、无梗、无椒目者为佳。生用或炒用。

【药性】　辛，温。归脾、胃、肾经。

【功效】　温中止痛，杀虫止痒。

【应用】

**1. 中寒脘腹冷痛，呕吐泄泻**　本品辛散温燥，入脾胃经，长于温中燥湿、散寒止痛、止呕止泻。治疗外寒内侵、胃寒冷痛、呕吐，常与生姜、白豆蔻等同用；治疗脾胃虚寒，脘腹冷痛、呕吐、不思饮食，常与干姜、人参等配伍，如大建中汤（《金匮要略》）；治夏伤湿冷，泄泻不止，可与砂仁、肉豆蔻等同用。

**2. 虫积腹痛** 本品有驱蛔杀虫之功。治疗虫积腹痛，手足厥逆，烦闷吐蛔等，常与乌梅、干姜、黄柏等同用，如乌梅丸（《伤寒论》）；用治小儿蛲虫病，肛周瘙痒，单用煎液做保留灌肠。

**3. 湿疹，阴痒** 本品外用有杀虫止痒之功。治妇人阴痒不可忍，非以热汤泡洗不能已者，可与吴茱萸、蛇床子、陈茶等同用，水煎熏洗；治湿疹瘙痒，可单用，或与苦参、蛇床子、地肤子等，煎汤外洗。

此外，本品与茯苓配伍，可用于肾虚痰喘、腰痛足冷等症，如椒苓丸（《本经逢原》）。

【**用法用量**】 煎服，3～6g。外用适量，煎汤熏洗。

【**现代研究**】

**1. 化学成分** 本品主要含挥发油，挥发油中的主要成分为柠檬烯，占总油量的 25.10%，1,8-桉叶素占 21.98%，月桂烯占 11.99%；还含 α-蒎烯、β-蒎烯等。本品还含香草木宁碱，茵芋碱等。《中国药典》规定本品含挥发油不得少于 1.5%（mL/g）。

**2. 药理作用** 本品具有抗动物实验性胃溃疡形成的作用；对动物离体小肠有双向调节作用，小剂量时兴奋，大剂量时抑制；并有镇痛、抗炎作用；其挥发油对 11 种皮肤癣菌和 4 种深部真菌均有一定的抑制和杀死作用，其中羊毛小孢子菌和红色毛癣菌最敏感，并能杀疥螨等。

### 附药：椒目

本品为芸香科植物青椒 *Zanthoxylum schinifolium* Sieb.et Zucc.，或花椒 Z. *bungeanum* Maxim. 的种子。性味苦寒。归肺、肾、膀胱经。功能利水消肿，降气平喘。适用于水肿胀满、痰饮咳喘等。煎服，3～10g。

# 胡 椒
Hújiāo（《新修本草》）

本品为胡椒科植物胡椒 *Piper nigrum* L. 的干燥近成熟或成熟果实。主产于广东、广西、云南。秋末至次春果实呈暗绿色时采收，晒干，为黑胡椒；果实变红时采收，用水浸渍数日，擦去果肉，晒干，为白胡椒。本品气芳香，味辛辣。以个大、饱满、香辣气味浓者为佳。生用，用时粉碎成细粉。

【**药性**】 辛，热。归胃、大肠经。

【**功效**】 温中散寒，下气，消痰。

【**应用**】

**1. 胃寒呕吐，腹痛泄泻，食欲不振** 本品味辛性热，能温中散寒止痛，用治胃寒脘腹冷痛、呕吐，可单用研末入猪肚中炖服，或与高良姜、荜茇等同用；治反胃、不欲饮食，可与半夏、姜汁为丸服；治脾胃虚寒之泄泻，可与吴茱萸、白术等同用。

**2. 癫痫痰多** 本品辛散温通，能下气行滞消痰，治痰气郁滞，蒙蔽清窍的癫痫痰多，常与荜茇等份为末服。

此外，胡椒作调味品，有开胃进食的作用。

【**用法用量**】 每次 0.6～1.5g，研粉吞服。外用适量。

【**现代研究**】

**1. 化学成分** 本品含挥发油，黑胡椒含 1.2%～2.6%，白胡椒约含 0.8%。油中主要成分为胡椒醛、二氢香芹醇、氧化石竹烯等。本品还含有胡椒碱、胡椒林碱、胡椒油、胡椒新碱等。《中国药典》规定本品含胡椒碱（$C_{17}H_{19}NO_3$）不得少于 3.3%。

**2. 药理作用** 胡椒碱能延长给戊巴比妥的大鼠睡眠时间，抗电或戊四氮致动物惊厥的作用；口服本品能促进大鼠胆汁的分泌；本品并有抗炎作用。

## 荜茇
Bìbó（《新修本草》）

本品为胡椒科植物荜茇 *Piper longum* L. 的干燥近成熟或成熟果穗。国内主产于云南、广东，国外主产于印度尼西亚、菲律宾、越南。果穗由绿变黑时采收，除去杂质，晒干。本品香气特异，味辛辣。以肥大、饱满、气味浓者为佳。生用。

【**药性**】 辛，热。归胃、大肠经。

【**功效**】 温中散寒，下气止痛。

【**应用**】

**1. 中寒脘腹冷痛，呕吐，泄泻** 本品辛散温通，能温中散寒止痛，降胃气，止呕呃。用治胃寒脘腹冷痛、呕吐、呃逆、泄泻等，常与干姜、厚朴、附子等配伍；治脾胃虚寒之腹痛冷泻，可与白术、干姜、肉豆蔻等同用。

**2. 寒凝气滞，胸痹心痛，头痛，牙痛** 本品辛散温通，功能散寒止痛。治疗寒凝气滞之胸痹心痛，常与檀香、延胡索、高良姜等同用；治疗感寒头痛，可与川芎、藁本等药配伍。以本品配胡椒研末，填塞龋齿孔中，可治龋齿疼痛。

【**用法用量**】 煎服，1～3g。外用适量，研末塞龋齿孔中。

【**现代研究**】

**1. 化学成分** 其果实含胡椒碱、棕榈酸、四氢胡椒酸、挥发油等。《中国药典》规定本品含胡椒碱（$C_{17}H_{19}NO_3$）不得少于 2.5%。

**2. 药理作用** 本品挥发油非皂化物能降低动物外源性及内源性总胆固醇。其挥发油能对抗多种条件所致的缺氧及心肌缺血；纠正动物实验性心律失常；并有镇静、镇痛、解热等作用。

## 荜澄茄
Bìchéngqié（《雷公炮炙论》）

本品为樟科植物山鸡椒 *Litsea cubeba*（Lour.）Pers. 的干燥成熟果实。主产于广西、浙江、四川、福建。秋季果实成熟时采收，晒干。本品气芳香，味稍辣而微苦。以粒大、油性足、香气浓者为佳。生用。

【**药性**】 辛，温。归脾、胃、肾、膀胱经。

【**功效**】 温中散寒，行气止痛。

【**应用**】

**1. 胃寒呕逆，脘腹冷痛** 本品辛散温通，能温中散寒止痛。李时珍称其"暖脾胃，止呕吐哕逆"。治胃寒脘腹冷痛、呕吐、呃逆，功似荜茇，可单用或与高良姜、丁香、厚朴等同用。

**2. 寒疝腹痛** 本品味辛性温，能散寒行气止痛。治疗寒疝腹痛，常与吴茱萸、香附、木香等同用。

**3. 寒湿郁滞，小便浑浊** 本品辛温，能温里散寒。用治寒湿郁滞之小便浑浊，或下焦虚寒之小便不利，可与萆薢、茯苓、乌药等同用。

【用法用量】 煎服，1 ～ 3g。

【现代研究】

**1. 化学成分** 其果实含挥发油 2% ～ 6%，油中主要成分为柠檬醛、柠檬烯、香茅醛、莰烯、甲基庚烯酮、香叶醇、α- 蒎烯、苎烯、对伞花烃、乙酸乙酯、β- 蒎烯及甲基庚烯酮等。

**2. 药理作用** 给大鼠灌服荜澄茄醚提物、水提物，有抗动物实验性胃溃疡及小鼠实验性腹泻的作用。其挥发油有抗心律失常，改善兔心肌缺血的作用；并能松弛豚鼠气管平滑肌而有平喘作用等。

# 第十五章

# 理气药

扫一扫，查阅本章数字资源，含 PPT、音视频、图片等

凡以疏理气机为主要功效，常用以治疗气机失调之气滞、气逆证的药物，称为理气药，又称行气药。其中行气力强者，又称为破气药。

本类药物性味多辛苦温而芳香，主归脾、胃、肝、肺经；辛香行散、味苦能泄、温能通行，故有疏理气机的作用，并可通过调畅气机而达到止痛、散结、降逆之效；主要用于治疗气机失调之气滞、气逆证。因作用部位和作用特点的不同，它们又分别具有理气健脾、疏肝解郁、理气宽胸、行气止痛、破气散结、降逆止呕等功效。其分别用于治疗脾胃气滞所致脘腹胀痛、嗳气吞酸、恶心呕吐、腹泻或便秘等；肝气郁滞所致胁肋胀痛、抑郁不乐、疝气疼痛、乳房胀痛、月经不调等；肺气壅滞所致胸闷胸痛、咳嗽气喘等。

使用本类药物，须针对不同的病证选择相应的药物，并进行必要的配伍。如脾胃气滞，应选用理气调中药：其中饮食积滞所致者，配伍消导药；湿热阻滞所致者，配伍清热祛湿药；寒湿困脾所致者，配伍苦温燥湿药；兼脾气虚者，配伍补气健脾药。肝气郁滞，应选用疏肝理气药：其中肝血不足者，配伍养血柔肝药；肝经受寒者，配伍暖肝散寒药；兼有瘀血阻滞者，配伍活血祛瘀药。肺气壅滞，应选用理气宽胸药：其中外邪客肺所致者，配伍宣肺解表药；痰饮阻肺所致者，配伍祛痰化饮药。

本类药物多辛温香燥，易耗气伤阴，故气阴不足者慎用。

药理研究表明，理气药具有抑制或兴奋胃肠平滑肌作用，促进消化液分泌、利胆、松弛支气管平滑肌，以及调节子宫平滑肌、祛痰、平喘、兴奋心肌、增加冠状动脉血流量、升压等作用。

## 陈　皮

Chénpí（《神农本草经》）

本品为芸香科植物橘 *Citrus reticulata* Blanco 及其栽培变种的干燥成熟果皮。又名橘皮。主产于广东、广西、福建、四川、江西。采摘成熟果实，剥取果皮，晒干或低温干燥。药材分为"陈皮"和"广陈皮"。本品气香，味辛、苦。以色鲜艳、香气浓者为佳。切丝，生用。

【药性】　苦、辛，温。归脾、肺经。

【功效】　理气健脾，燥湿化痰。

【应用】

**1. 脾胃气滞、湿阻之脘腹胀满、食少吐泻**　本品辛香走窜，温通苦燥，入脾、胃经，有行气、除胀、燥湿之功，故为治脾胃气滞、湿阻之脘腹胀满、食少吐泻之佳品，对寒湿阻滞中焦者，最为适宜。脾胃气滞病情较轻者可单用，气滞较甚者可与木香、枳实等同用；寒湿阻滞脾胃

者，可与苍术、厚朴等同用，如平胃散（《和剂局方》）；食积气滞，脘腹胀痛者，可配伍山楂、神曲等，如保和丸（《丹溪心法》）；若脾虚气滞，纳差、食后腹胀者，可与人参、白术、茯苓等同用，如异功散（《小儿药证直诀》）。

**2.呕吐，呃逆**　本品有苦降之性，《名医别录》谓其"下气，止呕"，《本草纲目》谓其"疗呕哕反胃嘈杂，时吐清水"，故为治呕吐、呃逆之佳品。属寒者，可单用研末，也可配伍生姜，如橘皮汤（《金匮要略》）；因热者，可配竹茹、栀子等；若虚实错杂有热者，可配人参、竹茹、大枣等，如橘皮竹茹汤（《金匮要略》）。

**3.湿痰寒痰，咳嗽痰多**　本品苦温，长于燥湿化痰，又能理气宽胸，为治湿痰、寒痰之要药。治湿痰咳嗽，常与半夏、茯苓等同用，如二陈汤（《和剂局方》）；治寒痰咳嗽，可与干姜、细辛、半夏等同用。

**4.胸痹**　本品辛行温通，入肺走胸，能行气通痹止痛。治痰阻气滞之胸痹，胸闷气短，可配伍枳实、生姜等，如橘皮枳实生姜汤（《金匮要略》）。

【**用法用量**】　煎服，3～10g。

【**使用注意**】　本品辛散苦燥，温能助热，故内有实热、舌赤少津者慎用。

【**现代研究**】

**1.化学成分**　本品主要含挥发油、黄酮或黄酮类成分、有机胺和微量元素等。挥发油主要为柠檬烯、$\gamma$-松油烯等；黄酮类成分主要为橙皮苷、新皮苷、陈皮素、柚皮苷、新柚皮苷等。《中国药典》规定本品陈皮药材含橙皮苷（$C_{28}H_{34}O_{15}$）不得少于3.5%，陈皮饮片不得少于2.5%；广陈皮药材含橙皮苷（$C_{28}H_{34}O_{15}$）不得少于2.0%，含川陈皮素（$C_{21}H_{22}O_8$）和橘皮素（$C_{20}H_{20}O_7$）的总量不得少于0.42%，广陈皮饮片含橙皮苷（$C_{28}H_{34}O_{15}$）不得少于1.75%，含川陈皮素（$C_{21}H_{22}O_8$）和橘皮素（$C_{20}H_{20}O_7$）的总量不得少于0.40%。

**2.药理作用**　陈皮水煎液对唾液淀粉酶活性有明显的促进作用，能抑制家兔离体十二指肠的自发活动，使收缩降低，紧张性下降；对离体、在体胃及肠运动均有直接抑制作用。挥发油能松弛豚鼠离体支气管平滑肌，水提物和挥发油均能阻断氯乙酰胆碱、磷酸组胺引起的支气管平滑肌收缩痉挛，有平喘、镇咳的作用。挥发油有刺激性祛痰作用，主要有效成分为柠檬烯。本品还有升高血压、抗血小板聚集、抗氧化、抗衰老、强心、抗休克、抗过敏、抗肿瘤、抑菌、避孕、抗紫外线辐射、杀虫等作用。

附药：橘红、橘核、橘络、橘叶、化橘红

**1.橘红**　为芸香科植物橘 *Citrus reticulata* Blanco 及其栽培变种的干燥外层果皮。性味辛、苦，温；归脾、肺经。功能理气宽中，燥湿化痰。适用于咳嗽痰多，食积伤酒，呕恶痞闷。煎服，3～10g。

**2.橘核**　为芸香科植物橘 *Citrus reticulata* Blanco 及其栽培变种的干燥成熟种子。性味苦，平。归肝、肾经。功能理气，散结，止痛。适用于疝气疼痛，睾丸肿痛，乳痈乳癖等。煎服，3～9g。

**3.橘络**　为芸香科植物橘 *Citrus reticulata* Blanco 及其栽培变种的中果皮与内果皮之间的纤维束群。性味甘、苦，平。归肝、肺经。功能行气通络，化痰止咳。适用于痰滞经络之胸胁作痛、咳嗽痰多。煎服，3～9g。

**4.橘叶**　为芸香科植物橘 *Citrus reticulata* Blanco 及其栽培变种的干燥叶。性味辛、苦，平。归肝经。功能疏肝行气，化痰，散结消肿。适用于胁肋作痛、乳痈、乳房结块、咳嗽、胸膈痞满、疝气等。煎服，4.5 ～ 9g。

**5. 化橘红**　为芸香科植物化州柚 *Citrus grandis* 'Tomentosa' 或柚 *Citrus grandis*（L.）Osbeck 的未成熟或接近成熟的干燥外层果皮。前者习称"毛橘红"，后者习称"光七爪""光五爪"。性味辛、苦，温。归肺、脾经。功能理气宽中，燥湿化痰。适用于咳嗽痰多，食积伤酒，呕恶痞闷。煎服，3 ～ 6g。

# 青 皮
## Qīngpí（《本草图经》）

本品为芸香科植物橘 *Citrus reticulata* Blanco 及其栽培变种的干燥幼果或未成熟果实的果皮。主产于福建、浙江。5 ～ 6 月间收集自落的幼果，晒干，习称"个青皮"；7 ～ 8 月间采收未成熟的果实，在果皮上纵剖成四瓣至基部，除尽瓤瓣，晒干，习称"四花青皮"。个青皮气清香，味酸、苦、辛，以色黑绿、个匀、质硬、香气浓者为佳；四花青皮气香，味苦、辛，以皮黑绿色、内面黄白色、香气浓者为佳。切厚片或丝。生用或醋炙用。

【药性】　苦、辛，温。归肝、胆、胃经。

【功效】　疏肝破气，消积化滞。

【应用】

**1. 肝郁气滞，胸胁胀痛，疝气疼痛，乳癖乳痈**　本品苦泄辛行温通，性猛入肝，善于疏理肝胆之气，尤宜于肝郁气滞诸症。治疗肝郁气滞，胸胁胀痛、乳房胀痛，可配柴胡、郁金、香附等；治疗乳癖，乳房结块，单用煎汤，或配柴胡、橘叶等；治疗乳痈肿痛，可配瓜蒌、蒲公英、漏芦等；治疗寒疝疼痛，可与乌药、小茴香、木香等同用，如天台乌药散（《医学发明》）。

**2. 食积气滞，脘腹胀痛**　本品辛行苦降，既能消积，又能行气止痛。常用于治疗食积气滞、脘腹胀痛，可与山楂、神曲、麦芽等同用；若气滞脘腹胀痛者，可与木香、枳壳、大腹皮等同用。

**3. 癥瘕积聚，久疟痞块**　本品苦泄峻烈，辛散温通力强，能破气散结。治气滞血瘀之癥瘕积聚，久疟痞块等，可与三棱、莪术、鳖甲等配伍。

【用法用量】　煎服，3 ～ 10g。醋炙用增强疏肝止痛之力。

【使用注意】　本品性烈耗气，气虚者慎用。

【鉴别用药】　陈皮、青皮二者皆理中焦之气而除胀，用于脾胃气滞之脘腹胀痛，食积不化等症。但陈皮性缓，偏归脾肺，重在理脾肺之气，尤善理气调中，对湿阻气滞之脘腹胀满、恶心、呕吐、呃逆效佳；又长于燥湿化痰，为治湿痰、寒痰之要药。青皮性烈，偏入肝胆，偏行肝胆之气，善于疏肝破气，又能消积化滞，主治肝气郁滞之乳房胀痛或结块、胁肋胀痛、疝气疼痛，以及食积腹痛，癥瘕积聚等。

【现代研究】

**1. 化学成分**　本品主要含挥发油：右旋柠檬烯，芳樟醇，伞花烃等；黄酮类成分：橙皮苷等。《中国药典》规定本品药材含橙皮苷（$C_{28}H_{34}O_{15}$）不得少于 5.0%，饮片青皮、醋青皮含橙皮苷（$C_{28}H_{34}O_{15}$）分别不得少于 4.0% 与 3.0%。

**2. 药理作用**　本品所含挥发油对胃肠道有温和的刺激作用，能促进消化液的分泌和排出肠内积气；其煎剂能抑制肠管平滑肌，呈解痉作用，此作用强于陈皮。本品对胆囊平滑肌有舒张作用，有利胆作用。其注射液静注有显著的升压作用，对心肌的兴奋性、收缩性、传导性和自律性均有明显的正性作用。其挥发油中的柠檬烯有祛痰、扩张支气管、平喘作用。

# 枳 实
Zhǐshí（《神农本草经》）

本品为芸香科植物酸橙 *Citrus aurantium* L. 及其栽培变种或甜橙 *Citrus sinensis* Osbeck 的干燥幼果。主产于四川、江西、湖南、湖北、江苏。5～6 月间收集自落的果实，除去杂质，自中部横切为两半，晒干或低温干燥，较小者直接晒干或低温干燥。切薄片。本品气清香，味苦、微酸。以外皮色黑绿、香气浓者为佳。生用或麸炒用。

【药性】 苦、辛、酸，微寒。归脾、胃经。

【功效】 破气消积，化痰散痞。

【应用】

**1. 积滞内停，痞满胀痛，泻痢后重，大便不通**  本品辛行苦降，入脾胃经，既能破气除痞，又能消积导滞，故可用治胃肠积滞、气机不畅者。治食积气滞，脘腹胀满疼痛，常与山楂、麦芽、神曲等同用，如曲麦枳术丸（《医学正传》）；治热结便秘，腹满胀痛，可与大黄、芒硝、厚朴等同用，如大承气汤（《伤寒论》）；若脾胃虚弱，运化无力，食后脘腹痞满作胀者，常与白术配伍，可消补兼施，以健脾消痞，如枳术丸（《内外伤辨惑论》）；治湿热泻痢、里急后重，可与黄芩、黄连等同用，如枳实导滞丸（《内外伤辨惑论》）。

**2. 痰阻气滞，胸痹，结胸**  本品能行气化痰以消痞，破气除满而止痛。治痰浊闭阻、胸阳不振之胸痹，胸中满闷、疼痛者，可与薤白、桂枝同用，如枳实薤白桂枝汤（《金匮要略》）；治痰热结胸，可与黄连、瓜蒌、半夏同用，如小陷胸加枳实汤（《温病条辨》）；治心下痞满，食欲不振，可与半夏曲、厚朴等同用，如枳实消痞丸（《兰室秘藏》）。

**3. 脏器下垂**  治疗胃扩张、胃下垂、子宫脱垂、脱肛等脏器下垂者，可单用本品，或配伍黄芪、白术等补中益气之品。

【用法用量】 煎服，3～10g。炒后性较平和。

【使用注意】 孕妇慎用。

【现代研究】

**1. 化学成分**  本品主要含黄酮类成分：橙皮苷、橙皮素、柚皮苷、柚皮素、新橙皮苷、柚皮芦丁等；生物碱类成分：辛弗林、N-甲基酪胺等；挥发油：α-水茴香萜、α-蒎烯、柠檬烯、芳樟醇等。本品还含有蛋白质、碳水化合物、胡萝卜素、核黄素、γ-氨基丁酸等。《中国药典》规定本品含辛弗林（$C_9H_{13}NO_2$）不得少于 0.30%。

**2. 药理作用**  枳实调节胃肠运动，微量枳实煎剂可明显降低肠平滑肌的活动，小量对肠平滑肌有抑制作用；能缓解乙酰胆碱或氯化钡所致的小肠痉挛；对胃肠道平滑肌又有兴奋作用，可使胃底平滑肌的张力明显升高，有促进胃运动、加速胃排空的作用。其中黄酮苷对大鼠离体肠平滑肌的收缩呈抑制作用，挥发油则呈先兴奋后抑制作用。本品还具有抗溃疡作用、利胆作用等。此外，本品尚有调节子宫功能、升高血压、强心、抗氧化、抗菌、镇痛、护肝、降血糖、降血脂、抗血栓、抗休克、利尿、抗过敏等作用。

附药：枳壳

本品为芸香科植物酸橙 *Citrus aurantium* L. 及其栽培变种的干燥未成熟果实。性味、归经与枳实相同，但作用较为缓和。功能理气宽中，行滞消胀。用于气滞胸胁胀满疼痛，食积不化，痰饮内停，脏器下垂。煎服，3～10g。孕妇慎用。

# 木 香
## Mùxiāng（《神农本草经》）

本品为菊科植物木香 *Aucklandia lappa* Decne. 的干燥根。原产于印度、缅甸、巴基斯坦，从广州进口，称为广木香。国内云南引种者，名"云木香"。秋、冬二季采挖，除去泥沙及须根，切段，大的再纵剖成瓣，干燥后撞去粗皮。本品气香特异，味微苦。以香气浓郁、油性足者为佳。切厚片，生用或煨用。

【药性】 辛、苦，温。归脾、胃、大肠、三焦、胆经。

【功效】 行气止痛，健脾消食。

【应用】

**1.脾胃气滞，脘腹胀痛，食积不消，不思饮食** 本品辛行苦泄温通，芳香气烈，能通理三焦，尤善行脾胃之气滞，故为行气调中止痛之佳品，又能健脾消食，故食积气滞尤宜。治脾胃气滞，脘腹胀痛，可单用本品磨汁，或与砂仁、陈皮、厚朴等同用；治食滞中焦、脘痞腹痛，可与陈皮、半夏、枳实等同用；治寒凝中焦，食积气滞，可与干姜、小茴香、枳实等同用；治脾虚食少，兼食积气滞，可与砂仁、枳实、白术等同用，如香砂枳术丸（《摄生秘剖》）；治脾虚气滞，脘腹胀满、食少便溏，可与人参、白术、陈皮等同用，如香砂六君子汤（《时方歌括》）。

**2.泻痢后重** 本品辛行苦降，善行大肠之滞气，为治泻痢后重之要药。治湿热泻痢，里急后重，常与黄连配伍，如香连丸（《和剂局方》）；治饮食积滞，脘腹胀满，泻而不爽，可与槟榔、青皮、大黄等同用，如木香槟榔丸（《儒门事亲》）。

**3.胸胁胀痛，黄疸，疝气疼痛** 本品辛香能行，味苦能泄，走三焦和胆经，能疏理肝胆和三焦之气机。治湿热郁蒸，肝失疏泄，气机阻滞之胸胁胀痛，黄疸口苦，可与郁金、大黄、茵陈等配伍；治寒疝腹痛及睾丸偏坠疼痛，可与川楝子、小茴香等同用，如导气汤（《医方简义》）。

此外，本品芳香醒脾开胃，在补益方剂中用之，能减轻补益药的腻胃和滞气之弊，如《济生方》归脾汤中配伍木香，能使补气养血药补而不滞。

【用法用量】 煎服，3～6g。生用行气力强；煨用实肠止泻，用于泄泻腹痛。

【使用注意】 本品辛温香燥，凡阴虚火旺者慎用。

【现代研究】

**1.化学成分** 本品主要含挥发油，其中主要为萜内酯类成分如木香烃内酯、去氢木香内酯等；还含有种类众多的烯类成分，少量的酮、醛、酚等化合物。木香中还含天冬氨酸、谷氨酸、γ-氨基丁酸等20种氨基酸，以及胆胺，木香萜胺A、B、C、D、E，豆甾醇，木香碱，树脂等。《中国药典》规定本品含木香烃内酯（$C_{15}H_{20}O_2$）和去氢木香内酯（$C_{15}H_{18}O_2$）的总量不得少于1.80%，生品饮片不得少于1.50%。

**2.药理作用** 木香超临界提取物对盐酸-乙醇型急性胃溃疡具有显著的抑制作用，对小鼠利舍平型胃溃疡和大鼠醋酸损伤型慢性胃溃疡也有明显的抑制作用。超临界提取液及水煎物对健康人胃能促进生长抑素的分泌，水煎液能促进胃肠运动。煨木香具有显著的抗腹泻作用。木香挥发油、醇提物、乙醚提取物有抑菌作用；醇提物有抗炎作用。此外，本品还有抗肿瘤、扩张血管、抑制血小板聚集等作用。

附药：川木香、土木香

**1. 川木香**  本品为菊科植物川木香 *Vladimiria souliei*（Frannch.）Ling 或灰毛川木香 *Vladimiria souliei*（Frannch.）Ling var. *cinera* Ling 的干燥根。性味辛、苦，温；归脾、胃、大肠、胆经。功能行气止痛。用于胸胁、脘腹胀痛，肠鸣腹泻，里急后重。煎服，3～9g。

**2. 土木香**  本品为菊科植物土木香 *Inula helenium* L. 的干燥根。性味辛、苦，温；归肝、脾经。功能健脾和胃，行气止痛，安胎。适用于胸胁、脘腹胀痛，呕吐泻痢，胸胁挫伤，岔气作痛，胎动不安。3～9g，多入丸散服。

# 沉 香
## Chénxiāng（《名医别录》）

本品为瑞香科植物白木香 *Aquilaria sinensis*（Lour.）Gilg 含有树脂的木材。主产于广东、广西。全年均可采收，割取含树脂的木材，除去不含树脂的部分，阴干。捣碎或研成细粉。本品气芳香，味苦。以含树脂多、香气浓、味苦者为佳。生用。

【**药性**】 辛、苦，微温。归脾、胃、肾经。

【**功效**】 行气止痛，温中止呕，纳气平喘。

【**应用**】

**1. 寒凝气滞，胸腹胀闷疼痛**  本品辛香走窜，性温祛寒，善于行气散寒止痛。治寒凝气滞之胸腹胀痛，常与乌药、木香、槟榔等同用，如沉香四磨汤（《卫生家宝》）；治脾胃虚寒，脘腹冷痛，常与肉桂、干姜、附子等同用。

**2. 胃寒呕吐呃逆**  本品辛温散寒，味苦质重，能温中降气而止呕。治寒邪犯胃，呕吐清水，可与陈皮、荜澄茄、胡椒等同用；治脾胃虚寒，呕吐呃逆，经久不愈者，可与丁香、豆蔻、柿蒂等同用。

**3. 肾虚气逆喘息**  本品能温肾纳气平喘，常用于治疗肾虚气逆喘息。治下元虚冷，肾不纳气之虚喘证，常与肉桂、附子、补骨脂等同用，如黑锡丹（《和剂局方》）；治上盛下虚之痰饮喘嗽，常与紫苏子、半夏、厚朴等配伍，如苏子降气汤（《和剂局方》）。

【**用法用量**】 煎服，1～5g，后下。

【**使用注意**】 本品辛温助热，阴虚火旺者慎用。

【**现代研究**】

**1. 化学成分**  本品主要含挥发油：白木香酸，白木香醛，呋喃白木香醛，沉香四醇，白木香醇，呋喃白木香醇，去氢白木香醇等；色酮类成分：6-甲氧基-2-（2-苯乙基）色酮，6,7-二甲氧基-2-（2-苯乙基）色酮等。《中国药典》规定本品含沉香四醇（$C_{17}H_{18}O_6$）不得少于 0.10%。

**2. 药理作用**  沉香的水煎液对体外豚鼠回肠的自主收缩有抑制作用，并能对抗组胺、乙酰胆碱引起的痉挛性收缩；水煎醇沉液腹腔注射，能使新斯的明引起的小鼠肠推进运动减慢，呈现肠平滑肌解痉作用。此外，本品有镇静、安定、麻醉、镇痛、平喘、抗菌等作用。

## 檀 香
Tánxiāng (《名医别录》)

本品为檀香科植物檀香 *Santalum album* L. 树干的干燥心材。国外主产于印度、澳大利亚、印度尼西亚，我国海南、广东、云南等地亦产。以夏季采收为佳。除去边材，镑片或劈碎后入药。本品气清香，燃烧时香气更浓；味淡，嚼之微有辛辣感。以色黄、质坚、显油性、香气浓厚者为佳。生用。

【药性】 辛，温。归脾、胃、心、肺经。

【功效】 行气温中，开胃止痛。

【应用】

**寒凝气滞，胸膈不舒，胸痹心痛，脘腹疼痛，呕吐食少** 本品辛温芳香，善理脾胃、利膈宽胸、止痛。治疗寒凝气滞，胸膈不舒，可配伍豆蔻、砂仁、丁香等；治疗寒凝气滞之胸痹心痛，可配伍荜茇、延胡索、高良姜等；治疗胃脘冷痛，呕吐食少，可以本品研末，干姜汤泡服，或配伍沉香、豆蔻、砂仁等。

【用法用量】 煎服，2～5g，宜后下。

【现代研究】

**1. 化学成分** 本品主要含挥发油，油中主要成分为倍半萜类化合物，其中 α-檀香醇、β-檀香醇约占 90% 以上。此外，本品还含二氢-α-沉香呋喃、二氢-β-沉香呋喃、4,11-环氧-顺式-桉叶烷、朱栾萜烯等。《中国药典》规定本品含挥发油不得少于 3.0%（ml/g）。

**2. 药理作用** 檀香木中的 α-檀香醇、β-檀香醇具有与氯丙嗪类似的神经药理活性，对小鼠有中枢镇静作用。檀香挥发油对小鼠肠运动亢进有抑制作用；檀香油有利尿作用；对痢疾杆菌、结核杆菌有抑制作用。

## 川楝子
Chuānliànzǐ (《神农本草经》)

本品为楝科植物川楝 *Melia toosendan* Sieb.et Zucc. 的干燥成熟果实。主产于四川。冬季果实成熟时采收，除去杂质，干燥。本品气特异，味酸、苦。以个大、饱满、外皮金黄色、果肉黄白色者为佳。生用或炒用。用时捣碎。

【药性】 苦，寒；有小毒。归肝、小肠、膀胱经。

【功效】 疏肝泄热，行气止痛，杀虫。

【应用】

**1. 肝郁化火，胸胁、脘腹胀痛，疝气疼痛** 本品苦寒清泄，既能清肝火，又能行气止痛，为治肝郁气滞疼痛之良药，尤善治肝郁化火诸痛证。治肝胃不和或肝郁化火所致胸胁、脘腹疼痛，以及疝气疼痛，常与延胡索配伍，如金铃子散（《素问病机气宜保命集》）；治寒疝腹痛，常配伍小茴香、木香、吴茱萸等，如导气汤（《医方简义》）。

**2. 虫积腹痛** 本品既能杀虫，又能行气止痛。治蛔虫等引起的虫积腹痛，每与槟榔、使君子等同用。外用杀虫而疗癣，治头癣、秃疮，可单用本品焙黄研末，以油调膏，外涂。

【用法用量】 煎服，5～10g。外用适量，研末调涂。炒用寒性减弱。

【使用注意】 本品苦寒有毒，不宜过量或持续服用，脾胃虚寒者慎用。

【现代研究】

**1. 化学成分** 本品主要含川楝素、黄酮、多糖、脂肪油等。《中国药典》规定本品生品含川楝素（$C_{30}H_{38}O_{11}$）应为 0.060%～0.20%，炒川楝子应为 0.040%～0.20%。

**2. 药理作用** 川楝子有松弛奥狄括约肌，收缩胆囊，促进胆汁排泄的作用；能兴奋肠管平滑肌，使其张力和收缩力增加。川楝素具有驱虫作用，作用缓慢而持久，对猪蛔虫、蚯蚓、水蛭等有明显的杀灭作用。川楝子对金黄色葡萄球菌、多种致病性真菌有抑制作用。此外，本品尚有抗炎、镇痛、抗氧化、抗生育、抗癌等作用。

**3. 不良反应** 本品主要毒性成分是川楝素、苦楝萜酮内酯等。川楝子对胃肠道有刺激作用，对肝脏有损害，会阻断神经肌肉接头的正常传递功能，还会造成急性循环衰竭和中枢性呼吸衰竭而死亡。中毒较轻时，可见头晕、头痛、嗜睡、恶心呕吐、腹痛等，严重时会出现呼吸中枢麻痹、中毒性肝炎、内脏出血、精神失常等症状。

【其他】 同科属不同种的植物楝 Melia azedarach L. 的干燥成熟果实，称为苦楝子。其性状与本品略有不同，性能功效相似，但毒性较川楝子为大，应区别用药，不能混淆。

# 乌 药
## Wūyào（《本草拾遗》）

本品为樟科植物乌药 Lindera aggregata（Sims）Kosterm. 的干燥块根。主产于浙江、安徽、湖南、湖北。全年均可采挖，除去细根，洗净，趁鲜切片，晒干。本品气香，味微苦、辛，有清凉感。以质嫩、粉性大、切面淡黄棕色、香气浓者为佳。生用。

【药性】 辛，温。归肺、脾、肾、膀胱经。

【功效】 行气止痛，温肾散寒。

【应用】

**1. 寒凝气滞，胸腹胀痛，气逆喘急，疝气疼痛，经寒腹痛** 本品辛温，能疏理气机、散寒止痛，入肺、脾、肾经，故能治三焦寒凝气滞疼痛。治气滞胸腹胁肋闷痛，可配香附、川楝子、木香等；治气滞脘腹胀痛，可配木香、青皮、莪术等；治寒疝腹痛，可配小茴香、青皮、高良姜等，如天台乌药散（《医学发明》）；治寒凝气滞之痛经，可配当归、吴茱萸、香附等。本品理气散寒，治疗寒郁气滞，气逆喘急者，可与麻黄、沉香、小茴香等药同用。

**2. 肾阳不足，膀胱虚冷，遗尿尿频** 本品辛散温通，入肾与膀胱经而能温肾散寒、缩尿止遗。治肾阳不足，膀胱虚冷之小便频数、小儿遗尿，可与益智仁、山药等同用，如缩泉丸（《校注妇人良方》）。

【用法用量】 煎服，6～10g。

【现代研究】

**1. 化学成分** 本品主要含倍半萜及其内酯类成分：乌药醚内酯，伪新乌药醚内酯，乌药醇，乌药根烯等；生物碱类成分：木姜子碱，波尔定碱，去甲异波尔定碱等；脂肪酸类成分：癸酸，十二烷酸等；挥发油：龙脑，乙酸龙脑酯等。《中国药典》规定本品含去甲异波尔定（$C_{18}H_{19}NO_4$）不得少于 0.40%。

**2. 药理作用** 本品对胃肠道平滑肌有兴奋和抑制的双向调节作用，能促进消化液的分泌；还具有抗病毒、抑菌、抗肿瘤、兴奋心肌、改善中枢神经系统功能、抗炎镇痛、防治糖尿病肾病、保护肝脏、调节凝血功能等药理作用。

## 荔枝核
### Lìzhīhé (《本草衍义》)

本品为无患子科植物荔枝 *Litchi chinensis* Sonn. 的干燥成熟种子。主产于福建、广东、广西。夏季采摘成熟果实，除去果皮及肉质假种皮，洗净，晒干。本品气微，味微甘、苦、涩。以粒大、饱满、光亮者为佳。捣碎，生用或盐水炙用。

**【药性】** 甘、微苦，温。归肝、肾经。

**【功效】** 行气散结，祛寒止痛。

**【应用】**

**1. 寒疝腹痛，睾丸肿痛**　本品辛行苦泄，性温祛寒，主入肝经，有疏肝理气、散结消肿、祛寒止痛之功。治寒凝气滞之疝气疼痛、睾丸肿痛，可与小茴香、青皮、乌药等同用。治睾丸肿痛属湿热者，可与龙胆、川楝子、黄柏等同用。

**2. 胃脘胀痛，痛经，产后腹痛**　本品有疏肝和胃、散寒止痛作用。治肝气郁结，肝胃不和之胃脘胀痛，可与木香、佛手等同用；治肝郁气滞血瘀之痛经及产后腹痛，可与香附、当归等同用。

**【用法用量】** 煎服，5～10g。

**【现代研究】**

**1. 化学成分**　本品主要含多糖、总皂苷和黄酮类化合物等。

**2. 药理作用**　荔枝核具有降血糖、调节血脂、抗氧化、抑制病毒、抗肿瘤及抗肝损伤等作用。其中，黄酮类化合物可抑制病毒和抗肿瘤，总皂苷能抑制病毒活性并降血糖、调节血脂和增强胰岛素敏感性；黄酮类、总皂苷类和多糖均具有抗氧化作用，多糖又能提高免疫功能。

## 香　附
### Xiāngfù (《名医别录》)

本品为莎草科植物莎草 *Cyperus rotundus* L. 的干燥根茎。主产于山东、浙江、福建、湖南。秋季采挖，燎去毛须，置沸水中略煮或蒸透后晒干，或燎后直接晒干。本品气香，味微苦。以色棕褐、香气浓者为佳。切厚片或碾碎。生用，或醋炙用。

**【药性】** 辛、微苦、微甘，平。归肝、脾、三焦经。

**【功效】** 疏肝解郁，理气宽中，调经止痛。

**【应用】**

**1. 肝郁气滞，胸胁胀痛，疝气疼痛**　本品辛香行散，味苦疏泄，主入肝经，善理肝气之郁结并止痛，为疏肝解郁之要药，肝郁气滞诸痛证均宜。治肝郁气滞之胁肋胀痛，可与柴胡、川芎、枳壳等同用，如柴胡疏肝散（《景岳全书》）；治寒凝气滞，肝气犯胃之胃脘疼痛，可配高良姜，如良附丸（《良方集腋》）；治寒疝腹痛，可与小茴香、乌药、吴茱萸等同用。

**2. 肝郁气滞，月经不调，经闭痛经，乳房胀痛**　本品疏肝理气，善调经止痛，故为妇科调经之要药。治肝郁气滞，月经不调、经闭痛经，可单用，或与柴胡、川芎、当归等同用；治乳房胀痛，多与柴胡、青皮、瓜蒌皮等同用。

**3. 脾胃气滞，脘腹痞闷，胀满疼痛**　本品味辛能行，入脾经，有行气宽中之功，故常用于治疗脾胃气滞证。治疗气滞脘腹胀痛、胸膈噎塞、噫气吞酸、纳呆，可与砂仁、乌药、苏梗等同用。外感风寒兼脾胃气滞者，可与苏叶、陈皮同用，如香苏散（《和剂局方》）；治气、血、痰、火、湿、食六郁所致胸膈痞满、脘腹胀痛、呕吐吞酸、饮食不化等，可与川芎、苍术、栀子等同用，如越鞠丸（《丹溪心法》）。

【用法用量】　煎服，6～10g。醋炙增强疏肝止痛作用。

【鉴别用药】　木香与香附均有理气宽中止痛之功，均用于治疗脾胃气滞、脘腹胀痛诸症。木香主入脾、胃、大肠，善治脾胃气滞、脘腹胀痛、泻痢后重，为治胃肠气滞之要药；兼有疏理肝胆气滞作用，治胁痛、黄疸、疝气疼痛等。香附性质平和，主入肝经，以疏肝解郁、调经止痛见长，主治肝气郁结之胁肋胀痛、乳房胀痛、月经不调等症，为妇科调经之要药。

【现代研究】

**1. 化学成分**　本品主要含挥发油，油中主要成分为倍半萜类如 $\beta$- 蒎烯、香附子烯、$\alpha$- 香附酮、$\beta$- 香附酮、广藿香酮、$\alpha$- 莎香醇、$\beta$- 莎草醇、柠檬烯、丁香烯等；还含有糖类、苷类、黄酮类、三萜类、酚类、生物碱等成分。《中国药典》规定本品含挥发油不得少于 1.0%（ml/g），醋香附含挥发油不得少于 0.80%（ml/g）。

**2. 药理作用**　5%香附浸膏对动物离体子宫有抑制作用，能降低其收缩力和张力；其挥发油有雌激素样作用，香附子烯作用较强；香附水煎剂可明显增加胆汁流量、促进胆汁分泌，并对肝细胞有保护作用；其挥发油、丙酮提取物、$\alpha$- 香附酮、水煎剂有抑制肠管收缩作用；其总生物碱、苷类、黄酮类及酚类化合物的水溶液有强心、减慢心律及降低血压的作用；香附醇提物、挥发油、三萜类成分有解热作用，$\alpha$- 香附酮有镇痛作用，挥发油有安定作用。此外，本品还有抗菌、抗炎、抗肿瘤等作用。

## 佛　手
Fóshǒu（《滇南本草》）

本品为芸香科植物佛手 *Citrus medica* L. var. *sarcodactylis* Swingle 的干燥果实。主产于四川、广东。秋季果实尚未变黄或变黄时采收，纵切成薄片，晒干或低温干燥。本品气香，味微甜后苦。以片大、绿皮白肉、香气浓者为佳。切薄片或丝，生用。

【药性】　辛、苦、酸，温。归肝、脾、胃、肺经。

【功效】　疏肝理气，和中止痛，燥湿化痰。

【应用】

**1. 肝胃气滞，胸胁胀痛**　本品辛香行散，味苦疏泄，善于疏肝解郁、行气止痛。治肝郁气滞及肝胃不和之胸胁胀痛、脘腹痞满等，可与柴胡、香附、郁金等同用。

**2. 脾胃气滞，胃脘痞满，食少呕吐**　本品入脾胃经，能理气和中止痛。治脾胃气滞之脘腹胀痛、呕恶食少等症，可与木香、香附、砂仁等同用。

**3. 咳嗽痰多**　本品苦温燥湿而化痰，辛香又能行气，故善治湿痰咳嗽、痰多胸闷者，可与丝瓜络、瓜蒌皮、陈皮等配伍。

【用法用量】　煎服，3～10g。

【现代研究】

**1. 化学成分**　本品主要含挥发油：柠檬烯，$\gamma$- 松油烯等；黄酮类成分：橙皮苷，香叶木苷等；香豆素类成分：佛手内酯，柠檬内酯；萜类成分：柠檬苦素等。本品还含多糖、有机酸等。《中国药典》规定本品含橙皮苷（$C_{28}H_{34}O_{15}$）不得少于 0.030%。

**2. 药理作用** 佛手醇提取物对肠道平滑肌有明显的抑制作用；有扩张冠状动脉，增加冠脉血流量的作用，高浓度时抑制心肌收缩力、减缓心率、降低血压、保护实验性心肌缺血。佛手有一定的平喘、祛痰作用。此外，本品还有抗应激、调节免疫、抗肿瘤等作用。

## 香 橼
Xiāngyuán（《本草拾遗》）

本品为芸香科植物枸橼 Citrus medica L. 或香圆 Citrus wilsonii Tanaka 的干燥成熟果实。主产于四川、云南、福建、江苏、浙江。秋季果实成熟时采收，趁鲜切片，晒干或低温干燥。香圆亦可整个或对剖两半后，晒干或低温干燥。枸橼气清香，味微甜而苦辛；香圆气香，味酸而苦。以个大、皮粗、色黑绿、香气浓者为佳。生用。

【药性】 辛、苦、酸，温。归肝、脾、胃、肺经。

【功效】 疏肝解郁，理气宽中，燥湿化痰。

【应用】

**1. 肝胃气滞，胸胁胀痛** 本品辛能行散，苦能疏泄，入肝经，能疏肝理气而止痛。治肝郁胸胁胀痛，可与柴胡、郁金、佛手等同用。

**2. 脾胃气滞，脘腹痞满，呕吐噫气** 本品气香醒脾，辛行苦泄，入脾胃以行气宽中。用治脾胃气滞之脘腹胀痛、嗳气吞酸、呕恶食少，可与木香、砂仁、广藿香等同用。

**3. 痰多咳嗽** 本品苦燥降泄以化痰止咳，辛行入肺而理气宽胸。用治湿痰咳嗽、痰多胸闷等，可配伍生姜、半夏、茯苓等。

【用法用量】 煎服，3～10g。

【鉴别用药】 佛手、香橼均能疏肝解郁、理气宽中、燥湿化痰，用于治疗肝气郁滞、脾胃气滞、肝胃不和以及湿痰咳嗽，常相须为用。其中佛手疏肝理气止痛略强，香橼燥湿化痰略胜。

【现代研究】

**1. 化学成分** 本品主要含挥发油：右旋柠檬烯，水芹烯，枸橼醛，乙酸香叶酯等；黄酮类成分：柚皮苷，橙皮苷等。本品还含二萜内酯类及鞣质等。《中国药典》规定本品含柚皮苷（$C_{27}H_{32}O_{14}$）不得少于 2.5%。

**2. 药理作用** 本品有促进胃肠蠕动、健胃及祛痰作用，还有抗炎、抗病毒作用。

## 玫瑰花
Méiguīhuā（《食物本草》）

本品为蔷薇科植物玫瑰 Rosa rugosa Thunb. 的干燥花蕾。主产于江苏、浙江。春末夏初花将开放时分批采摘，及时低温干燥。本品气芳香浓郁，味微苦涩。以色紫红、朵大、香气浓者为佳。生用。

【药性】 甘、微苦，温。归肝、脾经。

【功效】 行气解郁，和血，止痛。

【应用】

**1. 肝胃气痛，食少呕恶** 本品芳香行气，味苦疏泄，归肝、胃经，既能疏肝，又能宽中和胃。治疗肝胃不和之胸胁脘腹胀痛、呕恶食少，可与香附、佛手、砂仁等配伍。

**2. 月经不调，经前乳房胀痛**  本品善于疏肝行气止痛，治肝郁气滞之月经不调、经前乳房胀痛，可与当归、川芎、白芍等配伍。

**3. 跌扑伤痛**  本品味苦疏泄，性温通行，有活血止痛之功。治疗跌打损伤，瘀肿疼痛，可与当归、川芎、赤芍等配伍。

【用法用量】 煎服，3～6g。

【现代研究】

**1. 化学成分**  本品主要含挥发油：玫瑰油、香茅醇、牻牛儿醇、橙花醇、丁香油酚、苯乙醇等。还含有槲皮苷、鞣质、脂肪油、有机酸等。

**2. 药理作用**  玫瑰油对大鼠有促进胆汁分泌作用。

## 梅 花
Méihuā（《本草纲目》）

本品为蔷薇科植物梅 *Prunus mume*（Sieb.）Sieb.et Zucc. 的干燥花蕾。入药分白梅花、红梅花两种。白梅花主产于江苏、浙江，红梅花主产于四川、湖北。入药以白梅花为主。初春花未开放时采摘，及时低温干燥。本品气清香，味微苦、涩。以完整、含苞未放、气清香者为佳。生用。

【药性】 微酸，平。归肝、胃、肺经。

【功效】 疏肝和中，化痰散结。

【应用】

**1. 肝胃气痛，郁闷心烦**  本品芳香行气入肝胃，能疏肝解郁、理气和中。治疗肝胃气滞，胁肋胀痛、郁闷心烦、脘腹痞满、嗳气纳呆等症，可与柴胡、佛手、香附等配伍。

**2. 梅核气**  本品芳香行气，化痰散结。治疗痰气郁结之梅核气，可与半夏、厚朴、茯苓等同用。

**3. 瘰疬疮毒**  本品能化痰散结。治疗瘰疬痰核，疮疡肿毒，可与连翘、夏枯草、玄参等配伍。

【用法用量】 煎服，3～5g。

【现代研究】

化学成分  本品主要含挥发油，如 4- 松油烯醇、异丁香油酚等，还含有绿原酸、金丝桃苷、异槲皮苷等。《中国药典》规定本品含绿原酸（$C_{16}H_{18}O_9$）不得少于 3.0%，含金丝桃苷（$C_{21}H_{20}O_{12}$）及异槲皮苷（$C_{21}H_{20}O_{12}$）的总量不得少于 0.35%。

## 娑罗子
Suōluózǐ（《本草纲目》）

本品为七叶树科植物七叶树 *Aesculus chinensis* Bge.、浙江七叶树 *Aesculus chinensis* Bge.var. *chekiangensis*（Hu et Fang）Fang 或天师栗 *Aesculus wilsonii* Rehd. 的干燥成熟种子。主产于浙江、江苏、河南。秋季果实成熟时采收，剥去果皮，晒干或低温干燥。本品气微，味先苦后甜。以饱满、种仁黄白色者为佳。打碎，生用。

【药性】 甘，温。归肝、胃经。

【功效】 疏肝理气，和胃止痛。

【应用】

**肝胃气滞，胸腹胀闷，胃脘疼痛** 本品既能疏肝解郁以行滞，又能理气宽中以和胃。治疗肝郁气滞之胁肋胀痛或肝胃气滞之胸胁、脘腹胀痛，可与青皮、佛手、枳壳等配伍；治肝郁气滞、经前乳房胀痛，可与路路通、香附、郁金等同用。

【用法用量】 煎服，3～9g。

【现代研究】

**1. 化学成分** 本品主要含三萜皂苷和黄酮类化合物，从三萜皂苷中已分离出七叶皂苷。《中国药典》规定本品含七叶皂苷 A（$C_{55}H_{86}O_{24}$）不得少于 0.70%。

**2. 药理作用** 娑罗子水煎剂促进胃肠蠕动，水煎剂和所含七叶皂苷可明显抑制胃酸分泌，总皂苷有显著的小肠推进作用。其所含七叶皂苷有抗炎、抗大鼠脑缺血损伤、降血脂和抗肿瘤作用。

# 薤 白
Xièbái（《神农本草经》）

本品为百合科植物小根蒜 *Allium macrostemon* Bge. 或薤 *Allium chinensis* G. Don 的干燥鳞茎。主产于东北、河北、江苏、湖北。夏、秋二季采挖，洗净，除去须根，蒸透或置沸水中烫透，晒干。本品有蒜臭，味微辣。以个大、饱满、色黄白、半透明者为佳。生用。

【药性】 辛、苦，温。归心、肺、胃、大肠经。

【功效】 通阳散结，行气导滞。

【应用】

**1. 胸痹心痛** 本品辛散温通，善于散阴寒之凝滞、通胸阳之闭结，为治胸痹要药。治寒痰阻滞、胸阳不振所致胸痹证，可与瓜蒌、半夏、枳实等配伍，如瓜蒌薤白白酒汤、瓜蒌薤白半夏汤、枳实薤白桂枝汤（《金匮要略》）；治痰凝血瘀之胸痹，则可与丹参、川芎、瓜蒌等配伍。

**2. 脘腹痞满胀痛，泻痢后重** 本品辛行苦降，归胃、大肠经，有行气导滞、消胀止痛之功。治胃寒气滞之脘腹痞满胀痛，可与高良姜、砂仁、木香等同用；治胃肠气滞，泻痢里急后重，可单用本品或与木香、枳实等配伍。

【用法用量】 煎服，5～10g。

【现代研究】

**1. 化学成分** 本品主要含甾体皂苷类成分：薤白苷 A～K 等；还含前列腺素、生物碱及含氮化合物等。

**2. 药理作用** 薤白乙醇浸膏能明显促进肠管炭末输送，有一定抗泻下作用。本品还有抗血小板凝集、降低血脂、抗动脉粥样硬化、抗氧化及镇痛、抑菌、抗炎等作用。

# 大腹皮
Dàfùpí（《开宝本草》）

本品为棕榈科植物槟榔 *Areca catechu* L. 的干燥果皮。国外主产于印度尼西亚、印度、菲律宾，我国主产于海南、广东、云南、台湾。冬季至次春采收未成熟的果实，煮后干燥，纵剖两瓣，剥取果皮，习称"大腹皮"；春末至秋初采收成熟果实，煮后干燥，剥取果皮，打松，晒干，习称"大腹毛"。大腹皮气微，味微涩；大腹毛气微，味淡。以色黄白、质柔韧者为佳。生用。

【药性】 辛，微温。归脾、胃、大肠、小肠经。

【功效】 行气宽中，行水消肿。

【应用】

**1. 湿阻气滞，脘腹胀闷，大便不爽** 本品辛散，入脾、胃、大肠经，能行气导滞、宽中利气。治湿阻气滞之脘腹胀满，可与广藿香、陈皮、厚朴等同用；治食积气滞之脘腹痞胀，大便秘结或泻而不爽，可与山楂、麦芽、枳实等同用。

**2. 水肿胀满，脚气浮肿，小便不利** 本品能行气利水消肿。治疗水肿，小便不利，可与茯苓皮、五加皮等同用，如五皮饮（《麻科活人全书》）；治脚气肿满，小便不利者，可与桑白皮、槟榔、木瓜等同用。

【用法用量】 煎服，5～10g。

【现代研究】

**1. 化学成分** 本品主要含槟榔碱、槟榔次碱、α-儿茶素等。

**2. 药理作用** 本品有兴奋胃肠道平滑肌、促胃肠动力作用，并有促进纤维蛋白溶解、杀绦虫等作用。

# 甘 松
### Gānsōng（《本草拾遗》）

本品为败酱科植物甘松 *Nardostachys jatamansi* DC. 的干燥根及根茎。主产于四川。春、秋二季采挖，除去泥沙和杂质，晒干或阴干。本品气特异，味苦而辛，有清凉感。以主根肥壮、芳香气浓者为佳。切长段，生用。

【药性】 辛、甘，温。归脾、胃经。

【功效】 理气止痛，开郁醒脾；外用祛湿消肿。

【应用】

**1. 寒郁气滞，脘腹胀满，食欲不振，呕吐** 本品辛温芳香，专归脾胃经，故能行气消胀、醒脾开胃、散寒止痛。治寒湿阻滞、气机不畅之脘腹胀痛、食欲不振、恶心呕吐等，可与木香、砂仁、陈皮等同用；治思虑伤脾，胸闷腹胀，不思饮食，可与柴胡、郁金、豆蔻等同用。

**2. 脚气肿痛，牙痛** 本品外用有祛湿消肿之功。治湿脚气，可配荷叶、藁本煎汤外洗。单用煎汤漱口，可治牙痛。

【用法用量】 煎服，3～6g。外用适量，煎汤漱口或煎汤洗脚或研末敷患处。

【现代研究】

**1. 化学成分** 本品主要含倍半萜类成分：缬草萜酮，甘松新酮等；愈创木烷类成分：甘松愈创木酮 A～K，甘松醛等；三萜类成分：齐墩果酸，熊果酸；挥发油：α, α-二甲基-苯丙酸乙烯酯，α,α-二甲基苄基异丙醚等。《中国药典》规定本品含挥发油不得少于 2.0%（ml/g），甘松新酮（$C_{15}H_{22}O_3$）不得少于 0.10%；饮片含挥发油不得少于 1.8%（ml/g）。

**2. 药理作用** 甘松提取物对小肠、大肠、子宫、支气管等离体平滑肌有降低张力、抑制收缩的作用。甘松有镇静、抗癫痫、抗惊厥，促神经生长、改善认知能力、抗抑郁、保护心肌细胞作用；还有降血压作用和广谱抗菌作用。甘松过氧化物和异甘松过氧化物对恶性疟原虫有抗疟活性，异甘松过氧化物活性与奎宁相当。

## 九香虫
Jiǔxiāngchóng（《本草纲目》）

本品为蝽科昆虫九香虫 *Aspongopus chinensis* Dallas 的干燥体。主产于云南、四川、贵州。11月至次年 3 月前捕捉，置适宜容器内，用酒少许将其闷死，取出阴干；或置沸水中烫死，取出干燥。本品气特异，味微咸。以完整、色棕褐、发亮、油性大者为佳。生用或炒用。

【药性】　咸，温。归肝、脾、肾经。

【功效】　理气止痛，温中助阳。

【应用】

**1. 胃寒胀痛，肝胃气痛**　本品辛香走窜，具有温中行气止痛之功。治疗寒郁中焦，气机不畅，脘腹胀痛或冷痛，可与高良姜、木香、陈皮等同用；治疗肝郁气滞之胸胁胀痛，或肝胃不和之胃脘疼痛，可与香附、延胡索、木香等同用。

**2. 肾虚阳痿，腰膝酸痛**　本品有温肾助阳起痿之功。治肾阳不足，命门火衰，阳痿宫冷，腰膝冷痛，可单用炙热研末服，或配伍淫羊藿、杜仲、巴戟天等。

【用法用量】　煎服，3～9g。

【现代研究】

**1. 化学成分**　本品主要含脂肪、蛋白质、甲壳质、维生素、尿嘧啶、黄嘌呤、次黄嘌呤，以及 Fe、Cu、Zn 等微量元素，其散发的臭气主要源于醛或酮类物质。《中国药典》规定本品每 1000g 含黄曲霉毒素 $B_1$ 不得过 5μg，含黄曲霉毒素 $G_2$、黄曲霉毒素 $G_1$、黄曲霉毒素 $B_2$ 和黄曲霉毒素 $B_1$ 的总量不得过 10μg。

**2. 药理作用**　本品对金黄色葡萄球菌、伤寒杆菌、副伤寒杆菌、福氏痢疾朴菌有较强的抗菌作用。

## 刀 豆
Dāodòu（《救荒本草》）

本品为豆科植物刀豆 *Canavalia gladiata*（Jacq.）DC. 的干燥成熟种子。主产于江苏、湖北、安徽。秋季种子成熟时采收荚果，剥取种子，晒干。本品气微，味淡，嚼之有豆腥味。以粒大、饱满、色淡红者为佳。捣碎，生用。

【药性】　甘，温。归胃、肾经。

【功效】　温中，下气止呃，温肾助阳。

【应用】

**1. 虚寒呃逆，呕吐**　本品性温沉降，归胃经而能温中、降气、止呃。治中焦虚寒之呕吐、呃逆，可与丁香、柿蒂等同用。

**2. 肾虚腰痛**　本品甘温，入肾经而能温肾助阳。治肾阳虚腰痛，可与杜仲、桑寄生、补骨脂等同用；《重庆草药》单用刀豆 2 粒，包于猪腰内烧熟食用。

【用法用量】　煎服，6～9g。

【现代研究】

**1. 化学成分**　本品主要含胺类成分：刀豆四胺，$γ$- 胍氧基丙胺等；还含赤霉素 A21（刀豆赤霉素Ⅰ），赤霉素 A22（刀豆赤霉素Ⅱ）及蛋白质等。

**2. 药理作用** 刀豆中含有的 L–刀豆氨酸的结构与 L–精氨酸的结构类似，可误作 L–精氨酸合成蛋白。这些含有 L–刀豆氨酸的蛋白质在结构和作用方面存在缺陷，形态和生长上出现异常，用于抗代谢和抗肿瘤作用。

# 柿 蒂
Shìdì（《本草拾遗》）

本品为柿树科植物柿 *Diospyros kaki* Thunb. 的干燥宿萼。主产于河北、河南、山东。冬季果实成熟时采摘，食用时收集，洗净，晒干。本品气微，味涩。以个大、肥厚、质硬、色黄褐者为佳。生用。

【**药性**】 苦，平。归胃经。

【**功效**】 降逆止呃。

【**应用**】

**呃逆** 本品味苦降泄，专入胃经，善降胃气而为止呃逆之要药。治胃寒呃逆，可与丁香、生姜等同用，如柿蒂汤（《济生方》）；治虚寒呃逆，可与人参、丁香同用，如丁香柿蒂汤（《症因脉治》）；治胃热呃逆，可与黄连、竹茹等同用；治痰浊内阻之呃逆，可与半夏、陈皮、厚朴等同用；治命门火衰，元气暴脱，上逆作呃，则须配伍附子、人参、丁香等。

【**用法用量**】 煎服，5 ～ 10g。

【**现代研究**】

**1. 化学成分** 本品主要含三萜类成分：齐墩果酸、熊果酸及桦皮酸；还含有 $\beta$– 谷甾醇、糖苷、鞣质等。

**2. 药理作用** 本品有镇静、抗惊厥、抗心律失常作用。

# 第十六章
# 消食药

凡以消化食积为主要功效，常用以治疗饮食积滞的药物，称为消食药。

消食药多味甘性平，主归脾、胃二经。具有消食化积，以及健胃、和中之功，使食积得消，食滞得化，脾胃之气得以恢复。此外，部分消食药又兼有行气、活血、祛痰等功效。

消食药主治宿食停留，饮食不消所致的脘腹胀满、嗳腐吞酸、恶心呕吐、不思饮食、大便失常等，以及脾胃虚弱，消化不良者。

本类药物多属渐消缓散之品，适用于病情较缓，积滞不甚者。但食积者多有兼证，故临床应根据不同病情予以适当配伍。若宿食内停，气机阻滞，需配理气药，使气行而积消；若积滞化热，当配苦寒清热或轻下之品；若寒湿困脾或胃有湿浊，当配芳香化湿药；若中焦虚寒者，宜配温中健脾之品；而脾胃虚弱，运化无力，食积内停者，则当配伍健脾益气之品，以标本兼顾，使消积而不伤正。

本类药物虽多数效缓，但仍不乏耗气之弊，故气虚而无积滞者慎用。

现代药理研究证明，消食药一般具有不同程度的助消化作用，个别药还具有降血脂、强心、增加冠脉血流量及抗心肌缺血、降压、抗菌等作用。

## 山　楂
Shānzhā（《本草经集注》）

本品为蔷薇科植物山里红 *Crataegus pinnatifida* Bge. var. *major* N. E. Br. 或山楂 *Crataegus pinnatifida* Bge. 的干燥成熟果实。主产于山东、河南、河北、辽宁。秋季果实成熟时采收。切片，干燥。本品气微，清香，味酸、微甜。以片大、皮红、肉厚、核少者为佳。生用或炒黄、炒焦用。

【药性】　酸、甘，微温。归脾、胃、肝经。

【功效】　消食健胃，行气散瘀，化浊降脂。

【应用】

**1. 肉食积滞，胃脘胀满，腹痛泄泻**　本品酸甘，微温不热，功善消食化积，能治各种饮食积滞，尤为消化油腻肉食积滞之要药。凡肉食积滞之脘腹胀满、嗳气吞酸、腹痛泄泻者，均可应用。如《简便方》即以单味山楂煎服，治食肉不消。若配莱菔子、神曲、炒麦芽等，可加强消食化积之功。若积滞脘腹胀痛，可配伍木香、青皮、枳实等以行气消滞。

**2. 泻痢腹痛，疝气疼痛**　本品入肝经，能行气散结止痛，炒用兼能止泻止痢。如《医钞类编》治泻痢腹痛，即单用焦山楂水煎内服；临床亦可与木香、槟榔等同用。治疝气疼痛，常与橘核、荔枝核等同用。

**3. 血瘀经闭痛经，产后瘀阻腹痛，心腹刺痛，胸痹心痛**　本品性微温，兼入肝经血分，能通行气血，有活血祛瘀之功。用治产后瘀阻腹痛、恶露不尽，或血滞痛经、经闭，朱丹溪经验方即单用本品加糖水煎服；亦可与当归、香附、红花等同用，如通瘀煎（《景岳全书》）。若治胸痹心痛，常与川芎、桃仁等同用。

**4. 高脂血症**　本品能化浊降脂，现代单用生山楂或配伍丹参、三七、葛根等，用治高脂血症，以及冠心病、高血压病。

【**用法用量**】　煎服，9～12g。生山楂、炒山楂偏于消食散瘀；焦山楂消食导滞作用增强，用于肉食积滞，泻痢不爽。

【**使用注意**】　脾胃虚弱而无积滞、胃酸分泌过多者慎用。

【**现代研究**】

**1. 化学成分**　本品主要含有机酸类成分：枸橼酸（柠檬酸），绿原酸，枸橼酸单甲酯，枸橼酸二甲酯，枸橼酸三甲酯等；黄酮类成分：槲皮素，金丝桃苷，牡荆素等；三萜类成分：熊果酸，白桦脂醇等。本品还含胡萝卜素、维生素 C、维生素 $B_1$ 等。《中国药典》规定本品含有机酸以枸橼酸（$C_6H_8O_7$）计，药材不得少于 5.0%，饮片不得少于 4.0%。

**2. 药理作用**　本品所含脂肪酸能促进脂肪消化，并增加胃消化酶的分泌，且对胃肠功能有一定调整作用。山楂酸等可提高蛋白分解酶的活性。山楂中解脂酶可促进脂肪分解。其提取物能扩张冠状动脉，增加冠脉血流量，保护缺血缺氧的心肌，并可强心、降血压及抗心律失常；又能降血脂，抗动脉粥样硬化，其降低血清胆固醇及甘油三酯，可能是通过提高血清中高密度胆固醇及其亚组分浓度，增加胆固醇的排泄而实现的。另外，本品能抗血小板聚集、抗氧化、增强免疫、收缩子宫、抑菌等。

## 六神曲
### Liùshénqū（《药性论》）

本品为辣蓼、青蒿、杏仁等药加入面粉混合后经发酵而成的曲剂。全国各地均有生产。其制法是：取较大量面粉或麸皮，与杏仁泥、赤小豆粉，以及鲜青蒿、鲜苍耳、鲜辣蓼自然汁，混合拌匀，使干湿适宜，放入筐内，复以麻叶或楮叶，保温发酵一周，长出黄菌丝时取出，切成小块，晒干即成。本品有发酵的特异香气，味微苦辛。以色黄棕，具香气者为佳。生用或炒用。

【**药性**】　甘、辛，温。归脾、胃经。

【**功效**】　消食和胃。

【**应用**】

**饮食积滞**　本品辛以行散消食，甘温健胃和中。用治食积停滞，脘腹胀满，食少纳呆，肠鸣腹泻者，常与山楂、麦芽、莱菔子等同用。又因本品略能解表退热，故尤宜食滞兼外感表证者。

此外，凡丸剂中有金石、贝壳类药物者，前人用本品糊丸以助消化，如磁朱丸（《千金要方》）。

【**用法用量**】　煎服，6～15g。消食宜炒焦用。

【**现代研究**】

**1. 化学成分**　六神曲为酵母制剂，含酵母菌、淀粉酶、复合维生素 B、麦角甾醇、蛋白质及脂肪、挥发油等。

**2. 药理作用**　六神曲因含有多量酵母菌和复合维生素 B，故有增进食欲，维持正常消化功能等作用。

### 附药：建神曲

本品始载于《药性考》，又名泉州神曲、范志曲，简称建曲。为面粉、麸皮和紫苏、荆芥、防风、厚朴、白术、木香、枳实、青皮等四十多种药物，经混合发酵而成。主产于福建泉州。性味苦、微温；归脾、胃经。消食化积功效与六神曲相似，并理气化湿，健脾和中。适用于食滞不化，暑湿泄泻，呕吐不食。煎服，6 ～ 15g。

# 麦　芽

Màiyá（《药性论》）

本品为禾本科植物大麦 *Hordeum vulgare* L. 的成熟果实经发芽干燥的炮制加工品。全国大部分地区均产。将麦粒用水浸泡后，保持适宜温、湿度，待幼芽长至约 5mm 时，晒干或低温干燥。本品气微，味微甘。以芽完整、色淡黄、粒大、饱满者为佳。生用、炒黄或炒焦用。

【药性】　甘，平。归脾、胃经。

【功效】　行气消食，健脾开胃，回乳消胀。

【应用】

**1. 食积不化，脘腹胀满，脾虚食少**　本品甘平，功能行气消食、健脾开胃，尤善促进淀粉性食物的消化。主治米面薯芋类饮食积滞，脘腹胀满，常与山楂、神曲、鸡内金等同用；治小儿乳食停滞，单用本品煎服或研末服；若治脾虚食少，食后脘腹胀满，常与白术、陈皮等益气健脾药同用。

**2. 乳汁郁积，乳房胀痛，妇女断乳**　本品有回乳消胀之功，故可用于妇女断乳，或乳汁郁积之乳房胀痛。

**3. 肝郁胁痛，肝胃气痛**　本品能疏肝理气解郁，用治肝气郁滞或肝胃不和，胁肋、脘腹疼痛，常配伍柴胡、香附、川楝子等药。

【用法用量】　煎服，10 ～ 15g，回乳炒用 60g。生麦芽健脾和胃、疏肝行气，用于脾虚食少，乳汁郁积；炒麦芽行气消食回乳，用于食积不消，妇女断乳；焦麦芽消食化滞，用于食积不消，脘腹胀痛。

【使用注意】　授乳期妇女不宜使用。

【现代研究】

**1. 化学成分**　本品主要含 α- 及 β- 淀粉酶、催化酶、麦芽糖及大麦芽碱、大麦芽胍碱，还含腺嘌呤、胆碱、蛋白质、氨基酸、维生素 B、维生素 D、维生素 E、细胞色素 C 等。

**2. 药理作用**　麦芽煎剂能轻度促进胃酸及胃蛋白酶的分泌，水煎提取的胰淀粉酶可助消化。生麦芽可扩张母鼠乳腺泡及增加乳汁充盈度，炮制后则作用减弱；麦芽具有回乳和催乳的双向作用，其作用关键不在于生用或炒用，而在于剂量的大小，即小剂量催乳，大剂量回乳；麦芽有类似溴隐亭类物质作用，能抑制泌乳素分泌。此外，本品还有降血糖、抗真菌等作用。

# 稻　芽

Dàoyá（《名医别录》）

本品为禾本科植物稻 *Oryza sativa* L. 的成熟果实经发芽干燥的炮制加工品。全国大部分地区均产。将稻谷用水浸泡后，保持适宜的温、湿度，待须根长至约 1cm 时，干燥。本品气微，味淡。以芽完整、色黄、粒大、饱满者为佳。生用、炒黄或炒焦用。

【药性】　甘，温。归脾、胃经。

【功效】　消食和中，健脾开胃。

【应用】

**食积不消，腹胀口臭，脾胃虚弱，不饥食少**　本品消食和中，健脾开胃，作用和缓，助消化而不伤胃气。主治米面薯芋类食积不化和脾虚食滞证，功似麦芽，亦常与麦芽相须为用，以提高疗效。

【用法用量】　煎服，9 ～ 15g。炒稻芽偏于消食，用于不饥食少；焦稻芽善化积滞，用于积滞不化。

【现代研究】

**1. 化学成分**　本品主要成分为淀粉酶，含量较麦芽低；还含有蛋白质、脂肪油、淀粉、麦芽糖、腺嘌呤、胆碱，以及天冬氨酸、$\gamma$- 氨基丁酸等 18 种氨基酸等。

**2. 药理作用**　所含淀粉酶能帮助消化，但本品所含的 $\alpha$- 和 $\beta$- 淀粉酶量较少，其消化淀粉的功能不及麦芽。实验表明，谷芽可通过抑制肥大细胞组织胺释放而具有抗过敏活性。

【其他】　过去曾以稻、粟、黍等植物的果实发芽作谷芽入药，认为药效亦相近。1985 年版《中国药典》始将粟芽以谷芽为正名收载，并同时收载且单列稻芽。

## 附药：谷芽

本品为禾本科植物粟 *Setaria italica*（L.）Beauv. 的成熟果实经发芽干燥的炮制加工品。主产于华北地区。将粟谷用水浸泡后，保持适宜的温度、湿度，待须根长至约 6mm 时，晒干或低温干燥。生用、炒黄或炒焦用。谷芽的药性、功效、应用、用法用量均与稻芽相似，但我国北方地区多习用。

# 莱菔子

Láifúzǐ（《日华子本草》）

本品为十字花科植物萝卜 *Raphanus sativus* L. 的干燥成熟种子。全国各地均产。夏季果实成熟时采割植株，晒干，搓出种子，除去杂质，再晒干。本品气微，味淡、微苦辛。以粒大、饱满、色红棕者为佳。生用或炒用，用时捣碎。

【药性】　辛，甘，平。归脾、胃、肺经。

【功效】　消食除胀，降气化痰。

【应用】

**1. 饮食停滞，脘腹胀痛，大便秘结，积滞泻痢**　本品味辛行散，消食化积之中尤善行气消胀。治食积气滞所致的脘腹胀满或疼痛，嗳气吞酸，大便秘结，或积滞泻痢，常与山楂、神曲、陈皮等药同用，如保和丸（《丹溪心法》）；若治食积气滞兼脾虚者，又常配伍白术，以攻补兼施，如大安丸（《丹溪心法》）。

**2. 痰壅气逆，喘咳痰多，胸闷食少**　本品既能消食化积，又能降气化痰。用治痰壅气逆，喘咳痰多，胸闷不舒，食少者，《食医心镜》单用本品为末服；或与白芥子、苏子等同用，如三子养亲汤（《韩氏医通》）。

【用法用量】　煎服，5～12g。生用吐风痰，炒用消食下气化痰。

【使用注意】　本品辛散耗气，故气虚及无食积、痰滞者慎用。

【鉴别用药】　莱菔子、山楂均有良好的消食化积之功，主治食积证。但山楂长于消积化滞，主治肉食积滞；而莱菔子尤善消食行气消胀，主治食积气滞证。

【现代研究】

**1. 化学成分**　莱菔子含莱菔素、芥子碱、脂肪油（油中含大量芥酸、亚油酸、亚麻酸）、$β$-谷甾醇、糖类及多种氨基酸、维生素等。《中国药典》规定本品含芥子碱以芥子碱硫氰酸盐（$C_{16}H_{24}NO_5 \cdot SCN$）计，不得少于 0.40%；饮片同药材。

**2. 药理作用**　莱菔子能增强离体兔回肠节律性收缩和抑制小鼠胃排空，还有祛痰、镇咳、平喘、改善排尿功能及降低胆固醇、防止动脉硬化等作用。

## 鸡内金

Jīnèijīn（《神农本草经》）

本品为雉科动物家鸡 *Gallus gallus domesticus* Brisson 的干燥沙囊内壁。全国各地均产。杀鸡后，取出鸡肫，立即剥下内壁，洗净，干燥。本品气微腥，味微苦。以色黄、完整不破碎者为佳。生用、炒用或醋炙用。

【药性】　甘，平。归脾、胃、小肠、膀胱经。

【功效】　健胃消食，涩精止遗，通淋化石。

【应用】

**1. 食积不消，呕吐泻痢，小儿疳积**　本品消食化积作用较强，并可健运脾胃，故广泛用于米面薯芋乳肉等各种食积证。病情较轻者，单味研末服即有效，如《千金要方》单用本品治消化不良引起反胃吐食；若治食积较重者，常与山楂、麦芽等同用，以增强消食化积之功。用治小儿脾虚疳积，常配伍白术、山药、使君子等药。

**2. 遗精，遗尿**　本品可固精缩尿止遗。如《吉林中草药》即以鸡内金单味炒焦研末，温酒送服治遗精；用治遗尿，常与菟丝子、桑螵蛸、覆盆子等同用，如鸡肶胵散（《太平圣惠方》）。

**3. 石淋涩痛，胆胀胁痛**　本品有化坚消石以及通淋之功。《医林集要》以本品"烧存性"，治小便淋沥，痛不可忍。现代用治砂淋、石淋或胆结石，常与金钱草、虎杖等药同用。

【用法用量】　煎服，3～10g；研末服，每次 1.5～3g。研末服效果优于煎剂。

【使用注意】　脾虚无积滞者慎用。

【现代研究】

**1. 化学成分**　鸡内金含胃激素、角蛋白、微量胃蛋白酶、淀粉酶、多种维生素与微量元素、氨基酸等。

**2. 药理作用**　口服鸡内金粉剂后，胃液分泌量、酸度和消化力均见提高，胃运动功能明显增强，胃排空速率加快。体外实验证明本品能增强胃蛋白酶、胰脂肪酶活性。动物实验证明本品可加强膀胱括约肌收缩能力，减少尿量，提高醒觉。

# 第十七章
# 驱虫药

凡以驱除或杀灭人体内寄生虫为主要功效，常用以治疗虫证的药物，称为驱虫药。

本类药物主入脾、胃、大肠经，部分药物具有一定的毒性，对人体内的寄生虫，特别是肠道寄生虫有杀灭、麻痹或刺激虫体促使其排出体外，而起到驱虫作用，故可用治蛔虫病、蛲虫病、绦虫病、钩虫病、姜片虫病等多种肠道寄生虫病。此类寄生虫病多由湿热内蕴或饮食不洁，食入或感染寄生虫卵所致。症见不思饮食或多食善饥，嗜食异物，绕脐腹痛、时发时止，胃中嘈杂，呕吐清水，肛门瘙痒等；迁延日久，则见面色萎黄，肌肉消瘦，腹部膨大、青筋浮露，周身浮肿等症。部分病人症状较轻，无明显证候，只在检查大便时才被发现。凡此，均当服用驱虫药物，以求根治。对机体其他部位的寄生虫病，如血吸虫病、阴道滴虫病等，部分驱虫药物亦有驱杀作用。某些驱虫药物兼有行气、消积、润肠、止痒等作用，对食积气滞、小儿疳积、便秘、疥癣瘙痒等病证，亦有疗效。

应用驱虫药时，应根据寄生虫的种类及病人体质强弱、证情缓急，选用适宜的驱虫药物，并视病人的不同兼证进行恰当配伍。如大便秘结者，当配伍泻下药物；兼有积滞者，可与消积导滞药物同用；脾胃虚弱者，配伍健脾和胃之品；体质虚弱者，须先补后攻或攻补兼施。使用肠道驱虫药时，多与泻下药同用，以利虫体排出。

驱虫药物对人体正气多有损伤，故要控制剂量，防止用量过大中毒或损伤正气；对素体虚弱、年老体衰及孕妇，更当慎用。驱虫药一般应在空腹时服用，使药物充分作用于虫体而保证疗效。对发热或腹痛剧烈者，不宜急于驱虫，待症状缓解后，再行施用驱虫药物。

现代药理研究证明，驱虫药对寄生虫体有麻痹作用，使其瘫痪以致死亡。部分驱虫药有抗真菌、抗病毒及抗肿瘤等作用。某些驱虫药物还有促进胃肠蠕动、兴奋子宫、减慢心率、扩张血管、降低血压等作用。

## 使君子
Shǐjūnzǐ（《开宝本草》）

本品为使君子科植物使君子 *Quisqualis indica* L. 的干燥成熟果实。主产于四川。9～10 月果皮变紫黑时采收，晒干。本品气微香，味微甜。以个大、仁饱满、色黄白者为佳。去壳，取种仁生用或炒用。

【药性】甘，温。归脾、胃经。

【功效】杀虫，消积。

【应用】

**1. 蛔虫病，蛲虫病，虫积腹痛**　本品味甘气香而不苦，性温又入脾胃经，有良好的杀虫作用，为驱蛔要药，《本草正》称"专杀蛔虫"，尤宜于小儿蛔虫病。轻症单用本品炒香嚼服；重证可与苦楝皮、槟榔等同用。用治蛲虫病，可与百部、槟榔、大黄等同用。

**2. 小儿疳积**　本品甘温，既能驱虫，又能健脾消疳。李时珍称"此物味甘气温，既能杀虫，又益脾胃，所以能敛虚热而止泻痢，为小儿诸病要药"。常与槟榔、神曲、麦芽等配伍，用治小儿疳积，面色萎黄、形瘦腹大、腹痛有虫者，如肥儿丸（《医宗金鉴》）；治疗小儿五疳，心腹膨胀，不进饮食，可与厚朴、陈皮、川芎等同用。

【用法用量】　使君子 9～12g，捣碎入煎剂；使君子仁 6～9g，多入丸散或单用，作 1～2 次分服。小儿每岁 1～1.5 粒，炒香嚼服，1 日总量不超过 20 粒。

【使用注意】　大量服用可致呃逆、眩晕、呕吐、腹泻等反应。若与热茶同服，亦能引起呃逆、腹泻，故服用时忌饮浓茶。

【现代研究】

**1. 化学成分**　本品主要含有机酸类成分：使君子酸，苹果酸，柠檬酸等；脂肪酸类成分：棕榈酸，油酸，亚油酸，硬脂酸，花生酸等；生物碱类成分：葫芦巴碱等。本品还含氨基酸等。《中国药典》规定本品种子含葫芦巴碱（$C_7H_7NO_2$）不得少于 0.20%。

**2. 药理作用**　10% 使君子水浸膏可使蚯蚓麻痹或死亡；使君子仁提取物有较强的麻痹猪蛔虫头部的作用，麻痹前可见刺激现象，其有效成分为使君子氨酸钾；其所含吡啶类及油对人、动物均有明显的驱蛔效果；其粉有驱蛲虫作用。

**3. 不良反应**　使君子有毒成分为使君子酸钾。使君子氨酸可造成实验动物癫痫大发作，其引起的脑损伤与动物年龄、给药剂量有关。本品内服可致胃肠刺激及膈肌痉挛，毒副作用表现为呃逆、头痛、眩晕、恶心、呕吐、出冷汗、四肢发冷，重者可出现抽搐、惊厥、呼吸困难、血压下降等。中毒原因主要是内服生品、误食过量新鲜果实，或用量过大。

苦楝皮

Kǔliànpí（《名医别录》）

本品为楝科植物川楝 *Melia toosendan* Sieb.et Zucc. 或楝 *Melia azedarach* L. 的干燥树皮和根皮。主产于四川、湖北、安徽、江苏、河南。春、秋二季剥取晒干，或除去粗皮，晒干，切丝。本品气微，味苦。以皮厚、无粗皮者为佳。生用。

【药性】　苦，寒；有毒。归肝、脾、胃经。

【功效】　杀虫，疗癣。

【应用】

**1. 蛔虫病，蛲虫病，虫积腹痛**　本品苦寒有毒，有较强的杀虫作用，可治多种肠道寄生虫病，为广谱驱虫中药。治蛔虫病，可单用水煎、煎膏或制成片剂、糖浆服用；亦可与使君子、槟榔、大黄等同用。治蛲虫病，与百部、乌梅同煎，取浓液于晚间做保留灌肠，连用 2～4 天。《湖北药物志》以之与石榴皮同煎服，治钩虫病。

**2. 疥癣瘙痒**　本品能清热燥湿，杀虫止痒。《日华子本草》谓其"治游风热毒，风疹恶疮疥癣"。单用本品研末，用醋或猪脂调涂患处，可治疥疮、头癣、湿疮、湿疹瘙痒。

【用法用量】　煎服，3～6g。外用适量，研末，用猪脂调敷患处。

【使用注意】 本品有毒，不宜过量或持续服用；孕妇、脾胃虚寒及肝肾功能不全者慎用。

【现代研究】

**1. 化学成分** 本品主要含川楝素、苦楝酮、苦楝萜酮内酯、苦楝萜醇内酯、苦楝萜酸甲酯，苦楝子三醇等。《中国药典》规定本品含川楝素（$C_{30}H_{38}O_{11}$）应为 0.010%~0.20%。

**2. 药理作用** 本品煎剂或醇提取物均对猪蛔虫有抑制以至麻痹作用。其川楝素能透过虫体表皮，直接作用于蛔虫肌肉，扰乱其能量代谢，导致收缩性疲劳而痉挛。本品对小鼠蛲虫有麻痹作用，并能抗血吸虫。川楝素对肉毒中毒动物有治疗作用，使兔肠肌肌张力及收缩力增加，抑制大鼠呼吸等。

**3. 不良反应** 本品有毒成分为川楝素和异川楝素。中毒表现：恶心呕吐、剧烈腹痛、腹泻、头晕头痛、视力模糊、全身麻木、心律不齐、血压下降、呼吸困难、神志恍惚、狂躁或萎靡、震颤或惊厥，最后因呼吸和循环衰竭而死亡。中毒原因主要是用量过大，或用法不当，或患者体质原因。

# 槟　榔
Bīngláng（《名医别录》）

本品为棕榈科植物槟榔 *Areca catechu* L. 的干燥成熟种子。我国主产于广东、云南。国外以菲律宾、印度及印度尼西亚产量最多。春末至秋初采收成熟果实，用水煮后，干燥，除去果皮，取出种子，干燥。本品气微，味涩、微苦。以切面大理石花纹明显、无虫蛀者为佳。切薄片，生用、炒黄或炒焦用。

【药性】 苦、辛，温。归胃、大肠经。

【功效】 杀虫，消积，行气，利水，截疟。

【应用】

**1. 绦虫病，蛔虫病，姜片虫病，虫积腹痛** 本品对绦虫、蛔虫、蛲虫、钩虫、姜片虫等肠道寄生虫都有驱杀作用，并以泻下作用驱除虫体为其优点。用治绦虫证疗效最佳，可单用；现代多与南瓜子同用，其杀绦虫疗效更佳。治蛔虫病、蛲虫病，可与使君子、苦楝皮同用。治姜片虫病，可与乌梅、甘草配伍。

**2. 食积气滞，腹胀便秘，泻痢后重** 本品辛散苦泄，入胃肠经，善行胃肠之气，消积导滞，兼能缓泻通便。治疗食积气滞、腹胀便秘，或泻痢后重，常与木香、青皮、大黄等同用，如木香槟榔丸（《儒门事亲》）；若治湿热泻痢，可与木香、黄连、芍药等同用，如芍药汤（《保命集》）。

**3. 水肿，脚气肿痛** 本品既能利水，又能行气，气行则助水运。治疗水肿实证，二便不利，常与商陆、泽泻、木通等同用，如疏凿饮子（《重订严氏济生方》）；用治寒湿脚气肿痛，可与木瓜、吴茱萸、陈皮等配伍，如鸡鸣散（《证治准绳》）。

**4. 疟疾** 本品能截疟，治疗疟疾，常与常山、草果、厚朴等同用，如截疟七宝饮（《伤寒保命集》）。

【用法用量】 煎服，3～10g；驱绦虫、姜片虫 30～60g。生用力佳，炒用力缓；焦槟榔功能消食导滞，用于食积不消，泻痢后重。

【使用注意】 脾虚便溏、气虚下陷者忌用；孕妇慎用。

【现代研究】

**1. 化学成分** 本品含生物碱 0.3%～0.6%，主要为槟榔碱，其余有槟榔次碱、去甲基槟榔碱、去甲基槟榔次碱、槟榔副碱、高槟榔碱等。本品还含脂肪油 14%、鞣质及槟榔红色素等。《中国药典》规定本品含槟榔碱（$C_8H_{13}NO_2$）不得少于0.20%，焦槟榔不得小于0.10%。

**2. 药理作用** 槟榔能引起绦虫虫体弛缓性麻痹，触之则虫体伸长而不易断，故能把全虫驱出。槟榔碱对猪肉绦虫有较强的麻痹作用，能使全虫各部都麻痹，对牛肉绦虫仅能使头节和未成熟节片麻痹。槟榔对蛲虫、蛔虫、钩虫、肝吸虫、血吸虫均有麻痹或驱杀作用；对皮肤真菌、流感病毒、幽门螺杆菌均有抑制作用。槟榔碱有拟胆碱作用，兴奋胆碱受体，促进唾液、汗腺分泌，增加肠蠕动，减慢心率，降低血压，滴眼可使瞳孔缩小。

# 南瓜子
Nánguāzǐ（《现代实用中药学》）

本品为葫芦科植物南瓜 *Cucurbita moschata*（Duch.）poiret 的种子。主产于浙江、江西、河北、山东。夏、秋果实成熟时采收，取种子，晒干。本品气微香，味微甘。以饱满、色黄白者为佳。研粉生用，以新鲜者良。

【**药性**】 甘，平。归胃、大肠经。

【**功效**】 杀虫。

【**应用**】

**绦虫病** 本品甘平，杀虫而不伤正气，用治绦虫病，可单用新鲜南瓜子 30～60g，研烂，加水、冰糖或蜂蜜调匀，空腹顿服；亦可与槟榔同用，则疗效更佳，先用本品研粉，冷开水调服 60～120g，两小时后服槟榔 30～60g 的水煎剂，再过半小时，服玄明粉 15g，促使泻下，以利虫体排出。

此外，南瓜子亦可用治血吸虫病，但须较大剂量（120～200g），长期服用。

【**用法用量**】 研粉，60～120g。冷开水调服。

【**现代研究**】

**1. 化学成分** 本品含有南瓜子氨酸，为驱虫的有效成分；另含脂肪油、蛋白质及维生素A、维生素 $B_1$、维生素 $B_2$、维生素 C，又含胡萝卜素。脂肪油中主要成分为亚麻仁油酸、油酸、硬脂酸等。

**2. 药理作用** 本品对牛肉绦虫或猪肉绦虫的中段和后段节片均有麻痹作用，并与槟榔有协同作用；对血吸虫幼虫有抑制和杀灭作用，使成虫虫体萎缩、生殖器退化、子宫内虫卵减少，但不能杀灭。

# 鹤草芽
Hècǎoyá（《中华医学杂志》）

本品为蔷薇科植物龙芽草（即仙鹤草）*Agrimonia pilosa* Ledeb. 的干燥冬芽。全国各地均产。冬、春季新株萌发前挖取根茎，去老根及棕褐色绒毛，留取幼芽，晒干。本品气微，味微苦。以芽完整者为佳。研粉用。

【**药性**】 苦、涩，凉。归胃、大肠经。

【**功效**】 杀虫。

【**应用**】

**绦虫病** 本品善驱绦虫，对多种绦虫都有驱杀作用，兼能泻下通便，有利于虫体排出，为治绦虫病之专药。单用本品研粉，晨起空腹顿服即效，一般在服药后 5 ～ 6 小时可排出虫体。现代临床有仙鹤草芽浸膏、鹤草酚胶囊及鹤草酚的衍生物等多种制剂，治疗绦虫病。

此外，本品制成栓剂，治疗滴虫性阴道炎，有一定疗效。

【用法用量】 研粉吞服，每次 30 ～ 45g，小儿 0.7 ～ 0.8g/kg。每日 1 次，早起空腹服。

【使用注意】 不宜入煎剂，因有效成分（鹤草酚）几乎不溶于水。

【现代研究】

**1. 化学成分** 本品主要含鹤草酚、仙鹤草内酯、仙鹤草醇、芹黄素、儿茶酚、鞣质等。鹤草酚为间苯三酚类衍生物，是灭绦虫的有效成分。

**2. 药理作用** 鹤草酚主要作用于绦虫头节，对颈节、体节亦有作用，能抑制虫体的糖原分解，对虫体细胞代谢及代谢产物琥珀酸的生成均有显著的抑制作用。鹤草酚有促进动物体内血吸虫转移，虫体萎缩、退化，甚至杀死成虫的作用。本品对蛔虫有持久的兴奋作用，对阴道滴虫、血吸虫、疟原虫、囊虫等，亦有抑杀作用。

# 雷 丸
### Léiwán（《神农本草经》）

本品为白蘑科真菌雷丸 *Omphalia lapidescens* Schroet. 的干燥菌核。主产于四川、云南、贵州。秋季采挖，洗净，晒干，粉碎。本品气微，味微苦，嚼之有颗粒感，微带黏性，久嚼无渣。以个大、质坚、断面色白者为佳。生用。

【药性】 微苦，寒。归胃、大肠经。

【功效】 杀虫，消积。

【应用】

**1. 绦虫病，钩虫病，蛔虫病，虫积腹痛** 本品驱虫面广，对多种肠道寄生虫均有驱杀作用，尤以驱杀绦虫为佳。治疗绦虫病，可单用研末吞服，每次 20g，日服 3 次；治疗钩虫病、蛔虫病，可与槟榔、牵牛子、苦楝皮等同用；治蛲虫病，可与大黄、牵牛子同用；治脑囊虫病，可配伍半夏、茯苓等药。

**2. 小儿疳积** 本品具杀虫消积之功，主入阳明胃经以开滞消疳。治疗小儿疳积，可与使君子、鹤虱、榧子肉、槟榔各等份，为末，乳食前温米饮调下；亦可配伍使君子、苍术等药。

【用法用量】 15 ～ 21g，不宜入煎剂，一般研粉服，1 次 5 ～ 7g，饭后用温开水调服，1 日 3 次，连服 3 天。

【使用注意】 因本品主要成分为一种蛋白水解酶（雷丸素），加热 60℃ 左右即易于破坏而失效，故不宜入煎剂，宜入丸散服。

【现代研究】

**1. 化学成分** 本品主要含蛋白酶：雷丸素，雷丸蛋白酶等；还含麦角甾醇、多糖等。《中国药典》规定本品含雷丸素以牛血清白蛋白计，不得少于 0.60%。

**2. 药理作用** 本品驱除绦虫是通过该蛋白酶的作用，使虫体蛋白质分解破坏，虫头不再附于肠壁而排出；50% 雷丸乙醇提取物对猪蛔虫、蚯蚓及水蛭有杀灭作用；在 5% 雷丸煎剂培养液中，经 5 分钟可使大部分阴道毛滴虫虫体颗粒变形；雷丸多糖 S-4002 有抗炎及提高动物免疫功能的作用；雷丸素对小鼠肉瘤 $S_{180}$ 有一定的抑制作用。

# 鹤 虱

Hèshī（《新修本草》）

本品为菊科植物天名精 *Carpesium abrotanoides* L. 或伞形科植物野胡萝卜 *Daucus carota* L. 的干燥成熟果实。前者主产于河南、山西、陕西、甘肃、贵州，称北鹤虱，为本草书籍所记载的正品；后者主产于江苏、浙江、安徽，称南鹤虱。北鹤虱气特异，味微苦；南鹤虱搓碎时有特异香气，味微辛、苦。均以粒均匀、饱满者为佳。秋季果实成熟时采收，晒干，除去杂质。生用或炒用。

【药性】 苦、辛，平；有小毒。归脾、胃经。

【功效】 杀虫，消积。

【应用】

**1. 蛔虫病，蛲虫病，绦虫病，虫积腹痛** 本品苦降辛行，有杀虫消积之功，可用于多种肠道寄生虫病，对蛔虫、蛲虫、钩虫及绦虫等引发的虫积腹痛均可使用。《新修本草》单用本品作散剂服，杀蛔虫、蛲虫；《千金要方》单用本品十两，捣筛为蜜丸，梧桐子大，以蜜汤空腹吞四十丸，日增至五十丸，治蛔虫腹痛；治疗虫痛发作有时，口吐清水，可与川楝子、槟榔等同用；治肠胃诸虫，《医方集解》）以之与苦楝根皮、槟榔、使君子等为末，酒煮面糊为丸；用治蛲虫病，可与鹤虱、百部、苦楝皮配伍，制成栓剂，每晚塞入肛门一粒。

**2. 小儿疳积** 本品驱虫面广，并能消疳。治湿热蕴结之蛔疳，可与使君子、槟榔、木香等同用；治虫积所致四肢羸困、面色青黄、饮食虽进而骨瘦如柴等，可与槟榔、苦楝皮等同用。

【用法用量】 煎服，3～9g。

【使用注意】 孕妇慎用。

【现代研究】

**1. 化学成分** 天名精果实中含缬草酸、正己酸、油酸、豆甾醇等；挥发油中含天名精内酯、天名精酮、天名精素等。野胡萝卜果实挥发油中含细辛醚、$\beta$- 没药烯、巴豆酸等。

**2. 药理作用** 两种鹤虱均有驱蛔作用，南鹤虱强于北鹤虱。1% 天名精子酊 5 滴加入生理盐水 25ml 中，保温 37℃，放入犬绦虫，结果 1～2 分钟即死亡。天名精内酯能使小鼠在短暂兴奋后即转入抑制，四肢肌肉松弛，并呈麻醉状态。野胡萝卜种子的乙醇和水提取物对雌性大鼠有抗生育作用；种子的挥发油对小鼠有抗着床、抗早孕、中期引产和晚期引产等多种作用。

**3. 不良反应** 北鹤虱中毒症状有恶心呕吐，食欲不振，头晕，头痛，四肢软弱无力，不能行走，说话困难，严重时能引起阵发性痉挛、抽搐。南鹤虱的毒性小，服药后数小时或第 2 天有轻微头晕、恶心、耳鸣、腹痛等，大多可自行消失。中毒原因主要是用药过量，或配伍不当。

# 榧 子

Fěizǐ（《名医别录》）

本品为红豆杉科植物榧 *Torreya grandis* Fort. 的干燥成熟种子。主产于浙江、福建。秋季种子成熟时采收，除去肉质假种皮，洗净，晒干，去壳取仁。本品气微，味微甜而涩。以完整、饱满、种仁色黄白者为佳。生用。

【药性】 甘，平。归肺、胃、大肠经。

【功效】 杀虫消积，润肺止咳，润燥通便。

**【应用】**

**1. 钩虫病，蛔虫病，绦虫病，虫积腹痛**　本品功能杀虫消积、润肠通便，且甘平而不伤胃，对蛔虫、钩虫、绦虫、姜片虫等多种肠道寄生虫引起的虫积腹痛均可使用。如治蛔虫病，常与使君子、苦楝皮同用；治钩虫病，单用或与槟榔、贯众同用；治绦虫病，与槟榔、南瓜子同用。

**2. 小儿疳积**　本品既能驱虫，又能消疳积。治疗小儿疳积，面色萎黄、形瘦腹大、腹痛有虫者，可与使君子、槟榔、木香等同用。

**3. 肺燥咳嗽**　本品甘润入肺，能润肺燥、止咳嗽，但力弱，以轻症为宜，也可与川贝母、瓜蒌仁、北沙参等药同用。

**4. 肠燥便秘**　本品甘润平和，入大肠经，有润肠通便之效。《本草衍义》单用炒熟嚼服，治痔疮便秘；亦可与火麻仁、郁李仁、瓜蒌仁等同用，治肠燥便秘。

**【用法用量】**　煎服，9～15g。

**【使用注意】**　大便溏薄者不宜用。

**【现代研究】**

**1. 化学成分**　本品种子含54.3%的脂肪油，其不饱和脂肪酸含量高达74.88%，油中主要成分为亚油酸、硬脂酸、油酸。本品并含麦朊、甾醇、草酸、葡萄糖、多糖、挥发油、鞣质等。

**2. 药理作用**　榧子有驱除猫绦虫的有效成分；浸膏体外对猪蛔虫、蚯蚓、蚂蟥有毒性作用；5%煎剂2小时可杀死血吸虫尾蚴；榧实油有驱钩虫作用；日本产榧子所含生物碱可使子宫收缩，民间用于堕胎。

# 芜 荑

Wúyí（《神农本草经》）

本品为榆科植物大果榆 *Ulmus macrocarpa* Hance 果实的加工品。主产于河北、山西。夏季果实成熟时采集，晒干，搓去膜翅，取出种子浸于水中，待发酵后，加入榆树皮面、红土、菊花末，用温开水调成糊状，摊于平板上，切成小方块，晒干入药。本品气特臭，味微酸涩。以块完整、具特异臭气者为佳。

**【药性】**　辛、苦，温。归脾、胃经。

**【功效】**　杀虫，消积。

**【应用】**

**1. 虫积腹痛**　本品辛行苦降，具杀虫消积之功。用治蛔虫、蛲虫、绦虫病之面黄、腹痛，《千金要方》单用本品和面粉炒成黄色，为末，米饮送服；亦可与槟榔、木香研末，石榴根煎汤送服。

**2. 小儿疳积**　本品既能杀虫止痛，又能消积疗疳。治疗小儿疳积，腹痛有虫，消瘦泄泻者，可与使君子、夜明砂、党参等同用。

此外，本品研末，用醋或蜜调涂患处，用治疥癣瘙痒、皮肤恶疮。

**【用法用量】**　煎服，4.5～6g。外用适量，研末调敷。

**【使用注意】**　脾胃虚弱者慎用。

**【现代研究】**

**1. 化学成分**　本品含鞣质、糖类等。

**2. 药理作用**　芜荑醇提取物在体外对猪蛔虫、蚯蚓、蚂蟥皆有显著杀灭效力；芜荑浸液对堇色毛癣菌、奥杜益氏小芽孢癣菌等12种皮肤真菌有不同程度的抑制作用；本品具有抗疟作用。

凡以制止体内外出血为主要功效，常用以治疗各种出血病证的药物，称为止血药。

止血药入血分，因心主血、肝藏血、脾统血，故本类药物以归心、肝、脾经为主，尤以归心、肝二经者为多。止血药均具有止血作用，因其药性有寒、温、散、敛之异，故本章药物的功效分别有凉血止血、温经止血、化瘀止血、收敛止血之别。根据止血药的药性和功效不同，本章药物也相应地分为凉血止血药、温经止血药、化瘀止血药和收敛止血药四类。

止血药主要用治咳血、衄血、吐血、便血、尿血、崩漏、紫癜以及外伤出血等体内外各种出血病证。

由于出血之证，其病因不同，病情有异，部位有别，因此在使用止血药时，应根据出血证的病因病机和出血部位的不同，选择相应的止血药，并做必要的配伍，使药证相符，标本兼顾。如血热妄行之出血者，宜选用凉血止血药，并配伍清热泻火、清热凉血药；阴虚火旺、阴虚阳亢之出血者，宜配伍滋阴降火、滋阴潜阳之药；瘀血内阻，血不循经之出血者，宜选用化瘀止血药；虚寒性出血，宜选用温经止血药或收敛止血药，并配伍益气健脾、温阳药。根据前贤"下血必升举，吐衄必降气"之论，对于便血、崩漏等下部出血病证，应适当配伍升举之品；而对于衄血、吐血等上部出血病证，可适当配伍降气之品。

"止血不留瘀"是运用止血药必须始终注意的问题。而凉血止血药和收敛止血药，易凉遏恋邪，有止血留瘀之弊，故出血兼有瘀滞者不宜单独使用。若出血过多，气随血脱者，则当急投大补元气之药，以挽救气脱危候。

根据前人的用药经验，止血药多炒炭用。一般而言，炒炭后其味变苦、涩，可增强止血之效，但并非所有的止血药均宜炒炭用，有些止血药炒炭后，止血作用反而降低，故仍以生品或鲜用为佳。因此，止血药是否炒炭用，应视具体药物而定，不可一概而论，总以提高止血的疗效为原则。

现代药理研究表明，止血药的止血作用机制广泛：能促进凝血因子生成，增加凝血因子浓度和活力，抑制抗凝血酶活性；增加血小板数目，增强血小板的功能；收缩局部血管或改善血管功能，增强毛细血管抵抗力，降低血管通透性；促进纤维蛋白原或纤维蛋白的生成，抑制纤溶；通过物理因素促进止血等。其中，促进血液凝固和抑制纤溶是其主要机制。部分药物尚有抗炎、抗病原微生物、镇痛、调节心血管功能等作用。

# 第一节　凉血止血药

本类药物性属寒凉，味多甘苦，入血分，能止血兼清血热，适用于血热妄行所致的各种出血证。

本类药物以止血为主要功效，虽有凉血之功，但清热作用并不强，故在治疗血热出血病证时，常需与清热凉血药同用。若治血热夹瘀之出血，当配化瘀止血药，或配伍少量的活血化瘀药。

本类药物均为寒凉之品，原则上不宜用于虚寒性出血。又因其寒凉易于凉遏留瘀，故不宜过量久服。

## 小 蓟
### Xiǎojì 《名医别录》

本品为菊科植物刺儿菜 *Cirsium setosum*（Willd.）MB. 的干燥地上部分。全国大部分地区均产。夏、秋二季花开时采割。除去杂质，晒干。切段。本品气微，味微苦。以叶多，色绿者为佳。生用或炒炭用。

【药性】 甘、苦，凉。归心、肝经。

【功效】 凉血止血，散瘀解毒消痈。

【应用】

**1. 血热吐血、衄血、尿血、血淋、便血、崩漏，外伤出血** 本品性凉，善清血分之热而凉血止血，凡血热妄行之吐血、衄血、便血、尿血、崩漏，皆可选用。如《卫生易简方》单用本品捣汁服，治九窍出血；《食疗本草》以本品捣烂外涂，治金疮出血；临证治疗多种出血证，常与大蓟、侧柏叶、白茅根等同用，如十灰散（《十药神书》）。因本品兼能利尿通淋，入心经而清心火，故尤善治尿血、血淋，可单味应用，也可配伍生地黄、栀子、淡竹叶等，如小蓟饮子（《济生方》）。

**2. 痈肿疮毒** 本品性味苦凉，能清热解毒、散瘀消肿，用治热毒疮疡初起肿痛之证。可单用鲜品捣烂敷患处，也可与蒲公英、紫花地丁等同用。

【用法用量】 煎服，5～12g；鲜品加倍。外用适量，捣敷患处。

【现代研究】

**1. 化学成分** 本品主要含蒙花苷、原儿茶酸、绿原酸、咖啡酸、芹菜素及蒲公英甾醇等。《中国药典》中规定本品含蒙花苷（$C_{28}H_{32}O_{14}$）不得少于 0.70%。

**2. 药理作用** 本品不同提取物灌胃给药，均对小鼠有凝血和止血作用。其水煎剂体外对白喉杆菌、肺炎球菌、金黄色葡萄球菌等均有不同程度的抑制作用。本品还有降脂、利胆、利尿作用。

## 大 蓟
### Dàjì 《名医别录》

本品为菊科植物蓟 *Cirsium japonicum* Fisch.ex DC. 的干燥地上部分。全国大部分地区均产。夏、秋二季花开时采割地上部分，除去杂质，晒干。切段。气微，味淡。以色绿，叶多者为佳。生用或炒炭用。

【药性】 甘、苦，凉。归心、肝经。

【功效】 凉血止血，散瘀解毒消痈。

【应用】

**1. 血热吐血、衄血、尿血、血淋、便血、崩漏，外伤出血**　本品性凉，入血分能凉血止血，主治血热妄行之多种出血证。因其性凉降，故尤多用于吐血、咳血、衄血之上部出血及妇女肝经血热之崩漏下血。如《不居集》治九窍出血，《普济方》治内伤出血，皆用鲜大蓟根或叶捣汁内服；治血热出血，常与小蓟相须为用，如十灰散（《十药神书》）；若治外伤出血，可用本品研末外敷。

**2. 痈肿疮毒**　本品性味苦凉，既能凉血解毒，又能散瘀消肿。治疗痈肿疮毒，可单用鲜品捣烂外敷；亦可配伍其他清热解毒药。

【用法用量】　煎服，9 ~ 15g，鲜品可用 30 ~ 60g；外用适量，捣敷患处。大蓟炭性味苦、涩、凉，作用偏于凉血止血，主治衄血、吐血、尿血、便血、崩漏、外伤出血。

【鉴别用药】　大、小二蓟，首载于《名医别录》，二者性味相同，均能凉血止血、散瘀、解毒消痈，广泛用治血热出血诸证及热毒疮疡。然大蓟凉血止血、散瘀消痈力强，多用于吐血、咳血及崩漏下血；小蓟兼能利尿通淋，故以治血尿、血淋为佳，其散瘀、解毒消肿之力略逊于大蓟。

【现代研究】

**1. 化学成分**　本品主要含柳穿鱼叶苷、蒙花苷、蒲公英甾醇乙酸、豆甾醇酯和丁香烯等。《中国药典》规定本品含柳穿鱼叶苷（$C_{28}H_{34}O_{15}$）不得少于 0.20%。

**2. 药理作用**　本品具有止血、抗菌等作用。大蓟水煎剂能显著缩短凝血时间，大蓟全草汁能使凝血时间和凝血酶原时间缩短。其酒精浸剂对人型结核杆菌、金黄色葡萄球菌等有抑制作用，水提物对单纯疱疹病毒有明显的抑制作用。本品还有降血压、抗肿瘤作用。

## 地　榆
Dìyú（《神农本草经》）

本品为蔷薇科植物地榆 *Sanguisorba officinalis* L. 或长叶地榆 *Sanguisorba. officinalis* L.var. *longifolia*（Bert.）Yü et Li 的干燥根。前者产于黑龙江、吉林、辽宁、内蒙古、山西。后者习称"绵地榆"，主产于安徽、江苏、浙江、江西。春季将发芽时或秋季植株枯萎后采挖，除去须根，洗净，切片，干燥。本品气微，味微苦涩。前者以切面粉红色者为佳，后者以皮部有绵状纤维，切面黄棕色者为佳。生用或炒炭用。

【药性】　苦、酸、涩，微寒。归肝、大肠经。

【功效】　凉血止血，解毒敛疮。

【应用】

**1. 血热便血，痔血，血痢，崩漏**　本品性味苦寒，善泄血中之热而凉血止血；味兼酸涩，又能收敛止血，可用治多种血热出血之证。又因其性沉降，故尤宜于下焦血热之便血、痔血、血痢及崩漏。用治血热便血，常配伍生地黄、黄芩、槐花等；用治痔疮出血，血色鲜红者，常与槐角、防风、黄芩等配伍，如槐角丸（《和剂局方》）。本品苦寒兼酸涩，功能清热解毒，凉血涩肠而止痢，亦常用治血痢，可与马齿苋、仙鹤草、当归等配伍；治疗崩漏下血，可与茜草、苎麻根、黄芩等药配伍。

**2. 水火烫伤，痈肿疮毒，湿疹**　本品苦寒能泻火解毒，味酸涩能敛疮，为治烧烫伤之要药，可单味研末麻油调敷，或与紫草、冰片同用。对于热毒疮痈，既可内服，亦可外敷，以鲜品为佳；用治湿疹及皮肤溃烂，可以本品浓煎外洗，亦可与土茯苓、白鲜皮等同用。

【用法用量】 煎服，9～15g。外用适量，研末涂敷患处。止血多炒炭用，解毒敛疮多生用。

【使用注意】 本品性寒酸涩，凡虚寒性出血或有瘀者慎用。对于大面积烧烫伤病人，不宜使用地榆制剂外涂，以防其所含鞣质被大量吸收而引起中毒性肝炎。

【现代研究】

**1. 化学成分** 本品主要含鞣质：地榆素 H-1 ～ H-11，1,2,6- 三没食子酰 -β-D- 葡萄糖等；黄烷 -3- 醇衍生物：右旋儿茶素等；三萜皂苷类成分：地榆糖苷，地榆皂苷 A ～ E 等。《中国药典》规定本品含鞣质不得少于 8.0%，没食子酸（$C_7H_6O_5$）不得少于 1.0%；地榆炭含鞣质不得少于 2.0%，没食子酸地榆炭不得少于 0.6%。

**2. 药理作用** 本品有止血、抗烫伤、抗菌、抗炎、促进造血等作用。地榆煎剂可明显缩短出血和凝血时间，生地榆止血作用明显优于地榆炭；炒地榆粉外用，对兔及狗的Ⅱ度、Ⅲ度实验性烫伤面有显著收敛作用，能减少渗出，降低感染及死亡率。地榆水煎剂对伤寒杆菌、霍乱弧菌及人型结核杆菌均有不同程度的抑制作用。本品还有抗肿瘤、免疫调节、抗氧化、抗过敏等作用。

# 槐 花
Huáihuā（《日华子本草》）

本品为豆科植物槐 *Sophora japonica* L. 的干燥花及花蕾。全国大部分地区均产。夏季花开放或花蕾形成时采收，及时干燥，除去枝、梗及杂质。前者称为"槐花"，后者习称"槐米"。本品气微，味微苦。槐花以花整齐不碎、色黄者为佳；槐米以花蕾多、色黄绿者为佳。生用、炒黄或炒炭用。

【药性】 苦，微寒。归肝、大肠经。

【功效】 凉血止血，清肝泻火。

【应用】

**1. 血热便血，痔血，血痢，崩漏，吐血，衄血** 本品性属寒凉，功能凉血止血，可用治血热妄行所致的各种出血之证。因其苦降下行，善清泄大肠火热，故对大肠火盛之便血、痔血、血痢最为适宜。用治新久痔血，常配伍黄连、地榆等，如榆槐脏连丸（《成方便读》）；用治血热便血，常与荆芥穗、侧柏叶、枳壳等配伍，如槐花散（《普济本事方》）。

**2. 肝热目赤，头痛眩晕** 本品味苦性寒，长于清泻肝火，治疗肝火上炎之目赤肿痛、头痛眩晕，可单用本品煎汤代茶饮，或配伍夏枯草、决明子、菊花等药。

【用法用量】 煎服，5～10g。外用适量。止血多炒炭用，清热泻火宜生用。

【使用注意】 脾胃虚寒及阴虚发热而无实火者慎用。

【鉴别用药】 地榆、槐花均能凉血止血，用治血热妄行之出血诸证，因其性下行，故以治下部出血证为宜。然地榆凉血之中兼能收涩，凡下部之血热出血，诸如便血、痔血、崩漏、血痢等皆宜；槐花无收涩之性，其止血功在大肠，故以治便血、痔血为佳。

【现代研究】

**1. 化学成分** 本品主要含黄酮类成分：槲皮素、芦丁、异鼠李素等；三萜皂苷类成分：赤豆皂苷Ⅰ～Ⅴ，大豆皂苷Ⅰ、Ⅲ，槐花皂苷Ⅰ、Ⅱ、Ⅲ等。《中国药典》规定，本品含总黄酮以芦丁（$C_{27}H_{30}O_{16}$）计，槐花不得少于 8.0%，槐米不得少于 20.0%；含槐花芦丁不得少于 6.0%，槐米不得少于 15.0%。

**2. 药理作用** 本品具有止血、抗炎、抗菌等作用。槐花含有红细胞凝集素，对红细胞有凝集作用，能缩短凝血时间，其所含芦丁能增加毛细血管稳定性，降低其通透性和脆性，预防出血。制炭后促进凝血作用更强。槐花煎液能降低心肌收缩力、减慢心率。槐花中的云香苷及槲皮素对组胺、蛋清、5-羟色胺、甲醛等引起的大鼠脚肿胀，以及透明质酸酶引起的足踝部浮肿有抑制作用。槲皮素能抑制病毒复制。本品还有降血糖、抗氧化等作用。

附药：槐角

本品为豆科植物槐 *Sophora japonica* L. 的干燥成熟果实，原名槐实。性味苦寒，归肝、大肠经。功能清热泻火，凉血止血。适用于肠热便血，痔疮肿痛出血，肝热头痛眩晕，目赤肿痛。煎服，6～9g。孕妇慎用。

# 侧柏叶
Cèbǎiyè（《名医别录》）

本品为柏科植物侧柏 *Platycladus orientalis*（L.）Franco 的干燥枝梢及叶。全国大部分地区均产。多在夏、秋二季采收，阴干。本品气清香，味微苦涩、微辛。以枝嫩、色深绿者为佳。生用或炒炭用。

【药性】 苦、涩，寒。归肺、肝、脾经。

【功效】 凉血止血，化痰止咳，生发乌发。

【应用】

**1. 吐血，衄血，咳血，便血，崩漏下血** 本品苦寒，善清血热，又味涩而兼能收敛止血，为治各种出血证之要药，尤以血热者为宜。治血热妄行之吐血、衄血，常与荷叶、地黄、艾叶同用，均取鲜品捣汁服之，如四生丸（《妇人良方》）；治尿血、血淋，常配伍蒲黄、小蓟、白茅根；治肠风下血、痔血或血痢，可配伍槐花、地榆；若中焦虚寒性吐血，可配伍干姜、艾叶等，如柏叶汤（《金匮要略》）。

**2. 肺热咳嗽，咯痰黄稠** 本品苦能降泄，寒能清热，长于清肺热，化痰止咳。适用于肺热咳喘，痰稠难咯者，可单味应用，或配伍浙贝母、瓜蒌、黄芩等药。

**3. 血热脱发，须发早白** 本品寒凉入血而祛风，有生发乌发之效，《日华子本草》谓其"黑润鬓发"，适用于血热脱发、须发早白。如《孙真人食忌》以本品为末，和麻油涂之，治头发不生；配伍生地黄、制首乌、黄精等药，可用治须落发焦，枯燥不荣。

【用法用量】 煎服，6～12g。外用适量。止血多炒炭用，化痰止咳宜生用。

【现代研究】

**1. 化学成分** 本品主要含黄酮类成分：槲皮苷、槲皮素、山奈酚等；挥发油：柏木脑、乙酸松油脂；还含鞣质等。《中国药典》规定本品含槲皮苷（$C_{21}H_{20}O_{11}$）不得少于 0.10%。

**2. 药理作用** 本品有止血、抗炎作用。侧柏叶煎剂能明显缩短小鼠出血时间及凝血时间，其止血有效成分为槲皮苷和鞣质。侧柏总黄酮 25mg/kg 能抑制大鼠足肿胀，并能抑制大鼠炎症足组织 NOEY PGE$_2$ 的生物合成。此外，本品还有抑菌、祛痰、平喘等作用。

## 白茅根
Báimáogēn (《神农本草经》)

本品为禾本科植物白茅 *Imperata cylindrica* Beauv.var.*major*（Nees）C.E.Hubb. 的干燥根茎。全国大部分地区均产。春、秋二季采挖，洗净，晒干，除去须根和膜质叶鞘，捆成小把。切段。本品气微，味微甜。以色白、味甜者为佳。生用或炒炭用。

【药性】　甘，寒。归肺、胃、膀胱经。

【功效】　凉血止血，清热利尿。

【应用】

**1. 血热咳血，吐血，衄血，尿血**　本品甘寒入血分，能清血分之热而凉血止血，可用治多种血热出血之证，可单用，或配伍其他凉血止血药。如《妇人良方》治鼻衄出血，《千金翼方》治吐血不止，皆以茅根煎汁或鲜品捣汁服用。若治咳血，《医学衷中参西录》以之与藕同用，均取鲜品煮汁服。又因其性寒降，入膀胱经，能清热利尿，导热下行，故对下焦血热之尿血、血淋之证尤为适宜。如治小便出血，可单用本品煎服；或配伍小蓟、黄芩、血余炭等药。

**2. 热病烦渴，肺热咳嗽，胃热呕吐**　本品甘寒，善清肺胃之热，降泄火逆，既能清胃热而止呕，又能清肺热而止咳。治疗热病烦渴，可与芦根、天花粉等药配伍；用治胃热呕吐，常与麦冬、竹茹、半夏等同用；用治肺热咳喘，常与桑白皮、地骨皮等同用。

**3. 湿热黄疸，水肿尿少，热淋涩痛**　本品能清热利尿以除湿退黄、消退水肿、通淋。治湿热黄疸，常与茵陈、栀子等同用；治热淋，水肿，小便不利，可单用本品煎服，也可与其他清热利尿药同用。

【用法用量】　煎服，9～30g。鲜品加倍。止血多炒炭用，清热利尿宜生用。

【鉴别用药】　白茅根、芦根均能清肺胃热而利尿，治疗肺热咳嗽、胃热呕吐和热淋涩痛，且常相须为用。然白茅根偏入血分，以凉血止血见长；而芦根偏入气分，以清热生津为优。

【现代研究】

**1. 化学成分**　本品主要含白茅素、芦竹素、印白茅素及白头翁素等，还含有机酸、甾醇及糖类。

**2. 药理作用**　本品具有止血、利尿、抗炎等作用。其水煎剂能显著缩短出血和凝血时间；增加负荷小鼠的尿量；且能抑制醋酸所致的小鼠毛细血管通透性的增高，提高小鼠吞噬细胞的吞噬率和吞噬指数。本品还有降血糖、降血压、抗肿瘤等作用。

## 苎麻根
Zhùmágēn (《名医别录》)

本品为荨麻科植物苎麻 *Boehmeria nivea*（L.）Gaud. 的干燥根和根茎。我国中部、南部、西南均有产，主产于江苏、山东、山西。冬、春季采挖，洗净，晒干。切段。本品气微，味淡。以切面灰棕色，条匀、坚实者为佳。生用。

【药性】　甘，寒。归心、肝经。

【功效】　凉血止血，安胎，清热解毒。

【应用】

**1. 血热出血**　本品性寒而入血分，能清血分之热而凉血止血，宜于血热出血所致的咳血、吐血、衄血、崩漏、紫癜等以及外伤出血。可单用本品，或配伍其他止血药。

**2.热盛胎动不安，胎漏下血** 本品既能止血，又能清热安胎，为安胎之要药。凡胎热不安、胎漏下血，皆可使用。如妊娠胎动下血腹痛，《梅师方》以单味苎麻根煎汤服用；治劳损动胎，腹痛下血，可配伍地黄、阿胶、当归等药。

**3.痈肿疮毒** 本品性寒，能清热解毒，可用治热毒痈肿，多以外用为主，常以鲜品捣敷患处。如治痈疽发背，乳痈初起微赤，《梅师方》单用苎麻根捣烂外敷；治丹毒，《肘后方》单用本品煮浓汁外洗。

【**用法用量**】 煎服，10～30g。外用适量，煎汤外洗，或鲜品捣敷。

【**现代研究**】

**1.化学成分** 本品主要含绿原酸、咖啡酸、奎宁酸及黄酮、生物碱、氨基酸、多糖等。

**2.药理作用** 本品有止血、抗菌等作用。苎麻根有机酸盐能缩短小鼠断尾后止血时间，使出血部位血小板数增加。苎麻根黄酮苷体外能使兔和小白鼠的怀孕子宫肌收缩力明显减弱，频率减慢，张力减弱。

## 羊 蹄
### Yángtí（《神农本草经》）

本品为蓼科植物羊蹄 *Rumex japonicus* Houtt. 或尼泊尔酸模 *Rumex nepalensis* Spreng 的干燥根。主产于河北。8～9月采挖，洗净，晒干。切片。前者气特殊，味微苦涩；后者气微，味苦涩。以切面色棕黄、味苦者为佳。生用。

【**药性**】 苦、涩，寒。归心、肝、大肠经。

【**功效**】 凉血止血，解毒杀虫，泻下通便。

【**应用**】

**1.血热出血** 本品味苦涩而性寒，既能凉血止血，又能收敛止血，对于血热所致的咳血、吐血、衄血及紫癜等出血证，可用单味内服，也可配伍其他止血药物。如《本草汇言》治热郁吐血，以本品与麦冬煎汤饮；《永类钤方》治大便下血，用本品与连皮老姜配伍；《江西民间草药》治内痔出血，以本品与猪肉同煮，去药渣饮汤。

**2.疥癣，疮疡，烧烫伤** 本品苦寒清泄，既能清热解毒疗疮，又能杀虫止痒，为治癣、疥之良药。用治疥疮，多以鲜品捣敷患处；用治皮癣，《医宗金鉴》以之与枯矾同用，共研末，醋调敷；治烧烫伤，可用鲜品捣敷，或研末油调外涂。

**3.热结便秘** 本品苦寒，能泻热通便，功似大黄，作用缓和，素有"土大黄"之称。用治热结便秘，可单味煎服，也可与芒硝同用。

【**用法用量**】 煎服，10～15g；鲜品30～50g，也可绞汁去渣服用；外用适量。

【**现代研究**】

**1.化学成分** 本品主要含有大黄素、大黄素甲醚、大黄酚（大黄根酸）、酸模素（尼泊尔羊蹄素）、β-谷甾醇及草酸钙、脂肪酸、缩合鞣质等化学成分。

**2.药理作用** 本品具有止血、抗菌等作用。羊蹄根水煎剂在体外对金黄色葡萄球菌、炭疽杆菌、乙型溶血性链球菌和白喉杆菌有不同程度抑制作用。羊蹄能抑制血小板抗体作用，促进血小板再生。另外，本品还有抗肿瘤、抗氧化等作用。

附药：土大黄

本品为蓼科植物巴天酸模 *Rumex patientia* L. 或皱叶酸模 *Rumex crispus* L. 的干燥根。性味苦、辛，凉；归心、肺经。功能凉血止血，杀虫，通便。适用于衄血，咳血，便血，崩漏，疥癣瘙痒，大便秘结。煎服，9～15g。

# 第二节　化瘀止血药

本类药物既能止血，又能化瘀，有止血而不留瘀的特点，主治瘀血内阻，血不循经之出血病证。若随证配伍，也可用于其他各种出血证。此外，部分药物尚能消肿、止痛，还可用治跌打损伤、心腹瘀阻疼痛、经闭等病证。

本类药物具行散之性，对于出血而无瘀者及孕妇宜慎用。

## 三　七
### Sānqī（《本草纲目》）

本品为五加科植物三七 *Panax notoginseng*（Burk.）F.H.Chen 的干燥根和根茎。主产于云南、广西。秋季花开前采挖，洗净，分开主根、支根及根茎，干燥。支根习称"筋条"，根茎习称"剪口"。本品气微，味淡。以个大、体重、质坚实、断面灰绿色者为佳。切片，或捣碎，或碾细粉用。

【药性】　甘、微苦，温。归肝、胃经。

【功效】　散瘀止血，消肿定痛。

【应用】

**1. 咳血，吐血，衄血，便血，尿血，崩漏，外伤出血**　本品味甘微苦性温，主入肝经血分，功善止血，又能祛瘀，有止血不留瘀、化瘀不伤正的特点，对人体内外各种出血，无论有无瘀滞均可应用，尤以有瘀滞者为宜，单味内服外用均有良效。如《濒湖集简方》治吐血、衄血、崩漏，单用本品，米汤调服;《医学衷中参西录》治咳血、吐血、衄血、尿血、便血，与花蕊石、血余炭合用；治外伤出血，可单用本品研末外掺，或与龙骨、血竭、象皮等同用。

**2. 血滞胸腹刺痛，跌仆肿痛**　本品活血消肿，止痛力强，为治瘀血诸证之佳品，尤为伤科要药。凡跌打损伤，或筋骨折伤，瘀血肿痛，本品皆为首选药物。可单味应用，以三七为末，黄酒或白开水送服；若皮破者，亦可用三七粉外敷。治疗血滞胸腹刺痛，配伍延胡索、川芎、郁金等活血行气药，则活血定痛之功更著。此外，用治痈疽肿痛亦有良效，如《本草纲目》治无名痈肿，疼痛不已，以本品研末，米醋调涂；治痈疽溃烂，常与乳香、没药、儿茶等同用。

此外，本品尚有补虚强壮之功，民间用治虚损劳伤，常与鸡肉、猪肉等炖服。

【用法用量】　煎服，3～9g；研末吞服，1次1～3g。外用适量。

【使用注意】　孕妇慎用。阴虚血热之出血不宜单用。

【现代研究】

**1. 化学成分**　本品主要含四环三萜类成分：人参皂苷 $Rb_1$、$Rd$、$Re$、$Rg_1$、$Rg_2$、$Rh_1$，三七皂苷 $R_1$、$R_2$、$R_3$、$R_4$、$R_6$、$R_7$，七叶胆苷，三七皂苷 A、B、C、D、E、G、H、I、J 等。本品还含有三七素、槲皮素及多糖等。《中国药典》规定本品含人参皂苷 $Rg_1$（$C_{42}H_{72}O_{14}$）、人参皂苷

$Rb_1$（$C_{54}H_{92}O_{23}$）及三七皂苷 $R_1$（$C_{47}H_{80}O_{18}$）的总量不得少于 5.0%。

**2.药理作用** 本品能缩短出血和凝血时间，具有抗血小板聚集及溶栓作用；促进多功能造血干细胞的增殖，具有造血作用；降低血压，减慢心率，对各种药物诱发的心律失常均有保护作用；降低心肌耗氧量和氧利用率，扩张脑血管，增强脑血管流量；提高体液免疫功能。此外，本品还具有镇痛、抗炎、改善学习记忆、抗疲劳、抗衰老、抗肿瘤、调节血脂等作用。

### 附药：菊叶三七、景天三七

**1.菊叶三七** 本品为菊科植物菊三七 *Gynura segetum*（Lour.）Merr. 的根或全草，民间习称土三七。性味甘、微苦，平；归肝、胃经。功能散瘀止血，解毒消肿。适用于吐血，衄血，外伤出血，跌打伤痛，痈肿疮疡，蛇虫咬伤。煎服 3～10g。外用适量。

**2.景天三七** 本品为景天科植物景天三七 *Sedum aizoon* L. 的根或全草。性味甘、微酸，平；归心、肝经。功能散瘀止血，养血安神，解毒消肿。适用于吐血，咳血，衄血，尿血，便血，紫癜，崩漏，外伤出血，跌打伤痛，心悸失眠，烦躁不安，疮肿，蜂蝎蜇伤。煎服，15～30g。外用适量。

## 茜 草

### Qiàncǎo（《神农本草经》）

本品为茜草科植物茜草 *Rubia cordifolia* L. 的干燥根及根茎。主产于陕西、河北、山东、河南、安徽。春、秋二季采挖，除去泥沙，干燥。切厚片或段。本品气微，味微苦，久嚼刺舌。以切面色黄红者为佳。生用或炒炭用。

【药性】 苦，寒。归肝经。

【功效】 凉血，祛瘀，止血，通经。

【应用】

**1.吐血，衄血，崩漏，外伤出血** 本品味苦性寒，善走血分，既能凉血止血，又能化瘀止血，故可用于血热妄行或血瘀脉络之出血证，对于血热夹瘀之出血尤为适宜。如治吐血不止，可单用本品为末煎服；治衄血，可与黄芩、侧柏叶等同用；治血热崩漏，常配生地黄、生蒲黄等；治血热尿血，常与小蓟、白茅根等同用。若与黄芪、白术、山茱萸等同用，也可用于气虚不摄的崩漏下血，如固冲汤（《医学衷中参西录》）。

**2.瘀阻经闭，风湿痹痛，跌仆肿痛** 本品主入肝经，能活血通经，故可用治血滞闭经、风湿痹痛、跌打损伤之证，尤为妇科调经要药。如《本草纲目》治血滞经闭，单用本品，加酒煎服，亦可与桃仁、红花、当归等同用；治风湿痹证，可单用浸酒服，或配伍鸡血藤、海风藤、延胡索等药；治跌打损伤，可单味泡酒服，或与三七、乳香、没药等同用。

【用法用量】 煎服，6～10g。止血炒炭用，活血通经生用或酒炒用。

【使用注意】 孕妇慎用。

【现代研究】

**1.化学成分** 本品主要含萘醌类成分：大叶茜草素，茜草萘酸，茜草双酯等；蒽醌类成分：羟基茜草素，茜草素，茜黄素等。本品还含萜类、多糖、环肽化合物等。《中国药典》规定本品含大叶茜草素（$C_{17}H_{16}O_4$）不得少于 0.40%，饮片不得少于 0.20%；羟基茜草素（$C_{14}H_8O_5$）不得少于 0.10%，饮片中不得少于 0.08%。

**2. 药理作用**　本品有明显的促进血液凝固和抗炎作用。其温浸液能缩短家兔复钙时间、凝血酶原时间及白陶土部分凝血活酶时间，茜草炭的作用强于茜草。茜草醇提物灌胃，可抑制角叉菜胶所致大鼠足肿胀及小鼠醋酸炎症性渗出。另外，本品还有抗肿瘤、抗氧化、抗菌、护肝等作用。

# 蒲 黄
Púhuáng（《神农本草经》）

本品为香蒲科植物水烛香蒲 *Typha angustifolia* L.、东方香蒲 *Typha orientalis* Presl 或同属植物的干燥花粉。主产于浙江、江苏、山东、安徽、湖北。夏季采收蒲棒上部的黄色雄花序，晒干后碾轧，筛取花粉。剪取花后，晒干，成为带有雄花的花粉，即为草蒲黄。本品气微、味淡。以粉细、体轻、色鲜黄、滑腻感强者为佳。生用或炒炭用。

【药性】　甘，平。归肝、心包经。

【功效】　止血，化瘀，利尿通淋。

【应用】

**1. 吐血，衄血，咳血，崩漏，外伤出血**　本品甘平，长于收敛止血，兼有活血行瘀之功，有止血不留瘀的特点，为止血行瘀之良药，对出血证无论属寒属热，有无瘀滞，均可应用，但以属实夹瘀者尤宜。用治吐血、衄血、咳血、尿血、崩漏等，可单用冲服，亦可配伍其他止血药。如《太平圣惠方》治鼻衄不止，以之与黄芩、竹茹同用；若治月经过多，漏下不止，可配伍艾叶、侧柏叶、山茱萸等药；治外伤出血，可单用外掺伤口。

**2. 血滞经闭痛经，胸腹刺痛，跌仆肿痛**　本品味辛，能活血通经、祛瘀止痛，凡跌打损伤、痛经、心腹疼痛等瘀血作痛者均可应用，尤为妇科所常用。如《塞上方》治跌打损伤，单用蒲黄末，温酒服；若治心腹刺痛、产后瘀阻腹痛、痛经等，常与五灵脂同用，如失笑散（《和剂局方》）。

**3. 血淋涩痛**　本品既能止血，又能利尿通淋，故可用治血淋涩痛，常与生地黄、冬葵子、石韦等同用。

【用法用量】　煎服，5～10g，包煎。外用适量，敷患处。止血多炒炭用，化瘀、利尿多生用。

【使用注意】　孕妇慎用。

【现代研究】

**1. 化学成分**　本品主要含柚皮素、异鼠李素－3－O－新橙皮苷、香蒲新苷、槲皮素等，还含甾类、挥发油、多糖等。《中国药典》规定本品含异鼠李素－3－O－新橙皮苷（$C_{28}H_{32}O_{16}$）和香蒲新苷（$C_{34}H_{42}O_{20}$）的总量不得少于 0.50%。

**2. 药理作用**　本品有抗血栓形成、止血、抗心肌缺血、抗脑缺血等作用。生蒲黄能延长小鼠凝血时间，而炒蒲黄和蒲黄炭则能缩短小鼠凝血时间，无促纤溶酶活性。蒲黄可抑制大鼠动静脉环路血栓的形成，使血栓湿重降低。另外，本品还有调节血脂、抗炎、利胆、镇痛等作用。

# 花蕊石
Huāruǐshí（《嘉祐本草》）

本品为变质岩类岩石蛇纹大理岩，主含碳酸钙（$CaCO_3$）。主产于陕西、河南、河北、江苏。采挖后，除去杂石和泥沙，洗净，干燥。本品气微，味淡。以质坚硬、色白带"彩晕"者为佳。砸成碎块用，或煅用。

【药性】　酸、涩，平。归肝经。

【功效】　化瘀止血。

【应用】

**1.咳血，吐血，外伤出血**　本品味酸涩性平，既能收敛止血，又能化瘀行血，适用于吐血、咳血、外伤出血等兼有瘀滞的各种出血之证。治瘀滞吐血，《十药神书》单用本品煅为细末，用酒或醋和服；治咳血，可与白及、血余炭等合用；治外伤出血，《和剂局方》单味研末外敷。

**2.跌扑伤痛**　本品化瘀行血，用治跌打损伤，瘀血肿痛，可与三七、血竭、刘寄奴等药同用。

【用法用量】　4.5～9g，多研末吞服。外用适量，研末外掺或调敷。

【使用注意】　孕妇慎用。

【现代研究】

**1.化学成分**　本品主要含钙、镁的碳酸盐，并有少量铁盐、铅盐及锌、铜、钴、铅、镉、镍等元素。《中国药典》规定本品含碳酸钙（$CaCO_3$）不得少于40.0%。

**2.药理作用**　本品有止血作用。其水煎剂可缩短小鼠凝血时间和出血时间，减少出血量，炮制后止血作用略有增强。

# 第三节　收敛止血药

本类药物大多味涩性平，或为炭类，或质黏，故能收敛止血，广泛用于各种出血病证而无瘀滞者。

因其性收涩，有留瘀恋邪之弊，故临证多与化瘀止血药或活血化瘀药同用。对于出血有瘀或出血初期邪实者，当慎用之。

## 白　及

Báijí（《神农本草经》）

本品为兰科植物白及 *Bletilla striata*（Thunb.）Reichb.f. 的干燥块茎。主产于贵州、四川、湖南、湖北。夏、秋二季采挖，除去须根，洗净，置沸水中煮或蒸至无白心，晒至半干，除去外皮，晒干。切薄片。本品气微，味苦，嚼之有黏性。以切面色白、角质样者为佳。生用。

【药性】　苦、甘、涩，微寒。归肺、胃、肝经。

【功效】　收敛止血，消肿生肌。

【应用】

**1.咳血，吐血，外伤出血**　本品味涩质黏，为收敛止血之要药，可用治体内外诸出血证。治诸内出血证，《吉人集验方》单味研末，糯米汤调服。因其主入肺、胃经，故尤多用于肺胃出血之证。用治咳血，可配伍藕节、枇杷叶等药；用治吐血，可与茜草、生地、牛膝等煎服；用治外伤或金创出血，可单味研末外掺或水调外敷，或与白蔹、黄芩、龙骨等研细末，掺疮口上。

**2.疮疡肿毒，皮肤皲裂，烧烫伤**　本品寒凉苦泄，能泄血中壅滞，味涩质黏，能敛疮生肌，为外疡消肿生肌的常用药。对于疮疡，无论未溃或已溃均可应用。若疮疡初起，可单用本品研末外敷，或与金银花、皂角刺、乳香等同用，如内消散（《外科正宗》）；若疮痈已溃，久不收口者，以之与黄连、浙贝母、轻粉等为末外敷，如生肌干脓散（《证治准绳》）。治手足皲裂，可以之研末，麻油调涂，能促进裂口愈合。治烧烫伤，可以本品研末，用油调敷，或以白及粉、凡士林调膏外用，能促进生肌结痂。

【用法用量】 煎服，6～15g；研末吞服3～6g。外用适量。

【使用注意】 不宜与川乌、制川乌、草乌、制草乌、附子同用。

【现代研究】

**1. 化学成分** 本品主要含联苄类、二氢类、联菲类成分，二氢菲并吡喃类化合物，苄类化合物及蒽醌类成分和酚酸类成分。《中国药典》规定本品含1,4-二［4-（葡萄糖氧）苄基］-2-异丁基苹果酸酯（$C_{34}H_{46}O_{17}$）不得少于2.0%；饮片含1,4-二［4-（葡萄糖氧）苄基］-2-异丁基苹果酸酯（$C_{34}H_{46}O_{17}$）不得少于1.5%。

**2. 药理作用** 本品有止血、促进伤口愈合、抗胃溃疡等作用。白及煎剂可明显缩短出血和凝血时间，其止血的作用与所含胶质有关。白及粉对胃黏膜损伤有明显保护作用，对实验性犬胃及十二指肠穿孔有明显治疗作用，可迅速堵塞穿孔，阻止胃及十二指肠内容物外漏并加大大网膜的遮盖；对实验性烫伤、烧伤动物模型能促进肉芽生长，促进疮面愈合。另外，本品还有抗肿瘤、抗菌、调节免疫作用。

## 仙鹤草

Xiānhècǎo（《图经本草》）

本品为蔷薇科植物龙芽草 *Agrimonia pilosa* Ledeb. 的干燥地上部分。主产于浙江、江苏、湖北。夏、秋二季茎叶茂盛时采割，除去杂质，晒干。切段。本品气微，味微苦。以茎红棕色、质嫩、叶多者为佳。生用。

【药性】 苦、涩，平。归心、肝经。

【功效】 收敛止血，截疟，止痢，解毒，补虚。

【应用】

**1. 咳血，吐血，尿血，便血，崩漏下血** 本品味涩收敛，功能收敛止血，广泛用于全身各部位的出血证。因其药性平和，大凡出血而无瘀滞者，无论寒热虚实，皆可应用。如治血热妄行之出血证，可与生地黄、侧柏叶、牡丹皮等药同用；若用于虚寒性出血证，可与党参、炮姜、艾叶等药同用。

**2. 疟疾寒热** 本品有截疟之功，治疗疟疾寒热，可单以本品研末，于疟疾发作前2小时吞服，或水煎服。

**3. 血痢，久泻久痢** 本品味涩收敛，能涩肠止泻痢。因其药性平和，兼能补虚，又能止血，故对于血痢及久病泻痢尤为适宜。如《岭南采药录》单用本品水煎服，治疗赤白痢，也可配伍其他药物。

**4. 痈肿疮毒** 本品能解毒消肿，可用治痈肿疮毒，单用或配伍其他清热解毒药。

**5. 阴痒带下** 本品能解毒杀虫止痒，可用治阴痒带下，常与苦参、白鲜皮、黄柏等煎汤外洗。

**6. 脱力劳伤** 本品有补虚强壮的作用，可用治劳力过度所致的脱力劳伤，症见神疲乏力、面色萎黄而纳食正常者，常与大枣同煮，食枣饮汁。若气血亏虚，神疲乏力、头晕目眩者，可与党参、熟地黄、龙眼肉等同用。

【用法用量】 煎服，6～12g。外用适量。

【现代研究】

**1. 化学成分** 本品主要含黄酮类成分：木犀草素-7-葡萄糖苷、芹菜素-7-葡萄糖苷、槲皮素、芦丁等；间苯三酚类成分：仙鹤草 B 等。本品还含仙鹤草内酯及鞣质等。

**2. 药理作用**　本品具有抗炎、抗肿瘤、镇痛等作用。仙鹤草乙醇提取物灌胃，可以抑制二甲苯致小鼠耳肿胀。仙鹤草水煎液对荷瘤小鼠 IL-2 活性有增强作用，降低 $S_{180}$ 移植肿瘤重量。另外本品还有降糖、降压、抗氧化等作用。

# 紫珠叶
Zǐzhūyè（《本草拾遗》）

本品为马鞭草科植物杜虹花 *Callicarpa formosana* Rolfe 的干燥叶。主产于广东、广西。夏、秋二季枝叶茂盛时采摘，干燥，切段。本品气微，味微苦涩。以叶片完整、质嫩者为佳。生用。

【药性】　苦、涩，凉。归肝、肺、胃经。

【功效】　凉血收敛止血，散瘀解毒消肿。

【应用】

**1. 衄血，咳血，吐血，便血，崩漏，外伤出血**　本品味苦涩而性凉，既能收敛止血，又能凉血止血，适用于各种内外伤出血，尤多用于肺胃出血。可单独应用，也可与其他止血药同用。如治咳血、衄血、吐血，可与大蓟、白及等同用；治尿血、血淋，可与小蓟、白茅根等同用；治便血、痔血，可与地榆、槐花等同用；治外伤出血，可单用捣敷或研末敷掺，或以纱布浸紫珠液覆盖压迫局部。

**2. 热毒疮疡，水火烫伤**　本品苦涩性凉，有清热解毒敛疮之功。治热毒疮疡，可单用鲜品捣敷，并煮汁内服，也可配伍其他清热解毒药。治烧烫伤，用本品研末撒布患处，或用本品煎煮滤取药液，浸湿纱布外敷。

【用法用量】　煎服，3～15g；研末吞服 1.5～3g。外用适量，敷于患处。

【现代研究】

**1. 化学成分**　本品主要含黄酮类成分：紫珠萜酮、木犀草素、芹菜素等；苯乙醇苷类成分：毛蕊花糖苷等；三萜类成分：熊果酸等。本品还含有甾醇等。《中国药典》规定本品含毛蕊花糖苷（$C_{29}H_{36}O_{15}$）不得少于 0.50%。

**2. 药理作用**　本品有止血、促进组织愈合、抗菌等作用。紫珠叶水煎剂灌胃给药，可缩短小鼠凝血时间、出血时间，增加血小板数。本品对金黄色葡萄球菌、白色念珠菌、痢疾杆菌、伤寒杆菌等均有抑制作用。

## 附药：大叶紫珠

本品为马鞭草科植物大叶紫珠 *Callicarpa macrophylla* Vahl 的干燥叶或带叶嫩枝。性味辛、苦，平；归肝、肺、胃经。功能散瘀止血，消肿止痛。适用于衄血，咳血，吐血，便血，外伤出血，跌仆肿痛。煎服，15～30g。外用适量，研末敷于患处。

# 棕榈炭
Zōnglǘtàn（《本草拾遗》）

本品为棕榈科植物棕榈 *Trachycarpus fortunei*（HooK.f.）H.Wendl 的干燥叶柄。主产于湖南、四川、江苏、浙江。采棕时割取旧叶柄下延部分和鞘片，除去纤维状的棕毛，晒干。煅炭用。本品略具焦香气，味苦涩。以表面黑褐色至黑色，有光泽，触之有黑色炭粉者为佳。

【药性】　苦、涩，平。归肝、肺、大肠经。

【功效】　收敛止血。

【应用】

**吐血，衄血，尿血，便血，崩漏**　本品药性平和，味苦而涩，为收敛止血之良药，广泛用于各种出血病证，尤多用于崩漏。因其收敛性强，故以治出血而无瘀滞者为宜。可单味应用，也常与血余炭、仙鹤草、侧柏叶等同用。若属血热妄行之吐血、咳血，可与小蓟、栀子等同用，如十灰散（《十药神书》）；若虚寒性崩漏下血，常与艾叶、炮姜等同用。

此外，本品苦涩收敛，也能止泻止带，尚可用于久泻久痢，妇人带下。

【用法用量】　煎服，3～9g。

【使用注意】　出血兼有瘀滞者不宜使用。

【现代研究】

**1. 化学成分**　本品主要含黄酮及苷类成分：木犀草素 –7–O– 葡萄糖苷、木犀草素 –7–O– 芸香糖苷、金圣草黄素 –7–O– 芸香糖苷、芹黄素 –7–O– 芸香糖苷、特罗莫那醇 –9– 葡萄糖苷等；还含有原儿茶醛、原儿茶酸等。

**2. 药理作用**　本品有止血作用。陈棕皮炭、陈棕炭及陈棕的水煎剂、陈棕炭混悬剂灌胃给药，均能缩短小鼠出血、凝血时间。

## 血余炭
### Xuěyútàn（《神农本草经》）

本品为人发制成的炭化物。全国大部分地区均产。取头发，除去杂质，碱水洗去油垢，清水漂净，晒干，焖煅成炭，放凉。本品有焦发气，味苦。以体轻、色黑、光亮者为佳。

【药性】　苦，平。归肝、胃经。

【功效】　收敛止血，化瘀，利尿。

【应用】

**1. 吐血，咳血，衄血，血淋，尿血，便血，崩漏，外伤出血**　发乃血之余，善入血分，并以炭入药，故有收敛止血之功，且能化瘀，有止血而不留瘀的特点，可用于各种出血之证，无论寒热虚实皆可。可单用本品，温水调服；亦可外用，掺敷出血部位，如治鼻衄，可直接吹入鼻中。治咳血、吐血，常与花蕊石、三七等同用，如化血丹（《医学衷中参西录》）。治血淋，常以之配伍蒲黄、生地黄、甘草。若治便血，可与地榆、槐花等同用。用治崩漏，可单用本品，或与艾叶、藕节等同用。

**2. 小便不利**　本品苦降下行，能化瘀利窍、通利水道，故可用治小便不利，常与滑石、白鱼同用，如滑石白鱼散（《金匮要略》）。

【用法用量】　煎服，5～10g。外用适量。

【现代研究】

**1. 化学成分**　本品主要含优角蛋白、胱氨酸、脂肪，还含有黑色素。

**2. 药理作用**　本品能明显缩短出血时间、凝血时间及血浆复钙时间，血余炭煎剂对金黄色葡萄球菌、伤寒杆菌、甲型副伤寒杆菌及福氏痢疾杆菌有较强的抑制作用。

## 藕　节

Ǒujié（《药性本草》）

本品为睡莲科植物莲 Nelumbo nucifera Gaertn. 的干燥根茎节部。主产于浙江、安徽、江苏。秋、冬二季采挖根茎（藕），切取节部，洗净，晒干，除去须根。本品气微，味微甘、涩。以表面色灰黄、断面色白者为佳。生用或炒炭用。

【药性】　甘、涩，平。归肝、肺、胃经。

【功效】　收敛止血，化瘀。

【应用】

**吐血，咳血，衄血，尿血，崩漏**　本品味涩质黏而性收敛，既能收敛止血，又兼能化瘀，有止血而不留瘀的特点，适用于各种出血病证，尤善治咳血、衄血、吐血等上部出血。如《药性论》治吐血、衄血不止，以鲜藕捣汁饮。本品药力较弱，常入复方中使用。治血淋、尿血，常与小蓟、木通、滑石等同用，如小蓟饮子（《济生方》）。

【用法用量】　煎服，9～15g。

【现代研究】

**1.化学成分**　本品主要含淀粉、鞣质、维生素、氨基酸和蛋白质等。

**2.药理作用**　本品能缩短凝血时间。

# 第四节　温经止血药

本类药物性属温热，善于温里散寒，能温脾阳，固冲脉而统摄血液，具有温经止血之效。适用于脾不统血，冲脉失固之虚寒性出血病证。

应用时，若属脾不统血者，应配益气健脾药；属肝肾亏虚、冲脉不固者，宜配益肾暖宫补摄之品。

因其性温热，故血热妄行之出血证不宜使用。

## 艾　叶

Àiyè（《名医别录》）

本品为菊科植物艾 Artemisia argyi Lévl.et Vant. 的干燥叶。主产于山东、安徽、湖北、河北，传统以湖北蕲州产者为佳，称"蕲艾"。夏季花未开时采摘，除去杂质，晒干。本品气清香，味苦。以叶片大，叶背灰白色、绒毛多、香气浓者为佳。生用或炒炭用。

【药性】　辛、苦，温；有小毒。归肝、脾、肾经。

【功效】　温经止血，散寒止痛，调经，安胎；外用祛湿止痒。

【应用】

**1.虚寒性吐血，衄血，崩漏，月经过多**　本品气香味辛，温可散寒，能暖气血而温经脉，为温经止血之要药，适用于虚寒性出血病证，尤宜于崩漏。治疗下元虚冷，冲任不固所致的崩漏下血，可单用本品，水煎服，或与阿胶、芍药、干地黄等同用，如胶艾汤（《金匮要略》）。若配伍生地黄、生荷叶、生柏叶等清热凉血止血药，用治血热妄行之出血证，艾叶既可加强止血作用，又可防大队寒凉药物而致凉遏留瘀之弊，如四生丸（《妇人良方》）。

**2. 少腹冷痛，经寒不调，宫冷不孕，脘腹冷痛**　本品专入三阴经而直走下焦，能温经脉，暖胞宫，散寒止痛，尤善调经，为治妇科下焦虚寒或寒客胞宫之要药。常用于下焦虚寒，月经不调，经行腹痛，宫冷不孕，带下清稀等症，每与香附、吴茱萸、当归等同用，如艾附暖宫丸（《仁斋直指方》）。用治脾胃虚寒所致的脘腹冷痛，可以单味艾叶煎服，或以之炒热熨敷脐腹，或配伍温中散寒之品。

**3. 胎动不安，胎漏下血**　本品为妇科安胎之要药。如《肘后方》以艾叶，酒煎服，治疗妊娠卒胎动不安。临床每多与阿胶、桑寄生等同用，治胎动不安，胎漏下血。

**4. 皮肤瘙痒**　本品辛香苦燥，局部煎汤外洗有祛湿止痒之功，可用治湿疹、阴痒、疥癣等皮肤瘙痒。

此外，将本品捣绒，制成艾条、艾炷等，用以熏灸体表穴位，能温煦气血，透达经络，为温灸的主要原料。

【**用法用量**】　煎服，3 ~ 9g。外用适量，供灸治或熏洗用。醋艾炭温经止血，用于虚寒性出血；其余生用。

【**现代研究**】

**1. 化学成分**　本品主要含挥发油：桉油精、香叶烯、$\alpha$ 及 $\beta$- 蒎烯芳樟醇、樟脑、异龙脑、柠檬烯等；三萜类成分：奎诺酸、羊齿烯醇；黄酮类成分：异泽兰黄素等。《中国药典》规定本品含桉油精（$C_{10}H_8O$）不得少于 0.050%，含龙脑（$C_{10}H_{18}O$）不得少于 0.020%。

**2. 药理作用**　本品具有止血、镇痛、抗炎等作用。生艾叶水提物灌胃能缩短小鼠出血和凝血时间，增加小鼠血小板数。醋艾叶炭水提物灌胃能对醋酸所致小鼠扭体疼痛反应有抑制作用，并能提高小鼠热板痛阈值。另外，本品还具有抗过敏、镇咳、平喘等作用。

**3. 不良反应**　艾叶挥发油对皮肤有轻度刺激作用，可引起发热、潮红等。其挥发油对中枢神经系统有兴奋、致惊厥作用。口服过量对胃肠道有刺激。中毒后先出现咽喉部干燥、胃肠不适、疼痛、恶心、呕吐等刺激症状，继而全身无力、头晕、耳鸣、四肢震颤，随后局部乃至全身痉挛、肌肉弛缓，多次发作后导致谵妄、惊厥、瘫痪，数日后出现肝大、黄疸、胆红素尿、尿胆原增多等现象。慢性中毒表现为感觉过敏、共济失调、神经炎、癫痫样惊厥等。孕妇可发生子宫出血及流产。

# 炮 姜
*Páojiāng*（《珍珠囊》）

本品为姜科植物姜 *Zingiber officinale* Rosc. 的干燥根茎的炮制加工品。取干姜砂烫至鼓起，表面棕褐色。全国大部分地区均可加工炮制。本品气香、特异，味微辛辣。以表面鼓起、棕褐色、内部色棕黄、质疏松者为佳。

【**药性**】　辛，热。归脾、胃、肾经。

【**功效**】　温经止血，温中止痛。

【**应用**】

**1. 阳虚失血，吐衄崩漏**　本品性温，主入脾经，能温经止血，主治脾胃虚寒，脾不统血之出血病证。可单味应用，如《姚氏集验方》以本品为末，米饮下，治血痢不止。治疗虚寒性吐血、便血，常与人参、黄芪、附子等同用。若治冲任虚寒，崩漏下血，可与艾叶、乌梅、棕榈炭等同用。

**2. 脾胃虚寒，腹痛吐泻**　本品辛热，善暖脾胃，能温中止痛止泻，为治虚寒性腹痛、腹泻之佳品。如《千金要方》以本品研末饮服，治中寒水泻；《世医得效方》以之与厚朴、附子同用，治脾虚冷泻不止。若治寒凝脘腹冷痛，常配高良姜，如二姜丸（《和剂局方》）；治产后血虚寒凝，小腹疼痛者，可与当归、川芎、桃仁等同用，如生化汤（《傅青主女科》）。

【用法用量】　煎服，3～9g。

【鉴别用药】　生姜、干姜与炮姜同出一物，均能温中散寒，适用于脾胃寒证。由于鲜干质地不同与炮制不同，其性能亦有差异。生姜长于散表寒，又为呕家之圣药；干姜偏于祛里寒，为温中散寒之要药；炮姜善走血分，长于温经止血。

【现代研究】

**1. 化学成分**　本品主要含挥发油：姜烯，水芹烯，莰烯，6-姜辣素，姜酮，姜醇等；还含树脂、淀粉等。《中国药典》规定本品含6-姜辣素（$C_{17}H_{26}O_4$）不得少于0.30%。

**2. 药理作用**　本品能显著缩短出血和凝血时间，对应激性及幽门结扎型胃溃疡、醋酸诱发的胃溃疡均有抑制作用。此外，本品还具有抗肿瘤作用。

# 灶心土
### Zàoxīntǔ（《名医别录》）

本品为烧木柴或杂草的土灶内底部中心的焦黄土块。全国农村均有。在拆修柴火灶或烧柴火的窑时，将烧结的土块取下，用刀削去焦黑部分及杂质即可。又名伏龙肝。本品具烟熏气，味淡。以块入整齐、色红褐，断面具蜂窝状小孔，质细软者为佳。

【药性】　辛，温。归脾、胃经。

【功效】　温中止血，止呕，止泻。

【应用】

**1. 虚寒性出血**　本品性温，专入中焦，温暖脾阳而止血，为温经止血之要药。凡脾气虚寒，不能统血之出血病证，皆可应用，尤善治吐血、便血。如《广利方》治吐血、衄血，单以本品用水淘汁，和蜜服；治疗中焦虚寒之便血、吐血、衄血、崩漏，可与附子、白术、地黄等同用，如黄土汤（《金匮要略》）。

**2. 胃寒呕吐**　本品质重而温，长于温中和胃、降逆止呕。主治脾胃虚寒，胃气不降之呕吐，可与干姜、半夏、白术等同用。也可用治反胃、妊娠呕吐。如《百一选方》治反胃呕吐，用本品研细，米饮送服；《本草蒙筌》治妊娠呕吐，以本品捣细，调水服。

**3. 脾虚久泻**　本品既能温脾暖胃，又能涩肠止泻，主治脾虚久泻，常配伍附子、干姜、白术等。若治胎前下痢，产后不止者，《张氏医通》以山楂、黑糖为丸，用本品煎汤代水送服。

【用法用量】　煎服，15～30g，布包先煎；或60～120g，煎汤代水。

【现代研究】

**1. 化学成分**　本品主要含硅酸、氧化铝、氧化铁，还含有氧化钠、氧化钾、氧化镁等。

**2. 药理作用**　本品有缩短凝血时间、抑制纤溶酶及增加血小板第三因子活性等作用。水煎剂能减轻洋地黄酊引起的呕吐，有止呕作用。

# 第十九章
# 活血化瘀药

凡以通利血脉、促进血行、消散瘀血为主要功效，常用以治疗瘀血证的药物，称活血化瘀药，也称活血祛瘀药，简称活血药、祛瘀药或化瘀药。其中活血化瘀作用强者，又称破血药或逐瘀药。

本类药物多具辛、苦味，部分动物、昆虫类药物多味咸，以温性为主，主入血分，以归心、肝两经为主。辛散行滞，行血活血，能使血脉通畅，瘀滞消散，即《素问·阴阳应象大论》"血实者宜决之"之法。本类药物通过活血化瘀作用而达到止痛、调经、疗伤、消癥、通痹、消痈、祛瘀生新等功效。

活血化瘀药适用于内、外、妇、儿、伤等各科瘀血阻滞之证，如：内科的胸、腹、头痛，痛如针刺，痛有定处，癥瘕积聚，中风半身不遂，肢体麻木以及关节痹痛；伤科的跌仆损伤，瘀肿疼痛；外科的疮疡肿痛；妇科的月经不调、经闭、痛经、产后腹痛等。

在应用本类药物时，除根据各类药物的不同效用特点而随证选用外，尚需针对引起瘀血的原因和具体的病证配伍。如瘀血因寒凝者，当配温里散寒、温通经脉药；因火热而瘀热互结者，宜配清热凉血、泻火解毒药；因痰湿阻滞者，当配化痰除湿药；因体虚致瘀者或久瘀致虚者，宜配补益药；如风湿痹阻，络脉不通者，应配伍祛风除湿通络药；若癥瘕积聚，配伍软坚散结药。由于气血之间的密切关系，在使用活血祛瘀药时，常配伍行气药，以增强活血化瘀之力。

活血化瘀药行散走窜，易耗血动血，应注意防其破泄太过，做到化瘀而不伤正；同时，不宜用于妇女月经过多以及其他出血证而无瘀血现象者，对于孕妇尤当慎用或忌用。

活血化瘀药依其作用强弱的不同，有行血和血、活血散瘀、破血逐瘀之分。按其作用特点和临床应用的侧重点，分为活血止痛药、活血调经药、活血疗伤药、破血消癥药四类药物。

现代药理研究表明，活血化瘀药能改善血液循环，抗凝血，防止血栓及动脉硬化斑块的形成；改善机体的代谢功能，促使组织的修复和创伤、骨折的愈合；改善毛细血管的通透性，减轻炎症反应，促进炎症病灶的消退和吸收；改善结缔组织代谢，既促进增生病变的转化吸收，又使萎缩的结缔组织康复；调节机体免疫，有抗菌消炎作用。

## 第一节　活血止痛药

本类药物辛散善行，既入血分又入气分，能活血行气止痛，主治气血瘀滞所致的各种痛证，如头痛、胸胁痛、心腹痛、痛经、产后腹痛、肢体痹痛、跌打损伤之瘀痛等，也可用于其他瘀血病证。

# 川 芎

Chuānxiōng（《神农本草经》）

本品为伞形科植物川芎 *Ligusticum chuanxiong* Hort. 的干燥根茎。主产于四川。夏季当茎上的节盘显著突出，并略带紫色时采挖，除去泥沙，晒后烘干，再去须根。本品气浓香，味苦、辛，稍有麻舌感，微回甜。以切面色黄白、香气浓、油性大者为佳。切片，生用。

【药性】 辛，温。归肝、胆、心包经。

【功效】 活血行气，祛风止痛。

【应用】

**1. 血瘀气滞，胸痹心痛，胸胁刺痛，跌仆肿痛，月经不调，经闭痛经，癥瘕腹痛** 本品辛香行散，温通血脉，既能活血祛瘀，又能行气通滞，为"血中气药"（《本草汇言》），功善止痛，为治气滞血瘀诸痛证之要药。治肝郁气滞，胁肋作痛，常配伍柴胡、香附、枳壳等，如柴胡疏肝散（《景岳全书》）；治心脉瘀阻，胸痹心痛，常配伍丹参、红花、降香等；治肝血瘀阻，积聚痞块，胸胁刺痛，常配伍桃仁、红花、赤芍等，如血府逐瘀汤（《医林改错》）；治跌仆损伤，瘀肿疼痛，常配伍乳香、没药、三七等。

本品性善行窜，《本草汇言》称其能"下调经水，中开郁结"，善通达气血，为妇科活血调经要药。治瘀滞痛经闭经，月经不调，常配伍赤芍、桃仁、牛膝等，如血府逐瘀汤（《医林改错》）；治寒凝血瘀之经行腹痛，闭经，常配伍当归、吴茱萸、桂心等，如温经汤（《金匮要略》）；治产后瘀阻腹痛，恶露不行，常配伍当归、桃仁、炮姜等，如生化汤（《傅青主女科》）。

**2. 头痛** 本品秉性升散，《本草汇言》谓其能"上行头目"，既能活血行气止痛，又长于祛风止痛，为治头痛之要药。治外感风寒头痛，常配伍白芷、细辛、羌活等，如川芎茶调散（《和剂局方》）；治风热头痛，常配伍升麻、藁本、黄芩等，如川芎散（《兰室秘藏》）；治风湿头痛，常配伍羌活、藁本、防风等，如羌活胜湿汤（《内外伤辨惑论》）；治血瘀头痛，常配伍赤芍、红花、麝香等，如通窍活血汤（《医林改错》）。

**3. 风湿痹痛** 本品辛散温通，能"旁通络脉"，具有祛风通络止痛之功，治风湿痹阻、肢节疼痛，常配伍羌活、当归、姜黄等，如蠲痹汤（《医学心悟》）。

【用法用量】 煎服，3～10g。

【使用注意】 本品辛温升散，凡阴虚阳亢之头痛，阴虚火旺、舌红口干，多汗，月经过多及出血性疾病，不宜使用。孕妇慎用。

【现代研究】

**1. 化学成分** 本品主要含挥发油成分，包括苯酞类（藁本内酯、丁基酞内酯、丁烯基酞内酯、蛇床内酯、新蛇床内酯）和萜烯类（松油烯、香桧烯、月桂烯）；有机酸类成分，包括阿魏酸、咖啡酸、芥子酸、琥珀酸、油酸等；生物碱类成分：川芎嗪。《中国药典》规定本品含阿魏酸 $(C_{10}H_{10}O_4)$ 不得少于 0.10%。

**2. 药理作用** 川芎水煎剂及其主要活性成分川芎嗪、挥发油、有机酸等可通过提高心肌细胞清除氧自由基能力、减少心肌细胞损伤及凋亡发挥保护心肌细胞作用；可通过增加冠脉血流量、减少心肌耗氧量改善心肌缺血；可通过增加脑皮质血流量而改善脑缺血、减少脑组织损伤；可通过舒张血管、减轻内皮损伤而延缓动脉粥样硬化；可通过抑制血小板、改善血液流变学发挥抗凝血、抗血栓作用。此外，本品还具有镇痛、降血压等作用。

# 延胡索

Yánhúsuǒ（《雷公炮炙论》）

本品为罂粟科多年生植物延胡索 *Corydalis yanhusuo* W. T. Wang 的干燥块茎。本品 2020 年版《中华人民共和国药典·一部》又名元胡。主产于浙江。夏初茎叶枯萎时采挖，除去须根，洗净，置沸水中煮或蒸至恰无白心时，取出，晒干。本品气微，味苦。以断面金黄色、有蜡样光泽者为佳。切厚片或捣碎，生用或醋炙用。

【**药性**】　辛、苦，温。归肝、脾、心经。

【**功效**】　活血，行气，止痛。

【**应用**】

**气血瘀滞，胸胁、脘腹疼痛，胸痹心痛，经闭痛经，产后瘀阻，跌仆肿痛**　本品辛散温通，既能活血，又能行气，且止痛作用显著，为活血行气止痛要药。李时珍谓其"能行血中气滞，气中血滞，故专治一身上下诸痛"，临床可广泛用于血瘀气滞所致身体各部位的疼痛。治寒滞胃痛，常配伍桂枝、高良姜等，如安中散（《和剂局方》）；治肝郁气滞血瘀所致胸胁脘腹疼痛者，常配伍川楝子，如金铃子散（《素问病机气宜保命集》）；治心血瘀阻之胸痹心痛，常与丹参、桂枝、薤白、瓜蒌等同用；治经闭癥瘕，产后瘀阻，常配伍当归、蒲黄、赤芍等，如延胡索散（《济阴纲目》）；治寒疝腹痛，睾丸肿胀，常配伍橘核、川楝子、海藻等，如橘核丸（《济生方》）；治风湿痹痛，常配伍秦艽、桂枝等；治跌打损伤，瘀血肿痛，可单用本品为末，以酒调服。

【**用法用量**】　煎服，3～10g；研末服，每次 1.5～3g。醋制可加强止痛之功。

【**现代研究**】

**1. 化学成分**　本品主要含生物碱类成分，包括原小檗碱型生物碱（叔胺类延胡索甲素、延胡索乙素等；季铵类小檗碱、巴马汀等）、原托品碱型生物碱（原阿片碱、α–别隐品碱等）、阿朴菲型生物碱（D–海罂粟碱等）等。此外，延胡索还含有甾体、有机酸、黏液质、氨基酸和挥发油等其他成分。《中国药典》规定本品含延胡索乙素（$C_{21}H_{25}NO_4$）不得少于 0.050%，饮片不得少于 0.040%。

**2. 药理作用**　延胡索及其主要活性成分延胡索乙素及甲素等具有显著镇痛、镇静、催眠等中枢神经系统作用；具有扩张冠状动脉、增加冠脉血流量、改善心肌供氧、增加心输出量、抗心律失常、抑制血小板聚集等血液及心血管系统药理作用；对实验性胃溃疡有保护作用。此外，本品还具有保肝、体外抑制肿瘤细胞及细菌增殖等作用。

# 郁　金

Yùjīn（《药性论》）

本品为姜科植物温郁金 *Curcuma wenyujin* Y.H.Chen et C.Ling、姜黄 *Curcuma longa* L.、广西莪术 *Curcuma kwangsiensis* S.G.Lee et C.F.Liang 或蓬莪术 *Curcuma phaeocaulis* Val. 的干燥块根。前两者分别习称"温郁金"和"黄丝郁金"，其余按性状不同习称"桂郁金"或"绿丝郁金"。主产于四川、浙江、广西、云南。冬季茎叶枯萎后采挖，除去泥沙和细根，蒸或煮至透心，干燥。温郁金气微香，味微苦；黄丝郁金气芳香，味辛辣；桂郁金气微，味微辛苦；绿丝郁金气微，味淡。以切面角质样者为佳。切薄片，生用。

【药性】 辛、苦，寒。归肝、胆、心、肺经。

【功效】 活血止痛，行气解郁，清心凉血，利胆退黄。

【应用】

**1. 气滞血瘀，胸胁刺痛，胸痹心痛，月经不调，经闭痛经，乳房胀痛** 本品辛散苦泄，既能活血祛瘀以止痛，又能疏肝行气以解郁，善治气滞血瘀之证。治气血郁滞之胸痹疼痛，胁肋胀痛，常配伍木香，如颠倒木金散（《医宗金鉴》）；治肝郁化热，经前腹痛，常配伍柴胡、香附、当归等，如宣郁通经汤（《傅青主女科》）；治癥瘕痞块，常配伍干漆、硝石等。

**2. 热病神昏，癫痫发狂** 本品辛散苦泄性寒，归心肝经，能清心解郁开窍。治湿温病浊邪蒙蔽清窍，胸脘痞闷，神志不清，常配伍石菖蒲、竹沥、栀子等，如菖蒲郁金汤（《温病全书》）；治痰热蒙蔽心窍之癫痫发狂，常配伍白矾，如白金丸（《医方考》）。

**3. 血热吐衄，妇女倒经** 本品性寒苦泄，辛散解郁，能清降火热，解郁顺气，凉血止血，善治肝郁化热、迫血妄行之吐血衄血，妇女倒经，常配伍生地黄、牡丹皮、栀子等，如生地黄汤（《医学心悟》）；亦可用于热结下焦，伤及血络之尿血、血淋，常配伍槐花，如郁金散（《杂病源流犀烛》）。

**4. 肝胆湿热，黄疸尿赤，胆胀胁痛** 本品苦寒清泄，入肝胆经，能疏肝利胆，清利湿热，可用于治疗肝胆病。治湿热黄疸，常配伍茵陈、栀子等药；治肝胆结石，胆胀胁痛，常配伍金钱草、大黄、虎杖等药。

【用法用量】 煎服，3～10g。

【使用注意】 不宜与丁香、母丁香同用。

【鉴别用药】 香附与郁金均能疏肝解郁，可用于肝气郁结之证。然香附性平，专入气分，善疏肝行气，调经止痛，长于治疗肝郁气滞之月经不调；而郁金药性偏寒，既入血分，又入气分，善活血止痛，行气解郁，长于治疗肝郁气滞血瘀之痛证。此外，郁金还有凉血止血、清心开窍、利胆退黄的作用，可用于血热吐衄、妇女倒经，热病神昏，癫痫发狂，黄疸尿赤，胆胀胁痛。

【现代研究】

**1. 化学成分** 本品主要含姜黄素成分：姜黄素，脱甲氧基姜黄素，双脱甲氧基姜黄素等；挥发油成分：姜黄酮，莪术醇，倍半萜烯醇，莰烯等。本品还含生物碱、多糖、木脂素、脂肪酸等。

**2. 药理作用** 郁金及其挥发油、姜黄素类成分等可改善血液循环、降低全血黏度、舒张血管、抑制血小板；可收缩胆囊平滑肌、抑制奥狄括约肌而具有利胆作用；通过抗脂质过氧化损伤而保护肝细胞形态、结构的完整性。此外，本品还具有抗炎、镇痛、体外抑制肿瘤细胞及细菌增殖、降血脂等作用。

# 姜 黄

*Jiānghuáng*（《新修本草》）

本品为姜科植物姜黄 *Curcuma longa*.L. 的干燥根茎。主产于四川。冬季茎叶枯萎时采挖，洗净，煮或蒸至透心，晒干，除去须根。切厚片。本品气香特异，味苦、辛。以切面色金黄、有蜡样光泽者为佳。生用。

【药性】 辛、苦，温。归肝、脾经。

【功效】　活血行气，通经止痛。

【应用】

**1. 气滞血瘀，胸胁刺痛，胸痹心痛，痛经经闭，癥瘕，跌仆肿痛**　本品辛行苦泄，温散通滞，既入血分，又入气分，长于止痛，善治气滞血瘀诸痛证。治心血瘀滞之心胸刺痛，常配伍当归、木香、乌药等，如姜黄散（《圣济总录》）；治肝胃寒凝气滞之胸胁疼痛，常配伍枳壳、桂心、炙甘草，如推气散（《重订严氏济生方》）；治气滞血瘀之痛经经闭，产后腹痛，常配伍当归、川芎、红花等，如姜黄散《妇人良方》；治跌打损伤，瘀肿疼痛，常配伍苏木、乳香、没药等，如姜黄汤（《伤科方书》）。

**2. 风湿肩臂疼痛**　本品辛散苦燥，温通经脉，能祛除关节经络之风寒湿邪，通行气血而通络止痛，尤长于行肢臂而除痹痛，常配伍细辛、防风、当归等，如三痹汤（《妇人良方》）。

【用法用量】　煎服，3～10g，外用适量。

【使用注意】　孕妇慎用。

【鉴别用药】　郁金、姜黄为同一植物的不同药用部位，均能活血散瘀、行气止痛，用于气滞血瘀之证。但姜黄药用根茎，辛温行散，祛瘀力强，以治寒凝气滞血瘀之证为好，且祛风通痹而用于风湿痹痛。郁金药用块根，苦寒降泄，行气力强，以治血热瘀滞之证为宜，又能利胆退黄、清心凉血而用于湿热黄疸、热病神昏等证。

【现代研究】

**1. 化学成分**　本品主要含挥发油成分：姜黄酮、莪术酮、莪术醇等；姜黄素类成分：姜黄素、脱甲氧基姜黄素、双脱甲氧基姜黄素等。本品还含有黄酮类、有机酸类、糖类等。《中国药典》规定本品含挥发油不得少于7.0%（ml/g），含姜黄素（$C_{21}H_{20}O_6$）不得少于1.0%；饮片含挥发油不得少于5.0%（ml/g），含姜黄素（$C_{21}H_{20}O_6$）不得少于0.90%。

**2. 药理作用**　姜黄素类成分能抑制血小板聚集，降低血浆黏度和全血黏度；能抗炎、抗氧化、降血脂、降压；保护胃黏膜，保护肝细胞，并有神经保护作用。姜黄提取物、姜黄素、挥发油等都能利胆。此外，姜黄粉及提取物有抗早孕、抗肿瘤作用。

### 附药：片姜黄

本品为姜科植物温郁金 *Curcuma wenyujin* Y.H.Chen et C.Ling 的干燥根茎。性味辛、苦，温；归脾、肝经。功能活血行气，通经止痛。适用于胸胁刺痛，胸痹心痛，痛经经闭，癥瘕，风湿肩臂疼痛，跌仆肿痛。煎服3～9g。孕妇慎用。

# 乳　香

### Rǔxiāng（《名医别录》）

本品为橄榄科植物乳香树 *Boswellia carterii* Birdw. 及同属植物 *Boswellia bhaw-dajiana* Birdw. 树皮渗出的树脂。分为索马里乳香和埃塞俄比亚乳香，每种乳香又分为乳香珠和原乳香。主产于埃塞俄比亚、索马里。春夏季采收。将树干的皮部由下向上顺序切伤，使树脂渗出，数天后凝成固体，即可采收。本品具特异香气，味微苦。以淡黄白色、断面半透明、香气浓者为佳。打碎，醋炙用。

【药性】　辛、苦，温。归心、肝、脾经。

【功效】　活血定痛，消肿生肌。

【应用】

**1. 跌打损伤，痈肿疮疡**　本品辛香走窜，苦泄温通，入心、肝经，既能行气通滞，散瘀止痛，又能活血消痈、祛腐生肌，为外伤科要药。治跌打损伤，常配伍没药、血竭、红花等，如七厘散（《良方集腋》）；治疮疡肿毒初起，局部皮肤红肿热痛，常配伍没药、金银花、穿山甲等，如仙方活命饮（《校注妇人良方》）；治痈疽、瘰疬、痰核，肿块坚硬不消，常配伍没药、麝香、雄黄等，如醒消丸（《外科全生集》）；治疮疡溃破，久不收口，常配伍没药研末外用。

**2. 气滞血瘀，胸痹心痛，胃脘疼痛，痛经经闭，产后瘀阻，癥瘕腹痛，风湿痹痛，筋脉拘挛**　本品辛散苦泄，既入血分，又入气分，能行血中气滞，宣通脏腑气血，透达经络，长于止痛，可用于血瘀气滞之诸痛证，《珍珠囊》谓其能"定诸经之痛"。治胃脘疼痛，常配伍没药、延胡索、香附等，如手拈散（《医学心悟》）；治胸痹心痛，常配伍丹参、川芎等；治痛经经闭，产后瘀阻腹痛，常配伍当归、丹参、没药等，如活络效灵丹（《医学衷中参西录》）；治风寒湿痹，肢体麻木疼痛，常配伍羌活、川芎、秦艽等，如蠲痹汤（《医学心悟》）。

【用法用量】　煎汤或入丸、散，3～5g，宜炮制去油。外用适量，研末调敷。

【使用注意】　孕妇及胃弱者慎用。

【现代研究】

**1. 化学成分**　本品主要含五环三萜（如 β - 乳香酸、α - 乳香酸）、四环三萜（如乙酰基 -α - 榄香醇酸）和大环二萜（如西柏烯）类以及 20 余种挥发油类成分、阿拉伯糖、木糖等。《中国药典》规定索马里乳香含挥发油不得少于 6.0%（ml/g），埃塞俄比亚乳香含挥发油不得少于 2.0%(ml/g)。

**2. 药理作用**　乳香及萜类和多种挥发油类等活性成分具有显著体内外抗炎、镇痛作用；具有抑制肿瘤细胞增殖、诱导细胞分化和凋亡等抗肿瘤作用；能促进溃疡再生黏膜结构和功能成熟。此外，本品还具有抗菌、抗氧化等作用。

# 没　药
Mòyào（《开宝本草》）

本品为橄榄科植物地丁树 *Commiphora myrrha* Engl. 或哈地丁树 *Commiphora molmol* Engl. 的干燥树脂。分为天然没药和胶质没药。主产于索马里、埃塞俄比亚。11 月至次年 2 月，采集由树皮裂缝处渗出于空气中变成红棕色坚块的油胶树脂，拣去杂质。本品有特异香气，天然没药味苦而微辛，胶质没药味苦而有黏性。以黄棕色、断面微透明、显油润、香气浓、味苦者为佳。打碎，醋炙用。

【药性】　辛、苦，平。归心、肝、脾经。

【功效】　活血定痛，消肿生肌。

【应用】　没药的功效主治与乳香相似，常与乳香相须为用，治疗跌打损伤、瘀滞疼痛，痈疽肿痛，疮疡溃后久不收口以及多种瘀滞痛证。二者的区别在于：乳香偏于行气、伸筋，治疗痹证多用；没药偏于散血化瘀，治疗血瘀气滞较重之胃痛多用。

【用法用量】　3～5g，炮制去油，多入丸散用。外用适量。

【使用注意】　孕妇及胃弱者慎用。

【现代研究】

**1. 化学成分**　本品主要含挥发油成分，包括单萜、倍半萜及三萜类成分；还含甾体类、黄酮类、木脂素类、单糖及双糖等。《中国药典》规定本品含挥发油天然没药不得少于 4.0%（ml/g），胶质没药不得少于 2.0%（ml/g），饮片不得少于 2.0%（ml/g）。

**2. 药理作用**　没药油脂部分具有降脂、防止动脉内膜粥样斑块形成的作用；没药提取物有显著的镇痛作用；没药挥发油和树脂能抗肿瘤；没药水煎剂和挥发油有抗菌和消炎作用；没药挥发油能抑制子宫平滑肌收缩；没药提取物具有保肝作用。

# 五灵脂
Wǔlíngzhī（《开宝本草》）

本品为鼯鼠科动物复齿鼯鼠 *Trogopterus xanthipes* Milne-Edwards 的干燥粪便。主产于河北、山西、甘肃。全年均可采收，除去杂质，晒干。本品气腥臭或微。以黑褐色、块状、有光泽、显油润者为佳。生用，或醋炙、酒炙用。

【药性】　苦、咸、甘，温。归肝经。

【功效】　活血止痛，化瘀止血。

【应用】

**1. 瘀血阻滞诸痛证**　本品苦泄温通，专入肝经血分，功善活血化瘀止痛，为治疗瘀滞疼痛之要药，常与蒲黄相须为用，如失笑散（《和剂局方》）。治胸痹心痛，常配伍川芎、丹参、乳香等；治脘腹胁痛，常配伍延胡索、香附、没药等；治痛经经闭，产后瘀滞腹痛，常配伍当归、益母草等；治骨折肿痛，常配伍白及、乳香、没药，研末外敷。

**2. 瘀滞出血证**　本品炒用，既能活血，又能止血，可用于瘀血内阻、血不归经之出血。治妇女崩漏，月经过多、色紫多块，少腹刺痛，《圣济总录》单用本品炒研末，温酒送服；也可配伍三七、茜草、蒲黄等化瘀止血药。

【用法用量】　煎服，3～10g，包煎。

【使用注意】　孕妇慎用。不宜与人参同用。

【现代研究】

**1. 化学成分**　本品主要含含氮类成分：尿嘧啶、尿素、尿酸等；有机酸成分：五灵脂酸、苯甲酸、3-蒈烯-9,10-二羧酸等；三萜类成分：托马酸-3-氧-顺-对香豆酸脂、坡膜醇酸等；微量元素成分：铁、锌、铜等；醇类、烯类、酸类等挥发性成分。

**2. 药理作用**　五灵脂水提物可抑制血小板聚集，降低全血、血浆黏度；能改善脑缺血，降低心肌细胞耗氧量；能增强正常机体免疫功能。五灵脂的乙酸乙酯提取物具有抗炎作用。

# 降 香
Jiàngxiāng（《证类本草》）

本品为豆科植物降香檀 *Dalbergia odorifera* T. Chen 树干和根的干燥心材。主产于海南。全年均可采收，除去边材，阴干。本品气微香，味微苦。以质硬，有油性为佳。劈成小块，研成细粉或锉片，生用。

【药性】　辛，温。归肝、脾经。

【功效】　化瘀止血，理气止痛。

【应用】

**1.肝郁胁痛，胸痹刺痛，跌仆伤痛**　本品辛散温通行滞，能化瘀理气止痛，可用治血瘀气滞之胸胁脘腹疼痛及跌打伤痛。治瘀血停滞胸膈作痛者，单用本品为末煎服，或配伍五灵脂、川芎、郁金等；治跌打损伤，瘀肿疼痛，常配伍乳香、没药等。

**2.吐血，衄血，外伤出血**　本品辛散温通，能化瘀止血，适用于瘀滞出血证，尤其适用于跌打损伤所致的内外出血之证，为外科常用之品。治刀伤出血，单用本品研末外敷；治金刃或跌仆伤损，血流不止，《百一选方》以本品与五倍子共研末，捣敷患处；治内伤吐血、衄血，属血瘀或气火上逆所致者，常配伍牡丹皮、郁金等。

**3.秽浊内阻，呕吐腹痛**　本品辛温芳香，性主沉降，能降气辟秽、和中止呕，用于秽浊内阻、脾胃不和之呕吐腹痛，常配伍藿香、木香等。

【用法用量】　煎服，9～15g，后下。外用适量，研细末敷患处。

【现代研究】

**1.化学成分**　本品主要含挥发油和黄酮类成分。其中，挥发油成分主要为橙花叔醇、2,4-二甲基-2,4-庚二烯醛、氧化石竹烯等，黄酮类成分主要包括异黄酮类、查尔酮类、二氢黄酮类、新黄酮类等。此外，本品还含有多种微量元素。《中国药典》规定本品含挥发油不得少于1.0%（ml/g）。

**2.药理作用**　降香挥发油及其芳香水有抗血栓作用。降香乙醇提取物有抗惊厥、镇痛作用。黄酮类化合物具有抗氧化、抗癌、抗炎、镇痛和松弛血管等作用。

# 第二节　活血调经药

本类药物辛散苦泄，主归肝经血分，具有活血散瘀、通经止痛之功，尤其善于通血脉而调经水。主治血行不畅、瘀血阻滞所致的月经不调，经行腹痛，量少紫暗或伴血块，经闭不行，及产后瘀滞腹痛；亦常用于其他瘀血病证，如瘀滞疼痛，癥瘕积聚，跌打损伤，疮痈肿痛等。

## 丹　参
Dānshēn（《神农本草经》）

本品为唇形科植物丹参 *Salvia miltiorrhiza* Bge. 的干燥根及根茎。主产于四川、山东、河北。春、秋二季采挖，除去泥沙，干燥。本品气微，味微苦涩。以外表皮色红者为佳。切厚片，生用或酒炙用。

【药性】　苦，微寒。归心、肝经。

【功效】　活血祛瘀，通经止痛，清心除烦，凉血消痈。

【应用】

**1.瘀血阻滞之月经不调，痛经经闭，产后腹痛**　本品苦泄，归心肝经，主入血分，功善活血化瘀，调经止痛，祛瘀生新，为治血行不畅、瘀血阻滞之经产病的要药，《本草纲目》谓其能"破宿血，补新血"。治妇女月经不调，经期错乱，经量稀少，经行腹痛，经色紫暗或伴血块，产后恶露不下，少腹作痛，《妇人良方》单用研末，酒调服；或配伍生地黄、当归、香附等，如宁坤至宝丹（《卫生鸿宝》）。

**2.血瘀胸痹心痛，脘腹胁痛，癥瘕积聚，跌打损伤，热痹疼痛**　本品入心肝血分，性善通行，能活血化瘀，通经止痛，为治疗血瘀证的要药。治瘀阻心脉，胸痹心痛，常配伍檀香、砂仁等，如丹参饮（《时方歌括》）；治癥瘕积聚，常配伍三棱、莪术、皂角刺；治跌打损伤，常配伍乳香、没药、当归等，如活络效灵丹（《医学衷中参西录》）；治风湿痹痛，常配伍牛膝、杜仲、桑寄生等。

**3. 疮痈肿痛**　本品性寒入血分，既能凉血活血，又能散瘀消痈，可用于热毒瘀阻所致的疮痈肿痛，常配伍金银花、连翘、紫花地丁等。

**4. 心烦不眠**　本品性寒入心经，有清心凉血、除烦安神之功。治热入营血，高热神昏，烦躁不寐，常配伍生地黄、玄参、连翘等，如清营汤（《温病条辨》）；治心血不足之心悸失眠，常配伍酸枣仁、柏子仁、五味子等药，如天王补心丹（《校注妇人良方》）。

【用法用量】　煎服，10～15g。活血化瘀宜酒炙用。

【使用注意】　不宜与藜芦同用。

【现代研究】

**1. 化学成分**　本品主要含水溶性的酚酸类化合物及脂溶性的二萜醌类化合物。其中酚酸类成分包括丹参酸 A（又称丹参素）、B、C，丹酚酸 A、B、C、D、E、F、G、H、I、J 等；二萜醌类成分包括丹参酮 I、IIA、IIB，隐丹参酮，异隐丹参酮，15,16- 二氢丹参酮，羟基丹参酮，丹参酸甲酯等。《中国药典》规定本品含丹参酮 IIA（$C_{19}H_{18}O_3$）、隐丹参酮（$C_{19}H_{20}O_3$）和丹参酮 I（$C_{18}H_{12}O_3$）的总量不得少于 0.25%，丹酚酸 B（$C_{36}H_{30}O_{16}$）不得少于 3.0%。

**2. 药理作用**　丹参能抗心律失常，扩张冠脉，增加冠脉血流量，调节血脂，抗动脉粥样硬化；能改善微循环，提高耐缺氧能力，保护心肌；可扩张血管，降低血压；能降低血液黏度，抑制血小板聚集，对抗血栓形成；能保护肝细胞损伤，促进肝细胞再生，有抗肝纤维化作用；能改善肾功能，保护缺血性肾损伤。此外，丹参还有一定的镇静、镇痛、抗炎、抗过敏作用。脂溶性的丹参酮类物质有抗肿瘤、改善胰岛素抵抗等作用。丹参总提取物有一定的抗疲劳作用。

# 红　花
Hónghuā（《新修本草》）

本品为菊科植物红花 *Carthamus tinctorius* L. 的干燥花。主产于河南、新疆、四川。夏季花由黄变红时采摘，阴干或晒干。本品气微香，味微苦。以色红黄、鲜艳、质柔软者为佳。生用。

【药性】　辛，温。归心、肝经。

【功效】　活血通经，散瘀止痛。

【应用】

**1. 瘀血阻滞之经闭，痛经，恶露不行**　本品入心、肝血分，秉辛散温通之性，活血祛瘀、通经止痛之力强，是妇科瘀血阻滞之经产病的常用药。治妇人腹中血气刺痛，可单用本品加酒煎服，如红蓝花酒（《金匮要略》）；治经闭痛经，常配伍桃仁、当归、川芎等，如桃红四物汤（《医宗金鉴》）；治产后瘀滞腹痛，常配伍丹参、蒲黄、牡丹皮等。

**2. 瘀滞腹痛，胸痹心痛，胸胁刺痛，癥瘕痞块**　本品能活血祛瘀、通经止痛，善治瘀阻心腹胁痛。治胸痹心痛，常配伍桂枝、瓜蒌、丹参等；治瘀滞腹痛，常配伍桃仁、川芎、牛膝等，如血府逐瘀汤（《医林改错》）；治胁肋刺痛，常配伍桃仁、柴胡、大黄等，如复元活血汤（《医学发明》）。

**3. 跌仆损伤，疮疡肿痛**　本品善于通利血脉，消肿止痛，为治跌打损伤、瘀滞肿痛之要药，常配伍血竭、麝香、乳香等，如七厘散（《良方集腋》）；或制为红花油、红花酊涂擦。治疗疮疡肿痛，可与当归、赤芍、重楼等同用。

**4. 热郁血瘀，斑疹色暗**　本品能活血通脉以化瘀消斑，可用于瘀热郁滞之斑疹色暗，常配伍当归、葛根、牛蒡子等，如当归红花饮（《麻科活人书》）。

【用法用量】　煎服，3～10g。

【使用注意】　孕妇慎用；有出血倾向者不宜多用。

【现代研究】

**1. 化学成分**　本品主要含黄酮类成分：羟基红花黄色素A，山柰酚，红花苷等；酚类成分：绿原酸，咖啡酸等；脂肪酸类成分：棕榈酸、月桂酸等；挥发性成分：马鞭烯酮，桂皮酸甲酯等。《中国药典》规定本品含羟基红花黄色素A（$C_{27}H_{32}O_{16}$）不得少于1.0%，山柰酚（$C_{15}H_{10}O_6$）不得少于0.050%。

**2. 药理作用**　红花及其黄酮类活性成分具有显著抗凝血、抗血栓作用；可保护血管内皮细胞；可缩小心肌梗死范围，缓解微结构损伤；能显著增加缺血再灌注后局部脑血流量，抗脑缺血损伤；具有抗炎、镇痛、双向调节子宫作用。此外，本品还具有抗糖尿病肾病、抗肿瘤、降血脂等作用。

附药：西红花

本品为鸢尾科植物番红花 *Crocus sativus* L. 的干燥柱头。又名"藏红花""番红花"。主产于西班牙，我国上海已引种成功。性味甘、微寒；归心、肝经。功能活血化瘀，凉血解毒，解郁安神。适用于经闭癥瘕，产后瘀阻，温毒发斑，忧郁痞闷，惊悸发狂。1～3g，煎服或沸水泡服。孕妇慎用。

# 桃　仁

Táorén（《神农本草经》

本品为蔷薇科植物桃 *Prunus persica*（L.）Batsch 或山桃 *Prunus davidiana*（Carr.）Franch. 的干燥成熟种子。主产于北京、山东、陕西、河南、辽宁。果实成熟后采收，除去果肉和核壳，取出种子，晒干。本品气微，味微苦。以颗粒均匀、饱满者为佳。生用，或照燀法去皮用、炒黄用，用时捣碎。

【药性】　苦、甘，平。归心、肝、大肠、肺经。

【功效】　活血祛瘀，润肠通便，止咳平喘。

【应用】

**1. 瘀血阻滞之经闭痛经，产后腹痛，癥瘕痞块，跌仆损伤**　本品味苦通泄，入心肝血分，善泄血滞，祛瘀力强，为治疗多种瘀血阻滞病症的要药。治瘀血经闭、痛经，常配伍红花、当归、川芎等，如桃红四物汤（《医宗金鉴》）；治产后瘀滞腹痛，常配伍当归、炮姜、川芎等，如生化汤（《傅青主女科》）；治瘀血蓄积之癥瘕痞块，常配桂枝、牡丹皮、赤芍等，如桂枝茯苓丸（《金匮要略》）；治下焦蓄血证，少腹急结，小便自利，其人如狂，甚则烦躁谵语，至夜发热者，常配伍大黄、芒硝、桂枝等，如桃核承气汤（《伤寒论》）；治跌打损伤，瘀肿疼痛，常配当归、红花、大黄等，如复元活血汤（《医学发明》）。

**2. 肺痈，肠痈**　本品既能活血祛瘀以消痈，又能润肠通便以泄瘀，为治肺痈、肠痈的常用药。治肺痈，常配伍苇茎、冬瓜仁等，如苇茎汤（《千金要方》）；治肠痈，常配伍大黄、牡丹皮等，如大黄牡丹汤（《金匮要略》）。

**3. 肠燥便秘** 本品富含油脂，能润肠通便，用于肠燥便秘，常配伍当归、火麻仁等，如润肠丸（《脾胃论》）。

**4. 咳嗽气喘** 本品味苦降泄，能降泄肺气，止咳平喘。治咳嗽气喘，既可单用煮粥食用，又常与苦杏仁同用。

【用法用量】 煎服，5～10g。

【使用注意】 孕妇及便溏者慎用。

【现代研究】

**1. 化学成分** 本品主要含脂肪酸类、苷类成分如（苦杏仁苷、野樱苷等氰苷），还含多糖、蛋白质、氨基酸等。《中国药典》规定本品含苦杏仁苷（$C_{20}H_{27}NO_{11}$）不得少于 2.0%，燀桃仁不得少于 1.50%，炒桃仁不得少于 1.60%。

**2. 药理作用** 桃仁及其活性成分可改善血流动力学、抗凝血、抑制血小板聚集、抗血栓，并可抗组织纤维化、镇咳平喘。此外，本品还具有调节子宫、抗炎、抗菌、抗氧化、镇痛、调节免疫、抗肿瘤、保护神经、促进黑色素合成等作用。

# 益母草

Yìmǔcǎo（《神农本草经》）

本品为唇形科植物益母草 *Leonurus japonicus* Houtt. 的新鲜或干燥地上部分。我国大部分地区均产。鲜品春季幼苗期至初夏花前期采割；干品在夏季茎叶茂盛、花未开或初开时采割，晒干，或切段晒干。本品气微，味微苦。以质嫩、叶多、色灰绿者为佳。鲜用，或生用。

【药性】 苦、辛，微寒。归肝、心包、膀胱经。

【功效】 活血调经，利尿消肿，清热解毒。

【应用】

**1. 瘀滞月经不调，痛经经闭，恶露不尽** 本品辛散苦泄，主入血分，功善活血调经，祛瘀通经，为妇科经产病的要药。治血瘀痛经、经闭，可单用本品熬膏服，如益母草流浸膏、益母草膏（《中华人民共和国药典·一部》2020 年版）；治产后恶露不尽、瘀滞腹痛，或难产、胎死腹中，既可单味煎汤或熬膏服用，亦可与当归、川芎、乳香等同用。

**2. 水肿尿少** 本品既能利水消肿，又能活血化瘀，尤宜于水瘀互结的水肿，可单用，或与白茅根、泽兰等同用。治血热及瘀滞之血淋、尿血，常配伍车前子、石韦、木通等。

**3. 跌打损伤，疮痈肿毒** 本品辛散苦泄，性寒清热，既能活血散瘀以止痛，又能清热解毒以消肿。用于跌打损伤、瘀滞肿痛，可与川芎、当归等同用；治疮痈肿毒，可单用外洗或外敷，亦可配伍黄柏、蒲公英、苦参等煎汤内服。

【用法用量】 煎服，9～30g；鲜品 12～40g。

【使用注意】 孕妇慎用。

【现代研究】

**1. 化学成分** 本品主要含生物碱类成分，如盐酸益母草碱、盐酸水苏碱等；还含黄酮类、二萜类及挥发油、脂肪酸类等。《中国药典》规定本品含盐酸水苏碱（$C_7H_{13}NO_2 \cdot HCl$）不得少于 0.50%，盐酸益母草碱（$C_{14}H_{21}O_5N_3 \cdot HCl$）不得少于 0.050%；饮片含盐酸水苏碱（$C_7H_{13}NO_2 \cdot HCl$）不得少于 0.40%，盐酸益母草碱（$C_{14}H_{21}O_5N_3 \cdot HCl$）不得少于 0.040%。

**2. 药理作用**　益母草煎剂、乙醇浸膏及益母草碱有兴奋子宫的作用；对小鼠有一定的抗着床和抗早孕作用。益母草注射液能保护心肌缺血再灌注损伤、抗血小板聚集、降低血液黏度。益母草粗提物能扩张血管，有短暂的降压作用。本品还有利尿、保护肾脏、抗炎、镇痛等作用。

附药：茺蔚子

本品为唇形科植物益母草 *Leonurus japonicus* Houtt. 的干燥成熟果实。性味辛、苦，微寒；归心包、肝经。功能活血调经，清肝明目。适用于月经不调，闭经痛经，目赤翳障，头晕胀痛。煎服，5～10g。瞳孔散大者慎用。

# 泽 兰
## Zélán（《神农本草经》）

本品为唇形科植物毛叶地瓜儿苗 *Lycopus lucidus Turcz.* var. hirtus Regel 的干燥地上部分。全国大部分地区均产。夏、秋二季茎叶茂盛时采割，晒干。本品气微，味淡。以叶多、色灰绿、质嫩者为佳。切段，生用。

【药性】　苦、辛，微温。归肝、脾经。

【功效】　活血调经，祛瘀消痈，利水消肿。

【应用】

**1. 血瘀月经不调，经闭痛经，产后瘀阻腹痛**　本品辛散苦泄，温通行滞，功善活血调经，为妇科经产瘀血病证的常用药。治血瘀经闭痛经，产后瘀滞腹痛，常配伍当归、赤芍、茺蔚子等；治月经不调因血瘀兼血虚者，常配伍当归、川芎、白芍等。

**2. 跌打伤痛，疮痈肿毒**　本品能活血祛瘀以消肿止痛、消痈散结，可用于跌打伤痛、疮疡肿毒。治跌打损伤，瘀肿疼痛，可单用捣碎，或配伍当归、红花、桃仁等；治胸胁损伤疼痛，常配伍丹参、郁金、延胡索等；治疮痈肿毒，可单用捣碎外敷，或配伍金银花、黄连、赤芍等。

**3. 水肿，腹水**　本品既能活血祛瘀，又能利水消肿，对瘀血阻滞、水瘀互结之水肿尤为适宜。以本品与防己等份为末，醋汤调服，治疗产后水肿。治大腹水肿，常配伍白术、茯苓、防己等。

【用法用量】　煎服，6～12g。

【鉴别用药】　益母草、泽兰均能活血调经、祛瘀消痈、利水消肿，常用于妇人经产血瘀病证，以及跌打损伤、瘀肿疼痛、疮痈肿毒、水瘀互结之水肿等证。然益母草辛散苦泄之力较强，性寒又能清热解毒，其活血、解毒、利水作用较泽兰为强，临床应用亦更广。

【现代研究】

**1. 化学成分**　本品主要含酚酸类成分：原儿茶醛、原儿茶酸、迷迭香酸等；黄酮类成分：芹菜苷、木犀草-7-O-β-D 葡萄糖苷等；萜类和甾体化合物齐墩果酸、β-谷甾醇等。

**2. 药理作用**　泽兰水煎剂能降低血液黏度、纤维蛋白原含量、红细胞压积，缩短红细胞电泳时间，减少红细胞聚集，抑制血小板聚集，抗凝血和血栓形成，改善微循环，调节血脂代谢。泽兰全草制剂有强心作用。泽兰水提醇沉液具有利胆保肝作用。泽兰及其不同极性部位具有清除自由基作用。

# 牛　膝

Niúxī（《神农本草经》）

本品为苋科植物牛膝（怀牛膝）*Achyranthes bidentata* Bl. 的干燥根，主产于河南，习称怀牛膝。冬季茎叶枯萎时采挖，除去须根和泥沙，捆成小把，晒至干皱后，将顶端切齐，晒干。本品气微，味微甜而稍苦涩。以切面淡棕色、略呈角质样者为佳。切段，生用或酒炙用。

【药性】　苦、甘、酸，平。归肝、肾经。

【功效】　逐瘀通经，补肝肾，强筋骨，利尿通淋，引血下行。

【应用】

**1. 瘀血阻滞之经闭，痛经，胞衣不下**　本品苦泄甘缓，归肝肾经，性善下行，长于活血通经，多用于妇科瘀滞经产诸疾。治瘀阻经闭，痛经，产后腹痛，常配伍当归、桃仁、红花等，如血府逐瘀汤（《医林改错》）；治胞衣不下，常配伍当归、瞿麦、冬葵子等。

**2. 跌仆伤痛**　本品苦泄下行，功善活血祛瘀，通经止痛，治跌打损伤、瘀肿疼痛，常配伍续断、当归、红花等。

**3. 腰膝酸痛，筋骨无力**　本品味苦通泄，味甘缓补，性质平和，主归肝肾经，既能活血祛瘀，又能补益肝肾，强筋健骨，善治肝肾不足之证。治肝肾亏虚之腰膝酸痛，筋骨无力，常配伍杜仲、续断、补骨脂等；治痹痛日久，腰膝酸痛，常配伍独活、桑寄生等，如独活寄生汤（《千金要方》）；治湿热成痿，足膝痿软，常配伍苍术、黄柏，如三妙丸（《医学正传》）。

**4. 淋证，水肿，小便不利**　本品性善下行，既能利尿通淋，又能活血祛瘀，为治下焦水湿潴留病证常用药。治热淋、血淋、砂淋，常配伍冬葵子、瞿麦、滑石等；治水肿、小便不利，常配伍地黄、泽泻、车前子等，如加味肾气丸（《济生方》）。

**5. 气火上逆之吐血衄血、牙痛口疮，阴虚阳亢之头痛眩晕**　本品酸苦降泄，能导热下泄，引血下行，常用于气火上逆、火热上攻之证。治气火上逆，迫血妄行之吐血、衄血，常配伍生地黄、郁金、山栀子；治胃火上炎之齿龈肿痛、口舌生疮，常配伍地黄、石膏、知母等，如玉女煎（《景岳全书》）；治阴虚阳亢，头痛眩晕，常配伍代赭石、生牡蛎、白芍等，如镇肝熄风汤（《医学衷中参西录》）。

【用法用量】　煎服，5～12g。活血通经、利尿通淋、引血（火）下行宜生用，补肝肾、强筋骨宜酒炙用。

【使用注意】　孕妇慎用。

【现代研究】

**1. 化学成分**　本品主要含以齐墩果酸为苷元的三萜皂苷类（如牛膝皂苷Ⅰ、牛膝皂苷Ⅱ等）、甾酮类（如 β- 蜕皮甾酮、牛膝甾酮）以及黄酮、有机酸、生物碱、多糖及氨基酸等化合物。《中国药典》规定本品含 β- 蜕皮甾酮 ($C_{27}H_{44}O_7$) 不得少于 0.030%。

**2. 药理作用**　牛膝及其活性成分对血液及心血管系统具有抗凝血、改善血液流变学、抗动脉粥样硬化以及降血压作用；对骨骼系统具有抗骨质疏松的作用；对生殖系统具有收缩子宫平滑肌、抗着床、抗早孕作用；对内分泌系统具有降血糖并改善并发症的作用。此外，本品还具有抗炎、镇痛、调节免疫、抗肿瘤、增强记忆等作用。

附药：川牛膝、土牛膝

**1. 川牛膝**　本品为苋科植物川牛膝 *Cyathula officinalis* Kuan 的干燥根。主产于四川、贵州。性味甘、微苦，平；归肝、肾经。功能逐瘀通经，通利关节，利尿通淋。适用于经闭癥瘕，胞衣不下，跌仆损伤，风湿痹痛，足痿筋挛，尿血血淋。煎服 5 ～ 10g。孕妇慎用。

**2. 土牛膝**　本品为苋科植物牛膝 *Achyranthes bidentata* Bl. 的野生种及柳叶牛膝 *Achyranthes longifolia* Mak.、粗毛牛膝 *Achyranthes aspera* L. 等的干燥根及根茎。主产于湖南、四川、云南、江西。性味苦、酸，平；归肝、肾经。功能活血祛瘀、清热解毒、利尿通淋。适用于血滞闭经，跌打损伤，风湿关节痛，咽喉肿痛，白喉，脚气水肿，血淋涩痛。煎服，10 ～ 15g；鲜品加倍；外用适量，捣敷。孕妇慎用。

鸡血藤

Jīxuèténg（《本草纲目拾遗》）

本品为豆科植物密花豆 *Spatholobus suberectus* Dunn 的干燥藤茎。主产于广西。秋、冬二季采收，除去枝叶，切片，晒干。本品气微，味涩。以树脂状分泌物多者为佳。生用。

【药性】　苦、甘，温。归肝、肾经。

【功效】　活血补血，调经止痛，舒筋活络。

【应用】

**1. 月经不调，痛经，闭经**　本品苦泄甘缓，温而不烈，性质和缓，既能活血，又能补血，为妇科调经要药，凡妇人血瘀及血虚之月经病均可应用。治血瘀之月经不调，痛经、闭经，常配伍当归、川芎、香附等；治血虚月经不调，痛经、闭经，常配伍当归、熟地黄、白芍等。

**2. 风湿痹痛，肢体麻木，血虚萎黄**　本品既能活血通络止痛，又能养血荣筋，为治疗经脉不畅、络脉不和病证的常用药。治风湿痹痛，肢体麻木，常配伍独活、威灵仙、桑寄生等；治中风手足麻木，肢体瘫痪，常配伍黄芪、丹参、地龙等；治血虚不能养筋之肢体麻木，血虚萎黄，常配伍黄芪、当归等。

【用法用量】　煎服，9 ～ 15g。

【现代研究】

**1. 化学成分**　本品主要含异黄酮类（毛蕊异黄酮、樱黄素、大豆苷元等）、黄烷醇类（儿茶素、表儿茶素等）、萜类（羽扇豆醇、羽扇豆酮）、甾醇类（β- 谷甾醇）、蒽醌类（大黄素甲醚、大黄素等）、内酯类、苷类及其他类型化合物。

**2. 药理作用**　鸡血藤及其活性成分对血液及心血管系统具有促进造血功能（维持红细胞的相对稳定、促进骨髓细胞增殖）、抑制血小板聚集、降血脂等作用；通过抑制肿瘤细胞增殖、诱导肿瘤细胞凋亡和抗肿瘤转移而发挥体内外抗肿瘤作用。此外，本品还具有镇痛、抗炎、抗氧化、调节免疫、镇静催眠、抗病毒、抗细菌等作用。

王不留行

Wángbùliúxíng（《神农本草经》）

本品为石竹科植物麦蓝菜 *Vaccaria segetalis*（Neck.）Garcke 的干燥成熟种子。主产于河北、山东、辽宁。夏季果实成熟、果皮尚未开裂时采割植株，晒干，打下种子，除去杂质，再晒干。本品气微，味微涩、苦。以颗粒均匀、饱满、色乌黑者为佳。生用或炒用。

【药性】　苦、平。归肝、胃经。

【功效】　活血通经，下乳消肿，利尿通淋。

【应用】

**1. 血瘀经闭，痛经，难产**　本品苦泄性平，善于通利血脉，活血通经，走而不守，可用于瘀滞经产病证。治瘀滞经行不畅、经闭、痛经，常配伍当归、川芎、香附等；治妇人难产，或胎死腹中，常配伍酸浆草、五灵脂、刘寄奴等。

**2. 产后乳汁不下，乳痈肿痛**　本品归肝、胃经，走血分，苦泄宣通，行血脉，通乳汁，为治疗产后乳汁不下常用之品。治气血不畅，乳汁不通，常配伍穿山甲、木通、通草；治产后气血亏虚，乳汁稀少，常配伍黄芪、当归。本品有活血消痈、消肿止痛之功，治乳痈肿痛，常配伍蒲公英、夏枯草、瓜蒌等。

**3. 淋证涩痛**　本品性善下行，功善活血利尿通淋。治多种淋证，常配伍石韦、瞿麦、冬葵子等。

【用法用量】　煎服，5～10g。

【使用注意】　孕妇慎用。

【现代研究】

**1. 化学成分**　本品主要含三萜皂苷、黄酮苷、环肽、类脂和脂肪酸、单糖等。《中国药典》规定本品含王不留行黄酮苷（$C_{32}H_{38}O_{19}$）不得少于 0.40%，炒王不留行不得少于 0.15%。

**2. 药理作用**　王不留行水煎剂能收缩血管平滑肌，对小鼠有抗着床、抗早孕作用，对子宫有兴奋作用，并能促进乳汁分泌。王不留行的水提液和乙醚萃取液具有抗肿瘤作用。

# 月季花
## Yuèjìhuā（《本草纲目》）

本品为蔷薇科植物月季 *Rosa chinensis* Jacq. 的干燥花。全国大部分地区均产。全年均可采收，花微开时采摘，阴干或低温干燥。本品气清香，味淡、微苦。以完整、色紫红、气清香者为佳。生用。

【药性】　甘，温。归肝经。

【功效】　活血调经，疏肝解郁。

【应用】

**气滞血瘀，月经不调，痛经，闭经，胸胁胀痛**　本品质轻升散，主入肝经，既能活血调经，又能疏肝解郁，理气止痛，常用于肝气郁结，气滞血瘀之月经不调、痛经、闭经、胸胁胀痛。可单用开水泡服，亦可与玫瑰花、当归、香附等同用。

此外，本品活血通经、消肿止痛，也可用于跌打伤痛，痈疽肿毒，瘰疬。

【用法用量】　煎服，3～6g。

【使用注意】　用量不宜过大，多服久服可引起腹痛腹泻及便溏。孕妇慎用。

【现代研究】

**1. 化学成分**　本品主要含挥发油成分：牻牛儿醇，橙花醇，香茅醇等；黄酮类成分：金丝桃苷，槲皮苷，异槲皮苷，山柰黄素-3-O-鼠李糖苷，山柰黄素，槲皮素，山柰素等。《中国药典》规定本品含金丝桃苷（$C_{21}H_{20}O_{12}$）和异槲皮苷（$C_{21}H_{20}O_{12}$）的总量不得少于 0.38%。

**2. 药理作用**　月季花提取物能抗氧化；月季花槲皮苷有利尿作用；月季花槲皮素能增强机体免疫力、抑制血小板聚集。本品还有抗肿瘤、抗真菌、抗病毒等作用。

### 凌霄花
Língxiāohuā（《神农本草经》）

本品为紫葳科植物凌霄 *Campsis grandiflora*（Thunb.）K.Schum. 或美洲凌霄 *Campsis radicans*（L.）Seem. 的干燥花。全国大部分地区均产。夏、秋二季花盛开时采摘，干燥。本品气清香，味微苦、酸。以完整、色黄褐者为佳。生用。

【药性】　甘、酸，寒。归肝、心包经。

【功效】　活血通经，凉血祛风。

【应用】

**1. 血滞经闭，月经不调，癥瘕，产后乳肿，跌打损伤**　本品辛散行血，活血力强，能破瘀血、通经脉、散癥瘕、消肿痛。治血瘀经闭，常配伍当归、红花、赤芍等；治疗血癥瘕积聚，常配伍配鳖甲、桃仁、牡丹皮等，如鳖甲煎丸（《金匮要略》）；治跌打损伤，可单用捣敷，亦可配乳香、没药等药用。

**2. 风疹发红，皮肤瘙痒，痤疮**　本品性寒，既能清热凉血，又能祛风止痒，宜用于血分有热之证。治周身瘙痒，《医学正传》单以本品为末，酒调服，亦可与生地黄、牡丹皮、刺蒺藜等同用；治风疹、湿癣，可与防风、苦参、白鲜皮等配伍。

【用法用量】　煎服，5～9g。外用适量。

【使用注意】　孕妇慎用。

【现代研究】

**1. 化学成分**　本品主要含黄酮类成分：芹菜素等；环烯醚萜苷类成分：紫葳苷、凌霄苷等；三萜类成分：齐墩果酸、熊果酸等；花色类成分：辣椒黄色、花色素苷等。本品还含苯丙醇苷类、生物碱、有机酸及挥发油等。

**2. 药理作用**　凌霄花水煎剂能抑制未孕子宫收缩、增强妊娠子宫收缩。凌霄花粗提物、甲醇提取物能降低血液黏度、抑制血小板聚集、改善血液循环。凌霄花水煎液能舒张冠状动脉、抑制血栓形成。凌霄花提取物有抗氧化、抗炎作用。芹菜素对平滑肌有中度解痉作用，并能抗溃疡。$\beta$- 谷甾醇有降低血清胆固醇、止咳、抗癌等作用。

## 第三节　活血疗伤药

本类药物味多辛、苦或咸，主归肝、肾经，功善活血化瘀、消肿止痛、续筋接骨、止血生肌敛疮，主治跌打损伤、瘀肿疼痛、筋损骨折、金疮出血等骨伤科疾患，也可用于其他血瘀病证。

### 土鳖虫
Tǔbiēchóng（《神农本草经》）

本品为鳖蠊科昆虫地鳖 *Eupolyphaga sinensis* Walker. 或冀地鳖 *Steleophaga plancyi*（Boleny）的雌虫干燥体。2020 年版《中华人民共和国药典·一部》又名䗪虫。主产于江苏、浙江、湖北、河北、河南。捕捉后，置沸水中烫死，晒干或烘干。本品气腥臭，味微咸。以完整、色红褐、质轻者为佳。生用。

【药性】 咸，寒；有小毒。归肝经。

【功效】 破血逐瘀，续筋接骨。

【应用】

**1. 跌打损伤，筋伤骨折** 本品味咸性寒，主归肝经，入血分，性善走窜，活血力强，功善破血逐瘀，消肿止痛，续筋接骨，为伤科疗伤常用药。治筋伤骨折，局部瘀血肿痛，可单用本品研末调敷，或研末黄酒冲服；治骨折筋伤后期，筋骨软弱无力者，常配伍续断、杜仲、骨碎补等。

**2. 血瘀经闭，产后瘀阻腹痛，癥瘕痞块** 本品入肝经血分，能破血消癥，逐瘀通经，常用于瘀滞经产病及癥瘕痞块。治血瘀经闭，产后瘀阻腹痛，常配伍大黄、桃仁等，如下瘀血汤（《金匮要略》）；治正气虚损，瘀血内停之干血劳，症见形体虚羸，腹满不能饮食，肌肤甲错，两目黯黑，或妇人经闭不行者，常配伍大黄、水蛭、干地黄等，如大黄䗪虫丸（《金匮要略》）；治癥瘕痞块，常配伍柴胡、桃仁、鳖甲等，如鳖甲煎丸（《金匮要略》）。

【用法用量】 煎服，3～10g。

【使用注意】 孕妇禁用。

【现代研究】

**1. 化学成分** 本品主要含多种活性蛋白（酶）、氨基酸、不饱和脂肪酸、微量元素、生物碱和脂溶性维生素等。

**2. 药理作用** 土鳖虫及其活性成分对血液及心血管系统具有抗凝血、抗血栓、调节血脂、抗氧自由基、保护血管内皮细胞、改善血液流变性、抗缺血缺氧等作用；可抑制肿瘤血管生成并具有直接抗肿瘤活性；能促进骨损伤愈合。此外，本品还具有增强免疫、抗突变、抗氧化、镇痛等作用。

**3. 不良反应** 土鳖虫对于有药物过敏的患者易引起过敏反应，主要表现为全身瘙痒，皮肤上有鲜红色皮损或密集细小的丘疹，甚至引起剥脱性皮炎。

## 马钱子

Mǎqiánzǐ（《本草纲目》）

本品为马钱科植物马钱 Strychnos nux-vomica L. 的成熟种子。主产于印度、越南、缅甸，现我国云南、广东、海南亦产。冬季采收成熟果实，取出种子，晒干，即为生马钱子。用砂烫至鼓起并显棕褐色或深棕色，即为制马钱子。生马钱子气微，味极苦；制马钱子微有香气，味极苦。生马钱子以个大、肉厚、表面灰棕色微带绿、有细密毛茸、质坚硬无破碎者为佳；制马钱子以表面鼓起、色棕褐、质酥松者为佳。

【药性】 苦，温；有大毒。归肝、脾经。

【功效】 通络止痛，散结消肿。

【应用】

**1. 跌打损伤，骨折肿痛** 本品性善通行，功善止痛，为伤科疗伤止痛要药。治跌打损伤，骨折肿痛，常配伍麻黄、乳香、没药等，等份为丸，如九分散（《急救应验良方》）；亦可配伍乳香、红花、血竭等，如八厘散（《医宗金鉴》）；治碰撞损伤、瘀血肿痛，常配伍红花、生半夏、骨碎补等，加醋煎汤，熏洗患处。

**2. 风湿顽痹，麻木瘫痪** 本品善搜筋骨间风湿，开通经络，透达关节，止痛力强，为治疗风湿顽痹、拘挛疼痛、麻木瘫痪之常用药。张锡纯谓其"开通经络，透达关节之力，远胜于他药"。单用有效，亦可配伍麻黄、乳香、全蝎等为丸服。

**3. 痈疽疮毒，咽喉肿痛** 本品味苦降泄，能散结消肿，且毒性大而能攻毒止痛，可用于痈疽、恶疮、丹毒、咽喉肿痛等。治痈疽疮毒，多作外用，单用即可；治喉痹肿痛，可与山豆根等为末吹喉。

【用法用量】 0.3～0.6g，炮制后入丸散用。

【使用注意】 孕妇禁用；不宜多服、久服及生用；运动员慎用；有毒成分能经皮肤吸收，故外用不宜大面积涂敷。

【现代研究】

**1. 化学成分** 本品主要含生物碱类成分：士的宁，马钱子碱，异士的宁，伪士的宁等。《中国药典》规定本品含士的宁（$C_{21}H_{22}N_2O_2$）应为 1.20%～2.20%，马钱子碱（$C_{23}H_{26}N_2O_4$）不得少于 0.80%。

**2. 药理作用** 本品所含士的宁首先兴奋脊髓的反射功能，其次兴奋延髓的呼吸中枢及血管运动中枢，并能提高大脑皮层的感觉中枢功能；促进消化、增强食欲。马钱子碱有明显的镇痛和镇咳祛痰作用。马钱子水煎剂对流感嗜血杆菌、肺炎双球菌、甲型链球菌、卡他球菌以及许兰黄癣菌等有不同程度的抑制作用。

**3. 不良反应** 成人 1 次服 5～10mg 的士的宁可致中毒，30mg 致死。死亡原因为强直性惊厥反复发作造成衰竭及窒息死亡。中毒的主要表现为口干、头晕、头痛和胃肠道刺激症状，亦见室性心动过速、肢体不灵、恐惧、癫痫样发作。

# 自然铜

Zìrántóng（《雷公炮炙论》）

本品为硫化物类矿物黄铁矿族黄铁矿，主含二硫化铁（$FeS_2$）。主产于四川、云南、广东、湖南。采挖后，除去杂石。本品无臭无味。以色黄亮、断面有金属光泽者为佳。生用，或煅至暗红、醋淬后用，用时捣碎。

【药性】 辛，平。归肝经。

【功效】 散瘀止痛，续筋接骨。

【应用】

**跌打损伤，筋伤骨折，瘀肿疼痛** 本品辛散性平，主入肝经血分，功能活血散瘀，续筋接骨，通经止痛，长于促进骨折的愈合，为伤科要药，外敷内服均可。常配伍乳香、没药、当归等；或配伍苏木、乳香、血竭等，以治跌打伤痛，如八厘散（《医宗金鉴》）。

【用法用量】 3～9g，多入丸散服，若入煎剂宜先煎。外用适量。

【使用注意】 孕妇慎用。不宜久服。

【现代研究】

**1. 化学成分** 本品主要含二硫化铁（$FeS_2$），还含有少量的铝、镁、钙、钛、锌，以及微量的镍、砷、锰、钡、铜等。《中国药典》规定本品含铁（Fe）应为 40.0%～55.0%。

**2. 药理作用** 自然铜能促进骨折愈合，具有提高骨折部位钙磷水平的作用，表现为骨痂生长快，量多且较成熟；对多种病原性真菌有不同程度的拮抗作用。

# 苏　木

Sūmù（《新修本草》）

本品为豆科植物苏木 *Caesalpinia sappan* L. 的干燥心材。主产于广西、广东、台湾、云南、四川。多于秋季采伐，除去白色边材，干燥。锯成长约 3cm 的段，再劈成片或碾成粗粉。本品气微，味微涩。以色黄红者为佳。生用。

【性味】　甘、咸，平。归心、肝、脾经。

【功效】　活血祛瘀，消肿止痛。

【应用】

**1. 跌打损伤，筋伤骨折，瘀滞肿痛**　本品咸入血分，能活血散瘀，消肿止痛，为伤科常用药。常配伍乳香、没药、自然铜等，如八厘散（《医宗金鉴》）。

**2. 血滞经闭痛经，产后瘀阻，胸腹刺痛，痈疽肿痛**　本品活血祛瘀，通经止痛，为妇科瘀滞经产诸证及其他瘀滞病证的常用药。治血瘀经闭痛经，产后瘀滞腹痛，常配伍川芎、当归、红花等；治心腹瘀痛，常配伍丹参、川芎、延胡索等；治痈肿疮毒，常配伍金银花、连翘、白芷等。

【用法用量】　煎服，3～9g。

【使用注意】　孕妇慎用。

【现代研究】

**1. 化学成分**　本品主要含有苏木素类（巴西苏木素等）、原苏木素类（原苏木素 A、B 等）、高异黄酮类（苏木黄素、苏木酮 A、苏木酮 B 等）、色原酮类（苏木查尔酮等）以及二苯类。

**2. 药理作用**　苏木煎剂能使离体蛙心收缩增强，有镇静、催眠作用，并能对抗士的宁和可卡因的中枢兴奋作用。苏木水煎醇提液可增加冠脉血流量，促进微循环。巴西苏木素和苏木精可抑制血小板聚集。苏木煎液和浸煎剂对白喉杆菌、金黄色葡萄球菌、伤寒杆菌等有抑制作用。苏木水提取物有抗肿瘤作用、抗菌作用。

# 骨碎补

Gǔsuìbǔ（《药性论》）

本品为水龙骨科植物槲蕨 *Drynaria fortunei*（Kunze）J.Sm. 的干燥根茎。主产于湖北、江西、四川。全年均可采挖，除去泥沙，干燥，或再燎去茸毛（鳞片）。切厚片。本品气微，味淡、微涩。以色棕者为佳。生用或砂烫用。

【药性】　苦，温。归肝、肾经。

【功效】　活血疗伤止痛，补肾强骨；外用消风祛斑。

【应用】

**1. 跌仆闪挫，筋骨折伤**　本品苦温，入肝肾经，能活血通经，散瘀消肿，疗伤止痛，续筋接骨，以善补骨碎而得名，为伤科要药。治跌仆损伤，可单用本品浸酒服，并外敷，亦可水煎服；或配伍乳香、没药、自然铜等。

**2. 肾虚腰痛，筋骨痿软，耳鸣耳聋，牙齿松动，久泻**　本品苦温性燥，入肾经，能温补肾阳，强筋健骨，可治肾阳虚损之证。治肾虚腰痛脚弱，常配伍补骨脂、牛膝等；治肾虚耳鸣、耳聋、牙痛，常配伍熟地黄、山茱萸等；治肾虚久泻，既可单用，如《本草纲目》以本品研末，入猪肾中煨熟食之，亦可配补骨脂、益智仁、吴茱萸等，以加强温肾暖脾止泻之效。

**3. 斑秃，白癜风**　本品外用能消风祛斑，故可用于治疗斑秃、白癜风。

【用法用量】　煎服，3～9g。外用适量，研末调敷，亦可浸酒擦患处。

【使用注意】　孕妇及阴虚火旺、血虚风燥者慎用。

【现代研究】

**1. 化学成分**　本品主要含黄酮类（以山奈酚和木犀草素为苷元的黄酮苷类化合物，北美圣草素、柚皮素和苦参黄素及其苷类如柚皮苷等）、三萜类、酚酸类、苯丙素类、木脂素等成分。《中国药典》规定本品含柚皮苷（$C_{27}H_{32}O_{14}$）不得少于0.50%。

**2. 药理作用**　骨碎补水煎醇沉液能调节血脂、防止主动脉粥样硬化斑块形成；骨碎补多糖和骨碎补双氢黄酮苷能降血脂和抗动脉硬化；能促进骨对钙的吸收，提高血钙和血磷水平，有利于骨折的愈合；改善软骨细胞，推迟骨细胞的退行性病变。此外，骨碎补双氢黄酮苷有明显的镇静、镇痛作用。

## 血　竭

Xuèjié（《雷公炮炙论》）

本品为棕榈科植物麒麟竭 *Daemonorops draco* Bl. 果实渗出的树脂经加工制成。主产于印度尼西亚、马来西亚，我国广东、台湾亦产。秋季采集果实，置蒸笼内蒸煮，使树脂渗出，凝固而成。本品气微，味淡。以表面黑红色，研末血红色，火烧呛鼻者为佳。打成碎粒或研成细末用。

【药性】　甘、咸，平。归心、肝经。

【功效】　活血定痛，化瘀止血，生肌敛疮。

【应用】

**1. 跌打损伤，心腹瘀痛**　本品味咸入血分，主归心肝经，能活血散瘀，消肿止痛，为伤科及其他瘀滞痛证要药。治跌打损伤，筋骨疼痛，常配伍乳香、没药、儿茶等，如七厘散（《良方集腋》）；治产后瘀滞腹痛，痛经经闭，及瘀血心腹刺痛，常配伍当归、莪术、三棱等。

**2. 外伤出血**　本品既能散瘀，又能止血，有止血不留瘀的特点，适用于瘀血阻滞，血不归经的出血，尤宜外伤出血。既可单用研末外敷患处，亦可配伍儿茶、乳香、没药等，如七厘散（《良方集腋》）。

**3. 疮疡不敛**　本品外用，能活血消肿，祛瘀化腐，敛疮生肌，可治疮疡久溃不敛。单用本品研末外敷，亦可配伍乳香、没药等。

【用法用量】　研末服，1～2g，或入丸剂。外用研末撒或入膏药用。

【使用注意】　孕妇慎用。月经期不宜服用。

【现代研究】

**1. 化学成分**　本品主要含血竭素、血竭红素、去甲基血竭素、去甲基血竭红素及黄烷醇、查耳酮、树脂酸等成分。《中国药典》规定本品含血竭素（$C_{17}H_{14}O_3$）不得少于1.0%。

**2. 药理作用**　血竭水煎醇沉液能明显降低红细胞压积，缩短血浆再钙化时间，抑制血小板聚集，防止血栓形成。血竭水提液对金黄色葡萄球菌、白色葡萄球菌及多种致病真菌有不同程度的抑制作用。此外，血竭还有一定的抗炎镇痛、降血脂、降血糖、改善机体免疫功能等作用。

# 儿　茶

Érchá（《饮膳正要》）

本品为豆科植物儿茶 *Acacia catechu*（L.f.）Wild. 的去皮枝、干的干燥煎膏。主产于云南。冬季采收枝、干，除去外皮，砍成大块，加水煎煮，浓缩，干燥。本品气微，味涩、苦，略回甜。以表面黑褐色或棕褐色、有光泽、味苦涩者为佳。用时打碎。

【药性】　苦、涩，微寒。归心、肺经。

【功效】　活血止痛，止血生肌，收湿敛疮，清肺化痰。

【应用】

**1. 跌仆伤痛**　本品苦泄，入心经，能活血散瘀，疗伤止痛，可治跌打损伤，瘀滞肿痛，可单用，或与血竭、自然铜、乳香等配伍。

**2. 外伤出血，吐血衄血**　本品苦泄收敛，既能活血散瘀，又能收敛止血，《本草纲目》谓其能"涂金疮，一切诸疮，止血收湿"，可用于多种内外出血病证，因其性凉清热，故尤宜于血热出血。治外伤出血，常配伍血竭、降香、白及等；治内伤出血，如吐血、便血、崩漏等，既可单用，也可配伍大黄、虎杖等。

**3. 疮疡不敛，湿疹，湿疮，牙疳，下疳，痔疮**　本品苦燥性凉，能解毒收湿，敛疮生肌，外用可治疗多种外科疮疡、痔疮等病症。治疮疡溃烂，久不收口，常配伍乳香、没药、冰片等，研末外敷；治皮肤湿疮，可配伍龙骨、轻粉等；治口疮，常配伍硼砂，等份为末，外搽患处；治下疳阴疮，单用研末，或配珍珠、冰片，研末外敷；治痔疮肿痛，以本品为末，配少许麝香，调敷患处。

**4. 肺热咳嗽**　本品性凉清热，味苦降泄，入肺经，能清肺化痰，用治肺热咳嗽有痰，可配伍桑叶、硼砂、苏子等，如安肺宁嗽丸（《医学衷中参西录》）。

【用法用量】　煎服，1～3g，包煎；多入丸散服。外用适量。

【现代研究】

**1. 化学成分**　本品主要含黄烷醇衍生物：儿茶素，表儿茶素；黄酮类成分：槲皮素，山柰素等。《中国药典》规定本品含儿茶素（$C_{15}H_{14}O_6$）和表儿茶素（$C_{15}H_{14}O_6$）的总量不得少于 21.0%。

**2. 药理作用**　儿茶有收敛、止泻、降压等作用。右旋儿茶精对离体心先抑制后兴奋；能抑制酪氨酸脱羧酶之活性，抑制透明质酸酶、胆碱乙酰化酶，能抑制链激酶对纤维蛋白的溶解作用；体外试验证明其对多种皮肤真菌及金黄色葡萄球菌、多种杆菌等有一定抑制作用。本品还具有抗肿瘤、抗病毒、保护肝脏及肾脏等作用。

# 刘寄奴

Liújìnú（《新修本草》）

本品为菊科植物奇蒿 *Artemisia anomala* S.Moore 或白苞蒿 *Artemisia actiflora* Wall.ex DC. 的干燥地上部分。主产于江苏、浙江、江西。8～9月开花时割取地上部分，除去泥土，晒干。本品气芳香，味淡。以叶绿、花穗黄、香气浓郁者为佳。切段，生用。

【药性】　苦，温。归心、肝、脾经。

【功效】　散瘀止痛，疗伤止血，破血通经，消食化积。

**【应用】**

**1. 跌打损伤，瘀滞肿痛，外伤出血** 本品苦泄温通，性善行散，能活血散瘀，通经止痛，止血疗伤，古人谓其为"金疮要药"，常用于治疗伤科病证。治疗跌打损伤，瘀滞肿痛，可单用研末以酒调服，亦可配伍骨碎补、苏木、延胡索等；治创伤出血，可单用鲜品捣烂外敷，或配伍茜草、五倍子等。

**2. 血瘀经闭，产后瘀滞腹痛** 本品苦泄善行，能活血散瘀，通经止痛，可治瘀滞经产病证。治血瘀经闭，产后瘀滞腹痛，常配伍桃仁、当归、川芎等药。

**3. 食积腹痛，赤白痢疾** 本品气味芳香，既能醒脾开胃，又能消食化积，止泻止痢，适用于食积不化，腹痛泻痢，可单用煎服，亦可配伍山楂、麦芽、鸡内金等药。

**【用法用量】** 煎服，3～10g。外用适量，研末撒或调敷，亦可鲜品捣烂外敷。

**【使用注意】** 孕妇慎用。

**【现代研究】**

**1. 化学成分** 本品主要含香豆精、异泽兰黄素、西米杜鹃醇、脱肠草素、奇蒿黄酮、奇蒿内酯醇等。

**2. 药理作用** 刘寄奴水煎液有加速血液循环，解除平滑肌痉挛，促进血凝作用；增加豚鼠冠脉血流量，对小鼠缺氧模型有明显的抗缺氧作用；对宋内氏痢疾杆菌、福氏痢疾杆菌等有抑制作用。

附药：北刘寄奴

本品为玄参科植物阴行草 *Siphonostegia chinensis* Benth. 的干燥全草。性味苦，寒；归脾、胃、肝、胆经。功能活血祛瘀，通络止痛，凉血止血，清热利湿。适用于瘀血经闭，月经不调，产后腹痛，癥瘕积聚，跌打伤痛，血痢，血淋，以及湿热黄疸、水肿、带下等。煎服，6～9g。

# 第四节 破血消癥药

本类药物味多辛苦，虫类药居多，兼有咸味，主归肝经血分。药性峻猛，走而不守，能破血逐瘀、消癥散积，主治瘀滞时间长、程度重的癥瘕积聚，亦可用于血瘀经闭、瘀肿疼痛、中风偏瘫等病症。

## 莪 术
### Ézhú（《药性论》）

本品为姜科植物蓬莪术 *Curcuma phaeocaulis* Val.、广西莪术 *Curcuma kwangsiensis* S.G.Lee et C.F.Liang 或温郁金 *Curcuma.wenyujin* Y.H.Chen et C.Ling 的干燥根茎。后者习称"温莪术"。主产于四川、广西、浙江。冬季茎叶枯萎后采挖，洗净，蒸或煮至透心，晒干或低温干燥后除去须根和杂质。切厚片。本品气微香，味微苦而辛。以质坚实、香气浓者为佳。生用或醋制用。

**【药性】** 辛、苦，温。归肝、脾经。

**【功效】** 破血行气，消积止痛。

**【应用】**

**1. 癥瘕痞块，瘀血经闭，胸痹心痛** 本品辛散苦泄温通，既入血分，又入气分，能破血行气，散瘀消癥，消积止痛，适用于气滞血瘀、食积日久而成的癥瘕积聚，以及气滞、血瘀、食停、寒凝所致的诸痛证，常与三棱相须为用。治经闭腹痛，腹中痞块，常配伍三棱、当归、香附等；治胁下痞块，常配伍丹参、三棱、鳖甲等；治血瘀经闭、痛经，常配伍当归、红花、牡丹皮等；治胸痹心痛，常配伍丹参、川芎等；治体虚而久瘀不消，常配伍黄芪、党参等以消补兼施。

**2. 食积气滞，脘腹胀痛** 本品辛散苦泄，能行气止痛，消食化积，可用于食积气滞，脘腹胀痛，常配伍枳实、青皮、槟榔等；治脾虚食积，脘腹胀痛，常配伍党参、白术、茯苓等。

此外，本品既破血祛瘀，又消肿止痛，也可用于跌打损伤，瘀肿疼痛，常与其他活血疗伤药同用。

【用法用量】 煎服，6～9g。醋制后可加强祛瘀止痛作用。

【使用注意】 孕妇及月经过多者禁用。

【现代研究】

**1. 化学成分** 本品主要含挥发油和姜黄素类成分，挥发油中活性成分包括莪术醇、β-榄香烯、莪术二酮、呋喃二烯、吉马酮、莪术酮等。《中国药典》规定本品含挥发油不得少于1.5%（ml/g），饮片不得少于1.0%（ml/g）。

**2. 药理作用** 莪术及主要活性成分可通过抑制增殖、诱导凋亡、直接破坏、抑制转移与侵袭、抑制血管生成、增强化疗药物敏感性、增强机体免疫功能等产生显著抗肿瘤作用；可抑制血小板聚集、抗血栓形成及改善血液流变学；可抗胃溃疡并具有保肝作用。此外，本品还具有抗炎、镇痛作用。

# 三 棱
Sānléng（《本草拾遗》）

本品为黑三棱科植物黑三棱 *Sparganium stoloniferum* Buch.-Ham. 的干燥块茎。主产于江苏、河南、山东、江西。冬季至次年春采挖，洗净，削去外皮，晒干。切薄片。本品气微，味淡，嚼之微有麻辣感。以色黄白者为佳。生用或醋炙用。

【药性】 辛、苦，平。归肝、脾经。

【功效】 破血行气，消积止痛。

【应用】 三棱所主治的病证与莪术相同，二者常相须为用。但三棱偏于破血，莪术偏于破气。

【用法用量】 煎服，5～10g。醋制后可加强祛瘀止痛作用。

【使用注意】 孕妇及月经过多者禁用。不宜与芒硝、玄明粉同用。

【现代研究】

**1. 化学成分** 本品主要含挥发油：苯乙醇，对二苯酚，β-榄香烯，2-呋喃醇等；黄酮类成分：山奈酚，5,7,3',5'-四羟基双氢黄酮醇-3-O-β-D-葡萄糖苷。本品还含脂肪酸及甾醇类等。

**2. 药理作用** 三棱及主要活性成分对血液及心血管系统的作用包括抑制血小板聚集、抗血栓、抑制血管生成、抗动脉粥样硬化、抗脑缺血等。此外，本品还具有镇痛、抗炎、抗氧化、体内外抗肿瘤、抗子宫内膜异位症及卵巢囊肿、抗组织（肝、肠、肺）纤维化、肾保护等作用。

## 水　蛭
### Shuǐzhì（《神农本草经》）

本品为水蛭科动物蚂蟥 *Whitmania pigra* Whitman、水蛭 *Hirudo nipponia* Whitman 或柳叶蚂蟥 *Whitmania acranulata* Whitman 的干燥全体。全国大部分地区均产。夏、秋二季捕捉，用沸水烫死，晒干或低温干燥。本品气微腥。以色黑褐者为佳。生用，或用滑石粉烫后用。

【药性】　咸、苦，平；有小毒。归肝经。

【功效】　破血通经，逐瘀消癥。

【应用】

**1. 血瘀经闭，癥瘕痞块**　本品咸苦入血通泄，主归肝经，破血逐瘀力强，常用于瘀滞重症。治血滞经闭，癥瘕痞块，常与虻虫相须为用，也常配三棱、莪术、桃仁等药，如抵当汤（《伤寒论》）；若兼体虚者，可配伍人参、当归等补益气血药，如化癥回生丹（《温病条辨》）。

**2. 中风偏瘫，跌打损伤，瘀滞心腹疼痛**　本品有破血逐瘀、通经活络之功，又常用于中风偏瘫，跌打损伤，瘀滞心腹疼痛。治疗中风偏瘫，可与地龙、当归、红花等配伍；治跌打损伤，常配伍苏木、自然铜、刘寄奴等；治瘀血内阻，心腹疼痛，大便不通，常配伍大黄、虎杖、牵牛子等。

【用法用量】　煎服，1～3g。

【使用注意】　孕妇及月经过多者禁用。

【现代研究】

**1. 化学成分**　本品主要含氨基酸：谷氨酸，天冬氨酸，亮氨酸，赖氨酸，缬氨酸等；溶血甘油磷脂类成分：1-$O$-十六烷基-磷酰胆碱、1-$O$-十八烷基-磷酰胆碱、1-$O$-十四烷基-磷酰胆碱、1-$O$-9-顺-十六烷基-磷酰胆碱、1-$O$-十六酰-磷酰胆碱、三半乳糖基神经酰胺。本品还含蛋白质、肝素及抗凝血酶、水蛭素等。《中国药典》规定每 1g 含抗凝血酶活性水蛭应不低于16.0U，蚂蟥、柳叶蚂蟥应不低于 3.0U。

**2. 药理作用**　水蛭水煎剂有强抗凝血作用，对肾缺血有明显保护作用。水蛭提取物、水蛭素对血小板聚集有明显的抑制作用，抑制大鼠体内血栓形成。水蛭煎剂能改善血液流变学，降血脂，消退动脉粥样硬化斑块，增加心肌营养性血流量；促进脑血肿吸收，解颅内压升高，改善局部血循环，保护脑组织免遭破坏，对皮下血肿也有明显抑制作用。水蛭素对肿瘤细胞也有抑制作用。

**3. 不良反应**　水蛭煎剂对脾胃虚弱以及消化系统疾病患者易引起恶心、呕吐、腹痛腹泻反应以及胃溃疡；水蛭煎剂对个别患者有过敏反应，主要表现为皮肤红疹、瘙痒，以及过敏性紫癜等。

## 虻　虫
### Méngchóng（《神农本草经》）

本品为虻科虻属动物华广原虻 *Tabanus signatipennis* Portsch.、黄绿原虻 *Atylotus bivittaeinus* Takahasi、指角原虻 *Tabanus yao* Macquart、或三重原虻 *Tabanus trigeminus* Coquillett 的雌虫干燥体。全国大部分地区均产，以畜牧区为多。夏、秋二季捕捉，沸水烫死或用线穿起，干燥。本品气臭，味苦咸。以个大、完整者为佳。去翅、足，炒用。

【药性】　苦，微寒；有小毒。归肝经。

【功效】　破血逐瘀，消癥散积。

【应用】

**1. 血瘀经闭，癥瘕痞块**　本品味苦降泄，入肝经血分，性烈善破，能破血逐瘀，通利血脉，可用于瘀血重症。治血瘀经闭，产后恶露不下，脐腹作痛，常配伍地黄、水蛭、桃仁等；治正气虚损，瘀血内停之干血劳，形体虚羸，腹满不能饮食，肌肤甲错，两目黯黑，或妇人经闭不行，常配伍土鳖虫、大黄、干地黄等，如大黄䗪虫丸（《金匮要略》）。

**2. 跌打损伤，瘀滞肿痛**　本品有散瘀疗伤、消肿止痛之功，治跌打损伤，瘀滞肿痛，可以本品配牡丹皮为末酒送服，亦可配乳香、没药等。

【用法用量】　煎服，1～1.5g；研末服，0.3g。

【使用注意】　孕妇禁用。体虚无瘀、腹泻者不宜使用。

【现代研究】

**1. 化学成分**　本品主要含蛋白质、氨基酸、多糖、胆固醇，以及钙、镁、磷、铁等微量元素。

**2. 药理作用**　虻虫水提物及多糖类成分有抗凝、活化纤溶系统的作用，能改善血液流变学。虻虫提取物具有抗肿瘤、抗炎、镇痛作用。虻虫能兴奋家兔离体子宫，对内毒素所致肝出血坏死病灶的形成有显著抑制作用。虻虫醇提物有明显溶血作用。

# 斑　蝥
## Bānmáo（《神农本草经》）

本品为芫青科昆虫南方大斑蝥 *Mylabris phalerata* Pallas 或黄黑小斑蝥 *Mylabris cichorii* Linnaeus 的干燥体。全国大部分地区均产。夏、秋二季捕捉，闷死或烫死，晒干。本品有特殊的臭气。以个大、完整、色鲜明者为佳。生用，或与米拌炒至黄棕色取出，除去头、翅、足后用。

【药性】　辛，热；有大毒。归肝、胃、肾经。

【功效】　破血逐瘀，散结消癥，攻毒蚀疮。

【应用】

**1. 癥瘕，瘀滞经闭**　本品辛行温通，入血分，能破血逐瘀，通行经脉，消癥散结，常用于瘀血重症。治血瘀经闭，癥瘕积聚，常配伍桃仁、大黄等，如斑蝥通经丸（《济阴纲目》）。近人用其治肝癌等多种癌肿，可用斑蝥1～3只置鸡蛋内煮食。

**2. 顽癣，赘疣，瘰疬，痈疽不溃，恶疮死肌**　本品辛散有毒，外用有以毒攻毒、消肿散结之功。治顽癣，《外台秘要》以本品微炒研末，蜂蜜调敷；治痈疽肿硬不破，《仁斋直指方》用本品研末，和蒜捣膏贴之，可攻毒拔脓；治瘰疬，瘘疮，常配伍白矾、白砒、青黛等，研末外掺。

此外，本品外敷，有发疱作用，可作发疱疗法以治多种疾病，如面瘫、风湿痹痛等。

【用法用量】　内服，0.03～0.06g，炮制后多入丸散用。外用适量，研末或浸酒、醋，或制油膏涂敷患处，不宜大面积用。

【使用注意】　本品有大毒，内服宜慎，孕妇禁用。外用对皮肤、黏膜有很强的刺激作用，能引起皮肤发红、灼热、起疱，甚至腐烂，故不宜久敷和大面积使用。

【现代研究】

**1. 化学成分**　本品主要含斑蝥素，此外还含有脂肪、蚁酸、色素、蜡质和多种微量元素等。

《中国药典》规定本品含斑蝥素（$C_{10}H_{12}O_4$）不得少于 0.35%，米斑蝥含斑蝥素（$C_{10}H_{12}O_4$）应为 0.25% ～ 0.65%。

**2. 药理作用** 斑蝥素有抗癌作用，尤其对小鼠腹水型肝癌及网状细胞肉瘤有抑制作用。斑蝥素的各种衍生物能刺激骨髓而升高白细胞计数；斑蝥素还有免疫增强作用、抗病毒、抗菌作用以及促雌激素样作用。斑蝥灸对家兔实验踝关节炎有明显消肿作用。

**3. 不良反应** 正常人口服斑蝥的中毒剂量为 0.6g，致死量为 1.3 ～ 3g。中毒表现为消化道、泌尿系统及中枢神经系统症状，如口腔烧灼感、口渴、吞咽困难、舌肿胀起疱、气喘、多涎、恶心、呕吐、胃出血、肠绞痛、尿急、尿频、蛋白尿、血尿、排尿困难，以及头痛、头晕、高热、休克等。斑蝥素对人的致死量为 30mg。

## 穿山甲
Chuānshānjiǎ（《名医别录》）

本品为鲮鲤科动物穿山甲 *Manis pentadactyla* Linnaeus 的鳞甲。主产于广西、广东、贵州、云南。收集鳞甲，洗净，晒干。本品气微腥，味淡。以片匀、半透明、不带皮肉者为佳。生用；或砂烫用，或砂烫后醋淬用，用时捣碎。

【药性】 咸，微寒。归肝、胃经。

【功效】 活血消癥，通经下乳，消肿排脓，搜风通络。

【应用】

**1. 血滞经闭，癥瘕** 本品性善走窜，功专行散，既能活血祛瘀，又能消癥通经，善治血滞经闭，癥瘕。治血瘀经闭，常配伍当归、红花、桃仁等；治癥瘕，常配伍鳖甲、大黄、赤芍等。

**2. 产后乳汁不通** 本品性善走窜，能通达畅行气血，擅长通经下乳，为治疗产后乳汁不下之要药。可单用研末，以酒冲服；或与王不留行、木通、通草等同用；治气血不足之乳汁稀少，常配伍黄芪、党参、当归等；治肝气郁滞所致乳汁不下，乳房胀痛，常配伍当归、柴胡、川芎等。

**3. 痈肿疮毒，瘰疬** 本品能活血消痈，消肿排脓，可使脓未成者消散，脓已成者速溃，为治疗疮疡肿痛之要药。疮痈初起，常配伍金银花、天花粉、皂角刺等，如仙方活命饮（《校注妇人良方》）；治疮痈脓成未溃，常配伍黄芪、当归、皂角刺等，如透脓散（《外科正宗》）；治瘰疬，常配伍夏枯草、浙贝母、玄参等。

**4. 风湿痹痛，中风瘫痪，麻木拘挛** 本品性善走窜，内达脏腑，外通经络，活血祛瘀力强，能通利经络，透达关节，可治经络不通之证。治风湿痹痛，关节不利，麻木拘挛，常配伍川芎、羌活、蕲蛇等；治中风瘫痪，手足不遂，常配伍川乌、全蝎等。

【用法用量】 煎服，5 ～ 10g，一般炮制后用。

【使用注意】 孕妇慎用；痈肿已溃者忌用。

【现代研究】

**1. 化学成分** 本品主要含蛋白质、氨基酸、硬脂酸、胆甾醇、脂肪族酰胺、环二肽、挥发油、生物碱及微量元素等。

**2. 药理作用** 穿山甲及其主要活性成分对血液及心血管系统具有降低血液黏度、延长凝血时间、扩张血管、升高白细胞、抗骨髓微循环障碍的作用。此外，本品还具有抗炎、镇痛、抑制乳腺增生、促进泌乳等作用。

# 第二十章
# 化痰止咳平喘药

扫一扫，查阅本章数字资源，含 PPT、音视频、图片等

　　凡以祛痰或消痰为主要功效，常用以治疗痰证的药物，称为化痰药；以制止或减轻咳嗽和喘息为主要功效，常用以治疗咳嗽气喘的药物，称止咳平喘药。由于病证上痰、咳、喘三者每多兼杂，病机上常相互影响，咳喘者多夹咯痰；痰浊壅盛会影响肺的宣发肃降，易致咳喘加剧。另外，化痰药多兼止咳、平喘作用，而止咳平喘药又常具化痰之功，故将化痰药与止咳平喘药合并一章加以介绍。

　　化痰药味多苦、辛，苦可泄、燥，辛能散、行。其中，性温而燥者，可温化寒痰，燥化湿痰；性偏寒凉者，能清化热痰；兼味甘质润者，能润燥化痰；兼味咸者，可化痰软坚散结。部分化痰药还兼有止咳平喘、散结消肿功效。止咳平喘药主归肺经，药性有寒、热之分，苦味居多，亦兼辛、甘之味，分别具有降气、宣肺、润肺、泻肺、化痰、敛肺等作用。

　　痰，常由外感六淫、饮食不节、七情或劳倦内伤，使肺、脾、肾及三焦功能失调，水液代谢障碍，凝聚而成。它既是病理产物，又是致病因素，往往随气运行，无处不到，致病范围广泛。故元代王珪云"痰为百病之母""百病皆由痰作祟"。化痰药主治各种痰证：如痰阻于肺之咳喘痰多；痰蒙心窍之昏厥、癫痫；痰蒙清阳之头痛、眩晕；痰扰心神之失眠多梦；肝风夹痰之中风、惊厥；痰阻经络之肢体麻木，半身不遂，口眼㖞斜；痰火互结之瘰疬、瘿瘤；痰凝肌肉，流注骨节之阴疽、流注等。肺司呼吸，又为娇脏，不耐寒热，凡外感六淫，或内伤气火、痰湿等，均可伤及肺脏，导致宣发、肃降失常，发为咳嗽喘息。止咳平喘药，主治外感、内伤等多种原因所致咳嗽喘息之证。

　　使用本章药物时，应根据不同病证，有针对性地选择相应的化痰药与止咳平喘药。又因咳喘每多夹痰，痰多易发咳喘，故化痰药与止咳平喘药常配伍同用。再则应根据痰、咳、喘的不同病因、病机而配伍，以治病求本，标本兼顾。使用化痰药除分清寒痰、湿痰、热痰、燥痰而选用不同的化痰药外，还应根据成痰之因，审因论治。"脾为生痰之源"，脾虚则津液不归正化而聚湿生痰，故常配健脾燥湿药同用，以绝生痰之机。又因痰易阻滞气机，"气滞则痰凝，气顺则痰消"，故常配理气药，以加强化痰之功。此外，痰证表现多样，临床常根据病因、病机、病证不同，分别配伍温里散寒、清热、滋阴降火、平肝息风、安神、开窍之品。由于痰浊阻肺是导致或加重咳喘的主要原因，根据刘河间提出的"治咳嗽者，治痰为先"的原则，在选用化痰药治疗咳喘时注意配伍相应药物。若因外感而致者，当配解表散邪药；火热而致者，应配清热泻火药；里寒者，配温里散寒药；虚劳者，配补虚药。如肺阴虚，须配养阴润肺药；肺肾两虚，肾不纳气者，常与补肾益肺、纳气平喘药配伍。咳喘伴咳血者，还应配伍相应的止血药。

　　某些温燥之性强烈的化痰药，凡痰中带血等有出血倾向者，宜慎用。麻疹初起有表邪之咳嗽，不宜单投止咳药，当以疏解清宣为主，以免恋邪而致喘咳不已或影响麻疹之透发，对收敛性

强及温燥之药尤为所忌。

根据药性、功能及临床应用的不同，化痰止咳平喘药分为温化寒痰药、清化热痰药、止咳平喘药三类。

现代药理研究证明，化痰止咳平喘药一般具有祛痰、镇咳、平喘、抑菌、抗病毒、消炎、利尿等作用，部分药物还有镇静、镇痛、抗痉厥、改善血液循环、免疫调节作用。

# 第一节　温化寒痰药

本节药物，味多辛苦，性多温燥，主归肺、脾、肝经，有温肺祛寒、燥湿化痰之功，部分药物外用又能消肿止痛。主治寒痰、湿痰证，如咳嗽气喘、痰多色白、苔腻；寒痰、湿痰所致眩晕、肢体麻木、阴疽流注等。临床运用时，常与温散寒邪、燥湿健脾药配伍，以期达到温化寒痰、燥湿化痰之目的。

温燥性质的温化寒痰药，不宜用于热痰、燥痰之证。

## 半　夏
Bànxià（《神农本草经》）

本品为天南星科植物半夏 *Pinellia ternata*（Thunb.）Breit. 的干燥块茎。主产于四川、湖北、河南、安徽、贵州。夏、秋二季采挖，洗净，除去外皮和须根，晒干。本品气微，味辛辣、麻舌而刺喉。以皮净，色白，质坚实，粉性足者为佳。捣碎生用，或用生石灰、甘草制成法半夏，用生姜、白矾制成姜半夏，用白矾制成清半夏。

【药性】　辛，温；有毒。归脾、胃、肺经。

【功效】　燥湿化痰，降逆止呕，消痞散结。

【应用】

**1. 湿痰寒痰，咳喘痰多，痰饮眩悸，风痰眩晕，痰厥头痛**　本品辛温而燥，功善燥湿浊而化痰饮，为燥湿化痰、温化寒痰之要药，尤善治脏腑之湿痰。治痰湿阻肺之咳嗽声重，痰白质稀者，常与陈皮、茯苓同用，以增强燥湿化痰之功，如二陈汤（《和剂局方》）；治寒饮咳喘，痰多清稀，夹有泡沫，形寒背冷，常与温肺化饮之细辛、干姜等同用，如小青龙汤（《伤寒论》）。治痰饮眩悸，风痰眩晕，甚则呕吐痰涎，痰厥头痛，可配天麻、白术以化痰息风，健脾除湿，如半夏白术天麻汤（《医学心悟》）。

**2. 胃气上逆，呕吐反胃**　本品入脾胃经，擅燥化中焦痰湿，以助脾胃运化；又能和胃降逆，有良好的止呕作用。对各种原因所致的呕吐，皆可随证配伍使用。因其性偏温燥，善除痰饮湿浊，故对痰饮或胃寒所致呕吐尤为适宜，常与生姜同用，如小半夏汤（《金匮要略》）；若配伍性寒清胃之黄连，亦可治胃热呕吐；配石斛、麦冬，可治胃阴虚呕吐；配人参、白蜜，用治胃气虚呕吐，如大半夏汤（《金匮要略》）。其化痰和胃之功，亦可用治痰饮内阻，胃气不和，夜寐不安者，可配秫米以化痰和胃安神，如半夏秫米汤（《灵枢·邪客》）。

**3. 胸脘痞闷，梅核气**　本品辛开散结，化痰消痞。治寒热互结所致心下痞满者，常配伍干姜、黄连、黄芩等，如半夏泻心汤（《伤寒论》）；若配伍瓜蒌、黄连，可治痰热结胸，症见胸脘痞闷、拒按，痰黄稠，苔黄腻，脉滑数等，如小陷胸汤（《伤寒论》）；治气滞痰凝之梅核气，咽中如有物阻，吐之不出，咽之不下，可与紫苏、厚朴、茯苓等同用，以行气解郁，化痰散结，如半夏厚朴汤（《金匮要略》）。

**4. 痈疽肿毒，瘰疬痰核，毒蛇咬伤**　本品内服能化痰消痞散结，外用能散结消肿止痛。治瘿瘤痰核，常与海藻、香附、青皮等同用，共奏行气化痰软坚之效；治痈疽发背或乳疮初起，《肘后方》单用本品研末，鸡子白调涂；或本品用水磨敷，有散结、消肿、止痛之效；治毒蛇咬伤，亦可用生品研末调敷或鲜品捣敷。

**【用法用量】**　内服一般炮制后用，3 ～ 9g。外用适量，磨汁涂或研末以酒调敷患处。法半夏长于燥湿化痰，主治痰多咳喘，痰饮眩悸，风痰眩晕，痰厥头痛；姜半夏长于温中化痰、降逆止呕，主治痰饮呕吐，胃脘痞满；清半夏长于燥湿化痰，主治湿痰咳嗽，胃脘痞满，痰涎凝聚，咯吐不出。

**【使用注意】**　本品性温燥，阴虚燥咳、血证、热痰、燥痰应慎用。不宜与川乌、制川乌、草乌、制草乌、附子同用。生品毒性大，内服宜慎。

**【鉴别用药】**　半夏与陈皮均为辛温之品，皆能燥湿化痰，常相须为用，治湿痰、寒痰咳嗽气逆，痰多清稀，胸脘痞满。然半夏属化痰药，温燥之性尤强，燥湿化痰之力更著，又能降逆止呕，消痞散结，外用消肿止痛，用治气逆呕吐，心下痞，结胸，梅核气，痈疽肿毒，瘿瘤痰核等；陈皮属理气药，辛行苦泄，长于理气和中，擅治脾胃气滞，脘腹胀痛，食少便溏等。

**【现代研究】**

**1. 化学成分**　本品主要含挥发油成分：茴香脑，柠檬醛，1- 辛烯，$\beta$- 榄香烯等。本品还含有机酸等。《中国药典》规定本品含总酸以琥珀酸（$C_4H_6O_4$）计不得少于 0.25%，清半夏不得少于 0.30%；含白矾以含水硫酸铝钾 [$KAl(SO_4)_2 \cdot 12H_2O$] 计，姜半夏不得过 8.5%，清半夏不得过 10.0%。

**2. 药理作用**　各种炮制品均有明显的止咳作用，与可待因相似但作用较弱，且有一定的祛痰作用。本品可抑制呕吐中枢而发挥镇吐作用，能显著抑制胃液分泌。水煎醇沉液对多原因所致的胃溃疡有显著的预防和治疗作用；能升高肝脏内酪氨酸转氨酶的活性，还有促进胆汁分泌作用。稀醇、水浸液或其多糖组分、生物碱具有较广泛的抗肿瘤作用。水浸剂对实验性室性心律失常和室性期前收缩有明显的对抗作用；煎剂可降低眼内压。此外，本品还有镇静催眠、降血脂、抗血栓、抗炎、镇痛、促进学习记忆等作用。

**3. 不良反应**　生半夏对口腔、喉头、消化道黏膜有强烈的刺激性，可导致失音、呕吐、水泻等不良反应，严重的喉头水肿可致呼吸困难，甚至窒息；生半夏超量服用或长期服用可导致慢性中毒，引起肾脏代偿性增大。半夏对胚胎有毒性，有可能致畸，并有一定致突变效应。半夏制剂长期口服或肌注，少数病例会出现肝功能异常和血尿。

### 附药：半夏曲、水半夏

**1. 半夏曲**　本品为法半夏、赤小豆、苦杏仁、鲜青蒿、鲜辣蓼、鲜苍耳草与面粉经加工发酵而成。性味甘、微辛，温；归脾、胃经。功能化痰止咳，消食化积。适用于咳嗽痰多，胸脘痞满，呕恶苔腻，以及脾胃虚弱，饮食不消，泄泻，呕吐，腹胀等症。煎服，3 ～ 9g。

**2. 水半夏**　本品为天南星科植物鞭檐犁头尖 *Typhonium flagelliforme*（Lodd.）Blume 的块茎。主产于广东、广西、云南等地。秋冬采挖块茎，除去外皮及须根，洗净，晒干。性味辛、温，有毒；归脾、肺经。功能燥湿化痰，解毒消肿，止血。适用于咳嗽痰多；外用治痈疮疖肿，无名肿毒，毒虫咬伤，外伤出血。煎服，3 ～ 9g；或入丸、散。外用捣敷或研末调敷。

## 天南星
Tiānnánxīng《神农本草经》

本品为天南星科植物天南星 *Arisaema erubescens*（Wall.）Schott、异叶天南星 *Arisaema heterophyllum* Bl. 或东北天南星 *Arisaema amurense* Maxim. 的干燥块茎。天南星主产于河南、河北、四川；异叶天南星主产于江苏、浙江；东北天南星主产于辽宁、吉林。秋、冬二季茎叶枯萎时采挖，除去须根及外皮，干燥。本品气微辛，味麻辣。以个大，色白，粉性足者为佳。生用，或用生姜、白矾制过后用。

【药性】　苦、辛，温；有毒。归肺、肝、脾经。

【功效】　燥湿化痰，祛风止痉，散结消肿。

【应用】

**1. 顽痰咳喘，胸膈胀闷**　本品苦辛性温，其温燥之性胜于半夏，有较强的燥湿化痰之功，善治顽痰阻肺，咳嗽痰多。治寒痰、湿痰阻肺，咳喘痰多，色白清稀，胸膈胀闷，苔腻，常与半夏相须为用，并配枳实、橘红等，如导痰汤（《传信适用方》）；若属痰热咳嗽，咯痰黄稠，则与黄芩、瓜蒌等清热化痰药同用。

**2. 风痰眩晕，中风痰壅，口眼㖞斜，半身不遂，癫痫，惊风，破伤风**　本品苦泄辛散温行，入肝经，可通行经络，尤善祛风痰，止痉搐。治风痰眩晕，配半夏、天麻等；治风痰留滞经络，半身不遂，手足顽麻，口眼㖞斜等，则配半夏、川乌、白附子等，如青州白丸子（《和剂局方》）；治破伤风，角弓反张，痰涎壅盛者，则配白附子、天麻、防风等，如玉真散（《外科正宗》）；治癫痫，可与半夏、全蝎、僵蚕等同用。

**3. 痈肿，瘰疬痰核，蛇虫咬伤**　生天南星外用能消肿散结止痛。治痈疽肿痛，未成脓者，可促其消散，已成脓者可促其速溃。热毒重者，须与清热解毒之天花粉、大黄、黄柏同用，如如意金黄散（《外科正宗》）；阴疽肿硬难溃，可与草乌、半夏、狼毒等同用，以温阳散寒，化痰消肿；治瘰疬痰核，可研末醋调敷，或与半夏、川乌、浙贝母等同用；治毒蛇咬伤，可配雄黄外敷。此外，天南星亦可用治风湿痹证，跌打损伤疼痛。

【用法用量】　内服制用，3～9g。外用生品适量，研末以醋或酒调敷患处。

【使用注意】　阴虚燥咳、阴血亏虚或热盛动风者不宜使用；孕妇慎用；生品毒性大，内服宜慎。

【鉴别用药】　半夏、天南星二者均辛温有毒，为燥湿化痰要药，善治湿痰、寒痰。然半夏主入脾、肺经，重在治脏腑湿痰。天南星则主入肝经，善走经络，偏祛风痰而解痉，善治经络风痰。半夏又能和胃降逆止呕，消痞散结；天南星则消肿散结之功更著。

【现代研究】

**1. 化学成分**　本品主要含黄酮类成分：夏佛托苷，异夏佛托苷，芹菜素 -6-*C*- 阿拉伯糖 -8-*C*- 半乳糖苷，芹菜素 -6-*C*- 半乳糖 -8-*C*- 阿拉伯糖苷，芹菜素 -6,8- 二 -*C*- 吡喃葡萄糖苷，芹菜素 -6,8- 二 -*C*- 半乳糖苷等。本品还含没食子酸、没食子酸乙酯及氨基酸和微量元素。《中国药典》规定本品含总黄酮以芹菜素（$C_{15}H_{10}O_5$）计，不得少于 0.050%；制天南星含白矾以含水硫酸铝钾 [KAl（$SO_4$）$_2$ · $12H_2O$] 计，不得过 12.0%。

**2. 药理作用**　天南星水煎剂具有祛痰作用，由于含皂苷，对胃黏膜有刺激性，口服时能反射性地增多支气管、气管的分泌液，使痰液变稀而起到祛痰作用，但炮制品无祛痰作用。煎剂有明显镇痛、镇静作用，并能明显延长戊巴比妥钠的催眠而有协同作用。不同品种均有一定程度的抗惊厥作用。乙醇提取物对心律失常有明显的拮抗作用。其所含 D- 甘露醇结晶有抑瘤活性。其水提取液对小鼠实验性肿瘤有明显抑制作用。此外，本品还有抗炎、解蛇毒作用。

**3. 不良反应**　天南星对皮肤、黏膜均有强刺激性，口嚼生天南星，可使舌、咽、口腔麻木和肿痛，出现黏膜糜烂、音哑、张口困难、咽喉干燥并有烧灼感、舌体肿大等，继则出现头昏心慌、四肢麻木，甚至呼吸缓慢、窒息、呼吸停止；皮肤接触有强烈的刺激作用，可致过敏瘙痒。

### 附药：胆南星

本品为制天南星的细粉与牛、羊或猪胆汁经加工而成，或为生天南星细粉与牛、羊或猪胆汁经发酵而成。性味苦、微辛，凉；归肺、肝、脾经。功能清热化痰，息风定惊。适用于痰热咳嗽、咯痰黄稠、中风痰迷、癫狂惊痫。煎服，3 ~ 6g。

# 白附子
### Báifùzǐ（《中药志》）

本品为天南星科植物独角莲 *Typhonium giganteum* Engl. 的干燥块茎。主产于河南、甘肃、湖北。秋季采挖，除去须根和外皮，晒干。本品气微，味淡，麻辣刺舌。以个大，质坚实，色白，粉性足者为佳。生用，或用生姜、白矾制过后用。

【药性】　辛，温；有毒。归胃、肝经。

【功效】　燥湿化痰，祛风定惊，止痛，解毒散结。

【应用】

**1. 中风痰壅，口眼㖞斜，语言謇涩，惊风癫痫，破伤风**　本品辛温燥烈，善于燥湿化痰，祛风定惊搐而解痉，是治疗风痰证的常用药。治中风痰壅，口眼㖞斜，语言謇涩，常与全蝎、僵蚕等同用；治风痰壅盛之惊风、癫痫，常配伍半夏、天南星；治破伤风，可与防风、天麻、天南星等同用。

**2. 痰厥头痛，偏正头痛**　本品辛散温通，性锐上行，善逐头面风痰，又具有较强的止痛作用，常用治肝风夹痰上扰头痛、眩晕，偏正头痛等头面部诸疾。治痰厥头痛、眩晕，常配半夏、天南星；治偏头痛，可与白芷配伍。

**3. 瘰疬痰核，毒蛇咬伤**　治瘰疬痰核，可鲜品捣烂外敷；治毒蛇咬伤，可磨汁内服并外敷，亦可与其他清热解毒药同用。

【用法用量】　煎服，3 ~ 6g，一般宜炮制后用。外用生品适量捣烂，熬膏或研末以酒调敷患处。

【使用注意】　阴血亏虚或热盛动风者不宜使用；孕妇慎用；生品毒性大，内服宜慎。

【现代研究】

**1. 化学成分**　本品主要含脂肪酸及酯类成分：油酸，油酸甲酯等。其还含 $\beta$- 谷甾醇、氨基酸等。

**2. 药理作用**　生品及炮制品均有显著祛痰作用，$\beta$- 谷甾醇有镇咳祛痰作用，但无平喘作用。生、制品对巴比妥均有协同镇静催眠作用，还有抗惊厥、抗破伤风作用，对结核杆菌有抑制作用。煎剂或混悬液有明显的抗炎作用。体外试验表明，乙醇液对 $S_{180}$ 腹水肉瘤有明显抑制作用。

**3. 不良反应**　误服、过量服用本品，可出现口舌麻辣，咽喉部灼热并有梗塞感，舌体僵硬，语言不清，继则四肢发麻，头晕眼花，恶心呕吐，流涎，面色苍白，神志呆滞，唇舌肿胀，口腔黏膜及咽部红肿，严重者可导致死亡。

### 附药：关白附

白附子之名，最早见于《名医别录》。但据考证，历代本草所载者为毛茛科植物黄花乌头 *Aconitum coreanum*（Levl）Raip 的干燥块根，称关白附。至于天南星科的独角莲（禹白附）何时收载入药尚不明确。虽然两者在祛风止痉、散结止痛等方面功用相似，但禹白附毒性相对较小，又能解毒散结，现已作为白附子的正品广泛应用；而关白附毒性大，功效偏于散寒祛湿止痛，现已较少应用。

## 芥 子
Jièzǐ（《新修本草》）

本品为十字花科植物白芥 *Sinapis alba* L. 或芥 *Brassica juncea*（L.）Czern.et Coss. 的干燥成熟种子。前者习称"白芥子"，后者习称"黄芥子"。主产于河南、安徽。夏末秋初果实成熟时割取植株，晒干，打下种子，除去杂质。本品气微，味辛辣。以粒大，饱满者为佳。生用或炒用。

【药性】 辛，温。归肺经。

【功效】 温肺豁痰利气，散结通络止痛。

【应用】

**1. 寒痰咳喘，悬饮胸胁胀痛** 本品辛温力雄，性善走散，能温肺寒，利气机，豁痰涎，逐水饮。治寒痰壅肺，气逆咳喘，痰多清稀，胸闷者，常与苏子、莱菔子同用，如三子养亲汤（《韩氏医通》）；若痰饮停滞胸膈成胸胁积水，咳喘胸满胁痛者，可配伍甘遂、大戟等以豁痰逐饮，如控涎丹（《三因方》）。治疗冷哮日久，可与细辛、甘遂、麝香等研末，于夏令外敷肺俞等穴，或以白芥子注射液在肺俞、膻中、定喘等穴位行穴位注射。

**2. 痰滞经络，关节麻木疼痛，痰湿流注，阴疽肿毒** 本品温通经络，善散"皮里膜外之痰"，又能消肿散结止痛。治痰湿阻滞经络之肢体麻木或关节肿痛，可配伍马钱子、没药、肉桂等，亦可单用研末，醋调敷患处。治痰湿流注，阴疽肿毒，常配伍鹿角胶、肉桂、熟地黄等药，以温阳化滞，消痰散结，如阳和汤（《外科全生集》）。

【用法用量】 煎服，3～9g。外用适量。

【使用注意】 本品辛温走散，耗气伤阴。久咳肺虚及阴虚火旺者忌用；消化道溃疡、出血及皮肤过敏者忌用。用量不宜过大，以免引起腹泻。不宜久煎。

【现代研究】

**1. 化学成分** 本品主要含含氮类成分：芥子碱，白芥子苷，4-羟基-3-吲哚甲基芥子油苷，前告伊春；还含脂肪油、蛋白质及黏液质、多种氨基酸等。《中国药典》规定本品含芥子碱以芥子碱硫氰酸盐（$C_{16}H_{16}NO_5 \cdot SCN$）计，不得少于 0.50%，炒芥子不得少于 0.40%。

**2. 药理作用** 白芥子苷遇水后，经芥子酶的作用生成挥发油，为强力的皮肤发红剂、催吐剂，并有起疱作用。芥子粉使唾液分泌及淀粉酶活性增加，小剂量能刺激胃黏膜，增加胃液及胰液的分泌，大剂量可迅速引起呕吐。本品有祛痰作用。水溶剂体外对堇色毛癣菌、许兰黄癣菌等皮肤真菌有不同程度的抑制作用，黄芥子苷水解产生的苷元有杀菌作用。白芥子具有辐射保护及抗衰老作用。白芥子醇提物有抗炎、镇痛及抗前列腺增生作用。

【其他】　白芥子油对皮肤黏膜有刺激作用，能引起充血、灼痛，甚至发疱，内服过量可引起呕吐、腹痛、腹泻。

# 皂　荚
Zàojiá（《神农本草经》）

本品为豆科植物皂荚 *Gleditsia sinensis* Lam. 的干燥成熟果实和不育果实。前者称大皂角，后者称猪牙皂，又称小皂荚。主产于四川、山东、陕西、湖北、河南。大皂角在秋季果实成熟时采摘，晒干。猪牙皂在秋季采收，除去杂质，干燥。大皂角气特异，有刺激性，味辛辣；猪牙皂气微，有刺激性，味先甜而后辣。以饱满、色紫褐，有光泽者为佳。生用，用时捣碎。

【药性】　辛、咸，温；有小毒。归肺、大肠经。

【功效】　祛痰开窍，散结消肿。

【应用】

**1. 中风口噤，昏迷不醒，癫痫痰盛，关窍不通，痰阻喉痹**　本品味辛而性窜，入鼻则嚏，入喉则吐，能祛痰通窍开噤，故中风、痰厥、癫痫、喉痹等痰涎壅盛，关窍阻闭者均可用之。若与细辛共研为散，吹鼻取嚏，即通关散（《丹溪心法附余》）；或配明矾为散，温水调服，涌吐痰涎，以达豁痰开窍醒神之效。

**2. 顽痰喘咳，咳痰不爽**　本品辛能通利气道，咸能软化胶结之痰，故顽痰胶阻于肺，症见咳逆上气，胸闷，时吐稠痰，难以平卧者宜用之，可单味研末，以蜜为丸，枣汤送服，即《金匮要略》皂荚丸。近代有以本品配麻黄、猪胆汁制成片剂，治咳喘痰多。其治顽痰壅盛之功，正如徐灵胎所言："稠痰黏肺，不能清涤，非此不可。"

**3. 大便燥结**　本品味辛，能"通肺及大肠气"而通便。治大便燥秘，可单用，也可配细辛研末，加蜂蜜调匀，制成栓剂，塞入肛门。

**4. 痈肿**　本品外用有散结消肿之效，熬膏外敷可治疮肿未溃者。

【用法用量】　1～1.5g，多入丸散用。外用适量，研末吹鼻取嚏或研末调敷患处。

【使用注意】　本品辛散走窜之性极强，非顽痰实证体壮者不宜轻投。内服剂量不宜过大，过量易引起呕吐、腹泻。孕妇及咳血、吐血者忌服。

【现代研究】

**1. 化学成分**　本品主要含三萜皂苷类成分，共有 19 种五环三萜型皂荚皂苷成分；还含鞣质、蜡酸、甾醇等；种子内胚乳含半乳糖与甘露糖组成的多糖。

**2. 药理作用**　本品能刺激胃黏膜而反射性地促进呼吸道黏液的分泌，产生祛痰作用。对大肠杆菌、伤寒及副伤寒杆菌、宋内痢疾杆菌、变形杆菌、绿脓杆菌、霍乱弧菌等病菌均有抑制作用。对皮肤真菌、阴道滴虫亦有抑制作用。煎剂对离体大鼠子宫有兴奋作用。所含皂苷能增加冠状动脉血流量，减轻心肌缺血程度，缩小梗死面积，降低血清中 AST、CK、LDH 活性，并能增加血清中 SOD 活性及降低血清中 MDA 含量。皂苷物和正丁醇提取物有抗肿瘤作用。

**3. 不良反应**　皂荚所含的皂苷有毒，对胃黏膜有强烈的刺激作用，胃黏膜被破坏而吸收中毒，故用量过大、误食种子或豆荚，及注射用药均可致毒性反应。初感咽干、上腹饱胀及灼热感，继之恶心、呕吐、烦躁不安、腹泻，大便多呈水样、带泡沫，并有溶血现象，出现面色苍白、黄疸、腰痛、血红蛋白尿及缺氧症状等，同时出现头痛、头晕、全身衰弱无力及四肢酸麻等。严重者可出现脱水、休克、呼吸麻痹、肾衰而致死亡。

附药：皂角刺

本品为豆科植物皂荚 *Gleditsia sinensis* Lam. 的干燥棘刺，又名皂角针。性味辛、温；归肝、胃经。功能消肿托毒，排脓，杀虫。适用于痈疽初起或脓成不溃，外治疥癣麻风。煎服 3～10克。外用适量，醋蒸取汁涂患处。

# 旋覆花
## Xuánfùhuā（《神农本草经》）

本品为菊科植物旋覆花 *Inula japonica* Thunb. 或欧亚旋覆花 *Inula britannica* L. 的干燥头状花序。全国大部分地区均产。夏、秋二季花开放时采收，除去杂质，阴干或晒干。本品气微，味微苦。以朵大，色浅黄者为佳。生用或蜜炙用。

【性味】 苦、辛、咸，微温。归肺、脾、胃、大肠经。

【功效】 降气，消痰，行水，止呕。

【应用】

**1. 风寒咳嗽，痰饮蓄结，胸膈痞闷，喘咳痰多** 本品苦降辛开，咸能软坚，既降肺气、消痰涎而平喘咳，又消痰行水而除痞满。痰浊阻肺，肺气不降，咳喘痰黏，胸闷不舒者，不论寒热，皆可配伍应用。治外感风寒，痰湿内蕴，咳嗽痰多，常与麻黄、半夏等同用；治痰饮内停，浊阴上犯而致咳喘气促，胸膈痞闷者，可与泻肺化痰、利水行气之桑白皮、槟榔等同用；若与瓜蒌、黄芩、浙贝母等清热化痰之品同用，亦可用于痰热咳喘；治顽痰胶结，难以咯出，胸中满闷者，可配伍海浮石、海蛤壳等清肺化痰之品。

**2. 呕吐噫气，心下痞硬** 本品又善降胃气而止呕止噫。治痰浊中阻，胃气上逆而噫气，呕吐，胃脘痞硬者，常与代赭石、半夏、生姜等同用，如旋覆代赭汤（《伤寒论》）。若胃热呕逆者，则须与黄连、竹茹等清胃止呕药同用。

此外，本品配香附等，还可用治气血不和之胸胁疼痛。

【用法用量】 煎服，3～9g，包煎。

【使用注意】 阴虚劳嗽、肺燥咳嗽者慎用。

【现代研究】

**1. 化学成分** 本品主要含倍半萜内酯类成分：旋覆花素，大花旋覆花素，旋覆花内酯，乙酸蒲公英甾醇酯等；黄酮类成分：槲皮素，异槲皮素，木犀草素等；有机酸类成分：咖啡酸，绿原酸等。

**2. 药理作用** 本品所含黄酮类成分能保护组织胺引起的支气管痉挛，并对抗离体支气管痉挛，但较氨茶碱的作用慢而弱。水煎剂有显著镇咳作用，水煎剂口服祛痰作用不明显，但实验动物腹腔给药却显示较强的祛痰作用。所含绿原酸及咖啡酸有较广的抑菌作用，对金黄色葡萄球菌、肺炎双球菌、乙型溶血性链球菌、绿脓杆菌等均有抑制作用，能增加胃酸分泌，绿原酸能提高胃肠平滑肌张力，增进胆汁分泌。所含槲皮素静脉注射，能增加动物的冠脉血流量，对血压、心率及心肌耗氧量均无显著影响。旋覆花还有抑真菌、调节胃肠运动、调节免疫等作用。

附药：金沸草

本品为菊科植物条叶旋覆花 *Inula linariifolia* Turcz. 或旋覆花 *Inula japonica* Thunb. 的干燥地

上部分。性味苦、辛、咸，温；归肺、大肠经。功能降气，消痰，行水。适用于外感风寒，痰饮蓄积，咳喘痰多，胸膈痞满。煎服，5～10g。

# 白 前
Báiqián（《名医别录》）

本品为萝藦科植物柳叶白前 *Cynanchum stauntonii*（Decne.）Schltr.ex Lévl. 或芫花叶白前 *Cynanchum glaucescens*（Decne.）Hand.–Mazz. 的干燥根茎及根。主产于浙江、江苏、安徽、湖北。秋季采挖，洗净，晒干。本品气微，味微甜。以色黄白者为佳。生用或蜜炙用。

【药性】 辛、苦，微温。归肺经。

【功效】 降气，祛痰，止咳。

【应用】

**肺气壅实，咳嗽痰多，胸满喘急** 本品性微温而不燥烈，长于祛痰，降肺气以平咳喘，素有"肺家要药"之称。凡肺气壅实，咳喘痰多，无论属寒属热、外感内伤、新嗽久咳均可用之，尤以痰湿或寒痰阻肺，肺气失降者为宜。治外感风寒咳嗽，咯痰不爽者，配荆芥、桔梗、百部等解表宣肺止咳之品，如止嗽散（《医学心悟》）；若咳喘浮肿，喉中痰鸣，不能平卧，则配紫菀、半夏、大戟等以逐饮平喘；若与清泻肺热之桑白皮、葶苈子等同用，可治肺热咳喘；若与益气润肺之黄芪、北沙参等配伍，又可治疗久咳肺气阴两虚者。

【用法用量】 煎服，3～10g。

【现代研究】

**1. 化学成分** 本品主要含皂苷类成分：白前皂苷 A～K，白前新皂苷 A、B 等。

**2. 药理作用** 白前醇提物、醚提物均有明显的镇咳作用，白前醇提物、水提物及醚提物均有祛痰作用。白前水提物有明显的平喘作用。柳叶白前醇提物和醚提物有明显的抗炎、镇痛作用。柳叶白前醇提物能显著抑制应激性、盐酸性及吲哚美辛 – 乙醇性胃溃疡的形成，并有一定的止泻作用。白前醇提物能显著延长血栓形成及凝血时间，还有诱导白血病细胞分化作用。

# 猫爪草
Māozhǎocǎo（《中药材手册》）

本品为毛茛科植物小毛茛 *Ranunculus ternatus* Thunb. 的干燥块根。主产于河南。春季采挖，除去须根和泥沙，晒干。本品气微，味微甘。以色黄褐，质坚实者为佳。生用。

【药性】 甘、辛，温。归肝、肺经。

【功效】 化痰散结，解毒消肿。

【应用】

**1. 瘰疬痰核** 本品味辛以散，能化痰浊，散郁结，治疗痰火郁结之瘰疬痰核，内服外用均可，多配伍夏枯草、玄参、僵蚕等。

**2. 疔疮肿毒，蛇虫咬伤** 取本品解毒消肿之效，临床多用鲜品捣敷患处。

【用法用量】 煎服，15～30g，单味药可用至120g。外用适量，捣敷或研末调敷。

【现代研究】

**1. 化学成分** 本品主要含脂肪酸类成分：肉豆蔻酸十八烷基酯，花生酸，软脂酸等；内酯类成分：小毛茛内酯，白头翁素，原白头翁素等；甾醇类成分：豆甾醇，$\beta$-谷甾醇等。本品还含皂苷、多糖和少量生物碱等。

**2. 药理作用**　本品水提液对金黄色葡萄球菌、白色葡萄球菌、痢疾杆菌等均有抑制作用，且可抑制耐药性结核杆菌。此外，本品还有镇咳、祛痰、抗肿瘤、增强免疫、保肝等作用。

# 第二节　清化热痰药

本节药物性多寒凉，有清化热痰之功，部分药物质润，兼能润燥化痰，部分药物味咸，兼能软坚散结。清化热痰药主治热痰证，如咳嗽气喘，痰黄质稠者；若痰稠难咯，唇舌干燥之燥痰证，宜选质润之润燥化痰药；痰热癫痫、中风惊厥、瘿瘤、痰火瘰疬等，均可以清化热痰药治之。临床应用时，常与清热泻火、养阴润肺药配伍，以期达到清化热痰、润燥化痰的目的。

药性寒凉的清化热痰药、润燥化痰药，寒痰与湿痰证不宜使用。

## 川贝母
### Chuānbèimǔ（《神农本草经》）

本品为百合科植物川贝母 *Fritillaria cirrhosa* D.Don、暗紫贝母 *Fritillaria unibracteata* Hsiao et K.C.Hsia、甘肃贝母 *Fritillaria przewalskii* Maxim.、梭砂贝母 *Fritillaria delavayi* Franch.、太白贝母 *Fritillaria taipaiensis* P.Y.Li 或瓦布贝母 *Fritillaria unibracteata* Hsiao et K.C.Hsia var.*wabuensis*（S.Y.Tang et S.C.Yue）Z.D.Liu, S.Wang et S.C.Chen 的干燥鳞茎。按性状不同分别习称"松贝""青贝""炉贝"和"栽培品"。主产于四川、青海、甘肃、云南、西藏。夏、秋二季或积雪融化后采挖，除去须根、粗皮及泥沙，晒干或低温干燥。本品气微，味微苦。以整齐，色白，粉性足者为佳。生用。

【**药性**】　苦、甘，微寒。归肺、心经。

【**功效**】　清热润肺，化痰止咳，散结消痈。

【**应用**】

**1. 肺热燥咳，干咳少痰，阴虚劳嗽，痰中带血**　本品味苦性微寒，能清肺化痰，又味甘质润而润肺止咳，尤宜于内伤久咳、燥痰、热痰之证。治阴虚劳嗽，久咳有痰者，常配沙参、麦冬等以养阴润肺，化痰止咳；治肺热、肺燥咳嗽，常配知母以清肺润燥，化痰止咳，如二母散（《急救仙方》）。

**2. 瘰疬，疮毒，乳痈，肺痈**　本品苦微寒，有清热化痰、散结消痈之功。治痰火郁结之瘰疬，常配玄参、牡蛎等，如消瘰丸（《医学心悟》）；治热毒壅结之疮疡、乳痈，常配蒲公英、天花粉、连翘等以清热解毒，消肿散结；治肺痈咯吐脓血，胸闷咳嗽，可与桔梗、紫菀等同用，共奏清肺化痰消痈之功。

【**用法用量**】　煎服，3～10g；研粉冲服，1次1～2g。

【**使用注意**】　不宜与川乌、制川乌、草乌、制草乌、附子同用。

【**现代研究**】

**1. 化学成分**　本品主要含生物碱类成分：川贝碱，西贝母碱，青贝碱，松贝碱，松贝甲素，贝母辛，贝母素乙，松贝乙素，梭砂贝母碱，梭砂贝母酮碱，川贝酮碱，梭砂贝母芬碱，梭砂贝母芬酮碱，岷山碱甲，岷山碱乙等。《中国药典》规定本品含总生物碱以西贝母碱（$C_{27}H_{43}NO_3$）

计，不得少于 0.050%。

**2. 药理作用**　川贝母所含生物碱、总皂苷部分具有明显的祛痰作用，总生物碱及非生物碱部分均有镇咳作用。川贝母对支气管平滑肌有明显松弛作用；有降压、解痉、止泻作用。贝母碱能增加子宫张力，扩大瞳孔。大量川贝碱能麻痹动物的中枢神经系统，抑制呼吸运动。西贝素有抗乙酰胆碱活性。其醇提取物能提高实验动物耐受常压缺氧的能力，从而降低组织对氧的需要。此外，本品尚有一定的镇痛、催眠作用。

### 附药：平贝母、伊贝母

**1. 平贝母**　本品为百合科植物平贝母 *Fritillaria ussuriensis* Maxim. 的干燥鳞茎。性味苦、甘、微寒；归肺、心经。功能清热润肺，化痰止咳。适用于肺热燥咳，干咳少痰，阴虚劳嗽，咳痰带血。煎服，3～9g；研粉冲服，1 次 1～2g。本品不宜与川乌、制川乌、草乌、制草乌、附子同用。

**2. 伊贝母**　本品为百合科植物新疆贝母 *Fritillaria walujewii* Regel 或伊犁贝母 *Fritillaria pallidiflora* Schrenk 的干燥鳞茎。性味苦、甘、微寒；归肺、心经。功能清热润肺，化痰止咳。适用于肺热燥咳，干咳少痰，阴虚劳嗽，咳痰带血。煎服，3～9g。本品不宜与川乌、制川乌、草乌、制草乌、附子同用。

## 浙贝母
### Zhèbèimǔ（《轩岐救正论》）

本品为百合科植物浙贝母 *Fritillaria thunbergii* Miq. 的干燥鳞茎。主产于浙江。初夏植株枯萎时采挖，洗净。大小分开，大者除去芯芽，习称"大贝"；小者不去芯芽，习称"珠贝"。分别撞擦，除去外皮，拌以煅过的贝壳粉，吸去擦出的浆汁，干燥；或取鳞茎，大小分开，洗净，除去芯芽，趁鲜切成厚片，洗净，干燥，习称"浙贝片"。本品气微，味微苦。以切面白色，粉性足者为佳。生用。

【药性】　苦，寒。归肺、心经。

【功效】　清热化痰止咳，解毒散结消痈。

【应用】

**1. 风热咳嗽，痰火咳嗽**　本品功似川贝母，苦寒之性较甚而偏苦泄，长于清化热痰，降泄肺气。多用治风热咳嗽及痰热郁肺之咳嗽，前者常与桑叶、牛蒡子等同用，后者多配瓜蒌、知母等。

**2. 瘰疬，瘿瘤，疮毒，肺痈，乳痈**　本品苦泄性寒，清解热毒，化痰散结消痈。治痰火郁结之瘰疬结核，可配玄参、牡蛎等，如消瘰丸（《医学心悟》）；治瘿瘤，配海藻、昆布；治肺痈咳吐脓血，常配鱼腥草、金荞麦、桃仁等；治疮毒，乳痈，多配连翘、蒲公英等，内服外用均可。

【用法用量】　煎服，5～10g。

【使用注意】　不宜与川乌、制川乌、草乌、制草乌、附子同用。

【鉴别用药】　明代《本草纲目》以前的历代本草，皆统称贝母。至《本草汇言》载贝母有"川者为妙"之说，清代《轩岐救正论》才正式有浙贝母之名。川、浙贝母清热化痰止咳之功，基本相同。但前者兼甘味，性偏于润，肺热燥咳，虚劳咳嗽用之为宜；后者味苦，性偏于泄，风热犯肺或痰热郁肺咳嗽用之为宜。至于清热散结消痈之功，二者共有，但以浙贝母为胜。此外，平贝母、伊贝母在部分地区亦作川贝母用于清热润肺、化痰止咳，但无散结消痈之功。湖北贝母的药性功用与浙贝母相似。土贝母的解毒散结消肿之功类似于浙贝母，但无清热化痰止咳功效。

**【现代研究】**

**1. 化学成分**　本品主要含生物碱类成分：贝母素甲（浙贝甲素），贝母素乙（浙贝乙素），浙贝母酮，贝母辛，异浙贝母碱，浙贝母碱苷，浙贝母丙素等。《中国药典》规定本品含贝母素甲（$C_{27}H_{45}NO_3$）和贝母素乙（$C_{27}H_{43}NO_3$）的总量不得少于 0.080%。

**2. 药理作用**　浙贝母祛痰效力略强于川贝母；所含生物碱有明显的镇咳作用；能松弛支气管平滑肌，具有一定的平喘作用。贝母甲、乙素能镇痛、镇静，并有扩瞳效应。浙贝母生物碱能兴奋子宫，对离体动物心脏有抑制作用，并有降压作用。去氢浙贝母碱能抑制唾液分泌，对肠道有松弛作用。此外，本品还有抑菌、抗肿瘤、抗溃疡、抗甲亢等作用。

### 附药：湖北贝母、土贝母

**1. 湖北贝母**　本品为百合科植物湖北贝母 *Fritillaria hupehensis* Hsiao et K.C.Hsia 的干燥鳞茎。性味微苦，凉；归肺、心经。功能清热化痰，止咳，散结。适用于热痰咳嗽，瘰疬痰核，痈肿疮毒。3～9g，研粉冲服。本品不宜与川乌、制川乌、草乌、制草乌、附子同用。

**2. 土贝母**　本品为葫芦科植物土贝母 *Bolbostemma paniculatum*（Maxim.）Franquet 的干燥块茎。性味苦，微寒；归肺、脾经。功能解毒，散结，消肿。适用于乳痈，瘰疬，痰核。煎服，5～10g。

## 瓜 蒌
### Guālóu（《神农本草经》）

本品为葫芦科植物栝楼 *Trichosanthes kirilowii* Maxim. 或双边栝楼 *Trichosanthes rosthornii* Harms 的干燥成熟果实。主产于山东、浙江、河南。秋季果实成熟时，连果梗剪下，置通风处阴干。本品具焦糖气，味微酸、甜。以皮厚，皱缩，糖性足者为佳。生用。

**【药性】**　甘、微苦，寒。归肺、胃、大肠经。

**【功效】**　清热涤痰，宽胸散结，润燥滑肠。

**【应用】**

**1. 肺热咳嗽，痰浊黄稠**　本品甘寒清润，善于清肺热、润肺燥而化热痰、燥痰。用治痰热阻肺，咳嗽痰黄，质稠难咯，胸膈痞满者，可配黄芩、胆南星、枳实等，如清气化痰丸（《医方考》）。若治燥热伤肺，干咳无痰或痰少质黏，咯吐不利者，则配川贝母、天花粉、桑叶等。

**2. 胸痹心痛，结胸痞满**　本品又能利气开郁，导痰浊下行而奏宽胸散结之功。治痰气交阻，胸阳不振之胸痹疼痛，喘息咳唾不得卧者，常与薤白、半夏同用，如栝楼薤白白酒汤、栝楼薤白半夏汤（《金匮要略》）。治痰热结胸，胸膈痞满，按之则痛者，则配黄连、半夏，如小陷胸汤（《伤寒论》）。

**3. 肺痈，肠痈，乳痈**　本品性寒能清热散结消肿，常配清热解毒药以治内外痈，如治肺痈咳吐脓血，可配鱼腥草、芦根、桔梗等。治肠痈腹痛，可配败酱草、红藤等。治乳痈初起，红肿热痛，配蒲公英、天花粉、乳香等。

**4. 大便秘结**　瓜蒌仁质润多脂，能润燥滑肠，适用于津液不足，肠燥便秘，常与火麻仁、郁李仁、生地等同用。

**【用法用量】**　煎服，9～15g。

**【使用注意】**　不宜与川乌、制川乌、草乌、制草乌、附子同用。

**【现代研究】**

**1. 化学成分** 本品主要含有机酸类成分：正三十四烷酸，富马酸，琥珀酸；萜类成分：栝楼萜二醇；还含丝氨酸蛋白酶 A 和 B 及甾醇成分。

**2. 药理作用** 瓜蒌中分离得到的氨基酸具有良好的祛痰效果，所含天门冬氨酸能促进细胞免疫，有利于减轻炎症，减少分泌物，并使痰液黏度下降而易于咳出。煎剂或浸剂对多种革兰阳性和阴性致病菌均有抑制作用；对某些皮肤真菌也有抑制作用。醇提物能明显降低胃酸分泌和胃酸浓度，抑制溃疡形成。瓜蒌能扩张冠状动脉，增加冠脉血流量，较大剂量时，能抑制心脏，降低心肌收缩力，减慢心率，延长缺氧动物生存时间，提高动物耐缺氧能力。所含栝楼酸能抑制血小板凝集。全瓜蒌有较强的抗癌作用。水提物可使血糖先上升后下降，最后复原，对肝糖原、肌糖原无影响。

## 附药：瓜蒌皮、瓜蒌子

**1. 瓜蒌皮** 本品为葫芦科植物栝楼 *Trichosanthes kirilowii* Maxim. 或双边栝楼 *Trichosanthes rosthornii* Harms 的干燥成熟果皮。性味甘，寒；归肺、胃经。功能清热化痰，利气宽胸。适用于痰热咳嗽，胸闷胁痛。煎服，6～10g。不宜与川乌、制川乌、草乌、制草乌、附子同用。

**2. 瓜蒌子** 本品为葫芦科植物栝楼 *Trichosanthes kirilowii* Maxim. 或双边栝楼 *Trichosanthes rosthornii* Harms 的干燥成熟种子。性味甘，寒；归肺、胃、大肠经。功能润肺化痰，滑肠通便。适用于燥咳痰黏，肠燥便秘。煎服，9～15g。不宜与川乌、制川乌、草乌、制草乌、附子同用。

# 竹 茹
## Zhúrú（《本草经集注》）

本品为禾本科植物青秆竹 *Bambusa tuldoides* Munro、大头典竹 *Sinocalamus beecheyanus*（Munro）McClure var. *pubescens* P.F.Li. 或淡竹 *Phyllostachys nigra*（Lodd.）Munro var. *henonis*（Mitf.）Stapf ex Rendle 的茎秆的干燥中间层。主产于江苏、浙江、江西、四川。全年均可采制，取新鲜茎，除去外皮，将略带绿色的中间层刮成丝条，或削成薄片，捆扎成束，阴干。前者称"散竹茹"，后者称"齐竹茹"。本品气微，味淡。以色绿，丝细均匀，质柔软，有弹性者为佳。生用或姜汁炙用。

**【药性】** 甘，微寒。归肺、胃、心、胆经。

**【功效】** 清热化痰，除烦，止呕。

**【应用】**

**1. 痰热咳嗽，胆火夹痰，惊悸不宁，心烦失眠** 本品甘微寒，善于清化热痰。治肺热咳嗽，痰黄质稠者，常与黄芩、桑白皮等同用，以增强清热化痰功效；治痰火内扰而致胸闷痰多，心烦不寐，或惊悸不宁者，常配枳实、半夏、陈皮等，如温胆汤（《三因极一病证方论》）。

**2. 中风痰迷，舌强不语** 本品善于清热化痰，治疗中风痰迷，舌强不语，可与生姜汁、胆南星、牛黄等配伍。

**3. 胃热呕吐，妊娠恶阻，胎动不安** 本品能清胃热而降逆止呕，为治胃热呕逆之要药。治疗胃热呕逆，常配伍黄连、黄芩、生姜等，如竹茹饮（《延年秘录》）；若配人参、陈皮、生姜等，可治胃虚有热之呕吐，如橘皮竹茹汤（《金匮要略》）；妊娠期内，饮邪上逆而致呕吐不食者，可与茯苓、陈皮、生姜等合用；治怀胎蕴热，恶阻呕逆，胎动不安，可与黄芩、苎麻根、枇杷叶等同用。

此外，本品甘寒入血，尚能清热凉血而止血，可治血热吐血、衄血、尿血及崩漏等属血热妄行者。《世医得效方》单用本品治小便出血；亦可与小蓟、生地黄等同用。

【用法用量】　煎服，5 ～ 10g。生用偏于清化热痰，姜汁炙用偏于和胃止呕。

【现代研究】

**1. 化学成分**　本品主要含 2,5- 二甲氧基 – 对苯醌，对羟基苯甲醛，丁香醛，松柏醛，2,5- 二甲氧基 – 对 – 羟基苯甲醛，苯二甲酸 2′- 羟乙基甲基酯等。

**2. 药理作用**　本品对白色葡萄球菌、枯草杆菌、大肠杆菌均有较强的抑制作用，并有延缓衰老作用。

## 竹　沥
### Zhúlì（《名医别录》）

本品来源同竹茹，系新鲜的淡竹和青秆竹等竹秆经火烤灼而流出的淡黄色澄清液汁。本品具竹香气，味微甜。以色泽透明者为佳。

【药性】　甘，寒。归心、肺、肝经。

【功效】　清热豁痰，定惊利窍。

【应用】

**1. 痰热咳喘**　本品性寒滑利，祛痰力强。治痰热咳喘，痰稠难咯，顽痰胶结者最为适宜。用治肺热痰壅，咳逆胸闷，咯痰黄稠者，单用鲜竹沥，或配伍半夏、黄芩等化痰、清热之品。

**2. 中风痰迷，惊痫癫狂**　本品入心、肝经，善于涤痰泄热而开窍定惊。治中风口噤，《千金要方》以本品配姜汁饮之；治小儿惊风，常配胆南星、牛黄等。用治痰火内盛，阳亢化风之癫痫抽搐，常与胆南星、黄连等同用，以增强清热化痰，定惊止痉作用。

【用法用量】　30 ～ 50ml，冲服。

【使用注意】　本品性寒滑利，寒痰及便溏者忌用。

【现代研究】

**1. 化学成分**　本品主要含酚性成分、有机酸、多种氨基酸、糖类等。

**2. 药理研究**　本品有明显的镇咳、祛痰作用；具有显著的抗深部菌感染作用，对新生隐球菌、烟曲霉菌、白色念珠菌均有明显的抑菌作用，并具有抗炎作用。

## 天竺黄
### Tiānzhúhuáng（《蜀本草》）

本品为禾本科植物青皮竹 *Bambusa textilis* McClure 或华思劳竹 *Schizostachyum chinense* Rendle 等秆内分泌液干燥后的块状物。主产于云南、广东、广西；进口天竺黄主产于印度尼西亚、泰国、马来西亚。秋、冬二季采收。本品气微，味淡。以块大，色灰白，质硬而脆，吸湿性强者为佳。生用。

【药性】　甘，寒。归心、肝经。

【功效】　清热豁痰，清心定惊。

【应用】

**1. 热病神昏，中风痰迷**　本品性寒，能清心、肝之火热，化痰定惊，功用与竹沥相似，但无寒滑之弊，为清心定惊之良药。治热病神昏谵语，可配牛黄、连翘、竹叶卷心等；治中风痰壅、痰热癫痫，常配黄连、石菖蒲、郁金等。

**2. 小儿痰热惊痫、抽搐、夜啼**　本品甘寒，能清热化痰，定惊止痉，小儿痰热，惊痫抽搐、夜啼者多用之。常配麝香、胆南星、朱砂等，如抱龙丸（《小儿药证直诀》），或配伍郁金、白矾、白僵蚕等。

【用法用量】　煎服，3～9g。

【鉴别用药】　竹茹、竹沥、天竺黄均来源于竹，性寒，均可清热化痰，治痰热咳喘；竹沥、天竺黄又可定惊，用治火热或痰热所致惊风，癫痫，中风昏迷，喉间痰鸣。然竹沥性寒滑利，清热涤痰力强，惊痫中风，肺热顽痰胶结难咯者多用；天竺黄化痰之力较缓，但清心定惊之功较好，多用于小儿惊风，热病神昏抽搐；竹茹长于清心除烦，多用治痰热扰心的心烦失眠，并能清胃止呕，用治胃热呕逆。

【现代研究】

**1. 化学成分**　本品主要含生物碱类成分：胆碱，甜菜碱；还含二氧化硅、氨基酸和有机酸、氯化钾等。

**2. 药理作用**　本品所含竹红菌乙素具有明显的镇痛、抗炎作用，此外，还有减慢心率、扩张微血管、抗凝血等作用。

# 前　胡
## Qiánhú（《雷公炮炙论》）

本品为伞形科植物白花前胡 *Peucedanum praeruptorum* Dunn 或紫花前胡 *Peucedanum decursivum* Maxim. 的干燥根。《中国药典》称前者为前胡，后者为紫花前胡。主产于浙江、湖南、四川。前者冬季至次春茎叶枯萎或未抽花茎时采挖，除去须根，洗净，晒干或低温干燥；后者秋、冬二季地上部分枯萎时采挖，除去须根，晒干。切薄片。本品气芳香，味微苦、辛。以切面淡黄白色，香气浓者为佳。生用或蜜炙用。

【药性】　苦、辛，微寒。归肺经。

【功效】　降气化痰，散风清热。

【应用】

**1. 痰热咳喘，咯痰黄稠**　本品辛散苦降，性寒清热，宜于痰热壅肺，肺失宣降之咳喘胸满，咯痰黄稠量多，常配伍苦杏仁、桑白皮、浙贝母等；因本品寒性不著，若配伍白前、半夏等温化寒痰药，亦可用于寒痰、湿痰证。

**2. 风热咳嗽痰多**　本品味辛性微寒，能疏散风热，宣肺化痰止咳。治外感风热，身热头痛，咳嗽痰多，常与桑叶、牛蒡子、桔梗等同用；若配辛温发散，宣肺之品如荆芥、紫苏、桔梗等同用，也可治风寒咳嗽，如杏苏散（《温病条辨》）。

【用法用量】　煎服，3～10g。

【鉴别用药】　白前与前胡均能降气化痰，治疗肺气上逆，咳喘痰多，常相须为用。但白前性微温，祛痰作用较强，多用于内伤寒痰咳喘；前胡性偏微寒，兼能疏散风热，多用于外感风热或痰热咳喘。

**【现代研究】**

**1. 化学成分**　本品主要含香豆素类成分：白花前胡甲素、乙素、丙素、丁素等；还含皂苷类与挥发油等。《中国药典》规定白花前胡含白花前胡甲素（$C_{21}H_{22}O_7$）不得少于 0.90%，含白花前胡乙素（$C_{24}H_{26}O_7$）不得少于 0.24%；紫花前胡含紫花前胡苷（$C_{20}H_{24}O_9$）不得少于 0.90%。

**2. 药理作用**　本品煎剂可显著增加呼吸道黏液分泌，且持续时间较长，显示有祛痰作用；并能平喘、镇咳、扩张血管、抗血小板聚集、增加冠状动脉血流量、减少心肌耗氧量、降低心肌收缩力、抗心衰、降血压；还有抗菌、抗炎、镇静、解痉、抗过敏、抗溃疡等作用。

# 桔　梗
Jiégěng（《神农本草经》）

本品为桔梗科植物桔梗 *Platycodon grandiflorum*（Jacq.）A. DC. 的干燥根。全国大部分地区均产。春、秋二季采挖，洗净，除去须根，趁鲜剥去外皮或不去外皮，干燥。切厚片。本品气微，味微甜后苦。以色白、味苦者为佳。生用。

**【药性】**　苦、辛，平。归肺经。

**【功效】**　宣肺，祛痰，利咽，排脓。

**【应用】**

**1. 咳嗽痰多，咯痰不爽，胸闷不畅**　本品辛散苦泄性平，开宣肺气，有较好的祛痰作用，为肺经气分病之要药，治咳嗽痰多，咯痰不爽，无论寒热皆可应用。属风寒者，常配伍紫苏叶、苦杏仁、荆芥等，如杏苏散（《温病条辨》）；属风热者，常配伍桑叶、菊花、苦杏仁等，如桑菊饮（《温病条辨》）。肺中有寒，痰多质稀者，可配伍半夏、干姜、款冬花等温肺化痰药同用；肺热痰黄质稠者，则须与清化热痰之瓜蒌、浙贝母等同用。

**2. 咽痛音哑**　本品能宣肺泄邪以利咽开音疗哑。凡外邪犯肺，咽痛失音者，常与甘草同用，如桔梗汤（《金匮要略》）。治咽喉肿痛，热毒壅盛者，可配射干、马勃、板蓝根等以清热解毒利咽。

**3. 肺痈吐脓**　本品性散上行，能利肺气以排壅肺之脓痰。治肺痈咳嗽胸痛，咯痰腥臭者，常配伍甘草，如桔梗汤（《金匮要略》）；临床可再配鱼腥草、冬瓜仁、芦根等以加强清肺消痈排脓之效。

此外，本品又可开宣肺气而通利二便，用治癃闭、便秘。

**【用法用量】**　煎服，3～10g。

**【使用注意】**　本品性升散，凡气机上逆，呕吐、呛咳、眩晕、阴虚火旺咳血等不宜用。用量过大易致恶心呕吐。

**【现代研究】**

**1. 化学成分**　本品主要含三萜皂苷类成分：桔梗皂苷 A、D，远志皂苷等；还含由果糖组成的桔梗聚糖。《中国药典》规定本品含桔梗皂苷 D（$C_{57}H_{92}O_{28}$）不得少于 0.10%。

**2. 药理作用**　桔梗及所含皂苷能增强呼吸道黏蛋白的释放，表现为较强的祛痰作用。煎剂、水提物均有良好的止咳效果。单用无明显平喘作用，但配伍成复方则作用明显。本品有抗菌、抗炎、免疫增强作用，能抑制胃液分泌和抗溃疡，还有降低血压和胆固醇、镇静、镇痛、解热、抗过敏等作用。水提物有明显的保肝作用，水与醇提物均有降血糖作用，石油醚提取物有抗癌、抗氧化作用。

【其他】　本品服后能刺激胃黏膜，剂量过大，可引起轻度恶心，甚至呕吐。胃及十二指肠溃疡患者慎用，且剂量不宜过大。本品有较强的溶血作用，故只宜口服，不能注射。口服后桔梗皂苷在消化道被水解而破坏，即无溶血作用。

# 胖大海
Pàngdàhǎi（《本草纲目拾遗》）

本品为梧桐科植物胖大海 *Sterculia lychnophora* Hance 的干燥成熟种子。主产于泰国、越南、柬埔寨。4～6月果实成熟开裂时，采收种子，晒干。本品气微，味淡，嚼之有黏性。以个大，棕色，表面有细皱纹及光泽，无破皮者为佳。生用。

【药性】　甘，寒。归肺、大肠经。

【功效】　清热润肺，利咽开音，润肠通便。

【应用】

**1. 肺热声哑，咽喉干痛，干咳无痰**　本品甘寒质轻，能清宣肺气，润肺化痰，利咽开音，常单味泡服。治疗肺热郁闭咽痛，声哑，喉燥干咳者，可与甘草同用；兼外感风热，咳嗽声嘶者，可与蝉蜕同用，如海蝉散（《经验方》）。肺热伤津之咳嗽痰稠，咯吐不利，或干咳无痰，咽干便燥者，常与桑白皮、地骨皮等同用。

**2. 热结便秘，头痛目赤**　本品质滑性润，宣上导下，能润肠通便，清泄火热，用于肺热肠燥便秘，头痛目赤，单味泡服即可，或配清热泻下药以增强药效。

【用法用量】　2～3枚，沸水泡服或煎服。

【现代研究】

**1. 化学成分**　本品主要含多糖类成分：由 D- 半乳糖、L- 鼠李糖、蔗糖组成的多糖；有机酸类成分：2,4- 二羟基苯甲酸等。本品还含胡萝卜苷等。

**2. 药理作用**　胖大海素对血管平滑肌有收缩作用，能改善黏膜炎症，减轻痉挛性疼痛。水浸液能促进肠蠕动，有缓泻作用，以种仁作用最强。种仁溶液有降压作用。此外，浸剂等有抗病毒、抗菌及抗炎作用。本品对特异性免疫功能有一定促进作用，外皮、软壳、仁的水浸液提取物皆有一定的利尿和镇痛作用，种仁作用最强。

附药：罗汉果

本品为葫芦科植物罗汉果 *Siraitia grosvenorii*（Swingle）C. Jeffrey ex A. M. Lu et Z. Y. Zhang 的干燥果实。主产于广西。秋季果实由嫩绿色变深绿色时采收，晾数天后，低温干燥。性味甘，凉；归肺、大肠经。功能清热润肺，利咽开音，滑肠通便。适用于肺热燥咳，咽痛失音，肠燥便秘。煎服，9～15g。

# 海　藻
Hǎizǎo（《神农本草经》）

本品为马尾藻科植物海蒿子 *Sargassum pallidum*（Turn.）C. Ag. 或羊栖菜 *Sargassum fusiforme*（Harv.）Setch. 的干燥藻体。前者习称"大叶海藻"，后者习称"小叶海藻"。主产于辽宁、山东、浙江、福建、广东。夏、秋二季采捞，除去杂质，洗净，切段，干燥。本品气腥，味微咸。以色黑褐，白霜少者为佳。生用。

**【药性】**　苦、咸，寒。归肝、胃、肾经。

**【功效】**　消痰软坚散结，利水消肿。

**【应用】**

**1. 瘿瘤，瘰疬，睾丸肿痛**　本品咸寒，能软坚散结，清热消痰。治痰湿凝滞，气血瘀阻，项下结块，渐大不痛之瘿瘤，常与昆布相须为用，亦常配伍行气活血、燥湿化痰之青皮、当归、半夏等，如海藻玉壶汤（《外科正宗》）；痰火郁结之瘰疬结核者，常与夏枯草、玄参、牡蛎等配伍，以加强清热化痰散结功效，如内消瘰疬丸（《疡医大全》）；瘰疬坚而不溃，热毒偏盛者，常与玄参、黄连、三棱等同用。寒凝气滞而致睾丸肿胀疼痛者，取本品软坚散结之功，常与橘核、荔枝核、延胡索等同用。

**2. 痰饮水肿**　本品苦寒性降，有利水消肿之功，但单用力薄，多与茯苓、猪苓、泽泻等利水渗湿药同用。

**【用法用量】**　煎服，6～12g。

**【使用注意】**　不宜与甘草同用。

**【现代研究】**

**1. 化学成分**　本品主要含多糖：羊栖菜多糖 A、B、C，海藻多糖等。其还含碘、钾、多种维生素，氨基酸与无机元素等。《中国药典》规定本品含海藻多糖以岩藻糖（$C_6H_{12}O_5$）计，不得少于 1.70%。

**2. 药理作用**　本品所含碘化物可预防和纠正缺碘引起的地方性甲状腺功能不足，并能抑制甲状腺功能亢进症和基础代谢率增高，从而减轻症状。提取物藻酸双酯钠（PSS）具有抗凝血、降低血黏度及改善微循环的作用。羊栖菜多糖表现出显著的抗高血压和降低血清胆固醇的效果。褐藻糖胶对脊髓灰质炎病毒、柯萨奇病毒有明显的抑制作用。水浸剂及醇提取物对流感病毒有抑制作用。海藻多糖具有抗 Hp（幽门螺杆菌）作用。海藻水浸剂及醇提取物在体外对人型结核杆菌及某些真菌有抗菌作用。本品多种提取物表现抗肿瘤活性，并有降血糖、降血脂作用。

<h1 style="text-align:center">昆　布</h1>
Kūnbù（《名医别录》）

本品为海带科植物海带 *Laminaria japonica* Aresch. 或翅藻科植物昆布 *Ecklonia kurome* Okam. 的干燥叶状体。主产于辽宁、山东、浙江、福建。夏、秋二季采捞，除去杂质，漂净，稍晾，切宽丝，晒干。本品气腥，味咸。以色黑褐，体厚者为佳。生用。

**【药性】**　咸，寒。归肝、胃、肾经。

**【功效】**　消痰软坚散结，利水消肿。

**【应用】**

**1. 瘿瘤，瘰疬，睾丸肿痛**　昆布味咸性寒，功效应用与海藻相似，唯力稍强，常与之相须为用以增强疗效。治瘿瘤初起，或肿或硬，而未破者，常与化痰软坚、理气散结之海藻、贝母、青皮等同用，如海藻玉壶汤（《外科正宗》）；兼肝火旺者，常与清肝、理气、活血之芦荟、青皮、川芎等同用；瘿瘤日久，气血虚弱者，常与益气、养血之人参、当归、熟地黄等同用。治瘰疬初起，恶寒发热者，常与解表、化痰、散结之羌活、防风、海藻、连翘等同用；若瘰疬属肝气郁结，气血不足者，常与补气血、解肝郁之人参、当归、香附等同用；瘰疬遍生下颌或至颊车，坚而不溃，热毒偏盛者，常与玄参、黄连、三棱等同用。治睾丸肿硬疼痛，因下焦寒湿，气滞血瘀者，可与橘核、荔枝核、延胡索等同用。

**2. 痰饮水肿**　本品能利水道而消肿，常与利湿之防己、大腹皮、车前子等同用，以增强利水消肿之功。

【用法用量】　煎服，6 ～ 12g。

【现代研究】

**1. 化学成分**　本品主要含多糖、氨基酸、挥发油及碘等多种微量元素。《中国药典》规定本品按干燥品计算，海带含碘（I）不得少于 0.35%，昆布含碘（I）不得少于 0.20%；含昆布多糖以岩藻糖（$C_6H_{12}O_5$）计，不得少于 2.0%。

**2. 药理作用**　昆布内含有丰富的碘，可纠正因缺碘引起的甲状腺功能减退，同时可以暂时抑制甲状腺功能亢进症患者的基础代谢率，使症状减轻；能温和、有效地降低高血压病患者的收缩压和舒张压。昆布多糖具有明显的增强体液免疫功能，能提高外周血细胞的数量。本品并有降血糖、镇咳、抗辐射、抗肿瘤、抗氧化等作用。

# 黄药子
## Huángyàozǐ（《滇南本草》）

本品为薯蓣科植物黄独 *Dioscorea bulbifera* L. 的干燥块茎。主产于湖南、湖北、江苏。秋、冬二季采挖，除去根叶及须根，洗净，切片，晒干。本品气微，味苦。以片大，外皮色棕褐，切面色黄者为佳。生用。

【药性】　苦，寒；有毒。归肺、肝、心经。

【功效】　化痰散结消瘿，清热凉血解毒。

【应用】

**1. 瘿瘤**　本品苦寒泄降，功擅清热化痰，软坚散结消瘿，为治痰火互结所致瘿瘤之要药。《斗门方》治项下气瘿结肿，单以本品浸酒饮；亦可与海藻、牡蛎等配伍。现代常用于治疗多种甲状腺肿大。

**2. 疮疡肿毒，咽喉肿痛，毒蛇咬伤**　本品苦寒入血分，能凉血降火解毒。治疮疡肿毒，常与金银花、紫花地丁等清热解毒药配伍，也可单用捣烂外敷；用于热毒咽喉肿痛，常与射干、山豆根、大青叶等同用；用于毒蛇咬伤，则与半枝莲、白花蛇舌草、重楼等同用内服或外敷。近年来常用本品配伍薏苡仁、山慈菇等，用治消化系统及甲状腺肿瘤，有一定效果。

此外，本品还有凉血止血作用，可用于血热所致的吐血、衄血、咳血等；兼有止咳平喘作用，亦可治咳嗽、气喘、百日咳等。

【用法用量】　煎服，4.5 ～ 9g；研末服，1 ～ 2g。外用适量，鲜品捣敷，或研末调敷，或磨汁涂。

【使用注意】　本品有毒，不宜过量、久服。多服、久服可引起吐泻腹痛等消化道反应，并对肝肾有一定损害，故脾胃虚弱及肝肾功能损害者慎用。

【现代研究】

**1. 化学成分**　本品主要含二萜类成分：黄独素 A ～ D 等；还含皂苷、鞣质和淀粉等。

**2. 药理作用**　黄药子对缺碘所致的动物甲状腺肿有一定的治疗作用。水煎剂或醇浸物水液对离体肠管有抑制作用，而对未孕子宫则有兴奋作用。水煎剂体外对多种致病真菌有不同程度的抑制作用，乙醇浸膏对单纯疱疹病毒有较强的对抗作用。甲醇总提取物有明显的抗炎作用，抗炎效果存在着一定的量效关系。黄药子能直接抑制心肌，醇浸物水液的抑制作用较水煎剂强。黄药子素 A、B、C 以及薯蓣皂苷等均具有抗肿瘤作用，尤其对甲状腺肿瘤有独特的疗效。此外，流浸膏有止血作用，黄药子多糖还有降血糖作用。

**3. 不良反应**　常规剂量服用黄药子制剂后，也有可能出现口干、食欲不振、恶心、腹痛等消化道反应。服用过量可引起口、舌、喉等处烧灼痛，流涎，恶心，呕吐，腹痛腹泻，瞳孔缩小，严重者出现黄疸。其直接毒性作用，是该药或其代谢产物在肝内达到一定浓度时干扰细胞代谢的结果，大量的有毒物质在体内蓄积可以导致急性肝中毒，最后出现明显黄疸、肝昏迷，也可因窒息、心脏停搏而死亡。

## 海蛤壳
Hǎigéqiào　(《神农本草经》)

本品为帘蛤科动物文蛤 *Meretrix meretrix* Linnaeus. 或青蛤 *Cyclina sinensis* Gmelin 的贝壳。《中国药典》称作蛤壳。主产于江苏、浙江、广东。夏、秋二季捕捞，去肉，洗净，晒干。本品气微，味淡。以光滑，断面有层纹者为佳。碾碎或水飞，生用，或取净海蛤壳煅用。

【药性】　苦、咸，寒。归肺、肾、胃经。

【功效】　清热化痰，软坚散结，制酸止痛；外用收湿敛疮。

【应用】

**1. 痰火咳嗽，胸胁疼痛，痰中带血**　本品苦寒，入肺经，能清肺热而化痰浊。用治痰热壅肺，咳喘痰稠色黄，常与瓜蒌、胆南星、浙贝母等同用；治痰火内郁，灼伤肺络之胸胁疼痛，咯吐痰血，常与青黛同用，如黛蛤散（《医说》）。

**2. 瘰疬，瘿瘤，痰核**　本品咸寒，能清热化痰，软坚散结，常用治痰火或痰浊凝聚之瘿瘤、痰核。治疗瘿瘤，常与海藻、昆布、瓦楞子等同用，以加强化痰软坚作用；治痰核肿块或瘰疬，常与玄参、牡蛎、夏枯草等同用。

**3. 胃痛吞酸**　本品能制酸止痛，治疗胃痛吞酸，常与牡蛎、海螵蛸、延胡索等配伍。

**4. 湿疹，烧烫伤**　本品煅后研末外用，可收湿敛疮，用治湿疹、烧烫伤。

此外，本品有利尿之功，可用于水气浮肿，小便不利。

【用法用量】　煎服，6～15g，先煎，蛤粉包煎。外用适量，研极细粉撒布或油调后敷患处。

【现代研究】

**1. 化学成分**　本品主要成分为碳酸钙（$CaCO_3$），还含多种微量元素及氨基酸等。《中国药典》规定本品含碳酸钙（$CaCO_3$）不得少于 95.0%。

**2. 药理作用**　本品有利尿、抗炎、止血作用，尚有降低动物过氧化脂质、提高超氧化物歧化酶作用。文蛤水解液具有降糖、降脂作用。

## 海浮石
Hǎifúshí　(《本草拾遗》)

本品为胞孔科动物脊突苔虫 *Costazia aculeala* Canu et Bassler 或瘤苔虫 *Costazia costazii* Audouim 的骨骼，俗称石花；或火山喷出的岩浆形成的多孔状石块，又称浮海石。前者主产于浙江、江苏、福建等沿海地区，夏秋季捞起，清水洗去盐质及泥沙，晒干；后者主产于辽宁、山东、福建等沿海地区。全年可采，捞出洗净晒干。本品气微，味微咸。以体轻，色灰白者为佳。

【药性】 咸，寒。归肺、肾经。

【功效】 清肺化痰，软坚散结，利尿通淋。

【应用】

**1. 痰热咳喘** 本品味咸性寒，体虚轻浮，主归肺经。寒能清热，咸能软坚。清化痰热，化老痰胶结是其所长。临床常用于痰热胶结，咯痰色黄，质稠难咯，咳久不愈体实者，常与瓜蒌、浙贝母、胆南星等同用；若肝火灼肺，久咳痰中带血者，可配伍青黛、栀子、瓜蒌等。

**2. 瘰疬，瘿瘤** 本品咸寒，既能清热化痰，又能软坚散结。用治痰火郁结所致的瘰疬、瘿瘤，常与牡蛎、浙贝母、海藻等同用。

**3. 血淋，石淋** 本品性寒，善清肺金之痰热，疏通水之上源，使肺气清肃，水道通利，故可治疗血淋、石淋，多与小蓟、蒲黄、木通等药同用。

【用法用量】 煎服，10～15g；打碎先煎。

【现代研究】

**1. 化学成分** 脊突苔虫的骨骼主含碳酸钙，并含少量镁、铁及酸不溶物质；火山喷出的岩浆形成的多孔状石块主要成分为二氧化硅，亦含氯、镁等。

**2. 药理作用** 本品有促进支气管分泌物排出的作用，还可促进尿液的形成及排泄。

## 瓦楞子
Wǎlèngzǐ（《本草备要》）

本品为蚶科动物毛蚶 *Arca subcrenata* Lischke、泥蚶 *Arca granosa* Linnaeus 或魁蚶 *Arca inflata* Reeve 的贝壳。主产于山东、浙江、福建、广东。秋、冬至次年春捕捞，洗净，置沸水中略煮，去肉，干燥。本品气微，味淡。以放射肋线明显者为佳。碾碎，生用或煅用。

【药性】 咸，平。归肺、胃、肝经。

【功效】 消痰化瘀，软坚散结，制酸止痛。

【应用】

**1. 顽痰胶结，黏稠难咯** 本品味咸，能消顽痰，可用治顽痰胶结，咳嗽痰稠，质黏难咯，宜与竹沥、瓜蒌、黄芩等清肺化痰药同用。

**2. 瘿瘤，瘰疬** 本品味咸软坚，消顽痰，散郁结。治瘿瘤，常与海藻、昆布等同用。治痰火凝结之瘰疬，常配浙贝母、夏枯草、连翘等，以清热化痰散结。

**3. 癥瘕痞块** 本品味咸，既入肺胃气分，又入肝经血分，消痰之外，又能活血，有化瘀散结之功，适用于气滞血瘀痰积所致癥瘕痞块，《万氏家抄方》单用本品，醋淬为丸服；也常与三棱、莪术、鳖甲等行气破血、消癥软坚之品配伍。

**4. 胃痛泛酸** 本品煅后可制酸止痛，用于肝胃不和，胃痛吐酸者，可单用，也可配伍甘草、海螵蛸、延胡索等。

【用法用量】 煎服，9～15g，先煎。消痰化瘀、软坚散结宜生用，制酸止痛宜煅用。

【现代研究】

**1. 化学成分** 本品主要含碳酸钙，另含少量磷酸钙、硅酸盐、磷酸盐，及少量铁、镁等无机元素。

**2. 药理作用** 本品所含碳酸钙、磷酸钙能中和胃酸，可对抗消化性溃疡，同时，其中的黏液质胶可在胃、十二指肠黏膜表面形成薄的保护层并促进肉芽生长，加快溃疡面愈合。本品有抑制幽门螺杆菌的作用。毛蚶水解液有保肝、降血糖、降血脂作用。

<h2 style="text-align:center">礞 石</h2>
Méngshí（《嘉祐本草》）

本品为变质岩类黑云母片岩或绿泥石化云母碳酸盐片岩，或变质岩类蛭石片岩或水黑云母片岩。前者药材《中国药典》称青礞石，主产于江苏、湖南、湖北、四川；后者药材《中国药典》称金礞石，主产于河南、河北。采挖后，除去杂石和泥沙。本品气微，味淡。青礞石以色黑绿，断面有星点者为佳；金礞石以色金黄、无杂质者为佳。砸成小块，生用或煅用。

【药性】 甘、咸，平。归肺、心、肝经。

【功效】 坠痰下气，平肝镇惊。

【应用】

**1. 顽痰胶结，咳逆喘急** 本品质重，功专坠降，味咸软坚，善于下气消痰，以治顽痰、老痰胶结，咳喘痰壅难咯，大便秘结者，常与沉香、黄芩、大黄等同用，如礞石滚痰丸（《景岳全书》）。

**2. 癫痫发狂，烦躁胸闷，惊风抽搐** 本品既能攻消痰积，又能平肝镇惊，为治惊痫之良药。治热痰壅盛引起的惊风抽搐，《婴孩宝鉴》以煅礞石为末，用薄荷汁和白蜜调服。若痰积癫痫发狂，大便秘结者，亦可用礞石滚痰丸以逐痰降火定惊。

【用法用量】 多入丸散服，3～6g；煎汤10～15g，布包先煎。

【使用注意】 本品重坠性猛，非痰热内结不化之实证不宜使用。脾虚胃弱、小儿慢惊忌用。孕妇慎用。

【现代研究】

**1. 化学成分** 黑云母片岩主要含钾、镁、铝、铁的硅酸盐；绿泥石化云母主要含碳酸盐；金礞石主要成分为云母与石英，亦即主含钾、铁、镁、锰、铝、硅酸等。

**2. 药理作用** 青礞石由呈八面体配位的阳离子层夹在两个相同四面体单层间所组成，存在着静态电位差，故能促进阳离子交换，产生吸附作用，这是化痰利水作用机制之一。因其含镁离子，故有泻下作用。

<h1 style="text-align:center">第三节 止咳平喘药</h1>

本类药物多归肺经，其味或辛或苦或甘，其性或寒或温。因辛散之性可宣肺散邪而止咳喘；苦泄之性可泄降上逆之肺气，或因其性寒，泻肺降火，或泄肺中水气及痰饮以平喘止咳；甘润之性可润肺燥止咳嗽；个别药物味涩而收敛肺气以定喘。故本类药物通过宣肺、降肺、泻肺、润肺、敛肺及化痰等不同作用，达到止咳、平喘的目的。其中有的药物偏于止咳，有的偏于平喘，或兼而有之。本类药物主治咳嗽喘息。部分止咳平喘药物兼有润肠通便、利水消肿、清利湿热、解痉止痛等功效，亦可用治肠燥便秘、水肿、胸腹积水、湿热黄疸、心腹疼痛、癫痫等病症。

# 苦杏仁

Kǔxìngrén (《神农本草经》)

本品为蔷薇科植物山杏 *Prunus armeniaca* L. var. *ansu* Maxim.、西伯利亚杏 *Prunus sibirica* L.、东北杏 *Prunus mandshurica*（Maxim.）Koehne 或杏 *Prunus armeniaca* L. 的干燥成熟种子。主产于山西、河北、内蒙古、辽宁。夏季采收成熟果实，除去果肉和核壳，取出种子，晒干。本品气微，味苦。以颗粒均匀、饱满、完整、味苦者为佳。生用，或照㸆法去皮用，或炒用，用时捣碎。

【药性】 苦，微温；有小毒。归肺、大肠经。

【功效】 降气止咳平喘，润肠通便。

【应用】

**1. 咳嗽气喘，胸满痰多** 本品具有苦降之性，长于降泄上逆之肺气，又兼宣发壅闭之肺气，以降为主，降中兼宣，为治咳喘要药。凡咳嗽喘满，无论新久、寒热，皆可配伍用之。如风寒咳喘，鼻塞胸闷，常与麻黄、甘草同用，如三拗汤（《和剂局方》）；若风热咳嗽，发热口干，常与桑叶、菊花、薄荷等同用，如桑菊饮（《温病条辨》）；若外感凉燥，恶寒、咳嗽痰稀，常与苏叶、半夏、桔梗等同用，如杏苏散（《温病条辨》）；若邪热壅肺，发热喘咳，常与石膏、麻黄、甘草同用，如麻杏石甘汤（《伤寒论》）。若燥热咳嗽，干咳无痰或少痰，病情较轻，常与桑叶、浙贝母、沙参等同用，如桑杏汤（《温病条辨》）；病情较重，身热甚，咳逆而喘，常与桑叶、石膏、麦冬等同用，如清燥救肺汤（《医门法律》）。

**2. 肠燥便秘** 本品质润，能润肠通便。治津枯肠燥便秘，常与柏子仁、郁李仁、桃仁等同用，如五仁丸（《世医得效方》）。若血虚便秘，常与当归、生地黄、桃仁等同用，以补血养阴、润肠通便，如润肠丸（《沈氏尊生书》）。

此外，取其宣发疏通肺气之功，治湿温初起及暑温夹湿之湿重于热者，常配伍白蔻仁、薏苡仁等药，共奏宣上、畅中、渗下之效，如三仁汤（《温病条辨》）。

【用法用量】 煎服，5～10g。生品入煎剂宜后下。

【使用注意】 内服不宜过量，以免中毒。大便溏泻者慎用。婴儿慎用。

【现代研究】

**1. 化学成分** 本品主要含氰苷类成分：苦杏仁苷；苦杏仁酶：苦杏仁苷酶、樱叶酶、醇腈酶等；脂肪酸类成分：油酸、亚油酸、棕榈酸等。本品还含雌酮、α-雌二醇及蛋白质等。《中国药典》规定本品含苦杏仁苷（$C_{20}H_{27}NO_{11}$）不得少于 3.0%，饮片㸆苦杏仁不得少于 2.4%，炒苦杏仁不得少于 2.4%。

**2. 药理作用** 苦杏仁生品及各种炮制品所含之有效成分苦杏仁苷，在体内分解的氢氰酸能抑制呼吸中枢而起到镇咳、平喘作用，使呼吸加深，咳嗽减轻，痰易咯出。苦杏仁分解的苯甲醛可抑制胃蛋白酶活性而影响消化功能。苦杏仁油体外实验对蛔虫、钩虫、蛲虫及伤寒杆菌、副伤寒杆菌有抑制作用。此外，苦杏仁还有抗炎、镇痛、增强机体细胞免疫、抗消化性溃疡、抗肿瘤、抗脑缺血、降血糖等作用。

**3. 不良反应** 误服过量苦杏仁可导致机体中毒，临床表现为眩晕、头痛、呕吐、呼吸急促、心悸、发绀等，重者出现昏迷、惊厥，血压下降，呼吸麻痹，最后呼吸或循环衰竭而死亡。中毒的主要原因是苦杏仁中所含的苦杏仁苷在体内分解产生氢氰酸，后者与细胞线粒体内的细胞色素氧化酶三价铁起反应，抑制酶的活性，而引起组织细胞呼吸抑制，导致死亡。

附药：甜杏仁

本品为蔷薇科植物杏 *Prunus armeniaca* L. 及其栽培变种的干燥成熟味甜的种子。性味甘，平；归肺、大肠经。功能润肺止咳，润肠通便。适用于虚劳咳嗽，肠燥便秘。煎服，5～10g。

# 紫苏子
Zǐsūzǐ《本草经集注》

本品为唇形科植物紫苏 *Perilla frutescens*（L.）Britt. 的干燥成熟果实。主产于湖北、江苏、河南、浙江、河北。秋季果实成熟时采收，除去杂质，晒干。本品压碎有香气，味微辛。以粒饱满、色灰棕、油性足者为佳。生用或炒用。

【药性】　辛，温。归肺、大肠经。

【功效】　降气化痰，止咳平喘，润肠通便。

【应用】

**1. 痰壅气逆，咳嗽气喘**　本品性降质润，主入肺经，善于降肺气，化痰涎而止咳平喘。治痰壅气逆之咳喘痰多，食少胸痞，常与白芥子、莱菔子同用，如三子养亲汤（《韩氏医通》）；若上盛下虚之久咳痰喘，胸膈满闷，常与半夏、厚朴、肉桂等同用，如苏子降气汤（《和剂局方》）；若风寒外束，痰热内蕴之咳喘，痰多色黄，常与麻黄、桑白皮、苦杏仁等同用，如定喘汤（《摄生众妙方》）。

**2. 肠燥便秘**　本品富含油脂，能润燥滑肠，且善降泄肺气以助大肠传导。治肠燥便秘，常与火麻仁、苦杏仁、瓜蒌仁等同用。

【用法用量】　煎服，3～10g。

【使用注意】　脾虚便溏者慎用。

【现代研究】

**1. 化学成分**　本品主要含脂肪酸类成分：油酸、亚油酸、亚麻酸等；酚酸类成分：迷迭香酸等。本品还含氨基酸、维生素与微量元素等。《中国药典》规定本品含迷迭香酸（$C_{18}H_{16}O_8$）不得少于 0.25%，饮片不得少于 0.20%。

**2. 药理作用**　紫苏子及其炮制品多种提取物有不同程度的镇咳、祛痰、平喘作用。炒紫苏子醇提物有抗炎、抗过敏、增强免疫作用。紫苏子的脂肪油提取物有降血脂作用。此外，紫苏子还有抗氧化、改善学习记忆、抗肝损伤及抑制肿瘤等作用。

【其他】　同科植物白苏的果实，与紫苏子功效基本相同，亦可入药，名玉苏子。

# 百　部
Bǎibù《名医别录》

本品为百部科植物直立百部 *Stemona sessilifolia*（Miq.）Miq.、蔓生百部 *Stemona japonica*（Bl.）Miq. 或对叶百部 *Stemona tuberosa* Lour. 的干燥块根。主产于安徽、山东、江苏、浙江、湖北、四川。春、秋二季采挖，除去须根，洗净，置沸水中略烫或蒸至无白心，取出，晒干。本品气微，味甘、苦。以质坚实、断面角质样者为佳。生用或蜜炙用。

【药性】 甘、苦，微温。归肺经。

【功效】 润肺下气止咳，杀虫灭虱。

【应用】

**1. 新久咳嗽，肺痨咳嗽，顿咳** 本品甘润苦降，微温不燥，善于润肺下气止咳，治疗咳嗽，无论新久、寒热，均可配伍使用，尤以小儿顿咳、阴虚痨嗽为宜。治风寒咳嗽，微恶风、发热，常与荆芥、紫菀、桔梗等同用，如止嗽散（《医学心悟》）；若风热咳嗽，发热不甚，可与桑叶、菊花、桔梗等同用，以疏风清热，宣肺止咳；若肺热咳嗽，咳痰黄稠，常与石膏、浙贝母、紫菀等同用。治小儿顿咳，痉咳剧烈，痰涎稠黏，可与黄芩、苦杏仁、桑白皮等同用。治肺痨咳嗽，骨蒸潮热，咳嗽咳血，常与麦冬、阿胶、三七等同用，以滋阴润肺，止咳止血，如月华丸（《医学心悟》）。

**2. 头虱，体虱，疥癣，蛲虫病，阴痒** 本品有杀虫灭虱作用。治头虱、体虱及疥癣，可制成20%乙醇液或50%水煎剂外搽患处。治蛲虫病，可单味浓煎，睡前保留灌肠。治阴道滴虫病外阴瘙痒，常与蛇床子、苦参、龙胆等同用，煎汤坐浴外洗，以解毒杀虫、燥湿止痒。

【用法用量】 煎服，3～9g。外用适量，水煎或酒浸。久咳宜蜜炙用，杀虫灭虱宜生用。

【现代研究】

**1. 化学成分** 本品主要含多种生物碱类成分：百部碱、原百部碱、对叶百部碱、百部定碱、异百部定碱、直立百部碱、蔓生百部碱等；还含蛋白质、脂类等。

**2. 药理作用** 百部所含的对叶百部碱有显著的镇咳、驱虫作用。百部乙醇提取液对肺炎杆菌、金黄色葡萄球菌、乙型溶血性链球菌、绿脓杆菌、大肠杆菌、枯草杆菌、白色念珠菌等多种病菌都有不同程度的抑制作用；对多种皮肤真菌也有抑制作用。5%～50%百部醇浸液及水浸液对头虱、体虱、阴虱均有一定的杀灭作用，醇浸液较水浸液效强。此外，百部碱尚有抗结核、镇静、镇痛作用。

# 紫 菀

### Zǐwǎn（《神农本草经》）

本品为菊科植物紫菀 *Aster tataricus* L. f. 的干燥根和根茎。主产于河北、安徽。春、秋二季采挖，除去有节的根茎（习称"母根"）和泥沙，编成辫状晒干，或直接晒干。本品气微香，味甜、微苦。以色紫、质柔韧者为佳。生用或蜜炙用。

【药性】 辛、苦，温。归肺经。

【功效】 润肺下气，化痰止咳。

【应用】

**痰多喘咳，新久咳嗽，劳嗽咳血** 本品辛散苦降，温润不燥，长于润肺下气，辛开肺郁，化痰浊而止咳。治咳嗽，无论外感内伤、寒热虚实，皆可应用，以肺气壅塞、咳嗽有痰者用之最宜。如治外感风寒，咳嗽咽痒，常与桔梗、荆芥、白前等同用，如止嗽散（《医学心悟》）；若肺热咳嗽，咯痰黄稠，常与黄芩、桑白皮、浙贝母等同用，以清肺化痰止咳；若阴虚劳嗽，痰中带血，常与阿胶、知母、川贝母等同用，以养阴润肺、化痰止咳；若肺气衰弱，寒咳喘息，常与党参、黄芪、干姜等同用，以益气温肺、化痰止咳。

【用法用量】 煎服，5～10g。外感暴咳宜生用，肺虚久咳蜜炙用。

【现代研究】

**1. 化学成分** 本品主要含萜类成分：紫菀酮、表紫菀酮、表木栓醇；黄酮类成分：槲皮素、山奈酚等；香豆素类成分：东莨菪碱等；蒽醌类成分：大黄素等。本品还含甾醇、肽类、挥发油类等。《中国药典》规定本品含紫菀酮（$C_{30}H_{50}O$）不得少于 0.15%，饮片不得少于 0.10%。

**2. 药理作用** 紫菀及其多种成分均有祛痰作用；紫菀水煎剂、水提醇沉物、生紫菀与蜜炙紫菀水提取物及紫菀酮、表木栓醇均有镇咳作用；紫菀水提醇沉液还有平喘作用。紫菀煎剂有抑菌、抗病毒、抗肿瘤、抗氧化及利尿等作用。

## 款冬花
Kuǎndōnghuā（《神农本草经》）

本品为菊科植物款冬 *Tussilago farfara* L. 的干燥花蕾。主产于内蒙古、陕西、甘肃、青海、山西。12 月或地冻前当花尚未出土时采挖，除去花梗和泥沙，阴干。本品气香，味微苦而辛。以朵大、色紫红、无花梗者为佳。生用或蜜炙用。

【**药性**】 辛、微苦，温。归肺经。

【**功效**】 润肺下气，止咳化痰。

【**应用**】

**新久咳嗽，喘咳痰多，劳嗽咳血** 本品辛散而润，温而不燥，长于润肺下气止咳，兼具化痰作用。治咳喘，无论外感内伤、寒热虚实，皆可应用，对肺寒咳喘尤宜，常与紫菀相须为用。如治外感风寒，内停痰饮，气逆喘咳，常与麻黄、细辛、半夏等同用，如射干麻黄汤（《金匮要略》）；若肺热咳喘，常与知母、浙贝母、桑白皮等同用；若肺气虚弱，咳嗽不已，常配伍补益肺气之人参、黄芪等；若阴虚燥咳，常配伍养阴润肺之沙参、麦冬、阿胶等药；治喘咳日久，痰中带血，常与养阴清热、润肺止咳之百合同用；若肺痈咳吐脓痰，常与薏苡仁、桔梗、芦根等同用。

【**用法用量**】 煎服，5 ～ 10g。外感暴咳宜生用，内伤久咳蜜炙用。

【**鉴别用药**】 紫菀与款冬花均有润肺下气、止咳化痰之功，且均温润不燥，咳嗽无论寒热虚实，病程长短，均可用之，二者常相须为用。但紫菀偏于祛痰，款冬花尤善止咳。

【**现代研究**】

**1. 化学成分** 本品主要含黄酮类成分：芦丁、金丝桃苷、槲皮素等；萜类成分：款冬酮、款冬花素、款冬二醇等；生物碱类成分：款冬花碱、千里光宁等。本品还含有机酸、甾体和挥发油等。《中国药典》规定本品含款冬酮（$C_{23}H_{34}O_5$）不得少于 0.070%，饮片同药材。

**2. 药理作用** 款冬花水煎液、醇提物和水提物均有镇咳、祛痰作用，其中水煎液还有平喘作用。款冬花醇提物和水提物及款冬素有抗炎作用。款冬花醇提物及其所含款冬酮、款冬花素具有升高血压和兴奋呼吸的作用。此外，款冬花尚有抗溃疡、抗腹泻、利胆、抗血小板凝聚、抗肿瘤等作用。

## 马兜铃
Mǎdōulíng（《药性论》）

本品为马兜铃科植物北马兜铃 *Aristolochia contorta* Bge. 或马兜铃 *Aristolochia debilis* Sieb. et Zucc. 的干燥成熟果实。主产于河北、山东、陕西。秋季果实由绿变黄时采收，干燥。本品气特异，味微苦。以色黄绿、种子充实者为佳。生用、炒用或蜜炙用。

【**药性**】 苦，微寒。归肺、大肠经。

【功效】　清肺降气，止咳平喘，清肠消痔。

【应用】

**1. 肺热咳喘，痰中带血**　本品味苦降泄，性寒清热，兼可化痰，故善降肺气、清痰火而止咳平喘，凡一切咳嗽痰喘属于肺热、燥热者皆可用之。治疗痰热壅肺，咳喘胸满，痰黄质稠，常与桑白皮、葶苈子、半夏同用，以清肺平喘、化痰降逆；若肺热阴虚咳喘，痰少咽干口渴，常与麦冬、天冬、知母等同用，以清热养阴、润肺止咳；若虚火内炽，痰中带血，常与阿胶、牛蒡子、苦杏仁等同用，如补肺阿胶汤（《小儿药证直诀》）。

**2. 肠热痔血，痔疮肿痛**　本品又能清泄大肠实热，用治大肠壅热所致的痔疮肿痛、出血，可单用本品煎汤内服，或熏洗患处，也可与槐角、地榆等同用，熏洗局部，以消肿止痛，凉血止血。

【用法用量】　煎服，3～9g。外用适量，煎汤熏洗。肺虚久咳蜜炙用，其余生用。

【使用注意】　本品含马兜铃酸，长期、大剂量服用可引起肾脏损害等不良反应；儿童及老年人慎用；孕妇、婴幼儿及肾功能不全者禁用。

【现代研究】

**1. 化学成分**　本品主要含马兜铃酸类成分：马兜铃酸 A～E、7-甲氧基-8-羟基马兜铃酸等；生物碱类成分：木兰花碱、轮环藤酚碱等；挥发油：马兜铃烯、马兜铃酮等。

**2. 药理作用**　马兜铃醇提物有镇咳、平喘和镇痛作用。马兜铃煎剂有一定的祛痰和抗炎作用。马兜铃素（主要成分为马兜铃酸 A）对环磷酰胺和 $^{60}$Co 照射的动物低白模型有明显的升白作用。马兜铃中的木兰碱对动物有明显降压作用。马兜铃碱对动物肠管和子宫末梢血管有收缩作用。马兜铃酸在体外对多种细菌、真菌和酵母菌有抑制作用。

**3. 不良反应**　服用马兜铃 30～90g 可引起机体中毒，临床表现为频繁恶心、呕吐、心烦、头晕、气短等症状，严重者可出现蛋白尿、血尿、肾衰竭、出血性下痢、知觉麻痹、嗜睡、瞳孔散大、呼吸困难。中毒主要原因是马兜铃所含的马兜铃酸是一种有肾毒性的化学成分；所含木兰花碱对神经节有阻断作用，并具有箭毒样作用。

### 附药：青木香、天仙藤

**1. 青木香**　本品为马兜铃科植物马兜铃 *Aristolochia debilis* Sieb.et Zucc. 或北马兜铃 *Aristolochia contorta* Bge. 的干燥根。性味辛、苦、寒，小毒；归肝、胃经。功能行气止痛，解毒消肿。适用于肝胃气滞之胸胁脘腹疼痛，泻痢腹痛，疔疮肿毒，皮肤湿疮，毒蛇咬伤。煎服，3～9g；研末服，1.5～2g。外用适量，研末调敷或磨汁涂。本品过量服用可引起恶心、呕吐等胃肠道反应；又因含马兜铃酸，过量或长期服用可损伤肾功能。故本品不宜过量或持续内服，脾胃虚寒者慎服，肾病患者忌服。

**2. 天仙藤**　本品为马兜铃科植物马兜铃 *Aristolochia debilis* Sieb.et Zucc. 或北马兜铃 *Aristolochia contorta* Bge. 的干燥地上部分。性味苦，温；归肝、脾、肾经。功能行气活血，通络止痛。适用于气滞血瘀之脘腹刺痛，风湿痹痛。煎服，3～6g。本品含马兜铃酸，可引起肾脏损害等不良反应，儿童及老年人慎用，孕妇、婴幼儿及肾功能不全者忌服。

# 枇杷叶
Pípáyè（《名医别录》）

本品为蔷薇科植物枇杷 *Eriobotrya japonica*（Thunb.）Lindl. 的干燥叶。主产于广东、浙江。全年均可采收，晒至七八成干时，扎成小把，再晒干。除去绒毛，用水喷润，切丝，干燥。本品气微，味微苦。以色灰绿者为佳。生用或蜜炙用。

【药性】　苦，微寒。归肺、胃经。

【功效】　清肺止咳，降逆止呕。

【应用】

**1. 肺热咳嗽，气逆喘急**　本品苦降寒清，入肺经长于降泄肺气，清肺化痰以止咳平喘，凡风热燥火所致的咳嗽气喘均可配伍使用。治风热咳嗽，可与桑叶、牛蒡子、前胡等同用；治肺热咳喘，痰黄质稠，可单用制膏，或与桑白皮、黄芩、前胡等同用，以清泄肺热、降气化痰；若燥热伤肺，咳喘少痰，或干咳无痰，常与桑叶、麦冬、苦杏仁等同用，如清燥救肺汤（《医门法律》）；若阴伤肺燥，干咳气急，或痰中带血，可配伍阿胶、百合等养阴润肺止血药，或与梨、白蜜、莲子肉等为膏。

**2. 胃热呕吐，哕逆，烦热口渴**　本品苦降性微寒，入胃经长于清胃热，降胃气而止呕逆。治胃热呕吐呃逆，烦热口渴，常与黄连、竹茹、芦根等同用，以增强清胃止呕之效。若中寒气逆之呕逆，亦可配伍生姜、橘皮、竹茹等。

【用法用量】　煎服，6～10g。止咳宜蜜炙用，止呕宜生用。

【现代研究】

**1. 化学成分**　本品主要含三萜类成分：熊果酸，齐墩果酸等；挥发油：橙花叔醇，金合欢花醇等；有机酸类成分：酒石酸，柠檬酸等。本品还含倍半萜及苦杏仁苷等。《中国药典》规定本品含齐墩果酸（$C_{30}H_{48}O_3$）和熊果酸（$C_{30}H_{48}O_3$）的总量不得少于 0.70%，饮片同药材。

**2. 药理作用**　枇杷叶醇提取物及其多种提取成分有不同程度的镇咳、祛痰和抗炎作用，其中三萜酸还有平喘和免疫增强作用。枇杷叶所含苦杏仁苷除镇咳平喘外，还有镇痛作用。本品所含绿原酸能显著增加胃肠蠕动，并有促进胃液分泌和利胆作用。此外，枇杷叶还有抗病毒、抗菌、降血糖及抗肿瘤等作用。

# 桑白皮
Sāngbáipí（《神农本草经》）

本品为桑科植物桑 *Morus alba* L. 的干燥根皮。全国大部分地区均产。秋末叶落时至次春发芽前采挖根部，刮去黄棕色粗皮，纵向剖开，剥取根皮，晒干。洗净，稍润，切丝，干燥。本品气微，味微甘。以色白、皮厚、质柔韧、粉性足者为佳。生用或蜜炙用。

【药性】　甘，寒。归肺经。

【功效】　泻肺平喘，利水消肿。

【应用】

**1. 肺热喘咳**　本品性寒，能清泻肺火，兼泻肺中水气而平喘咳。治肺热壅盛之喘咳，痰黄而稠，常与地骨皮、甘草等同用，如泻白散（《小儿药证直诀》）；若肺虚有热而咳喘气短，日晡潮热，自汗盗汗，可与人参、五味子、熟地黄等补肺滋阴药同用，如补肺汤（《妇人良方》）。治水饮停肺，胀满喘息，常与麻黄、苦杏仁、葶苈子等同用，以宣降肺气、利水逐饮。

**2. 水肿胀满尿少，面目肌肤浮肿**　本品能肃降肺气，通调水道而利水消肿。治肺气不宣，水气不行之全身水肿胀满，面目肌肤浮肿，小便不利，常与茯苓皮、生姜皮、大腹皮等同用，如五皮散（《中藏经》）。

此外，本品还有清肝降压、止血之功，可治肝阳肝火偏旺之高血压病及衄血、咳血。

【用法用量】　煎服，6～12g。泻肺利水、平肝清火宜生用；肺虚有热之咳喘宜蜜炙用。

【现代研究】

**1. 化学成分**　本品主要含黄酮类成分：桑根皮素，环桑根皮素，桑酮，桑素，桑色烯，环桑素，环桑色烯，环桑色醇，桑苷 A～D，摩查尔酮 A，桑根酮等；香豆素类成分：伞形花内酯，东莨菪素，东莨菪内酯等。本品还含多糖、鞣质、挥发油等。

**2. 药理作用**　桑白皮多种提取物和提取成分有不同程度的镇咳、祛痰、平喘作用。桑白皮平喘作用的主要有效成分是东莨菪内酯。桑白皮水煎剂、生桑白皮水提液、桑白皮醇提物的乙酸乙酯萃取部位均有利尿作用。桑白皮总黄酮有抗炎、镇痛作用。桑白皮水提液、水提醇沉液有降血糖作用。此外，桑白皮还有降血压、免疫调节、抗病毒、抗肿瘤、抗氧化、抗缺氧、延缓衰老等作用。

# 葶苈子
## Tínglìzǐ（《神农本草经》）

本品为十字花科植物播娘蒿 *Descurainia sophia*（L.）Webb. ex Prantl. 或独行菜 *Lepidium apetalum* Willd. 的干燥成熟种子。前者习称"南葶苈子"，后者习称"北葶苈子"。主产于河北、辽宁、内蒙古、江西、安徽。夏季果实成熟时采割植株，晒干，搓出种子，除去杂质。南葶苈子气微，味微辛、苦，略带黏性；北葶苈子味微辛辣，黏性较强。以粒充实、棕色者为佳。生用或炒用。

【药性】　辛、苦，大寒。归肺、膀胱经。

【功效】　泻肺平喘，行水消肿。

【应用】

**1. 痰涎壅肺，喘咳痰多，胸胁胀满，不得平卧**　本品苦泄辛散，功专泻肺之实而下气定喘，尤善泻肺中水饮及痰火。治痰涎壅盛，喘咳痰多，胸胁胀满，不得平卧，常配伍大枣，以缓制峻，如葶苈大枣泻肺汤（《金匮要略》）；还常与紫苏子、苦杏仁、桑白皮等同用，以增强降气化痰、止咳平喘之效。若治肺痈，痰火壅肺，热毒壅盛，咳唾腥臭脓痰，常与桔梗、金银花、薏苡仁等同用。

**2. 水肿，胸腹积水，小便不利**　本品能泻肺气之壅闭，而通调水道，行水消肿。治肺气壅闭，水饮停聚之水肿胀满，小便不利，可与牵牛子、茯苓皮、大腹皮等同用，以增强泄水退肿之效。治痰热结胸，饮停胸胁，常与苦杏仁、大黄、芒硝等同用，如大陷胸丸（《伤寒论》）。治湿热蕴阻之腹水肿满，常与防己、椒目、大黄等同用，如己椒苈黄丸（《金匮要略》）。

【用法用量】　煎服，3～10g，包煎。

【鉴别用药】　桑白皮与葶苈子均能泻肺平喘、利水消肿，治肺热及肺中水气，或痰饮咳喘及水肿证。但桑白皮甘寒，作用较缓，长于清肺热、泻肺火以平喘止咳，多用于肺热咳喘及皮肤水肿；葶苈子苦寒，作用峻猛，非实证不用，长于泻肺行水以平喘，多治痰壅邪盛之喘咳不得平卧及胸腹积水。

**【现代研究】**

**1. 化学成分**　本品主要含黄酮类成分：槲皮素 –3–$O$–$\beta$–D– 葡萄糖 –7–$O$–$\beta$–D– 龙胆双糖苷，槲皮素等；挥发油：芥子油，异硫氰酸苄酯等；脂肪酸类成分：亚油酸、亚麻酸等。本品还含生物碱等。《中国药典》规定南葶苈子含槲皮素 –3–$O$–$\beta$–D– 葡萄糖 –7–$O$–$\beta$–D– 龙胆双糖苷（$C_{33}H_{40}O_{22}$）不得少于 0.075%，饮片不得少于 0.080%。

**2. 药理作用**　葶苈子所含芥子苷是镇咳的有效成分，炒用可提高芥子苷含量，故镇咳效果更好。葶苈子中的葶苈苷、葶苈子水提液均有不同程度的强心作用，能使心肌收缩力增强、心率减慢，对衰弱的心脏可以增加心输出量，降低静脉压。葶苈苷对动物有利尿作用。此外，葶苈子尚具有降血脂、抗抑郁、抗血小板聚集、抗肿瘤及抗菌等作用。

# 白　果
## Báiguǒ《日用本草》

本品为银杏科植物银杏 *Ginkgo biloba* L. 的干燥成熟种子。主产于河南、四川、广西、山东。秋季种子成熟时采收，除去肉质外种皮，洗净，稍蒸或略煮后，烘干。本品气微，味甘、微苦。以粒大、种仁饱满、断面色淡黄者为佳。生用或炒用，用时捣碎。

**【药性】**　甘、苦、涩，平；有毒。归肺、肾经。

**【功效】**　敛肺定喘，收涩止带，缩尿。

**【应用】**

**1. 喘咳气逆，痰多**　本品味涩收敛，善于敛肺定喘，且有一定化痰之功，为治哮喘痰嗽之常用药。治疗喘咳由风寒引发，且见恶寒发热，常与麻黄、甘草同用，如鸭掌散（《摄生众妙方》）；若外感风寒而内有蕴热之喘咳痰黄，常与麻黄、黄芩、桑白皮等同用，如定喘汤（《摄生众妙方》）；若肺热燥咳，喘闷无痰，常配伍天冬、麦冬、款冬花等养阴、润肺药；若肺肾两虚之喘咳，呼多吸少，常配伍五味子、核桃仁等药，以补肾纳气、敛肺平喘。

**2. 带下，白浊，遗尿尿频**　本品味苦除湿，味涩收敛，故能除湿泄浊，收涩止带，固精缩尿止遗。如治下元虚衰，带脉失约之带下色清质稀，常配伍莲子、山药等以健脾益肾止带；若脾虚夹湿热下注，带下色黄腥臭，常配伍芡实、山药、黄柏等，以健脾化湿、清热止带，如易黄汤（《傅青主女科》）。治小便白浊，常与萆薢、益智仁等同用，以分清别浊。治肾气不固而梦遗滑精，或小便频数，遗尿，可单用或与熟地黄、山茱萸、覆盆子等补肾固涩药同用。

**【用法用量】**　煎服，5～10g。

**【使用注意】**　本品生食有毒。不可多用，小儿尤当注意。

**【现代研究】**

**1. 化学成分**　本品主要含黄酮类成分：山奈黄素，槲皮素，芦丁，白果素，银杏素等；银杏萜内酯类成分：银杏内酯 A，C 等；酚酸类成分：银杏毒素，白果酸，氢化白果酸等。

**2. 药理作用**　白果注射液有平喘作用，白果乙醇提取物有祛痰作用。白果对金黄色葡萄球菌、链球菌、白喉杆菌、炭疽杆菌、枯草杆菌、大肠杆菌、伤寒杆菌等有不同程度的抑制作用。白果提取物对脑缺血、阿尔茨海默病、帕金森病等均有一定的治疗作用。此外，本品还有抗过敏、抗衰老、抗寄生虫、抗炎、抗肿瘤等作用。

**3. 不良反应**　白果内服用量过大，易致中毒，生品毒性更大，而以绿色胚芽最毒。一般中毒表现为呕吐，腹痛腹泻，发热，烦躁不安，惊厥或神志呆钝，呼吸困难，发绀，昏迷，瞳孔对光反应迟钝或消失。中毒的主要原因是白果中所含的银杏毒及白果中性素（白果酸、白果醇及白果酚等）有毒，口服先致胃肠道刺激症状，毒素吸收后作用于中枢神经系统，先兴奋后抑制。

附药：银杏叶

本品为银杏科植物银杏 *Ginkgo biloba* L. 的干燥叶。性味甘、苦、涩，平；归心、肺经。功能活血化瘀，通络止痛，敛肺平喘，化浊降脂。适用于瘀血阻络，胸痹心痛，中风偏瘫，肺虚咳喘，高脂血症。煎服，9 ～ 12g。有实邪者忌用。

## 矮地茶
### Ǎidìchá（《本草图经》）

本品为紫金牛科植物紫金牛 *Ardisia japonica*（Thunb.）Blume 的干燥全草。主产于福建、江西、湖南。夏、秋二季茎叶茂盛时采挖，除去泥沙和杂质，洗净，切段，干燥。本品气微，味微涩。以茎色红棕、叶色绿者为佳。生用。

【药性】　辛、微苦，平。归肺、肝经。

【功效】　化痰止咳，清利湿热，活血化瘀。

【应用】

**1. 新久咳嗽，喘满痰多**　本品长于祛痰止咳，略兼平喘。因其性平，治咳喘，无论新久、寒热，均可配伍应用。治疗肺热咳喘，咯痰黄稠，可单味煎服，或配伍枇杷叶、黄芩、桑白皮等，以清肺化痰、止咳平喘；若寒痰咳喘，痰多质稀，常配伍麻黄、细辛、干姜等，以温肺化痰、止咳平喘。治肺痈咳吐脓痰，胸痛，常配伍鱼腥草、薏苡仁、芦根等，以清泄肺热、祛痰排脓。

**2. 湿热黄疸**　本品能清利湿热，治湿热黄疸，常与茵陈、虎杖、栀子等同用，以清热除湿、利胆退黄。

**3. 瘀阻经闭，风湿痹痛，跌打损伤**　本品能活血化瘀，通经止痛。治血瘀经闭、痛经，可配桃仁、红花、丹参等活血调经药。治风湿痹痛，可配独活、威灵仙、防己等祛风湿通络药。治跌打伤痛，可单用本品，水、酒各半煎服，或与红花、乳香、没药等活血化瘀药同用。

【用法用量】　煎服，15 ～ 30g。

【现代研究】

**1. 化学成分**　本品主要含内酯类成分：岩白菜素；黄酮类成分：杨梅树苷等；酚类成分：紫金牛酚，紫金牛素等。本品还含三萜类、挥发油类及苯醌类等。《中国药典》规定本品含岩白菜素（$C_{14}H_{16}O_9$）不得少于 0.50%，饮片同药材。

**2. 药理作用**　矮地茶具有镇咳、祛痰、平喘作用，其镇咳主要有效成分是矮茶素（岩白菜素），祛痰的主要有效成分是黄酮苷。矮地茶水煎液亦有镇咳、祛痰作用。黄酮苷肌注和苯醌能抑制哮喘和炎症。岩白菜素还有抗炎、解热作用。紫金牛酚对结核杆菌有抑制作用。矮地茶黄酮苷对流感嗜血杆菌、肺炎双球菌、金黄色葡萄球菌也有抑制作用。三萜皂苷有抗肿瘤作用。

## 洋金花

Yángjīnhuā（《本草纲目》）

本品为茄科植物白花曼陀罗 *Datura metel* L. 的干燥花。全国大部分地区均产。4～11 月花初开时采收，晒干或低温干燥。晒干品质脆，气微，味微苦；烘干品质柔韧，气特异。以朵大、黄棕色、不破碎者为佳。

【药性】　辛，温；有毒。归肺、肝经。

【功效】　平喘止咳，解痉定痛。

【应用】

**1. 哮喘咳嗽**　本品辛温有毒，平喘止咳力强，适用于喘咳无痰或痰少，他药乏效者，尤宜于寒性哮喘，可作散剂单用，或切丝制成卷烟燃吸，或配入复方中应用。

**2. 小儿慢惊风，癫痫**　本品有定惊解痉作用，治疗小儿慢惊风、癫痫之痉挛抽搐，常与天麻、全蝎、天南星等药同用。

**3. 脘腹冷痛，风湿痹痛**　本品辛散温通，有良好的麻醉止痛作用，可广泛用于各种疼痛。如治脘腹疼痛，可单味水煎或作散剂内服。治风湿痹痛，跌打伤痛，单用即可，也可与川芎、当归、姜黄等药同用，以加强活血止痛之效。

**4. 外科麻醉**　古代以本品作麻醉剂，常与川乌、草乌、姜黄等同用，如整骨麻药方（《医宗金鉴》）。现代也作为外科麻醉使用。

【用法用量】　内服，0.3～0.6g，宜入丸、散；亦可作卷烟分次燃吸（1 日用量不超过 1.5g）。外用适量。

【使用注意】　孕妇，外感及痰热咳喘、青光眼、高血压、心动过速者禁用。

【现代研究】

**1. 化学成分**　本品主要含莨菪烷类生物碱成分，其中东莨菪碱含量占总生物碱的 80%，其余为阿托品与莨菪碱等；还含有甾体类及黄酮类成分。《中国药典》规定本品含东莨菪碱（ $C_{17}H_{21}NO_4$ ）不得少于 0.15%。

**2. 药理作用**　洋金花具有明显的镇痛和抗癫痫作用；对实验动物的气管黏液腺有抑制作用；能增强机体抗氧化能力，抑制过剩自由基导致的脂质过氧化反应；提高机体非特异性免疫力，调整机体的应急功能。洋金花总碱具有增加动物心排血量，降低外周阻力作用。东莨菪碱在特定剂量时对呼吸中枢有抑制作用；具有抗心律失常，降低血管阻力，增加肾血流量等作用。此外，洋金花还有降低全血黏度和血脂、抑制血栓素合成、对抗 5- 羟色胺和组织胺等作用。

**3. 不良反应**　误服本品或服用过量，易致中毒。中毒症状和体征可分两类：一类为副交感神经功能阻断症状，如口干，皮肤潮红，心率、呼吸加快，散瞳等；另一类是以中枢神经系统症状为主，如步态不稳，烦躁，谵妄，幻听，幻视，惊厥，严重者嗜睡，昏迷，最后可因呼吸和循环衰竭而死亡。中毒的主要原因是洋金花所含生物碱有毒，引起抗 M- 胆碱反应，对周围神经表现为抑制副交感神经功能作用，对中枢神经系统则为兴奋作用，严重者转入中枢抑制，使呼吸中枢抑制或麻痹，呼吸和循环衰竭。

# 第二十一章
# 安神药

凡以安定神志为主要功效，常用以治疗心神不宁病证的药物，称安神药。

本类药主入心、肝经，具有镇惊安神或养心安神的功效，体现了《素问·至真要大论》所谓"惊者平之"，以及《素问·阴阳应象大论》所谓"虚者补之，损者益之"的治疗法则。此外，部分安神药分别兼能平肝潜阳、纳气平喘、清热解毒、活血化瘀、敛汗、润肠通便、祛痰等。

安神药主要用治心悸、怔忡、失眠、多梦、健忘之心神不宁病证，亦可用治惊风、癫痫发狂等心神失常。部分安神药尚可用治肝阳上亢、肾虚气喘、疮疡肿毒、瘀血阻滞、自汗盗汗、肠燥便秘、痰多咳喘等病证。

使用安神药时，应针对导致心神不宁之心肝火炽、心肝阴血亏虚等的不同，相应选择适宜的安神药治疗，并进行相应的配伍。如心神不宁的实证，应选用重镇安神药物。若心神不宁因火热所致者，可配伍清泻心火、清泻肝火药；因肝阳上扰所致者，配伍平肝潜阳药；因痰所致者，则配伍化痰药；因血瘀所致者，则配伍活血化瘀药；兼血瘀气滞者，配伍活血或疏肝理气药；惊风、癫狂者，应以化痰开窍或平肝息风药为主，本类药物多作为辅药应用。心神不宁的虚证，应选用养心安神药物。若血虚阴亏者，须配伍补血养阴药物；心脾两虚者，则配伍补益心脾药；心肾不交者，又配伍滋阴降火、交通心肾之品。

使用矿石类安神药及有毒药物时，只宜暂用，不可久服，中病即止。矿石类安神药，如作丸散剂服时，须配伍养胃健脾之品，以免耗伤胃气。

根据安神药的药性及功效主治差异，可分为重镇安神药及养心安神药两类。

现代药理研究证明，安神药一般具有不同程度的中枢神经抑制作用，具有镇静、催眠、抗惊厥等作用。部分药物还有祛痰止咳、抑菌防腐、强心、改善冠状动脉血液循环及提高机体免疫功能等作用。

## 第一节　重镇安神药

本类药物多为矿石、化石、介类药物，具有质重沉降之性，重则能镇，重可镇怯，故有重镇安神、平惊定志、平肝潜阳等作用。主治心火炽盛、阳气躁动、痰火扰心、肝郁化火及惊吓所致的心悸、失眠、多梦等心神不宁实证，惊风、癫痫、发狂、肝阳上亢等亦可选用本类药物。

# 朱 砂

Zhūshā（《神农本草经》）

本品为硫化物类矿物辰砂族辰砂，主含硫化汞（HgS）。主产于贵州、湖南、四川，传统以产于古之辰州（今湖南沅陵）者为道地药材。采挖后，选取纯净者，用磁铁吸净含铁的杂质和铁屑，再用水淘去杂石和泥沙。照水飞法水飞，晾干或40℃以下干燥。本品气微，味淡。以色鲜红、有光泽、无杂质者为佳。

【药性】 甘，微寒；有毒。归心经。

【功效】 清心镇惊，安神，明目，解毒。

【应用】

**1. 心神不宁，心悸易惊，失眠多梦** 本品甘、微寒，质重，寒能降火，重可镇怯，专归心经，既能清心经实火，又能镇惊安神，为清心、镇惊安神之要药，尤宜于心火亢盛，内扰神明之心神不宁，惊悸怔忡，烦躁不眠者，常与黄连、甘草等清心火药同用，如黄连安神丸（《保婴撮要》）；若配伍补血养心之当归、地黄等药，可治心火亢盛，阴血不足之失眠多梦，心中烦热，心悸怔忡，如朱砂安神丸（《内外伤辨惑论》）。

**2. 癫痫发狂，小儿惊风** 本品性微寒，善清心火，又质重，重可镇怯，有镇惊止痉之功，宜于温热病热入心包或痰热内闭，高热烦躁，神昏谵语，惊厥抽搐，常与牛黄、麝香等同用，如安宫牛黄丸（《温病条辨》）。治癫痫，常与磁石、六神曲同用，如磁朱丸（《备急千金要方》）。治小儿惊风，常与牛黄、全蝎、羚羊角等配伍，如牛黄散（《奇效良方》）。

**3. 视物昏花** 本品微寒，可清心降火、明目，治疗心肾不交之视物昏花，耳鸣耳聋，心悸失眠，常与磁石、神曲同用，如磁朱丸（《备急千金要方》）。

**4. 口疮，喉痹，疮疡肿毒** 本品性微寒，善清心火，无论内服、外用，均可清热解毒，宜于热毒疮疡肿痛，常与雄黄、山慈菇、大戟等同用，如太乙紫金锭（《外科正宗》）；若咽喉肿痛，口舌生疮，可配冰片、硼砂等外用，如冰硼散（《外科正宗》）；若治喉痹，可配牛黄、珍珠、冰片等吹喉，如万应吹喉散（《经验奇方》）。

【用法用量】 0.1～0.5g，多入丸散服，不宜入煎剂。外用适量。

【使用注意】 本品有毒，不宜大量服用，也不宜久服；孕妇及肝肾功能不全者禁用；忌火煅，宜水飞入药。

【现代研究】

**1. 化学成分** 本品主要含硫化汞（HgS），另含硒、铅、钡、镁、铁、锌等多种微量元素，及雄黄、磷灰石、沥青质、氧化铁等杂质。《中国药典》规定本品含硫化汞（HgS）不得少于96.0%，饮片不得少于98.0%。

**2. 药理作用** 朱砂能降低中枢神经的兴奋性，有镇静、催眠及抗惊厥作用；并有抗心律失常、抗菌、抗病毒等作用。

**3. 不良反应** 朱砂为无机汞化合物，汞与人体蛋白质中巯基有特别的亲和力，高浓度时，可抑制多种酶的活性，使代谢发生障碍，直接损害中枢神经系统。急性中毒的症状表现为尿少或尿闭、浮肿，甚至昏迷抽搐、血压下降或因肾功能衰竭而死亡。慢性中毒者口有金属味，流涎增多，口腔黏膜充血，溃疡，牙龈肿痛、出血，恶心，呕吐，腹痛腹泻，手指或全身肌肉震颤，肾脏损害可表现为血尿、蛋白尿、管型尿等。朱砂中毒的主要原因：一是长期大剂量口服引起蓄积中毒；二是朱砂挂衣入煎剂时，因其不溶于水而沉附于煎器底部，经长时间受热发生化学反应，可析出汞及其他有毒物质，增加毒性。

## 磁　石
### Císhí（《神农本草经》）

本品为氧化物类矿物尖晶石族磁铁矿，主含四氧化三铁（$Fe_3O_4$）。主产于辽宁、河北、山东、江苏。采挖后，除去杂石和杂质。砸碎。本品具磁性，有土腥气，味淡。以色灰黑、有光泽、能吸铁者为佳。生用，或煅用。

【药性】　咸，寒。归心、肝、肾经。

【功效】　镇惊安神，平肝潜阳，聪耳明目，纳气平喘。

【应用】

**1. 心神不宁，惊悸，失眠**　本品质重沉降，入心经，能镇惊安神；味咸入肾，又兼有益肾之功；性寒清热，清泻心肝之火，故能顾护真阴，镇摄浮阳，安定神志，宜于肾虚肝旺、肝火上炎，扰动心神或惊恐气乱，神不守舍所致的心神不宁、惊悸、失眠及癫痫者，常与朱砂、神曲同用，如磁朱丸（《备急千金要方》）。

**2. 肝阳上亢，头晕目眩**　本品入肝、肾经，既能平肝阳，又兼能益肾阴，可用治肝阳上亢之头晕目眩、急躁易怒等症，常配石决明、珍珠、牡蛎等平肝潜阳药；若阴虚甚者可配伍熟地黄、白芍、龟甲等滋阴潜阳药；若热甚者又可与钩藤、菊花、夏枯草等清热平肝药同用。

**3. 视物昏花，耳鸣耳聋**　本品入肝、肾经，能益肾阴，有聪耳明目之效，宜于肾虚耳鸣、耳聋，常与熟地黄、山茱萸、五味子等滋补肾阴药同用，如耳聋左慈丸（《重订广温热论》）；若治肝肾不足，视物昏花，宜与枸杞子、菊花、女贞子等补肝肾明目药配伍。

**4. 肾虚气喘**　本品入肾经，质重沉降，纳气归肾，有益肾纳气平喘之功，宜于肾气不足，摄纳无权之虚喘，常与五味子、胡桃肉、蛤蚧等纳气平喘药配伍。

【用法用量】　煎服，9～30g，先煎。镇惊安神、平肝潜阳宜生用，聪耳明目、纳气平喘宜醋淬后用。

【使用注意】　因吞服后不易消化，如入丸散，不可多服。脾胃虚弱者慎用。

【现代研究】

**1. 化学成分**　本品主要含四氧化三铁（$Fe_3O_4$），另含硅、钙、钡、锰、镉、铬、钴、铜、锌、铅、钛等。《中国药典》规定本品含铁（Fe）不得少于50.0%，煅磁石含铁（Fe）不得少于45.0%。

**2. 药理作用**　磁石具有降低中枢神经兴奋性、镇静、催眠及抗惊厥作用，且炮制后作用显著增强。此外，磁石有抗炎、镇痛、促凝血等作用。

## 龙　骨
### Lónggǔ（《神农本草经》）

本品为古代哺乳动物如三趾马类、犀类、鹿类、牛类、象类等骨骼的化石或象类门齿的化石。主产于山西、内蒙古、陕西。全年均可采挖，挖出后，除去泥土及杂质，贮于干燥处。本品无臭，无味。以质硬、色白、吸湿力强者为佳。生用或煅用。

【药性】　甘、涩，平。归心、肝、肾经。

【功效】　镇惊安神，平肝潜阳，收敛固涩。

【应用】

**1. 心神不宁，心悸失眠，惊痫癫狂**　本品质重，入心、肝经，能镇惊安神，为重镇安神的常用药，宜于心神不宁、心悸失眠、健忘多梦等症，常与石菖蒲、远志等安神益智药同用，如孔圣枕中丹（《备急千金要方》）；也常与酸枣仁、柏子仁、琥珀等安神药同用；其既能镇惊安神，又能平肝潜阳，配伍牛黄、胆南星、羚羊角等清热化痰、息风止痉药，可治痰热内盛，惊痫抽搐，癫狂发作者。

**2. 肝阳上亢，头晕目眩**　本品入肝经，质重沉降，有较强的平肝潜阳作用，宜于肝阴不足，肝阳上亢之头晕目眩、烦躁易怒等，常与代赭石、牡蛎、白芍等同用，如镇肝熄风汤（《医学衷中参西录》）。

**3. 正虚滑脱诸证**　本品味涩能敛，有收敛固涩之功，宜于遗精、滑精、遗尿、尿频、崩漏、带下、自汗、盗汗等多种正虚滑脱之证。治疗肾虚遗精、滑精，常与芡实、沙苑子、牡蛎等固精止遗药配伍，如金锁固精丸（《医方集解》）；治疗心肾两虚，小便频数、遗尿者，常与桑螵蛸、龟甲等配伍，如桑螵蛸散（《本草衍义》）；治疗气虚不摄，冲任不固之崩漏，常与黄芪、海螵蛸、五倍子等配伍，如固冲汤（《医学衷中参西录》）；治疗表虚自汗，阴虚盗汗者，常与牡蛎、浮小麦、五味子等同用；若大汗不止、脉微欲绝的亡阳证，可与牡蛎、人参、附子等同用，以回阳救逆固脱。

**4. 湿疮痒疹，疮疡久溃不敛**　本品性收涩，煅后外用有收湿、敛疮、生肌之效，宜于湿疮流水、痒疹，常与牡蛎同用，研粉外敷；若疮疡溃久不敛，常与枯矾等份，共研细末，掺敷患处。

【用法用量】　煎服，15～30g，先煎。外用适量。镇惊安神、平肝潜阳宜生用，收敛固涩宜煅用。

【使用注意】　湿热积滞者不宜使用。

【现代研究】

**1. 化学成分**　本品主要含碳酸钙、磷酸钙、氧化镁，另含铁、钾、钠、氯、铜、锰等多种无机元素及氨基酸等。

**2. 药理作用**　龙骨水煎剂有中枢抑制和骨骼肌松弛作用，能调节机体免疫功能，有利于消除溃疡和促进伤口的恢复，有镇静、催眠、抗惊厥、促进血液凝固、降低血管通透性等作用。

附药：龙齿

本品为古代哺乳动物如三趾马类、犀类、鹿类、牛类、象类等的牙齿化石。性味甘、涩，凉；归心、肝经。功能镇惊安神，主治惊痫癫狂、心悸怔忡、失眠多梦。煎服，15～30g，先煎。

## 琥　珀

Hǔpò（《名医别录》）

本品为古松科松属植物的树脂埋藏地下经年久转化而成。主产于广西、云南、辽宁、河南。随时可采，从地下或煤层中挖出后，除去砂石，泥土等杂质。本品气微，味淡。以色红、明亮、块整齐、质松脆、易碎者为佳。用时捣碎，研成细粉用。

【药性】　甘，平。归心、肝、膀胱经。

【功效】 镇惊安神，活血散瘀，利尿通淋。

【应用】

**1. 心神不宁，心悸失眠，惊风，癫痫** 本品质重，归心、肝经，长于镇惊安神，治疗心神不宁，心悸失眠，健忘等症，常与石菖蒲、远志、茯神等安神药同用；若心血亏虚，惊悸怔忡，夜卧不安，常与人参、当归、酸枣仁等补气养血、安神药同用；若与天竺黄、胆南星等清肝定惊药配伍，可治小儿惊风。

**2. 血滞经闭痛经，心腹刺痛，癥瘕积聚** 本品入心、肝经血分，有活血通经、散瘀消癥之功，治疗血滞经闭痛经，可与水蛭、虻虫、大黄等配伍；用治心血瘀阻，胸痹心痛者，常与三七同用，研末内服；治癥瘕积聚，可与三棱、大黄、鳖甲等同用。

**3. 淋证，癃闭** 本品能利尿通淋，治疗淋证、癃闭，单用即可，如《仁斋直指方》单用琥珀为散，灯心汤送服。治石淋、热淋，常与金钱草、海金沙、木通等同用。因琥珀既能散瘀，又能利尿，故尤宜于血淋，近年常用琥珀研末吞服，治石淋伴血尿者，有一定疗效。

【用法用量】 研末冲服，或入丸散，每次 1.5 ～ 3g；不入煎剂。外用适量。

【现代研究】

**1. 化学成分** 本品主要含树脂、挥发油，另含琥珀氧松香酸、琥珀松香酸、琥珀银松酸、琥珀脂醇、琥珀松香醇及琥珀酸等。

**2. 药理作用** 琥珀酸具有中枢神经抑制、抗惊厥、抗休克作用。

# 第二节 养心安神药

养心安神药多为植物种子、种仁类药物，具有甘润滋养之性，性味多甘平，故以养心安神为主要作用。主治阴血不足，心脾两虚，心失所养之心悸怔忡、虚烦不眠、健忘多梦等心神不宁虚证。

## 酸枣仁
Suānzǎorén (《神农本草经》)

本品为鼠李科植物酸枣 Ziziphus jujuba Mill. var. spinosa (Bunge) Hu ex H. F. Chou 的干燥成熟种子。主产于辽宁、河北、山西、内蒙古、陕西。秋末冬初采收成熟果实，除去果肉和核壳，收集种子，晒干。本品气微，味淡。以粒大、饱满、外皮紫红色者为佳。生用或炒用，用时捣碎。

【药性】 甘、酸，平。归肝、胆、心经。

【功效】 养心补肝，宁心安神，敛汗，生津。

【应用】

**1. 虚烦不眠，惊悸多梦** 本品味甘，入心、肝经，能养心阴、益肝血而宁心安神，为养心安神之要药，尤宜于心肝阴血亏虚，心失所养之虚烦不眠，惊悸多梦，常与知母、茯苓、川芎等同用，如酸枣仁汤（《金匮要略》）；治心脾气血亏虚，惊悸不安，体倦失眠者，常与黄芪、当归、人参等补养气血药配伍，如归脾汤（《校注妇人良方》）；治阴虚血少，心悸失眠，虚烦神疲，梦遗健忘，手足心热，口舌生疮，舌红少苔，脉细而数者，常与生地黄、五味子、丹参等配伍，如天王补心丹（《摄生秘剖》）。

**2. 体虚多汗**　本品味酸能敛，有收敛止汗之效，常用治体虚自汗、盗汗，每与五味子、山茱萸、黄芪等益气固表止汗药同用。

**3. 津伤口渴**　本品味甘酸，有敛阴生津止渴之功，可用治津伤口渴者，常与生地黄、麦冬、天花粉等养阴生津药同用。

【用法用量】　煎服，10～15g。

【现代研究】

**1. 化学成分**　本品主要含三萜皂苷类成分：酸枣仁皂苷 A、B 等；生物碱类成分：荷叶碱，欧鼠李叶碱，原荷叶碱，去甲异紫堇定碱，右旋衡州乌药碱等；黄酮类成分：斯皮诺素，当药素等。本品还含挥发油、糖类、蛋白质及有机酸等。《中国药典》规定本品含酸枣仁皂苷 A（$C_{58}H_{94}O_{26}$）不得少于 0.030%，含斯皮诺素（$C_{28}H_{32}O_{15}$）不得少于 0.080%；饮片同药材。

**2. 药理作用**　酸枣仁总皂苷、总黄酮、总生物碱、不饱和脂肪酸部分有催眠、镇静作用；酸枣仁煎剂有镇痛、降体温作用。此外，酸枣仁还有改善心肌缺血、提高耐缺氧能力、降血压、降血脂、增强免疫功能、抗血小板聚集、抗肿瘤等作用。

# 柏子仁
### Bǎizǐrén（《神农本草经》）

本品为柏科植物侧柏 *Platycladus orientalis*（L.）Franco 的干燥成熟种仁。主产于山东、河南、河北。秋、冬二季采收成熟种子，晒干，除去种皮，收集种仁。本品气微香，味淡。以粒饱满、色黄白、油性大者为佳。生用或制霜用。

【药性】　甘，平。归心、肾、大肠经。

【功效】　养心安神，润肠通便，止汗。

【应用】

**1. 阴血不足，虚烦失眠，心悸怔忡**　本品味甘质润，药性平和，主入心经，具有养心安神之功，多用于心之阴血不足，心神失养之心悸怔忡、虚烦不眠、头晕健忘等，常与人参、五味子、酸枣仁等配伍；若治心肾不交之心悸不宁、心烦少寐、梦遗健忘，多与麦冬、熟地黄、石菖蒲等配伍。

**2. 肠燥便秘**　本品质润，富含油脂，有润肠通便之功，治疗阴虚血亏，老年、产后等肠燥便秘，常与郁李仁、松子仁、杏仁等同用，如五仁丸（《世医得效方》）。

**3. 阴虚盗汗**　本品甘润，兼能补阴以止汗，还可用治阴虚盗汗，宜与酸枣仁、牡蛎、麻黄根等收敛止汗药同用。

【用法用量】　煎服，3～10g。

【使用注意】　本品质润，便溏及痰多者慎用。

【鉴别用药】　柏子仁与酸枣仁皆味甘性平，均有养心安神、止汗之功，用治阴血不足、心神失养所致的心悸怔忡、失眠、健忘及阴虚盗汗，常相须为用。然柏子仁质润多脂，能润肠通便而治肠燥便秘；酸枣仁安神作用较强，其味酸收敛止汗作用亦优，体虚自汗、盗汗较常选用，且能生津，可用于津伤口渴。

【现代研究】

**1. 化学成分**　本品主要含柏木醇、谷甾醇和双萜类成分；又含脂肪油，并含少量挥发油、皂苷、维生素 A 和蛋白质等。

**2. 药理作用**　柏子仁醇法提取物有延长慢波睡眠期作用；柏子仁石油醚提取物对鸡胚背根神经节突起的生长有轻度促进作用；柏子仁乙醇提取物对前脑基底核破坏的小鼠被动回避学习有改善作用。

# 灵　芝
Língzhī（《神农本草经》）

本品为多孔菌科真菌赤芝 Ganoderma lucidum（Leyss.ex Fr.）Karst. 或紫芝 Ganoderma sinense Zhao. Xu et Zhang 的干燥子实体。全国大部分地区均产。全年采收，除去杂质，剪除附有朽木、泥沙或培养基质的下端菌柄，阴干或在 40～50℃烘干。本品气微香，味苦涩。以子实体粗壮、肥厚、皮壳具光泽者为佳。生用。

【药性】　甘，平。归心、肺、肝、肾经。

【功效】　补气安神，止咳平喘。

【应用】

**1. 心神不宁，失眠心悸**　本品味甘性平，入心经，能补心血、益心气、安心神，宜于气血不足、心神失养之心神不宁，失眠，惊悸，多梦，健忘，体倦神疲，食少者，可单用，或与当归、白芍、酸枣仁等同用。

**2. 肺虚咳喘**　本品味甘，入肺经，能补益肺肾之气、止咳平喘，宜于肺虚咳喘，可单用，或与黄芪、党参、五味子等同用。

**3. 虚劳短气，不思饮食**　本品味甘补气，用治虚劳短气，不思饮食，常与人参、山茱萸、山药等配伍。

【用法用量】　煎服，6～12g。

【现代研究】

**1. 化学成分**　本品主要含多糖：葡聚糖 A～G，灵芝多糖；三萜类成分：灵芝酸 A、B、C、$C_2$、D、E、F、K、M，齐墩果酸等；生物碱类成分：甜菜碱，灵芝碱甲，灵芝碱乙；甾醇类成分：麦角甾醇，麦角甾醇棕榈酸酯，麦角甾 4,6,8,（14）22- 四烯 -3- 酮等；核苷类成分：腺苷，腺嘌呤。本品还含多种氨基酸、多肽及有机酸等。《中国药典》规定本品含灵芝多糖以无水葡萄糖（$C_6H_{12}O_6$）不得少于 0.90%，三萜及甾醇以齐墩果酸（$C_{30}H_{48}O_3$）不得少于 0.50%。

**2. 药理作用**　灵芝多糖能提高机体免疫活性。灵芝子实体、灵芝多糖、灵芝孢子中分离出来的三萜类化合物均有抗肿瘤作用。灵芝中的蛋白多糖有抗病毒活性，与酸结合的灵芝多糖（APBP）有抗疱疹病毒（HSV）-1 和 HSV-2 的活性，灵芝三萜类化合物还能抗 HIV。甲醇萃取灵芝得到的酚类化合物及灵芝氨基多糖 G009 具有抗氧化、抗衰老作用。灵芝多糖有保肝、提高耐缺氧能力。另外，灵芝能降低血液黏度，增加心肌收缩力，增加冠状动脉血流量和心输出量，改善心律；还可以抗放射线和有毒化学物质对机体的损害，并具有镇静、镇痛作用，延长睡眠时间、改善睡眠质量，平喘、止咳、祛痰等。

# 首乌藤
Shǒuwūténg（《何首乌传》）

本品为蓼科植物何首乌 Polygonum multiflorum Thunb. 的干燥藤茎。主产于河南、湖北、广东、广西、贵州。秋、冬二季采割，除去残叶，捆成把或趁鲜切断，干燥。本品气微，味微苦涩。以外皮紫褐色者为佳。生用。

【药性】 甘，平。归心、肝经。

【功效】 养血安神，祛风通络。

【应用】

**1. 失眠多梦** 本品味甘，入心、肝二经，能补养阴血、养心安神，宜于阴虚血少之失眠多梦，心神不宁，常与合欢皮、酸枣仁、柏子仁等养心安神药同用；若与珍珠母、龙骨、牡蛎等潜阳安神药配伍，可用治失眠，阴虚阳亢者。

**2. 血虚身痛，风湿痹痛** 本品能养血祛风、通经活络，用治血虚身痛，常与鸡血藤、当归、川芎等补血活血、通经止痛药配伍；用治风湿痹痛，常与羌活、独活、桑寄生等祛风湿、止痹痛药同用。

**3. 皮肤瘙痒** 本品有养血祛风止痒之功，可用治风疹、疥癣之皮肤瘙痒，常与蝉蜕、浮萍、地肤子等药同用。

【用法用量】 煎服，9～15g。外用适量，煎水洗患处。

【现代研究】

**1. 化学成分** 本品主要含蒽醌类成分：大黄素，大黄酚，大黄素甲醚等；黄酮类成分：木犀草素木糖苷等；二苯乙烯苷类成分：2,3,5,4'- 四羟基二苯乙烯 -2-O-$\beta$-D- 葡萄糖苷等。《中国药典》规定本品含 2,3,5,4'- 四羟基二苯乙烯 -2-O-$\beta$-D- 葡萄糖苷（$C_{20}H_{22}O_9$）不得少于 0.20%，饮片同药材。

**2. 药理作用** 首乌藤黄酮粗提物及其不同极性的黄酮组分、首乌藤多糖具有抗氧化作用。本品还具有抗慢性炎症、抗菌、镇静、催眠作用，能增强免疫功能。

## 合欢皮
Héhuānpí（《神农本草经》）

本品为豆科植物合欢 *Albizia julibrissin* Durazz. 的干燥树皮。全国大部分地区均产。夏、秋二季剥取，晒干。本品气微香，味淡、微涩、稍刺舌，而后喉头有不适感。以皮细嫩、皮孔明显者为佳。生用。

【药性】 甘，平。归心、肝、肺经。

【功效】 解郁安神，活血消肿。

【应用】

**1. 心神不安，忿怒忧郁，失眠多梦** 本品性味甘平，入心、肝经，善于疏肝解郁、悦心安神，适宜于情志不遂，忿怒忧郁所致心神不安，烦躁不宁，抑郁失眠，能使五脏安和，心志欢悦，以收解郁安神之效，为悦心安神之要药，可单用或与酸枣仁、首乌藤、郁金等安神解郁药配伍。

**2. 肺痈，疮肿** 本品有活血消肿之功，能消散内外痈肿。用治肺痈胸痛，咳吐脓血，可与鱼腥草、冬瓜仁、芦根等清热消痈排脓药同用。治疮痈肿毒，常与蒲公英、紫花地丁、连翘等清热解毒药同用。

**3. 跌仆伤痛** 本品入心、肝经血分，能活血祛瘀，可用于跌仆伤痛，常与乳香、没药、骨碎补等活血疗伤药配伍。

【用法用量】　煎服，6 ～ 12g。外用适量，研末调敷。

【使用注意】　孕妇慎用。

【现代研究】

**1. 化学成分**　本品主要含木脂素类成分：（－）– 丁香树脂酚 –4–$O$–$\beta$–D– 呋喃芹糖基 –(1 → 2)–$\beta$–D– 吡喃葡萄糖苷，（－）– 丁香树脂酚 –4–$O$–$\beta$–D– 呋喃芹糖基 –（1 → 2）–$\beta$–D– 吡喃葡萄糖基 –4'–$O$–$\beta$–D– 吡喃葡萄糖苷。本品还含萜类、皂苷类、鞣质。《中国药典》规定本品含（－）– 丁香树脂酚 –4–$O$–$\beta$–D– 呋喃芹糖基 –（1 → 2）–$\beta$–D – 吡喃葡萄糖苷（$C_{33}H_{44}O_{17}$）不得少于 0.030%。

**2. 药理作用**　合欢皮水煎剂、醇提取物及合欢皮总皂苷有镇静安神作用。合欢皮皂苷有抗生育作用。合欢皮甲醇提取物、合欢皮多糖、合欢皮乙醇提取物有抗肿瘤作用。合欢皮乙醇提取物、合欢皮水提液有免疫增强作用。

### 附药：合欢花

本品为豆科植物合欢 *Albizia julibrissin* Durazz. 的干燥花序或花蕾。前者习称"合欢花"，后者习称"合欢米"。性味甘，平；归心、肝经。功能解郁安神。适用于心神不安，忧郁失眠。煎服，5 ～ 10g。

# 远 志
### Yuǎnzhì（《神农本草经》）

本品为远志科植物远志 *Polygala tenuifolia* Willd. 或卵叶远志 *Polygala sibirica* L. 的干燥根。主产于山西、陕西、河北、河南。春、秋二季采挖，除去须根和泥沙，晒干。切段。本品气微，味苦、微辛，嚼之有刺喉感。以色灰黄、肉厚、去净木心者为佳。生用或炙用。

【药性】　苦、辛，温。归心、肾、肺经。

【功效】　安神益智，交通心肾，祛痰开窍，消散痈肿。

【应用】

**1. 心肾不交引起的失眠多梦、健忘惊悸、神志恍惚**　本品苦辛性温，性善宣泄通达，既能开心气而宁心安神，又能通肾气而强志不忘，为交通心肾、安定神志、益智强识之佳品，适宜于心肾不交之心神不宁，失眠多梦，健忘惊悸，神志恍惚，常与茯神、龙齿、朱砂等安神药同用。治健忘证，常与人参、茯苓、石菖蒲同用，如开心散（《备急千金要方》）；若方中再加茯神，即不忘散（《证治准绳》）。

**2. 癫痫惊狂**　本品味辛通利，能利心窍、逐痰涎，故可用治痰阻心窍所致之癫痫抽搐，惊风发狂。用于癫痫昏仆、痉挛抽搐者，可与半夏、天麻、全蝎等化痰、息风药配伍；治疗惊风发狂，常与菖蒲、郁金、白矾等祛痰、开窍药同用。

**3. 咳痰不爽**　本品苦温性燥，入肺经，能祛痰止咳，故可用治痰多黏稠、咳吐不爽，常与苦杏仁、川贝母、桔梗等化痰止咳平喘药同用。

**4. 疮疡肿毒，乳房肿痛**　本品辛行苦泄温通，可疏通气血之壅滞而消散痈肿，用于疮疡肿毒，乳房肿痛，内服、外用均可。内服可单用为末，黄酒送服；外用可隔水蒸软，加少量黄酒捣烂敷患处。

【用法用量】　煎服，3 ～ 10g。

【使用注意】　胃溃疡及胃炎患者慎用。

【现代研究】

**1. 化学成分** 本品主要含皂苷类化合物、𠮤酮类（又名苯骈色原酮）化合物、3,6′- 二芥子酰基蔗糖等酚性糖苷类成分。本品另含生物碱类、3,4,5- 三甲氧基桂皮酸、远志醇、细叶远志定碱、脂肪油、树脂、四氢非洲防己胺等成分。《中国药典》规定本品含细叶远志皂苷（$C_{36}H_{56}O_{12}$）不得少于 2.0%，饮片不得少于 2.0%；含远志𠮤酮Ⅲ（$C_{25}H_{28}O_{15}$）不得少于 0.15%，饮片不得少于 0.10%；含 3,6′- 二芥子酰基蔗糖（$C_{36}H_{46}O_{17}$）不得少于 0.50%，饮片不得少于 0.30%。

**2. 药理作用** 远志有镇静、催眠及抗惊厥作用。远志皂苷有祛痰、镇咳、降压作用。远志醇有止痛作用。远志水煎剂有抗氧化、抗衰老作用。远志水浸膏对脑有保护作用。远志根水提物具有预防各种炎性脑病作用。远志皂苷有增强免疫、降低心肌收缩力、减慢心率、抗菌、抗病毒、溶血作用。远志的甲醇提取物有降血糖、降血脂作用。远志粗提物有利胆、利尿、消肿作用。远志煎剂及水溶性提取物分别具有抗衰老、抗突变、抗癌等作用。

# 第二十二章
# 平肝息风药

扫一扫，查阅本章数字资源，含PPT、音视频、图片等

凡以平肝潜阳和息风止痉为主要功效，常用以治疗肝阳上亢和肝风内动病证的药物，称平肝息风药。

平肝息风药均入肝经，多为动物药及矿石类药物，具有平肝潜阳、息风止痉的功效。部分药以其质重、性寒、沉降之性，兼有镇惊安神、清肝明目、重镇降逆、凉血以及祛风通络等功效。

平肝息风药主要用于治疗肝阳上亢证及肝风内动证。肝阳上亢多由于肝肾阴虚，阴不制阳，肝阳亢扰于上所致，症见眩晕耳鸣、头目胀痛、面红目赤、急躁易怒、腰膝酸软、头重脚轻、脉弦等；肝风内动多由肝阳化风、热极生风、阴虚动风或血虚生风等所致，症见眩晕欲仆、痉挛抽搐、项强肢颤等。部分药还可用治心神不宁、目赤肿痛、呕吐呃逆、喘息、血热出血以及风中经络之口眼㖞斜、风湿痹痛等证。

使用平肝息风药时应根据引起肝阳上亢和肝风内动的病因、病机及兼证的不同，进行相应的配伍。如属阴虚阳亢者，多配伍滋养肝肾之阴药，益阴以制阳；若肝火亢盛，则当配伍清泻肝火药。由于肝风内动以肝阳化风多见，故息风止痉药常与平抑肝阳药合用。若热极生风，当配伍清热泻火解毒之品；若血虚生风，则配伍滋补阴血之品；脾虚慢惊风，多与补气健脾药同用。兼窍闭神昏者，当配伍开窍药；兼心神不安、失眠多梦者，当配伍安神药；兼夹痰邪者，应与化痰药配伍。

本类药物有性偏寒凉或性偏温燥的不同，故应区别使用。若脾虚慢惊者，不宜寒凉之品；阴虚血亏者，当忌温燥之药。由于介类、矿石类药质地坚硬，故入汤剂应打碎先煎。个别有毒性的药物用量不宜过大，孕妇慎用。

根据平肝息风药的功效及主治的差异，可分为平抑肝阳药及息风止痉药两类。

现代药理研究证明，平肝息风药具有镇静、抗惊厥、降血压作用。部分药物还有解热、抗炎、镇痛及抑制血小板聚集、抗血栓等作用。

## 第一节　平抑肝阳药

本类药物多为质重之介类或矿石类药物，性偏寒凉，具质重潜降之性，主入肝经，有平肝潜阳之功效。主治肝阳上亢证，症见头晕目眩、头痛、耳鸣、急躁易怒、少寐多梦等。部分平抑肝阳药兼有清肝火、明目等功效，又可用治肝火上攻之面红、口苦、目赤肿痛、目生翳膜等。此外，部分药物亦可用治肝阳化风之痉挛抽搐及肝阳上扰之烦躁失眠。

## 石决明

Shíjuémíng（《名医别录》）

本品为鲍科动物杂色鲍 *Haliotis diversicolor* Reeve、皱纹盘鲍 *Haliotis discus Hannai* Ino、羊鲍 *Haliotis ovina* Gmelin、澳洲鲍 *Haliotis ruber*（Leach）、耳鲍 *Haliotis asinina* Linnaeus 或白鲍 *Haliotis 1aevigata*（Donovan）的贝壳。我国主产于广东、山东、福建；进口澳洲鲍主产于澳大利亚、新西兰，耳鲍主产于印度尼西亚、菲律宾、日本。夏、秋二季捕捞，去肉，洗净，干燥。本品气微，味微咸。以内面具有珍珠样光彩者为佳。生用或煅用，用时打碎。

【药性】 咸，寒。归肝经。

【功效】 平肝潜阳，清肝明目。

【应用】

**1.肝阳上亢，头痛眩晕** 本品咸寒质重，专入肝经，长于潜降肝阳，清泄肝热，兼益肝阴，为平肝凉肝之要药，善治肝肾阴虚，阴不制阳而致肝阳上亢之头痛眩晕，常配伍珍珠母、牡蛎等平抑肝阳药；治疗邪热灼阴所致筋脉拘急、手足蠕动、头晕目眩之症，常与白芍、生地黄、阿胶等配伍应用，如阿胶鸡子黄汤（《通俗伤寒论》）；治肝阳上亢兼肝火亢盛之头晕头痛、烦躁易怒者，可与羚羊角、夏枯草、白芍等清热、平肝药同用。

**2.目赤翳障，视物昏花，青盲雀目** 本品长于清肝火、益肝阴，有明目退翳之功，为治目疾常用药，凡目赤肿痛、翳膜遮睛、视物昏花、青盲雀目等目疾，不论虚实，均可应用。治肝火上炎，目赤肿痛，可与黄连、龙胆草、夜明砂等同用；治肝虚血少、目涩昏暗、雀盲眼花者，每与熟地黄、枸杞子、菟丝子等养肝明目药配伍；治风热目赤、翳膜遮睛，可与蝉蜕、菊花、蔓荆子等清肝热、疏风明目药配伍；治目生翳障，常配伍木贼、决明子、桑叶等。

此外，本品煅用有收敛、制酸、止血之功，用于疮疡久溃不敛、胃痛泛酸及外伤出血等。

【用法用量】 煎服，6～20g，先煎。平肝、清肝宜生用，外用点眼宜煅用、水飞。

【使用注意】 本品咸寒，易伤脾胃，故脾胃虚寒，食少便溏者慎用。

【鉴别用药】 石决明与决明子均能清肝明目，用治肝热目赤肿痛、翳膜遮睛等。但石决明咸寒质重，凉肝镇肝，兼益肝阴，故无论实证、虚证之目疾均可应用，尤多用于血虚肝热之羞明、目暗；并善治阴虚阳亢之头痛眩晕。决明子苦寒，功偏清泻肝火而明目，常用治肝经实火之目赤肿痛；并能润肠通便，治疗肠燥便秘。

【现代研究】

**1.化学成分** 本品主要含碳酸钙，还含有壳角质、钠、钙、钛等微量元素。《中国药典》规定本品含碳酸钙（$CaCO_3$）不得少于93.0%，煅石决明含碳酸钙（$CaCO_3$）不得少于95.0%。

**2.药理作用** 本品有镇静、解痉、降血压、止痛、止血、解热、消炎、保肝、降脂、抗氧化等作用。九孔鲍提取液对金黄色葡萄球菌、大肠杆菌、绿脓杆菌等有抑菌作用，对实验性四氯化碳肝损伤有保护作用；其酸性提取液对家兔体内外凝血实验表明，有显著的抗凝作用。此外，本品所含大量钙盐，能中和胃酸。

# 珍珠母

Zhēnzhūmǔ（《本草图经》）

本品为蚌科动物三角帆蚌 *Hyriopsis cumingii*（Lea）、褶纹冠蚌 *Cristaria plicata*（Leach）或珍珠贝科动物马氏珍珠贝 *Pteria martensii*（Dunker）的贝壳。主产于江苏、浙江、广东、广西、海南。全年均可捕捞，去肉，洗净，干燥。本品气微腥，味淡。以色白、内面有光泽者为佳。生用或煅用，用时打碎。

【药性】 咸，寒。归肝、心经。

【功效】 平肝潜阳，安神定惊，明目退翳。

【应用】

**1. 肝阳上亢，头痛眩晕** 本品咸寒，主入肝经，有与石决明相似的平肝潜阳、清泻肝火作用。治疗肝阳上亢，头痛眩晕者，常与石决明、牡蛎、磁石等平肝潜阳药同用，以增强平抑肝阳作用。若肝阳上亢兼肝热烦躁易怒者，可与钩藤、菊花、夏枯草等清肝火药配伍。若肝阴不足，肝阳上亢所致的头痛眩晕、耳鸣、心悸失眠等症，常与白芍、生地黄、龙齿等同用，如甲乙归藏汤（《医醇賸义》）。

**2. 心神不宁，惊悸失眠** 本品质重入心经，有安神定惊之功。治疗心神不宁，惊悸失眠，可与朱砂、龙骨、琥珀等安神药配伍。治疗癫痫、惊风抽搐，可配伍天麻、钩藤等息风止痉药。

**3. 目赤翳障，视物昏花** 本品性寒，有清肝、明目、退翳之功，用治肝热目赤、羞明、翳障，常与石决明、菊花、车前子等同用。用治肝虚目暗，视物昏花，则与枸杞子、女贞子、黑芝麻等配伍以养肝明目。治疗夜盲证，可与苍术、木贼或动物肝脏同用。

此外，本品研细末外用，能燥湿收敛，用治湿疮瘙痒、溃疡久不收口、口疮等症。用珍珠层粉内服可治胃、十二指肠球部溃疡；制成眼药膏外用，可治疗白内障、角膜炎及结膜炎等。

【用法用量】 煎服，10～25g，先煎。

【使用注意】 本品属性寒镇降之品，故脾胃虚寒者及孕妇慎用。

【鉴别用药】 石决明与珍珠母皆为贝壳类中药，均为咸寒之品，入肝经，均能平肝潜阳、清肝明目，用治肝阳上亢、肝经有热之头痛眩晕、耳鸣，及肝热目疾、目昏翳障。但石决明为凉肝、镇肝之要药，兼能益肝阴，善治肝肾阴虚，眩晕、耳鸣等阳亢之证；又长于清肝明目，故目赤肿痛、翳膜遮睛、视物昏花等症，不论虚实，皆可应用，为眼科要药。珍珠母又入心经，能安神定惊，故心神不宁，惊悸失眠，烦躁等多用。

【现代研究】

**1. 化学成分** 本品主要含磷脂酰乙醇胺、半乳糖神经酰胺、羟基脂肪酸、蜗壳朊、碳酸钙、氧化钙等，还含有锌、镁、铁、铝、铜等多种微量元素及多种氨基酸。

**2. 药理作用** 本品有镇静催眠、抗惊厥、抗肝损伤、延缓衰老、抗氧化、抗肿瘤、抗过敏、抗胃溃疡、提高免疫功能等作用。

# 牡 蛎

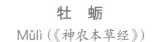

Mǔlì（《神农本草经》）

本品为牡蛎科动物长牡蛎 *Ostrea gigas* Thunberg、大连湾牡蛎 *Ostrea talienwhanensis* Crosse

或近江牡蛎 *Ostrea rivularis* Gould 的贝壳。主产于广东、福建、浙江、江苏、山东。全年均可捕捞，去肉，洗净，晒干。本品气微，味微咸。以质坚硬、内面光洁、色白者为佳。生用或煅用，用时打碎。

【药性】 咸，微寒。归肝、胆、肾经。

【功效】 潜阳补阴，重镇安神，软坚散结，收敛固涩，制酸止痛。

【应用】

**1. 肝阳上亢，眩晕耳鸣** 本品咸寒质重，入肝经，有与石决明类似的平肝潜阳之功，并能益阴，多用治水不涵木，阴虚阳亢，眩晕耳鸣之证，常与龟甲、龙骨、白芍等同用，如镇肝熄风汤（《医学衷中参西录》）。治疗热病日久，灼烁真阴，虚风内动，四肢抽搐之症，则与龟甲、鳖甲、生地黄等同用，以滋阴息风止痉，如大定风珠（《温病条辨》）。

**2. 心神不宁，惊悸失眠** 本品质重能镇，有重镇安神之功，用治心神不安，惊悸怔忡，失眠多梦等症，常与龙骨相须为用，如桂枝甘草龙骨牡蛎汤（《伤寒论》）。亦可配伍朱砂、琥珀、酸枣仁等安神之品。

**3. 瘰疬痰核，癥瘕痞块** 本品味咸，能软坚散结，治疗痰火郁结之瘰疬、痰核、瘿瘤等，常与浙贝母、玄参等配伍，如消瘰丸（《医学心悟》）。用治血瘀气滞之癥瘕痞块，常与鳖甲、丹参、莪术等药同用。

**4. 自汗盗汗，遗精滑精，崩漏带下** 本品煅后有与煅龙骨相似的收敛固涩作用，可用于多种滑脱不禁之证。如治疗自汗、盗汗，常与麻黄根、浮小麦等同用，如牡蛎散（《和剂局方》）；治疗肾虚遗精、滑精，常与沙苑子、龙骨、芡实等配伍，如金锁固精丸（《医方集解》）；治疗尿频、遗尿，可与桑螵蛸、金樱子、龙骨等同用；治疗崩漏、带下，又常与山茱萸、山药等配伍。

**5. 胃痛吞酸** 煅牡蛎有制酸止痛作用，用治胃痛泛酸，可与海螵蛸、瓦楞子、海蛤壳等药同用。

【用法用量】 煎服，9～30g，先煎。潜阳补阴、重镇安神、软坚散结宜生用，收敛固涩、制酸止痛宜煅用。

【鉴别用药】 龙骨与牡蛎均有平肝潜阳、重镇安神、收敛固涩作用，常相须为用，治疗阴虚阳亢、头晕目眩，心神不安、惊悸失眠及各种滑脱不禁的病证。但龙骨主入心经，长于镇惊安神，且收敛固涩之功优于牡蛎，外用还能收湿敛疮；牡蛎主入肝经，平肝之功较著，又能育阴潜阳，可治虚风内动之证，味咸又有软坚散结之功，煅后还能制酸止痛。

【现代研究】

**1. 化学成分** 本品主要含碳酸钙、磷酸钙及硫酸钙，还含有铜、铁、锌、锰、锶、铬等微量元素及多种氨基酸。《中国药典》规定本品含碳酸钙（$CaCO_3$）不得少于 94.0%。

**2. 药理作用** 本品有镇静、抗惊厥、抗癫痫、镇痛、抗肝损伤、增强免疫、抗肿瘤、抗氧化、抗衰老、抗胃溃疡等作用。牡蛎多糖具有降血脂、抗凝血、抗血栓等作用。

<h2 style="text-align:center">紫贝齿</h2>

Zǐbèichǐ（《新修本草》）

本品为阿纹绶贝 *Mauritia arabica*（Linnaeus）等的贝壳。主产于海南、福建、广东等地。5～7月间捕捉，除去贝肉，洗净，晒干。本品气微，味淡。以壳厚、有光泽者为佳。生用或煅用，用时打碎或研成细粉。

【药性】 咸，平。归肝经。

【功效】 平肝潜阳，镇惊安神，清肝明目。

【应用】

**1. 肝阳上亢，头晕目眩** 本品味咸性平，主入肝经，有平肝潜阳之功。治疗肝阳上亢，头晕目眩，多与石决明、牡蛎、磁石等镇潜肝阳药同用，以增强平肝潜阳之力。

**2. 惊悸失眠** 本品既能平肝潜阳，又能镇惊安神，适用于肝阳上扰，心阳躁动之惊悸心烦、失眠多梦者，可与龙骨、磁石、茯神等安神药配伍，共收安神、平肝之效。亦可用治小儿急惊风，高热不退、手足抽搐，常与羚羊角、钩藤、天麻等药同用。

**3. 目赤翳障，目昏眼花** 本品有清肝明目之效，用治肝热目赤肿痛，目生翳膜，视物昏花等症，可与菊花、蝉蜕、夏枯草等清肝明目药配伍。

【用法用量】 煎服，10～15g；先煎，或研末入丸、散剂。

【使用注意】 脾胃虚弱者慎用。

【现代研究】

**1. 化学成分** 本品主要含碳酸钙、有机质及少量镁、铁、硅酸盐、磷酸盐、硫酸盐和氯化物，还含有锌、锰、铜、铬、锶等微量元素及多种氨基酸。

**2. 药理作用** 本品有镇静及降低血压作用。

# 代赭石
Dàizhěshí（《神农本草经》）

本品为氧化物类矿物刚玉族赤铁矿，主含三氧化二铁（$Fe_2O_3$）。《中国药典》称作赭石。主产于山西、河北等地。采挖后，除去杂石。本品气微、味淡。以色棕红、断面呈层叠状、有钉头者为佳。砸碎，生用，或煅后醋淬、研成粗粉用。

【药性】 苦，寒。归肝、心、肺、胃经。

【功效】 平肝潜阳，重镇降逆，凉血止血。

【应用】

**1. 肝阳上亢，眩晕耳鸣** 本品味苦性寒，质重沉降，长于镇潜肝阳、清降肝火，为重镇潜阳常用之品。治疗肝肾阴虚，肝阳上亢所致的头痛眩晕、耳鸣目胀等症，常与生牡蛎、生龙骨、生白芍等滋阴潜阳药同用，如镇肝熄风汤（《医学衷中参西录》）。治疗肝阳上亢，肝火上升所致的头晕头痛、心烦难寐，可配珍珠母、猪胆汁、冰片等，如脑立清胶囊（《中华人民共和国药典·一部》2020 年版）。此外，取其重镇平肝之功，亦可用治小儿急慢惊风，吊眼撮口，抽搐不止，如《仁斋直指方》单用本品醋煅，细研水飞，白汤调下。

**2. 呕吐，噫气，呃逆** 本品质重性降，为重镇降逆之要药，尤善降上逆之胃气而具止呕、止呃、止噫之效。用治胃气上逆之呕吐、呃逆、噫气不止，常与旋覆花、半夏、生姜等药同用，如旋覆代赭汤（《伤寒论》）。

**3. 气逆喘息** 本品重镇降逆，可降上逆之肺气而平喘。用治哮喘有声，卧睡不得者，可单味研末，米醋调服。若治肺肾不足，阴阳两虚之虚喘，则须与党参、山茱萸、核桃仁等补肾纳气之品同用，如参赭镇气汤（《医学衷中参西录》）。治疗肺热咳喘，可与桑白皮、黄芩、苏子等清肺降气之品同用。

**4. 血热吐衄，崩漏下血** 本品苦寒，入心肝血分，有凉血止血之效；质重又善于降气、降火，故尤适宜于气火上逆，迫血妄行之出血证。《斗门方》单用本品煅烧醋淬，研细调服，治疗吐血、衄血。如因热而胃气上逆所致吐血、衄血、胸中烦热者，可与白芍、竹茹、牛蒡子等同用，如寒降汤（《医学衷中参西录》）。治疗血热崩漏下血，可配伍禹余粮、赤石脂、五灵脂等，如震灵丹（《和剂局方》）。

【用法用量】 煎服，9～30g，先煎。平肝潜阳、重镇降逆宜生用，止血宜煅用。

【使用注意】 本品苦寒，易伤脾胃，故脾胃虚寒、食少便溏者慎用。孕妇慎用。

【鉴别用药】 磁石与代赭石均为铁矿石类重镇之品，均能平肝潜阳、降逆平喘，用于肝阳上亢之眩晕及气逆喘息之证。然磁石主入肾经，偏于益肾阴而镇浮阳、纳气平喘、镇惊安神。代赭石主入肝经，长于平肝潜阳、凉血止血，善降肺胃之逆气而止呕、止呃、止噫。

【现代研究】

**1. 化学成分** 本品主要含三氧化二铁（$Fe_2O_3$），并含镉、钴、铬、铜、锰、镁等多种微量元素。《中国药典》规定本品含铁（Fe）不得少于45.0%。

**2. 药理作用** 本品具有镇静、抗惊厥、抗炎、止血作用；所含铁质能促进红细胞及血红蛋白的新生；内服能收敛胃肠壁，保护黏膜面，并可兴奋肠管，使肠蠕动亢进。

## 刺蒺藜
Cijílí（《神农本草经》）

本品为蒺藜科植物蒺藜 *Tribulus terrestris* L. 的干燥成熟果实。《中国药典》称作蒺藜。主产于河南、河北、山东、山西。秋季果实成熟时采割植株，晒干，打下果实，除去杂质。本品气微，味苦、辛。以饱满坚实，色黄绿者为佳。生用或炒用。

【药性】 辛、苦，平；有小毒。归肝经。

【功效】 平肝疏肝，活血祛风，明目，止痒。

【应用】

**1. 肝阳上亢，头痛眩晕** 本品味苦降泄，主入肝经，有平抑肝阳之功。用于肝阳上亢，头痛眩晕等症，常与钩藤、珍珠母、菊花等药同用。

**2. 肝郁气滞，胸胁胀痛，乳闭胀痛** 本品辛散苦泄，有疏肝解郁之效。治疗肝郁气滞，胸胁胀痛，可与柴胡、香附、青皮等疏理肝气药配伍。治疗妇女产后肝郁气滞，乳汁不通，乳房胀痛，可单用本品研末服用，或配伍穿山甲、王不留行等通经下乳药。

**3. 风热上攻，目赤翳障** 本品味辛，能疏散肝经风热而明目退翳，为祛风明目之要药。用治风热目赤肿痛，翳膜遮睛，多与菊花、蔓荆子、决明子等同用。

**4. 风疹瘙痒，白癜风** 本品轻扬疏散，有活血祛风止痒之功。治疗风疹瘙痒，常与防风、荆芥、地肤子等祛风止痒药配伍。治疗白癜风，可单用本品研末冲服，亦可制成酊剂外用。

【用法用量】 煎服，6～10g。

【使用注意】 孕妇慎用。

【现代研究】

**1. 化学成分** 本品主要含甾体皂苷类成分：刺蒺藜皂苷 A～E 等；黄酮类成分：刺蒺藜苷、山奈酚、槲皮素；生物碱类成分：蒺藜素 A，蒺藜酰胺等。本品还含有挥发油、脂肪酸等。《中国药典》规定本品含蒺藜总皂苷以蒺藜苷元（$C_{27}H_{38}O_4$）计，不得少于1.0%。

**2. 药理作用** 本品水浸液及乙醇浸出液对麻醉动物有降压、利尿作用。生物碱及水溶部分均能抑制金黄色葡萄球菌和大肠杆菌的生长。此外，本品还有抗心肌缺血、降血脂、降血糖、抗衰老、抗过敏等作用。

**3. 不良反应**  刺蒺藜中毒后可见乏力、嗜睡、头昏、恶心呕吐、心悸、唇甲及皮肤黏膜呈青紫色、猩红热样药疹，严重者出现肺水肿、呼吸衰竭，并可引起高铁血红蛋白而产生窒息。

## 罗布麻叶
Luóbùmáyè（《救荒本草》）

本品为夹竹桃科植物罗布麻 *Apocynum venetum* L. 的干燥叶。主产于内蒙古、甘肃、新疆。夏季采收，除去杂质，干燥。本品气微，味淡。以色绿、叶片完整、无灰屑者为佳。切段用。

【药性】  甘、苦，凉。归肝经。

【功效】  平肝安神，清热利水。

【应用】

**1. 肝阳眩晕，心悸失眠**  本品味苦性凉，专入肝经，既有平抑肝阳之功，又有清泻肝热之效，故可治疗肝阳上亢及肝火上攻之头晕目眩、烦躁失眠等。可单用本品煎服或开水冲泡代茶饮，亦可与牡蛎、石决明、代赭石等配伍，治疗肝阳上亢之证；或配伍钩藤、夏枯草、野菊花等，治疗肝火上攻之证。若心悸失眠者，可与龙骨、磁石、远志等安神药配伍。

**2. 浮肿尿少**  本品能清热利尿，用治水肿、尿少而有热象者，可单用或与茯苓、泽泻、车前子等利水渗湿药同用。

【用法用量】  6～12g。

【现代研究】

**1. 化学成分**  本品主要含黄酮类成分：金丝桃苷、芦丁、山奈素、槲皮素等；有机酸类成分：延胡索酸、琥珀酸、绿原酸等。本品另含鞣质、蒽醌、氨基酸等。《中国药典》规定本品含金丝桃苷（$C_{21}H_{20}O_{12}$）不得少于 0.30%。

**2. 药理作用**  本品具有扩张血管、降血压、抗动脉粥样硬化、减慢心律、镇静、抗惊厥、抗抑郁作用，并有利尿、降血脂、调节免疫、抗衰老及抑制流感病毒等作用。

# 第二节  息风止痉药

本类药物多为虫类药，主入肝经，以平息肝风、制止痉挛抽搐为主要功效。适用于温热病热极动风、肝阳化风及血虚生风等所致之眩晕欲仆、项强肢颤、痉挛抽搐等。亦可用于风阳夹痰，痰热上扰之癫痫、惊风抽搐，或风毒侵袭、引动内风之破伤风，痉挛抽搐、角弓反张等。部分息风止痉药兼有平肝潜阳、清泻肝火、祛风通络之功，还可用治肝阳上亢之头晕目眩，肝火上攻之目赤头痛，风中经络之口眼㖞斜、肢麻痉挛、头痛，以及风湿痹痛等。

## 羚羊角
Língyángjiǎo（《神农本草经》）

本品为牛科动物赛加羚羊 *Saiga tatarica* Linnaeus 的角。主产于俄罗斯。全年均可捕捉，猎取后锯取其角，晒干。本品气微，味淡。以质嫩、光润者为佳。镑片用，或砸碎，粉碎成细粉用。

【药性】　咸，寒。归肝、心经。

【功效】　平肝息风，清肝明目，清热解毒。

【应用】

**1. 肝风内动，惊痫抽搐，妊娠子痫，高热痉厥，癫痫发狂**　本品性寒，主入肝经，长于清肝热、息肝风、止痉搐，为治肝风内动，惊痫抽搐之要药。因其清热力强，故尤宜于温热病热邪炽盛，热极动风之高热神昏、痉厥抽搐，常与钩藤、菊花、白芍等清热平肝药配伍，如羚角钩藤汤（《通俗伤寒论》）。治癫痫发狂，可与钩藤、天竺黄、郁金等息风止痉、化痰开窍药同用。

**2. 肝阳上亢，头痛眩晕**　本品质重沉降，有平抑肝阳作用。治疗肝阳上亢所致之头晕目眩、烦躁失眠、头痛如劈等症，常与石决明、龟甲、生地黄等同用。

**3. 肝火上炎，目赤翳障**　本品善于清泻肝火而明目，治肝火上炎之目赤肿痛、羞明流泪、目生翳障，常配伍决明子、夏枯草、龙胆等。

**4. 温热病壮热神昏，温毒发斑**　本品性寒清热，主入心、肝经，有清心凉肝、泻火解毒之功。用于温热病壮热神昏，谵语躁狂，甚或痉厥抽搐，常与生石膏、寒水石、麝香等配伍，如紫雪（《外台秘要》）；治疗温毒发斑，多与生地黄、赤芍、大青叶等清热凉血、解毒之品同用。

**5. 痈肿疮毒**　本品性寒，能清热解毒，用治热毒炽盛，疮疡肿痛，可与黄连、栀子、金银花等药同用。

此外，本品尚有清肺热之效，临证配伍也可用于肺热咳喘。

【用法用量】　煎服，1～3g，宜另煎2小时以上；磨汁或研粉服，每次0.3～0.6g。

【使用注意】　本品性寒，脾虚慢惊者忌用。

【现代研究】

**1. 化学成分**　本品主要含角质蛋白，水解后可得18种氨基酸及多肽物质；还含有多种磷脂、磷酸钙、胆固醇、维生素A等。此外，本品含锌、铝、铬、锰、铁、铜等多种微量元素。

**2. 药理作用**　本品对中枢神经系统有抑制作用，能镇静、抗惊厥、降血压，并有解热、镇痛、抗病毒及增强免疫等作用。

附药：山羊角

本品为牛科动物青羊 *Naemorhedus goral* Ltardwicke 的角。性味咸，寒；归肝经。功能平肝，镇惊。适用于肝阳上亢、头晕目眩，肝火上炎、目赤肿痛，惊风抽搐。本品功用与羚羊角相似而药力较弱，可作为羚羊角的代用品使用。煎服，10～15g。

# 牛　黄

Niúhuáng（《神农本草经》）

本品为牛科动物牛 *Bos taurus domesticus* Gmelin 的干燥胆结石。主产于华北、东北、西北。宰牛时，如发现有牛黄，即滤去胆汁，将牛黄取出，除去外部薄膜，阴干。本品气清香，味苦而后甘，有清凉感，嚼之易碎，不粘牙。以完整、色棕黄、质松脆、断面层纹清晰而细腻者为佳。研极细粉末用。

【药性】　苦，凉。归心、肝经。

【功效】　凉肝息风，清心豁痰，开窍醒神，清热解毒。

**【应用】**

**1. 温热病及小儿急惊风，惊厥抽搐，癫痫发狂**　本品味苦性寒凉，入心、肝经，有清心凉肝、息风止痉之功。常用治小儿急惊风，壮热神昏，惊厥抽搐，每与胆南星、朱砂、天竺黄等同用，如牛黄抱龙丸（《医学入门》）；治疗痰蒙清窍之癫痫发作，症见突然仆倒，昏不知人，口吐涎沫，四肢抽搐者，可与全蝎、钩藤、胆南星等配伍，以加强豁痰息风、开窍醒神之功。

**2. 热病神昏，中风痰迷**　本品性凉，气味芳香，入心经，既能清心热，又能豁痰开窍而苏醒神志。用治温热病热入心包及中风、惊风、癫痫等痰热阻闭心窍所致神昏谵语，高热烦躁，口噤舌謇，痰涎壅盛等症，常与麝香、冰片、黄连等开窍醒神、清热解毒之品配伍，如安宫牛黄丸（《温病条辨》）。亦可单用本品为末，竹沥水送服。

**3. 咽喉肿痛，口舌生疮，痈肿疔疮**　本品性凉，为清热解毒之良药，用治火热内盛之咽喉肿痛、牙龈肿痛、口舌生疮、目赤肿痛，常与黄芩、冰片、大黄等同用，如牛黄解毒丸（《中华人民共和国药典·一部》2020年版）；若咽喉肿痛、溃烂，可与珍珠为末吹喉，如珠黄散（《绛囊撮要》）；用治痈肿疔疮、瘰疬，可与麝香、乳香、没药等合用，以清热解毒、活血散结，如犀黄丸（《外科全生集》）。

**【用法用量】**　0.15～0.35g，多入丸、散用。外用适量，研末敷患处。

**【使用注意】**　非实热证不宜使用。孕妇慎用。

**【现代研究】**

**1. 化学成分**　本品主要含胆红素；胆甾酸类成分：胆酸、去氧胆酸、牛磺胆酸等。本品还含有氨基酸、脂肪酸、卵磷脂、维生素 D 及无机元素等。《中国药典》规定本品含胆酸（$C_{24}H_{40}O_5$）不得少于4.0%，含胆红素（$C_{33}H_{36}N_4O_6$）不得少于25.0%。

**2. 药理作用**　本品对中枢神经系统具有镇静、抗惊厥作用；对心血管系统具有强心、抗心律失常、扩血管、降血压作用。此外，本品还有解热、抗炎、镇痛、抗病原微生物、利胆、保肝、降血脂、镇咳、平喘、祛痰等作用。

### 附药：体外培育牛黄、人工牛黄

**1. 体外培育牛黄**　本品以牛科动物牛 *Bos taurus domesticus* Gmelin 的新鲜胆汁作母液，加入去氧胆酸、胆酸、复合胆红素钙等制成。本品性味归经、功能主治、用法用量、使用注意与牛黄相同。偶有轻度消化道不适。

**2. 人工牛黄**　本品由牛胆粉、胆酸、猪去氧胆酸、牛磺酸、胆红素、胆固醇、微量元素等加工制成。性味苦，凉。归心、肝经。功能清热解毒，化痰定惊。适用于痰热谵狂，神昏不语，小儿急惊风，咽喉肿痛，口舌生疮，痈肿疔疮。1次0.15～0.35g，多入配方用。外用适量敷患处。非实热证不宜用。孕妇慎用。

## 珍　珠

Zhēnzhū（《日华子本草》）

本品为珍珠贝科动物马氏珍珠贝 *Pteria martensii*（Dunker）、蚌科动物三角帆蚌 *Hyriopsis cumingii*（Lea）或褶纹冠蚌 *Cristaria plicata*（Leach）等双壳类动物受刺激形成的珍珠。主产于广西、广东、海南，传统以广西合浦产者最佳。自动物体内取出，洗净，干燥。本品气微，味淡。以粒大个圆、色白光亮、破开面有层纹、无硬核者为佳。碾细，水飞制成最细粉用。

【药性】 甘、咸，寒。归心、肝经。

【功效】 安神定惊，明目消翳，解毒生肌，润肤祛斑。

【应用】

**1. 惊悸失眠** 本品甘寒质重，入心经，重可镇怯，故有安神定惊之效。主治心神不宁，惊悸失眠，且性寒清热，甘寒益阴，故尤宜于心虚有热之心烦不眠、多梦健忘等心神不宁之证，常配伍酸枣仁、柏子仁、五味子等养心安神药；亦可单用，如《肘后方》用本品研末与蜜和服，治疗心悸失眠。

**2. 惊风癫痫** 本品性寒质重，善清心、肝之热而定惊止痉。治疗小儿痰热之急惊风，高热神昏，痉挛抽搐者，可与牛黄、胆南星、天竺黄等清热化痰药配伍；用治小儿惊痫，惊惕不安，吐舌抽搐等症，可与朱砂、牛黄、黄连等配伍。

**3. 目赤翳障** 本品性寒清热，入肝经，善于清泻肝火、明目退翳，可治疗多种目疾，尤多用于肝经风热或肝火上攻之目赤涩痛、目生翳膜等，常与青葙子、菊花、石决明等清肝明目药配伍。

**4. 口舌生疮，咽喉溃烂，疮疡不敛** 本品有清热解毒、生肌敛疮之功。用治口舌生疮，牙龈肿痛，咽喉溃烂等症，多与硼砂、青黛、冰片同用，共为细末，吹入患处，如珍宝散（《丹台玉案》）；亦可用本品与人工牛黄共为细末，吹入患处，如珠黄散（《中华人民共和国药典·一部》2020年版）；若治疮疡溃烂，久不收口者，可配伍炉甘石、黄连、血竭等，研极细末外敷，如珍珠散（《张氏医通》）。

**5. 皮肤色斑** 本品外用有养颜祛斑、润泽肌肤之功，常用治皮肤色素沉着、黄褐斑等。现多研极细粉末后，配于化妆品中使用。

【用法用量】 0.1～0.3g，多入丸散用。外用适量。

【鉴别用药】 珍珠、珍珠母来源于同一动物，二者均属咸寒之品，均入心肝二经，皆有镇心安神、清肝明目、退翳、敛疮之功效，都可用治心神不宁，心悸失眠，肝火上攻之目赤翳障及湿疮溃烂等。然珍珠重在镇惊安神，多用治惊悸失眠、惊风癫痫，且解毒生肌敛疮之力较强，并能润肤祛斑；珍珠母重在平肝潜阳，多用治肝阳上亢、肝火上攻之眩晕。

【现代研究】

**1. 化学成分** 本品主要含碳酸钙，氨基酸，锌、锰、铜、铁、镁、硒、锗等微量元素，以及维生素、肽类等。

**2. 药理作用** 本品有镇静、抗惊厥、抗炎、镇痛、抗组胺作用；能抑制脂褐素形成，清除氧自由基，有增强免疫、延缓衰老、抗疲劳、抗氧化、抗辐射、促进组织修复作用。珍珠粉提取物对小鼠肉瘤细胞、肺癌细胞均有显著的抑制作用；珍珠膏外用有促进创面愈合作用。

# 钩 藤
## Gōuténg（《名医别录》）

本品为茜草科植物钩藤 *Uncaria rhynchophylla*（Miq.）Miq.ex Havil.、大叶钩藤 *Uncaria macrophylla* Wall.、毛钩藤 *Uncaria hirsuta* Havil.、华钩藤 *Uncaria sinensis*（Oliv.）Havil. 或无柄果钩藤 *Uncaria sessilifructus* Roxb. 的干燥带钩茎枝。主产于广西、广东、湖南、江西、四川。秋、冬二季采收，去叶，切段，晒干。本品气微，味淡。以茎细、双钩、光滑、色紫红者为佳。生用。

【**药性**】 甘，凉。归肝、心包经。

【**功效**】 息风定惊，清热平肝。

【**应用**】

**1.肝风内动，惊痫抽搐，高热惊厥** 本品味甘性凉，入肝、心包二经，长于清心包之火，泻肝经之热，有息风止痉作用，为治肝风内动，惊痫抽搐之常用药，尤宜于热极生风，四肢抽搐及小儿高热惊厥等。治疗小儿急惊风，壮热神昏、牙关紧闭、手足抽搐，可配伍天麻、全蝎、僵蚕等，如钩藤饮子（《小儿药证直诀》）；治疗温热病热极生风，痉挛抽搐，多与羚羊角、白芍、菊花等同用，如羚角钩藤汤（《通俗伤寒论》）；治疗妊娠子痫，可与龟甲、鳖甲、天麻等滋阴潜阳之品同用。

**2.头痛眩晕** 本品性凉，主入肝经，既能清肝热，又能平肝阳，故可用治肝火上攻或肝阳上亢之头胀头痛、眩晕等症。属肝火上攻者，常与夏枯草、龙胆、栀子等配伍；属肝阳上亢者，常与天麻、石决明、牛膝等药同用，如天麻钩藤饮（《杂病证治新义》）。

**3.感冒夹惊，小儿惊啼** 本品性凉，有轻清疏泄之性，能清透热邪、定惊止搐，用于感冒夹惊、风热头痛等；又能凉肝止惊，可用治小儿惊哭夜啼，多与蝉蜕、薄荷等同用。

【**用法用量**】 煎服，3～12g，后下。

【**现代研究**】

**1.化学成分** 本品主要含吲哚类生物碱：钩藤碱、异钩藤碱、去氢钩藤碱、异去氢钩藤碱类；三萜类成分：常春藤苷元、钩藤苷元等；黄酮类成分：槲皮素、槲皮苷等。

**2.药理作用** 本品对中枢神经系统具有镇静、抗惊厥、抗苯丙胺依赖、抗脑缺血、保护脑组织作用；对心血管系统具有降血压、扩张血管、抗心律失常作用。此外，本品还有抑制血小板聚集、抗血栓、降血脂、抗内毒素血症、平喘、调节平滑肌等作用。

# 天 麻
Tiānmá（《神农本草经》）

本品为兰科植物天麻 *Gastrodia elata* Bl. 的干燥块茎。主产于湖北、四川、云南、贵州、陕西。立冬后至次年清明前采挖，冬季茎枯时采挖者名"冬麻"，质量优良；春季发芽时采挖者名"春麻"，质量较差。采挖后，立即洗净，蒸透，敞开低温干燥。本品气微，味甘，久嚼有黏性。以色黄白、角质样、切面半透明者为佳。切薄片生用。

【**药性**】 甘，平。归肝经。

【**功效**】 息风止痉，平抑肝阳，祛风通络。

【**应用**】

**1.小儿惊风，癫痫抽搐，破伤风** 本品主入肝经，功擅息风止痉，且味甘质润，药性平和，故治疗肝风内动，惊痫抽搐，不论寒热虚实，皆可配伍应用。治疗小儿急惊风，可配伍钩藤、全蝎、僵蚕等，如钩藤饮子（《小儿药证直诀》）；治疗小儿脾虚慢惊，则与人参、白术、僵蚕等配伍；用治小儿诸惊，可与全蝎、制天南星、僵蚕等同用；治疗破伤风，痉挛抽搐、角弓反张，可与天南星、白附子、防风等药配伍，如玉真散（《外科正宗》）。

**2.肝阳上亢，头痛眩晕** 本品既息肝风，又平肝阳，善治多种原因之眩晕、头痛，为止眩晕之良药。治疗肝阳上亢之眩晕、头痛，常与钩藤、石决明、牛膝等同用，如天麻钩藤饮（《杂病证治新义》）；用治风痰上扰之眩晕、头痛、痰多胸闷者，常与半夏、茯苓、白术等健脾燥湿之品同用，如半夏白术天麻汤（《医学心悟》）；治疗头风头痛，头晕欲倒者，可配等量川芎为丸，如天麻丸（《普济方》）。

**3. 手足不遂，肢体麻木，风湿痹痛**　本品既息内风，又祛外风，并能通经络、止痛。用治中风手足不遂，筋骨疼痛等，可与没药、制乌头、麝香等药配伍。治疗风湿痹痛，肢体麻木，关节屈伸不利者，多与秦艽、羌活、桑枝等祛风湿药同用。

【用法用量】　煎服，3～10g。

【鉴别用药】　羚羊角、钩藤、天麻均有息风止痉、平肝潜阳之功，均可治疗肝风内动、肝阳上亢之证。但羚羊角性寒，息风止痉力最佳，为治肝风惊厥抽搐之要药；又能清热解毒、清肝明目，治疗高热神昏、热毒发斑及肝热目赤肿痛。钩藤性凉，轻清透达，长于清热息风，多用治热极生风或小儿高热急惊风。天麻甘平质润，虽清热之力不及羚羊角、钩藤，但肝风内动，惊痫抽搐，不论寒热虚实，皆可配伍应用；又为治眩晕、头痛之要药。

【现代研究】

**1. 化学成分**　本品主要含酚类成分：天麻素、对羟基苯甲醇（天麻苷元）、4-羟苄基甲醚、4-（4-羟苄氧基）苄基甲醚；脂肪酸类成分：棕榈酸、十七烷酸；多糖：天麻多糖，杂多糖 GE-Ⅰ、Ⅱ、Ⅲ。本品还含有胡萝卜苷，多种氨基酸，多种微量元素，如铬、锰、铁、钴、镍、铜、锌等。《中国药典》规定本品含天麻素（$C_{13}H_{18}O_7$）和对羟基苯甲醇（$C_7H_8O_2$）的总量不得少于 0.25%。

**2. 药理作用**　本品具有镇静催眠、抗惊厥、改善学习记忆、保护神经元、抗焦虑、抗抑郁、降血压、扩张血管、保护心肌细胞、抗凝血、抗血栓、抗血小板聚集、抗炎、镇痛等作用，并能抗衰老、抗氧化、抗缺氧、抗辐射、保肝、保护胃黏膜、兴奋肠管。天麻多糖还有增强机体非特异性免疫和细胞免疫的作用。

附药：蜜环菌

本品为白蘑科真菌假蜜环菌 *Armillariella mellea*（Vahl.ex Fr.）Karst. 的子实体。性味甘、平；归肝经。功能平肝息风，祛风通络，强筋壮骨。适用于肝阳上亢、头晕头痛、失眠，以及风湿痹证、四肢麻木、腰腿疼痛等。煎服，30～60g。蜜环菌为天麻种子和块茎均赖于供给营养而生长的一种发光真菌，因其具有与天麻相似的药理作用和临床疗效，故可作为天麻的代用品使用。

# 地　龙
### Dìlóng（《神农本草经》）

本品为钜蚓科动物参环毛蚓 *Pheretima aspergillum*（E. Perrier）、通俗环毛蚓 *Pheretima vulgaris* Chen、威廉环毛蚓 *Pheretima guillelmi*（Michaelsen）或栉盲环毛蚓 *Pheretima pectinifera Michaelsen* 的干燥体。前一种习称"广地龙"，后三种习称"沪地龙"。主产于广东、广西、浙江。广地龙春季至秋季捕捉，沪地龙夏季捕捉，及时剖开腹部，除去内脏及泥沙，洗净，切段，晒干或低温干燥。本品气腥，味微咸。以条宽、肉厚者为佳。生用。

【药性】　咸，寒。归肝、脾、膀胱经。

【功效】　清热定惊，通络，平喘，利尿。

【应用】

**1. 高热神昏，惊痫抽搐，癫狂**　本品性寒，善于清热息风、定惊止痉，故适用于热极生风所致的神昏谵语、痉挛抽搐以及小儿惊风、癫狂。治温热病热极生风，神昏、痉挛抽搐之症，多配伍钩藤、牛黄、全蝎等清热、息风止痉药；治疗小儿惊风，高热、惊厥抽搐，可将本品研烂，同朱砂作丸服用；治疗狂躁癫痫，可单用鲜品，加食盐搅拌化水后服用。

**2. 关节痹痛，肢体麻木，半身不遂**　本品性善走窜，长于通行经络，适用于多种原因导致的经络阻滞、血脉不畅，关节痹痛，肢体麻木。因药性寒凉，故以治疗关节红肿热痛、屈伸不利之热痹多用，可配伍防己、秦艽、忍冬藤等祛风湿热药；如用治风寒湿痹，肢体关节麻木、疼痛尤甚、屈伸不利等症，则应与川乌、草乌、天南星等祛风散寒、通络止痛药配伍，如小活络丹（《和剂局方》）。治疗气虚血滞，中风半身不遂、口眼㖞斜等症，常与黄芪、当归、川芎等补气活血之品配伍，如补阳还五汤（《医林改错》）。

**3. 肺热喘咳**　本品性寒降泄，长于清肺平喘，用治邪热壅肺，肺失肃降之喘息不止，喉中哮鸣有声者，可单味研末内服，或配伍麻黄、苦杏仁、黄芩等加强清肺化痰、止咳平喘之功；亦可用鲜品水煎去渣后，加冰糖熬膏冲服。

**4. 湿热水肿，小便不利或尿闭不通**　本品咸寒走下入肾，能清热结而利水道。治疗湿热水肿，可与泽泻、木通、芦根等清热利水药配伍。用于热结膀胱，小便不利，甚则尿闭不通，可单用，或配伍车前子、滑石、萹蓄等利尿通淋之品。

此外，本品有降压作用，常用治肝阳上亢型高血压病。

【**用法用量**】　煎服，5～10g。

【**现代研究**】

**1. 化学成分**　本品主要含蚯蚓解热碱、蚯蚓毒素、6-羟基嘌呤、黄嘌呤、腺嘌呤、鸟嘌呤、胆碱及多种氨基酸和微量元素；还含有花生四烯酸、琥珀酸等有机酸。

**2. 药理作用**　本品具有解热、镇静、抗惊厥、抗血栓、抗凝血、降血压、平喘、抗炎、镇痛、抗肝纤维化、抗心律失常、促进创伤愈合、增强免疫、抗肿瘤、利尿、抗菌、兴奋子宫及肠平滑肌作用。

# 全　蝎
Quánxiē（《蜀本草》）

本品为钳蝎科动物东亚钳蝎 *Buthus martensii* Karsch 的干燥体。主产于河南、山东、湖北、安徽。春末至秋初捕捉，除去泥沙，置沸水或沸盐水中，煮至全身僵硬，捞出，置通风处，阴干。本品气微腥，味咸。以完整、色黄褐、盐霜少者为佳。

【**药性**】　辛，平；有毒。归肝经。

【**功效**】　息风镇痉，通络止痛，攻毒散结。

【**应用**】

**1. 肝风内动，痉挛抽搐，小儿惊风，中风口㖞，半身不遂，破伤风**　本品专入肝经，性善走窜，既平息肝风，又搜风通络，有良好的息风止痉之功，为治痉挛抽搐之要药。用治各种原因之惊风、痉挛抽搐，常与蜈蚣同用；如用治小儿急惊风高热、神昏、抽搐，常与羚羊角、钩藤、天麻等清热、息风止痉之品配伍；用治小儿慢惊风抽搐，常与党参、白术、天麻等益气健脾药同用；用治痰迷癫痫抽搐，可与郁金、白矾各等份，研细末服；若治破伤风痉挛抽搐、角弓反张，可与蜈蚣、钩藤、天南星等配伍；治疗风中经络，口眼㖞斜，可与僵蚕、白附子同用，如牵正散（《杨氏家藏方》）。

**2. 风湿顽痹，偏正头痛**　本品为虫类药，善于搜风、通络止痛，对风寒湿痹日久不愈，筋脉拘挛，甚则关节变形之顽痹，常配伍川乌、蕲蛇、没药等祛风通络、活血舒筋之品。治疗顽固性偏正头痛，多与天麻、蜈蚣、川芎等祛风止痛药同用，亦可单用研末吞服。

**3. 疮疡，瘰疬**　本品味辛有毒，能以毒攻毒，解毒而散结消肿。治疗诸疮肿毒，可用全蝎、栀子各7个，麻油煎黑去渣，入黄蜡为膏，外敷。《医学衷中参西录》以本品10枚，焙焦，分二次黄酒下，治疗颌下肿硬。《经验方》小金散，以本品配马钱子、半夏、五灵脂等，共为细末，制成片剂，用治瘰疬、瘿瘤。

【用法用量】　煎服，3～6g。外用适量。

【使用注意】　本品有毒，用量不宜过大。孕妇禁用。

【现代研究】

**1. 化学成分**　本品主要含蝎毒，一种类似蛇毒神经毒的蛋白质；并含三甲胺、甜菜碱、牛磺酸、棕榈酸、软硬脂酸、胆甾醇、卵磷脂及铵盐等；还含有钠、钾、钙、镁、铁、铜、锌、锰等微量元素。

**2. 药理作用**　本品具有抗癫痫、抗惊厥、镇痛、抗凝血、抗血栓和抗肿瘤等作用。此外，本品还有降压、抑菌等作用。

**3. 不良反应**　全蝎用量过大可致头痛头昏、血压升高、心慌心悸、烦躁不安，严重者血压突然下降、呼吸困难、发绀、昏迷，最后多因呼吸麻痹而死亡。过敏体质者还可出现过敏反应，表现为全身性红色皮疹及风团、发热、全身剥脱性皮炎等。此外，本品还可引起蛋白尿，神经中毒则表现为面部咬肌强直性痉挛。其中毒的主要原因，一是用量过大，二是过敏体质者出现过敏反应。故应严格掌握剂量，过敏体质者忌用。

# 蜈　蚣
Wúgōng（《神农本草经》）

本品为蜈蚣科动物少棘巨蜈蚣 *Scolopendra subspinipes mutilans* L. Koch 的干燥体。主产于浙江、湖北、湖南、江苏。春、夏二季捕捉，用竹片插入头尾，绷直，干燥。本品气微腥，有特殊刺鼻的臭气，味辛、微咸。以条宽、腹干瘪者为佳。去竹片，洗净，微火焙黄，剪段用。

【药性】　辛，温；有毒。归肝经。

【功效】　息风镇痉，通络止痛，攻毒散结。

【应用】

**1. 肝风内动，痉挛抽搐，小儿惊风，中风口㖞，半身不遂，破伤风**　本品性温，性善走窜，通达内外，有比全蝎更强的息风止痉及搜风通络作用，二者常相须为用，治疗多种原因引起的痉挛抽搐。若治小儿撮口，手足抽搐，可配全蝎、钩藤、僵蚕等。治疗破伤风，角弓反张，多配伍天南星、防风等。

**2. 风湿顽痹，顽固性偏正头痛**　本品有较强的搜风、通络止痛作用，常与独活、威灵仙、川乌等祛风除湿、通络止痛药同用，治疗顽痹疼痛。对久治不愈的顽固性偏正头痛，可与天麻、川芎、僵蚕等配伍。

**3. 疮疡，瘰疬，蛇虫咬伤**　本品有毒，能以毒攻毒，味辛又能散结。《拔萃方》以之与雄黄、猪胆汁配伍制膏，外敷治疗恶疮肿毒。若与茶叶共为细末，外敷治疗瘰疬溃烂。此外，本品还可用治虫蛇咬伤。

【用法用量】　煎服，3～5g。外用适量。

【使用注意】　本品有毒，用量不宜过大。孕妇禁用。

【鉴别用药】　全蝎、蜈蚣均辛散有毒，均有较强的息风镇痉、通络止痛之功效，每相须为用，协同增效，治疗肝风内动之痉挛抽搐，风中经络之口眼㖞斜及风湿顽痹，筋脉拘挛，顽固性头痛等；且均能攻毒散结，用治疮疡肿毒、瘰疬结核等证。然全蝎性平、息风镇痉，攻毒散结之力不及蜈蚣；蜈蚣力猛性燥，善走窜通达，息风止痉、解毒散结之功优于全蝎。

【现代研究】

**1. 化学成分**　本品主要含两种类似蜂毒的成分，即组织胺样物质和溶血性蛋白质；还含有脂肪油，胆甾醇，蚁酸，组氨酸、精氨酸、亮氨酸等多种氨基酸，糖类、蛋白质，以及铁、锌、锰、钙、镁等多种微量元素。

**2. 药理作用**　本品具有抗惊厥、抗炎、镇痛、抗肿瘤、抗心肌缺血、抑菌、改善微循环、延长凝血时间、降低血黏度等作用，并有溶血和组织胺样作用。

**3. 不良反应**　蜈蚣所含有毒成分具有溶血作用，并能引起过敏反应。大量蜈蚣能使心肌麻痹，并能抑制呼吸中枢。中毒表现为恶心呕吐、腹痛腹泻、不省人事、心跳缓慢、呼吸困难、体温下降、血压下降等。出现溶血反应时，尿呈酱油色、排黑便，并出现溶血性贫血症状。出现过敏者，全身皮肤出现红色粟粒样皮疹，瘙痒难忍，目赤肿痛，羞明流泪，眼睑可见粟粒样脓点，伴发热、胸闷、纳差等，严重者可出现过敏性休克。另有服用蜈蚣粉致肝功能损害及急性肾功能衰竭者。蜈蚣中毒的主要原因：一是用量过大，二是过敏体质者出现过敏反应。故应严格掌握剂量，过敏体质者忌用。

# 僵　蚕
## Jiāngcán（《神农本草经》）

本品为蚕蛾科昆虫家蚕 *Bombyx mori* Linnaeus 4～5 龄的幼虫感染（或人工接种）白僵菌 *Beauveria bassiana*（Bals.）Vuillant 而致死的干燥体。主产于浙江、江苏。多于春、秋季生产，将感染白僵菌病死的蚕干燥。本品气微腥，味微咸。以肥壮、质硬、色白、断面明亮者为佳。生用或炒用。

【药性】　咸、辛，平。归肝、肺、胃经。

【功效】　息风止痉，祛风止痛，化痰散结。

【应用】

**1. 肝风夹痰，惊痫抽搐，小儿急惊风，破伤风**　本品咸辛平，入肝、肺二经，既能息风止痉，又能化痰定惊，故对惊风、癫痫夹有痰热者尤为适宜。治疗小儿痰热急惊风，常与全蝎、牛黄、胆南星等清热化痰、息风止痉药配伍；治小儿脾虚久泻、慢惊抽搐，又与人参、白术、天麻等益气健脾、息风止痉药同用；用治破伤风痉挛抽搐、角弓反张者，则与全蝎、蜈蚣、钩藤等药配伍。

**2. 中风口眼㖞斜**　本品味辛行散，有祛风、化痰、通络之效，用于风中经络，口眼㖞斜、痉挛抽搐之症，常与全蝎、白附子同用，如牵正散（《杨氏家藏方》）。

**3. 风热头痛，目赤咽痛，风疹瘙痒**　本品辛散，入肝、肺二经，有祛外风、散风热、止痛、止痒之功。用治肝经风热上攻之头痛、目赤肿痛、迎风流泪等症，常与桑叶、木贼、荆芥等疏风清热之品配伍；用治风热上攻，咽喉肿痛、声音嘶哑者，可与薄荷、桔梗、甘草等同用；治疗风疹瘙痒，可配伍蝉蜕、薄荷、防风等祛风止痒药，亦可单用研末服用。

**4. 瘰疬痰核，发颐疔腮**　本品味辛能散，咸能软坚，具有化痰软坚散结之功，可用治瘰疬痰核之证，多与浙贝母、夏枯草、连翘等清热、化痰、散结药同用。治疗发颐、疔腮、乳痈、疔疮，可配伍金银花、板蓝根、蒲公英等清热解毒药。

【用法用量】　煎服，5～10g。散风热宜生用，其余多制用。

【现代研究】

**1. 化学成分**　本品主要含蛋白质和脂肪，脂肪中主要有棕榈酸、油酸、亚油酸、少量硬脂酸等。本品还含有多种氨基酸以及铁、锌、铜、锰、铬等多种微量元素。僵蚕体表的白粉中含草酸铵。

**2. 药理作用**　本品有镇静、催眠、抗惊厥、抗凝血、抗肿瘤、降血糖等作用，对金黄色葡萄球菌、大肠杆菌、绿脓杆菌等有轻度抑制作用。

附药：僵蛹、雄蚕蛾

**1. 僵蛹**　本品为蚕蛾科昆虫家蚕蛾 *Bombyx mori* Linnaeus 的蚕蛹经白僵菌 *Beauveria bassiana*（Bals.）Vaillant 发酵的制成品。性味咸、辛，平；归肝、肺、胃经。功能清热镇惊，化痰止咳，消肿散结。适用于高热惊风，痉挛抽搐，癫痫，急性咽炎，流行性腮腺炎，急、慢性支气管炎，荨麻疹，高脂血症等。研末内服，1.5～6g；或制成片剂用。本品的效用与僵蚕相近而药力较缓，可作僵蚕的代用品。

**2. 雄蚕蛾**　本品为蚕蛾科昆虫家蚕蛾 *Bombyx mori* Linnaeus 的雄虫的全体。性味咸，温；归肝、肾经。功能补肾壮阳，涩精，止血，解毒消肿。适用于阳痿遗精，白浊，血淋，金疮出血，咽喉肿痛，口舌生疮，痈肿疮毒，冻疮，蛇伤等。研末内服，1.5～5g；或入丸剂用；外用适量。

# 第二十三章

# 开窍药

凡以开窍醒神为主要功效，常用以治疗闭证神昏的药物，称为开窍药。因具辛香走窜之性，又称芳香开窍药。

心藏神，主神明，心窍开通则神明有主，神志清醒，思维敏捷。若心窍被阻，清窍被蒙，则神明内闭，神志昏迷，人事不省，治疗须用辛香开通心窍之品。本类药物辛香走窜，皆入心经，具有通关开窍、醒脑回苏的作用。部分开窍药兼有活血、行气、止痛、解毒等功效。

开窍药主要用治温病热陷心包、痰浊蒙蔽清窍之神昏谵语，以及惊风、癫痫、中风等猝然昏厥、痉挛抽搐。部分开窍药兼治血瘀气滞，心腹疼痛，经闭癥瘕，目赤咽肿，痈疽疔疮等。

神志昏迷有虚实之别，虚证即脱证，实证即闭证。脱证治当补虚固脱，非本章药物所宜；闭证治当通关开窍、醒神回苏，宜用本类药物治疗。然而闭证又有寒闭、热闭之分：面青、身凉、苔白、脉迟之寒闭，须施"温开"之法，宜选用药性辛温的开窍药，配伍温里祛寒之品；面红、身热、苔黄、脉数之热闭，当用"凉开"之法，宜选用药性寒凉的开窍药，配伍清热泻火解毒之品。若闭证神昏兼惊厥抽搐者，还须配伍息风止痉药；若见烦躁不安者，须配伍安神药；若痰浊壅盛者，须配伍化湿、祛痰药。

开窍药辛香走窜，为救急、治标之品，且能耗伤正气，故只宜暂服，不可久用；其药性辛香，有效成分易于挥发，内服多不宜入煎剂，宜入丸剂、散剂服用。

现代药理研究证明，开窍药的醒脑回苏功效与其主要作用于中枢神经系统有关，对中枢神经系统有兴奋作用，亦与镇静、抗惊厥、抗心脑损伤等药理作用有关。多数开窍药可透过血脑屏障，发挥兴奋中枢，或双向调节中枢神经作用。部分开窍药尚有抗炎、镇痛、改善学习记忆、抗生育等作用。

## 麝　香

Shèxiāng（《神农本草经》）

本品为鹿科动物林麝 *Moschus berezovskii* Flerov、马麝 *Moschus sifanicus* Przewalski 或原麝 *Moschus moschiferus* Linnaeus 成熟雄体香囊中的干燥分泌物。主产于四川、西藏、云南。野麝多在冬季至次春猎取，猎获后，割取香囊，阴干，习称"毛壳麝香"；剖开香囊，除去囊壳，习称"麝香仁"。家麝直接从其香囊中取出麝香仁，阴干或用干燥器密闭干燥。本品气香浓烈而特异，味微辣、微苦带咸。以颗粒色紫黑、粉末色棕褐、质柔、油润、香气浓烈者为佳。用时研碎。

【药性】　辛，温。归心、脾经。

【功效】　开窍醒神，活血通经，消肿止痛。

【应用】

**1. 热病神昏，中风痰厥，气郁暴厥，中恶昏迷**　本品辛香温通，走窜之性甚烈，有极强的开窍通闭之功，可用于各种原因所致的闭证神昏，为醒神回苏之要药。无论寒闭、热闭，用之皆效，尤宜于寒闭神昏。用治温病热陷心包、痰热蒙蔽心窍、小儿惊风及中风痰厥等热闭神昏，常配伍牛黄、冰片、朱砂等，组成凉开之剂，如安宫牛黄丸（《温病条辨》）、至宝丹（《和剂局方》）；治中风卒昏、中恶胸腹满痛等寒浊或痰湿阻闭心窍之寒闭神昏，常配伍苏合香、檀香、安息香等药，组成温开之剂，如苏合香丸（《和剂局方》）。

**2. 血瘀经闭，癥瘕，胸痹心痛，心腹暴痛，跌仆伤痛，痹痛麻木，难产死胎**　本品辛香，开通走窜，可行血中之瘀滞，开经络之壅遏，具有活血通经、止痛之功。用治血瘀经闭，常与丹参、桃仁、红花等药同用；若癥瘕痞块等血瘀重症，可与水蛭、虻虫、三棱等配伍，如化癥回生丹（《温病条辨》）；本品开心脉，祛瘀滞，为治心腹暴痛之佳品，常配伍川芎、三七、木香等；治偏正头痛，日久不愈者，常与赤芍、川芎、桃仁等配伍，如通窍活血汤（《医林改错》）。本品又为伤科要药，善于活血祛瘀、消肿止痛，治跌仆肿痛、骨折扭挫，常与乳香、没药、红花等配伍，如七厘散（《良方集腋》）、八厘散（《医宗金鉴》），无论内服、外用均可；用治风寒湿痹，疼痛不已，顽固不愈者，可配伍独活、威灵仙、桑寄生等祛风湿、通经络之品。此外，本品辛香走窜，力达胞宫，有活血通经、催生下胎之效，可用治难产死胎、胞衣不下，常与肉桂配伍，如香桂散（《张氏医通》）。

**3. 痈肿，瘰疬，咽喉肿痛**　本品辛香行散，有良好的活血散结、消肿止痛作用，内服、外用均可。治疮疡肿毒，常与雄黄、乳香、没药同用，如醒消丸（《外科全生集》）；治瘰疬，可与木鳖子、乳香、没药等配伍，如小金丹（《外科全生集》）；治咽喉肿痛，可与牛黄、蟾酥、珍珠等配伍，如六神丸（《中华人民共和国药典临床用药须知·中药成方制剂卷》2015 年版）。

【用法用量】　0.03 ～ 0.1g，多入丸散用。外用适量。

【使用注意】　孕妇禁用。

【鉴别用药】　麝香与牛黄均为开窍醒神之常用药，治热病神昏及中风痰迷等，常相须为用。但麝香性温而辛，芳香走窜力强，重在开窍醒神，寒闭、热闭均可应用；而牛黄性凉而苦，偏于清心豁痰定惊，故只宜热闭，用于痰热闭阻心窍之神昏、惊狂癫痫之证。二者又可消肿，均可用于热毒疮肿。麝香辛行走窜，功在行瘀消肿，故热毒痈肿以初起未溃者较好；而牛黄性凉善于清热解毒，以热毒壅盛之疮疡肿毒最宜。另外，麝香能活血通经，可用于多种血瘀病证；而牛黄能息风止痉，多用于惊痫抽搐。

【现代研究】

**1. 化学成分**　本品主要含麝香大环类成分如麝香酮（$C_{16}H_{30}O$）（2.5% ～ 5.4%）、麝香醇、麝香吡啶等，甾类成分如睾酮、胆甾醇等。本品还含有蛋白质、多肽、氨基酸等。《中国药典》规定本品含麝香酮（$C_{16}H_{30}O$）不得少于 2.0%。

**2. 药理作用**　本品能改变血脑屏障的通透性，增强中枢神经系统的耐缺氧能力，改善脑循环，具有兴奋中枢、抗脑损伤、改善学习记忆作用。麝香还有明显的强心作用，能增强心肌收缩力和心排出量。麝香注射液可促进损伤神经的功能修复。麝香水剂具有扩血管作用。麝香酮能明显增加子宫收缩频率和强度，并有抗早孕和抗着床作用。麝香有一定的抗炎作用，其抗炎作用与氢化可的松相似。麝香还有抗肿瘤、免疫抑制等作用。

【其他】　近代研究从灵猫科动物小灵猫 *Viverricula indica* Desmarest、大灵猫 *Viverra zibetha* Linnaeus 的香囊中采取灵猫香，从仓鼠科动物成龄雄性麝鼠 *Ondatra zibetha* Linnaeus 的香囊中采

取麝鼠香，它们具有与麝香相似的化学成分及功效，可用以代替麝香，外用或内服。

### 附药：人工麝香

本品由麝香酮、芳活素、海可素 I 和海可素 II 等加工制成。性味辛、温；归心、脾经。功能开窍醒神，活血通经，消肿止痛。适用于热病神昏，中风痰厥，气郁暴厥，中恶昏迷，经闭，癥瘕，难产死胎，胸痹心痛，心腹暴痛，跌仆伤痛，痹痛麻木，痈肿瘰疬，咽喉肿痛。0.06～0.1g，入丸散，不宜入煎剂。外用适量。孕妇禁用。本品有与天然麝香基本相似的疗效，现已用于临床，代替天然麝香，以弥补麝香药源的不足。

# 冰 片
## Bīngpiàn（《新修本草》）

本品为龙脑香科植物龙脑香 *Dryobalanops aromatica* Gaertn. f. 树脂的加工品，或龙脑香树的树干、树枝切碎，经蒸馏冷却而得的结晶，习称"龙脑冰片"，亦称"梅片"。由菊科植物艾纳香 *Blumea balsamifera*（L.）DC. 的新鲜叶经提取加工制成的结晶，称"艾片（左旋龙脑）"。现多用松节油、樟脑等，经化学方法合成，称"合成龙脑"。由樟科植物樟 *Cinnamomum camphora*（L.）Presl 的新鲜枝、叶经提取加工制成，称天然冰片（右旋龙脑）。龙脑香主产于东南亚地区，我国台湾有引种；艾纳香主产于广东、广西、云南等地；天然冰片主产于江西、湖南。本品气清香，味辛、凉。以片大、色洁白、气清香纯正者为佳。研粉用。

【药性】 辛、苦，微寒。归心、脾、肺经。

【功效】 开窍醒神，清热止痛。

【应用】

**1. 热病神昏，惊厥，中风痰厥，气郁暴厥，中恶昏迷** 本品味辛气香，有开窍醒神之功效，功似麝香但力较弱，二者常相须为用。因其性偏寒凉，为凉开之品，宜用于热病神昏。如治痰热内闭、热病神昏、暑热卒厥等热闭神昏，常与牛黄、麝香、黄连等配伍，如安宫牛黄丸（《温病条辨》）；若属寒闭神昏，常与苏合香、安息香、麝香等温开药配伍，如苏合香丸（《和剂局方》）。

**2. 胸痹心痛** 本品入心经，止心痛，用治冠心病心绞痛，可与川芎或丹参等配伍，如速效救心丸、复方丹参滴丸（《中华人民共和国药典·一部》2020 年版）。

**3. 目赤肿痛，口舌生疮，咽喉肿痛，耳道流脓** 本品苦寒清热，有良好的泻火解毒、清热止痛之功，为五官科常用药。治疗目赤肿痛，单用点眼即可，或与炉甘石、硼砂、熊胆粉等制成点眼药水，如八宝眼药水（《全国中成药处方集》）；治疗咽喉肿痛、口舌生疮、牙龈肿痛，常与硼砂、朱砂、玄明粉等配伍，如冰硼散（《外科正宗》），或研细末，吹敷患处；治疗风热喉痹，《濒湖集简方》以之与灯心草、黄柏、白矾共为末，吹患处。治疗急、慢性化脓性中耳炎，可以本品搅溶于核桃油中滴耳。

**4. 疮疡肿痛，久溃不敛，烧烫伤** 本品有清热解毒、防腐生肌作用。治疮疡溃后不敛，可配伍牛黄、珍珠、炉甘石等，如八宝丹（《疡医大全》），或与象皮、血竭、乳香等同用，如生肌散（《经验方》）；治烧烫伤，可与朱砂、香油制成药膏外用。

【用法用量】 0.15～0.3g（天然冰片：0.3～0.9g），入丸散用。外用适量，研粉点敷患处。

【使用注意】 孕妇慎用。

【鉴别用药】 冰片与麝香皆为开窍醒神之品，均可用治热病神昏、中风痰厥、气郁窍闭、中恶昏迷等闭证。然麝香开窍醒神力强而冰片力逊，麝香为温开之品，冰片为凉开之剂，二者又常相须为用；二者均可消肿止痛，外用治疮疡肿毒。但冰片性偏寒凉，以清热泻火止痛见长，善治口齿、咽喉、耳目之疾，外用有清热止痛、防腐生肌之功；麝香性温辛散，多以活血消肿止痛为用，善治疮疡、瘰疬痰核，内服外用均可。二者均应入丸散使用，不入煎剂。

**【现代研究】**

**1. 化学成分** 从樟科植物樟中提取的天然冰片主要成分为右旋龙脑；从菊科植物艾纳香中提取的冰片主要含左旋龙脑，含少量桉油精、左旋樟脑、倍半萜醇等。机制冰片除含有龙脑外，还含有大量异龙脑。《中国药典》规定冰片（合成龙脑）含龙脑（$C_{10}H_{18}O$）不得少于 55.0%；艾片（左旋龙脑）含左旋龙脑以龙脑（$C_{10}H_{18}O$）计不得少于 85.0%；天然冰片（右旋龙脑）含右旋龙脑（$C_{10}H_{18}O$）不得少于 96.0%。

**2. 药理作用** 本品对中枢神经系统具有兴奋和抑制双重作用，龙脑、异龙脑均有耐缺氧作用，并改善缺血脑组织能量代谢，减轻脑损伤。本品还能抗心肌缺血，局部应用对感觉神经有轻微刺激，有一定的止痛及温和的防腐作用。本品对金黄色葡萄球菌、乙型溶血性链球菌、草绿色链球菌、肺炎球菌和大肠杆菌等在试管内均有明显抗菌作用，呈现出低浓度抑菌、高浓度杀菌的作用。本品还能抗生育，并具有促进药物吸收、影响药物分布等作用。

# 苏合香
## Sūhéxiāng（《名医别录》）

本品为金缕梅科植物苏合香树 *Liquidambar orientalis* Mill. 的树干渗出的香树脂经加工精制而成。主产于土耳其、埃及、叙利亚，我国广西、云南亦产。初夏时将树皮击伤或割破，深达木部，使分泌香脂，渗入树皮内，至秋季剥下树皮，榨取香脂，残渣加水煮后再榨，除去杂质，再溶解于乙醇中，滤过，蒸去乙醇，即得。本品气芳香，质黏稠。以棕黄色或暗棕色、半透明、香气浓者为佳。生用。

**【药性】** 辛，温。归心、脾经。

**【功效】** 开窍醒神，辟秽，止痛。

**【应用】**

**1. 中风痰厥，猝然昏倒，惊痫** 本品辛香气烈，有开窍醒神之效，作用与麝香相似而力稍逊，且长于温通、辟秽，故为治面青、身凉、苔白、脉迟之寒闭神昏的要药。治疗中风痰厥，猝然昏倒，惊痫等属于寒邪、痰浊内闭者，常配伍麝香、安息香、檀香等，如苏合香丸（《和剂局方》）。

**2. 胸痹心痛，胸腹冷痛** 本品温通、走窜，可收化浊开郁、祛寒止痛之效。用治寒凝气滞、心脉不通之胸痹心痛，可与冰片、檀香等配伍，如冠心苏合丸（《中华人民共和国药典·一部》2020年版）。治疗痰浊寒凝之胸脘痞满冷痛，常与檀香、冰片等同用。

**【用法用量】** 0.3～1g，宜入丸散服。

**【现代研究】**

**1. 化学成分** 本品主要含萜类和挥发油，肉桂酸，$\alpha$-蒎烯，$\beta$-蒎烯，月桂烯，莰烯，柠檬烯，$\alpha$-松香油醇，桂皮醛，乙基苯酚等。《中国药典》规定本品含肉桂酸（$C_9H_8O_2$）不得少于 5.0%。

**2. 药理作用** 本品具有穿透血脑屏障、兴奋中枢、抗缺氧等作用，并能对抗心肌梗死，增强耐缺氧能力，能减慢心率，改善冠脉血流量和降低心肌耗氧。苏合香脂有明显的抗血小板聚集作用。苏合香还能明显延长血浆复钙时间和凝血酶原时间，降低纤维蛋白原含量和促进纤溶酶活性。苏合香有祛痰作用，并有较弱的抗菌作用，可用于各种呼吸道感染；可缓解局部炎症，促进溃疡与创伤的愈合。其所含桂皮酸具有抗菌、防腐、利胆、止泻等作用。

### 附药：安息香

本品为安息香科植物白花树 *Styrax tonkinensis*（Pierre）Craib ex Hart. 的干燥树脂。性味辛、苦，平；归心、脾经。功能开窍醒神，行气活血，止痛。适用于中风痰厥，气郁暴厥，中恶昏迷，心腹疼痛，产后血晕，小儿惊风。0.6～1.5g，多入丸散用。

## 石菖蒲
Shíchāngpú（《神农本草经》）

本品为天南星科植物石菖蒲 *Acorus tatarinowii* Schott 的干燥根茎。主产于四川、浙江、江苏。秋、冬二季采挖，除去须根及泥沙，晒干。本品气芳香，味苦、微辛。以条粗、切面类白色、无须根、香气浓者佳。鲜用或生用。

【药性】 辛、苦，温。归心、胃经。

【功效】 开窍豁痰，醒神益智，化湿和胃。

【应用】

**1. 痰蒙清窍，神昏癫痫** 本品辛开苦燥温通，芳香走窜，善于化湿、豁痰、辟秽而开窍醒神，擅治痰湿秽浊之邪蒙蔽清窍所致之神志昏乱。治疗中风痰迷心窍，神志昏乱，舌强不能语，常与半夏、天南星、陈皮等燥湿化痰药同用，如涤痰汤（《济生方》）；若治痰热蒙蔽，高热、神昏谵语者，常与郁金、半夏、竹沥等配伍，如菖蒲郁金汤（《温病全书》）；治痰热癫痫抽搐，可与枳实、竹茹、黄连等配伍，如清心温胆汤（《古今医鉴》）。

**2. 健忘失眠，耳鸣耳聋** 本品入心经，开心窍，具有宁心安神益智、聪耳明目之功。治健忘证，常与人参、茯苓等配伍，如不忘散（《证治准绳》）、开心散（《千金要方》）；治劳心过度、心神失养所致的失眠、多梦、心悸怔忡，常与人参、白术、龙眼肉等配伍，如安神定志丸（《杂病源流犀烛》）；治心肾两虚所致耳鸣耳聋、头昏、心悸，常与菟丝子、女贞子、五味子等配伍，如安神补心丸（《中药制剂手册》）；若湿浊蒙蔽，见头晕、嗜睡、健忘、耳鸣、耳聋等症，又常与茯苓、远志、龙骨等配伍，如安神定志丸（《医学心悟》）。

**3. 湿阻中焦，脘痞不饥，噤口下痢** 本品气味芳香，具有化湿醒脾和胃之功。用治湿浊中阻，脘痞不饥，常与砂仁、苍术、厚朴等配伍；若治湿热蕴伏之身热吐利、胸脘痞闷、舌苔黄腻者，可与黄连、厚朴等配伍，如连朴饮（《霍乱论》）；若治湿热毒盛，水谷不纳、里急后重之噤口痢，又常与黄连、茯苓、石莲子等配伍，如开噤散（《医学心悟》）。

【用法用量】 煎服，3～10g；鲜品加倍。

【现代研究】

**1. 化学成分** 本品主要含挥发油：$\alpha$、$\beta$ 及 $\gamma$- 细辛醚，欧细辛醚，顺式甲基异丁香酚，榄香烯，细辛醛，$\delta$- 荜澄茄烯，百里香酚，肉豆蔻酸；黄酮类成分：顺式环氧细辛酮，2′- 二羟基细辛酮。《中国药典》规定本品含挥发油不得少于1.0%（ml/g），饮片含挥发油不得少于0.7%（ml/g）。

**2. 药理作用** 石菖蒲水提液、挥发油，或细辛醚、$\beta$- 细辛醚均有镇静、抗惊厥、抗抑郁、改善学习记忆和抗脑损伤作用，并能调节胃肠运动。石菖蒲总挥发油对豚鼠气管平滑肌具有解痉作用；$\beta$-细辛醚能增加小鼠腹腔注射酚红后离体气管段酚红排出量，并延长二氧化硫致小鼠咳嗽的发作潜伏期，减少咳嗽次数，呈现出较好的平喘、祛痰和镇咳作用。石菖蒲还有改善血液流变性、抗血栓、抗心肌缺血损伤等作用。

### 附药：九节菖蒲

古代本草文献称石菖蒲以"一寸九节者良"，故石菖蒲亦称九节菖蒲。但现代商品药材所用之九节菖蒲为毛茛科植物阿尔泰银莲花 *Anemone altaica* Fisch.ex C.A.Mey 的根茎，主产于陕西、山西、河南等地。5～6 月叶枯倒苗前采挖，除去泥沙，晒干后搓去须根，簸去杂质，洗净，干燥，生用。其性味辛，温；归心、肝、脾经。功能化痰开窍，安神，宣湿醒脾，解毒。适用于热病神昏，癫痫，气闭耳聋，多梦健忘，胸闷腹胀，食欲不振，风湿痹痛，痈疽，疥癣。煎服，1.5～6g；或入丸、散，或鲜品捣汁服。外用适量，煎水洗；或鲜品捣敷；或研末调敷。阴虚阳亢，烦躁汗多，滑精者慎服。实验研究表明，现代商品药材所用之九节菖蒲有一定毒性，故临床使用时二者不可混淆。

# 补虚药

凡以补虚扶弱，纠正人体气血阴阳的不足为主要功效，常用以治疗虚证的药物，称为补虚药，也称补益药或补养药。

本类药物能够扶助正气、补益精微，根据"甘能补"的理论，故一般具有甘味。各类补虚药的药性和归经等性能，互有差异，其具体内容将分别在各节概述中介绍。

补虚药具有补虚扶弱功效，可以主治人体正气虚弱、精微物质亏耗引起的精神萎靡、体倦乏力、面色淡白或萎黄、心悸气短、脉象虚弱等症。具体地讲，补虚药的补虚作用又有补气、补阳、补血、补阴的不同，分别主治气虚证、阳虚证、血虚证、阴虚证。此外，有的药物还分别兼有祛寒、润燥、生津、清热等作用，故又有其相应的主治病证。

根据补虚药在性能、功效及主治方面的不同，一般又分为补气药、补阳药、补血药、补阴药四类。

使用补虚药，首先应因证选药，必须根据气虚、阳虚、血虚、阴虚的证候不同，选择相应的对证药物。一般来说，气虚证主要选用补气药，阳虚证主要选用补阳药，血虚证主要选用补血药，阴虚证主要选用补阴药。其次，应考虑到人体气血阴阳之间，在生理上相互联系、相互依存，在病理上也常常相互影响，故临床治疗时常需将两类或两类以上的补虚药配伍使用。如气虚可发展为阳虚，阳虚者其气必虚，故补气药常与补阳药同用。有形之血生于无形之气，气虚生化无力，可致血虚；血为气之母，血虚则气无所依，血虚亦可导致气虚，故补气药常与补血药同用。气能生津，津能载气，气虚可影响津液的生成，而致津液不足；津液大量亏耗，亦可导致气随津脱。热病不仅容易伤阴，而且"壮火食气"，以致气阴两虚，故补气药亦常与补阴药同用。津血同源，津液是血液的重要组成部分，血亦属于阴的范畴；失血血虚可导致阴虚，阴津大量耗损又可导致津枯血燥，血虚与阴亏并呈之证颇为常见，故补血药常与补阴药同用。阴阳互根互用，无阴则阳无由生，无阳则阴无由长，故阴或阳虚损到一定程度，可出现阴损及阳或阳损及阴的情况，以致最后形成阴阳两虚的证候，则需要滋阴药与补阳药同用。

补虚药在临床上除用于虚证以补虚扶弱外，还常常与其他药物配伍以扶正祛邪，或与容易损伤正气的药物配伍应用以保护正气，顾护其虚。

使用补虚药还应注意：一要防止不当补而误补。若邪实而正不虚者，误用补虚药有"误补益疾"之弊。补虚药是以补虚扶弱为主要作用，其作用主要在于以其偏性纠正人体气血阴阳虚衰的病理偏向。如不恰当地依赖补虚药强身健体、延年益寿，则可能会破坏机体阴阳之间的相对平衡，导致新的病理变化。二要避免当补而补之不当。如不分气血，不别阴阳，不辨脏腑，不明寒热，盲目使用补虚药，不仅不能收到预期的疗效，而且还有可能导致不良后果。如阴虚有热者误用温热的补阳药，会助热伤阴；阳虚有寒者误用寒凉的补阴药，会助寒伤阳。三是补虚药用于扶正祛邪，不仅要分清主次，处理好祛邪与扶正的关系，而且应避免使用可能妨碍祛邪的补虚药，使祛邪不伤正，补虚不留邪。四是应注意补而兼行，使补而不滞。部分补虚药药性滋腻，不易消化，过用或用于脾运不健者可能妨碍脾胃运化功能，应掌握好用药分寸，或适当配伍健脾消食药顾护脾胃。五是补虚药如作汤剂，一般宜文火久煎，使药味尽出。虚弱证一般病程较长，补虚药宜采用蜜丸、煎膏（膏滋）、口服液等便于保存、服用，并可增效的剂型。

现代药理研究表明，补虚药可增强机体的非特异性免疫功能和细胞免疫、体液免疫功能，产生扶正祛邪的作用。在物质代谢方面，补虚药能促进核酸代谢和蛋白质合成，调节脂质代谢，降血糖。对神经系统的作用，主要是提高学习记忆能力。对内分泌系统的作用，主要表现在可增强下丘脑－垂体－肾上腺皮质轴和下丘脑－垂体－性腺轴的功能，调节下丘脑－垂体－甲状腺轴的功能，改善虚证患者的内分泌功能。本类药还有延缓衰老、抗氧化、强心、升压、抗休克、抗心肌缺血、抗心律失常、促进和改善造血功能、改善消化功能、抗应激及抗肿瘤等多方面作用。

# 第一节　补气药

本类药物性味多属甘温或甘平，主归脾、肺经，部分药物又归心、肾经，以补气为主要功效，能补益脏气以纠正脏气的虚衰。补气又包括补脾气、补肺气、补心气、补肾气、补元气等具体功效。因此，补气药的主治有：脾气虚证，症见食欲不振，脘腹胀满，食后胀甚，大便溏薄，肢体倦怠，神疲乏力，面色萎黄，形体消瘦或一身虚浮，甚或脏器下垂，血失统摄，舌淡，脉缓或弱等；肺气虚证，症见咳嗽无力，气短而喘，动则尤甚，声低懒言，咳痰清稀，或有自汗、畏风，易于感冒，神疲体倦，舌淡，脉弱等；心气虚证，症见心悸怔忡，胸闷气短，活动后加剧，脉虚等；肾气虚证，症见腰膝酸软，尿频或尿后余沥不尽，或遗尿，或夜尿频多，或小便失禁，或男子遗精早泄，或女子月经淋沥不尽、带下清稀量多，甚或短气虚喘，呼多吸少，动则喘甚汗出等；元气藏于肾，赖三焦而通达全身，周身脏腑器官组织得到元气的激发和推动，才能发挥各自的功能，脏腑之气的产生有赖元气的资助，故元气虚之轻者，常表现为某些脏气虚，若元气虚极欲脱者，可见气息微弱，汗出不止，目开口合，全身瘫软，神识朦胧，二便失禁，脉微欲绝等。此外，某些药物分别兼有养阴、生津、养血等不同功效，还可用治阴虚津亏证或血虚证，尤宜于气阴（津）两伤或气血俱虚之证。

使用本类药物治疗各种气虚证时，除应结合其兼有功效综合考虑外，补益脾气之品用于脾虚食滞证，还常与消食药同用，以消除消化功能减弱而停滞的宿食；用于脾虚湿滞证，多配伍化湿、燥湿或利水渗湿的药物，以消除脾虚不运而停滞的水湿；用于脾虚中气下陷证，多配伍能升阳的药物，以升举下陷的清阳之气；用于脾虚久泻证，还常与涩肠止泻药同用；用于脾不统血证，则常与止血药同用；补肺气之品用于肺虚喘咳有痰之证，多配伍化痰、止咳平喘药；用于脾肺气虚自汗证，多配伍能固表止汗的药物；用于心气不足，心神不安证，多配伍宁心安神的药物；若气虚兼见阳虚里寒、血虚或阴虚证者，又需分别与补阳药、温里药、补血药或补阴药同用。补气药用于扶正祛邪时，还需分别与解表药、清热药或泻下药等同用。

部分补气药味甘壅中，碍气助湿，故对湿盛中满者应慎用，必要时应辅以理气除湿之药。

# 人　参

Rénshēn（《神农本草经》）

本品为五加科植物人参 Panax ginseng C.A. Mey. 的干燥根和根茎。主产于吉林、辽宁、黑龙江，传统以吉林抚松县产量最大、质量最好，称吉林参。野生者名"山参"；栽培者俗称"园参"。播种在山林野生状态下自然生长的称"林下山参"，习称"籽海"。多于秋季采挖，洗净经晒干或烘干。润透，切薄片，干燥，或用时粉碎、捣碎。本品有特异香气，味微苦而甘。以切面色淡黄白，点状树脂道多者为佳。生用。

【药性】　甘、微苦，微温。归脾、肺、心、肾经。

【功效】　大补元气，复脉固脱，补脾益肺，生津养血，安神益智。

【应用】

**1.气虚欲脱，肢冷脉微**　本品甘温补虚，能大补元气，复脉固脱，为拯危救脱之要药。凡大汗、大吐、大泻、大失血或大病、久病所致元气虚极欲脱，气息微弱，汗出不止，脉微欲绝的危重证候，单用人参大量浓煎服，如独参汤（《景岳全书》）。若气虚欲脱兼见汗出、四肢逆冷等亡阳征象者，常与回阳救逆的附子同用，以补气固脱、回阳救逆，如参附汤（《正体类要》）。若气虚欲脱兼见汗出身暖、渴喜冷饮、舌红干燥等亡阴征象者，本品兼能生津，常与麦冬、五味子配伍，以补气养阴、敛汗固脱，如生脉散（《内外伤辨惑论》）。

**2.脾虚食少，肺虚喘咳，阳痿宫冷**　本品归脾经，为补脾气之要药，凡脾气虚弱，倦怠乏力，食少便溏者，常与白术、茯苓、甘草配伍，如四君子汤（《和剂局方》）。若脾气虚弱，不能统血导致失血者，本品又能补气以摄血，常与黄芪、白术等益气健脾药同用，如归脾汤（《济生方》）。

本品归肺经，亦长于补肺气。凡肺气虚弱，咳嗽无力，气短喘促，声低懒言，咳痰清稀，自汗脉弱者，常与黄芪、五味子、紫菀等同用，如补肺汤（《千金要方》）。

本品亦归肾经，又有益肾气、助肾阳之功。若肾不纳气的短气虚喘或喘促日久，肺肾两虚者，常配伍蛤蚧、胡桃仁等药，如人参蛤蚧散（《卫生宝鉴》）、人参胡桃汤（《济生方》）。若治肾阳虚衰，肾精亏虚，阳痿宫冷，多与鹿茸、肉苁蓉等补肾阳、益肾精之品同用。

**3.气虚津伤口渴，内热消渴**　本品既能补气，又能生津。适用于气津两伤，短气，口渴者。若用治热病气津两伤，身热烦渴，口舌干燥，汗多，脉大无力者，常与石膏、知母同用，如白虎加人参汤（《伤寒论》）。至于消渴病气阴两伤者，人参既能补益肺脾肾之气，又能生津止渴，故治消渴的方剂中亦较常用。

**4.气血亏虚，久病虚羸**　本品味甘，能补气以生血、养血，脾气虚衰，气虚不能生血，以致气血两虚，久病虚羸者，可与白术、当归、熟地黄等配伍，如八珍汤（《瑞竹堂经验方》）。

**5.心气不足，惊悸失眠**　本品归心经，能补益心气、安神益智。适宜于心气虚弱，心悸怔忡，胸闷气短，失眠多梦，健忘等，常与黄芪、茯苓、酸枣仁等配伍。若心脾两虚，气血不足，心悸失眠，体倦食少者，常配伍黄芪、当归、龙眼肉等补气养血安神药，如归脾汤（《济生方》）。若心肾不交，阴亏血少，虚烦不眠，心悸健忘者，则配伍生地黄、当归、酸枣仁等滋阴养血安神之品，如天王补心丹（《摄生秘剖》）。

此外，本品还常与解表药、攻下药等祛邪药配伍，用于气虚外感或里实热结而正气亏虚之证，有扶正祛邪之效，如人参败毒散（《和剂局方》）、新加黄龙汤（《温病条辨》）。

【用法用量】　煎服，3～9g；挽救虚脱可用15～30g，文火另煎兑服。也可研粉吞服，1次2g，1日2次。

【使用注意】　不宜与藜芦、五灵脂同用。

【现代研究】

**1. 化学成分**　本品主要含人参皂苷Ro、Ra$_1$、Rb$_1$、Re、Rg$_1$等多种三萜皂苷类成分，以及多糖、挥发油、氨基酸、有机酸、黄酮类、维生素类和微量元素等。《中国药典》规定本品含人参皂苷Rg$_1$（C$_{42}$H$_{72}$O$_{14}$）和人参皂苷Re（C$_{48}$H$_{82}$O$_{18}$）的总量不得少于0.30%，饮片不得少于0.27%；人参皂苷Rb$_1$（C$_{54}$H$_{92}$O$_{23}$）不得少于0.20%，饮片不得少于0.18%。

**2. 药理作用**　人参皂苷及注射液具有抗休克作用。人参皂苷能增强消化、吸收功能，提高胃蛋白酶活性，保护胃肠细胞，改善脾虚症状；能促进组织对糖的利用，加速糖的氧化分解以供给能量；能促进大脑对能量物质的利用，增强学习记忆力；能促进造血功能；还能抗疲劳、抗衰老、抗心肌缺血、抗脑缺血、抗心律失常。人参浸膏、人参皂苷Rb可使正常或贫血动物红细胞、白细胞和血红蛋白含量增加。人参多糖和注射液具有提升白细胞作用。人参皂苷Rg$_2$具有强心作用。此外，人参有调节中枢神经兴奋与抑制过程的平衡、增强免疫功能、抗肿瘤、抗辐射、抗应激、降血脂、降血糖和抗利尿等作用。

【其他】　20世纪70年代国外学者曾观察了133名两年内长期使用人参的病人，研究结果表明，长期服用人参的病人表现出兴奋、晨间腹泻、皮疹、失眠、神经过敏、高血压、精神欣快、水肿、性欲增强、食欲减退、抑郁、低血压、闭经等症状与体征，并认为在滥用人参综合征中所见的上述症状、体征与皮质类固醇中毒相似。

### 附药：红参、人参叶

**1. 红参**　本品为五加科植物人参 *Panax ginseng* C.A.Mey. 的栽培品经蒸制后的干燥根及根茎。性味甘、微苦，微温；归脾、肺、心、肾经。功能大补元气，复脉固脱，益气摄血，适用于体虚欲脱，肢冷脉微，气不摄血，崩漏下血。煎服，3～9g，另煎兑服。不宜与藜芦、五灵脂同用。

**2. 人参叶**　本品为五加科植物人参 *Panax ginseng* C.A.Mey. 的干燥叶。味苦、甘，性寒；归肺、胃经。功能补气，益肺，祛暑，生津。适用于气虚咳嗽，暑热烦躁，津伤口渴，头目不清，四肢倦乏。煎服，3～9g。不宜与藜芦、五灵脂同用。

## 西洋参
*Xīyángshēn*（《增订本草备要》）

本品为五加科植物西洋参 *Panax quinquefolium* L. 的干燥根。主产于美国、加拿大，我国亦有栽培。秋季采挖，洗净，晒干或低温干燥。切薄片，或用时打碎。本品气清香而味浓，味微苦而甘。以表面横纹紧密、气清香、味浓者为佳。生用。

【药性】　甘、微苦，凉。归心、肺、肾经。

【功效】　补气养阴，清热生津。

【应用】

**1. 气阴两脱证**　本品具有与人参相似的益气救脱功效，而药力较逊，因其药性偏凉，兼能清热养阴生津，故适用于热病或大汗、大吐、大泻、大失血等，耗伤元气及阴津所致的神疲乏力、气短息促、汗出不止、心烦口渴、尿短赤涩、大便干结、舌燥、脉细数无力等气阴两脱证，常与麦冬、五味子等同用。

**2. 气虚阴亏，虚热烦倦，咳喘痰血**　本品长于补肺气，兼能养肺阴、清肺热，适用于火热耗伤肺之气阴所致的短气喘促，咳嗽痰少，或痰中带血等症，可与玉竹、麦冬、川贝母等同用。

本品亦能补心气，兼养心阴，可用于心之气阴两虚的心悸心痛、失眠多梦，宜与炙甘草、麦冬、生地黄等同用。

本品还略能益脾气，兼养脾阴，又可用于脾之气阴两虚，纳呆食滞，口渴思饮，可与太子参、山药、神曲等同用。

**3. 气虚津伤，口燥咽干，内热消渴**　本品既能补气，又能生津，还能清热，适用于热伤气津所致的身热汗多、口渴心烦、体倦少气、脉虚数等症，常与西瓜翠衣、竹叶、麦冬等品同用，如清暑益气汤（《温热经纬》）。若用治消渴病气阴两伤之证，可配伍黄芪、山药、天花粉等益气养阴生津之品。

【**用法用量**】　煎服，3～6g，另煎兑服；入丸散剂，每次 0.5～1g。

【**使用注意**】　本品性寒凉，能伤阳助湿，故中阳衰微，胃有寒湿者不宜服用。不宜与藜芦同用。

【**鉴别用药**】　人参与西洋参均有补益元气之功，可用于气虚欲脱的气短神疲、脉细无力等症。但人参益气救脱之力较强，单用即可收效；西洋参性凉，兼能补阴，具有补气养阴而不助热的特点，较宜于气阴两伤而有热者。二药又皆能补脾肺之气，可用治脾肺气虚之证。其中也以人参作用较强，但西洋参多用于脾肺气阴两虚之证。两药还有益气生津作用，均可用于津伤口渴和消渴病。此外，人参尚能补益心肾之气、安神益智，还常用于失眠、健忘、心悸怔忡及肾不纳气的虚喘气短等。

【**现代研究**】

**1. 化学成分**　本品主要含人参皂贰 $Rb_1$、Rc、Rd、Rf、$Rg_1$ 等多种三萜皂苷类成分，以及多糖、黄酮类、挥发油、蛋白质、氨基酸、核酸、肽类、甾醇类、淀粉、维生素、脂肪酸、有机酸、矿物质等。《中国药典》规定本品药材和饮片含人参皂苷 $Rg_1$（$C_{42}H_{72}O_{14}$）、人参皂苷 Re（$C_{48}H_{82}O_{18}$）和人参皂苷 $Rb_1$（$C_{54}H_{92}O_{23}$）的总量均不得少于 2.0%。

**2. 药理作用**　西洋参含片、胶囊、水煎液及皂苷均具有抗缺氧、抗疲劳、改善和增强记忆的作用。西洋参多糖能升高白细胞、提高免疫力、抗肿瘤。西洋参皂苷具有中枢抑制、抗心律失常、抗应激、降血脂、降血糖和镇静等作用。

# 党　参
Dǎngshēn（《增订本草备要》）

本品为桔梗科植物党参 *Codonopsis pilosula*（Franch.）Nannf.、素花党参 *Codonopsis pilosula* Nannf. var. *modesta*（Nannf.）L.T.Shen 或川党参 *Codonopsis tangshen* Oliv. 的干燥根。前二者主产于甘肃、四川；后者主产于四川、湖北、陕西。秋季采挖，洗净，晒干，切厚片。本品有特殊香气，气味浓，味微甜。以质柔润、味甜者为佳。生用或米炒用。

【**药性**】　甘，平。归脾、肺经。

【**功效**】　补脾益肺，养血生津。

【**应用**】

**1. 脾肺气虚，食少倦怠，咳嗽虚喘**　本品味甘性平，主归脾、肺二经，有与人参类似的补益脾肺之气作用而药力较弱，为补中益气之良药。治脾气虚弱，倦怠乏力、食少便溏等症，常与补气健脾除湿的白术、茯苓等同用。治肺气亏虚，咳嗽气短、声低懒言等症，可与黄芪、蛤蚧等同用，以补益肺气、定喘止咳。现代临床治疗脾肺气虚的轻症，常用本品以代替古方中的人参。

**2. 气血不足，面色萎黄，头晕乏力，心悸气短** 本品有气血双补之功，故适用于气虚不能生血，或血虚无以化气，而见面色苍白或萎黄、乏力、头晕、心悸等症的气血两虚证，常配伍黄芪、当归、熟地黄等，以增强补益气血之功。

**3. 气津两伤，气短口渴，内热消渴** 本品有补气生津作用，适用于气津两伤，气短口渴，以及内热消渴，可与麦冬、五味子、黄芪等同用。

【用法用量】 煎服，9 ～ 30g。

【使用注意】 不宜与藜芦同用。

【鉴别用药】 党参与人参均具有补益脾肺、益气生津、益气生血之功，均可用于脾气虚、肺气虚、津伤口渴、消渴、血虚及气虚邪实之证。但党参味甘性平，作用缓和，药力薄弱，古方治以上轻症和慢性疾患者，可用党参加大用量代替人参，而对于急症、重症则仍以人参为宜。由于党参不具有益气救脱之功，故凡元气虚脱之证，应以人参急救虚脱，不能以党参代替。此外，人参还长于益气助阳、安神益智，而党参类似作用不明显。

【现代研究】

**1. 化学成分** 本品主要含党参多糖、党参苷、植物甾醇、党参内酯、黄酮类、酚酸类、生物碱、香豆素类、无机元素、氨基酸、微量元素等。

**2. 药理作用** 党参水煎醇沉液能调节胃肠运动、抗溃疡。党参水煎液能刺激胃泌素释放。党参多糖能促进双歧杆菌的生长，调节肠道菌群比例失调；能升高外周血血红蛋白，促进脾脏代偿造血功能；还能增强免疫功能。党参皂苷能兴奋呼吸中枢。党参水、醇提液和党参多糖均能改善学习记忆能力，具有益智抗痴呆作用。此外，党参有延缓衰老、抗缺氧、抗辐射、降低血糖、调节血脂和抗心肌缺血等作用。

### 附药：明党参

本品为伞形科植物明党参 *Changium smyrnioides* Wolff 的干燥根。主产于江苏、安徽、浙江。4 ～ 5 月采挖，除去须根，洗净，置沸水中煮至无白心，取出，刮去外皮，漂洗，干燥。味甘、微苦，性微寒；归肺、脾、肝经。功能润肺化痰，养阴和胃，平肝，解毒。适用于肺热咳嗽，呕吐反胃，食少口干，目赤眩晕，疔毒疮疡。煎服，6 ～ 12g。

## 太子参
### Tàizǐshēn（《中国药用植物志》）

本品为石竹科植物孩儿参 *Pseudostellaria heterophylla*（Miq.）Pax ex Pax et Hoffm. 的干燥块根。主产于江苏、山东。夏季茎叶大部分枯萎时采挖，洗净，除去须根，置沸水中略烫后晒干或直接晒干。本品气微，味微甘。以肥厚、黄白色、无须根者为佳。生用。

【药性】 甘、微苦，平。归脾、肺经。

【功效】 益气健脾，生津润肺。

【应用】

**1. 脾虚体倦，食欲不振** 本品既能补脾气，又兼能养胃阴。治脾气虚弱、胃阴不足的食少倦息，口干舌燥者，可与山药、石斛等益脾气、养胃阴之品同用。

**2. 病后虚弱，气阴不足，自汗口渴**  本品补气之力较为薄弱，然兼能养阴生津，且其性平偏凉，属补气药中的清补之品，临床适用于小儿及热病之后，气阴不足，倦怠自汗，口干口渴，而不宜温补者。因其作用平和，多入复方作病后调补之药，常配伍黄芪、五味子、麦冬等益气固表、养阴生津药。

**3. 肺燥干咳**  本品能补肺气、润肺燥，治肺脏气阴不足，燥咳痰少，舌红少苔者，可配伍南沙参、麦冬、知母等补肺气、养肺阴药。

【用法用量】  煎服，9～30g。

【鉴别用药】  西洋参与太子参均为气阴双补之品，均具有益脾肺之气、补脾肺之阴、生津止渴之功。但太子参性平力薄，其补气、养阴、生津与清热之力俱不及西洋参。凡气阴不足之轻症、热不盛者及小儿，宜用太子参；气阴两伤而热较盛者，当用西洋参。

【现代研究】

**1. 化学成分**  本品主要含氨基酸、多糖、皂苷、黄酮、鞣质、香豆素、甾醇、三萜及多种微量元素等多种成分。

**2. 药理作用**  太子参水煎液、多糖、醇提物、皂苷能够增强免疫功能。太子参水提物、75%醇提物、多糖及皂苷具有抗应激、抗疲劳的作用。太子参多糖具有改善记忆、延长寿命作用。太子参水、醇提取物能提高小肠吸收功能，并对脾虚模型有治疗作用。此外，太子参有降血糖、降血脂、止咳、祛痰、抗菌、抗病毒、抗炎等作用。

# 黄　芪
Huángqí（《神农本草经》）

本品为豆科植物蒙古黄芪 *Astragalus membranaceus*（Fisch.）Bge. var. *mongholicus*（Bge.）Hsiao 或膜荚黄芪 *Astragalus membranaceus*（Fisch.）Bge. 的干燥根。主产于山西、甘肃、黑龙江、内蒙古。春、秋二季采挖，除去须根和根头，晒干，切片。本品气微而味微甜。以切面色淡黄、粉性足、味甜者为佳。生用或蜜炙用。

【药性】  甘，微温。归脾、肺经。

【功效】  补气升阳，益卫固表，利水消肿，生津养血，行滞通痹，托毒排脓，敛疮生肌。

【应用】

**1. 气虚乏力，食少便溏，水肿尿少，中气下陷，久泻脱肛，便血崩漏**  本品甘温，入脾经，为补益脾气之要药。治脾气虚弱，倦怠乏力，食少便溏者，可单用熬膏服，或与人参、白术等补气健脾药同用。因其善能升阳举陷，故尤长于治疗脾虚中气下陷的久泻脱肛、内脏下垂，常配伍人参、升麻、柴胡等补中益气、升阳举陷药，如补中益气汤（《脾胃论》）。本品既能补脾益气治本，又能利尿消肿治标，故亦为气虚水肿之要药。治脾虚水湿失运，浮肿尿少者，常与白术、茯苓等健脾利水药同用。本品还可补气以摄血，治脾虚不能统血所致的失血证，常与人参、白术等补气摄血药同用，如归脾汤（《济生方》）。

**2. 肺气虚弱，咳喘气短**  本品入肺经，又能补益肺气，治肺气虚弱，咳嗽无力，气短喘促，咳痰清稀，声低懒言者，常配伍人参、紫菀、五味子等，如补肺汤（《永类钤方》）。

**3. 表虚自汗**  本品能补肺脾之气，益卫固表以止汗，治脾肺气虚所致卫气不固，表虚自汗者，常与牡蛎、麻黄根等收敛止汗药配伍，如牡蛎散（《和剂局方》）。若因卫气不固，表虚自汗而易感风邪者，又当配伍白术、防风等补气固表、祛风散邪药，如玉屏风散（《丹溪心法》）。本品也可用治阴虚盗汗，但须与生地黄、黄柏等滋阴降火药同用，如当归六黄汤（《兰室秘藏》）。

**4. 内热消渴** 本品具有健脾益气、生津止渴之功，治气虚津亏，内热消渴，常与天花粉、葛根等生津止渴药同用，如玉液汤（《医学衷中参西录》）。

**5. 血虚萎黄，气血两虚** 本品具有养血之功，且通过补气又有助于生血，故也常用治血虚或气血两虚，面色萎黄，神倦脉虚，常与当归同用，如当归补血汤（《兰室秘藏》）。

**6. 气虚血滞，半身不遂，痹痛麻木** 本品能补气以行血，补气以通痹。对于卒中后遗症、痹证，因气虚血滞，肌肤、筋脉失养，症见半身不遂或痹痛、肌肤麻木者，常用本品治疗。如治卒中后遗症，常配伍当归、川芎、地龙等活血通络药，如补阳还五汤（《医林改错》）。若气虚血滞不行的痹痛、肌肤麻木者，常配伍桂枝、芍药等，如黄芪桂枝五物汤（《金匮要略》）。此外，现代临床治疗气虚血滞的胸痹心痛，常用本品配伍红花、丹参、三七等活血止痛药。

**7. 气血亏虚，疮疡难溃，久溃不敛** 本品以其补气养血之功，使正气旺盛，可收托毒排脓、生肌敛疮之效。治疮疡中期，正虚毒盛不能托毒外达，疮形平塌，根盘散漫，难溃难腐者，常配伍人参、当归、升麻、白芷等补益气血、解毒排脓药，如托里透脓散（《医宗金鉴》）。治疮疡后期，因气血亏虚，脓水清稀，疮口难敛者，常与人参、当归、肉桂等补益气血、温通经脉药配伍，如十全大补汤（《和剂局方》）。

**【用法用量】** 煎服，9～30g。益气补中宜蜜炙用，其他方面多生用。

**【使用注意】** 凡表实邪盛、内有积滞、阴虚阳亢、疮疡初起或溃后热毒尚盛等证，均不宜用。

**【鉴别用药】** 人参、党参、黄芪三药皆有补气、生津、生血之功，且常相须为用以增强疗效。但人参作用较强，被誉为补气第一要药，并具有益气固脱、安神增智、补气助阳之功。党参补气之力较为平和，专于补益脾肺之气。黄芪补益元气之力不及人参，但长于补气升阳、益卫固表、托毒生肌、利水消肿，尤宜于脾虚气陷及表虚自汗等症。

**【现代研究】**

**1. 化学成分** 本品主要含三萜皂苷类成分：黄芪皂苷Ⅰ、Ⅱ、Ⅲ、Ⅳ（黄芪甲苷），荚膜黄芪苷Ⅰ、Ⅱ等；黄酮类成分：芒柄花素，毛蕊异黄酮葡萄糖苷等；还含多糖、氨基酸等。《中国药典》规定本品含毛蕊异黄酮葡萄糖苷（$C_{22}H_{22}O_{10}$）不得少于0.020%，饮片不得少于0.020%；黄芪甲苷（$C_{41}H_{68}O_{14}$）不得少于0.080%，饮片不得少于0.080%。炙黄芪含黄芪甲苷（$C_{41}H_{68}O_{14}$）不得少于0.060%，毛蕊异黄酮葡萄糖苷（$C_{22}H_{22}O_{10}$）不得少于0.020%。

**2. 药理作用** 黄芪多糖能促进RNA和蛋白质合成，使细胞生长旺盛，寿命延长，并能抗疲劳、耐低温、抗流感病毒。黄芪水煎液、多糖、皂苷对造血功能有保护和促进作用。黄芪总皂苷具有正性肌力作用，黄芪总黄酮和总皂苷能保护缺血缺氧心肌。黄芪水煎液有保护肾脏、消除尿蛋白和利尿作用，并对血压有双向调节作用。此外，黄芪有抗衰老、抗辐射、抗炎、降血脂、降血糖、增强免疫、抗肿瘤和保肝等作用。

附药：红芪

本品为豆科植物多序岩黄芪 *Hedysarum polybotrys* Hand.-Mazz. 的干燥根。主产于甘肃南部地区。春、秋二季采挖，除去须根和根头，晒干。味甘，性微温；归肺、脾经。功能补气升阳，固表止汗，利水消肿，生津养血，行滞通痹，托毒排脓，敛疮生肌。适用于气虚乏力，食少便溏，中气下陷，久泻脱肛，便血崩漏，表虚自汗，气虚水肿，内热消渴，血虚萎黄，半身不遂，痹痛麻木，痈疽难溃，久溃不敛。煎服，9～30g。炙红芪功能益气补中，用于气虚乏力，食少便溏。

# 白 术
Báizhú (《神农本草经》)

本品为菊科植物白术 *Atractylodes macrocephala* Koidz. 的干燥根茎。主产于浙江、安徽，传统以浙江於潜产者最佳，称为"於术"。冬季下部叶枯黄、上部叶变脆时采挖，除去泥沙，烘干或晒干，再除去须根，切厚片。本品气清香，香气浓，味甜微辛。以切面黄白色、香味浓者为佳。生用或麸炒用。

【药性】 甘、苦，温。归脾、胃经。

【功效】 补气健脾，燥湿利水，止汗，安胎。

【应用】

**1. 脾气虚弱，食少倦怠，腹胀泄泻，痰饮病眩晕心悸，水肿，带下** 本品甘温补虚，苦温燥湿，主归脾、胃经，既能补气以健脾，又能燥湿、利尿。临床可广泛用于脾气虚弱，运化失职，水湿内生的食少、便溏或泄泻、痰饮、水肿、带下诸证，对于脾虚湿滞证有标本兼顾之效，被前人誉为"脾脏补气健脾第一要药"。治脾虚有湿，食少便溏或泄泻者，常配伍人参、茯苓、甘草等药，如四君子汤（《和剂局方》）。治脾虚中阳不振，痰饮内停者，常与桂枝、茯苓、甘草等药配伍，如苓桂术甘汤（《金匮要略》）。治脾虚水肿者，可与黄芪、茯苓、猪苓等药同用。治脾虚湿浊下注，带下清稀者，又可配伍山药、苍术、车前子等药，如完带汤（《傅青主女科》）。此外，取其健脾益气之功，通过配伍还常用于脾虚中气下陷、脾不统血及气血两虚等证。

**2. 气虚自汗** 本品能益气健脾、固表止汗，其作用与黄芪相似而力稍弱。《千金要方》单用本品治汗出不止。若脾肺气虚，卫气不固，表虚自汗，易感风邪者，常与黄芪、防风等补益脾肺、祛风散邪药配伍，如玉屏风散（《丹溪心法》）。

**3. 脾虚胎动不安** 本品能益气健脾，脾健气旺，胎儿得养而自安，故有安胎之功。适用于妇女妊娠，脾虚气弱，生化无源，胎动不安之证。如气虚兼内热者，可配伍黄芩以清热安胎；兼有气滞胸腹胀满者，可配伍苏梗、砂仁等以理气安胎；若气血亏虚，胎动不安，或滑胎者，宜配伍人参、黄芪、当归等以益气养血安胎，如泰山磐石散（《景岳全书》）；若肾虚胎元不固，可与杜仲、川断、阿胶等同用以补肾安胎。

【用法用量】 煎服，6～12g。燥湿利水宜生用，补气健脾宜炒用，健脾止泻宜炒焦用。

【使用注意】 本品燥湿伤阴，故阴虚内热、津液亏耗者不宜使用。

【现代研究】

**1. 化学成分** 本品主要含苍术酮、苍术醇、苍术醚、杜松脑、苍术内酯等挥发油，白术内酯Ⅰ～Ⅳ，双白术内酯等内酯类化合物。本品还含有果糖、菊糖、白术多糖、多种氨基酸、白术三醇及维生素 A 等多种成分。

**2. 药理作用** 白术水煎液能促进小鼠胃排空及小肠推进功能，并能防治实验性胃溃疡。白术内酯Ⅰ具有增强唾液淀粉酶活性、促进营养物质吸收、调节胃肠道功能的作用。白术水煎液和流浸膏均有明显而持久的利尿作用。白术多糖、白术挥发油能增强细胞免疫功能。白术水煎液具有抗衰老作用。白术醇提物与石油醚提取物能抑制实验动物子宫平滑肌收缩。此外，白术有保肝、利胆、降血糖、抗菌、抗肿瘤、镇静、镇咳、祛痰等作用。

# 山 药

Shānyào（《神农本草经》）

本品为薯蓣科植物薯蓣 *Dioscorea opposita* Thunb. 的干燥根茎。主产于河南、河北，传统认为河南古怀庆府（今河南焦作所辖的温县、武陟、博爱、沁阳等县）所产者品质最佳，故有"怀山药"之称。冬季茎叶枯萎后采挖，切去根头，洗净，除去外皮和须根，干燥，习称"毛山药"；或趁鲜切厚片，干燥，称为"山药片"；也有选择肥大顺直的干燥山药，置清水中，浸至无干心，闷透，切齐两端，用木板搓成圆柱状，晒干，打光，习称"光山药"。本品味淡、微酸，嚼之发黏。以粉性足、色白者为佳。生用或麸炒用。

【药性】 甘，平。归脾、肺、肾经。

【功效】 益气养阴，补脾肺肾，涩精止带。

【应用】

**1.脾虚食少，大便溏泻，白带过多** 本品甘平，能补脾气、益脾阴，又兼涩性，能止泻、止带。适用于脾气虚弱或气阴两虚，消瘦乏力，食少便溏或泄泻，及妇女带下等。唯其"气轻性缓，非堪专任"，对气虚重症，多入复方使用，用作人参、白术等的辅助药。如治脾虚食少便溏的参苓白术散（《和剂局方》）和治带下的完带汤（《傅青主女科》）。因其富含营养成分，又容易消化，可作为食品长期服用，对慢性久病或病后，虚弱羸瘦，需营养调补而脾运不健者，本品不失为一味调补佳品。

**2.肺虚喘咳** 本品能补肺气，兼能滋肺阴。治肺虚久咳或虚喘，可与太子参、南沙参等药同用。

**3.肾虚遗精，带下，尿频** 本品能补肾气，兼能滋肾阴，并兼收涩之性。适用于肾气虚的腰膝酸软、夜尿频多或遗尿、滑精早泄、女子带下清稀、肾阴虚的形体消瘦、腰膝酸软、遗精等症，如补肾名方肾气丸（《金匮要略》）、六味地黄丸（《小儿药证直诀》）中均配伍本品。

**4.虚热消渴** 本品既补脾肺肾之气，又补脾肺肾之阴。治疗消渴病气阴两虚者，常配伍黄芪、天花粉、知母等补气养阴生津之品，如玉液汤（《医学衷中参西录》）。

【用法用量】 煎服，15～30g。麸炒山药补脾健胃，用于脾虚食少，泄泻便溏，白带过多。

【使用注意】 本品养阴能助湿，故湿盛中满或有积滞者不宜使用。

【现代研究】

**1.化学成分** 本品主要含皂苷、黏液质、糖蛋白、甘露聚糖、尿囊素、山药素、胆碱、多巴胺、粗纤维、果胶、淀粉酶及微量元素等多种成分。

**2.药理作用** 山药水煎液对脾虚动物模型有预防和治疗作用，能抑制胃排空运动及肠管推进运动，拮抗离体回肠的强直性收缩，增强小肠吸收功能，帮助消化，保护胃黏膜损伤。山药水煎液、山药多糖能降血糖。山药多糖能提高非特异性免疫功能、特异性细胞免疫和体液免疫功能。山药多糖、总黄酮和山药稀醇提取物具有抗氧化、抗衰老作用。山药中的尿囊素具有抗刺激、麻醉镇痛和消炎抑菌等作用。此外，山药有降血脂、抗肿瘤等作用。

## 白扁豆
Báibiǎndòu（《名医别录》）

　　本品为豆科植物扁豆 *Dolichos lablab* L. 的干燥成熟种子。全国大部分地区均产。秋、冬二季采收成熟果实，晒干，取出种子，再晒干。本品气微，味淡，嚼之有豆腥气。以粒大、饱满、色白者为佳。生用或炒用，用时捣碎。

　　【药性】　甘，微温。归脾、胃经。

　　【功效】　健脾化湿，和中消暑。

　　【应用】

　　1.脾胃虚弱，食欲不振，大便溏泻，白带过多　本品甘温而气香，归脾、胃经，甘温补脾而不滋腻，芳香化湿而不燥烈，有健脾养胃、化湿和中之功，适用于脾虚湿滞，食少、便溏或泄泻，以及脾虚湿浊下注的白带过多，唯其"味轻气薄，单用无功，必须同补气之药共用为佳"，常配伍人参、白术、茯苓等药，如参苓白术散（《和剂局方》）。

　　2.暑湿吐泻，胸闷腹胀　本品能健脾化湿，和中消暑。治暑湿吐泻，本品健脾化湿而无温燥助热伤津之弊，《千金要方》单用本品水煎服；亦可与荷叶、滑石等清暑、利湿之品配伍。若属暑月乘凉饮冷，外感于寒，内伤于湿之阴暑证，则宜与香薷、厚朴等散寒解表、化湿和中药配伍，如香薷散（《和剂局方》）。

　　【用法用量】　煎服，9～15g。健脾化湿、止泻止带宜炒用，和中消暑宜生用。

　　【现代研究】

　　1.化学成分　本品主要含碳水化合物、蛋白质、脂肪、维生素、微量元素、泛酸、酪氨酸酶、膜蛋白酶抑制物、淀粉酶抑制物、血球凝集素 A、血球凝集素 B 等多种成分。

　　2.药理作用　白扁豆水煎液具有抑制痢疾杆菌和抗病毒作用，对食物中毒引起的呕吐、急性胃炎等有解毒作用，尚有解酒、河豚及其他食物中毒的作用。其细胞凝集素 A 不溶于水，可抑制实验动物生长，甚至引起肝区域性坏死，加热可使其毒性大减。细胞凝集素 B 可溶于水，有抗胰蛋白酶的活性。白扁豆多糖具有抗氧化、增强免疫的作用。

### 附药：扁豆衣、扁豆花

　　1.扁豆衣　本品为豆科植物扁豆 *Dolichos lablab* L. 的种皮。药性功用与扁豆相似而健脾之力略逊，但无壅滞之弊，偏于化湿。主治脾虚有湿或暑湿所致的吐泻及脚气浮肿。煎服，5～10g。

　　2.扁豆花　本品为豆科植物扁豆 *Dolichos lablab* L. 的花。性味甘、淡，平；归脾、胃经。功能消暑化湿。多用于暑湿泄泻及湿热带下。煎服，5～10g。

## 甘　草
Gāncǎo（《神农本草经》）

　　本品为豆科植物甘草 *Glycyrrhiza uralensis* Fisch.、胀果甘草 *Glycyrrhiza inflata* Bat. 或光果甘草 *Glycyrrhiza glabra* L. 的干燥根和根茎。主产于内蒙古、甘肃、黑龙江。春、秋二季采挖，除去须根，晒干，切厚片。本品气微，味甜而特殊。以皮细而紧、外皮色红棕、粉性足、味甜者为佳。生用或蜜炙用。

【药性】 甘，平。归心、肺、脾、胃经。

【功效】 补脾益气，清热解毒，祛痰止咳，缓急止痛，调和诸药。

【应用】

**1. 脾胃虚弱，倦怠乏力** 本品甘能补虚，归脾胃经，能补脾胃不足而益中气，因其作用和缓，故多作辅助药用。治脾胃虚弱，中气不足，体倦乏力，食少便溏等症，常与人参、白术、茯苓同用共成补脾益气之剂，如四君子汤（《和剂局方》）。

**2. 心气不足，心悸气短，脉结代** 本品归心经，能补益心气、益气复脉。适用于心气不足所致的脉结代，心动悸，气短，如《伤寒类要》单用本品治伤寒心悸、脉结代者。若属气血两虚所致者，常与人参、阿胶、生地黄等补气养血药配伍，如炙甘草汤（《伤寒论》）。

**3. 痈肿疮毒，咽喉肿痛** 本品还长于解毒，临床应用十分广泛。生用药性偏凉，能清热解毒，可用于多种热毒证。治热毒疮疡，可单用煎汤浸渍，或熬膏内服；临床更多与金银花、连翘、紫花地丁等清热解毒药配伍。治热毒上攻，咽喉肿痛，若红肿不甚者，可单用，或与桔梗同用，如桔梗汤（《金匮要略》）；红肿较甚者，宜与射干、山豆根、牛蒡子等解毒利咽之品配伍。

**4. 咳嗽痰多** 本品甘润平和，归肺经，能祛痰止咳。随证配伍，可用于寒热虚实多种咳喘，有痰无痰均宜。如治风寒咳喘，可配伍麻黄、苦杏仁，如三拗汤（《和剂局方》）；治肺热咳喘，可配伍石膏、麻黄、苦杏仁，如麻杏甘石汤（《伤寒论》）；治寒痰咳喘，可配伍干姜、细辛等药，如苓甘五味姜辛汤（《金匮要略》）；治湿痰咳嗽，常配伍半夏、茯苓等，如二陈汤（《和剂局方》）；治肺虚咳嗽，可配伍黄芪、太子参等药。

**5. 脘腹、四肢挛急疼痛** 本品味甘能缓，又善于缓急止痛，对脾虚肝旺的脘腹挛急作痛或阴血不足的四肢挛急作痛，均常与白芍相须为用，如芍药甘草汤（《伤寒论》）。临床常以芍药甘草汤为基础，随证配伍用于血虚、血瘀、寒凝等多种原因所致的脘腹、四肢挛急作痛。

**6. 缓解药物毒性、烈性** 本品甘平，药性和缓，与寒热补泻各类药物同用，能缓和烈性或减轻毒副作用，有调和百药之功，故有"国老"之称。如白虎汤（《伤寒论》）中与石膏、知母同用，以防寒凉伤胃；四逆汤（《伤寒论》）中与附子、干姜同用，以防温燥伤阴，并可降低附子的毒性；调胃承气汤（《伤寒论》）中与大黄、芒硝同用，以缓其峻下之势，使泻不伤正，并缓解大黄、芒硝刺激胃肠引起的腹痛；十全大补汤（《和剂局方》）中与人参、黄芪、熟地黄等同用，以调和脾胃，使补虚药效缓慢持久；半夏泻心汤（《伤寒论》）中与黄芩、黄连、干姜、半夏等同用，又能协调寒热，平调升降。此外，本品对药物或食物所致中毒，有一定的解毒作用。对于药物或食物中毒的患者，在积极送医院抢救的同时，可用本品辅助解毒救急。

【用法用量】 煎服，2～10g。清热解毒宜生用，补中缓急、益气复脉宜蜜炙用。

【使用注意】 不宜与海藻、京大戟、红大戟、甘遂、芫花同用。本品有助湿壅气之弊，湿盛胀满、水肿者不宜用。大剂量久服可导致水钠潴留，引起浮肿。

【现代研究】

**1. 化学成分** 本品主要含甘草皂苷、甘草酸、甘草次酸等三萜类，甘草黄酮、异甘草黄酮、甘草素、异甘草素等黄酮类；还含有生物碱、多糖、香豆素、氨基酸及少量的挥发性成分等。《中国药典》规定本品含甘草皂苷（$C_{21}H_{22}O_9$）不得少于 0.50%，炙甘草不得少于 0.50%；含甘草酸（$C_{42}H_{62}O_{16}$）不得少于 2.0%，炙甘草不得少于 1.0%。

**2. 药理作用** 甘草次酸和黄酮类成分具有抗心律失常作用。甘草酸类和黄酮类物质是甘草抗溃疡的两大主要活性成分。甘草水提物、甘草次酸、甘草的黄酮部位具有抗幽门螺杆菌作用。甘草水煎液、甘草浸膏、甘草素、异甘草素、甘草总黄酮等均可降低肠管紧张度，减少收缩幅度，具有解痉作用。甘草酸、甘草次酸及甘草的黄酮类化合物具有镇咳、祛痰、平喘作用。此外，甘草有抗利尿、降血脂、保肝和类似肾上腺皮质激素样作用。

# 大 枣
Dàzǎo (《神农本草经》)

本品为鼠李科植物枣 *Ziziphus jujuba* Mill. 的干燥成熟果实。主产于河南、河北、山东、山西、陕西。秋季果实成熟时采收，晒干。用时破开或去核。本品气微香，味甜。以个大、色红、肉厚、味甜者为佳。生用。

【药性】 甘，温。归脾、胃、心经。

【功效】 补中益气，养血安神。

【应用】

**1. 脾虚食少，乏力便溏** 本品甘温，归脾、胃经，能补脾益气，适用于脾气虚弱，形体消瘦、倦怠乏力、食少便溏等症，可与黄芪、党参、白术等健脾益气药配伍。

**2. 妇人脏躁，失眠** 本品能养心血，安心神。治心阴不足，肝气失和之妇人脏躁，精神恍惚，无故悲伤欲哭，心中烦乱，不能自主，睡眠不安者，常与小麦、甘草等同用，如甘麦大枣汤（《金匮要略》）。治血虚面色萎黄，心悸失眠者，多与熟地黄、当归、酸枣仁等配伍。

此外，本品与葶苈子、甘遂、大戟、芫花等药性峻烈或有毒的药物同用，有保护胃气，缓和其毒烈药性之效。如《金匮要略》中的葶苈大枣泻肺汤用本品以防葶苈子泻肺太过而伤肺气，《伤寒论》中的十枣汤用本品以缓和甘遂、大戟、芫花的烈性与毒性。

【用法用量】 煎服，6～15g。

【使用注意】 本品助湿生热，令人中满，故湿盛中满或有积滞、痰热者不宜服用。

【现代研究】

**1. 化学成分** 本品主要含三萜酸类成分：白桦脂酮酸，齐墩果酸，熊果酸，山楂酸等；皂苷类成分：大枣皂苷Ⅰ、Ⅱ、Ⅲ；生物碱类成分：光千金藤碱，N-去甲基荷叶碱等；黄酮类成分：6,8-二葡萄糖基-2(S)和2(R)-柚皮素。本品还含多糖、氨基酸、微量元素等。

**2. 药理作用** 大枣水煎液、大枣多糖能增强肌力、增加体重、增强耐力、抗疲劳；能促进骨髓造血，增强免疫，改善气血双虚模型大鼠的能量代谢，促进钙吸收，有效地减少肠道蠕动时间，改善肠道环境，减少肠道黏膜接触有毒物质和其他有害物质。黄酮类化合物有镇静、催眠作用。此外，大枣有增加白细胞内的 cAMP 含量、延缓衰老、抗氧化、保肝、抗突变、抗肿瘤、降血压、抗过敏、抗炎和降血脂等作用。

# 刺五加
Cìwǔjiā (《全国中草药汇编》)

本品为五加科植物刺五加 *Acanthopanax senticosus* (Rupr.et Maxim.) Harms 的干燥根和根茎或茎。主产于黑龙江。春、秋二季采挖，洗净、干燥，切厚片。本品有特异香气，味微辛，稍苦、涩。以香气浓者为佳。生用。

【药性】 甘、微苦，温。归脾、肺、肾、心经。

【功效】 益气健脾，补肾安神。

【应用】

**1. 脾肺气虚，体虚乏力，食欲不振**　本品甘温，归脾、肺经，功能补脾气、益肺气，治脾肺气虚，体虚乏力，食欲不振，大便溏泻，短气懒言，可与黄芪、太子参、白术等同用。

**2. 肺肾两虚，久咳虚喘**　本品能益肺补肾，并略有祛痰平喘之力。治疗肺肾两虚，久咳虚喘，可与人参、蛤蚧、五味子等配伍。

**3. 肾虚腰膝酸痛**　本品归肾经，有温肾助阳、强筋健骨之功。治肾阳不足，筋骨失于温养而见腰膝酸痛者，可单用，或与杜仲、桑寄生等同用。本品亦可用于阳痿、小儿行迟及风湿痹证而兼肝肾不足者。

**4. 心脾不足，失眠多梦**　本品归心、脾经，能补益心脾之气，并安神益志。治心脾两虚，心神失养的失眠、多梦、健忘，可与酸枣仁、远志、石菖蒲等养心安神之品配伍。

【用法用量】　煎服，9～27g。

【现代研究】

**1. 化学成分**　本品主要含有多种苷类成分：刺五加苷，紫丁香苷，鹅掌楸苷等；香豆素类成分：异秦皮啶等；木脂素类成分：芝麻脂素等。本品还含糖类、脂肪酸及醌类等。《中国药典》规定本品含紫丁香苷（$C_{17}H_{24}O_9$）不得少于 0.050%。

**2. 药理作用**　刺五加水提物和总苷具有抗疲劳作用。刺五加粉、刺五加注射液能调节中枢神经系统兴奋和抑制过程，改善大脑供血量，促进脑细胞代谢和修复，改善睡眠。刺五加醇和水提物、芝麻素、苷类、多糖能改善神经系统功能，提高学习记忆能力。此外，刺五加有抗肿瘤、抗辐射、抗心肌缺血、抗氧化、抗衰老、降血糖、增强免疫功能、促进核酸和蛋白质合成、抗菌、抗病毒等作用，并能提高机体缺氧耐受力和对温度变化的适应能力。

## 绞股蓝
### Jiǎogǔlán（《救荒本草》）

本品为葫芦科植物绞股蓝 *Gynoacemma pentaphllum*（Thunb）Mak 的干燥地上部分。主产于陕西、福建。秋季采割，除去杂质，晒干，切段。本品味苦，具草腥气。以叶多、气香者为佳。生用。

【药性】　甘、苦，寒。归脾、肺经。

【功效】　益气健脾，化痰止咳，清热解毒。

【应用】

**1. 脾虚证**　本品味甘入脾经，能益气健脾。治脾胃气虚，体倦乏力，纳食不佳者，可配伍白术、茯苓等健脾益气药。因其性偏苦寒，兼能生津止渴，故较适宜于脾胃气阴两伤，口渴、咽干、心烦者，可与太子参、山药、南沙参等益气养阴药同用。

**2. 肺虚咳嗽**　本品入肺经，能益肺气、清肺热，兼有化痰止咳之功。适用于气阴两虚，肺中燥热，咳嗽痰黏者，可与川贝母、百合等养阴润肺、化痰止咳药同用。若肺气虚而痰湿内盛，咳嗽痰多者，亦可与半夏、陈皮等燥湿化痰药同用。

此外，本品还略有清热解毒作用，可用于肿瘤而有热毒之证。

【用法用量】　煎服，10～20g；亦可泡服。

【现代研究】

**1. 化学成分**　本品主要含多种皂苷，其中 6 种与人参皂苷相似；还含有多糖、黄酮类、无机元素、维生素、氨基酸、磷脂、有机酸、萜类、生物碱及蛋白质等多种成分。

**2. 药理作用**　绞股蓝皂苷和水提物具有抗疲劳作用。绞股蓝浸膏能抗缺氧、抗高温。绞股蓝皂苷具有降血脂、降血糖、抗肿瘤、保肝、抗脑缺血、抗心肌缺血、抗衰老、抗溃疡、抗血栓形成、抑制血小板聚集、镇静、催眠、镇痛等作用。绞股蓝皂苷和多糖能增强非特异性免疫、细胞免疫和体液免疫作用。绞股蓝水提物和浸膏能延长生物体细胞及果蝇、小鼠的寿命，提高 SOD 活性。绞股蓝水提物、醇提物有改善记忆作用。

## 红景天
Hóngjǐngtiān（《四部医典》）

本品为景天科植物大花红景天 *Rhodiola crenulata*（Hook.f.et Thoms.）H.Ohba 的干燥根和根茎。主产于云南、西藏、青海。秋季花茎凋枯后采挖，除去粗皮，洗净，晒干，切片。本品具有玫瑰香气，鲜时更浓郁，味微苦涩后甜。以切面粉红色、气芳香者为佳。生用。

【药性】　甘、苦，平。归肺、脾、心经。

【功效】　益气活血，通脉平喘。

【应用】

**1. 气虚血瘀，胸痹心痛，中风偏瘫**　本品能益气活血，通脉止痛。用于气虚血瘀所致的胸痹心痛，心悸气短，神疲乏力，少气懒言，可与黄芪、三七等配伍。治疗中风恢复期后遗症，半身不遂，偏身麻木，言语不清，口舌歪斜，若属于气虚血瘀者，多配伍黄芪、川芎、地龙等药；若属于肝肾不足者，可配伍杜仲、续断、肉桂等。

**2. 脾肺气虚，倦怠气喘**　本品味甘，入肺、脾经，能益气健脾、平喘止咳。治疗脾气虚弱，倦怠乏力，可配伍白术、山药等药。治疗肺虚喘咳，可与人参、黄芪、五味子等同用；若肺阴不足，咳嗽痰黏，或有咳血者，可配伍南沙参、麦冬、百合等。

【用法用量】　煎服，3 ～ 6g。

【现代研究】

**1. 化学成分**　本品主要含红景天苷、红景天苷元、黄酮类、有机酸类、多糖类、挥发油类、无机元素及脂肪类化合物等多种成分。《中国药典》规定本品含红景天苷（$C_{14}H_{20}O_7$）不得少于 0.50%。

**2. 药理作用**　红景天苷具有抗缺氧、抗疲劳、降低肺动脉高压作用。红景天水提液具有抗心肌缺血作用。红景天水提液、多糖具有抗寒冷、抗辐射、保护造血系统的功能和抗应激作用。红景天醇提物、红景天苷、红景天素具有抗衰老作用。红景天酪醇、多糖具有抗病毒作用。红景天素、红景天乙醇提取物能改善学习记忆力。此外，红景天有保护神经细胞、调节免疫、降血脂、抗心律失常、改善心功能、降血糖和抗肿瘤等作用。

## 沙　棘
Shājí（《晶珠本草》）

本品为胡颓子科植物沙棘 *Hippophae rhamnoides* L. 的干燥成熟果实。主产于内蒙古、新疆。秋、冬二季果实成熟或冻硬时采收，除去杂质，干燥或蒸后干燥。本品气微，味酸、涩。以粒大、肉厚、肥润者为佳。生用。

【**药性**】 甘、酸、涩，温。归脾、胃、肺、心经。

【**功效**】 健脾消食，止咳祛痰，活血散瘀。

【**应用**】

**1. 脾虚食少，食积腹痛** 本品甘酸而温，归脾、胃经，既能温养脾气、开胃消食，又可化阴生津。适用于脾气虚弱或脾胃气阴两伤，食少纳差，消化不良，脘腹胀痛，体倦乏力者，《四部医典》以之与芫荽子、藏木香、余甘子等同用。

**2. 咳嗽痰多** 本品入肺经，能止咳祛痰，为藏医、蒙医治疗咳喘痰多的常用药。可以单用，如《四部医典》以沙棘适量，煎煮浓缩为膏。亦可配伍余甘子、白葡萄、甘草等止咳祛痰药，如五味沙棘散（《青海省藏药标准》）。

**3. 瘀血经闭，胸痹心痛，跌仆瘀肿** 本品有活血化瘀作用，可用治妇女经闭、月经不调，胸痹心痛，跌打损伤等多种瘀血证，可与川芎、三七、丹参等配伍。

【**用法用量**】 煎服，3 ～ 10g。

【**现代研究**】

**1. 化学成分** 本品主要含黄酮类成分：异鼠李素，槲皮素，异鼠李素 –3–$O$–$\beta$–D– 葡萄糖苷，异鼠李素 –3–$O$–$\beta$– 芸香糖苷，芦丁 ( 芸香苷 )，紫云英苷等；脂肪酸类成分：棕榈酸，硬脂酸，油酸，亚油酸，亚麻酸。本品还含去氧抗坏血酸、叶酸、5– 羟色胺等。《中国药典》规定本品含总黄酮以芦丁（ $C_{27}H_{30}O_{16}$ ）不得少于 1.5%，含异鼠李素（ $C_{16}H_{12}O_7$ ）不得少于 0.10%。

**2. 药理作用** 沙棘油能抑制小鼠胃排空运动，对实验性胃溃疡具有预防和治疗作用。沙棘总黄酮、沙棘油、沙棘果汁具有抗心肌缺血作用。沙棘总黄酮能增强心功能。沙棘多糖、总黄酮和沙棘油能降血脂、降低血液黏度、抗血栓形成。沙棘原汁、沙棘油对造血细胞有促进作用。沙棘粉具有耐寒冷、抗疲劳、抗缺氧作用。槲皮素具有祛痰、止咳、平喘作用。此外，沙棘有保肝、降血糖、抗衰老、抗肿瘤、抗突变及增强免疫功能等作用。

# 饴 糖

Yítáng (《名医别录》)

本品为米、麦、粟或与蜀黍等粮食，经发酵糖化制成。全国大部分地区均产。有软、硬两种，软者称胶饴，硬者称白饴糖，均可入药，但以胶饴为主。本品味甘。以浅黄、质黏稠、味甘无杂味者为佳。

【**药性**】 甘，温。归脾、胃、肺经。

【**功效**】 补中益气，缓急止痛，润肺止咳。

【**应用**】

**1. 脾胃虚寒，脘腹疼痛** 本品甘温，归脾、胃经，既能补益中气，又能缓急止痛。适宜于脾胃虚寒，脘腹疼痛，喜温喜按，空腹时痛甚，食后稍安者。若脾胃虚寒，肝木乘土，里急腹痛者，常与桂枝、白芍、甘草等同用，如小建中汤（《伤寒论》）。若气虚甚者，宜配伍黄芪、大枣、甘草等补中益气之品，如黄芪建中汤（《金匮要略》）。若中虚寒盛而脘腹痛甚者，则配伍干姜、花椒等温中散寒止痛之品，如大建中汤（《金匮要略》）。

**2. 肺虚燥咳** 本品甘温质润，入肺经，能补虚润肺止咳。治咽喉干燥，喉痒咳嗽者，可单用本品嚼咽，以润燥止咳。治肺虚久咳，干咳痰少，少气乏力者，可配伍人参、阿胶、杏仁等。

【**用法用量**】 入汤剂须烊化服，每次 15 ～ 20g。

【使用注意】 本品助湿生热，令人中满，故湿热内郁、中满吐逆、痰热咳嗽、小儿疳积者不宜服用。

【现代研究】

化学成分 本品主要含麦芽糖、蛋白质、脂肪、维生素 $B_2$、维生素 C 等。

# 蜂 蜜
Fēngmì (《神农本草经》)

本品为蜜蜂科昆虫中华蜜蜂 *Apis cerana* Fabricius 或意大利蜜蜂 *Apis mellifera* Linnaeus 所酿的蜜。全国大部分地区均产。春至秋季采收，滤过。本品气芳香，味极甜。以稠如凝脂、味甜纯正者为佳。

【药性】 甘，平。归肺、脾、大肠经。

【功效】 补中，润燥，止痛，解毒；外用生肌敛疮。

【应用】

**1. 脾气虚弱，脘腹挛急疼痛** 本品性味甘平，归脾经，为富含营养成分的补脾益气药，适用于脾气虚弱，营养不良者，可作食品服用。尤多作为滋补的丸剂、膏剂的赋形剂，或作为炮炙某些补益药的辅料。不仅取其矫味和黏性，还主要取其补养和缓和药性的作用。对于中虚脘腹疼痛，腹痛喜按，空腹痛甚，食后稍安者，本品既能补中，又能缓急止痛，可标本兼顾。单用，或与白芍、甘草等补中缓急止痛之品配伍。

**2. 肺燥干咳** 本品入肺经，能润肺止咳，且有补益肺气之功。治虚劳咳嗽日久，气阴耗伤，气短乏力，咽燥痰少者，可单用；亦可配伍人参、生地黄等补气养阴药，如琼玉膏（《洪氏集验方》）。若燥邪伤肺，干咳无痰或痰少而黏者，宜与阿胶、桑叶、川贝母等养阴润燥、清肺止咳之品配伍。本品用于润肺止咳，尤多作为炮炙止咳药的辅料，或作为润肺止咳的丸剂或膏剂的赋形剂。

**3. 肠燥便秘** 本品质润滑利，入大肠经，有润肠通便之效。适用于肠燥便秘者，可单用冲服，或配伍生地黄、当归、火麻仁等。亦可制成栓剂，纳入肛内，以通导大便，如蜜煎导（《伤寒论》）。

**4. 解乌头类药毒** 本品与乌头类药物同煎，可降低其毒性。服乌头类药物中毒者，大剂量服用本品，有一定的解毒作用。

**5. 疮疡不敛，水火烫伤** 本品外用有生肌敛疮之效，用治疮疡不敛、烧烫伤，外敷患处。

【用法用量】 入煎剂，15～30g，冲服。外用适量。

【使用注意】 本品有助湿满中之弊，又能滑肠，故湿阻中满、湿热痰滞、便溏泄泻者慎用。

【现代研究】

**1. 化学成分** 本品主要含葡萄糖和果糖，占 65%～80%；蔗糖极少，不超过 5%。本品还含糊精及挥发油、有机酸、蜡质、酶类等。《中国药典》规定本品含果糖（$C_6H_{12}O_6$）和葡萄糖（$C_6H_{12}O_6$）的总量不得少于 60.0%，果糖与葡萄糖含量比值不得小于 1.0。

**2. 药理作用** 蜂蜜有促进实验动物小肠推进运动的作用，能显著缩短排便时间；能增强体液免疫功能；对多种细菌有抑杀作用（温度过高，或中性条件下加热，则使其抗菌力大大减弱或消失）；有解毒作用，以多种形式使用均可减弱乌头毒性，以加水同煎解毒效果最佳；能减轻化疗药物的毒副作用；有加速肉芽组织生长，促进创伤组织愈合作用。此外，本品还有保肝、降血糖、降血脂、降血压等作用。

附药：蜂胶

本品为蜜蜂科昆虫意大利蜜蜂 *Apis mellifera* L. 工蜂采集的植物树脂与其颚腺、蜡腺等分泌物混合形成的具有黏性的固体胶状物。味苦、辛，性寒；归脾、胃经。功能补虚弱，化浊脂，止消渴；外用解毒消肿，收敛生肌。适用于体虚早衰，高脂血症，消渴；外治皮肤皲裂，烧烫伤。0.2～0.6g，多入丸散服，或加蜂蜜适量冲服。外用适量。过敏体质者慎用。

# 第二节　补阳药

本类药物味多甘、辛、咸，药性多温热，主入肾经。以补肾阳为主要功效，肾阳之虚得补，其他脏腑得以温煦，从而消除或改善全身阳虚诸证。主要用于肾阳不足，畏寒肢冷，腰膝酸软，性欲淡漠，阳痿早泄，精寒不育或宫冷不孕，尿频遗尿；脾肾阳虚，五更泄泻，或阳虚水泛之水肿；肝肾不足，精血亏虚之眩晕耳鸣，须发早白，筋骨痿软，或小儿发育不良，囟门不合，齿迟行迟；肺肾两虚，肾不纳气之虚喘；肾阳亏虚，下元虚冷，崩漏带下等证。

使用本类药物，若以其助心阳、温脾阳，多配伍温里祛寒药；若兼见气虚，多配伍补脾益肺之品；精血亏虚者，多与养阴补血益精药配伍，使"阳得阴助，生化无穷"。

补阳药性多燥烈，易助火伤阴，故阴虚火旺者忌用。

## 鹿　茸
Lùróng（《神农本草经》）

本品为鹿科动物梅花鹿 *Cervus nippon* Temminck 或马鹿 *Cervus elaphus* Linnaeus 的雄鹿未骨化密生茸毛的幼角。前者习称"花鹿茸"，后者习称"马鹿茸"。主产于吉林、辽宁、黑龙江。夏、秋二季锯取鹿茸，经加工后，阴干或烘干。花鹿茸气微腥，味微咸；马鹿茸气腥臭，味咸。以质嫩、油润者为佳。切薄片或研成细粉用。

【药性】　甘、咸，温。归肾、肝经。

【功效】　补肾壮阳，益精血，强筋骨，调冲任，托疮毒。

【应用】

**1.肾阳不足，精血亏虚，阳痿遗精，宫冷不孕，羸瘦，神疲，畏寒，眩晕，耳鸣耳聋**　本品甘咸性温，入肾经，禀纯阳之性，具生发之气，故能峻补肾阳、益精血，宜用于肾阳亏虚，精血不足，症见阳痿遗精、宫冷不孕、羸瘦、神疲、畏寒、眩晕、耳鸣、耳聋等，可本品单用或配入复方。如治阳痿不举、小便频数，《普济方》用本品与山药浸酒服；治精血耗竭，面色黧黑、耳聋目昏等，可与当归、熟地黄、枸杞子等配伍；治疗诸虚百损，五劳七伤，元气不足，见畏寒肢冷、阳痿早泄、宫冷不孕、小便频数等症，亦常与人参、黄芪、当归同用，如参茸固本丸（《中国医学大辞典》）。

**2.肾虚腰脊冷痛，筋骨痿软**　本品入肝、肾经，既补肾阳，又强筋骨，常用于肾虚骨弱，症见筋骨痿软，或小儿发育迟缓，齿迟、行迟、囟门闭合迟等，可与五加皮、熟地黄、山茱萸等同用，如加味地黄丸（《医宗金鉴》）。若与骨碎补、续断、自然铜等同用，可治骨折后期，愈合不良。

**3.冲任虚寒，崩漏带下**　本品补肾阳、益精血而兼能固冲止带，宜于冲任虚寒，崩漏不止，虚损羸瘦，常与山茱萸、龙骨、续断等同用。若配桑螵蛸、菟丝子、沙苑子等，可治白带量多清稀，如内补丸（《妇科切要》）。

**4. 阴疽内陷不起，疮疡久溃不敛**  本品补阳气、益精血而有托毒生肌之效，宜于阴疽疮肿内陷不起或疮疡久溃不敛，常与熟地黄、肉桂、白芥子等配伍。

【用法用量】  1～2g，研末冲服。

【使用注意】  服用本品宜从小量开始，缓缓增加，不可骤用大量，以免阳升风动，头晕目赤，或伤阴动血。凡热证、阴虚阳亢者均当忌服。

【现代研究】

**1. 化学成分**  本品主要含蛋白质类成分：胶原蛋白、角蛋白等；多肽类成分：表皮生长因子、神经生长因子等；氨基酸类成分：甘氨酸、色氨酸、赖氨酸等；甾体化合物类成分：雌二醇、雌三醇、雌酮等。本品还含矿物质、生物碱、生物胺、多糖、脂肪酸、磷脂、胆固醇等。

**2. 药理作用**  鹿茸具性激素样作用，能促进幼龄动物体重增长和子宫发育，显著增加未成年雄性动物（大、小鼠）的睾丸、前列腺、贮精囊等性腺重量；能增强机体细胞免疫和体液免疫；对老年小鼠具有抗衰老作用；能促进造血功能；增强再生过程，促进伤口、骨折的愈合，有明显抗溃疡作用；可减轻心肌细胞损伤，扩张冠状动脉，增加心肌能量供应及保护心肌细胞膜完整性并促进心肌功能恢复，抗心肌缺血，提高耐缺氧能力，加快急性失血性低血压的恢复。本品还有抗诱变、抗炎、保肝、酶抑制、抗肿瘤等作用。

### 附药：鹿角、鹿角胶、鹿角霜

**1. 鹿角**  本品为鹿科动物马鹿 *Cervus elaphus* Linnaeus 或梅花鹿 *Cervus nippon* Temminck 已骨化的角或锯茸后翌年春季脱落的角基，分别习称"马鹿角""梅花鹿角""鹿角脱盘"。性味咸、温；归肾、肝经。功能温肾阳，强筋骨，行血消肿。适用于肾阳不足，阳痿遗精，腰脊冷痛，阴疽疮疡，乳痈初起，瘀血肿痛。煎服，6～15g。阴虚火旺者忌服。

**2. 鹿角胶**  本品为鹿角经水煎煮、浓缩制成的固体胶。性味甘、咸，温；归肾、肝经。功能温补肝肾，益精养血。适用于肝肾不足所致的腰膝酸冷，阳痿遗精，虚劳羸瘦，崩漏下血，便血尿血，阴疽肿痛。3～6g，烊化兑服。阴虚火旺者忌服。

**3. 鹿角霜**  本品为鹿角去胶质的角块。味咸、涩，性温；归肝、肾经。功能温肾助阳，收敛止血。适用于脾肾阳虚，白带过多，遗尿尿频，崩漏下血，疮疡不敛。煎服，9～15g，先煎。阴虚火旺者忌服。

## 紫河车
### Zǐhéchē（《本草拾遗》）

本品为健康人的干燥胎盘。将新鲜胎盘除去羊膜及脐带，反复冲洗至去净血液，蒸或置沸水中略煮后，干燥。本品有腥气。以整齐、色黄、血管内无残血者为佳。砸成小块或研成细粉用。

【药性】  甘、咸，温。归肺、肝、肾经。

【功效】  温肾补精，益气养血。

【应用】

**1. 肾阳不足，精血亏虚，虚劳羸瘦，阳痿遗精，宫冷不孕**  本品补肾阳、益精血，可用于肾阳不足，精血衰少，症见阳痿遗精、腰酸、头晕耳鸣，单用即可，亦可与补肾阳、益精血药同用。若与龟甲、杜仲、牛膝等同用，可治肾阳虚衰，精血不足之足膝无力、目昏耳鸣、男子遗精、女子不孕等，如大造丸（《诸症辨疑》）。

**2.肺肾两虚，久咳虚喘，骨蒸劳嗽** 本品入肺、肾经，能补肺气、益肾精、纳气平喘，单用，或与人参、蛤蚧、冬虫夏草等同用，可治肺肾两虚、久咳虚喘、骨蒸劳嗽。

**3.气血两虚，产后乳少，面色萎黄，食少气短** 本品能益气养血，治产后乳汁缺少、面色萎黄、食少气短等，可单用本品，或与人参、黄芪、当归等同用。

【用法用量】 2～3g，研末吞服。

【使用注意】 阴虚火旺者不宜单独应用。

【鉴别用药】 鹿茸与紫河车皆能补肾阳，益精血。鹿茸补阳力强，为峻补之品，用于肾阳虚之重症，且使阳生阴长，而用于精血亏虚诸证；紫河车养阴力强，而使阴长阳生，兼能大补气血，用于气血不足、虚损劳伤诸证。

【现代研究】

**1.化学成分** 本品主要含激素类成分：促性腺激素、促肾上腺激素释放激素、促肾上腺皮质激素释放激素、促甲状腺激素、催乳素、红细胞生成素等；酶类成分：溶菌酶、激肽酶、组胺酶等；细胞因子类成分：干扰素、胎盘免疫调节因子等。本品还含氨基酸、微量元素、维生素等。

**2.药理作用** 本品有激素样作用，主要表现为雌激素样作用，能促进乳腺、子宫、阴道、卵巢以及睾丸等发育；有提高免疫功能的作用，增强机体抗病能力；能减轻疲劳，改善睡眠，改善阳虚状态时能量代谢低下的病理变化；能增强红细胞、血红蛋白和网质红细胞的新生，升高白细胞；能增强再生过程，促进伤口、骨折的愈合。此外，本品还具有延缓衰老、提高耐缺氧能力、强心、抗过敏、抗溃疡等作用。

附药：脐带

本品为胎儿的脐带。系将新鲜脐带洗净，用金银花、甘草及黄酒同煮，烘干入药。性味甘、咸，温；归肾经。功能补肾，纳气，敛汗。主治肾虚喘咳、盗汗。煎服，1～2条；研末服，1.5～3g。

## 淫羊藿
Yínyánghuò（《神农本草经》）

本品为小檗科植物淫羊藿 *Epimedium brevicornu* Maxim.、箭叶淫羊藿 *Epimedium sagittatum*（Sieb. et Zucc.）Maxim.、柔毛淫羊藿 *Epimedium Pubescens* Maxim. 或朝鲜淫羊藿 *Epimedium koreanum* Nakai. 的干燥叶。主产于山西、四川、湖北、吉林。夏、秋季茎叶茂盛时采收，晒干或阴干。本品气微，味微苦。以叶多、色黄绿者为佳。生用或以羊脂油炙用。

【药性】 辛、甘，温。归肝、肾经。

【功效】 补肾壮阳，强筋骨，祛风湿。

【应用】

**1.肾阳虚衰，阳痿遗精，筋骨痿软** 本品辛甘性温燥烈，功能补肾阳，长于壮阳起痿，宜于肾阳虚衰之男子阳痿不育，可单用或与其他补肾壮阳药同用。如《食医心镜》单用本品浸酒服，以益丈夫兴阳，理腰膝冷痛；治肾虚阳痿遗精，常与肉苁蓉、巴戟天、杜仲等同用。

**2.风寒湿痹，麻木拘挛** 本品辛温散寒、祛风湿，入肝肾强筋骨，治风寒湿痹，尤宜于久病累及肝肾，筋骨不健，或素体肾阳不足，筋骨不健而患风湿痹证者，可与威灵仙、巴戟天、附子等同用。

【用法用量】 煎服，6～10g。

【使用注意】 阴虚火旺者不宜使用。

【现代研究】

**1. 化学成分** 本品主要含黄酮类成分：淫羊藿苷，宝藿苷Ⅰ、Ⅱ，淫羊藿次苷Ⅰ、Ⅱ，大花淫羊藿苷 A，鼠李糖基淫羊藿次苷Ⅱ，箭藿苷 A、B、C，金丝桃苷等。本品还含多糖等。《中国药典》规定本品叶片含总黄酮以淫羊藿苷（$C_{33}H_{40}O_{15}$）计，不得少于 5.0%；本品按干燥品计算，叶片含朝藿定 A（$C_{39}H_{50}O_{20}$）、朝藿定 B（$C_{38}H_{48}O_{19}$）、朝藿定 C（$C_{39}H_{50}O_{19}$）和淫羊藿苷（$C_{33}H_{40}O_{15}$）的总量，朝鲜淫羊藿不得少于 0.50%；淫羊藿、柔毛淫羊藿、箭叶淫羊藿均不得少于 1.5%；饮片炙淫羊藿含宝藿苷Ⅰ（$C_{27}H_{30}O_{10}$）不得少于 0.030%；含朝藿定 A（$C_{39}H_{50}O_{20}$）、朝藿定 B（$C_{38}H_{48}O_{19}$）、朝藿定 C（$C_{39}H_{50}O_{19}$）和淫羊藿苷（$C_{33}H_{40}O_{15}$）的总量，朝鲜淫羊藿不得少于 0.40%，淫羊藿、柔毛淫羊藿、箭叶淫羊藿均不得少于 1.2%。

**2. 药理作用** 淫羊藿具有雄激素样及植物雌激素样活性，能增强动物的性功能。淫羊藿多糖可在刺激外周 T 细胞功能的同时，引起胸腺缩小，淫羊藿总黄酮对免疫功能有调节作用。淫羊藿苷可提高血清 SOD 活性和雄激素水平，减少生殖细胞凋亡，改善睾丸组织的退行性变化及通过抑制生殖细胞衰老基因 P16 蛋白表达这一途径延缓性腺衰老。此外，淫羊藿还具有影响心血管系统、骨髓和造血系统功能，抗骨质疏松，改善学习记忆力，抗辐射，抗肿瘤等作用。

## 巴戟天
### Bājǐtiān（《神农本草经》）

本品为茜草科植物巴戟天 *Morinda officinalis* How 的干燥根。主产于广东、广西。全年均可采挖，洗净，除去须根，晒至六七成干，轻轻捶扁，晒干。本品气微，味甘而微涩。以条大、肥壮、连珠状、肉厚、色紫者为佳。生用，或除去木心，分别加工炮制成巴戟肉、盐巴戟天、制巴戟天用。

【药性】 甘、辛，微温。归肾、肝经。

【功效】 补肾阳，强筋骨，祛风湿。

【应用】

**1. 肾阳不足，阳痿遗精，宫冷不孕，月经不调，少腹冷痛** 本品甘润不燥，入肾经，补肾助阳，并能强筋骨。治虚羸阳道不举，《千金要方》以本品与牛膝浸酒服；治肾阳虚弱，命门火衰之阳痿不育，可与淫羊藿、仙茅、枸杞子等配伍，如赞育丸（《景岳全书》）；治下元虚冷，宫冷不孕，月经不调，少腹冷痛，可配伍肉桂、吴茱萸、艾叶等。

**2. 风湿痹痛，筋骨痿软** 本品辛温能散，有补肾阳、强筋骨、祛风湿之功。治肾虚骨痿，腰膝酸软，可与肉苁蓉、杜仲、菟丝子等同用；治风冷腰胯疼痛、行步不利，可配伍羌活、杜仲、五加皮等。

【用法用量】 煎服，3～10g。

【使用注意】 阴虚火旺者不宜使用。

【现代研究】

**1. 化学成分** 本品主要含蒽醌类成分：甲基异茜草素，甲基异茜草素 –1– 甲醚，大黄素甲醚等；环烯醚萜类成分：水晶兰苷，四乙酰车叶草苷；低聚糖类成分：耐斯糖，1F– 果呋喃糖基耐斯糖等。《中国药典》规定本品含耐斯糖（$C_{24}H_{42}O_{21}$）不得少于 2.0%。

**2. 药理作用** 巴戟天对精子的膜结构和功能具有明显的保护作用，并改善精子的运动功能和穿透功能。巴戟天水提物、醇提物能诱导骨髓基质细胞向成骨细胞分化。巴戟多糖能增加幼年小鼠胸腺重量，能明显提高巨噬细胞吞噬百分率，并能明显促进小鼠免疫特异玫瑰花结形成细胞的形成。其水溶性提取物具有抗抑郁活性。此外，巴戟天还具有延缓衰老、抗肿瘤等作用。

# 仙 茅
Xiānmáo（《海药本草》）

本品为石蒜科植物仙茅 *Curculigo orchioides* Gaertn. 的干燥根茎。主产于四川、云南、广西、贵州。秋、冬二季采挖，除去根头和须根，洗净，干燥。切段。本品气微香，味微苦、辛。以条粗、质坚、表面色黑者为佳。生用，或经米泔水浸泡切片。

【药性】 辛，热；有毒。归肾、肝、脾经。

【功效】 补肾阳，强筋骨，祛寒湿。

【应用】

**1. 肾阳不足，命门火衰，阳痿精冷，小便频数** 本品辛热燥烈，善补命门而兴阳，治疗命门火衰，阳痿早泄及精寒不育，常与淫羊藿、巴戟天、沙苑子等同用。

**2. 腰膝冷痛，筋骨痿软无力** 本品辛散燥烈，能散寒湿、强筋骨，常与杜仲、独活、附子等同用。

**3. 阳虚冷泻** 本品温补肾阳而能止泻，用治阳虚冷泻，可与补骨脂、益智仁等药同用。

【用法用量】 煎服，3 ~ 10g。

【使用注意】 本品燥热有毒，不宜过量、久服，阴虚火旺者忌服。

【现代研究】

**1. 化学成分** 本品主要含酚苷类成分：仙茅苷；三萜类成分：仙茅皂苷 A ~ M，仙茅素 A、B、C 等；生物碱类成分：石蒜碱等；甾醇类成分：环木菠萝烯醇，豆甾醇等。《中国药典》规定本品含仙茅苷（$C_{22}H_{26}O_{11}$）不得少于 0.10%。

**2. 药理作用** 仙茅可延长实验动物的平均存活时间。仙茅醇浸剂可明显提高小鼠腹腔巨噬细胞吞噬百分数和吞噬指数。仙茅水煎液可明显增加大鼠垂体前叶、卵巢和子宫重量，使卵巢 hCG/LH 受体特异结合力明显提高。仙茅醇浸剂可明显延长小鼠睡眠时间，对抗印防己毒素所致小鼠惊厥。此外，仙茅还具有镇定、抗惊厥作用。

**3. 不良反应** 本品对中枢神经系统有抑制作用，服用过量可引起心脏抑制、心律失常及麻痹。中毒时主要表现为全身出冷汗，四肢厥逆，麻木，舌肿胀吐露口外，烦躁，继而昏迷等。仙茅中毒的主要原因，一是长期大剂量服用引致毒性反应，二是与其辛热燥烈的偏性特点有关。为保证用药安全，一方面必须严格按照规定的用法用量使用，另一方面必须辨证用药，不可乱用。

# 胡芦巴
Húlúbā（《嘉祐本草》）

本品为豆科植物胡芦巴 *Trigonella foenum-graecum* L. 的干燥成熟种子。主产于河南、甘肃、四川、安徽。夏季果实成熟时采割植株，晒干，打下种子，除去杂质。本品气香，味微苦。以个大、饱满、坚硬者为佳。生用，或盐水炙用，或捣碎用。

【药性】 苦，温。归肾经。

【功效】 温肾助阳，祛寒止痛。

【应用】

**1. 肾阳不足，下元虚冷，阳痿滑泄，精冷囊湿** 本品补肾助阳，用治肾阳不足，命门火衰之阳痿不用，滑泄精冷，头晕目眩等症，常与附子、巴戟天、淫羊藿等同用。

**2. 小腹冷痛，寒疝腹痛** 本品温肾助阳、温经止痛，宜于肾阳不足，寒凝肝脉，气血凝滞所致诸痛证。治寒凝经行腹痛，小腹冷痛，可与当归、乌药、小茴香等配伍。治寒疝腹痛，痛引睾丸，可与吴茱萸、川楝子、巴戟天等配伍。

**3. 寒湿脚气，足膝冷痛** 本品温肾助阳、散寒止痛，也可用于阳虚气化不行，寒湿下注，寒湿脚气，足膝冷痛，常与木瓜、补骨脂、附子等同用。

【用法用量】 煎服，5～10g。

【使用注意】 阴虚火旺者忌用。

【现代研究】

**1. 化学成分** 本品含龙胆宁碱、番木瓜碱、胆碱、胡芦巴碱、皂苷、脂肪油、蛋白质、糖类及维生素 $B_1$ 等。《中国药典》规定本品含胡芦巴碱（$C_7H_7NO_2$）不得少于 0.45%。

**2. 药理作用** 胡芦巴具有降血糖作用，其机制可能与减少胃排空，抑制小肠对葡萄糖的吸收有关；能抑制胆汁盐酸的吸收，减少肝内循环，从而降低血清胆固醇的浓度；能够抑制胃酸分泌，并且能够提高胃黏膜的抗氧化能力从而降低黏膜损伤，此外，本品还具有利尿、抗肿瘤、保肝、刺激毛发生长等作用。

# 杜 仲
## Dùzhòng（《神农本草经》）

本品为杜仲科植物杜仲 *Eucommia ulmoides* Oliv. 的干燥树皮。主产于陕西、四川、云南、贵州、湖北。4～6 月剥取，刮去粗皮，堆置"发汗"至内皮呈紫褐色，晒干。本品气微，味稍苦。以皮厚、块大、去净粗皮、断面丝多、内表面暗紫色者为佳。生用或盐水炙用。

【药性】 甘，温。归肝、肾经。

【功效】 补肝肾，强筋骨，安胎。

【应用】

**1. 肝肾不足，腰膝酸痛，筋骨无力，头晕目眩** 本品甘温，入肝、肾经，以补肝肾、强筋骨见长，治肾虚腰痛有标本兼治之功，常与胡桃肉、补骨脂等配伍，如青娥丸（《和剂局方》）；治风湿腰痛冷重，与独活、桑寄生、细辛等同用，如独活寄生汤（《千金要方》）；治外伤腰痛，可与川芎、苏木、丹参等同用；治疗妇女经期腰痛，可与当归、川芎、白芍等配伍；治疗肾虚阳痿，精冷不固，小便频数，可与鹿茸、山茱萸、菟丝子等配伍。治疗肝肾不足，头晕目眩，可与牛膝、枸杞子、女贞子等同用。

**2. 肝肾亏虚，妊娠漏血，胎动不安** 本品补肝肾、固冲任而安胎，治肝肾亏虚，胎动不安，胎漏下血，或滑胎，单用或与续断、桑寄生、山药等配伍。

【用法用量】 煎服，6～10g。炒用破坏其胶质有利于有效成分煎出，故比生用效果好。

【使用注意】　本品为温补之品，阴虚火旺者慎用。

【现代研究】

**1. 化学成分**　本品主要含木脂素类成分：松脂醇二葡萄糖苷，杜仲树脂醇双吡喃葡萄糖苷，杜仲树脂醇双吡喃葡萄糖苷甲醚，橄榄树脂素等；环烯醚萜类成分：京尼平，京尼平苷，京尼平苷酸，桃叶珊瑚苷，筋骨草苷等。《中国药典》规定本品含松脂醇二葡萄糖苷（$C_{32}H_{42}O_{16}$）不得少于 0.10%（ml/g）。

**2. 药理作用**　杜仲能促进骨髓基质细胞增殖及向成骨细胞分化，利于骨折愈合，对去卵巢大鼠的骨质疏松症有预防或延缓发生的作用；生、炒杜仲及其醇沉物对小鼠均有明显的镇静及镇痛作用；杜仲水提取物能提高肾阳虚小鼠肛温、游泳时间、自主活动、睾丸和精囊腺指数等；水煎剂及醇提物均具有降压作用。此外，杜仲还具有保肝、延缓衰老、抗应激、抗肿瘤、抗病毒、抗紫外线损伤等作用。

### 附药：杜仲叶

本品为杜仲科植物杜仲 *Eucommia ulmoides* Oliv. 的干燥叶。性味微辛，温；归肝、肾经。功能补肝肾，强筋骨。适用于肝肾不足，头晕目眩，腰膝酸痛，筋骨痿软。煎服，10～15g。

## 续　断
### Xùduàn（《神农本草经》）

本品为川续断科植物川续断 *Dipsacus asper* Wall. ex Henry 的干燥根。主产于湖北、四川、湖南、贵州。秋季采挖，除去根和须根，用微火烘至半干，堆置"发汗"至内部变绿色时，再烘干。本品气微香，味苦、微甜而后涩。以条粗、质软、内呈黑绿色者为佳。切厚片，生用或酒炙、盐炙用。

【药性】　苦、辛，微温。归肝、肾经。

【功效】　补肝肾，强筋骨，续折伤，止崩漏。

【应用】

**1. 肝肾不足，腰膝酸软，风湿痹痛**　本品能补肝肾、强筋骨，治肝肾亏虚，筋骨不健，可达标本兼治之功，可与杜仲、牛膝、五加皮等同用；治肝肾不足兼风湿痹痛，可与桑寄生、狗脊、杜仲等配伍。

**2. 跌仆损伤，筋伤骨折**　本品辛散温通，能活血祛瘀、续筋疗伤，为伤科常用药。治跌打损伤，瘀血肿痛，筋伤骨折，与桃仁、穿山甲、苏木等同用；治疗脚膝折损愈后失补，筋缩疼痛，可与当归、木瓜、白芍等配伍。

**3. 肝肾不足，崩漏经多，胎漏下血，胎动不安**　本品补益肝肾、调理冲任，有固本安胎之功，可用于肝肾不足，崩漏，月经过多，胎漏下血，胎动不安。治疗崩漏，月经过多，可与黄芪、地榆、艾叶等同用。用治胎漏下血，胎动不安，滑胎证，以本品与桑寄生、阿胶、菟丝子等配伍，如寿胎丸（《医学衷中参西录》）。

【用法用量】　煎服，9～15g。止崩漏宜炒用。

【鉴别用药】　续断与杜仲均性温、归肝肾经，皆能补肝肾、强筋骨、安胎，治肝肾亏虚之腰膝酸痛、筋骨软弱，肝肾不足之胎漏、胎动不安。然杜仲性温，补力较强，兼暖下元，并治肾阳虚衰之阳痿遗精、尿频遗尿。续断苦辛微温，补力较弱，且补而不滞，又能行血脉而疗伤续折、消肿止痛，善治风湿痹痛、跌打瘀肿、骨折及痈肿疮毒。

【现代研究】

**1. 化学成分**　本品主要含三萜皂苷类成分：常春藤苷，川续断皂苷Ⅵ等；生物碱类成分：喜树次碱，川续断碱等；萜类成分：熊果酸，番木鳖苷等。本品还含黄酮类、甾醇等。《中国药典》规定本品含川续断皂苷Ⅵ（$C_{47}H_{76}O_{18}$）不得少于 2.0%，饮片含川续断皂苷Ⅵ（$C_{47}H_{76}O_{18}$）不得少于 1.5%；酒续断、盐续断含川续断皂苷Ⅵ（$C_{47}H_{76}O_{18}$）不得少于 1.5%。

**2. 药理作用**　川续断浸膏、总生物碱及挥发油对未孕或妊娠小鼠子宫皆有显著的抑制收缩作用；水煎液能提高小鼠耐缺氧能力和耐寒能力，延长小鼠负重游泳持续时间，促进小鼠巨噬细胞吞噬功能；醇提液能明显促进成骨细胞的增殖，具有抗骨质疏松作用，此外，续断还具有抗炎、抗衰老、抗氧化、抗维生素 E 缺乏症等作用。

# 肉苁蓉
Ròucōngróng（《神农本草经》）

本品为列当科植物肉苁蓉 *Cistanche deserticola* Y. C. Ma 或管花肉苁蓉 *Cistanche tubulosa*（Schrenk）Wight 的干燥带鳞叶的肉质茎。主产于内蒙古、新疆、甘肃。春季苗刚出土时或秋季冻土之前采挖，除去茎尖。切段，晒干。本品气微，味甜、微苦。以条粗壮、密被鳞片、色棕褐、质柔润者为佳。切厚片，生用或酒炖（或酒蒸）用。

【药性】　甘、咸，温。归肾、大肠经。

【功效】　补肾阳，益精血，润肠通便。

【应用】

**1. 肾阳不足，精血亏虚，阳痿不孕，腰膝酸软，筋骨无力**　本品甘温助阳，质润滋养，咸以入肾，能补肾阳、益精血，但其作用从容和缓，难求速效。治男子五劳七伤，阳痿不起，小便余沥，常与菟丝子、续断、杜仲等同用；治肾虚骨痿，不能起动，可与杜仲、巴戟肉、紫河车等同用，如金刚丸（《张氏医通》）。

**2. 肠燥便秘**　本品甘咸质润，入大肠能润肠通便，治发汗太过、津液耗伤而致大便秘结，可与沉香、麻子仁同用，如润肠丸（《济生方》）；治肾气虚弱，大便不通，小便清长，腰酸背冷，可与当归、牛膝、泽泻等同用，如济川煎（《景岳全书》）。

【用法用量】　煎服，6～10g。

【使用注意】　本品能助阳、滑肠，故阴虚火旺、热结便秘、大便溏泻者不宜服用。

【现代研究】

**1. 化学成分**　本品主要含苯乙醇苷类：松果菊苷、毛蕊花糖苷等；环烯醚萜类：表马钱子酸等；木质素类：松脂醇等。本品还含生物碱、糖类、糖醇、固醇、多种微量元素等。《中国药典》规定肉苁蓉含松果菊苷（$C_{35}H_{46}O_{20}$）和毛蕊花糖苷（$C_{29}H_{36}O_{15}$）的总量不得少于 0.30%；管花肉苁蓉含松果菊苷（$C_{35}H_{46}O_{20}$）和毛蕊花糖苷（$C_{29}H_{36}O_{15}$）的总量不得少于 1.5%。

**2. 药理作用**　肉苁蓉对阳虚和阴虚动物的肝脾核酸含量下降和升高有调整作用；有激活肾上腺、释放皮质激素的作用，可增强下丘脑－垂体－卵巢的促黄体功能，提高垂体对 LRH 的反应性及卵巢对 LH 的反应性，而不影响自然生殖周期的内分泌平衡。肉苁蓉乙醇提取物在体外温育体系中能显著抑制大鼠脑、肝、心、肾、睾丸组织匀浆过氧化脂质的生成，并呈良好的量效关系。

## 锁　阳

Suǒyáng（《本草衍义补遗》）

本品为锁阳科植物锁阳 *Cynomorium songaricum* Rupr. 的干燥肉质茎。主产于内蒙古、甘肃、新疆。春季采挖，除去花序，切段，晒干。本品气微，味甘而涩。以个肥大、色红、坚实、断面粉性、不显筋脉者为佳。切薄片，生用。

【药性】　甘，温。归肝、肾、大肠经。

【功效】　补肾阳，益精血，润肠通便。

【应用】

**1. 肾阳不足，精血亏虚，腰膝痿软，阳痿滑精**　本品甘温，入肾经，能补肾阳、益精血。治疗阳痿、不孕，常与巴戟天、补骨脂、菟丝子等补肾阳、益精血之品同用；治腰膝酸软，筋骨无力，常与熟地黄、龟甲等补益精血、益肾健骨之品同用，如虎潜丸（《丹溪心法》）。

**2. 肠燥便秘**　本品甘温质润，能益精血、润肠通便，宜于精血亏虚之肠燥便秘，可单用熬膏服，或与肉苁蓉、火麻仁、生地黄等同用。

【用法用量】　煎服，5～10g。

【使用注意】　本品能助阳、滑肠，故阴虚火旺、热结便秘、大便溏泻者不宜服用。

【现代研究】

**1. 化学成分**　本品主要含黄酮、有机酸、三萜皂苷、花色苷、鞣质、糖和糖苷类、淀粉、蛋白质、脂肪、还原糖、挥发油等。

**2. 药理作用**　锁阳有抑制雄性性腺发育，降低雄性激素水平的作用，且对糖皮质激素具有双向调节作用；能显著增强小鼠小肠的肠蠕动，且能明显缩短小鼠通便时间。其水煎剂能显著抑制应激性溃疡，也能使小鼠力竭游泳时间明显延长，降低血乳酸指数和 MDA 含量以及提高小鼠骨骼肌组织 SOD 和 GSH-Px 的活力。此外，锁阳还具有防治骨质疏松、调节免疫、抗氧化、抗衰老等作用。

## 补骨脂

Bǔgǔzhī（《药性论》）

本品为豆科植物补骨脂 *Psoralea corylifolia* L. 的干燥成熟果实。主产于河南、四川、安徽、陕西。秋季果实成熟时采收果序，晒干，搓出果实，除去杂质。本品气香，味辛、微苦。以粒大、色黑、饱满、坚实、无杂质者为佳。生用，或盐水炙用。

【药性】　辛、苦，温。归肾、脾经。

【功效】　补肾壮阳，固精缩尿，纳气平喘，温脾止泻；外用消风祛斑。

【应用】

**1. 肾阳不足，阳痿不孕，腰膝冷痛**　本品辛苦温燥，能温肾助阳，治肾虚阳痿，常与菟丝子、胡桃肉、沉香等同用；治肾阳虚衰，风冷侵袭之腰膝冷痛等，可与杜仲、胡桃肉同用，如青娥丸（《和剂局方》）。

**2. 肾虚遗精滑精，遗尿尿频**　本品补而兼涩，善于补肾助阳、固精缩尿，可单用，亦可随证配伍他药。如治滑精，以补骨脂、青盐等份同炒为末服；治小儿遗尿，《补要袖珍小儿方论》单用本品炒，为末服；治肾气虚冷，小便无度，《魏氏家藏方》用本品与小茴香等份为丸服。

**3. 肾虚作喘**　本品补肾助阳、纳气平喘，对肾阳虚衰，肾不纳气之虚喘，可奏标本兼顾之效，可与附子、肉桂、沉香等同用，如黑锡丹（《和剂局方》）。

**4. 脾肾阳虚，五更泄泻**　本品入脾肾二经，能温补脾肾、收涩止泻，治脾肾虚寒所致五更泄泻，常与吴茱萸、五味子、肉豆蔻等配伍，如四神丸（《证治准绳》）。

**5. 白癜风，斑秃**　本品外用能消风祛斑，用治白癜风、斑秃，将本品研末用酒浸制成酊剂，外涂患处。

【用法用量】　煎服，6～10g。外用20%～30%酊剂涂患处。

【使用注意】　本品性质温燥，能伤阴助火，故阴虚火旺、大便秘结者忌服。

【现代研究】

**1. 化学成分**　本品主要含香豆素类：补骨脂素和异补骨脂素等；黄酮类：黄芪苷等；单萜酚类：补骨脂酚等。本品还含有豆固醇、谷固醇、葡萄糖苷、棉子糖等。《中国药典》规定本品含补骨脂素（$C_{11}H_6O_3$）和异补骨脂素（$C_{11}H_6O_3$）的总量不得少于0.70%。

**2. 药理作用**　补骨脂有雌激素样作用，能增强阴道角化，增强子宫重量；能扩张冠状动脉，兴奋心脏，提高心脏功率；能收缩子宫及缩短出血时间，减少出血量；有致光敏作用，内服或外涂皮肤，经日光或紫外线照射，可使局部皮肤色素沉着。

# 益智仁
## Yìzhìrén（《本草拾遗》）

本品为姜科植物益智 *Alpinia oxyphylla* Miq. 的干燥成熟种子。主产于海南、广东。夏、秋间果实由绿变红时采收，晒干或低温干燥。本品有特异香气，味辛、微 苦。以粒大、饱满、气味浓者为佳。除去外壳，生用或盐水炙用，用时捣碎。

【药性】　辛，温。归脾、肾经。

【功效】　暖肾固精缩尿，温脾止泻摄唾。

【应用】

**1. 肾虚遗尿，小便频数，遗精白浊**　本品暖肾固精缩尿，补益之中兼有收涩之性。治疗梦遗滑精，常与乌药、山药等同用，如三仙丸（《世医得效方》）；治下焦虚寒，小便频数，以益智仁、乌药等份为末，山药糊丸，如缩泉丸（《校注妇人良方》）。

**2. 脾寒泄泻，腹中冷痛，口多唾涎**　脾主运化，在液为涎，肾主闭藏，在液为唾，若脾肾阳虚，统摄无权，则口多唾涎。本品能暖肾温脾、开胃摄唾，治疗脾胃虚寒，脘腹冷痛，呕吐泄利，常与干姜、吴茱萸、小茴香等同用；若中气虚寒，食少，多涎唾，可单用本品含之，或与理中丸、六君子汤等同用。

【用法用量】　煎服，3～10g。

【鉴别用药】　补骨脂与益智仁味辛性温热，归脾肾经，均能补肾助阳、固精缩尿、温脾止泻，都可用治肾阳不足之遗精滑精、遗尿尿频，以及脾肾阳虚之泄泻不止，二者常相须为用。但补骨脂助阳的力量强，作用偏于肾，长于补肾壮阳、肾阳不足、命门火衰的腰膝冷痛、阳痿等症，补骨脂多用；也可用治肾不纳气的虚喘，能补肾阳而纳气平喘。益智仁则助阳之力较补骨脂为弱，作用偏于脾，长于温脾开胃摄唾，中气虚寒、食少多唾、小儿流涎不止、腹中冷痛者，益智仁多用。

【现代研究】

**1. 化学成分** 本品主要含挥发油，包括桉油精、姜烯、姜醇等；还含庚烷衍生物类成分、微量元素、维生素、氨基酸、脂肪酸等。《中国药典》规定本品种子含挥发油不得少于 1.0%。

**2. 药理作用** 体外实验表明益智仁生品醇提液及盐炙品醇提液均能显著拮抗因乙酰胆碱兴奋豚鼠膀胱逼尿肌 M 受体而引起的收缩反应，但不能拮抗因 $BaCl_2$ 而引起的豚鼠膀胱逼尿肌兴奋效应，生品对磷酸组胺兴奋逼尿肌有一定的拮抗作用。益智仁的甲醇提取物有增强豚鼠左心房收缩力的活性；水提液有较强的抗疲劳能力和抗高温能力。此外，益智仁还具有中枢抑制、镇痛、免疫抑制、抗过敏、抗癌、抗应激、延缓衰老、消除自由基、抗氧化等作用。

# 菟丝子
Tùsīzǐ（《神农本草经》）

本品为旋花科植物南方菟丝子 *Cuscuta australis* R.Br. 或菟丝子 *Cuscuta chinensis* Lam. 的干燥成熟种子。我国大部分地区均产。秋季果实成熟时采收植株，晒干，打下种子，除去杂质，洗净，干燥。本品气微，味淡。以色灰黄、颗粒饱满者为佳。生用或盐水炙用。

【药性】 辛、甘，平。归肝、肾、脾经。

【功效】 补益肝肾，固精缩尿，安胎，明目，止泻；外用消风祛斑。

【应用】

**1. 肝肾不足，腰膝酸软，阳痿遗精，遗尿尿频** 本品性平，辛以润燥，甘以补虚，为平补阴阳之品，功能补肾阳、益肾精、固精缩尿。治肾虚腰痛，可与牛膝、杜仲、山药等配伍；治阳痿遗精，可与枸杞子、覆盆子、车前子等同用，如五子衍宗丸（《丹溪心法》）；治小便过多或失禁，可与桑螵蛸、肉苁蓉、鹿茸等同用；治遗精、白浊、尿有余沥，可与沙苑子、芡实、萆薢等同用。

**2. 肾虚胎漏，胎动不安** 本品能补肝肾安胎，治肾虚胎元不固，胎动不安、滑胎，常与续断、桑寄生、阿胶等同用，如寿胎丸（《医学衷中参西录》）。

**3. 肝肾不足，目昏耳鸣** 本品滋补肝肾、益精养血而明目，常与熟地黄、车前子、枸杞子等同用，如驻景丸（《和剂局方》）。

**4. 脾肾虚泻** 本品能补肾益脾止泻，治脾肾两虚之便溏泄泻，可与补骨脂、白术、肉豆蔻等配伍。

**5. 白癜风** 本品外用能消风祛斑，用治白癜风，可酒浸外涂。

此外，取本品补肾益精之功，亦可治肾虚消渴。

【用法用量】 煎服，6～12g。外用适量。

【使用注意】 本品虽为平补之品，但偏于补阳，故阴虚火旺、大便燥结、小便短赤者不宜服用。

【现代研究】

**1. 化学成分** 本品主要含黄酮类成分：金丝桃苷，菟丝子苷等；有机酸类成分：绿原酸等。本品还含钙、钾、磷等微量元素及氨基酸等。《中国药典》规定本品含金丝桃苷（$C_{21}H_{20}O_{12}$）不得少于 0.1%。

**2. 药理作用** 菟丝子对氢化可的松所致小鼠"阳虚"模型有治疗作用，能明显增强黑腹果蝇交配次数；有雌激素样作用和抗衰老作用；能增强离体蟾蜍心脏收缩力，降低胆固醇，软化血管，降低血压，并能促进造血功能；能抑制肠运动；能延缓大鼠半乳糖性白内障的发展。

# 沙苑子
## Shāyuànzǐ（《本草衍义》）

本品为豆科植物扁茎黄芪 *Astragalus complanatus* R.Br. 的干燥成熟种子。主产于陕西、河北。秋末冬初果实成熟尚未开裂时采割植株，晒干，打下种子，除去杂质，晒干。本品气微，味淡，嚼之有豆腥味。以颗粒饱满、色绿褐者为佳。生用或盐水炙用。

【药性】　甘，温。归肝、肾经。

【功效】　补肾助阳，固精缩尿，养肝明目。

【应用】

**1. 肾虚腰痛，遗精早泄，遗尿尿频，白浊带下**　本品甘温补益，兼具涩性，似菟丝子补益肝肾而以收涩见长。治肾虚遗精滑泄，白带过多，常与龙骨、牡蛎、莲子等配伍，如金锁固精丸（《医方集解》）；治肾虚腰痛，常与杜仲、续断、桑寄生等同用。

**2. 肝肾不足，头晕目眩，目暗昏花**　治肝肾不足，目失所养，目暗不明，以及头晕目眩，常与枸杞子、菟丝子、菊花等补肝肾、益精血、明目药配伍。

【用法用量】　煎服，9～15g。

【使用注意】　本品为温补固涩之品，阴虚火旺、小便不利者不宜服用。

【现代研究】

**1. 化学成分**　本品主要含黄酮类：沙苑子苷等；氨基酸：谷氨酸等。本品还含多肽、蛋白质、酚类、鞣质、甾醇和三萜类成分、生物碱等成分。《中国药典》规定本品含沙苑子苷（$C_{28}H_{32}O_{16}$）不得少于 0.060%，饮片含沙苑子苷（$C_{28}H_{32}O_{16}$）不得少于 0.050%

**2. 药理作用**　沙苑子能增强机体的非特异性和特异性免疫功能；抑制 ADP 和胶原诱导的大鼠血小板聚集；降低高血脂大鼠血清 TC、TG 和 LDL-C，升高 LDL-C。本品还有保肝、抗肝纤维化、抗癌、抗疲劳、延缓衰老、抗辐射等作用。

# 蛤　蚧
## GéJiè（《雷公炮炙论》）

本品为壁虎科动物蛤蚧 *Gekko gecko* Linnaeus 的干燥体。主产于广西、广东，进口蛤蚧主产于越南。全年均可捕捉，除去内脏，拭净，用竹片撑开，使全体扁平顺直，低温干燥。本品气腥，味微咸。以体大、肥壮、尾全、不破碎者为佳。除去鳞片及头、足，切成小块，生用或酒制用。

【药性】　咸，平。归肺、肾经。

【功效】　补肺益肾，纳气定喘，助阳益精。

【应用】

**1. 肺肾不足，虚喘气促，劳嗽咳血**　本品入肺肾二经，长于补肺气、助肾阳、定喘咳，为治多种虚证喘咳之佳品。治虚劳咳嗽，常与川贝母、紫菀、苦杏仁等同用；治肺肾虚喘，可与人参、贝母、杏仁等同用，如人参蛤蚧散（《卫生宝鉴》）。

**2.肾虚阳痿，遗精**　本品质润不燥，补肾助阳兼能益精养血，有固本培元之功，治肾阳不足，精血亏虚的阳痿遗精，可单用浸酒服，或与益智仁、巴戟天、补骨脂等同用。

【用法用量】　煎服，3～6g；多入丸散或酒剂。

【使用注意】　咳喘实证不宜使用。

【现代研究】

**1.化学成分**　本品主要含磷脂类成分：溶血磷脂酰胆碱，神经鞘磷脂，磷脂酰胆碱，磷脂酰乙醇胺；脂肪酸类成分：月桂酸，豆蔻酸，花生酸，亚油酸，硬脂酸，油酸，花生四烯酸，棕榈酸，棕榈油酸，亚麻酸。本品还含蛋白质、氨基酸、微量元素等。

**2.药理作用**　蛤蚧的水溶性和脂溶性乙醇提取物均可促进幼年大鼠的胸腺萎缩，还能降低正常大鼠肾上腺内维生素 C 含量，表现为促肾上腺皮质激素样作用；水溶性的部分则只能使雄性小鼠的睾丸增重，表现为雄激素样作用；脂溶性的部分则对雌性小鼠的子宫及雄性小鼠的睾丸都有增重作用。其提取物对小鼠遭受低温、高温、缺氧等应激刺激有明显保护作用。此外，本品还具有平喘、抗炎、降低血糖、抗肿瘤及延缓衰老等作用。

核桃仁

Hétáorén (《开宝本草》)

本品为胡桃科植物胡桃 *Juglans regia* L. 的干燥成熟种子。主产于陕西、山西、河北、东北、内蒙古。秋季果实成熟时采收，除去肉质果皮，晒干，再除去核壳和木质隔膜。本品气微，味甘，种皮味涩、微苦。以色黄、个大、饱满、油多者为佳。生用。

【药性】　甘，温。归肾、肺、大肠经。

【功效】　补肾，温肺，润肠。

【应用】

**1.肾阳不足，腰膝酸软，阳痿遗精，小便频数**　本品温补肾阳，其力较弱，多入复方。治肾亏腰酸，头晕耳鸣，尿有余沥，可与杜仲、补骨脂、大蒜等同用，如青娥丸（《和剂局方》）；治肾虚腰膝酸痛，两足痿弱，可与杜仲、续断、补骨脂等同用。

**2.肺肾不足，虚寒喘嗽**　本品长于补肺肾、定喘咳。治肺肾不足，肾不纳气所致的虚喘证，常与人参、生姜、大枣同用，如人参胡桃汤（《济生方》）；治久嗽不止，可与人参、五味子、杏仁等配伍。

**3.肠燥便秘**　本品能润肠通便，治肠燥便秘，可单用，或与火麻仁、肉苁蓉、当归等同用。

【用法用量】　煎服，6～9g。传统认为本品定喘嗽宜连皮用，润肠燥宜去皮用。

【使用注意】　阴虚火旺、痰热咳嗽及便溏者不宜服用。

【现代研究】

**1.化学成分**　本品主要含脂肪油、蛋白质、碳水化合物、钙、磷等。

**2.药理作用**　给犬喂食含胡桃油的混合脂肪饮食，可使其体重快速增长，并能使人血白蛋白增加，而血清总胆固醇水平之升高则较慢，它可能影响胆固醇的体内合成及其氧化排泄。核桃仁还具有延缓衰老、镇咳等作用。

## 冬虫夏草
Dōngchóngxiàcǎo (《本草从新》)

本品为麦角菌科真菌冬虫夏草菌 *Cordyceps sinensis* (Berk.) Sacc. 寄生在蝙蝠蛾科昆虫幼虫上的子座和幼虫尸体的干燥复合体。主产于四川、西藏、青海。夏初子座出土、孢子未发散时挖取，晒至六七成干，除去似纤维状的附着物及杂质，晒干或低温干燥。本品气微腥，味微苦。以完整、虫体丰满肥大、外色黄亮、内色白、子座短者为佳。生用。

【药性】 甘，平。归肺、肾经。

【功效】 补肾益肺，止血化痰。

【应用】

**1. 肾虚精亏，阳痿遗精，腰膝酸痛** 本品补肾益精，有兴阳起痿之功。治肾阳不足，精血亏虚之阳痿遗精、腰膝酸痛可单用浸酒服，或与淫羊藿、杜仲、巴戟天等配伍。

**2. 久咳虚喘，劳嗽咯血，干咳痰黏** 本品甘平，为平补肺肾之佳品，功能补肾益肺、止血化痰、止咳平喘。治劳嗽咯血，干咳痰黏，可单用，或与沙参、川贝母、阿胶等同用；治肺肾两虚，摄纳无权，气虚作喘者，可与人参、黄芪、胡桃肉等同用。

此外，本品还可用于病后体虚不复或自汗畏寒，可将本品与鸭、鸡、猪肉等炖服，有补肾固本、补肺益卫之功。

【用法用量】 煎汤或炖服，3～9g。

【使用注意】 有表邪者不宜用。

【鉴别用药】 蛤蚧、胡桃仁、冬虫夏草皆入肺肾，善补肺益肾而定喘咳，用于肺肾两虚之喘咳。蛤蚧补益力强，偏补肺气，尤善纳气定喘，为肺肾虚喘之要药，兼益精血；胡桃仁补益力缓，偏助肾阳、温肺寒，用于阳虚腰痛及虚寒喘咳，兼润肠通便；冬虫夏草平补肺肾阴阳，兼止血化痰，用于久咳虚喘，劳嗽咯血，干咳痰黏，为诸劳虚损调补之要药。

【现代研究】

**1. 化学成分** 本品主要含核苷类成分：腺苷，腺嘌呤核苷，肌苷，次黄嘌呤，腺嘌呤，鸟嘌呤，尿嘧啶等；甾醇类成分：麦角甾醇等。本品还含蛋白质、脂肪酸、氨基酸、多糖等。《中国药典》规定本品含腺苷（$C_{10}H_{13}N_5O_4$）不得少于 0.010%。

**2. 药理作用** 冬虫夏草有平喘、镇咳、祛痰作用，有一定的拟雄性激素样作用和抗雌激素样作用，增强肾上腺皮质激素的合成与分泌，提高细胞免疫等。本品还有减慢心率、降压、抗实验性心律失常及抗心肌缺血、抑制血栓形成、降血脂、抗衰老、抗癌、抗菌、抗病毒、抗放射等作用。

## 韭菜子
Jiǔcàizǐ (《名医别录》)

本品为百合科植物韭菜 *Allium tuberosum* Rottl.ex Spreng. 的干燥成熟种子。全国各地均产。秋季果实成熟时采收果序，晒干，搓出种子，除去杂质。本品气特异，味微辛。以粒饱满、色黑者为佳。生用或盐水炙用。

【药性】 辛、甘，温。归肝、肾经。

【功效】 温补肝肾，壮阳固精。

【应用】

**1. 肝肾亏虚，腰膝酸痛** 本品温补肝肾、强筋壮骨，治肝肾不足，筋骨痿软，步履艰难，屈伸不利，可以单用，或与仙茅、巴戟天、枸杞子等同用。

**2. 阳痿遗精，遗尿尿频，白浊带下** 本品甘温，补而兼涩，能固精止遗、缩尿止带，宜于肾虚滑脱诸证。治肾阳虚衰，下元虚冷之阳痿不举、遗精遗尿，可单用本品，或与补骨脂、益智仁、菟丝子等配伍；治肾阳不足，带脉失约，白浊带下，《千金要方》单用本品醋煮，焙干，研末，炼蜜为丸，空心温酒送服。

【用法用量】 煎服，3～9g。

【使用注意】 阴虚火旺者忌服。

【现代研究】

**1. 化学成分** 本品主要含生物碱、皂苷、硫化物、苷类物质、蛋白质、维生素 C 等。

**2. 药理作用** 韭菜子皂苷能刺激胃黏膜反射性引起呼吸道黏膜纤毛运动，显示祛痰作用。此外，本品还有抗菌作用。

## 阳起石
### Yángqǐshí（《神农本草经》）

本品为硅酸盐类矿物焦闪石族透闪石，主含含水硅酸钙 $[Ca_2Mg_5(Si_4O_{11})_2(OH)_2]$。主产于湖北、河南、山西。全年均可采挖。去净泥土、杂质。本品气无，味淡。以色淡绿、有光泽、质松软者为佳。黄酒淬过，碾细末用。

【药性】 咸，温。归肾经。

【功效】 温肾壮阳。

【应用】

**肾阳亏虚，阳痿不举，宫冷不孕** 本品温肾壮阳起痿，宜于肾阳亏虚，男子阳痿遗精，女子宫冷不孕，崩中漏下，以及腰膝冷痛等症，可单用本品或入复方。如治阳痿阴汗，《普济方》用本品煅后研末，空心盐汤送服；治下元虚冷，精滑不禁，便溏足冷，《杂病源流犀烛》用本品煅后，与钟乳石等份为细末，加酒煮附子末，面糊为丸，空腹米汤送下；治精清精冷无子，可与鹿茸、菟丝子、肉苁蓉等配伍；治子宫虚寒不孕，可与吴茱萸、艾叶、阿胶等配伍。

【用法用量】 煎服，3～6g。

【使用注意】 阴虚火旺者忌用。不宜久服。

【现代研究】

**1. 化学成分** 本品主要成分是含水硅酸钙 $[Ca_2Mg_5(Si_4O_{11})_2(OH)_2]$。

**2. 药理作用** 阳起石具有兴奋性功能的作用。

## 紫石英
### Zǐshíyīng（《神农本草经》）

本品为氟化物类矿物萤石族萤石，主含氟化钙（$CaF_2$）。主产于山西、甘肃。采挖后，除去杂石。本品气微，味淡。以色紫、有光泽者为佳。砸成碎块，生用或煅用。

【药性】 甘，温。归肾、心、肺经。

【功效】 温肾暖宫，镇心安神，温肺平喘。

【应用】

**1. 肾阳亏虚，宫冷不孕，崩漏带下** 本品甘温，能助肾阳、暖胞宫、调冲任，常用治元阳衰惫，血海虚寒，宫冷不孕、崩漏带下诸证，常与当归、熟地黄、川芎、香附、白术等配伍。

**2. 惊悸不安，失眠多梦** 本品入心经，能镇心安神。治心悸怔忡，虚烦失眠，可与酸枣仁、柏子仁、当归等同用；治心经痰热，惊痫抽搐，可与龙骨、寒水石、大黄等配伍。

**3. 虚寒咳喘** 本品温肺寒，止喘嗽。《青囊秘方》单用本品火煅，花椒泡汤，治肺寒气逆，痰多喘咳；治肺气不足，短气喘乏，口出如含冰雪，语言不出者，可与五味子、款冬花、人参等配伍。

【用法用量】 煎服，9～15g，先煎。

【使用注意】 阴虚火旺、肺热咳喘者忌用。

【现代研究】

**1. 化学成分** 本品主含氟化钙（$CaF_2$），纯品含钙51.2%、氟48.8%及氧化铁等。《中国药典》规定本品含氟化钙（$CaF_2$）不得少于85.0%。

**2. 药理作用** 紫石英有兴奋中枢神经、促进卵巢分泌的作用。

## 海狗肾
### Hǎigǒushèn (《药性论》)

本品为海狗科动物海狗 *Callorhinus ursins* Linnaeus 或海豹科动物海豹 *Phoce vitulina* Linnaeus 的雄性外生殖器，又名腽肭脐。海狗分布于北太平洋，偶见于我国的黄海及东海；海豹分布于欧洲大西洋沿岸和北太平洋沿岸，我国见于渤海湾内沿海地区。春季冰裂时捕捉割取，干燥。以形粗长，质油润，半透明，无腥臭者为佳。洗净，切段或片，干燥，滑石粉炒后用。

【药性】 咸，热。归肾经。

【功效】 暖肾壮阳，益精补髓。

【应用】

**1. 肾阳亏虚，阳痿精冷，精少不育** 本品性热壮阳，咸以入肾，为血肉有情之品，有补肾壮阳、益精补髓之功。治肾阳亏虚，腰膝痿弱，阳痿不举，精寒不育，尿频便溏，腹中冷痛等症，常与人参、鹿茸、附子等药同用。治疗精少不育之症，可与鹿茸、紫河车、人参等同用。

**2. 肾阳衰微，心腹冷痛** 本品长于补肾壮阳，用治肾阳衰微，下元久冷，虚寒攻冲，心腹冷痛，可配伍吴茱萸、甘松、高良姜等，共收补阳散寒之功。

【用法用量】 研末服，每次1～3g，每日2～3次。

【使用注意】 阴虚火旺及骨蒸劳嗽等忌用。

【现代研究】

**1. 化学成分** 本品主要含有雄性激素、蛋白质及脂肪等。

**2. 药理作用** 海狗肾有雄性激素样作用。

附药：黄狗肾

本品为哺乳动物犬科黄狗 *Canis familiaris* L. 的阴茎和睾丸。又名狗鞭。性味咸，温；归肾经。功能壮阳益精。适用于肾虚精亏，阳痿宫冷，健忘耳鸣，神思恍惚，腰酸足软。研粉冲服或入丸、散剂服，1～3g。鲜品可加调料煮熟服食。阴虚火旺者不宜用。

## 海　马
### Hǎimǎ（《本草拾遗》）

本品为海龙科动物线纹海马 *Hippocampus kelloggi* Jordan et Snyder、刺海马 *Hippocampus histrix* Kaup、大海马 *Hippocampus kuda* Bleeker、三斑海马 *Hippocampus trimaculatus* Leach 或小海马（海蛆）*Hippocampus japonicus* Kaup 的干燥体。主产于广东、福建、台湾。夏、秋二季捕捞，洗净，晒干；或除去皮膜和内脏，晒干。本品气微腥，味微咸。以个大、色黄白、头尾齐全者为佳。用时捣碎或研粉。

【药性】　甘、咸，温。归肝、肾经。

【功效】　温肾壮阳，散结消肿。

【应用】

**1.肾虚阳痿，遗精遗尿**　本品甘温，温肾壮阳，治肾虚阳痿、遗精遗尿等症，常与鹿茸、人参、熟地黄等配伍应用；治夜尿频繁，可与桑螵蛸、覆盆子、枸杞子等同用。

**2.肾虚作喘**　本品补益肾阳，有引火归元之功。治肾阳不足，摄纳无权之虚喘，常与蛤蚧、核桃仁、人参等配伍。

**3.癥瘕积聚，跌仆损伤**　本品入血分，有助阳活血、调气止痛之能。治气滞血瘀之癥瘕积聚，可与木香、大黄、莪术等同用；治气血不畅，跌打瘀肿，可与血竭、当归、乳香等配伍。

**4.痈肿疔疮**　本品外用散结消肿，可治痈肿疔疮。

【用法用量】　煎服，3～9g。外用适量，研末敷患处。

【使用注意】　孕妇及阴虚火旺者不宜服用。

【现代研究】

**1.化学成分**　本品主要含有大量的镁和钙，其次为锌、铁、锶、锰，以及少量的钴、镍和镉。

**2.药理作用**　海马的乙醇提取物，可延长正常雌小鼠的动情期，并使子宫及卵巢（正常小鼠）重量增加。海马能延长小鼠缺氧下的存活时间，延长小鼠的游泳时间，显示了较好的抗应激能力。

### 附药：海龙

本品为海龙科动物刁海龙 *Solenognathus hardwickii*（Gray）、拟海龙 *Syngnathoides biaculeatus*（Bloch）或尖海龙 *Syngnathus acus* Linnaeus 的干燥体。性味甘、咸，温；归肝、肾经。功能温肾壮阳，散结消肿。适用于肾阳不足，阳痿遗精，癥瘕积聚，瘰疬痰核，跌仆损伤；外治痈肿疔疮。煎服，3～9g。外用适量，研末敷患处。

## 哈蟆油
### Hāmáyóu（《神农本草经》）

本品为蛙科动物中国林蛙 *Rana temporaria chensinensis* David 雌蛙的输卵管，经采制干燥而得。又名哈士蟆油，俗称蛤蟆油。主产于黑龙江、吉林、辽宁。本品气腥，味微甘，嚼之有黏滑感。以色黄白、有光泽、片大肥厚、表面不带皮膜者为佳。

【药性】 甘、咸，平。归肺、肾经。

【功效】 补肾益精，养阴润肺。

【应用】

**1. 病后体虚，神疲乏力，心悸失眠，盗汗** 本品入肺、肾二经，善于补益肺肾，有强壮体魄、补虚抚羸之能。治病后、产后，伤血耗气，虚弱羸瘦，体虚盗汗等症，可单用；治盗汗可与党参、黄芪、熟地黄等配伍。

**2. 痨嗽咳血** 本品补肺益肾，治肺肾阴伤，痨嗽咳血，以本品与白木耳蒸服，或与人参、熟地黄、核桃仁等配伍。

【用法用量】 5～15g，用水浸泡，炖服，或作丸剂服。

【现代研究】

**1. 化学成分** 本品主要含睾酮、黄体酮、雌二醇、色氨酸、赖氨酸、蛋氨酸、亮氨酸、维生素 A、维生素 E，及金属元素 K、Na、Mg 等。

**2. 药理作用** 哈蟆油有较好的强壮作用；其脂溶性成分能促进动物性成熟。本品能增强机体免疫功能及应激能力；具有抗疲劳及抗衰老作用。

# 第三节 补血药

本类药物大多甘温质润，主入心、肝经。具有补血的功效，主治血虚证，症见面色苍白或萎黄，唇爪苍白，眩晕耳鸣，心悸怔忡，失眠健忘，或月经愆期、量少色淡，甚则闭经，舌淡脉细等。有的兼能滋养肝肾，也可用治肝肾精血亏虚所致的眩晕耳鸣、腰膝酸软、须发早白等。

使用补血药常配伍补气药，即所谓"有形之血不能自生，生于无形之气"。补血药多滋腻黏滞，故脾虚湿阻，气滞食少者慎用。必要时，可配伍化湿、行气、消食药，以助运化。

## 当 归
### Dāngguī (《神农本草经》)

本品为伞形科植物当归 *Angelica sinensis*（Oliv.）Diels 的干燥根。主产于甘肃。秋末采挖，除去须根及泥沙，待水分稍蒸发后，捆成小把，上棚，用烟火缓缓熏干。切薄片。本品有浓郁的香气，味甘、辛、微苦。以质柔、切面黄白色、气香浓郁者为佳。生用或酒炙用。

【药性】 甘、辛，温。归肝、心、脾经。

【功效】 补血活血，调经止痛，润肠通便。

【应用】

**1. 血虚萎黄，眩晕心悸** 本品甘温质润，长于补血，为补血之圣药。治血虚萎黄、心悸失眠，常与熟地黄、白芍、川芎配伍，如四物汤（《和剂局方》）。若气血两虚者，常配伍黄芪、人参等以补气生血，如当归补血汤（《兰室秘藏》）、人参养荣汤（《温疫论》）。

**2. 血虚、血瘀之月经不调，经闭痛经** 本品味甘而辛，既善补血，又能活血，"诚为血中之气药，亦血中之圣药"。因长于活血行滞止痛，故为妇科补血活血、调经止痛之要药，又因其性温，故血虚、血瘀有寒者用之尤为适宜。用治妇女月经不调、经闭、痛经，证属血虚者，常与熟地黄、白芍、川芎等补血、活血药配伍，如四物汤（《和剂局方》）；若兼血瘀者，可增加桃仁、红花等活血调经药，如桃红四物汤（《医宗金鉴》）；若月经不调、经闭、痛经，证属冲任虚寒、瘀血阻滞者，可配伍白芍、桂枝、吴茱萸等，如温经汤（《金匮要略》）；证属肝郁气滞者，可配伍柴胡、白芍、白术等，如逍遥散（《和剂局方》）；证属肝郁化火、热迫血行者，可配伍牡丹皮、栀子、柴胡等，如丹栀逍遥散（《校注妇人良方》）；证属气血两虚者，可配伍人参、白术、熟地黄等，如八珍汤（《正体类要》）。

**3. 虚寒腹痛，风湿痹痛，跌仆损伤，痈疽疮疡**　本品辛行温通，为活血行瘀之良药。本品补血活血、散寒止痛，用治血虚血瘀寒凝之腹痛，可与桂枝、生姜、白芍等同用，如当归生姜羊肉汤（《金匮要略》）、当归建中汤（《千金要方》）；用治风寒痹痛、肢体麻木，常与羌活、防风、秦艽等药同用，如蠲痹汤（《百一选方》）；本品活血止痛，用治跌打损伤、瘀血作痛，常与乳香、没药、桃仁等同用，如复元活血汤（《医学发明》）、活络效灵丹（《医学衷中参西录》）；用治疮疡初起、肿胀疼痛，可与金银花、赤芍、天花粉等药同用，如仙方活命饮（《校注妇人良方》）；用治痈疽溃后不敛，可与黄芪、人参、肉桂等同用，如十全大补汤（《和剂局方》）；用治脱疽溃烂，阴血伤败，亦可与金银花、玄参、甘草同用，如四妙勇安汤（《验方新编》）。

**4. 血虚肠燥便秘**　本品补血以润肠通便，用治血虚肠燥便秘，常与肉苁蓉、牛膝、升麻等同用，如济川煎（《景岳全书》）；亦可与生何首乌、火麻仁、桃仁等同用。

【**用法用量**】　煎服，6～12g。生当归质润，长于补血、调经、润肠通便，常用于血虚证、血虚便秘、痈疽疮疡等。酒当归功善活血调经，常用于血瘀经闭、痛经，风湿痹痛，跌仆损伤等。又传统认为，当归身偏于补血，当归头偏于止血，当归尾偏于活血，全当归偏于和血（补血活血）。

【**使用注意**】　湿盛中满、大便溏泻者慎用。

【**现代研究**】

**1. 化学成分**　本品主要含挥发油：藁本内酯，正丁烯呋内酯，香荆芥酚，马鞭草烯酮，黄樟醚，对乙基苯甲醛等；有机酸类成分：阿魏酸，香草酸，烟酸，琥珀酸。本品还含多糖、维生素、氨基酸等。《中国药典》规定本品含挥发油不得少于 0.4%（ml/g），含阿魏酸（$C_{10}H_{10}O_4$）不得少于 0.050%。

**2. 药理作用**　当归精油有抑制子宫肌收缩作用；当归水提液能显著促进血红蛋白及红细胞的生成，显著扩张冠脉及增加冠脉血流量，抗凝血和改善微循环。此外，本品还有提高免疫功能、抗肝损伤、降血脂、抗炎镇痛作用。

## 熟地黄
Shúdìhuáng（《本草拾遗》）

本品为玄参科植物地黄 *Rehmannia glutinosa* Libosch. 的干燥块根，经炮制加工品制成。其制法为取生地黄，照酒炖法炖至酒吸尽，取出，晾晒至外皮黏液稍干时，切厚片或块，干燥，即得；或照酒蒸法蒸至黑润，取出，晒至约八成干，切厚片或块，干燥，即得。本品气微，味甜。以块肥大、断面乌黑色、味甜者为佳。

【**药性**】　甘，微温。归肝、肾经。

【**功效**】　补血滋阴，益精填髓。

【**应用**】

**1. 血虚萎黄，心悸怔忡，月经不调，崩漏下血**　本品甘温质润，补阴益精以生血，"大补血虚不足"（《珍珠囊》），为治疗血虚证之要药。用治血虚萎黄，眩晕，心悸失眠，月经不调，崩漏等，常与当归、白芍、川芎同用，如四物汤（《和剂局方》）；若血虚心悸怔忡，可与远志、酸枣仁等安神药同用；若血虚崩漏下血者，可与阿胶、艾叶等养血、止血药同用，如胶艾汤（《金匮要略》）；若气血两虚者，常与人参、当归等同用，如八珍汤（《正体类要》）。

**2. 肝肾阴虚，腰膝酸软，骨蒸潮热，盗汗遗精，内热消渴** 本品味甘滋润，入肝肾善于滋补阴血，为治疗肝肾阴虚证之要药。古人谓其"大补五脏真阴"，能补肝肾、益精髓。用治肝肾阴虚之腰膝酸软、遗精、盗汗、耳鸣、耳聋及消渴等，常与山茱萸、山药等同用，如六味地黄丸（《小儿药证直诀》）；用治肝肾阴虚，虚火上炎，骨蒸潮热，颧红盗汗，耳鸣遗精等，常与知母、黄柏、山茱萸等同用，如知柏地黄丸（《医方考》）。

**3. 肝肾不足，精血亏虚，眩晕耳鸣，须发早白** 本品有补益肝肾、益精填髓作用。用治肝肾不足，精血亏虚，须发早白，常与何首乌、牛膝、菟丝子等同用；用治肝肾不足，精血亏虚所致的五迟五软，可与龟甲、锁阳、狗脊等补肾强骨之品同用。

【用法用量】 煎服，9～15g。

【使用注意】 本品性质黏腻，有碍消化，凡气滞痰多，湿盛中满、食少便溏者慎用。若重用久服，宜与陈皮、砂仁等同用，以免滋腻碍胃。

【鉴别用药】 鲜地黄、生地黄与熟地黄三药均能养阴生津，治疗阴虚津亏诸证。不同之处在于：鲜地黄甘苦大寒，滋阴之力虽弱，但滋腻性较小，长于清热凉血、生津止渴，多用治血热阴亏属热邪较盛者；生地黄甘寒质润，清热凉血之力稍逊于鲜地黄，但养阴生津之力强于鲜地黄，滋腻性亦较小，长于治疗热入营血、热病伤阴、阴虚发热诸证，滋阴力不及熟地黄；熟地黄甘微温，滋腻性大，入肝肾而功专补血滋阴、填精益髓，长于治疗血虚证及肝肾亏虚证。

【现代研究】

**1. 化学成分** 熟地黄是生地黄的炮制品，其化学成分与生地黄相类似，主要含苯乙烯苷类成分（如毛蕊花糖苷等），还含有单糖、多种氨基酸等。《中国药典》规定本品含地黄苷 D（$C_{27}H_{42}O_{20}$）不得少于 0.050%。

**2. 药理作用** 本品水煎液、醇提物对失血或缺铁性贫血模型动物有促进造血作用；水煎液能使甲亢型阴虚大鼠的体重减轻得以缓解，改善体内 AD 水平，改善学习记忆；地黄寡糖及梓醇有降血糖作用，地黄多糖及低聚糖有提高免疫功能作用。本品还有抗衰老、防止骨质疏松等作用。

# 白 芍
Báisháo（《神农本草经》）

本品为毛茛科植物芍药 Paeonia lactiflora Pall. 的干燥根。主产于浙江、安徽。夏、秋二季采挖，洗净，除去头尾和细根，置沸水中煮后除去外皮或去皮后再煮，晒干。切薄片。本品气微，味微苦、酸。以质坚实、类白色、粉性足者为佳。生用、清炒用或酒炙用。

【药性】 苦、酸，微寒。归肝、脾经。

【功效】 养血调经，敛阴止汗，柔肝止痛，平抑肝阳。

【应用】

**1. 血虚萎黄，月经不调，崩漏** 本品味酸，主入肝经，偏益肝之阴血。用治血虚面色萎黄，眩晕心悸，或月经不调，经行腹痛，崩中漏下等，常与熟地黄、当归、川芎同用，如四物汤（《和剂局方》）；若血虚有热，月经不调，可配伍黄芩、黄柏、续断等，如保阴煎（《景岳全书》）；若崩漏下血，可与阿胶、艾叶等养血、止血药同用。

**2. 自汗，盗汗**　本品有敛阴止汗之功。若外感风寒，营卫不和之汗出恶风，可配伍温经通阳的桂枝，以调和营卫，如桂枝汤（《伤寒论》）；用治虚劳自汗不止，常配伍黄芪、白术等；若阴虚盗汗，可与龙骨、牡蛎、浮小麦等同用。

**3. 胁肋脘腹疼痛，四肢挛急疼痛**　本品酸敛肝阴，养血柔肝而止痛，治疗血虚肝郁，胁肋疼痛，常配伍当归、柴胡等补血、疏肝药，如逍遥散（《和剂局方》）；本品也可调肝理脾，柔肝止痛，治疗脾虚肝旺，腹痛泄泻，可与白术、防风、陈皮同用，如痛泻要方（《景岳全书》）；若治疗痢疾腹痛，可与木香、黄连等清热燥湿、理气药同用，如芍药汤（《素问病机气宜保命集》）；若治阴血亏虚，筋脉失养而致手足挛急作痛，常配伍甘草以缓急止痛，如芍药甘草汤（《伤寒论》）。

**4. 肝阳上亢，头痛眩晕**　本品养血敛阴、平抑肝阳，为治肝阳上亢之常用药，常配伍牛膝、代赭石、龙骨等，如镇肝熄风汤、建瓴汤（《医学衷中参西录》）。

【用法用量】　煎服，6 ~ 15g。平抑肝阳、敛阴止汗多生用，养血调经、柔肝止痛多炒用或酒炒用。

【使用注意】　不宜与藜芦同用。阳衰虚寒之证不宜使用。

【鉴别用药】　白芍与赤芍在《神农本草经》中不分，通称芍药，唐末宋初，始将二者区分。两者性均微寒，但前人谓"白补赤泻，白收赤散"，一语而道破二者的主要区别。一般认为，在功效方面，白芍长于养血调经、敛阴止汗、平抑肝阳；赤芍则长于清热凉血、活血散瘀、清泻肝火。在应用方面，白芍主治阴血亏虚，肝阳偏亢诸证；赤芍主治血热、血瘀、肝火所致诸证。又白芍、赤芍皆能止痛，均可用治疼痛。但白芍长于养血柔肝、缓急止痛，主治肝阴不足，血虚肝旺，肝气不舒所致的胁肋疼痛、脘腹四肢拘挛作痛；而赤芍则长于活血祛瘀止痛，主治血滞诸痛，因能清热凉血，故血热瘀滞者尤为适宜。

【现代研究】

**1. 化学成分**　本品主要含单萜类成分：芍药苷，氧化芍药苷，苯甲酰芍药苷，芍药苷元酮，没食子酰芍药苷，芍药内酯 A、B、C；甾醇类成分：$\beta$- 谷甾醇；鞣质类成分：1,2,3,6- 四没食子酰基葡萄糖，没食子酸，右旋儿茶素；酚类成分：丹皮酚。《中国药典》规定本品含芍药苷（$C_{23}H_{28}O_{11}$）不得少于 1.6%，饮片不得少于 1.2%。

**2. 药理作用**　本品总皂苷有抗肾损伤、抗肝损伤、抗脑缺血的作用，水煎液具有镇静、抗抑郁、调节胃肠功能的作用，水煎液与总皂苷均有调节免疫、抗炎等作用。芍药苷、白芍总苷对醋酸引起的扭体反应有明显的镇痛作用，芍药苷及白芍浸出液具有较好的解痉作用。

## 阿 胶

Éjiāo（《神农本草经》）

本品为马科动物驴 *Equus asinus* L. 的干燥皮或鲜皮经煎煮、浓缩制成的固体胶。主产于山东。本品气微，味微甘。以乌黑、断面光亮、质脆、味甘者为佳。捣成碎块用，或取阿胶，烘软，切成 1cm 左右的丁，照烫法用蛤粉或蒲黄烫至成阿胶珠用。

【药性】　甘，平。归肺、肝、肾经。

【功效】　补血，止血，滋阴润燥。

【应用】

**1. 血虚萎黄，眩晕心悸，肌痿无力**　本品为血肉有情之品，甘温质润，为补血要药。多用治血虚萎黄，眩晕心悸，肌痿无力等症，尤善治出血而致血虚者。可单用本品，亦常配伍熟地黄、当归、白芍等，如阿胶四物汤（《杂病源流犀烛》）；用治气虚血少之心动悸、脉结代，可与桂枝、甘草、人参等同用，如炙甘草汤（《伤寒论》）。

**2. 吐血尿血，便血崩漏，妊娠胎漏**  本品味甘质黏，止血作用好，为止血要药。常用治吐血尿血、便血崩漏、妊娠胎漏，对于出血而兼阴虚、血虚者尤为适宜，单用即可，临证多与其他药物配伍以增效。治阴虚血热吐衄，常配伍生地黄、白茅根等药；治肺痨嗽血，可配伍人参、天冬、白及等药，如阿胶散（《直指方》）；治血虚血寒妇人崩漏下血等，可与熟地黄、当归、白芍等同用，如胶艾汤（《金匮要略》）；治中焦虚寒，脾不统血之吐血、衄血、便血、崩漏，可配伍白术、灶心土、附子等，如黄土汤（《金匮要略》）。

**3. 热病伤阴、心烦不眠，虚风内动、手足瘛疭**  本品养阴以滋肾水，阴液亏虚诸证常用。治疗热病伤阴，肾水亏而心火亢，心烦不得眠，常与黄连、白芍、鸡子黄等同用，如黄连阿胶汤（《伤寒论》）；用治温热病后期，真阴欲竭，虚风内动，手足瘛疭，可与龟甲、鳖甲、牡蛎等同用，如大、小定风珠（《温病条辨》）。

**4. 肺燥咳嗽，劳嗽咳血**  本品滋阴润肺，用治肺热阴虚，燥咳痰少，咽喉干燥，痰中带血，常与马兜铃、牛蒡子、苦杏仁等同用，如补肺阿胶汤（《小儿药证直诀》）；用治燥邪伤肺，干咳无痰，心烦口渴，鼻燥咽干等，可与桑叶、苦杏仁、麦冬等同用，如清燥救肺汤（《医门法律》）；用治肺肾阴虚，劳嗽咳血，可与天冬、麦冬、百部等滋阴润肺药同用，如月华丸（《医学心悟》）。

【用法用量】  煎服，3 ～ 9g，烊化兑服。润肺宜蛤粉炒，止血宜蒲黄炒。

【使用注意】  本品性质黏腻，有碍消化，故脾胃虚弱、食少便溏者慎用。

【现代研究】

**1. 化学成分**  本品主要含蛋白及肽类成分，经水解后得到多种氨基酸，如甘氨酸、L- 脯氨酸、L- 羟脯氨酸、谷氨酸、丙氨酸、精氨酸、天冬氨酸、赖氨酸、苯丙氨酸、丝氨酸、组氨酸等。《中国药典》规定本品含 L- 羟脯氨酸不得少于 8.0%，甘氨酸不得少于 18.0%，丙氨酸不得少于 7.0%，L- 脯氨酸不得少于 10.0%；含特征多肽以驴源多肽 $A_1$（$C_{41}H_{68}N_{12}O_{13}$）和驴源多肽 $A_2$（$C_{51}H_{82}N_{18}O_{18}$）的总量计应不得少于 0.15%。

**2. 药理作用**  本品有促进造血、降低血黏度、抗肺损伤、增强免疫等作用，能提高小鼠耐缺氧、耐寒冷、耐疲劳和抗辐射能力。此外，本品还有抗炎、抗肿瘤、抗休克等作用。

# 何首乌

Héshǒuwū（《日华子本草》）

本品为蓼科植物何首乌 *Polygonum multiforum* Thunb. 的干燥块根。主产于河南、湖北、广东、广西、贵州。秋、冬二季叶枯萎时采挖，削去两端，洗净，个大的切成块，干燥，切厚片或块，称生何首乌。取生何首乌片或块，照炖法用黑豆汁拌匀，置非铁质的适宜容器内，炖至汁液吸尽；或照蒸法清蒸或用黑豆汁拌匀后蒸，蒸至内外均呈棕褐色，晒至半干，切片，干燥，称制何首乌。生何首乌气微，味微苦而甘涩，以切面有云锦状花纹、粉性足者为佳；制何首乌气微，味微甘而苦涩，以质坚硬、断面角质样、棕褐色或黑色者为佳。

【药性】  苦、甘、涩，微温。归肝、心、肾经。

【功效】  制何首乌：补肝肾，益精血，乌须发，强筋骨，化浊降脂。生何首乌：解毒，消痈，截疟，润肠通便。

【应用】

**1. 血虚萎黄，眩晕耳鸣，须发早白，腰膝酸软，肢体麻木，崩漏带下**　制何首乌功善补肝肾、益精血、乌须发、强筋骨，兼能收敛，不寒，不燥，不腻，为滋补良药。用治血虚萎黄，失眠健忘，常与熟地黄、当归、酸枣仁等同用；用治精血亏虚，腰膝酸软，肢木麻木，头晕眼花，须发早白及肾虚无子，常与当归、枸杞子、菟丝子等同用，如七宝美髯丹（《积善堂方》）；用治肝肾亏虚，腰膝酸软，头晕目花，眩晕耳鸣，常配桑椹、杜仲、黑芝麻等；用治妇女肝肾亏虚之月经不调及崩漏等，可与当归、白芍、熟地黄等同用。

**2. 高脂血症**　制何首乌能化浊降脂，用治高脂血症，可单用或与墨旱莲、女贞子等同用。

**3. 疮痈，瘰疬，风疹瘙痒**　生何首乌有解毒消痈散结之功。治疗瘰疬结核，可单用内服或外敷，或与夏枯草、土贝母等同用；治遍身疮肿痒痛，可与防风、苦参、薄荷等同用，煎汤外洗；用治湿热疮毒，黄水淋漓，可与苦参、白鲜皮等同用。

**4. 久疟体虚**　生何首乌有截疟之功。治疗疟疾日久，气血虚弱，可与人参、当归等补气养血药同用，如何人饮（《景岳全书》）。

**5. 肠燥便秘**　生何首乌有润肠通便之效。若年老体弱之人精血亏虚、肠燥便秘者，可单用或与肉苁蓉、当归、火麻仁等润肠通便药同用。

【用法用量】　煎服，制何首乌 6 ～ 12g，生何首乌 3 ～ 6g。

【使用注意】　本品制用偏于补益，且兼收敛之性，湿痰壅盛者忌用；生用滑肠通便，大便溏泄者忌用。何首乌可能有引起肝损伤的风险，故不宜长期、大量服用。

【现代研究】

**1. 化学成分**　生何首乌主要含蒽醌类、二苯乙烯苷类化合物，蒽醌类成分主要为大黄素、大黄酚、大黄素甲醚、大黄酸、大黄酚蒽酮等，二苯乙烯苷类成分主要为 2,3,5,4′- 四羟基二苯乙烯 -2-$O$-$\beta$-D- 葡萄糖苷、2′-$O$- 单没食子酰基乙 -2,3,5,4′- 四羟基二苯乙烯 -2-$O$-$\beta$-D- 葡萄糖苷等；还含卵磷脂、粗脂肪等。制首乌除含上述成分外，还含炮制过程中产生的糖的麦拉德反应产物 2,3- 二氢 -3,5- 二羟基 -6- 甲基 -4 氢 – 吡喃 -4- 酮、3,5- 二羟基 -2- 甲基 -4 氢 – 吡喃 -4- 酮、5- 羟甲基糠醛、琥珀酸等。《中国药典》规定本品药材含 2,3,5,4′- 四羟基二苯乙烯 -2-$O$-$\beta$-D- 葡萄糖苷（$C_{20}H_{22}O_9$）不得少于 1.0%，制首乌不得小于 0.70%；结合蒽醌以大黄素（$C_{15}H_{10}O_5$）和大黄素甲醚（$C_{16}H_{12}O_5$）的总量计，药材不得少于 0.10%，生何首乌饮片不得小于 0.05%；制首乌含游离蒽醌以大黄素（$C_{15}H_{10}O_5$）和大黄素甲醚（$C_{16}H_{12}O_5$）的总量计，不得少于 0.10%。

**2. 药理作用**　生何首乌有促进肠管运动和轻度泻下作用，还有抗氧化、抗炎、抗菌、抗病毒、抗癌、抗诱变、降血脂、抗动脉粥样硬化、提高记忆等作用。制何首乌能增加老年小鼠和青年小鼠脑和肝中蛋白质含量，抑制脑和肝组织中的 B 型单胺氧化酶活性；抑制老年小鼠的胸腺萎缩，抗骨质疏松，对抗环磷酰胺的免疫抑制；促进骨髓造血，降低急性高脂血症模型家兔的高胆固醇，使之恢复正常水平。

**3. 不良反应**　口服何首乌及其成方制剂可能有引起肝损伤的风险，超剂量、长期连续用药、同时服用其他可导致肝损伤药品等可能会增加此风险，生何首乌较之制何首乌可能更易导致肝损伤。但总体来看，其所致肝损伤病例一般属轻、中度，多呈可逆性。停药、对症治疗后，预后多较好，虽有严重肝损伤的个案病例报告，但未见迟发型肝毒性的文献报道。何首乌及其成方制剂所致肝损伤不良反应的临床表现主要有全身乏力、消化道症状（食欲不振、厌油等）、黄疸表现（尿黄、目黄、皮肤黄染等）、实验室检查异常（胆红素及转氨酶升高等）。

# 龙眼肉
Lóngyǎnròu（《神农本草经》）

本品为无患子科植物龙眼 *Dimocarpus longan* Lour. 的假种皮。主产于广东、广西、福建。夏、秋二季采收成熟果实，干燥，除去壳、核，晒至干爽不黏。本品气微香，味甜。以肉厚、片大、色棕黄、味甜者为佳。生用。

【药性】　甘，温。归心、脾经。

【功效】　补益心脾，养血安神。

【应用】

**气血不足，心悸怔忡，健忘失眠，血虚萎黄**　本品能补心脾、益气血、安神，既不滋腻，又不壅滞，为滋补良药。治疗心脾两虚、气血不足，心悸怔忡，健忘失眠，血虚萎黄，常与人参、当归、酸枣仁等同用，如归脾汤（《济生方》）。用于年老体衰、产后、大病之后，气血亏虚，可单用本品，加白糖蒸熟，开水冲服，如玉灵膏（一名代参膏）（《随息居饮食谱》）。

【用法用量】　煎服，9～15g。

【使用注意】　湿盛中满及有停饮、痰、火者慎用。

【现代研究】

**1.化学成分**　本品主要含葡萄糖、果糖、蔗糖、腺嘌呤和胆碱等。其还含蛋白质、有机酸、脂肪，以及维生素 $B_1$、$B_2$、P、C 等成分。

**2.药理作用**　本品可延长小鼠常压耐缺氧存活时间，降低低温下死亡率。此外，本品还有促进造血、抗应激、抗焦虑、抗菌、抗衰老等作用。

# 第四节　补阴药

本类药物药性大多味甘性寒凉质润，具有滋养阴液、生津润燥之功，兼能清热，主治阴虚津亏证。补阴包括补肺阴、补胃（脾）阴、补肝阴、补肾阴、补心阴等，分别主治肺阴虚、胃（脾）阴虚、肝阴虚、肾阴虚、心阴虚证。阴虚证主要表现：一是阴液不足，不能滋润脏腑组织，出现皮肤、咽喉、口鼻、眼目干燥或肠燥便秘。二是阴虚生内热，出现午后潮热、盗汗、五心烦热、两颧发红；或阴虚阳亢，出现头晕目眩。不同脏腑的阴虚证还各有其症状：肺阴虚，可见干咳少痰、咳血或声音嘶哑；胃阴虚，可见口干咽燥、胃脘隐痛、饥不欲食，或脘痞不舒，或干呕呃逆等；脾阴虚大多是脾之气阴两虚，可见食纳减少、食后腹胀、便秘、唇干少津、干呕、呃逆、舌干苔少等；肝阴虚可见头晕耳鸣、两目干涩，或肢麻筋挛、爪甲不荣等；肾阴虚可见头晕目眩、耳鸣耳聋、牙齿松动、腰膝酸痛、遗精等；心阴虚可见心悸怔忡、失眠多梦等。

使用本类药物治疗热邪伤阴或阴虚内热证，常与清热药配伍，以利阴液的固护或阴虚内热的消除。用于不同脏腑的阴虚证，还应针对各种阴虚证的不同临床表现，分别配伍止咳化痰、降逆和中、润肠通便、健脾消食、平肝、固精止遗、安神等药，以标本兼顾。如阴虚兼血虚或气虚者，又需与补血药或补气药同用。

本类药大多有一定滋腻性，故脾胃虚弱、痰湿内阻、腹满便溏者慎用。

## 北沙参

Běishāshēn (《本草汇言》)

本品为伞形科植物珊瑚菜 *Glehnia littoralis* Fr. Schmidtex Miq. 的干燥根。主产于山东、河北、辽宁。夏、秋二季采挖，除去须根，洗净，稍晾，置沸水中烫后，除去外皮，干燥；或洗净直接干燥。本品气特异，味微甘。以根条粗细均匀、质地坚实、去净栓皮、色黄白者为佳。切段，生用。

【药性】 甘、微苦，微寒。归肺、胃经。

【功效】 养阴清肺，益胃生津。

【应用】

**1. 肺热燥咳，阴虚劳嗽痰血** 本品甘润微苦微寒，能补肺阴，兼能清肺热。用于阴虚肺燥有热之干咳少痰、久咳劳嗽或咽干音哑等症，常与麦冬、玉竹、桑叶等配伍，如沙参麦冬汤（《温病条辨》）；治阴虚劳热，咳嗽咳血，可与知母、川贝母、麦冬、鳖甲等同用。

**2. 胃阴不足，热病津伤，咽干口渴** 本品甘寒能养胃阴，苦寒能清胃热，常用于胃阴虚有热之口干多饮、饥不欲食、大便干结、舌苔光剥或舌红少津，或胃脘隐痛、干呕、嘈杂，或热病津伤，咽干口渴，常与石斛、玉竹、乌梅等养阴生津之品同用。胃阴脾气俱虚者，宜与山药、太子参、黄精等养阴、益气健脾之品同用。

【用法用量】 煎服，5～12g。

【使用注意】 不宜与藜芦同用。

【现代研究】

**1. 化学成分** 本品主要含多糖、香豆素、香豆素苷、聚炔类、黄酮类、脂肪酸等成分。

**2. 药理作用** 北沙参多糖有抑制体液、细胞免疫作用，降血糖作用。北沙参50%甲醇提取液对酪氨酸酶的活性有明显抑制作用。乙醇提取物对急性肝损伤有保护作用。香豆素及聚炔类具有抗菌、抗真菌、镇静、镇痛作用。聚炔类成分法卡林二醇，对EB病毒阳性的抑制活性也增强10倍。北沙参水提液对多种癌细胞具有抑制作用。北沙参水提、醇提液有明显的抗突变作用。线型呋喃香豆素，具有明显的抗癌作用，其中欧前胡素和异欧前胡素的抑制作用最强。

## 南沙参

Nánshāshēn (《神农本草经》)

本品为桔梗科植物轮叶沙参 *Adenophora tetraphylla*（Thunb.）Fisch. 或沙参 *Adenophora stricta* Miq. 的干燥根。主产于安徽、浙江、江苏、贵州。春、秋二季采挖，除去须根，洗后趁鲜刮去粗皮，洗净，干燥。本品气微，味微甘。以根粗大、饱满、无外皮、色黄白者佳。切厚片，生用。

【药性】 甘，微寒。归肺、胃经。

【功效】 养阴清肺，益胃生津，化痰，益气。

【应用】

**1. 肺热燥咳，阴虚劳嗽，干咳痰黏** 本品甘润微寒，能补肺阴、润肺燥，亦能清肺热，用于阴虚劳嗽，肺热燥咳，干咳少痰、咽干音哑或咳血等症，常与麦冬、知母、川贝母等养阴润肺止咳药同用。本品因有化痰之功，故宜用于肺燥痰黏，咯痰不利者。

**2. 胃阴不足，食少呕吐，气阴不足，烦热口干**　本品甘寒养阴，能养胃阴、清胃热，用于胃阴虚有热之口燥咽干、大便秘结、食少呕吐、舌红少津等症。本品兼能补益脾气，对于胃阴脾气俱虚之证，有气阴双补之功，故尤宜于热病后期，气阴两虚而余热未清不受温补者，常与玉竹、麦冬、生地黄等养胃阴、清胃热药配伍，如益胃汤（《温病条辨》）。用于气阴不足，烦热口干者，常配伍人参、北沙参、麦冬等补气、养阴清热药。

【用法用量】　煎服，9～15g。

【使用注意】　不宜与藜芦同用。

【鉴别用药】　南沙参与北沙参来源于两种不同植物，而二者功用相似，均以养阴清肺、益胃生津为主要功效，用于肺阴虚证和胃阴虚证。但北沙参清养肺胃作用稍强，多用于肺胃阴虚有热，症见燥咳无痰、阴虚劳嗽、津伤口渴等；南沙参尚兼有益气、化痰作用，较宜于气阴两伤及燥痰咳嗽者。

【现代研究】

**1. 化学成分**　本品主要含三萜类成分：羽扇豆烯酮，蒲公英萜酮；甾醇类成分：$\beta$-谷甾醇棕榈酸酯等。本品还含生物碱类、黄酮类、多糖、鞣质等。

**2. 药理作用**　南沙参多糖具有抗辐射、延缓衰老、提高记忆、抗肝损伤及清除自由基的作用；南沙参乙醇提取物和乙酸乙酯提取物有镇咳祛痰作用；南沙参水提取物具有抗炎作用；南沙参水提物和多糖具有免疫调节作用，并有一定的抗肿瘤作用。

# 百　合
### Bǎihé（《神农本草经》）

本品为百合科植物卷丹 *Lilium lancifolium* Thunb.、百合 *Lilium brownii* F.E.Brown var.*viridulum* Baker 或细叶百合 *Lilium pumilum* DC. 的干燥肉质鳞叶。主产于湖南、湖北、江苏、浙江、安徽。秋季采挖，洗净，剥取鳞叶，置沸水中略烫，干燥。本品气微，味微苦。以鳞瓣均匀肉厚、筋少、质坚、色白、味微苦者为佳。生用或蜜炙用。

【药性】　甘，寒。归心、肺经。

【功效】　养阴润肺，清心安神。

【应用】

**1. 阴虚燥咳，劳嗽咳血**　本品味甘性寒，作用平和，能补肺阴，兼能清肺热，有养阴清肺、润燥止咳之效。用于阴虚肺燥有热之干咳少痰、咳血或咽干音哑等症，常与款冬花配伍，如百花膏（《济生方》）；治肺虚久咳，劳嗽咳血，常与生地黄、玄参、川贝母等润肺、祛痰药配伍，如百合固金汤（《慎斋遗书》）。

**2. 虚烦惊悸，失眠多梦，精神恍惚**　本品甘寒，入心经，能养阴清心、宁心安神。治虚热上扰，失眠，心悸，可与麦冬、酸枣仁、丹参等清心安神药同用；治百合病心肺阴虚内热，症见神志恍惚、情绪不能自主、口苦、小便赤、脉微数等，本品既能养心肺之阴，又能清心肺之热，还有一定的安神作用，常与知母、生地黄等养阴清热之品同用，如百合知母汤、百合地黄汤（《金匮要略》）。

【用法用量】　煎服，6～12g。清心安神宜生用，润肺止咳宜蜜炙用。

**【现代研究】**

**1. 化学成分** 本品主要含甾体皂苷类成分：岷江百合苷 A、D，26-*O*-β-D- 吡喃葡萄糖基 – 奴阿皂苷元 -3-*O*-α-L- 吡喃鼠李糖基 –（1→2）-β-D- 吡喃葡萄糖苷，百合皂苷，去乙酰百合皂苷等。本品还含多糖及少量秋水仙碱。《中国药典》规定本品含百合多糖以无水葡萄糖（$C_6H_{12}O_6$）计，不得少于 21.0%。

**2. 药理作用** 生品和蜜炙百合水提液均有镇咳和祛痰作用；百合水提液有镇静、抗缺氧和抗疲劳作用；百合多糖还能抗氧化，提高免疫功能，降低四氧嘧啶致高血糖模型小鼠的血糖；百合乙醇提取物、乙酸乙酯提取物抑制藤黄微球菌、金黄色葡萄球菌、大肠杆菌、黄霉菌、粪肠球菌、绿脓杆菌；百合鳞茎提取物抑制革兰阳性菌活性高于革兰阴性菌。

## 麦 冬
Màidōng（《神农本草经》）

本品为百合科植物麦冬 *Ophiopogon japonicus*（L.f）Ker-Gawl. 的干燥块根。主产于浙江、四川。夏季采挖，洗净，反复暴晒、堆置，至七八成干，除去须根，干燥。本品气微香，味甘、微苦。以肥大、淡黄白色、半透明、嚼之有黏性者为佳。生用。

**【药性】** 甘、微苦，微寒。归心、肺、胃经。

**【功效】** 养阴润肺，益胃生津，清心除烦。

**【应用】**

**1. 肺燥干咳，阴虚劳嗽，喉痹咽痛** 本品甘寒养阴，入肺经，善于养肺阴、清肺热，适用于阴虚肺燥有热之鼻燥咽干、干咳痰少、咳血、咽痛音哑等症，常与桑叶、杏仁、阿胶等清肺润燥之品配伍，如清燥救肺汤（《医门法律》）；治肺肾阴虚之劳嗽咳血，常与天冬配伍，即二冬膏（《摄生秘剖》）；治喉痹咽痛，常配伍玄参、桔梗、甘草，如玄麦甘桔含片（颗粒）（《中华人民共和国药典·一部》2020 年版）。

**2. 胃阴不足，津伤口渴，内热消渴，肠燥便秘** 本品味甘柔润，性偏苦寒，入胃经，长于益胃生津清热，常用于胃阴虚有热之舌干口渴，胃脘疼痛，呕吐，大便干结等症。如治热伤胃阴，口干舌燥，常与生地黄、玉竹、沙参等药同用，如益胃汤（《温病条辨》）；治胃阴不足之气逆呕吐，纳少，口渴咽干，常配伍人参、半夏等益气生津、降逆下气之品，如麦门冬汤（《金匮要略》）；治内热消渴，可与山药、天花粉、太子参等药同用；治热邪伤津之肠燥便秘，常与生地黄、玄参等养阴生津之品配伍，如增液汤（《温病条辨》）。

**3. 心阴虚及温病热扰心营，心烦失眠** 本品归心经，能养心阴，清心热，并略具除烦安神作用。用于心阴虚有热之心烦、失眠多梦等症，宜与生地黄、酸枣仁、柏子仁等养阴安神之品配伍，如天王补心丹（《摄生秘剖》）；治热伤心营，神烦少寐者，宜与黄连、生地黄、玄参等清心凉血养阴之品配伍，如清营汤（《温病条辨》）。

**【用法用量】** 煎服，6～12g。传统认为本品清养肺胃之阴多去心用，滋阴清心大多连心用。

**【使用注意】** 脾胃虚寒、食少便溏，以及外感风寒、痰湿咳嗽者忌服。

**【现代研究】**

**1. 化学成分** 本品主要含皂苷类成分：麦冬皂苷 B、D 等；高异黄酮类成分：甲基麦冬黄烷酮 A、B。本品还含多种氨基酸、微量元素、维生素 A 样物质、多糖等成分。《中国药典》规定本品含麦冬总皂苷以鲁斯可皂苷元（$C_{27}H_{42}O_4$）计不得少于 0.12%。

**2. 药理作用**　麦冬能增强网状内皮系统吞噬能力，升高外周白细胞；麦冬多糖可以促进体液免疫和细胞免疫，并诱生多种细胞因子，通过增强免疫功能发挥抗癌作用；麦冬多糖对脑缺血损伤有抗缺氧保护作用；麦冬能增强垂体肾上腺皮质系统作用，提高机体适应性；麦冬总皂苷有抗心律失常的作用，并能改善心肌收缩力，改善左心室功能与抗休克作用；麦冬多糖和总皂苷有降血糖作用，麦冬皂苷具有明显的抗炎活性；麦冬水煎液还有镇静、催眠、改善血液流变性和抗凝血的作用。

附药：山麦冬

本品为百合科植物湖北麦冬 *Liriope spicata*（Thunb.）Lour. var. *prolifera* Y. T. Ma 或短葶山麦冬 *Liriope muscari*（Decne.）Baily 的干燥块根。性味甘、微苦，微寒；归心、肺、胃经。功能养阴生津，润肺清心。适用于肺燥干咳，阴虚劳嗽，喉痹咽痛，津伤口渴，内热消渴，心烦失眠，肠燥便秘。煎服，9 ~ 15g。

# 天　冬
## Tiāndōng（《神农本草经》）

本品为百合科植物天冬 *Asparagus cochinchinensis*（Lour.）Merr. 的干燥块根。主产于贵州、四川、云南、广西。秋、冬二季采挖，洗净，除去茎基和须根，置沸水中煮或蒸至透心，趁热除去外皮，洗净，干燥。本品气微，味甜、微苦。以肥大、致密、黄白色、半透明者为佳。切薄片，生用。

【药性】　甘、苦，寒。归肺、肾经。

【功效】　养阴润燥，清肺生津。

【应用】

**1. 肺燥干咳，顿咳痰黏，劳嗽咳血**　本品甘润苦寒之性较强，有较强的滋阴润肺、清肺降火之功，适用于燥热伤肺、肺热咳嗽、肺肾阴虚之肺燥干咳，顿咳痰黏。治燥热咳嗽，单用熬膏服即可，如天门冬膏（《饮膳正要》）；或与麦冬、沙参、川贝母等药同用；治劳嗽咳血，或干咳痰黏，痰中带血，常配伍麦冬，如二冬膏（《张氏医通》）。

**2. 肾阴亏虚，腰膝酸痛，骨蒸潮热**　本品能滋肾阴，兼能降虚火，适宜于肾阴亏虚之腰膝酸痛、骨蒸潮热、内热消渴等证。治肾阴亏虚，眩晕耳鸣，腰膝酸痛者，常与熟地黄、枸杞子、牛膝等滋肾益精、强筋健骨之药同用；治阴虚火旺，骨蒸潮热者，宜与麦冬、知母、黄柏等滋阴降火之药配伍；治肺肾阴虚之咳嗽咳血，可与生地黄、阿胶、川贝母等养阴润肺、化痰止血药同用。

**3. 内热消渴，热病伤津，咽干口渴，肠燥便秘**　本品还有清热生津作用，可用于内热消渴，热病伤津，咽干口渴，肠燥便秘。治内热消渴，或热病伤津口渴，宜与生地黄、人参等养阴生津、益气之品配伍，如三才汤（《温病条辨》）；治津亏肠燥便秘者，宜与生地黄、当归、生首乌等养阴生津，润肠通便之品配伍。

【用法用量】　煎服，6 ~ 12g。

【使用注意】　脾胃虚寒、食少便溏，以及外感风寒、痰湿咳嗽者忌服。

【鉴别用药】　天冬与麦冬两者皆能养阴清肺热、润燥生津，同治肺热燥咳、阴虚劳嗽咳血，内热消渴及津枯肠燥便秘。但天冬清肺热、养肺阴的作用强于麦冬。此外，天冬还能滋肾阴，善治肾阴亏虚之骨蒸潮热、盗汗、遗精等。麦冬还能养胃生津、清心除烦，善治温热病或久病津伤之口干舌燥，阴虚有热或温病热入心营之神烦少寐等。

【现代研究】

**1. 化学成分** 本品主要含有甾体皂苷类成分：天冬呋甾醇寡糖苷 Asp－Ⅳ、Asp－Ⅴ、Asp－Ⅵ、Asp－Ⅶ，甲基原薯蓣皂苷，伪原薯蓣皂苷等；寡糖和多糖：寡糖Ⅰ～Ⅶ，天冬多糖 A～D；氨基酸：瓜氨酸，天冬酰胺，丝氨酸，苏氨酸等。

**2. 药理作用** 天冬酰胺有镇咳、祛痰、平喘作用。天冬提取物有降血糖作用。天冬水煎液、乙醇提取物和多糖成分均能延缓衰老，抑制脂质过氧化，提高自由基代谢相关酶的活性。其水煎液有增强体液免疫、细胞免疫和抗肿瘤作用。皂苷类成分具有抗血小板凝聚作用，其中螺甾皂苷有比较强的抗真菌活性，总呋皂苷有抗肝纤维化活性。天冬煎剂体外试验对炭疽杆菌、甲型和乙型溶血性链球菌、白喉杆菌、白色葡萄球菌、念珠菌、絮状表面癣菌、白色隐球菌、石膏样小孢子菌、毛癣菌、枯草杆菌均有不同程度的抑菌作用。

# 石 斛
### Shíhú (《神农本草经》)

本品为兰科植物金钗石斛 *Dendrobium nobile* Lindl.、霍山石斛 *Dendrobium huoshanense* C.Z.Tang et S.J.Cheng、鼓槌石斛 *Dendrobium chrysotoxum* Lindl. 或流苏石斛 *Dendrobium fimbriatum* Hook. 的栽培品及其同属植物近似种的新鲜或干燥茎。主产于广西、贵州、云南、湖北。全年均可采收，鲜用者除去根和泥沙；干用者采收后，除去杂质，用开水略烫或烘软，再边搓边烘晒，至叶鞘搓净，干燥。霍山石斛11月至翌年3月采收，除去叶、根须及泥沙等杂质，洗净，鲜用，或加热除去叶鞘制成干条；或边加热边扭成螺旋状或弹簧状，干燥，称霍山石斛枫斗。本品气微，味微苦而回甜，嚼之有黏性。以色金黄、有光泽、质柔韧者为佳。切段，生用或鲜用。

【药性】 甘，微寒。归胃、肾经。

【功效】 益胃生津，滋阴清热。

【应用】

**1. 热病津伤，口干烦渴，胃阴不足，食少干呕，病后虚热不退** 本品甘而微寒，入胃经，长于滋养胃阴、生津止渴，兼能清胃热。治疗热病伤津，烦渴，舌干苔黑者，常与天花粉、鲜或生地黄、麦冬等药同用；治胃热阴虚之胃脘隐痛或灼痛，食少干呕，可单用煎汤代茶饮，或配伍麦冬、竹茹、白芍等；治病后阴虚津亏，虚热不退，可与地骨皮、黄柏、麦冬等配伍，如石斛汤（《圣济总录》）。

**2. 肾阴亏虚、目暗不明、筋骨痿软，阴虚火旺、骨蒸劳热** 本品入肾经，又能滋肾阴，兼能降虚火，适用于肾阴亏虚之目暗不明、筋骨痿软，及阴虚火旺，骨蒸劳热等症。治疗肾阴亏虚，目暗不明者，常配伍枸杞子、熟地黄、菟丝子等，如石斛夜光丸（《原机启微》）；治疗肾阴亏虚，筋骨痿软者，常配伍熟地黄、杜仲、牛膝等补肝肾、强筋骨之品；若阴虚火旺，骨蒸劳热者，宜配伍枸杞子、黄柏、胡黄连等滋肾阴、退虚热之品。

【用法用量】 煎服，6～12g；鲜品15～30g。

【使用注意】 本品能敛邪，故温热病不宜早用；又能助湿，若湿温病尚未化燥伤津者忌服。

**【现代研究】**

**1. 化学成分**　金钗石斛主要含有生物碱类成分：石斛碱，石斛酮碱，石斛酚等。鼓槌石斛主要含菲类成分：鼓槌菲，毛兰菲等；联苄类成分：毛兰素、鼓槌联苄等。流苏石斛主要含菲类成分：流苏菲、毛兰菲等。《中国药典》规定金钗石斛含石斛碱（$C_{16}H_{25}NO_2$）不得少于 0.40%，鼓槌石斛含毛兰素（$C_{18}H_{22}O_5$）不得少于 0.030%。

**2. 药理作用**　石斛水煎液能促进胃酸的分泌和胃蛋白酶排出量。石斛可兴奋肠管，调节胃肠功能。石斛水煎液能降低白内障晶状体的浑浊度。金钗石斛总生物碱能逆转白内障晶状体浑浊度，通过下调 iNOS 基因的表达，抑制 NOS 的活性，减少 NO 的产生，从而减轻氧化损伤作用。金钗石斛多糖具有直接促进淋巴细胞有丝分裂的作用。鼓槌石斛和金钗石斛中的多种成分对肿瘤有抑制作用。金钗石斛的醇提物有降低全血黏度、抑制血栓形成的作用。本品还有降血糖、抗氧化作用。

### 附药：铁皮石斛

本品为兰科植物铁皮石斛 *Dendrobium officinale* Kimura et Migo 的干燥茎。性味甘，微寒；归胃、肾经。功能益胃生津，滋阴清热。适用于热病津伤，口干烦渴，胃阴不足，食少干呕，病后虚热不退，阴虚火旺，骨蒸劳热，目暗不明，筋骨痿软。煎服，6 ～ 12g。本品能敛邪，故温热病不宜早用；又能助湿，若湿温热尚未化燥伤津者忌服。

# 玉　竹

Yùzhú（《神农本草经》）

本品为百合科植物玉竹 *Polygonatum odoratum*（Mill.）Druce 的干燥根茎。主产于湖南、湖北、江苏、浙江。秋季采挖，除去须根，洗净，晒至柔软后，反复揉搓、晾晒至无硬心，晒干；或蒸透后，揉至半透明，晒干。本品气微，味甘，嚼之发黏。以条长、肉肥、色黄白、光泽柔润者为佳。切厚片或段，生用。

**【药性】**　甘，微寒。归肺、胃经。

**【功效】**　养阴润燥，生津止渴。

**【应用】**

**1. 肺阴不足，燥热咳嗽**　本品甘润能养肺阴，微寒能清肺热，适用于阴虚肺燥有热之干咳少痰、咳血、声音嘶哑等症，常配伍沙参、麦冬、桑叶等，如沙参麦冬汤（《温病条辨》）；治虚火上炎，咳血、咽干、失音，可配伍麦冬、生地黄、川贝母等养阴清热之品。

**2. 胃阴不足，咽干口渴，内热消渴**　本品又能养胃阴、清胃热，主治胃阴不足，咽干口渴，食欲不振，常与麦冬、沙参等益胃养阴之药配伍；治胃热津伤之消渴，可与石膏、知母、天花粉等清胃生津之药配伍。

此外，本品养阴而不滋腻恋邪，用于阴虚外感，常与白薇、薄荷、淡豆豉等配伍，如加减葳蕤汤（《重订通俗伤寒论》）。

**【用法用量】**　煎服，6 ～ 12g。

**【现代研究】**

**1. 化学成分**　本品主要含多糖：玉竹黏多糖，玉竹果聚糖 A ～ D；甾类成分：黄精螺甾醇苷体皂苷 $PO_b$、$PO_c$、$PO_1$、$PO_2$、$PO_3$、$PO_4$、$PO_5$，$\beta$- 谷甾醇 -3-$O$-$\beta$-D- 吡喃葡萄糖苷，黄

精呋甾醇苷等。本品还含有铃兰苦苷、铃兰苷等。《中国药典》规定本品含玉竹多糖以葡萄糖（$C_6H_{12}O_6$）计，不得少于 6.0%。

**2. 药理作用** 本品能降低血糖，降低血清糖化血红蛋白组分，抑制糖皮质糖基化终产物形成，改善肾脏病理改变。玉竹多糖具有抗氧化作用，通过提高超氧化物歧化酶活性，增强其对自由基的清除能力，抑制脂质过氧化，降低丙二醛，减轻对机体组织的损伤，延缓衰老。玉竹多糖能够增强巨噬细胞的吞噬功能，提高吞噬指数和吞噬率，从而提高免疫功能；甾体皂苷有增强体液免疫及吞噬功能的作用。本品还能抑制结核杆菌生长，降血脂，缓解动脉粥样斑块形成，使外周血管和冠脉扩张，延长耐缺氧时间，并有类似肾上腺皮质激素样作用。

# 黄 精
## Huángjīng（《名医别录》）

本品为百合科植物滇黄精 *Polygonatum kingianum* Coll. et Hemsl.、黄精 *Polygonatum sibiricum* Red. 或多花黄精 *Polygonatum cyrtonema* Hua 的干燥根茎。按形状不同，习称"大黄精""鸡头黄精""姜形黄精"。主产于贵州、湖南、湖北、四川、安徽。春、秋二季采挖，除去须根，洗净，置沸水中略烫或蒸至透心，干燥。本品气微，味甜，嚼之有黏性。以块大、肥润、色黄、断面透明者为佳。切厚片，生用，或照酒炖法、酒蒸法制用。

【药性】 甘，平。归脾、肺、肾经。

【功效】 补气养阴，健脾，润肺，益肾。

【应用】

**1. 脾胃气虚，体倦乏力，胃阴不足，口干食少** 本品既补脾气，又养脾阴。主治脾胃虚之体倦乏力，食欲不振，脉象虚软者，可与党参、白术等补气健脾药同用；若脾胃阴虚而口干食少，舌红无苔者，可与石斛、麦冬、山药等益胃生津药同用。

**2. 肺虚燥咳，劳嗽咳血** 本品甘平，能养肺阴、益肺气，治疗肺之气阴两伤，干咳少痰，可单用熬膏服，或与沙参、川贝母、知母等同用；本品还能益肾阴，用于肺肾阴虚之劳嗽久咳，可与熟地黄、天冬、百部等滋养肺肾、化痰止咳之品同用。

**3. 精血不足，腰膝酸软，须发早白，内热消渴** 本品能补益肾精，延缓衰老，改善肝肾亏虚，精血不足，头晕、腰膝酸软、须发早白等早衰症状，《千金要方》单用本品熬膏服，亦可与枸杞子、墨旱莲、女贞子等配伍；治内热消渴，可配伍生地黄、麦冬、天花粉等养阴生津之品。

【用法用量】 煎服，9～15g。

【使用注意】 本品性质黏腻，易助湿壅气，故脾虚湿阻、痰湿壅滞、气滞腹满者不宜使用。

【鉴别用药】 黄精与山药均性味甘平，主归肺、脾、肾三经，为气阴双补之品，同可用治肺虚咳嗽、脾虚食少倦怠、肾虚腰痛足软及消渴等。然黄精滋阴润燥之力胜于山药，多用于阴虚燥咳及脾胃阴伤之口干食少、大便燥结、舌红无苔者；而山药补气之力胜于黄精，并兼有涩性，能收涩止泻、固精缩尿止带，宜于肺虚喘咳、脾虚便溏、肾虚遗精、遗尿尿频及白带过多等。脾虚便溏者忌用黄精；大便干结者不宜使用山药。

【现代研究】

**1. 化学成分** 本品主要含有多糖：黄精低聚糖 A、B、C 等；皂苷类成分：黄精皂苷 A、B，薯蓣皂苷，毛地黄糖苷等；黄酮类成分：芹菜黄素等。《中国药典》规定黄精中含黄精多糖以无水葡萄糖（$C_6H_{12}O_6$）计，不得少于 7.0%；酒黄精含黄金多糖以无水葡萄糖（$C_6H_{12}O_6$）计，不得少于 4.0%。

**2. 药理作用** 黄精多糖能提高淋巴细胞的转化率，增加蛋白激酶活性，提高心肌细胞 cAMP 的水平，提高学习记忆能力，改善脑功能以延缓衰老，防治动脉血管粥样硬化（AS）和肝脂肪浸润。黄精水提液能显著降低甘油三酯和总胆固醇。黄精能够抑制肝糖原酶解而降糖；黄精多糖能对抗 $^{60}$Co 所致小鼠外周血白细胞及血小板总数的减少。黄精能够抑制体外自发和诱导的脂质过氧化产物丙二醛的生成，直接清除氧自由基。黄精水提液在体外对伤寒杆菌、金黄色葡萄球菌及多种致病真菌均有抑制作用。

# 枸杞子
Gǒuqǐzǐ（《神农本草经》）

本品为茄科植物宁夏枸杞 *Lycium barbarum* L. 的干燥成熟果实。主产于宁夏。夏、秋二季果实呈红色时采收，热风烘干，除去果梗，或晾至皮皱后，晒干，除去果梗。本品气微，味甜。以粒大、色红、肉厚、质柔润、籽少、味甜者为佳。生用。

【药性】 甘，平。归肝、肾经。

【功效】 滋补肝肾，益精明目。

【应用】

**肝肾阴虚，精血不足，腰膝酸痛，眩晕耳鸣，阳痿遗精，内热消渴，血虚萎黄，目昏不明** 本品甘平，入肝肾经，长于滋肾精、补肝血，为平补肾精肝血之品，《本草经疏》言其"为肝肾真阴不足，劳乏内热补益之要药"。主治肝肾阴虚，精血不足所致的腰膝酸痛，眩晕耳鸣，阳痿遗精，内热消渴，血虚萎黄，目昏不明等症，《寿世保元》单用熬膏服；治须发早白，常与怀牛膝、菟丝子、何首乌等药配伍，如七宝美髯丹（《积善堂方》）；治肝肾阴虚或精亏血虚之两目干涩，内障目昏者，常与熟地黄、山茱萸、菊花等药同用，如杞菊地黄丸（《医级》）。

【用法用量】 煎服，6～12g。

【现代研究】

**1. 化学成分** 本品主要含枸杞子多糖；生物碱类成分：甜菜碱，莨菪亭等。《中国药典》规定本品含枸杞多糖以葡萄糖（$C_6H_{12}O_6$）计，不得少于 1.8%；含甜菜碱（$C_5H_{11}NO_2$）不得少于 0.50%。

**2. 药理作用** 枸杞子能显著提高机体的非特异性免疫功能。枸杞多糖能提高巨噬细胞的吞噬能力。其水煎剂能明显增加空斑形成细胞的数量，对细胞免疫功能和体液免疫功能均具有调节作用。枸杞子还有抗氧化、抗衰老、降血脂、降血糖、抗肿瘤、抗诱变、抗辐射、降血压作用。枸杞子浸出液对金黄色葡萄球菌等 17 种细菌有较强的抑菌作用。

# 墨旱莲
Mòhànlián（《新修本草》）

本品为菊科植物鳢肠 *Eclipta prostrata* L. 的干燥地上部分。主产于江苏、浙江、江西、湖北、广东。花开时采割，晒干。本品气微，味微咸。以色绿、无杂质者为佳。切段，生用。

【药性】 甘，酸，寒。归肾、肝经。

【功效】 滋补肝肾，凉血止血。

【应用】

**1. 肝肾阴虚，牙齿松动，须发早白，眩晕耳鸣，腰膝酸软**　本品甘寒，入肝肾经，能补肝肾之阴，固齿乌须发。常用于肝肾阴虚所致牙齿松动，须发早白，眩晕耳鸣，腰膝酸软等，《医灯续焰》单用本品熬膏服；或与滋养肝肾之女贞子同用，如二至丸（《医方集解》）；或配伍何首乌、桑椹、枸杞子等，如首乌延寿丹（《世补斋医书》）。

**2. 阴虚血热吐血、衄血、尿血、血痢、崩漏下血，外伤出血**　本品长于补益肝肾之阴，又能凉血止血，常用于阴虚血热的吐血、衄血、尿血、血痢、崩漏下血，可单用或与生地黄、阿胶等滋阴凉血止血之品同用。此外，鲜品捣敷或干品研敷，可止外伤出血。

【用法用量】　煎服，6 ～ 12g。外用适量。

【现代研究】

**1. 化学成分**　本品主要含黄酮类成分：槲皮素，木犀草素，芹菜素等；香豆素类成分：蟛蜞菊内酯、去甲蟛蜞菊内酯等；三萜类成分：刺囊酸，齐墩果酸，旱莲苷 A、B、C 等。本品还含有生物碱及含硫化合物等。《中国药典》规定本品含蟛蜞菊内酯（$C_{16}H_{12}O_7$）不得少于 0.040%。

**2. 药理作用**　本品能缩短凝血酶原时间、升高血小板和纤维蛋白原，提高机体非特异性免疫功能，消除氧自由基以抑制 5- 脂氧酶，保护染色体，保肝，促进肝细胞的再生，增加冠状动脉流量，并有抗炎、镇痛、促进毛发生长、乌发、止血、抗菌、抗阿米巴原虫、抗癌等作用。

# 女贞子

Nǚzhēnzǐ（《神农本草经》）

本品为木犀科植物女贞 *Ligustrum lucidum* Ait. 的干燥成熟果实。主产于浙江、江苏、湖北、湖南、江西。冬季果实成熟时采收，除去枝叶，稍蒸或置沸水中略烫后，干燥；或直接干燥。本品气微，味甘、微苦涩。以粒大、饱满、色紫黑、质坚实者为佳。生用，或照酒炖法、酒蒸法制用。

【药性】　甘、苦，凉。归肝、肾经。

【功效】　滋补肝肾，明目乌发。

【应用】

**肝肾阴虚，眩晕耳鸣，腰膝酸软，须发早白，目暗不明，内热消渴，骨蒸潮热**　本品味甘性凉，功善滋补肝肾，又兼清虚热，补中有清。治肝肾阴虚所致的眩晕耳鸣，腰膝酸软，须发早白，目暗不明，内热消渴，骨蒸潮热，常与墨旱莲配伍，如二至丸（《医方集解》）；治疗阴虚有热，目微红羞明，眼珠作痛者，宜与生地黄、石决明、谷精草等滋阴清肝明目之品同用。治疗肾阴亏虚，内热消渴者，宜与生地黄、天冬、山药等滋阴补肾清热之品同用；若阴虚内热之潮热心烦者，宜与生地黄、知母、地骨皮等养阴、清虚热之品同用。

【用法用量】　煎服，6 ～ 12g。酒制后增强补肝肾作用。

【现代研究】

**1. 化学成分**　本品主要含三萜类成分：齐墩果酸，乙酰齐墩果酸，熊果酸等；环烯醚萜苷类成分：女贞苷，特女贞苷等；黄酮类成分：外消旋圣草素，右旋花旗松素，槲皮素等；脂肪酸类成分：棕榈酸，硬脂酸等。本品还含挥发油、多糖等。酒女贞子主要含红景天苷和特女贞苷。《中国药典》规定本品含特女贞苷（$C_{31}H_{42}O_{17}$）不得少于 0.70%，酒女贞子含红景天苷（$C_{14}H_{20}O_7$）不得少于 0.20%。

**2. 药理作用**　女贞子煎剂、女贞子素、齐墩果酸均有良好的降血糖、降血脂、抗血小板聚集、抗血栓形成作用。齐墩果酸还能提高细胞内 $Ca^{2+}$ 水平，从而抑制人乳腺癌细胞（MCF-7）细胞增殖，并能诱导其凋亡。女贞子能改善雌激素缺乏所引起的钙失衡状态，增强酪氨酸酶的活性和黑色素的合成，还具有保肝和免疫调节的作用。齐墩果酸具有广谱抗菌作用，对金黄色葡萄球菌、溶血性链球菌等多种细菌都有抑制作用。本品还具有提高免疫、延缓衰老、降血脂、抗骨质疏松等作用。

# 桑　椹
Sāngshèn（《新修本草》）

本品为桑科植物桑 *Morus alba* L. 的干燥果穗。主产于江苏、浙江、湖南、四川。4～6月果实变红时采收，晒干，或略蒸后晒干。本品气微，味微酸而甜。以个大、色暗紫、肉厚者为佳。生用。

【药性】　甘、酸，寒。归心、肝、肾经。

【功效】　滋阴补血，生津润燥。

【应用】

**1.肝肾阴虚，眩晕耳鸣，心悸失眠，须发早白**　本品甘酸，滋补阴血，《滇南本草》谓其"益肾脏而固精，久服黑发明目"，故常用于肝肾不足，阴血亏虚之腰膝酸软，眩晕耳鸣，心悸失眠，须发早白等症。其作用平和，宜熬膏常服；或与熟地黄、何首乌等滋阴、补血之品同用，如首乌延寿丹（《世补斋医书》）。

**2.津伤口渴，内热消渴，肠燥便秘**　本品甘寒，又能生津止渴，润肠通便。本品既可治热病津伤口渴，又可治阴虚内热消渴，还可用于阴亏津枯之肠燥便秘，可鲜品食用，亦可随证配伍。

【用法用量】　煎服，9～15g。

【现代研究】

**1.化学成分**　本品主要含黄酮类成分：矢车菊－葡萄糖苷，矢车菊－芸香糖苷；脂肪酸类成分：亚油酸，油酸，硬脂酸等；挥发油：桉油精，香叶醇等。本品还含有机酸类、胡萝卜素、糖类、维生素等。

**2.药理作用**　本品能延缓衰老，提高全血和肝谷甘肽过氧化物酶、过氧化氢酶活性，增强超氧化物歧化酶活性，减少心肌脂褐素、过氧化脂质，提高皮肤中羟脯氨酸。本品有中度促进淋巴细胞转化的作用，能促进 T 细胞成熟，从而使衰老的 T 细胞功能得到恢复，有免疫增强功能。本品还能降低胆固醇、低密度脂蛋白、甘油三酯及致动脉硬化指数，升高高密度脂蛋白和抗动脉硬化指数。桑椹液还有防止环磷酰胺所致白细胞减少，降低其诱发骨髓微核率和染色体畸变率的作用。

# 黑芝麻
Hēizhīmá（《神农本草经》）

本品为脂麻科植物脂麻 *Sesamum indicum* L. 的干燥成熟种子。主产于山东、河南、湖北、四川。秋季果实成熟时采割植株，晒干，打下种子，除去杂质，再晒干。本品气微，味甘，有油香气。以个大色黑、饱满、无杂质者为佳。生用或炒用，用时捣碎。

【药性】　甘，平。归肝、肾、大肠经。

【功效】　补肝肾，益精血，润肠燥。

【应用】

**1.精血亏虚，头晕眼花，耳鸣耳聋，须发早白，病后脱发**　本品甘平，入肝肾经，有补肝肾、益精血、乌须明目之功，故常用于肝肾不足、精血亏虚引起的头晕眼花，耳鸣耳聋，须发早白，病后脱发，与桑叶配伍为丸服，如桑麻丸（《寿世保元》）；亦常配伍巴戟天、熟地黄等补肾益精养血之品，以延年益寿。

**2.肠燥便秘**　本品富含油脂，能润肠通便，可用于精亏血虚之肠燥便秘。可单用，或与当归、肉苁蓉、火麻仁等润肠通便之品同用。

【用法用量】　煎服，9～15g。

【使用注意】　大便溏泻者不宜服用。

【现代研究】

**1.化学成分**　本品主要含脂肪酸类成分：油酸，亚油酸，棕榈酸，花生酸等。其还含芝麻素、芝麻酚、$\beta$-谷甾醇、植物蛋白等。

**2.药理作用**　黑芝麻有抗衰老作用，可使实验动物的衰老现象推迟发生；其所含亚油酸可降低血中胆固醇含量，减轻主动脉病变，有防治动脉硬化作用；可使实验动物的肾上腺皮质功能受到某种程度的抑制；可降低血糖，并增加肝脏及肌肉中糖原含量，但大剂量下可使糖原含量下降；所含脂肪油能滑肠通便。

# 龟　甲

Guījiǎ（《神农本草经》）

本品为龟科动物乌龟 *Chinemys reevesii*（Gray）的背甲及腹甲。主产于湖北、湖南、江苏、浙江、安徽。全年均可捕捉，以秋、冬二季为多，捕捉后杀死，或用沸水烫死，剥取背甲和腹甲，除去残肉，晒干。本品气微腥，味微咸。以块大、完整、无残肉者为佳。生用，或以砂烫后醋淬用，用时捣碎。

【药性】　咸、甘，微寒。归肝、肾、心经。

【功效】　滋阴潜阳，益肾强骨，养血补心，固经止崩。

【应用】

**1.阴虚潮热、骨蒸盗汗，阴虚阳亢、头晕目眩，虚风内动**　本品为血肉有情之品，味咸、甘，性微寒，既能滋补肝肾之阴以退内热，又能潜降肝阳而息内风，故多用于肝肾阴虚而引起上述诸证。治阴虚内热，骨蒸潮热，盗汗遗精者，常与滋阴降火之熟地黄、知母、黄柏等配伍，如大补阴丸（《丹溪心法》）；治阴虚阳亢，头晕目眩者，常与滋阴潜阳之天冬、白芍、牡蛎等配伍，如镇肝熄风汤（《医学衷中参西录》）；治阴虚风动，手足瘛疭，舌干红绛者，常与养血滋阴之阿胶、鳖甲、生地黄等配伍，如大定风珠（《温病条辨》）。

**2.肾虚筋骨痿软，囟门不合**　本品长于滋肾养肝，又能强筋健骨，故多用于肾虚之筋骨不健，腰膝酸软，小儿囟门不合、行迟、齿迟诸症，常与熟地黄、知母、锁阳等配伍，如虎潜丸（《丹溪心法》）；也可与紫河车、鹿茸、当归等补脾益肾、益精养血之品同用。

**3.阴血亏虚，惊悸、失眠、健忘**　本品归心肾经，又有养血补心、安神定志之效，适用于阴血不足，心肾失养之惊悸、失眠、健忘，常与石菖蒲、远志、龙骨等品同用，如孔圣枕中丹（《千金要方》）。

**4. 阴虚血热，崩漏经多**　本品滋养肝肾，性偏寒凉，故能固冲任、清热止血，可用于阴虚血热，冲任不固之崩漏、月经过多，常与生地黄、黄芩、地榆等滋阴清热、凉血止血之品同用。

【用法用量】　煎服，9～24g，先煎。本品经砂烫醋淬后，更容易煎出有效成分，并除去腥气，便于服用。

【使用注意】　脾胃虚寒者忌服，孕妇慎用。

【现代研究】

**1. 化学成分**　本品主要含角蛋白及骨胶原蛋白；胆甾醇类成分：胆固醇，胆甾醇 -4- 烯 -3- 酮，十二碳烯酸胆甾醇酯；氨基酸：天冬氨酸，苏氨酸，精氨酸等。

**2. 药理作用**　本品能降低甲状腺及肾上腺皮质功能，促进肾上腺皮质生长，增加肾上腺重量，降低血浆皮质醇及尿 17- 羟类固醇含量，能增加小鼠生殖腺包括睾丸、子宫、前列腺、精囊腺的重量，促进生长发育，还能兴奋子宫，加强收缩。龟甲还有抗骨质疏松和抗脊髓损伤作用。龟甲水煎液能提高细胞免疫和体液免疫功能。龟甲还能抗凝血、增加冠脉流量和提高耐缺氧能力，并有解热、补血、镇静作用。

### 附药：龟甲胶

本品为龟甲经水煎煮、浓缩制成的固体胶。性味咸、甘，凉；归肝、肾、心经。功能滋阴，养血，止血。适用于阴虚潮热，骨蒸盗汗，腰膝酸软，血虚萎黄，崩漏带下。3～9g，烊化兑服。

## 鳖　甲
Biējiǎ（《神农本草经》）

本品为鳖科动物鳖 Trionyx sinensis Wiegmann 的背甲。主产于湖北、湖南、安徽、江苏、浙江。全年均可捕捉，以秋、冬二季为多，捕捉后杀死，置沸水中烫至背甲上的硬皮能剥落时，取出，剥取背甲，除去残肉，晒干。本品气微腥，味淡。以块大、完整、无残肉者为佳。生用，或以砂烫后醋淬用，用时捣碎。

【药性】　咸，微寒。归肝、肾经。

【功效】　滋阴潜阳，退热除蒸，软坚散结。

【应用】

**1. 阴虚发热、骨蒸劳热，阴虚阳亢、头晕目眩，虚风内动、手足瘛疭**　本品咸微寒，为血肉有情之品，入肝肾经，既善滋阴退热除蒸，又善滋阴潜阳息风，适用于肝肾阴虚所致阴虚内热、阴虚风动、阴虚阳亢诸证，为治阴虚发热之要药。治疗温病后期，阴液耗伤，邪伏阴分，夜热早凉，热退无汗者，常配伍牡丹皮、生地黄、青蒿等药，如青蒿鳖甲汤（《温病条辨》）；治疗阴血亏虚，骨蒸劳热者，常配伍秦艽、地骨皮等药；治疗阴虚阳亢，头晕目眩，常与生地黄、牡蛎、菊花等药同用；用治阴虚风动，手足瘛疭者，常配伍阿胶、生地黄、麦冬等药，如大定风珠（《温病条辨》）。

**2. 经闭，癥瘕，久疟疟母**　本品味咸，还长于软坚散结，用于血滞经闭，癥瘕积聚，久疟疟母，肝脾肿大，常与牡丹皮、桃仁、土鳖虫等药配伍，如鳖甲煎丸（《金匮要略》）。

【用法用量】　煎服，9～24g，先煎。本品经砂烫醋淬后，更容易煎出有效成分，并除去腥气，便于服用。

【使用注意】　脾胃虚寒者忌服，孕妇慎用。

【鉴别用药】　鳖甲与龟甲均为血肉有情之品，味咸性寒，归肝肾经。二者既能滋补肝肾之阴而退虚热，又可潜降肝阳而息内风，为治阴虚发热、阴虚阳亢及阴虚风动等证之常用药。然龟甲滋养之功胜于鳖甲，又善于益肾健骨，常用治肾虚骨痿、小儿囟门不合等证；并能养血补心，以治心虚惊悸、失眠、健忘等证；尚可固经止血，以治阴虚血热、冲任不固之崩漏、月经过多等。而鳖甲退虚热之功优于龟甲，为治阴虚发热之要药；且善于软坚散结，常用于经闭癥瘕、久疟疟母。

【现代研究】

**1. 化学成分**　本品主要含角蛋白、骨胶原蛋白、维生素、氨基酸、多糖等，还含有钙、铁、镉等元素。

**2. 药理作用**　鳖甲能增强免疫功能，增强自然杀伤细胞活性，增强巨噬细胞吞噬功能；能防止细胞突变，具有抗肿瘤作用。本品能促进造血功能，提高血红蛋白含量。鳖甲微粉煎液有抗$CCl_4$致肝损伤作用，保护肝功能，降低胆固醇、甘油三酯、血清透明质酸、血清磷酸酶和丙二醛含量，升高超氧化物歧化酶、谷胱甘肽过氧化物酶活性，并能抗肝纤维化。另外，鳖甲还能增加骨密度和股骨钙含量，并有抗疲劳和补血作用。

# 第二十五章
# 收涩药

扫一扫，查阅本章数字资源，含PPT、音视频、图片等

凡以收敛固涩为主要功效，常用以治疗各种滑脱病证的药物，称为收涩药，又称固涩药。

本类药物味多酸涩，性温或平，主入肺、脾、肾、大肠经。具有收敛固涩之功，以敛耗散、固滑脱，即陈藏器所谓"涩可固脱"、李时珍所谓"脱则故而不收，故用酸涩药，以敛其耗散"之意。本类药物分别具有固表止汗、敛肺止咳、涩肠止泻、固精缩尿、收敛止血、收涩止带等作用。

收涩药主要用于久病体虚、正气不固、脏腑功能衰退所致的自汗、盗汗、久咳虚喘、久泻久痢、遗精滑精、遗尿尿频、崩漏不止、带下不止等滑脱不禁的病证。

滑脱病证的根本原因是正气虚弱，故应用收涩药治疗乃属于治病之标，因此临床应用本类药时，须与相应的补益药配伍，以标本兼顾。如治气虚自汗、阴虚盗汗者，则分别配伍补气药、补阴药；脾肾阳虚之久泻不止者，应配伍温补脾肾药；肾虚遗精滑精、遗尿尿频者，当配伍补肾药；冲任不固，崩漏不止者，当配伍补肝肾、固冲任药；肺肾虚损，久咳虚喘者，宜配伍补肺益肾、纳气平喘药等。总之，应根据具体证候，寻求根本，适当配伍，标本兼治，才能收到较好的疗效。

收涩药性涩敛邪，故凡表邪未解，湿热所致之泻痢、带下，血热出血，以及郁热未清者，均不宜用，误用有"闭门留寇"之弊。但某些收涩药除收涩作用之外，兼有清湿热、解毒等功效，则又当分别对待。

收涩药根据其药性及临床应用的不同，可分为固表止汗药、敛肺涩肠药、固精缩尿止带药三类。但某些药物具有多种功用，临床应用应全面考虑。

现代药理研究表明，本类药物多含大量鞣质，与黏膜、创面、溃疡面接触后，可产生收敛作用；通过收敛作用，可进一步产生促进局部止血、保护肠黏膜而止泻等作用。此外，本类药物尚有抑菌、消炎、防腐、吸收肠内有毒物质等作用。

## 第一节　固表止汗药

本类药物味多甘平，性收敛。肺主皮毛，司汗孔开合；汗为心之液，故其多入肺、心二经。能行肌表，调节卫分，顾护腠理而有固表止汗之功。临床常用于气虚肌表不固，腠理疏松，津液外泄而自汗；阴虚不能制阳，阳热迫津外泄而盗汗。

本类药物治疗自汗，当配补气固表药同用；治疗盗汗，宜配滋阴除蒸药同用，以治病求本。

凡实邪所致汗出，应以祛邪为主，非本类药物所宜。

## 麻黄根
Máhuánggēn（《本草经集注》）

本品为麻黄科植物草麻黄 *Ephedra sinica* Stapf 或中麻黄 *Ephedra intermedia* Schrenk et C.A.Mey. 的干燥根和根茎。主产于山西、河北、甘肃、内蒙古、新疆。秋末采挖，除去残茎、须根和泥沙，干燥。本品气微，味微苦。以质硬，外皮色红棕，切面色黄白者为佳。切厚片，生用。

【药性】 甘、涩，平。归心、肺经。

【功效】 固表止汗。

【应用】

**自汗，盗汗** 本品甘涩性平，入肺经能行肌表、实卫气、固腠理、闭毛窍，为敛肺固表止汗之要药。治气虚自汗，常与黄芪、煅牡蛎同用，如牡蛎散（《和剂局方》）。治阴虚盗汗，常与生地黄、熟地黄、当归等同用。治产后虚汗不止，常与当归、黄芪等配伍。

【用法用量】 煎服，3～9g。外用适量，研粉撒扑。

【使用注意】 有表邪者忌用。

【鉴别用药】 麻黄与麻黄根同出一源，均可治汗证。然前者以其地上草质茎入药，主发汗，以发散表邪为用，临床上用于外感风寒、表实无汗；后者以其地下根及根茎入药，主止汗，以敛肺固表为用，为止汗之专药，可内服、外用于各种虚汗。

【现代研究】

**1. 化学成分** 本品主要含生物碱类成分：麻黄根碱 A、B、C、D，麻根素（即 1-酪氨酸甜菜碱）及阿魏酰组胺等。本品还含有麻黄宁 A、B、C、D，麻黄酚等。

**2. 药理作用** 麻黄根所含生物碱能抑制低热和烟碱所致的发汗；可使蛙心收缩减弱，对末梢血管有扩张作用，对肠管、子宫等平滑肌呈收缩作用。麻黄根甲醇提取物能降低血压，但麻黄素有升压作用。

## 浮小麦
Fúxiǎomài（《本草蒙筌》）

本品为禾本科植物小麦 *Triticum aestivum* L. 的干燥轻浮瘪瘦的颖果。全国各地均产。收获时，扬起其轻浮干瘪者，或以水淘之，浮起者为佳，晒干。本品气微，味淡。以粒均匀，轻浮者为佳。生用，或炒用。

【药性】 甘，凉。归心经。

【功效】 固表止汗，益气，除热。

【应用】

**1. 自汗，盗汗** 本品甘凉入心经，能益心气、敛心液；轻浮走表，能实腠理、固皮毛，为养心敛液、固表止汗之佳品。凡自汗、盗汗者，均可配伍应用。治气虚自汗者，可与黄芪、煅牡蛎、麻黄根等同用；治阴虚盗汗者，可与五味子、麦冬、地骨皮等同用。

**2. 阴虚发热，骨蒸劳热** 本品甘凉并济，能益气阴，除虚热。治阴虚发热，骨蒸劳热，常与玄参、麦冬、生地黄等同用。

【用法用量】 煎服，6 ～ 12g。

【使用注意】 表邪汗出者忌用。

【现代研究】

**化学成分** 本品主要含淀粉、蛋白质、糖类、粗纤维等，另含谷甾醇、卵磷脂、尿囊素、精氨酸、淀粉酶、蛋白分解酶，及微量维生素 B、E 等。

### 附药：小麦

本品为禾本科植物小麦 *Triticum aestivum* L. 的干燥成熟果实。性味甘，微寒；归心经。功能养心除烦。主治心神不宁，烦躁失眠及妇人脏躁证。煎服，30 ～ 60g。

## 糯稻根
### Nuòdàogēn （《本草再新》）

本品为禾本科植物糯稻 *Oryza sativa* L. var. *glutinosa* Matsum. 的干燥根茎及根。全国各地均产。10 月间糯稻收割后采收，晒干。本品气微，味淡。以根长，体轻，质软，色黄棕者为佳。生用。

【药性】 甘，平。归肺、胃、肾经。

【功效】 固表止汗，益胃生津，退虚热。

【应用】

**1. 自汗，盗汗** 本品甘平质轻，能固表止汗，且有益胃生津之功。用于各种虚汗兼有口渴者尤宜。治气虚自汗，可单用煎服；或与黄芪、白术、浮小麦等药同用。治阴虚盗汗，可与生地黄、地骨皮、麻黄根等药配伍。

**2. 虚热不退，骨蒸潮热** 本品能退虚热，益胃生津。常用于虚热不退，骨蒸潮热，以及病后阴虚口渴者，可与沙参、麦冬、地骨皮等药同用。

【用法用量】 煎服，30 ～ 60g。

【现代研究】

**化学成分** 本品主要含黄酮、糖类、氨基酸等。

# 第二节　敛肺涩肠药

本类药物酸涩收敛，主入肺经或大肠经。分别具有敛肺止咳喘、涩肠止泻痢作用。前者主要用于肺虚喘咳，久治不愈或肺肾两虚，摄纳无权的虚喘证；后者用于大肠虚寒不能固摄或脾肾虚寒所致的久泻、久痢。

本类药物治久咳虚喘者，如为肺虚，则加补肺益气药；如为肾虚，则加补肾纳气药同用。治久泻、久痢兼脾肾阳虚者，则配温补脾肾药；若兼气虚下陷者，则宜配补气升提药；若兼脾胃气虚者，则配补益脾胃药。

本类药酸涩收敛。属敛肺止咳之品，对痰多壅肺所致的咳喘不宜用；属涩肠止泻之品，对泻痢初起，邪气方盛，或伤食腹泻者不宜用。

# 五味子

Wǔwèizǐ（《神农本草经》）

本品为木兰科植物五味子 *Schisandra chinensis*（Turcz.）Baill. 或华中五味子 *Schisandra sphenanthera* Rehd. et Wils. 的干燥成熟果实。前者习称"北五味子"，主产于辽宁、吉林；后者习称"南五味子"，主产于西南及长江流域以南各省。秋季果实成熟时采摘，晒干或蒸后晒干，除去果梗和杂质。本品果肉气微，味酸；种子破碎后有香气，味辛、微苦。以粒大，色红，肉厚，有光泽，显油润者为佳。生用，或照醋蒸法蒸至黑色，干燥后用，用时捣碎。

【药性】　酸、甘，温。归肺、心、肾经。

【功效】　收敛固涩，益气生津，补肾宁心。

【应用】

**1. 久咳虚喘**　本品味酸收敛，甘温而润，能上敛肺气，下滋肾阴，为治疗久咳虚喘之要药。治肺虚久咳，可与黄芪、罂粟壳等同用；治肺肾两虚之喘咳，常与山茱萸、熟地黄、山药等同用，如都气丸（《症因脉治》）；本品长于敛肺止咳，配伍麻黄、细辛、干姜等，可用于寒饮咳喘证，如小青龙汤（《伤寒论》）。

**2. 梦遗滑精，遗尿尿频**　本品甘温而涩，入肾经能补肾涩精止遗，为治肾虚精关不固之遗精滑精及遗尿尿频之常用药。治滑精者，可与桑螵蛸、附子、龙骨等同用；治梦遗者，常与麦冬、山茱萸、熟地黄等同用，如麦味地黄丸（《医部全录》引《体仁汇编》）。

**3. 久泻不止**　本品味酸涩性收敛，能涩肠止泻。治脾肾虚寒，久泻不止，《本事方》以之与吴茱萸同炒香研末，米汤送服；或与补骨脂、肉豆蔻、吴茱萸同用，如四神丸（《内科摘要》）。

**4. 自汗，盗汗**　本品五味俱全，以酸为主，善于敛肺止汗。治自汗、盗汗者，可与麻黄根、牡蛎等同用。

**5. 津伤口渴，内热消渴**　本品甘以益气，酸能生津，具有益气生津止渴之功。治热伤气阴，汗多口渴者，常与人参、麦冬同用，如生脉散（《内外伤辨惑论》）；治阴虚内热，口渴多饮之消渴证，多与山药、知母、天花粉等同用，如玉液汤（《医学衷中参西录》）。

**6. 心悸失眠**　本品既能补益心肾，又能宁心安神。治阴血亏损，心神失养，或心肾不交之虚烦心悸、失眠多梦，常与麦冬、丹参、酸枣仁等同用，如天王补心丹（《摄生秘剖》）。

【用法用量】　煎服，2 ～ 6g。

【使用注意】　凡表邪未解，内有实热，咳嗽初起，麻疹初期，均不宜用。

【现代研究】

**1. 化学成分**　本品主要含木脂素类成分：五味子甲素、乙素，五味子醇甲、醇乙，五味子酯甲、酯乙等；挥发油：倍半萜烯、α- 花柏烯、花柏醇等。本品还含有多糖、氨基酸等。《中国药典》规定北五味子含五味子醇甲（$C_{24}H_{32}O_7$）不得少于 0.40%，南五味子含五味子酯甲（$C_{30}H_{32}O_9$）不得少于 0.20%。

**2. 药理作用**　本品对神经系统各级中枢均有兴奋作用，对大脑皮层的兴奋和抑制过程均有影响，使之趋于平衡；对呼吸系统有兴奋作用，有镇咳和祛痰作用；有与人参相似的适应原样作用，能增强机体对非特异性刺激的防御能力；能增加细胞免疫功能，使脑、肝、脾脏 SOD 活性明显增强，故具有提高免疫、抗氧化、抗衰老作用。此外，五味子还有利胆保肝、抑菌、降低血压等作用。

# 乌　梅
Wūméi（《神农本草经》）

　　本品为蔷薇科植物梅 *Prunus mume*（Sieb.）Sieb.et Zucc. 的干燥近成熟果实。主产于四川、浙江、福建。夏季果实近成熟时采收，低温烘干后闷至色变黑。本品气微，味极酸。以个大，肉厚、色黑、柔润，味极酸者为佳。生用，去核用，或炒炭用。

　　【药性】　酸、涩，平。归肝、脾、肺、大肠经。

　　【功效】　敛肺，涩肠，生津，安蛔。

　　【应用】

　　**1. 肺虚久咳**　本品味酸而涩，其性收敛，入肺经能敛肺气，止咳嗽。适用于肺虚久咳少痰或干咳无痰之证，可与川贝母、罂粟壳、苦杏仁等同用。

　　**2. 久泻久痢**　本品酸涩入大肠经，有良好的涩肠止泻痢作用，为治疗久泻、久痢之常用药，可与罂粟壳、诃子等同用，如固肠丸（《证治准绳》）。取其涩肠止痢之功，配伍清热燥湿、解毒止痢之黄连，亦可用于湿热泻痢，便脓血者。

　　**3. 虚热消渴**　本品味酸性平，善于生津液，止烦渴。治虚热消渴，可单用煎服，或与天花粉、麦冬、人参等同用，如玉泉丸（《沈氏尊生书》）。

　　**4. 蛔厥呕吐腹痛**　"蛔得酸则静"，本品极酸，具有安蛔止痛、和胃止呕的功效，为安蛔之良药。适用于蛔虫所致腹痛、呕吐、四肢厥冷的蛔厥病证，常与细辛、川椒、黄连等同用，如乌梅丸（《伤寒论》）。

　　此外，本品炒炭能固崩止血，可用于崩漏不止、便血。

　　【用法用量】　煎服，6～12g，大剂量可用至30g。外用适量，捣烂或炒炭研末外敷。敛肺、生津、安蛔宜生用，止泻、止血宜炒炭用。

　　【使用注意】　外有表邪或内有实热积滞者均不宜服。

　　【现代研究】

　　**1. 化学成分**　本品主要含有机酸类成分：枸橼酸，苹果酸，琥珀酸，酒石酸等。其还含熊果酸、芦丁、豆甾醇等。《中国药典》规定本品含枸橼酸（$C_6H_8O_7$）不得少于12.0%，饮片含枸橼酸（$C_6H_8O_7$）不得少于6.0%。

　　**2. 药理作用**　乌梅核壳和种仁水煎液可减少浓氨水引咳小鼠的咳嗽次数，显示出镇咳作用。果肉水煎液可对抗新斯的明所致的小鼠小肠运动亢进，并可对抗番泻叶所致小鼠腹泻，降低稀便率。水煎剂能抑制离体兔肠管的运动；有轻度收缩胆囊作用，能促进胆汁分泌；在体外对蛔虫的活动有抑制作用。此外，乌梅还具有止血、抑菌、抗休克、增强免疫等作用。

# 五倍子
Wǔbèizǐ（《本草拾遗》）

　　本品为漆树科植物盐肤木 *Rhus chinensis* Mill.、青麸杨 *Rhus potaninii* Maxim. 或红麸杨 *Rhus punjabensis* Stew. Var. *sinica*（Diels）Rehd. et Wils. 叶上的虫瘿，主要由五倍子蚜 *Melaphis chinensis*（Bell）Baker 寄生而形成。主产于四川、贵州、陕西、河南、湖北。秋季采摘，置沸水中略煮或蒸至表面呈灰色，杀死蚜虫，取出，干燥。按外形不同，分为"肚倍""角倍"。本品气特异，味涩。以个大，完整，壁厚，色灰褐色者为佳。生用。

【药性】　酸、涩，寒。归肺、大肠、肾经。

【功效】　敛肺降火，涩肠止泻，敛汗，固精止遗，止血，收湿敛疮。

【应用】

**1. 肺虚久咳，肺热痰嗽**　本品酸涩收敛，性寒清降，入肺经，既能敛肺止咳，又能清肺降火，适用于肺虚久咳，肺热痰嗽。因本品又能止血，故尤宜于咳嗽咳血者。治肺虚久咳，常与五味子、罂粟壳等药同用；治肺热痰嗽，可与瓜蒌、黄芩、浙贝母等药同用。治热灼肺络、咳嗽咳血，常与藕节、白及等药同用。

**2. 久泻久痢**　本品酸涩入大肠经，有涩肠止泻之功。用治久泻久痢，可与诃子、五味子等同用，以增强涩肠止泻痢之功。

**3. 自汗，盗汗**　本品功能敛肺止汗。治自汗、盗汗，可单用研末，与荞麦面等份作饼，煨熟食之；或研末水调敷肚脐处。也可与其他收敛止汗药配伍。

**4. 遗精，滑精**　本品入肾经能涩精止遗。治肾虚精关不固之遗精、滑精者，常与龙骨、牡蛎等同用。

**5. 崩漏，便血痔血，外伤出血**　本品有收敛止血作用。治崩漏，可单用，或与棕榈炭、血余炭等同用；治便血、痔血，可与槐花、地榆等同用，煎汤内服或熏洗患处。

**6. 痈肿疮毒，皮肤湿烂**　本品外用能收湿敛疮，且有解毒消肿之功。治湿疮流水、溃疡不敛、疮疖肿毒、肛脱不收、子宫下垂等，可单味或配合枯矾研末外敷或煎汤熏洗。

此外，本品也可用治消渴。

【用法用量】　煎服，3～6g。外用适量。研末外敷或煎汤熏洗。

【使用注意】　湿热泻痢者忌用。

【鉴别用药】　五倍子与五味子皆味酸收敛，均具有敛肺止咳、敛汗止汗、固精止遗、涩肠止泻的作用，均可用于肺虚久咳、自汗盗汗、遗精滑精、久泻不止等病证。然五倍子于敛肺之中又有清肺降火及收敛止血作用，故又可用于肺热痰嗽及咳嗽咳血者；而五味子则又能滋肾，多用于肺肾两虚之虚喘及肾虚精关不固之遗精滑精等。

【现代研究】

**1. 化学成分**　本品主要含鞣质：1,2,3,4,6- 五 -O- 没食子酰基 -$\beta$-D- 葡萄糖，3-O- 二没食子酰基 -1,2,4,6- 四 -O- 没食子酰基 -$\beta$-D- 葡萄糖等。本品还含有没食子酸、脂肪酸等。《中国药典》规定本品含鞣质不得少于 50.0%，含鞣质以没食子酸（$C_7H_6O_5$）计不得少于 50.0%。

**2. 药理作用**　没食子酸对蛋白质有沉淀作用，与皮肤、黏膜的溃疡面接触后，其组织蛋白质即被凝固，形成一层被膜而呈收敛作用；腺细胞的蛋白质被凝固引起分泌抑制，产生黏膜干燥，神经末梢蛋白质沉淀，可呈微弱的局部麻醉现象；与若干金属、生物碱苷类形成不溶解化合物，因而用作解毒剂；对小肠有收敛作用，可减轻肠道炎症，止腹泻。此外，本品尚有抑菌作用。

# 罂粟壳

Yīngsùqiào（《本草发挥》）

本品为罂粟科植物罂粟 *Papaver somniferum* L. 的干燥成熟果壳。主产于甘肃。秋季将成熟果实或已割取浆汁后的成熟果实摘下，破开，除去种子和枝梗，干燥。本品气微清香，味微苦。以色黄白，皮厚者为佳。切丝，生用或蜜炙、醋炙用。

【药性】　酸、涩，平；有毒。归肺、大肠、肾经。

【功效】　敛肺，涩肠，止痛。

【应用】

**1. 肺虚久咳**　本品酸收，主入肺经，具有较强的敛肺气止咳逆作用，适用于肺虚久咳不止之证。可单用蜜炙研末冲服，或配伍乌梅、诃子等药。

**2. 久泻久痢，脱肛**　本品味酸涩，性平和，能固肠道、涩滑脱，《本草纲目》称其"为涩肠止泻之圣药"，适用于久泻、久痢而无邪滞者。治脾虚久泻不止者，可与诃子、白术等同用；治脾虚中寒，久痢不止者，常与诃子、肉豆蔻等同用，如真人养脏汤（《和剂局方》）。若配苍术、人参、乌梅等，可治脾肾两虚，久泻不止，脱肛者，如固肠丸《证治准绳·女科》。

**3. 脘腹疼痛，筋骨疼痛**　本品有良好的止痛作用，可用治上述诸痛较剧者。单用有效，或配入复方使用。

【用法用量】　煎服，3～6g。止咳宜蜜炙用，止泻、止痛宜醋炒用。

【使用注意】　本品易成瘾，不宜常服；孕妇及儿童禁用；运动员慎用；咳嗽或泻痢初起邪实者忌用。

【现代研究】

**1. 化学成分**　本品主要含生物碱类成分：吗啡、可待因、那可汀、那碎因、罂粟碱、罂粟壳碱等。本品另含有多糖、内消旋肌醇、赤藓醇等。《中国药典》规定本品含吗啡（$C_{17}H_{19}O_3N$）应为 0.06%～0.40%。

**2. 药理作用**　其所含的吗啡、可待因等有显著的镇痛、镇咳作用，能使胃肠道及其括约肌的张力提高，消化液分泌减少，便意迟钝而起止泻作用。

**3. 不良反应**　罂粟壳的毒性主要为所含吗啡、可待因、罂粟碱等成分所致。吗啡对呼吸中枢有抑制作用，可通过胎盘及乳汁引起新生儿窒息；能使颅内压升高。其慢性中毒主要为成瘾。中毒症状：初起见烦躁不安，谵妄，呕吐，全身乏力等，继而头晕，嗜睡，脉搏开始快，逐渐变为慢而弱，瞳孔极度缩小可如针尖大，呼吸浅表而不规则，可慢至每分钟2～4次，伴发绀，可能出现肺水肿、体温下降、血压下降、肌肉松弛等，最后呼吸中枢麻痹而死亡。慢性中毒时可见厌食、便秘、早衰、阳痿、消瘦、贫血等症状。

# 诃　子

*Hēzǐ*（《药性论》）

本品为使君子科植物诃子 *Terminalia chebula* Retz. 或绒毛诃子 *Terminalia chebula* Retz.var. *tomentella* Kurt. 的干燥成熟果实。主产于云南。秋、冬二季果实成熟时采收，除去杂质，晒干。本品气微，味酸涩后甜。以表面黄棕色，微皱，有光泽，肉厚者为佳。生用或煨用。若用果肉，则去核。

【药性】　苦、酸、涩，平。归肺、大肠经。

【功效】　涩肠止泻，敛肺止咳，降火利咽。

【应用】

**1. 久泻久痢，便血脱肛**　本品味酸涩性收敛，入大肠经，善于涩肠止泻，为治疗久泻、久痢之常用药，可单用，如诃黎勒散（《金匮要略》）。若久泻、久痢属虚寒者，可与干姜、罂粟壳、赤石脂等配伍。本品酸涩之性，又能涩肠固脱，涩肠止血，配伍人参、黄芪、升麻等药，可用于泻痢日久，中气下陷之脱肛；若配伍防风、秦艽、白芷等药，可治肠风下血。

**2. 肺虚喘咳，久嗽不止，咽痛音哑**　本品酸涩而苦，既能敛肺下气止咳，又能清肺利咽开音，为治失音之要药。治肺虚久咳、失音者，可与人参、五味子等同用；治痰热郁肺，久咳失音者，常与桔梗、甘草同用。治久咳失音，咽痛音哑者，常与硼砂、青黛、冰片等蜜丸噙化，如清音丸（《医学统旨》）。

【用法用量】　煎服，3 ~ 10g。涩肠止泻宜煨用，敛肺清热、利咽开音宜生用。

【使用注意】　凡外有表邪、内有湿热积滞者忌用。

【现代研究】

**1. 化学成分**　本品主要含鞣质：诃子酸，诃黎勒酸，诃子鞣质等。其还含有三萜类、有机酸类、脂肪酸类成分。

**2. 药理作用**　诃子所含鞣质有收敛、止泻作用。诃子对乙酰胆碱诱发的家兔离体气管平滑肌收缩有抑制作用。此外，诃子还具有强心、降血糖、抗氧化、抗肿瘤、改善血液流变性、抗病原微生物等作用。

## 石榴皮
Shíliupí（《名医别录》）

本品为石榴科植物石榴 *Punica granatum* L. 的干燥果皮。主产于陕西、四川、湖南。秋季果实成熟后收集果皮，晒干。本品气微，味苦涩。以皮厚，色红棕者为佳。切块，生用或炒炭用。

【药性】　酸、涩，温。归大肠经。

【功效】　涩肠止泻，止血，杀虫。

【应用】

**1. 久泻，久痢，脱肛**　本品酸涩收敛，入大肠经，能涩肠止泻痢，为治疗久泻久痢之常用药。可单用煎服，或研末冲服；亦可与肉豆蔻、诃子等药同用。若配伍人参、黄芪、升麻等药，可治久泻久痢而致中气下陷脱肛者。

**2. 便血，崩漏，带下**　本品酸涩，能收敛止血，收涩止带。治便血，可单用煎服，或配伍地榆、槐花等药。治崩漏及妊娠下血不止者，可与当归、阿胶、艾叶炭等药同用。治白带过多，可与海螵蛸、白果、芡实等同用。

**3. 虫积腹痛**　本品有杀虫作用，治疗蛔虫、蛲虫、绦虫等虫积腹痛，常与槟榔、使君子等同用。

【用法用量】　煎服，3 ~ 9g。止血多炒炭用。

【使用注意】　泻痢初起者忌服。

【现代研究】

**1. 化学成分**　本品主要含鞣质：石榴皮鞣质、2,3-*O*-连二没食子酰石榴皮鞣质等。本品还含石榴皮碱、伪石榴皮碱、异石榴皮碱、没食子酸、鞣花酸、异槲皮苷等。《中国药典》规定本品含鞣质不得少于 10.0%，含鞣花酸（$C_{14}H_6O_8$）不得少于 0.30%。

**2. 药理作用**　石榴皮所含鞣质，具有收敛作用。盐酸石榴碱对绦虫有杀灭作用。石榴皮煎剂有抑菌、抗病毒作用。石榴皮醇提物能提高抗氧化能力指数。此外，本品还有保肝、调节免疫、抑制胃酸分泌、抗胃溃疡等作用。

# 肉豆蔻
Ròudòukòu (《药性论》)

本品为肉豆蔻科植物肉豆蔻 Myristica fragrans Houtt. 的干燥种仁。主产于马来西亚、印度尼西亚、斯里兰卡，我国广东、广西、云南亦有栽培。冬、春二季果实成熟时采收，除去皮壳后，干燥。本品气香浓烈，味辛。以个大，体重，坚实，香气浓者为佳。生用，或麸皮煨制去油用，用时捣碎。

【药性】　辛，温。归脾、胃、大肠经。

【功效】　温中行气，涩肠止泻。

【应用】

**1. 脾胃虚寒，久泻不止**　本品辛温而涩，入中焦，能暖脾胃、固大肠、止泻痢，为治疗虚寒性泻痢之要药。治脾胃虚寒之久泻、久痢者，常与人参、白术、诃子等药同用；若配补骨脂、五味子、吴茱萸，可治脾肾阳虚，五更泄泻者，如四神丸（《证治准绳》）。

**2. 胃寒气滞，脘腹胀痛，食少呕吐**　本品辛香温燥，能温中散寒、行气止痛。治胃寒气滞、脘腹胀痛、食少呕吐者，可与木香、干姜、半夏等药同用。

【用法用量】　煎服，3～10g。内服须煨制去油用。

【使用注意】　湿热泻痢者忌用。

【现代研究】

**1. 化学成分**　本品主要含挥发油：去氢二异丁香酚，香桧烯，$\alpha$-蒎烯，$\beta$-蒎烯，松油-4-烯醇，$\gamma$-松油烯，肉豆蔻醚等。《中国药典》规定本品含挥发油不得少于 6.0%（ml/g），含去氢二异丁香酚（$C_{20}H_{22}O_4$）不得少于 0.10%；饮片含挥发油不得少于 4.0%（ml/g），含去氢二异丁香酚（$C_{20}H_{22}O_4$）不得少于 0.080%。

**2. 药理作用**　肉豆蔻所含挥发油，少量能促进胃液的分泌及胃肠蠕动，而有开胃和促进食欲、消胀止痛的功效；但大量服用则有抑制作用，且有较显著的麻醉作用；挥发油中的萜类成分对细菌和霉菌均有抑制作用。肉豆蔻醚对正常人有致幻、抗炎作用；肉豆蔻及肉豆蔻醚能增强色胺的作用，体内外试验均对单胺氧化酶有中度的抑制作用。肉豆蔻对 MCA 和 DMBA 诱发的小鼠子宫癌及皮肤乳头状瘤有抑制作用。

**3. 不良反应**　肉豆蔻所含挥发油中有效成分肉豆蔻醚具有一定的毒性，动物试验可引起肝变性；肉豆蔻醚对正常人有致幻作用。对人的大脑有中度兴奋作用。在中毒时，轻者出现幻觉，或恶心，眩晕；重者则谵语，昏迷，瞳孔散大，呼吸变慢，反射消失，甚至死亡。

# 赤石脂
Chìshízhī (《神农本草经》)

本品为硅酸盐类矿物多水高岭石族多水高岭石，主含四水硅酸铝 [$Al_4$（$Si_4O_{10}$）（OH）$_8$·$4H_2O$]。主产于山西、河南、江苏、陕西。采挖后，除去杂石。本品具黏土气，味淡。以色红，光滑，细腻，吸水性强者为佳。打碎或研细粉，生用或加醋煅用。

【药性】　甘、酸、涩，温。归大肠、胃经。

【功效】　涩肠止泻，收敛止血，生肌敛疮。

【应用】

**1. 久泻久痢**　本品甘温调中，味涩质重，入胃肠，长于涩肠止泻，并能止血，为治久泻久痢、下痢脓血之常用药。治泻痢日久，滑脱不禁，脱肛，常与禹余粮相须为用，如赤石脂禹余粮汤（《伤寒论》）；若虚寒下痢，大便脓血不止者，常与干姜、粳米同用，如桃花汤（《伤寒论》）。

**2. 大便出血，崩漏带下**　本品味涩，能收敛止血，质重入于下焦，以崩漏、便血者为多用。治崩漏，可与海螵蛸、侧柏叶等药同用；治便血、痔疮出血，可与禹余粮、龙骨、地榆等药同用。本品温涩，既可固冲，又可止带，配伍鹿角霜、芡实等药，可用于妇女肾虚、带脉失约日久而带下不止者。

**3. 疮疡久溃不敛，湿疮脓水浸淫**　本品外用有收湿生肌敛疮的功效。治疗疮疡久溃不敛，可与煅龙骨、乳香、血竭等药同用，研细末，掺于疮口。若湿疮脓水浸淫，可与五倍子、枯矾等研末外敷。

此外，本品外用亦治外伤出血。

【用法用量】　煎服，9～12g，先煎。外用适量，研末敷患处。

【使用注意】　湿热积滞泻痢者忌服。不宜与肉桂同用。孕妇慎用。

【现代研究】

**1. 化学成分**　本品主要含四水硅酸铝，还含有钛、镍、锶、钡等微量元素。

**2. 药理作用**　本品有吸附作用，能吸附消化道内的有毒物质、细菌毒素及代谢产物，减少对肠道黏膜的刺激，而呈止泻作用；对胃肠黏膜有保护作用；能制止胃肠道出血，显著缩短家兔血浆再钙化时间。

## 禹余粮

Yǔyúliáng（《神农本草经》）

本品为氢氧化物类矿物褐铁矿，主含碱式氧化铁[FeO（OH）]。主产于河南、江苏。采挖后，除去杂石。本品气微，味淡。以红棕色，断面显层纹者为佳。生用，或加醋煅用。

【药性】　甘、涩，微寒。归胃、大肠经。

【功效】　涩肠止泻，收敛止血。

【应用】

**1. 久泻，久痢**　本品甘涩性平，能涩肠止泻。治久泻、久痢者，常与赤石脂相须为用，如赤石脂禹余粮汤（《伤寒论》）。

**2. 便血，崩漏**　本品质重味涩，能收敛止血。治疗气虚失摄之大便出血，可配人参、白术、棕榈炭等药。治崩漏带下，常与海螵蛸、赤石脂、龙骨等同用。

**3. 带下清稀**　本品入下焦，能固涩止带。治肾虚带脉不固之带下清稀者，常与海螵蛸、煅牡蛎、白果等药同用。

【用法用量】　煎服，9～15g，先煎；或入丸散。

【使用注意】　湿热积滞泻痢者忌服；孕妇慎用。

【现代研究】

**1. 化学成分**　本品主要含碱式氧化铁，还含有磷酸盐及少量铝、钙、镁、钾、磷等元素。

**2. 药理作用**　禹余粮生品、煅品、醋品水煎液均能抑制小鼠肠蠕动。生品禹余粮能明显缩短凝血时间和出血时间，而煅品则出现延长作用。此外，禹余粮有促进胸腺增生，提高细胞免疫功能作用。

# 第三节　固精缩尿止带药

本类药物酸涩收敛，主入肾、膀胱经。具有固精、缩尿、止带作用。某些药物甘温还兼有补肾之功。适用于肾虚不固所致的遗精滑精、遗尿尿频、带下清稀等症，常与补肾药配伍同用，以标本兼治。

本类药酸涩收敛，对外邪内侵，湿热下注所致的遗精、尿频等不宜用。

## 山茱萸
### Shānzhūyú（《神农本草经》）

本品为山茱萸科植物山茱萸 *Cornus officinalis* Sieb.et Zucc. 的干燥成熟果肉。主产于河南、浙江。秋末冬初果皮变红时采收果实，用文火烘或置沸水中略烫，及时除去果核，干燥。本品气微，味酸、涩、微苦。以肉肥厚，色紫红，油润柔软者为佳。山萸肉生用，或取净山萸肉照酒炖法、酒蒸法制用。

【药性】　酸、涩，微温。归肝、肾经。

【功效】　补益肝肾，收涩固脱。

【应用】

**1.肝肾亏虚，眩晕耳鸣，腰膝酸痛，阳痿**　本品酸涩微温质润，其性温而不燥，补而不峻，功善补益肝肾，既能益精，又可助阳，为平补阴阳之要药。治肝肾阴虚，头晕目眩、腰酸耳鸣者，常与熟地黄、山药等配伍，如六味地黄丸（《小儿药证直诀》）；治命门火衰，腰膝冷痛，小便不利者，常与肉桂、附子等同用，如肾气丸（《金匮要略》）；治肾虚阳痿者，多与鹿茸、补骨脂、淫羊藿等药配伍，以补肾助阳。

**2.遗精滑精，遗尿尿频**　本品既能补肾益精，又能固精缩尿，于补益之中又具封藏之功，为固精止遗之要药。治肾虚精关不固之遗精、滑精者，常与熟地黄、山药等同用，如六味地黄丸（《小儿药证直诀》）、肾气丸（《金匮要略》）；治肾虚膀胱失约之遗尿、尿频者，常与沙苑子、覆盆子、桑螵蛸等药同用。

**3.月经过多，崩漏带下**　本品入下焦，能补肝肾、固冲任以止血。治妇女肝肾亏损，冲任不固之崩漏、月经过多者，常与熟地黄、白芍、当归等药同用，如加味四物汤（《傅青主女科》）；若脾气虚弱，冲任不固而漏下不止者，常与龙骨、黄芪、白术等药同用，如固冲汤（《医学衷中参西录》）；若带下不止，可与莲子、芡实、煅龙骨等药配伍。

**4.大汗虚脱**　本品酸涩性温，能敛汗固脱，为防止元气虚脱之要药。治大汗不止，体虚欲脱或久病虚脱者，常与人参、附子、龙骨等同用，如来复汤（《医学衷中参西录》）。

**5.内热消渴**　本品能补益肝肾，治疗肝肾阴虚，内热消渴，常配伍黄精、枸杞子、天花粉等滋补肝肾、清热生津药。

【用法用量】　煎服，6～12g，急救固脱可用至20～30g。

【使用注意】　素有湿热而致小便淋涩者不宜服用。

【现代研究】

**1. 化学成分**　本品主要含环烯醚萜苷类成分：莫诺苷，马钱苷，山茱萸裂苷，山茱萸苷等。其另含有熊果酸，7- 脱氢马钱素，山茱萸鞣质 1、2、3，挥发油等。《中国药典》规定本品含莫诺苷（$C_{17}H_{26}O_{11}$）和马钱苷（$C_{17}H_{26}O_{10}$）的总量不得少于 1.2%，饮片不得少于 0.70%。

**2. 药理作用**　山茱萸对非特异性免疫功能有增强作用，体外试验证明其能抑制腹水癌细胞；有抗实验性肝损害作用；对于因化疗法及放射疗法引起的白细胞下降，有使其升高的作用；有抗氧化作用；有较弱的兴奋副交感神经作用；所含鞣质有收敛作用。山茱萸注射液能强心、升压；并能抑制血小板聚集，抗血栓形成。此外，山茱萸有抑菌、抗流感病毒、降血糖、利尿等作用。

# 覆盆子
## Fùpénzǐ（《名医别录》）

本品为蔷薇科植物华东覆盆子 *Rubus chingii* Hu 的干燥果实。主产于浙江、福建、湖北。夏初果实由绿变绿黄时采收，除去梗、叶，置沸水中略烫或略蒸，取出，干燥。本品气微，味微酸涩。以个大，饱满，色黄绿者为佳。生用。

【药性】　甘、酸，温。入肝、肾、膀胱经。

【功效】　益肾固精缩尿，养肝明目。

【应用】

**1. 肾虚不固，遗精滑精，遗尿尿频，阳痿早泄**　本品甘酸温，主入肝肾，既能固精缩尿，又能补益肝肾。治肾虚遗精、滑精、阳痿、早泄、不孕者，常与枸杞子、菟丝子、五味子等药同用，如五子衍宗丸（《丹溪心法》）；治肾虚遗尿、尿频者，可与桑螵蛸、补骨脂、益智仁等药同用。

**2. 肝肾不足，目暗昏花**　本品能益肝肾明目。治疗肝肾不足，目暗不明者，可单用，或与枸杞子、桑椹、菟丝子等药同用。

【用法用量】　煎服，6 ～ 12g。

【使用注意】　阴虚火旺，膀胱蕴热而小便短涩者忌用。

【现代研究】

**1. 化学成分**　本品主要含有机酸类成分：鞣花酸，覆盆子酸等。其还含黄酮类、山奈酚 -3-O- 芸香糖苷、萜类、多糖等。《中国药典》规定本品含鞣花酸（$C_{14}H_6O_8$）不得少于 0.20%，含山奈酚 -3-*O*- 芸香糖苷（$C_{27}H_{30}O_{15}$）不得少于 0.03%。

**2. 药理作用**　覆盆子具有调节下丘脑 - 垂体 - 性腺轴功能、改善学习记忆力能力、延缓衰老等作用。此外，本品还有抑菌、抗诱变、促进淋巴细胞增殖等作用。

# 桑螵蛸
## Sāngpiāoxiāo（《神农本草经》）

本品为螳螂科昆虫大刀螂 *Tenodera sinensis* Saussure、小刀螂 *Statilia maculata*（Thunberg）或巨斧螳螂 *Hierodula patellifera*（Serville）的干燥卵鞘。以上三种分别习称"团螵蛸""长螵蛸"及"黑螵蛸"。全国大部分地区均产。深秋至次春采集，除去杂质，蒸至虫卵死后，干燥。本品气微腥，味淡或微咸。以完整，色黄褐，卵未孵化者为佳。用时剪碎。

【药性】　甘、咸，平。归肝、肾经。

【功效】　固精缩尿，补肾助阳。

【应用】

**1. 肾虚不固，遗精滑精，遗尿尿频，小便白浊**　本品甘能补益，咸以入肾，性收敛，能补肾气、固精关、缩小便，为治疗肾虚不固之遗精滑精、遗尿尿频、白浊之良药。治肾虚遗精、滑精，常与龙骨、五味子、制附子等同用；治小儿遗尿，可单用为末，米汤送服；治心神恍惚，遗尿尿频，小便白浊，可与远志、龙骨、石菖蒲等药配伍。

**2. 肾虚阳痿**　本品有补肾助阳之功。用治肾虚阳痿，可与鹿茸、肉苁蓉、菟丝子等药同用。

【用法用量】　煎服，5～10g。

【使用注意】　阴虚火旺，膀胱蕴热而小便短涩者忌用。

【现代研究】

**1. 化学成分**　本品主要含蛋白质、脂肪、氨基酸、维生素、微量元素等。

**2. 药理作用**　桑螵蛸醇提物可降低乙醇麻醉并致多尿状态大鼠的尿量，具有一定抗利尿作用；可延长小鼠常压耐缺氧时间，并延长小鼠游泳时间，具有抗缺氧、抗疲劳作用；可明显降低肝组织中丙二醛含量，具有抗氧化作用。此外，本品还具有促进消化液分泌、降血糖、降血脂及抗肿瘤作用。

## 海螵蛸
### Hǎipiāoxiāo（《神农本草经》）

本品为乌贼科动物无针乌贼 *Sepiella maindroni* de Rochebrune 或金乌贼 *Sepia esculenta* Hoyle 的干燥内壳。主产于浙江、江苏、广东、福建。收集乌贼鱼的骨状内壳，洗净，干燥。本品气微腥，味微咸。以色白者为佳。砸成小块，生用。

【药性】　咸、涩，温。归脾、肾经。

【功效】　收敛止血，涩精止带，制酸止痛，收湿敛疮。

【应用】

**1. 吐血衄血，崩漏便血，外伤出血**　本品能收敛止血。治吐血、便血者，常与白及等份为末服；治崩漏，常与茜草、棕榈炭、五倍子等同用，如固冲汤（《医学衷中参西录》）；治外伤出血，可单用研末外敷。

**2. 遗精滑精，赤白带下**　本品温涩收敛，有固精止带之功。治肾失固藏之遗精、滑精，常与山茱萸、菟丝子、沙苑子等药同用；治肾虚带脉不固之带下清稀者，常与山药、芡实等药同用；若赤白带下，可与白芷、椿皮等同用。

**3. 胃痛吞酸**　本品味咸而涩，能制酸止痛，为治疗胃酸过多、胃痛吞酸之佳品。常与延胡索、白及、瓦楞子等药同用。

**4. 湿疹湿疮，溃疡不敛**　本品外用能收湿敛疮。治湿疮、湿疹，可与黄柏、青黛、煅石膏等药研末外敷；治溃疡多脓，久不愈合者，可单用研末外敷，或配伍煅石膏、枯矾、冰片等药共研细末，撒敷患处。

【用法用量】　煎服，5～10g。外用适量，研末敷患处。

【鉴别用药】　海螵蛸与桑螵蛸均有固精止遗作用，均可用以治疗肾虚精关不固之遗精、滑精等症。但桑螵蛸固涩之中又能补肾助阳，而海螵蛸固涩力较强，又能收敛止血、制酸止痛、收湿敛疮。

【现代研究】

**1. 化学成分**　本品主要含碳酸钙、壳角质、黏液质；还含有多种微量元素，其中含大量的钙，少量钠、锶、镁、铁，以及微量硅、铝、钛、锰、钡、铜。《中国药典》规定本品含碳酸钙（$CaCO_3$）不得少于 86.0%。

**2. 药理作用**　海螵蛸中所含的碳酸钙能中和胃酸，改变胃内容物 pH 值，降低胃蛋白酶活性，促进溃疡面愈合；所含的胶质与胃中有机质和胃液作用后，可在溃疡面上形成保护膜，使出血趋于凝固。此外，海螵蛸有抗肿瘤、抗放射及接骨作用。

# 金樱子
### Jīnyīngzǐ（《雷公炮炙论》）

本品为蔷薇科植物金樱子 *Rosa laevigata* Michx. 的干燥成熟果实。主产于四川、湖南、广东、江西。10～11 月果实成熟变红时采收，干燥，除去毛刺。本品气微，味甘、微涩。以个大，色红黄者为佳。生用。

【药性】　酸、甘、涩，平。归肾、膀胱、大肠经。

【功效】　固精缩尿，固崩止带，涩肠止泻。

【应用】

**1. 遗精滑精，遗尿尿频，崩漏带下**　本品味酸而涩，功专固涩，具有固精缩尿、固崩止带作用。用于肾虚精关不固之遗精滑精，膀胱失约之遗尿尿频，冲任不固之崩漏下血，带脉失约之带下过多，《明医指掌》单用本品熬膏服。治疗遗精滑精、遗尿尿频，常与芡实相须为用，如水陆二仙丹（《洪氏集验方》）；或配伍菟丝子、补骨脂、海螵蛸等补肾固涩之品。若崩漏下血，可与山茱萸、黄芪、阿胶等药配伍；治疗带下不止者，可与椿皮、海螵蛸、莲子等同用。

**2. 久泻，久痢**　本品入大肠经，能涩肠止泻。治脾虚久泻、久痢，可单用浓煎服，或与人参、白术、芡实等同用，如秘元煎（《景岳全书》）。

【用法用量】　煎服。6～12g。

【使用注意】　本品功专收涩，故邪气实者不宜使用。

【现代研究】

**1. 化学成分**　本品主要含多糖、黄酮类、三萜类及鞣质等，还含有机酸、皂苷及少量淀粉等。《中国药典》规定本品（金樱子肉）含金樱子多糖以无水葡萄糖（$C_6H_{12}O_6$）计，不得少于 25.0%。

**2. 药理作用**　金樱子所含鞣质具有收敛、止泻作用，所含多糖具有增强小鼠非特异性免疫、体液免疫和细胞免疫作用；还能清除超氧阴离子自由基，具有抗氧化作用。其煎剂具有抗动脉粥样硬化作用。此外，本品还具有抑菌、抗炎等作用。

# 莲　子
### Liánzǐ（《神农本草经》）

本品为睡莲科植物莲 *Nelumbo nucifera* Gaertn. 的干燥成熟种子。主产于湖南、福建、江苏、浙江。秋季果实成熟时采割莲房，取出果实，除去果皮，干燥，或除去莲子心后干燥。本品气微，味甘、微涩。以个大，饱满者为佳。去心，生用。

【药性】　甘、涩，平。归脾、肾、心经。

【功效】　补脾止泻，止带，益肾涩精，养心安神。

【应用】

**1. 脾虚泄泻**　本品甘可补脾，涩能止泻，既可补益脾气，又能涩肠止泻。治脾虚久泻，食欲不振者，常与人参、茯苓、白术等药同用，如参苓白术散（《和剂局方》）。

**2. 带下**　本品既能补脾益肾，又能固涩止带，其补涩兼施，为治疗脾虚、肾虚带下之常用药。治脾虚带下者，常与茯苓、白术、山药等同用；治脾肾两虚，带下清稀，腰膝酸软者，可与山茱萸、山药、芡实等药同用。

**3. 肾虚遗精滑精，遗尿尿频**　本品味甘而涩，入肾经能益肾固精。治肾虚精关不固之遗精、滑精，常与芡实、龙骨等同用，如金锁固精丸（《医方集解》）。

**4. 虚烦，心悸，失眠**　本品甘平，入心、肾经，能养心益肾，交通心肾而宁心安神。治心肾不交之虚烦、心悸、失眠者，常与酸枣仁、茯神、远志等药同用。

【用法用量】　煎服，6～15g。

【现代研究】

**1. 化学成分**　本品主要含黄酮类化合物：槲皮素、金丝桃苷、芦丁等。其还含有淀粉、蛋白质、脂肪、多聚糖等。

**2. 药理作用**　莲子多糖具有抗氧化、延缓衰老、增强免疫等作用。

附药：莲须、莲房、莲子心、荷叶、荷梗、石莲子

**1. 莲须**　本品为睡莲科植物莲 *Nelumbo nucifera* Gaertn. 的干燥雄蕊。性味甘、涩，平；归心、肾经。功能固肾涩精。适用于遗精滑精，带下，尿频。煎服，3～5g。

**2. 莲房**　本品为睡莲科植物莲 *Nelumbo nucifera* Gaertn. 的干燥花托。性味苦、涩，温；归肝经。功能化瘀止血。适用于崩漏，尿血，痔疮出血，产后瘀阻，恶露不尽。煎服，5～10g。炒炭用。

**3. 莲子心**　本品为睡莲科植物莲 *Nelumbo nucifera* Gaertn. 的成熟种子中的干燥幼叶及胚根。性味苦，寒；归心、肾经。功能清心安神，交通心肾，涩精止血。适用于热入心包，神昏谵语，心肾不交，失眠遗精，血热吐血。煎服，2～5g。

**4. 荷叶**　本品为睡莲科植物莲 *Nelumbo nucifera* Gaertn. 的干燥叶。性味苦，平；归肝、脾、胃经。功能清暑化湿，升发清阳，凉血止血。适用于暑热烦渴，暑湿泄泻，脾虚泄泻，血热吐衄，便血崩漏。煎服，3～10g。荷叶炭收涩化瘀止血，适用于出血证和产后血晕，煎服，3～6g。

**5. 荷梗**　本品为睡莲科植物莲 *Nelumbo nucifera* Gaertn. 的干燥叶柄及花柄。性味苦，平；归肺、脾、胃经。功能通气宽胸，和胃安胎。主治外感暑湿、胸闷不畅、妊娠呕吐、胎动不安。煎服，10～15g。

**6. 石莲子**　本品为睡莲科植物莲 *Nelumbo nucifera* Gaertn. 老熟的果实。10 月间当莲子成熟时，割下莲蓬，取出果实晒干，或于整修池塘时拾取落于淤泥中之莲实，洗净，晒干。性味甘、涩、微苦，寒；归脾、胃、心经。功能清湿热，开胃进食，清心宁神，涩精止遗。适用于噤口痢，呕吐不食，心烦失眠，遗精，尿浊，带下。煎服，9～12g。虚寒久痢忌服。

# 芡　实

Qiànshí《神农本草经》

本品为睡莲科植物芡 *Euryale ferox* Salisb. 的干燥成熟种仁。主产于江苏、山东、湖南、湖北、四川。秋末冬初采收成熟果实，除去果皮，取出种子，洗净，再除去硬壳（外种皮），晒干。本品气微，味淡。以颗粒饱满，断面色白，粉性足者为佳。生用或麸炒用。

【药性】　甘、涩，平。归脾、肾经。

【功效】　益肾固精，补脾止泻，除湿止带。

【应用】

**1. 肾虚遗精滑精，遗尿尿频**　本品甘涩收敛，善能益肾固精。治肾虚不固之腰膝酸软，遗精滑精，遗尿尿频者，常与金樱子相须为用，如水陆二仙丹（《洪氏集验方》）；亦可与莲子、莲须、牡蛎等配伍，如金锁固精丸（《医方集解》）。

**2. 脾虚久泻**　本品既能健脾除湿，又能收敛止泻。可用治脾虚湿盛，久泻不止者，常与白术、茯苓、扁豆等药同用。

**3. 白浊，带下**　本品能益肾健脾、收敛固涩、除湿止带，为治疗带下证之佳品。治脾肾两虚之白浊、带下，常与党参、白术、山药等同用。若治湿热带下，则宜与清热利湿之黄柏、车前子等同用，如易黄汤（《傅青主女科》）。

【用法用量】　煎服，9～15g。

【鉴别用药】　芡实与莲子均甘涩平，主归脾、肾经，皆能益肾固精、补脾止泻、止带，且补中兼涩，均可用治肾虚遗精、遗尿，脾虚食少、泄泻，脾肾两虚之带下不止。但莲子又能养心安神，交通心肾，治心肾不交之虚烦、心悸、失眠；芡实补益脾肾固涩之中，又能除湿止带，故为虚、实带下证之常用药物。

【现代研究】

**1. 化学成分**　本品主要含淀粉、蛋白质、脂肪及多种维生素。

**2. 药理作用**　芡实水、乙醇提取物均具有较强的抗氧化和清除氧自由基能力；芡实水提取物还可减轻心脏缺血再灌注损伤。

# 刺猬皮

Cìweipí《神农本草经》

本品为刺猬科动物刺猬 *Erinaceus europaeus* Linnaeus 的干燥外皮。全国大部分地区均产。全年可捕捉。将皮剥下，阴干。本品具特殊腥臭气。以肉脂刮净，刺毛整洁者为佳。切片，炒用。

【药性】　苦、涩，平。归肾、胃、大肠经。

【功效】　固精缩尿，收敛止血，化瘀止痛。

【应用】

**1. 遗精滑精，遗尿尿频**　本品味苦涩性收敛，主入肾经，长于固精缩尿。适用于肾虚精关不固之遗精、滑精；肾虚膀胱失约之遗尿、尿频。可单用炒炙研末服，或与益智仁、龙骨、金樱子等同用。

**2. 便血，痔血**　本品功能收敛止血，善治下焦出血证。治肠风下血，可与木贼、防风等同用；治痔漏，常与地榆、槐角等同用。

**3. 胃痛，呕吐**　本品能化瘀止痛。治胃痛日久，气血瘀滞兼呕吐者，可单用焙干研末，黄酒送服，或与延胡索、香附等药同用。

【用法用量】　煎服，3～10g；研末服，1.5～3g。

【现代研究】

**1. 化学成分**　本品主要含角蛋白、胶原蛋白等。

**2. 药理作用**　本品具有收敛、止血作用。

# 椿　皮
Chūnpí（《新修本草》）

本品为苦木科植物臭椿 *Ailanthus altissima*（Mill.）Swingle 的干燥根皮或干皮。主产于浙江、江苏、湖北、河北。全年均可剥取，晒干，或刮去粗皮晒干。本品气微，味苦。以皮厚，无粗皮，色黄白者为佳。切丝或段，生用或麸炒用。

【药性】　苦、涩，寒。归大肠、胃、肝经。

【功效】　清热燥湿，收涩止带，止泻，止血。

【应用】

**1. 赤白带下**　本品味苦燥湿，性寒清热，味涩收敛，既可清热燥湿，又能收敛止带，为止带之常用药。治疗湿热下注，带脉失约而致赤白带下者，可与黄柏、泽泻等同用。

**2. 久泻久痢，湿热泻痢**　本品味涩能涩肠止泻痢，苦寒能清热燥湿止泻痢。治久泻久痢，可与肉豆蔻、诃子等同用；治湿热泻痢，可与黄连、黄芩、秦皮等药同用。

**3. 崩漏经多，便血痔血**　本品味苦善于收敛止血，又因其性寒能清热，故尤宜于血热崩漏、便血者。治崩漏、月经过多者，常与黄柏、黄芩、白芍等同用，如固经丸（《医学入门》）。治便血痔血，可与地榆、槐花、侧柏叶等同用。

【用法用量】　煎服，6～9g。外用适量。

【使用注意】　脾胃虚寒者慎用。

【现代研究】

**1. 化学成分**　根皮含苦楝素、鞣质、赭朴酚。干皮含臭椿苦酮、臭椿苦内酯、乙酰臭椿苦内酯、苦木素、新苦木苦素等。

**2. 药理作用**　椿皮煎剂在体外对福氏痢疾杆菌、宋氏痢疾杆菌和大肠杆菌有抑制作用；臭椿苦酮对阿米巴原虫有强烈的抑制作用。此外，本品还具有抗肿瘤等作用。

# 鸡冠花
Jīguānhuā（《滇南本草》）

本品为苋科植物鸡冠花 *Celosia cristata* L. 的干燥花序。全国大部分地区均产。秋季花盛开时采收，晒干。本品气微，味淡。以朵大而扁，色泽鲜明者为佳。切段，生用或炒炭用。

【药性】　甘、涩，凉。归肝、大肠经。

【功效】　收敛止血，止带，止痢。

【应用】

**1. 吐血，崩漏，便血，痔血**　本品甘涩性凉，具有收敛凉血止血之功。治血热妄行之崩漏，常与牡丹皮、苎麻根、茜草等药同用；若与黄芪、山茱萸、炮姜等药同用，则可用于冲任虚寒之崩漏。治血热便血、痔血，常与地榆、槐花、黄芩炭等药同用。

**2. 赤白带下**　本品味涩性凉，能收敛止带，为治疗带下证之常用药。治脾虚带下，常与白术、茯苓、芡实等药同用。治湿热带下，常与黄柏、车前子等药同用。

**3. 久痢不止，赤白下痢**　本品有凉血涩肠止痢之功。治久痢不止者，常与椿皮、石榴皮、罂粟壳等药同用。治赤白下痢，可单用酒煎服，或与黄连、黄柏、秦皮等药同用。

【用法用量】　煎服，6～12g。

【现代研究】

**1. 化学成分**　花含山柰苷、苋菜红苷、松醇及多量硝酸钾。黄色花序中含微量苋菜红苷，红色花序中主要含苋菜红苷。

**2. 药理作用**　10% 鸡冠花注射液对已孕小鼠、家兔等宫腔内给药有明显中期引产作用。鸡冠花煎剂体外对人阴道毛滴虫有良好杀灭作用。

# 第二十六章
# 涌吐药

凡以促使呕吐为主要功效，常用以治疗毒物、宿食、痰涎等停滞在胃脘或胸膈以上所致病证的药物，称为涌吐药，也称催吐药。

本类药物味多酸苦，归胃经，具有涌吐毒物、宿食、痰涎的作用。适用于误食毒物，停留胃中，未被吸收；或宿食停滞不化，尚未入肠，胃脘胀痛；或痰涎壅盛，阻于胸膈或咽喉，呼吸急促；或痰浊上涌，蒙蔽清窍，癫痫发狂等证。涌吐药物的运用，属于"八法"中的吐法，旨在因势利导，驱邪外出，以达到治疗疾病的目的，此即《素问·阴阳应象大论》所谓"其高者因而越之"。

涌吐药作用强烈，且大多具有毒性，易伤胃损正，故仅适用于体壮邪实之证。为了确保临床用药的安全、有效，宜采用"小量渐增"的使用方法，切忌骤用大量；同时要注意"中病即止"，只可暂投，不可连服或久服，谨防中毒或涌吐太过，导致不良反应。若用药后不吐或未达到必要的呕吐程度，可饮热开水以助药力，或用翎毛探喉以助涌吐。若药后呕吐不止，应立即停药，并积极采取措施，及时抢救。

吐后应适当休息，不宜马上进食。待胃肠功能恢复后，再进流质或易消化的食物，以养胃气，忌食油腻辛辣及不易消化之物。凡体虚或老人、小儿、妇女胎前产后，以及素患失血、头晕、心悸、劳嗽喘咳等，均当忌用。

因本类药物作用峻猛，药后患者反应强烈而痛苦不堪，故现代临床已少用。

现代药理研究表明，本类药物具有催吐的作用，主要是通过刺激胃黏膜的感受器，反射性地引起呕吐中枢兴奋而致吐。

## 常　山
Chángshān (《神农本草经》)

本品为虎耳草科植物常山 *Dichroa febrifuga* Lour. 的干燥根。主产于四川、贵州。秋季采挖，除去须根，洗净，晒干。切薄片。本品气微，味苦。以切面黄白色、味苦者为佳。生用或炒用。

【药性】 苦、辛，寒；有毒。归肺、肝、心经。

【功效】 涌吐痰涎，截疟。

【应用】

**1. 痰饮停聚，胸膈痞塞**　本品辛开苦泄，善于开泄痰结，其性上行，能引吐胸中痰饮，适用于痰饮停聚，胸膈壅塞，不欲饮食，欲吐而不能吐者。常以本品配甘草，水煎和蜜温服。然此法今已少用。

**2. 疟疾**　古有"无痰不成疟"之说。本品善于祛痰而截疟，为治疟疾之要药。适用于各种疟疾，尤以治间日疟、三日疟为佳。古方常单用本品浸酒或煎服治疟疾，临证亦可配伍运用。若治疟疾寒热往来，或二三日一发者，可与槟榔、厚朴、草豆蔻等同用，如常山饮（《圣济总录》）；若虚人久疟不止者，可与黄芪、人参、何首乌等同用；治疗疟久不愈而成疟母者，则与鳖甲、三棱、莪术等同用，如截疟常山饮（《丹溪心法》）。

【用法用量】　煎服，5～9g。涌吐可生用，截疟宜酒制用。治疗疟疾宜在寒热发作前半天或2小时服用。

【使用注意】　本品有催吐副作用，用量不宜过大；孕妇及体虚者慎用。

【现代研究】

**1. 化学成分**　本品主要含生物碱类成分和香豆素类成分：生物碱主要有常山碱甲、乙、丙，三者为互变异构体，总称常山碱，是抗疟的有效成分，另含常山次碱、4-喹唑酮等；香豆素类成分主要有常山素 A、B 等。

**2. 药理作用**　本品水煎剂及醇提液对疟疾有效。其中常山碱甲的疗效相当于奎宁，常山碱丙抗疟作用最强，约为奎宁的 100 倍，常山碱乙次之。常山碱甲、乙、丙还能通过刺激胃肠的迷走神经与交感神经末梢而反射性地引起呕吐。此外，本品还有降压、兴奋子宫、抗肿瘤、抗流感病毒、抗阿米巴原虫、消炎、促进伤口愈合等作用。

**3. 不良反应**　常山具有强烈的致吐作用，并可致肝、肾病理损害。中毒主要表现为恶心呕吐、腹痛腹泻、便血等；严重时能破坏毛细血管而导致胃肠黏膜充血或出血；并能引起心悸、心律不齐、发绀及血压下降，最终可因循环衰竭而死亡。常山中毒的主要原因是口服剂量过大。

附药：蜀漆

本品为虎耳草科植物常山 *Dichroa febrifuga* Lour. 的嫩枝叶。本品的药性、功效、应用、使用注意与常山相同，而涌吐之力较常山为强。煎服，3～6g。

## 甜瓜蒂
Tiánguādì（《神农本草经》）

本品为葫芦科植物甜瓜 *Cucumis melo* L. 的干燥果蒂。全国各地均产。夏、秋季果熟时采收，取下果蒂，阴干。本品味苦。以色黄褐、味苦者为佳。生用或炒用。

【药性】　苦，寒；有毒。归心、胃、胆经。

【功效】　涌吐痰食，祛湿退黄。

【应用】

**1. 风痰、宿食停滞，食物中毒**　本品味苦涌泄，能催吐壅塞之痰，或未化之食，或误食之毒物。凡宿食停滞胃脘，胸脘痞硬，气逆上冲者，或误食毒物不久，尚停留于胃者，皆可单用本品取吐，或与赤小豆为散，用香豉煎汁和服，共奏涌吐之效，如瓜蒂散（《伤寒论》）；若风痰内扰，上蒙清窍，发为癫痫，发狂欲走者，或痰涎涌喉，喉痹喘息者，亦可单用本品为末取吐。

**2. 湿热黄疸**　本品能祛湿退黄，用于湿热黄疸，多单用本品研末吹鼻，令鼻中黄水出而达祛湿退黄之效，如《千金翼方》以本品为细末，纳鼻中，治疗黄疸目黄不除；本品也可内服，如《金匮要略》以一味瓜蒂锉末，水煎去渣顿服，治疗诸黄。

【用法用量】　煎服，2.5～5g；入丸散服，每次 0.3～1g。外用适量，研末吹鼻，待鼻中流出黄水即可停药。

【使用注意】　孕妇，体虚、心脏病、吐血、咳血、胃弱及上部无实邪者忌用。

【现代研究】

**1. 化学成分**　本品主要含三萜类成分：葫芦素 B、葫芦素 D、葫芦素 E、异葫芦素 B。其还含皂苷、氨基酸等。

**2. 药理作用**　本品能刺激胃黏膜，反射性兴奋呕吐中枢而致吐；能降低血清 ALT，对肝脏的病理损害有保护作用，能增强细胞免疫功能。此外，本品还有抗肿瘤、降压、抑制心肌收缩力、退黄疸等作用。

**3. 不良反应**　本品中毒主要表现为头晕眼花、脘腹不适、呕吐、腹泻，严重者可因脱水造成电解质紊乱，终致循环衰竭及呼吸中枢麻痹而死亡。中毒的主要原因是用量过大或药不对证。

# 胆　矾
### Dǎnfán（《神农本草经》）

本品为三斜晶系胆矾的矿石，主含含水硫酸铜（$CuSO_4 \cdot 5H_2O$）。主产于云南、山西。全年均可采收。本品无臭，味涩。以块大、色深蓝、半透明者为佳。研末或煅后研末用。

【药性】　酸、辛，寒；有毒。归肝、胆经。

【功效】　涌吐痰涎，解毒收湿，祛腐蚀疮。

【应用】

**1. 风痰壅塞，喉痹，癫痫，误食毒物**　本品味酸而辛，其性上行，具有涌吐作用，能涌吐风痰及毒物。用治喉痹，喉间痰壅闭塞，可与白僵蚕共为末，吹喉，使之痰涎吐而喉痹开，如二圣散（《济生方》）；用治风痰癫痫，《谭氏小儿方》单用本品研末，温醋调服；若误食毒物，可单用本品取吐，以排出胃中毒物。

**2. 风眼赤烂，口疮，牙疳**　本品外用有解毒收湿之功，临床以外用治疗口、眼诸窍火热之证为宜。如"明目经验方"用本品煅研，泡汤洗眼，治风眼赤烂；《圣惠方》以之与蟾皮共研末，外敷患处，治口疮；《小儿药证直诀》以本品研末，加麝香少许和匀，外敷，治牙疳。

**3. 胬肉，疮疡不溃**　本品外用有祛腐蚀疮之功。如《圣济总录》用本品煅研外敷，治胬肉疼痛；《直指方》以之研末点疮，治肿毒不溃。

【用法用量】　温水化服，0.3 ~ 0.6g。外用适量，煅后研末撒或调敷，或以水溶化后外洗。

【使用注意】　孕服、体虚者禁用。

【现代研究】

**1. 化学成分**　本品主含含水硫酸铜（$CuSO_4 \cdot 5H_2O$）。

**2. 药理作用**　本品内服后能刺激胃壁神经，引起反射性呕吐，并能促进胆汁分泌；外用与蛋白质结合，生成不溶性蛋白质化合物而沉淀，胆矾浓溶液对局部黏膜具有腐蚀作用。此外，本品外用有提高痛阈作用。

**3. 不良反应**　胆矾是多亲和性毒物，可作用于全身各系统。对口腔、胃肠道有强烈的刺激作用，可引起局部黏膜充血、水肿、溃疡；对心、肝、肾有直接的毒性作用；对中枢神经系统有很强的亲和力；还能引起溶血性贫血。中毒主要表现为口中有金属涩味，咽干，恶心呕吐，腹痛腹泻，吐出物或排泄物呈蓝绿色，头晕头痛，眼花，乏力，面色苍黄，黄疸，血压下降，心动过速，呼吸困难，少尿或无尿，多因肾功能衰竭而死亡。中毒原因主要是内服超量或误服。

# 藜 芦

Lílú（《神农本草经》）

本品为百合科植物藜芦 *Veratrum nigrum* L.、牯岭藜芦 *Veratrum schindleri* Loes.f.[*Veratrum cavaleriei* Loes.f.]、毛穗藜芦 *Veratrum maackii* Regel[*Veratrum mandschuricum* Loes.f.]、兴安藜芦 *Veratrum Dahuricum* (Turcz.) Loes.f.[*Veratrum Album* L. var. *Dahuricum* Turcz.] 及毛叶藜芦 *Veratrum grandiflorum (Maxim.)* Loes.f.[*Veratrum puberulum* Loes. f.] 的根及根茎。藜芦主产于山西、河南、山东、辽宁等地；牯岭藜芦主产于江苏、浙江、安徽、江西等地；毛穗藜芦主产于辽宁、吉林、黑龙江；兴安藜芦产于东北各省；毛叶藜芦产于浙江、江西、湖北、湖南、台湾等地。5～6月未抽花葶前采挖，除去叶，洗净晒干或开水浸烫后晒干或烘干。本品气微，味苦、辛，有刺喉感；粉末有强烈的催嚏性。以根粗坚实，断面粉性者为佳。切段，生用。

【药性】　苦、辛，寒；有毒。归肺、肝、胃经。

【功效】　涌吐风痰，杀虫。

【应用】

**1. 中风、癫痫、喉痹、误食毒物**　本品内服催吐作用强，善于涌吐风痰，用治中风、癫痫、喉痹诸证见痰涎壅盛者，以及误食毒物，可与瓜蒂、防风研末为散服，以涌吐风痰，如三圣散（《儒门事亲》）；治诸风痰饮，可与郁金研末，温浆水和服探吐；治中风不语，喉中如曳锯，口中涎沫，可配天南星研末为丸，温酒服。

**2. 疥癣，白秃，头虱，体虱**　本品外用能杀虫止痒，治疥癣、白秃，以本品研末，油调涂之。治诸疮疮，经久生虫，可配伍白矾、松脂、雄黄、苦参等，先以藜芦、苦参为末，入猪脂，煎沸，去渣，入他药末搅匀，外涂患处，如藜芦散（《圣惠方》）；治头虱，可用藜芦研末掺毛发。

此外，本品对蚊蝇及其幼虫有杀灭作用，也可作农作物杀虫剂使用。

【用法用量】　内服 0.3～0.6g，入丸散，温水送服以催吐；外用适量，研末，油调涂。

【使用注意】　本品体虚者及孕妇禁用；不宜与人参、党参、西洋参、南沙参、北沙参、丹参、玄参、苦参、细辛、白芍、赤芍同用；因其治疗量与中毒量接近，内服易产生毒性反应，故现代临床已很少作为涌吐药使用，而主要作为农作物及蚊蝇的杀虫剂。

【现代研究】

**1. 化学成分**　本品主要含原藜芦碱、藜芦碱、伪藜芦碱、秋水仙碱、藜芦酰棋盘花碱等生物碱。

**2. 药理作用**　本品为强力催吐剂，藜芦所含的总生物碱口服可引起呕吐；黑藜芦乙醇提取物能使血压下降，并伴有心跳减慢、呼吸抑制；其水浸剂对多种皮肤真菌均有不同程度的抑制作用。本品对家蝇有强大的毒杀效力。

**3. 不良反应**　本品的治疗量与中毒量接近，故使用不当或过量易导致中毒。一般中毒反应表现为舌及咽喉部有针刺样感觉，上腹部及胸骨后有烧灼疼痛感，流涎，恶心，呕吐，腹泻，血性大便，呃逆，头痛，眩晕，出汗等，也可出现口周麻木，口及手指刺痛，以及头、颈、肩部温热感。严重者可出现便血，血压下降，呼吸抑制，谵语，肌肉抽搐，昏迷或全身痉挛，心律不齐及心率显著减慢，最后因呼吸、心跳停止而死亡。外用中毒可出现皮肤及黏膜灼痛、喷嚏及流泪等。

# 第二十七章
# 攻毒杀虫止痒药

扫一扫，查阅本章数字资源，含PPT、音视频、图片等

凡以攻毒疗疮、杀虫止痒为主要功效，常用以治疗疮疡肿毒、湿疹疥癣瘙痒等病证的药物，称为攻毒杀虫止痒药。

本类药物大多有毒，以外用为主，兼可内服。具有攻毒疗疮，解毒杀虫，燥湿止痒的功效。主要适用于外科、皮肤科、五官科病证，如痈肿疔毒，疥癣，湿疹湿疮，聤耳，梅毒，虫蛇咬伤等。

本类药物的外用方法，可根据病情和用途而定，如研末外撒，或煎汤洗渍及热敷、浴泡、含漱，或用油脂、水调敷，或制成软膏涂抹，或做成药捻、栓剂栓塞等。

本类药物内服使用时，宜作丸散剂用，使其缓慢溶解吸收，且便于掌握剂量。本类药物多具不同程度的毒性，所谓"攻毒"即有以毒制毒之意，无论外用或内服，均应严格掌握剂量及用法，不可过量或持续使用，以防发生不良反应。制剂时应严格遵守炮制和制剂法度，以减低毒性而确保用药安全。

现代药理研究证明，本类药物大都具有抗菌消炎作用，可杀灭细菌、真菌、疥虫、螨虫、滴虫等；在局部外用后能形成薄膜以保护创面，减轻炎症反应与刺激。部分药物有收敛作用，能凝固表面蛋白质，收缩局部血管，减少充血与渗出，促进伤口愈合。

## 雄 黄
### Xiónghuáng (《神农本草经》)

本品为硫化物类矿物雄黄族雄黄，主含二硫化二砷（$As_2S_2$）。主产于湖南、湖北、贵州。采挖后，除去杂质。本品微有特异的臭气，味淡。以色红、有光泽者为佳。照水飞法水飞，晾干。生用。

【药性】 辛，温；有毒。归肝、大肠经。

【功效】 解毒杀虫，燥湿祛痰，截疟。

【应用】

**1. 痈肿疔疮，湿疹疥癣，蛇虫咬伤** 本品温燥有毒，外用或内服均能以毒攻毒而解毒杀虫疗疮。治痈肿疔疮，可单用或入复方，且外用为主，如《千金要方》以本品为末外涂治痈疽肿毒；亦可与白矾同用，如二味拔毒散（《医宗金鉴》）；或配伍乳香、没药、麝香为丸，如醒消丸（《外科全生集》）。《肘后方》用本品与黄连、松脂、发灰为末，猪脂为膏外涂，治疗疥癣。用治蛇虫咬伤，轻者单用本品香油调涂患处；重者内外兼施，如《瑞竹堂经验方》以之与五灵脂共为细末，酒调灌服，并外敷。

**2. 虫积腹痛，惊痫，疟疾** 本品内服能杀虫、燥湿祛痰、截疟。传统用治虫积腹痛、惊痫、疟疾等，但现代临床已较少使用。

【用法用量】 0.05～0.1g，入丸散用。外用适量，熏涂患处。

【使用注意】 本品应水飞入药，切忌火煅；内服宜慎；不可长期、大量使用；孕妇禁用。

【现代研究】

**1. 化学成分** 本品主要含二硫化二砷（$As_2S_2$），约含砷 75%、硫 24.5%，还含有少量铝、铁、钙、镁、硅等元素。《中国药典》规定本品含砷量以二硫化二砷（$As_2S_2$）计，不得少于 90.0%。

**2. 药理作用** 雄黄体外对金黄色葡萄球菌有杀灭作用，提高浓度也能杀灭大肠杆菌；1% 雄黄可抑制人型、牛型结核杆菌与耻垢分枝杆菌；其水浸剂对堇色毛癣菌等多种致病性皮肤真菌有不同程度抑制作用。雄黄可通过诱导肿瘤细胞凋亡等发挥其抗肿瘤作用。此外，本品可抗血吸虫及疟原虫。

**3. 不良反应** 雄黄因含砷而毒性较大。砷是一种全身原浆毒物，可以影响酶的活性，从而干扰细胞代谢，引起血管、肝、肾、大脑、神经、胃肠等组织器官的损害。雄黄中毒的主要原因：一是炮制不当［雄黄煅烧后易生成毒性更大的三氧化二砷（$As_2O_3$）］；二是煎服剂量较大，或入丸散剂超剂量服用，或长期应用。

# 硫 黄
Liúhuáng（《神农本草经》）

本品为自然元素类矿物硫族自然硫。主产于山西、河南、山东。采挖后，加热熔化，除去杂质；或用含硫矿物经加工制得。本品有特异的臭气，味淡。以色黄、光亮、质松脆者为佳。敲成碎块，生用；或与豆腐同煮，至豆腐显黑绿色时，取出，漂净，阴干后用。

【药性】 酸，温；有毒。归肾、大肠经。

【功效】 外用解毒疗疮，杀虫止痒；内服补火助阳通便。

【应用】

**1. 疥癣，秃疮，湿疹，阴疽恶疮** 本品性温而燥，外用有解毒疗疮、杀虫止痒之功，尤为治疥疮之要药。治疥疮，《肘后方》单取硫黄为末，麻油调涂；《圣济总录》以之与风化石灰、铅丹、腻粉共研末，生油调涂。治顽癣瘙痒，可与轻粉、斑蝥、冰片为末，同香油、面粉为膏，涂敷患处，如硫黄散（《证治准绳》）。治阴疽恶疮顽硬者，可与荞麦面、白面为末贴敷患处，如真君妙贴散（《外科正宗》）。

**2. 阳痿足冷，虚喘冷哮，虚寒便秘** 本品乃纯阳之品，入肾经能补命门之火而助元阳。可用于肾阳衰微，下元虚冷诸证。如《和剂局方》金液丹即单用硫黄治腰冷膝弱、失精遗溺等。治肾虚阳痿，可与鹿茸、补骨脂、蛇床子等同用。治肾不纳气之喘促，常与附子、肉桂、沉香等同用，如黑锡丹（《和剂局方》）。治虚冷便秘，常与半夏同用，即半硫丸（《和剂局方》）。

【用法用量】 外用适量，研末油调涂敷患处。内服 1.5～3g，炮制后入丸散服。

【使用注意】 孕妇慎用；不宜与芒硝、玄明粉同用；阴虚火旺者忌服。

【鉴别用药】 硫黄和雄黄均能解毒杀虫，常外用于疥癣恶疮湿疹。然雄黄解毒疗疮力强，主治痈疽恶疮及虫蛇咬伤；内服又能杀虫、燥湿、祛痰、截疟，用治虫积腹痛、哮喘、疟疾、惊痫等证。硫黄则杀虫止痒力强，多用于疥癣、湿疹及皮肤瘙痒；内服具有补火助阳通便之效，用治寒喘、阳痿、虚寒便秘等证。

**【现代研究】**

**1. 化学成分**　硫黄主要含硫（S），另杂有砷、硒、碲等成分。《中国药典》规定本品含硫（S）不得少于 98.5%，饮片含量同药材。

**2. 药理作用**　硫与皮肤接触，在体温下产生硫化氢，可杀灭疥虫；由于微生物或上皮细胞的作用，氧化成五硫磺酸，而具有杀菌和杀霉菌的作用；硫化物尚能溶解角质及脱毛。本品对实验性支气管炎有一定的镇咳消炎作用。本品在肠内形成硫化氢，刺激肠壁增加蠕动而缓泻。

**3. 不良反应**　硫黄在肠道中可形成硫化氢。硫化氢是一种剧烈的神经毒物，并可抑制某些酶的活性，引起组织细胞内窒息；硫化氢亦可与组织内的钠离子形成具有强烈刺激性的硫化钠，对局部黏膜产生刺激作用。中毒时临床表现主要为恶心呕吐，腹胀腹泻，腹痛便血，头晕头痛，全身无力，心悸气短，体温升高，瞳孔缩小，对光反应迟钝，意识模糊，继而昏迷；亦可合并肺炎、肺水肿等。硫黄中毒的主要原因：一是误服、过量、久服硫黄；二是服用未纯化或未经炮制的生硫黄。

# 白　矾
### Báifán（《神农本草经》）

本品为硫酸盐类矿物明矾石族明矾石经加工提炼制成。主含含水硫酸铝钾 $[KAl(SO_4)_2 \cdot 12H_2O]$。主产于甘肃、山西、湖北、安徽、浙江。全年均可采挖，将采得的明矾石用水溶解，滤过，滤液加热浓缩，放冷后所得结晶即为白矾。本品气微，味酸、微甘而极涩。以块大、无色透明者为佳。捣碎生用，或煅用。煅后称枯矾。

**【药性】**　酸、涩，寒。归肺、脾、肝、大肠经。

**【功效】**　外用解毒杀虫，燥湿止痒；内服止血止泻，祛除风痰。

**【应用】**

**1. 湿疹，疥癣，脱肛，痔疮，疮疡，聤耳流脓**　本品酸涩性寒，外用善于解毒杀虫、收湿止痒，尤宜于疮面湿烂或瘙痒者。治湿疹瘙痒，可与雄黄为末，浓茶调敷，如二味拔毒散（《医宗金鉴》）；治疥癣瘙痒，可与硫黄、轻粉等同用，如白矾散（《证治准绳》）；治疗肿恶疮，可与黄丹研末外用，如二仙散（《卫生宝鉴》）；治口疮、聤耳、鼻息肉、酒齇鼻者，可单用或配伍硫黄、乳香等同用。治疗痔疮，可与五倍子、地榆、槐花等煎汤熏洗患处。

**2. 便血、衄血、崩漏**　本品性涩，能入肝经血分，有收敛止血作用，可用治多种出血证。治衄血不止，《圣济总录》以枯矾研末吹鼻；治崩漏，可与五倍子、地榆同用；治金疮出血，用生矾、煅矾配松香研末，外敷伤处。

**3. 久泻久痢**　本品具有涩肠止泻作用，治疗久泻久痢，可与诃子、肉豆蔻等配伍。

**4. 癫痫发狂**　本品能祛除风痰，治痰壅心窍，癫痫发狂，常与郁金为末，薄荷糊丸服，如白金丸（《本事方》）。

此外，本品还用治湿热黄疸，可与硝石配伍，治女劳疸，如硝石散（《金匮要略》）。

**【用法用量】**　内服，0.6～1.5g，入丸散剂。外用适量，研末敷或化水洗患处。

**【现代研究】**

**1. 化学成分**　本品主要含含水硫酸铝钾 $[KAl(SO_4)_2 \cdot 12H_2O]$，枯矾为脱水白矾。《中国药典》规定本品含含水硫酸铝钾 $[KAl(SO_4)_2 \cdot 12H_2O]$ 不得少于 99.0%，饮片含量同药材。

**2. 药理作用**　白矾能强力凝固蛋白质，低浓度有收敛、消炎作用，临床可用作消炎、止血、止汗、止泻和硬化剂；可广谱抗菌，对多种革兰阳性球菌和阴性杆菌、某些厌氧菌、皮肤癣菌、白色念珠菌均有不同程度抑制作用，对绿脓杆菌、大肠杆菌、金黄色葡萄球菌抑制作用明显。高浓度明矾液对人型及牛型结核杆菌有抑制作用，体外可明显抗阴道滴虫。白矾经尿道灌注有止血作用；对麻醉大鼠十二指肠给药，明显增加胆汁流量。本品还能促进溃疡愈合，净化混浊生水。

## 附药：皂矾（绿矾）

本品为硫酸盐类矿物水绿矾族水绿矾的矿石，主含含水硫酸亚铁（$FeSO_4 \cdot 7H_2O$）。性味酸，凉；归肝、脾经。功能解毒燥湿，杀虫补血。适用于黄肿胀满，疳积久痢，肠风便血，血虚萎黄，湿疮疥癣，喉痹口疮。煎服，0.8 ～ 1.6g；外用适量。孕妇慎用。

# 蛇床子
### Shéchuángzǐ（《神农本草经》）

本品为伞形科植物蛇床 *Cnidium monnieri*（L.）Cuss. 的干燥成熟果实。全国大部分地区均产。夏、秋二季果实成熟时采收，除去杂质，晒干。本品气香，味辛凉、有麻舌感。以颗粒饱满、灰黄色、香气浓者为佳。生用。

【药性】 辛、苦，温；有小毒。归肾经。

【功效】 燥湿祛风，杀虫止痒，温肾壮阳。

【应用】

1. 阴痒，疥癣，湿疹瘙痒 本品辛苦温燥，有燥湿祛风、杀虫止痒之功，为皮肤病及妇科病常用药，常与苦参、黄柏、白矾等同用，且较多外用。治阴部湿疹瘙痒，《濒湖集简方》以之配白矾煎汤频洗。治疥癣瘙痒，《千金要方》单用本品研粉，猪脂调之外涂。

2. 寒湿带下，湿痹腰痛 本品性温可助阳散寒，辛苦又具燥湿祛风之功。治带下、腰痛尤宜于寒湿兼肾虚所致者，常与山药、杜仲、牛膝等同用。

3. 肾虚阳痿，宫冷不孕 本品有温肾壮阳之功。如《千金要方》30 首治肾虚阳痿精冷方中，用蛇床子方达半数以上。亦可配伍当归、枸杞子、淫羊藿等治疗阳痿无子，如赞育丹（《景岳全书》）。

【用法用量】 煎服，3 ～ 10g。外用适量，多煎汤熏洗，或研末调敷。

【使用注意】 阴虚火旺或下焦有湿热者不宜内服。

【鉴别用药】 蛇床子、地肤子均可止痒，用治湿疮、湿疹、阴痒、带下。但蛇床子可散寒燥湿，杀虫止痒，宜于寒湿或虚寒所致者，并治疥癣；而地肤子为清热利湿以止痒，尤宜湿热所致者。另外，蛇床子又能温肾壮阳，治阳痿、宫冷不孕以及湿痹腰痛；地肤子清热利湿之功又治小便不利、热淋涩痛。

【现代研究】

1. 化学成分 果实含挥发油1.3%，已从油中分得 27 个成分；还含香豆素类等成分，如蛇床子素、花椒毒素等。种子含香柑内酯、欧山芹素及食用白芷素。《中国药典》规定本品含蛇床子素（$C_{15}H_{16}O_3$）不得少于 1.0%。

2. 药理作用 蛇床子浸膏皮下注射能延长小鼠交尾期，增加子宫及卵巢重量；其提取物有雄激素样作用。本药水蒸馏液对耐药性金黄色葡萄球菌、绿脓杆菌有抑制作用，蛇床子素可抗皮肤真菌和霉菌，蛇床子流浸膏体外能杀灭阴道滴虫。此外，本品还具有延缓衰老、促进记忆、抗炎、抗过敏、抗诱变、抗骨质疏松等作用。

**3. 不良反应** 蛇床子中毒时可出现口舌发麻，恶心呕吐，或头晕，心悸，出汗，胸闷等症状。

# 土荆皮
Tǔjīngpí（《本草纲目拾遗》）

本品为松科植物金钱松 *Pseudolarix amabilis*（Nelson）Rehd. 的干燥根皮或近根树皮。又名土槿皮。主产于浙江、安徽、江苏。多为栽培。夏季剥取，晒干。本品气微，味苦而涩。以色红棕者为佳。切丝，生用。

【药性】 辛，温；有毒。归肺、脾经。

【功效】 杀虫，疗癣，止痒。

【应用】

**1. 体癣，手足癣，头癣** 本品外用有较好的杀虫疗癣、祛湿止痒作用。治疗体癣、手足癣、头癣，可单用浸酒涂擦或研末加醋调敷。现多制成20%的土槿皮酊，或配合水杨酸、苯甲酸、乙醇制成复方土槿皮酊（《卫生部药品标准中药成方制剂·第十七册》），以供用。

**2. 疥疮，湿疹，皮炎，皮肤瘙痒** 本品外用能杀虫止痒，治疗疥疮、湿疹、皮炎、皮肤瘙痒，可单用浸酒外擦，或与苦参、白鲜皮、黄柏等同用。

【用法用量】 外用适量，醋或酒浸涂擦，或研末调涂患处。

【使用注意】 只供外用，不可内服。

【现代研究】

**1. 化学成分** 根皮含土荆皮酸、$\beta$- 谷甾醇、鞣质、挥发油、多糖等。《中国药典》规定本品含土荆皮乙酸（$C_{23}H_{28}O_8$）不得少于0.25%，饮片含量同药材。

**2. 药理作用** 土荆皮有机酸和醇浸膏，对我国常见的10种致病性皮肤真菌和白色念珠菌均有一定抗菌作用。土荆皮乙酸能抗癌细胞、抗早孕、抑制卵子受精，尚可抗中孕，但抗着床作用不明显。其醇提物和制成的止血粉，实验证明均有良好的止血作用。

**3. 不良反应** 土荆皮含有毒性成分土荆皮乙酸和土荆皮甲酸，主要对胃肠道有较强的刺激作用，甚至可致休克。中毒时主要表现为呕吐、腹泻、便血、头晕，甚则烦躁不安，大汗淋漓，面色苍白等。土荆皮中毒的主要原因：土荆皮是治疗皮肤病的专药，一般仅作外用，如未严格遵医嘱而内服，则会导致不良反应的发生。

附药：木槿皮

本品为锦葵科植物木槿 *Hibiscus syriacus* L. 的干燥茎皮或根皮。性味甘、苦，微寒；归大肠、肝、脾经。功能清热利湿，杀虫止痒。适用于湿热泻痢，肠风下血，脱肛，痔疮，赤白带下，阴道滴虫病，皮肤疥癣，阴囊湿疹。外用适量，酒浸涂搽或煎水熏洗；煎服，3～9g。无湿热者慎服。

## 蜂 房

Fēngfáng（《神农本草经》）

本品为胡蜂科昆虫果马蜂 *Polistes olivaceous*（DeGeer）、日本长脚胡蜂 *Polistes japonicus* Saussure 或异腹胡蜂 *Parapolybia varia* Fabricius 的巢。全国大部分地区均产。秋、冬二季采收，晒干，或略蒸，除去死蜂死蛹，晒干。本品气微，味辛淡。以色灰白、体轻、稍有弹性者为佳。剪块，生用。

【药性】 甘，平。归胃经。

【功效】 攻毒杀虫，祛风止痛。

【应用】

**1.疮疡肿毒，乳痈，瘰疬，癌肿** 本品能攻毒杀虫、攻坚破积，为外科常用之品。虽可单用，但更常与解毒消肿生肌药配伍应用。治疮肿初发，《证治准绳》以之与生南星、生草乌、白矾等共为细末，米醋调涂。治瘰疬，《圣惠方》以之与蛇蜕、黄芪、黄丹等为膏外用。治癌肿，可与莪术、全蝎、僵蚕等配伍。

**2.皮肤顽癣，鹅掌风，牙痛，风湿痹痛** 本品质轻，且性善走窜，能祛风止痛、止痒。用治风疹瘙痒，可与蝉蜕、防风等同用。若治顽癣瘙痒，以新鲜露蜂房烧灰存性，配伍白矾、樟脑，米醋调糊外涂。治风虫牙痛，可与细辛水煎漱口用，《普济方》中即载有10余首以蜂房为主的治牙痛方。治风湿痹痛，可与川乌、草乌同用，酒精浸泡外涂痛处；或与全蝎、蜈蚣、土鳖虫各等份，研末为丸服。

【用法用量】 煎服，3～5g。外用适量，研末油调敷患处，或煎水漱口，或洗患处。

【现代研究】

**1.化学成分** 本品含挥发油（露蜂房油）、蜂蜡、树脂、蛋白质、铁、钙等，另含多种糖类、维生素和无机盐等。

**2.药理作用** 蜂房水提取液对急性和慢性炎症均能抑制，主要对慢性疼痛有镇痛作用。此外，本品还有降压、扩张血管、强心、抗癌、抑菌，及驱蛔虫、绦虫作用。

附药：蜂蜡

本品为蜜蜂科昆虫中华蜜蜂 *Apis cerana* Fabricius 或意大利蜜蜂 *Apis mellifera* Linnaeus 分泌的蜡。性味甘，微温；归脾经。功能解毒，敛疮，生肌，止痛。外用于溃疡不敛，臁疮糜烂，外伤破溃，烧烫伤。外用适量，熔化敷患处；常作成药赋形剂及油膏基质。

## 樟 脑

Zhāngnǎo（《本草品汇精要》）

本品为樟科植物樟 *Cinnamomum camphora*（L.）Presl. 的干枝、叶及根部经加工提取制得的结晶。主产于长江以南地区及西南地区，以台湾产量最大、质量亦佳。多在9～12月砍伐老树，锯劈成碎片，置蒸馏器中进行蒸馏，冷却后即得粗制樟脑，再经升华精制而得精制樟脑。本品有刺激性特臭，味初辛、后清凉。

【药性】 辛，热；有毒。归心、脾经。

【功效】　除湿杀虫，温散止痛，开窍辟秽。

【应用】

**1. 疥癣瘙痒，湿疮溃烂**　本品辛热燥烈，外用能除湿杀虫、消肿止痒。用治疥癣，常与土荆皮、花椒、白矾等外用。治臁疮，《经验广集》以本品加猪脂油、葱白适量，共捣烂，敷患处。若治瘰疬溃烂，《外科全生集》以之与雄黄等份为末，用时先以荆芥煎汤洗患处，再用麻油调涂。

**2. 跌打伤痛，牙痛**　借其辛烈行散，消肿止痛之力以取效。治跌打伤痛，肌肤完好者，可泡酒外擦。治龋齿牙痛，《余居士选奇方》以之与皂角（去皮、核）各等份为末，蜜丸，塞孔中。

**3. 痧胀腹痛，吐泻神昏**　樟脑辛香走窜，有开窍醒神、辟秽化浊、温散止痛之功。治感受秽浊疫疬或暑湿之邪，而致腹痛闷乱、吐泻昏厥诸证，《本草正义》以本品与没药、乳香（1:2:3）共为细末，用时以茶水调服。

【用法用量】　外用适量，研末撒布或调敷。内服 0.1～0.2g，入散剂或用酒溶化服。

【使用注意】　气虚阴亏、有热者及孕妇忌服。

【现代研究】

**1. 化学成分**　本品主要含（1R，4R）–1,7,7– 三甲基二环 [2,2,1] 庚烷 –2– 酮，为一种双环萜酮（$C_{10}H_{16}O$）物质。《中国药典》规定天然樟脑含双环萜酮（$C_{10}H_{16}O$）不得少于 96.0%。

**2. 药理作用**　樟脑涂擦皮肤有温和的刺激和防腐作用，可作发赤剂，并有局部麻醉作用，临床用樟脑擦剂可止痒和镇痛。本品口服有驱风和轻微祛痰作用；对高级中枢神经兴奋明显，大剂量可引起癫痫样惊厥。在体内水溶性代谢产物氧化樟脑，有明显的强心、升压和兴奋呼吸作用。

**3. 不良反应**　过量服用樟脑可致头晕、头痛、温热感，乃至兴奋、谵妄，癫痫样惊厥，而后因呼吸衰竭死亡。

### 蟾　酥
Chánsū（《药性本草》）

本品为蟾蜍科动物中华大蟾蜍 *Bufo bufo gargarizans* Cantor 或黑眶蟾蜍 *Bufo melanostictus* Schneider 的干燥分泌物。主产于山东、河北、江苏、浙江。多于夏、秋二季捕捉蟾蜍，洗净，挤取耳后腺及皮肤腺的白色浆液，加工，干燥。捣碎，加白酒浸渍，时常搅动至呈稠膏状，干燥，粉碎，即成蟾酥粉。本品气微腥，味初甜而后有持久的麻辣感，粉末嗅之作嚏。以色红棕、断面角质状、半透明者为佳。

【药性】　辛，温；有毒。归心经。

【功效】　解毒，止痛，开窍醒神。

【应用】

**1. 痈疽疔疮，咽喉肿痛，牙痛**　本品有良好的解毒消肿、麻醉止痛作用，可外用及内服。治痈疽恶疮，与雄黄、朱砂等配伍，用葱白汤送服取汗，如蟾酥丸（《外科正宗》）。治咽喉肿痛及痈疖，常与牛黄、冰片等同用，如六神丸（《喉科心法》）。治风虫牙痛，《本草正》单用本品研细少许点患处。传统常用本品与生川乌、生南星、生半夏为末，烧酒调敷患处，作麻药使用，如外敷麻药方（《医宗金鉴》）。

**2. 中暑神昏，痧胀腹痛吐泻**　本品辛温走窜，有辟秽化浊、开窍醒神之功，嗅之亦能催嚏。治疗伤于暑湿秽浊或饮食不洁而致痧胀腹痛，吐泻不止，甚至昏厥，可与麝香、丁香、雄黄等药同用，用时研末吹入鼻中取嚏，如蟾酥丸（《集验简易良方》）。

【用法用量】　内服，0.015～0.03g，多入丸散用。外用适量。

【使用注意】　本品有毒，内服切勿过量；孕妇慎用；外用不可入目。

【现代研究】

**1. 化学成分**　本品主要含蟾蜍毒素类，如蟾毒、蟾毒配基脂肪酸酯、蟾毒配基硫酸酯等，蟾毒配基类，蟾毒色胺类，以及其他化合物，如多糖类、有机酸、氨基酸、肽类、肾上腺素等。《中国药典》规定本品含蟾毒灵（$C_{24}H_{34}O_4$）、华蟾酥毒基（$C_{26}H_{34}O_6$）和脂蟾毒配基（$C_{24}H_{32}O_4$）的总量不得少于 7.0%。

**2. 药理作用**　蟾毒配基类和蟾蜍毒素类均有强心作用，又有抗心肌缺血、抗凝血、升压、抗休克、兴奋大脑皮层和呼吸中枢，以及抗炎、镇痛及局部麻醉作用。蟾毒内酯类和华蟾素均有抗肿瘤作用。

**3. 不良反应**　蟾酥主要对心脏有毒性。中毒时刺激迷走神经或直接损害心肌，引起心动过缓伴有心律不齐，最后心脏停搏致死。蟾酥中毒的主要原因是过量服用。中毒时主要表现为呕吐腹泻，呼吸急促，心律不齐，惊厥，最后麻痹而死亡。

附药：蟾皮、守宫

**1. 蟾皮**　本品为蟾蜍科动物中华大蟾蜍 *Bufo bufo gargarizans* Cantor 或黑眶蟾蜍 *Bufo melanostictus* Schneider 除去内脏的干燥体。其味苦，性凉，有毒。功能清热解毒，利水消胀。适用于痈疽疮毒、湿疹、疳积腹胀、瘰疬肿瘤等病证。煎服，3～6g；研末入丸散服，每次 0.3～0.9g。外用适量，可研末调敷患处，或以新鲜蟾皮外贴患处。

**2. 守宫**　本品为壁虎科动物无蹼壁虎 *Gekko swinhoana* Gunther 或其他几种壁虎去除内脏的干燥全体。性味咸、寒，有小毒；归肝经。功能祛风定惊，解毒散结。适用于风湿痹痛，中风瘫痪，破伤风，惊痫，瘰疬，痈疮，癌肿。煎服，2～5g；研末吞服，每次 1～2g；亦可浸酒或入丸、散。外用适量，研末调敷。阴虚血少、津伤便秘者慎服。

# 大　蒜

Dàsuàn（《名医别录》）

本品为百合科植物大蒜 *Allium sativum* L. 的鳞茎。全国各地均有产。夏季叶枯时采挖，除去须根和泥沙，通风晾晒至外皮干燥。本品气特异，味辛辣，具刺激性。生用。

【药性】　辛，温。归脾、胃、肺经。

【功效】　解毒消肿，杀虫，止痢。

【应用】

**1. 痈肿疮疡，疥癣**　大蒜外用或内服，均有解毒、杀虫、消肿作用。治背疽漫肿无头者，《外科精要》以本品配伍淡豆豉、乳香研烂置疮上，铺艾灸之。民间亦有用大蒜切片外擦或捣烂外敷，治疗皮肤或头癣瘙痒。

**2. 肺痨，顿咳，痢疾，泄泻**　本品解毒、杀虫，可单独或配伍入复方中使用。如验方以大蒜煮粥送服白及粉治肺痨咳血、顿咳。治泻痢，可单用或以 10% 大蒜浸液保留灌肠。大蒜还可用于防治流感、流脑、乙脑等流行性传染病。

**3. 蛲虫病，钩虫病**　本品有杀虫作用。治蛲虫病可将大蒜捣烂，加茶油少许，睡前涂于肛门周围。如将大蒜捣烂，在下田前涂抹四肢，有预防钩虫感染的作用。

此外，大蒜还能健脾温胃，增强食欲，用治脘腹冷痛，食欲减退或饮食不消。

**【用法用量】**　煎服，9～15g。外用适量，捣烂外敷，或切片外擦，或隔蒜灸。

**【使用注意】**　外用可引起皮肤发红、灼热甚至起疱，故不可敷之过久。阴虚火旺及有目、舌、喉、口齿诸疾不宜服用。孕妇忌灌肠用。

**【现代研究】**

**1.化学成分**　本品主要含有大蒜油（挥发油，主要成分为大蒜辣素）、大蒜素，硫化亚磺酸脂类，S-烷（烯）-L-半胱氨酸衍生物，γ-L-谷氨酸多肽，苷类，多糖，脂类及多种酶等。《中国药典》规定本品含大蒜素（$C_6H_{10}S_3$）不得少于0.15%。

**2.药理作用**　大蒜有较强的广谱抗菌作用，对多种球菌、杆菌、真菌和病毒等均有抑制和杀灭作用，对恙虫热立克次体、阴道滴虫、阿米巴原虫等，均有不同程度抑杀作用；又可降低胆固醇和甘油三酯，防治动脉粥样硬化。大蒜油能抑制血小板聚集，增加纤维蛋白的溶解活性。另外，本品还有抗肿瘤、抗突变和阻断亚硝酸胺合成、抗炎、抗氧化、延缓衰老、降血压、降血糖、护肝等作用。

# 第二十八章
# 拔毒化腐生肌药

扫一扫，查阅本章数字资源，含 PPT、音视频、图片等

凡以拔毒化腐、生肌敛疮为主要功效，常用以治疗痈疽疮疡溃后脓出不畅或久不收口为主的药物，称为拔毒化腐生肌药。

本类药物多为矿石类，多具毒性，以外用为主，具有拔毒化腐排脓、收湿生肌敛疮的功效，主要适用于痈疽疮疡溃后脓出不畅，或溃后腐肉不去，新肉难生，伤口难以生肌愈合之证，以及癌肿、梅毒等。部分药物还可用于湿疹，疥癣瘙痒，咽喉肿痛，口舌生疮，目赤翳障，耳疮等。

本类药物的外用方法，可根据病情和用途而定，如研末外撒，或加油脂、水调敷，或制成药捻，或外用膏药敷贴，或点眼、吹喉、滴耳等。

由于本类药物多为矿石类，且多具毒性，故使用时应严格控制药物的剂量和用法，外用也不可过量或持续使用，有些药物不宜在头面及黏膜上使用，以防发生不良反应，其中含砷、汞、铅等重金属类的药物尤应严加注意。使用时，应严格遵守炮制规范及制剂法度，以确保临床用药安全。

现代药理研究证明，本类药物对多种细菌及皮肤真菌有抑制或杀灭作用，部分药物具有防腐、收敛、保护和促进伤口愈合等作用。

## 红　粉
### Hóngfěn（《外科大成》）

本品为红氧化汞（HgO）。以水银、火硝、白矾为原料加工而成的红色升华物。主产于河北、湖北、湖南、江苏。本品气微。以色红、块片不碎、有光泽者为佳。研细粉用。

【药性】　辛，热；有大毒。归肺、脾经。

【功效】　拔毒，除脓，去腐，生肌。

【应用】

**痈疽疔疮，梅毒下疳，一切恶疮，肉暗紫黑，腐肉不去，窦道瘘管，脓水淋漓，久不收口**　本品有较好的拔毒除脓、去腐生肌作用，为外科要药，但有大毒，只供外用。常与煅石膏研末外用，根据病情不同而调整两药的用量比例。如红粉与煅石膏的用量比为 1∶9 者，称九一丹，拔毒力较轻而生肌力较强；比例为 2∶8 者，称八二丹；比例为 3∶7 者，称七三丹；比例为 1∶1 者，称五五丹；比例为 9∶1 者，称九转丹。随着本品用量的增加，则拔毒除脓之力逐渐增强。

【用法用量】　外用适量，研极细粉单用或与其他药味配制成散剂或制成药捻。

【使用注意】　本品有大毒，只可外用，不可内服；外用亦不宜久用；孕妇禁用。

**【现代研究】**

**1. 化学成分** 本品主要成分为氧化汞（HgO）。《中国药典》规定本品含氧化汞（HgO）不得少于 99.0%。

**2. 药理作用** 本品在体外对金黄色葡萄球菌、乙型溶血性链球菌、绿脓杆菌、大肠杆菌等有较强杀菌作用；可促进和改善创面微循环，减少微血栓，增加创面营养和血液供应，有利于创面愈合。

**3. 不良反应** 长期、大剂量、大面积涂擦含红粉的制剂，可导致汞中毒。局部可引起接触性皮炎，患者可见头昏、头痛，失眠、多梦，情绪激动或抑郁，流涎，口腔黏膜充血、溃疡，牙龈肿胀、出血，口臭，牙龈萎缩，牙齿松动脱落，肌肉震颤，甚至导致肝、肾功能的损害。

**【其他】** 中医传统所说的外科良药"升药"系以水银、火硝、白矾为原料加工而成的升华物。其中，红色升华物称为"红升"（2020 年版《中国药典》称为"红粉"），黄色升华物称为"黄升"。红升、黄升的主要成分均为氧化汞（HgO），但含量有所不同。现代研究表明，红升中氧化汞（HgO）含量可高达 99% 以上；黄升中氧化汞（HgO）含量为 79.8% ~ 89.7%，杂质较多，质量不及红升。

# 轻 粉
## Qīngfěn（《本草拾遗》）

本品为水银、白矾、食盐等经升华法炼制而成的氯化亚汞（$Hg_2Cl_2$）。主产于湖南、湖北、云南。本品气微。以色白、片大、质轻、明亮有光泽者为佳。研细末用。

**【药性】** 辛，寒；有毒。归大肠、小肠经。

**【功效】** 外用杀虫，攻毒，敛疮；内服祛痰消积，逐水通便。

**【应用】**

**1. 疥疮，顽癣，臁疮，梅毒，疮疡，湿疹** 本品辛寒有毒，性烈，有较强的攻毒杀虫止痒、生肌敛疮作用。治疗疥疮，与黄柏、蛤粉、煅石膏共为细末，凉水或麻油调涂，如蛤粉散（《外科正宗》）。治疗臁疮不合，配黄连末、猪胆汁调涂。治疗干湿癣，与铅丹、硫黄为细末，生油调涂，如如圣散（《圣济总录》）。

**2. 痰涎积滞，水肿鼓胀，二便不利** 本品入大肠、小肠经，内服能通利二便，逐水退肿。治疗邪盛正气未衰之水肿胀满、二便不利，常与甘遂、大戟、大黄等峻下逐水药同用，如舟车丸（《丹溪心法》）。

**【用法用量】** 外用适量，研末掺敷患处。内服每次 0.1 ~ 0.2g，每日 1 ~ 2 次，多入丸剂或装胶囊服。服后及时漱口，以免口腔糜烂。

**【使用注意】** 本品有毒，不可过量或久服；内服宜慎；孕妇禁服。

**【现代研究】**

**1. 化学成分** 本品主要成分为氯化亚汞（$Hg_2Cl_2$）。《中国药典》规定本品含氯化亚汞（$Hg_2Cl_2$）不得少于 99.0%。

**2. 药理作用** 本品对多种革兰阳性菌、阴性菌及致病性皮肤真菌均有良好抑菌效果，口服有一定泻下和利尿作用。

**3. 不良反应** 轻粉大量口服可致汞中毒。汞是一种原浆毒，可损害肾、肝等器官及组织，也可引起中枢神经和自主神经功能紊乱，并可抑制多种酶的活性。本品外用也可致接触性皮炎。

附药：水银

本品为自然元素类液态矿物自然汞，主要从辰砂矿经加工提炼制成。主产于贵州、湖南、湖北等地。性味辛，寒，有毒；归心、肝、肾经。功能杀虫，攻毒。适用于疥癣，梅毒，恶疮，痔瘘。外用适量，涂擦。本品有毒，不宜内服，孕妇禁用。外用亦不可长期或过量使用，用于溃疡创面时，尤须注意，以免吸收中毒。不宜与砒霜（砒石）同用。

# 砒 石
Pīshí（《日华子本草》）

本品为矿物砷华（Arsenolite）矿石，或由毒砂（硫砷铁矿，Arsenopyrite）、雄黄（Realgar）等含砷矿物为原料的加工制成品，也称信石。主产于江西、湖南、广东、贵州。采挖后，除去杂石。药材分白砒（白信石）与红砒（红信石）两种，二者三氧化二砷（$As_2O_3$）的含量均在96%以上，但前者更纯，后者还含有少量硫化砷等红色矿物质。药用以红砒为主。砒石升华的精制品即砒霜。本品气无，烧之有蒜样臭气。白砒以块状、色白、有晶莹直纹、无滓者为佳。红砒以块状、色红润、有晶莹直纹、无滓者为佳。研细粉用。

【药性】 辛，大热；有大毒。归肺、脾、肝经。

【功效】 外用攻毒杀虫，蚀疮去腐；内服劫痰平喘，攻毒抑癌。

【应用】

**1.恶疮，瘰疬，顽癣，牙疳，痔疮** 本品外用有攻毒杀虫、蚀疮去腐之功。虽可单用贴敷，因易中毒且引起剧烈疼痛，故多配伍其他药物以缓其毒。治疗恶疮日久，可与硫黄、苦参、附子、蜡等同用，调油为膏，柳枝煎汤洗疮后外涂，如砒霜膏（《圣惠方》）。治疗瘰疬、顽癣、牙疳、疔疮，与明矾、雄黄、乳香共为细末，如三品一条枪（《外科正宗》）。

**2.寒痰哮喘** 本品味辛性大热，入肺经，内服能祛寒劫痰平喘。治疗寒痰喘咳，久治不愈，可与淡豆豉为丸服，如紫金丹（《普济本事方》）。

**3.癌肿** 本品有大毒，能以毒攻毒以抑癌，用治多种癌症。

【用法用量】 外用适量，研末撒敷，宜作复方散剂或入膏药、药捻用。内服宜入丸、散，每次0.002～0.004g。

【使用注意】 本品有剧毒，内服宜慎；外用亦应注意，以防局部吸收中毒。不可作酒剂服。体虚者及孕妇禁服。不宜与水银同用。

【现代研究】

**1.化学成分** 白砒和砒霜主要成分为三氧化二砷（$As_2O_3$），红砒还含有少量硫化砷（$As_2S$）等。

**2.药理作用** 砒石有杀灭微生物、疟原虫及阿米巴原虫作用，对多种肿瘤有抑制作用。小量砒石可促进蛋白质合成，活跃骨髓造血功能，促使红细胞及血色素新生。另外，本品还有抗组织胺及平喘作用。

**3.不良反应** 三氧化二砷有剧毒，口服5mg以上即可中毒，20～200mg可致死，口服吸收后，随血液分布至全身各脏器，而以骨和毛发贮存量较大且较久。砷为原浆毒，对蛋白质的巯基有巨大亲和力，能抑制在代谢过程中起重要作用的许多巯基的酶，使细胞呼吸和氧化过程发生障碍，还能直接损害小动脉和毛细血管壁。砷剂还可使肝脏变性坏死，心、肝、肾、肠充血，上皮细胞坏死。本品还可致癌、致畸、致突变等，对皮肤、黏膜有强烈腐蚀作用。

# 铅　丹
Qiāndān（《神农本草经》）

本品为纯铅经加工制成的氧化物，也称红丹。主要含四氧化三铅（$Pb_3O_4$）。主产于河南、广东、福建。以细腻光滑、色橙红、无粗粒者为佳。研细粉用。

【药性】辛、咸，寒；有毒。归心、脾、肝经。

【功效】外用拔毒生肌，杀虫止痒；内服坠痰镇惊。

【应用】

**1. 疮疡溃烂，湿疹瘙痒，疥癣**　本品味辛咸性寒，有毒，外用有拔毒化腐生肌、收湿杀虫止痒之功。治疗疮疡初起红肿或脓成未溃者，配黄明胶，如敛疮内消方（《普济本事方》）。治疗痈疽溃后不敛，配伍煅石膏、轻粉、冰片，研细末，涂抹疮上，如桃花散（《马氏方》）。治疗湿疹、疥癣，可与轻粉、黄连、黄柏等同用，共研细末，如金华散（《婴童百问》）。

**2. 惊痫癫狂，心神不宁**　本品质重，性沉降，咸走血分，入心经，能镇心安神，用治惊痫癫狂，心神不宁。但因其有毒，易致蓄积性中毒，故内服宜慎。

此外，铅丹又为制备外用膏药的重要原料，常与植物油或解毒、活血、生肌药熬制成外贴膏药应用。

【用法用量】外用适量，研末撒布或熬膏贴敷。内服多入丸、散，0.9～1.5g。

【使用注意】本品有毒，用之不当可引起铅中毒，宜慎用；亦不可持续使用以防蓄积中毒。孕妇禁用。

【现代研究】

**1. 化学成分**　本品主要含四氧化三铅（$Pb_3O_4$），还含有铅的其他氧化物。

**2. 药理作用**　本品能直接杀灭细菌、寄生虫，并有抑制黏膜分泌的作用。

**3. 不良反应**　铅为多亲和性毒物，可作用于全身各系统，主要损害神经、造血、消化及心血管系统。微量较长时间应用，亦可造成慢性铅中毒。中毒可见口内有金属味，流涎，恶心呕吐，脐周剧痛，腹泻，甚至谵语，幻觉，震颤，有时可出现癫痫样发作。此外，可见中毒性肝炎，中毒性肾炎，贫血，脱水，酸中毒，电解质紊乱，肺瘀血，肺水肿，循环衰竭等。

附药：密陀僧

本品为铅矿石冶炼而成，主含氧化铅（PbO）。主产于湖南、江苏。性味咸、辛，平；有毒；归肝、脾经。外用杀虫收敛，内服祛痰镇惊。外用治疗痔疮，湿疹湿疮，溃疡不敛，疥癣，狐臭；内服用于风痰惊痫。外用适量，研末撒或调涂，或制成膏药、软膏、油剂等外用；内服，入丸、散，0.2～0.5g。本品用之不当可引起铅中毒，不可持续使用以防蓄积中毒，内服宜慎；孕妇、儿童应禁用；不宜与狼毒同用。

# 炉甘石
Lúgānshí（《本草品汇精要》）

本品为碳酸盐类矿物方解石族菱锌矿，主含碳酸锌（$ZnCO_3$）。主产于广西、湖南、四川。

采挖后，洗净，晒干，除去杂石。打碎。本品气微，味微涩。以块大、色白或色淡红、体轻浮者为佳。生用，或明煅后水飞用。

【药性】　甘，平。归肝、脾经。

【功效】　解毒明目退翳，收湿止痒敛疮。

【应用】

**1.目赤肿痛，睑弦赤烂，翳膜遮睛，胬肉攀睛**　本品甘平，有解毒明目退翳、收湿止痒之功，为眼科外用常用药。治疗目赤暴肿，与玄明粉各等份为末点眼，如神应散（《御药院方》）。治疗眼眶破烂，畏光羞明，可配伍黄连、冰片等，如黄连炉甘石散（《证治准绳》）。治疗风眼流泪，可与海螵蛸、冰片为细末点眼，如止泪散（《证治准绳》）。

**2.溃疡不敛，脓水淋漓，湿疮瘙痒**　本品外用有生肌敛疮、收湿止痒、解毒之功。治疗疮疡不敛，脓水淋漓，可单用；或与龙骨同用，研极细末，涂抹患处，如平肌散（《御药院方》）。治疗湿疹瘙痒，常与煅石膏、龙骨、青黛等研末外用。

【用法用量】　外用适量。

【使用注意】　本品专供外用，不作内服。

【现代研究】

**1.化学成分**　本品主要成分为碳酸锌（$ZnCO_3$），还含有少量氧化钙、氧化铁、氧化镁、氧化锰等。煅炉甘石的主要成分是氧化锌。《中国药典》规定本品含氧化锌（$ZnO$）不得少于40.0%；饮片不得少于56.0%。

**2.药理作用**　本品所含的碳酸锌不溶于水，外用能部分吸收创面的分泌液，有防腐、收敛、消炎、止痒及保护创面作用，以及抑菌作用。

**3.不良反应**　炉甘石含铅及镉，毒性较强。本品口服后在胃内可生成氯化锌，刺激腐蚀胃肠道。

# 硼　砂
Péngshā（《日华子本草》）

本品为天然矿物硼砂经精制而成的结晶，主含含水四硼酸钠（$Na_2B_4O_7 \cdot 10H_2O$）。主产于青海、西藏、云南、四川。采挖后，除去杂质，捣碎。本品气微，味微咸、后微辛凉。以色白、透明者为佳。生用或煅用。

【药性】　甘、咸，凉。归肺、胃经。

【功效】　外用清热解毒，内服清肺化痰。

【应用】

**1.咽喉肿痛，口舌生疮，目赤翳障**　本品性凉清热，味甘解毒，咸能软坚，外用能清热解毒、消肿防腐，为喉科及眼科常用药。治疗咽喉肿痛、口舌生疮，常与冰片、玄明粉、朱砂同用，如冰硼散（《外科正宗》）。治疗火眼及翳障胬肉，可与冰片、炉甘石、玄明粉共为细末点眼，如白龙丹（《证治准绳》）。

**2.痰热咳嗽**　本品味咸性凉，入肺经，能清肺化痰。治疗痰热咳嗽，咽喉肿痛者，可与黄芩、玄参、瓜蒌等同用。

【用法用量】　外用适量，研极细末干撒或调敷患处；或化水含漱。内服多入丸、散，1.5～3g。

【使用注意】　本品以外用为主，内服宜慎。

【现代研究】

**1. 化学成分**　本品主要成分为含水四硼酸钠（$Na_2B_4O_7 \cdot 10H_2O$），另含少量铅、铝、铜、钙、铁、镁、硅等杂质。

**2. 药理作用**　硼砂体外对多种革兰阳性与阴性菌、浅部皮肤真菌及白色念珠菌有不同程度抑制作用，并略有防腐作用；对皮肤和黏膜有收敛和保护作用；有抗惊厥作用；能减轻氟对机体的损害，减少氟在骨骼中的沉积，缓解氟中毒。

# 临床常见百种病证用药简介

本教材正文是按药物功效不同而分章论述，本篇以临床常见病证为纲，突破章节所限，按临床分型不同而辨证选药。即本教材正文以药物的功效和主治纵向归纳，本篇则以临床常见病证用药横向综合，以期学生能将所学知识纵横联系，融会贯通，从而打下中医辨证用药的坚实药性基本功，同时也为后面学习《方剂学》及中医临床等课程，奠定精通辨证论治和遣药组方的基础。

**1. 感冒常用药**

（1）风寒表证：麻黄　桂枝　紫苏叶　荆芥　防风　羌活　白芷　细辛　藁本　香薷　辛夷　苍耳子　生姜　葱白　淡豆豉　川芎　苍术　香附

（2）风热表证：薄荷　牛蒡子　蝉蜕　桑叶　菊花　荆芥　防风　金银花　连翘　蔓荆子　葛根　升麻　柴胡　淡豆豉　浮萍　木贼

（3）暑湿表证：广藿香　佩兰　香薷　滑石　扁豆　厚朴　紫苏叶

（4）暑热表证：青蒿　滑石　连翘　绿豆　荷叶　白扁豆　竹叶　淡竹叶　香薷　冬瓜皮　黄芩　西瓜翠衣

**2. 气分实热证常用药**

生石膏　知母　寒水石　芦根　天花粉　栀子　黄芩　竹叶　淡竹叶　鸭跖草

**3. 营分血分实热证常用药（包括热入心包证）**

水牛角　羚羊角　生地黄　玄参　牡丹皮　赤芍　紫草　丹参　金银花　连翘　连翘心　大青叶　板蓝根　青黛　贯众　黄连　莲子心　竹叶卷心　连心麦冬　郁金　升麻

**4. 温毒发斑证常用药**

水牛角　玄参　生地黄　赤芍　牡丹皮　大青叶　板蓝根　青黛　羚羊角　番红花　升麻　紫草

**5. 湿温、暑温证常用药**

黄芩　广藿香　佩兰　豆蔻　薏苡仁　苦杏仁　青蒿　滑石　香薷　茵陈　厚朴　黄连　绿豆　荷叶　大豆黄卷

**6. 温邪发热、骨蒸劳热证常用药**

青蒿　白薇　地骨皮　银柴胡　胡黄连　秦艽　龟甲　鳖甲　女贞子　玄参　泽泻　牡丹皮　熟地黄　生地黄　知母　黄柏

**7. 咳嗽常用药**

（1）寒痰阻肺证：半夏　天南星　芥子　皂荚　旋覆花　白前　紫苏子　莱菔子　生姜　干姜　陈皮　细辛

（2）湿痰阻肺证：半夏　天南星　白前　旋覆花　陈皮　茯苓　苍术　厚朴　白术　香

橼　佛手　桔梗

（3）热痰阻肺证：瓜蒌　川贝母　浙贝母　知母　青黛　海蛤壳　胆南星　竹茹　竹沥　天竺黄　瓦楞子　海浮石　车前子　石韦　冬瓜子　芦根　天花粉　前胡　射干　牛蒡子

（4）燥痰阻肺证：知母　川贝母　浙贝母　桑叶　南沙参　北沙参　苦杏仁　天花粉　阿胶　百合　麦冬　天冬　玉竹　黄精　百部　紫菀　款冬花　瓜蒌

### 8. 肺痨常用药

百合　生地黄　天冬　麦冬　阿胶　西洋参　知母　五味子　川贝母　百部　北沙参　南沙参　紫菀　款冬花　冬虫夏草　枸杞子　黄柏　龟甲　鳖甲　仙鹤草　白及　三七　牡丹皮　紫珠　血余炭

### 9. 喘证常用药

（1）肺热壅遏证：石膏　知母　芦根　天花粉　黄芩　鱼腥草　地骨皮　牛蒡子　桑白皮　葶苈子　地龙　枇杷叶　瓜蒌　金荞麦　马兜铃　桔梗　羚羊角

（2）寒饮射肺证：麻黄　干姜　细辛　桂枝　半夏　天南星　芥子　旋覆花　紫苏子　厚朴　五味子

（3）痰浊阻肺证：陈皮　半夏　茯苓　紫苏子　芥子　莱菔子　旋覆花　皂荚　白前

（4）肺肾虚喘证：人参　蛤蚧　冬虫夏草　核桃仁　五味子　补骨脂　紫河车　沉香　磁石　硫黄

### 10. 痞证常用药

（1）脾胃气滞证：陈皮　枳实　枳壳　木香　紫苏梗　乌药　砂仁　豆蔻　厚朴　檀香　降香　柿蒂　大腹皮　槟榔　甘松　薤白

（2）湿滞伤中证：广藿香　佩兰　苍术　厚朴　豆蔻　砂仁　白扁豆　草豆蔻　陈皮　半夏　大腹皮

### 11. 胃脘痛常用药

（1）寒邪客胃证：高良姜　干姜　吴茱萸　附子　肉桂　生姜　小茴香　乌药　丁香　砂仁　荜茇　荜澄茄　豆蔻

（2）脾胃虚寒证：黄芪　人参　党参　茯苓　白术　山药　白扁豆　干姜　桂枝　蜂蜜　大枣　饴糖　砂仁　附子　肉桂　檀香　生姜

（3）肝胃气滞证：香附　吴茱萸　佛手　香橼　木香　乌药　甘松　荔枝核　川楝子　梅花　玫瑰花　麦芽　青皮　枳实　枳壳　柴胡

### 12. 呕吐常用药

（1）胃寒呕吐证：半夏　生姜　紫苏梗　吴茱萸　砂仁　豆蔻　草豆蔻　丁香　陈皮　柿蒂　高良姜　小茴香　刀豆　灶心土　旋覆花　广藿香　沉香　草果　荜茇　荜澄茄

（2）胃热呕吐证：黄连　竹茹　芦根　枇杷叶　白茅根

### 13. 呃逆常用药

丁香　柿蒂　吴茱萸　刀豆　沉香　荜茇　荜澄茄　陈皮　旋覆花　枇杷叶　代赭石　半夏

### 14. 腹痛常用药

（1）寒邪内阻证：高良姜　吴茱萸　肉桂　干姜　荜茇　荜澄茄　木香　乌药　小茴香　花椒　胡椒　檀香　草豆蔻

（2）中虚脏寒证：黄芪　桂枝　生姜　饴糖　干姜　附子　肉桂　蜂蜜　炙甘草　白芍

**15. 便秘常用药**

（1）实热内结证：大黄 芒硝 番泻叶 芦荟 牵牛子 虎杖 枳实 厚朴

（2）津枯肠燥证：火麻仁 郁李仁 蜂蜜 苦杏仁 桃仁 柏子仁 松子仁 瓜蒌仁 决明子 冬葵子 紫苏子 知母 天冬 麦冬 玄参

（3）精血亏虚证：当归 桑椹 黑芝麻 生何首乌 核桃仁 肉苁蓉 锁阳 怀牛膝

（4）气滞肠燥证：槟榔 枳实 木香 厚朴 郁李仁

（5）阳虚寒凝证：巴豆 硫黄 肉苁蓉 锁阳 核桃仁

**16. 泄泻常用药**

（1）湿滞肠胃证：葛根 黄芩 黄连 车前子 滑石 广藿香 白扁豆 薏苡仁 穿心莲 地锦草

（2）食滞肠胃证：山楂 六神曲 莱菔子 枳实 木香 青皮 槟榔 鸡内金

（3）脾胃虚弱证：茯苓 白术 白扁豆 山药 莲子 芡实 薏苡仁 砂仁

（4）脾肾阳虚证：补骨脂 五味子 肉豆蔻 吴茱萸 菟丝子 益智仁 附子 肉桂 胡芦巴 干姜 高良姜

**17. 痢疾常用药**

（1）湿热壅滞证：葛根 黄连 黄芩 黄柏 苦参 胡黄连 拳参 马齿苋 椿皮 穿心莲 地锦草

（2）疫毒蕴结证：白头翁 秦皮 黄连 黄柏 地榆 马齿苋 鸦胆子 银花炭 山楂炭 鸡冠花

**18. 久泻久痢常用药** 罂粟壳 乌梅 五倍子 诃子 赤石脂 禹余粮 肉豆蔻 菟丝子 金樱子 石榴皮 五味子 椿皮 芡实 莲子 灶心土 补骨脂 吴茱萸

**19. 蛔虫、蛲虫病常用药** 使君子 苦楝皮 鹤虱 芜荑 榧子 槟榔 雷丸 花椒 乌梅 牵牛子 萹蓄 石榴皮 百部

**20. 绦虫病常用药** 槟榔 南瓜子 雷丸 鹤草芽 贯众 雄黄

**21. 钩虫病常用药** 榧子 雷丸 槟榔 百部 鹤虱 贯众 大蒜

**22. 胁痛常用药**

（1）肝郁气滞证：柴胡 白芍 郁金 川芎 香附 乌药 青皮 刺蒺藜 延胡索 佛手 香橼 川楝子 荔枝核 玫瑰花 绿萼梅 九香虫 橘叶 橘核 薄荷

（2）肝胃气滞证：佛手 香橼 枳壳 玫瑰花 绿萼梅 娑罗子 八月札 乌药 香附 青皮

（3）瘀血阻滞证：延胡索 川芎 郁金 姜黄 五灵脂 三棱 莪术 丹参 红花 旋覆花 香附 茜草 赤芍

**23. 黄疸常用药**

（1）湿热蕴蒸证（阳黄）：茵陈 栀子 黄柏 黄连 大黄 虎杖 金钱草 秦艽 苦参 白鲜皮 垂盆草 地耳草 龙胆 蒲公英 柴胡 黄芩 郁金 珍珠草 鸡骨草

（2）寒湿阻遏证（阴黄）：茵陈 茯苓 苍术 附子 干姜 金钱草

**24. 癥瘕积聚常用药**

丹参 红花 桃仁 郁金 乳香 没药 三棱 莪术 鳖甲 生牡蛎 昆布 海藻 鸡内金 穿山甲 大黄 土鳖虫 水蛭 虻虫 麝香 凌霄花 山慈菇 黄药子 千金子 虎杖 青皮 枳实 斑蝥 瓦楞子 琥珀

**25. 梅核气常用药**

紫苏梗　紫苏叶　半夏　厚朴　茯苓　柴胡　郁金　绿萼梅　旋覆花　八月札　瓜蒌　浙贝母

**26. 眩晕常用药**

（1）肝阳上亢证：羚羊角　钩藤　天麻　石决明　珍珠母　磁石　代赭石　刺蒺藜　生龙骨　生牡蛎　罗布麻　紫贝齿　菊花　白芍　牛膝

（2）肝肾阴虚证：龟甲　鳖甲　女贞子　枸杞子　沙苑子　菟丝子　熟地黄　山茱萸　磁石　牡蛎　白芍　牛膝　杜仲

（3）痰浊中阻证：半夏　白术　天麻　陈皮　茯苓　生姜　枳实　竹茹

**27. 痉证常用药**

（1）肝风实证：羚羊角　牛黄　钩藤　天麻　地龙　僵蚕　全蝎　蜈蚣　紫石英　菊花　青黛　重楼　水牛角　龙胆　熊胆粉　珍珠

（2）肝风虚证：龟甲　鳖甲　阿胶　牡蛎　白芍　生地黄　天麻

**28. 破伤风证常用药**

蕲蛇　乌梢蛇　禹白附　天麻　天南星　防风　蝉衣　僵蚕　全蝎　蜈蚣

**29. 中风中经络常用药**

（1）脉络空虚，风痰阻络证：羌活　秦艽　防风　川芎　当归　地龙　黄芪　全蝎　蜈蚣　禹白附　半夏　天南星　皂荚　远志　石菖蒲　生姜汁

（2）肝阳化风，痰瘀阻络证：龙骨　牡蛎　龟甲　代赭石　天麻　钩藤　菊花　白芍　牛膝　石决明　羚羊角　牛黄　天竺黄　竹沥　竹茹　胆南星　礞石　沉香　大黄　石菖蒲　郁金

**30. 中脏腑闭证常用药**

（1）寒闭证：麝香　苏合香　安息香　皂荚　细辛　樟脑　石菖蒲　生姜汁　远志

（2）热闭证：麝香　冰片　牛黄　羚羊角　竹沥　礞石　郁金　白矾

**31. 中脏腑脱证常用药**

（1）亡阳证：附子　干姜　肉桂　人参　葱白　山茱萸　龙骨　牡蛎

（2）亡阴证：人参　麦冬　五味子　西洋参

**32. 郁证常用药**

（1）肝气郁滞证：柴胡　香附　川芎　白芍　青皮　郁金　合欢皮　合欢花　佛手　香橼　玫瑰花　橘叶　远志　紫苏梗　薄荷

（2）气郁化火证：牡丹皮　栀子　赤芍　柴胡　龙胆　川楝子　郁金　石菖蒲　连翘　薄荷

（3）心肝血虚证：酸枣仁　柏子仁　合欢皮　合欢花　龙眼肉　茯神　郁金　石菖蒲　远志　小麦　大枣　炙甘草　当归　白芍　川芎

**33. 痫证常用药**

（1）风痰闭阻证：禹白附　半夏　天南星　皂荚　远志　石菖蒲　生姜汁　天麻　钩藤　全蝎　蜈蚣　僵蚕

（2）痰火阻窍证：牛黄　天竺黄　竹沥　竹茹　枳实　胆南星　浙贝母　礞石　沉香　大黄　黄芩　石菖蒲　郁金　白矾　天麻　钩藤　羚羊角　僵蚕　地龙

**34. 癫证常用药**

痰气郁结证：半夏　陈皮　天南星　禹白附　芥子　皂荚　茯苓　厚朴　远志　石菖蒲　郁金　香附　檀香　沉香　苏合香　麝香　安息香

**35. 狂证常用药**

痰火上扰证：牛黄　竹沥　天竺黄　浙贝母　胆南星　郁金　白矾　茯神　远志　石菖蒲　竹茹　礞石　丹参　朱砂　黄芩　黄连　冰片　麝香　珍珠　生铁落　大黄

**36. 自汗常用药**

（1）肺气不足证：黄芪　白术　浮小麦　糯稻根须　人参　煅龙骨　煅牡蛎　麻黄根　五味子　山茱萸　五倍子

（2）营卫不和证：桂枝　白芍　生姜　大枣　煅龙骨　煅牡蛎

**37. 盗汗常用药**

阴虚火旺证：知母　黄柏　生地黄　五味子　五倍子　山茱萸　白芍　龟甲　鳖甲　天冬　酸枣仁　柏子仁　牡丹皮　地骨皮　煅牡蛎　煅龙骨　浮小麦　麻黄根　糯稻根须

**38. 鼻衄常用药**

（1）邪热犯肺证：桑叶　菊花　薄荷　连翘　苦杏仁　白茅根　牡丹皮　侧柏叶　生地黄　大蓟　小蓟　石韦　青黛

（2）胃火炽盛证：石膏　知母　黄连　栀子　黄芩　牡丹皮　牛膝　白茅根　侧柏叶　槐花　羊蹄　大蓟　小蓟　藕节　茜草　大黄

（3）肝火上炎证：龙胆　柴胡　栀子　桑白皮　黄芩　郁金　牡丹皮　赤芍　白茅根　侧柏叶　大蓟　荷叶　藕节　茜草　蒲黄　槐花　青黛　薄荷

**39. 齿衄常用药**

（1）胃火炽盛证：黄连　大黄　黄芩　白茅根　大蓟　侧柏叶　牡丹皮　赤芍　槐花　地榆　羊蹄　茜草　蒲黄　紫珠　仙鹤草

（2）阴虚火旺证：生地黄　麦冬　玄参　知母　黄柏　牛膝　牡丹皮　赤芍　侧柏叶　槐花　藕节　地榆　羊蹄　茜草　蒲黄　紫珠　仙鹤草　阿胶

**40. 咯血常用药**

（1）燥热伤肺证：桑叶　南沙参　北沙参　玉竹　麦冬　川贝母　浙贝母　栀子　牡丹皮　黄芩　桑白皮　鱼腥草　白茅根　大蓟　侧柏叶　藕节　茜草　仙鹤草　生地黄　阿胶　白及　瓜蒌

（2）肝火犯肺证：青黛　海蛤壳　栀子　海浮石　桑白皮　地骨皮　黄芩　白茅根　大蓟　小蓟　侧柏叶　槐花　藕节　茜草　血余炭　蒲黄　仙鹤草　生地黄　紫珠　阿胶　鳖甲　白薇

**41. 吐血常用药**

（1）胃热壅盛证：黄芩　黄连　大黄　代赭石　竹茹　白茅根　侧柏叶　大蓟　小蓟　槐花　地榆　荷叶　羊蹄　三七　茜草　蒲黄　花蕊石　降香　白及　仙鹤草　紫珠　棕榈炭　血余炭　藕节

（2）肝火犯胃证：龙胆　栀子　柴胡　黄芩　郁金　川楝子　牡丹皮　赤芍　白茅根　侧柏叶　大蓟　槐花　地榆　羊蹄　三七　茜草　蒲黄　花蕊石　降香　白及　仙鹤草　紫珠　血余炭　藕节

（3）气不摄血，阳虚失血证：人参　白术　黄芪　附子　灶心土　炮姜　鹿角胶　艾叶　阿胶　仙鹤草　棕榈炭　藕节

**42. 便血常用药**

（1）大肠湿热证：地榆　槐花　槐角　黄芩　赤石脂　禹余粮　花蕊石　茜草　白头翁

苦参

（2）脾胃虚寒证：灶心土　党参　白术　附子　炮姜　鹿角胶　艾叶　阿胶　白及　乌贼骨　棕榈炭　仙鹤草　三七　花蕊石

**43. 紫斑常用药**

（1）血热妄行证：生地黄　水牛角　赤芍　牡丹皮　紫草　白茅根　侧柏叶　大青叶　大蓟　小蓟　槐花　地榆　羊蹄　大黄　茜草

（2）阴虚火旺证：生地　玄参　女贞子　墨旱莲　棕榈炭　藕节　蒲黄　茜草　紫珠

（3）气不摄血证：人参　党参　白术　黄芪　仙鹤草　棕榈炭　藕节　茜草　紫珠

**44. 胸痹常用药**

（1）瘀血痹阻证：丹参　川芎　延胡索　郁金　桃仁　红花　苏木　降香　蒲黄　五灵脂　山楂　益母草　三七　麝香　沙棘

（2）气滞血瘀证：川芎　延胡索　郁金　姜黄　降香　檀香　丹参　红花　莪术　三棱

（3）痰浊痹阻证：瓜蒌　薤白　半夏　枳实　桂枝　青皮　生姜　陈皮

（4）阴寒凝滞证：附子　川乌　草乌　干姜　桂枝　薤白　高良姜　荜茇　檀香　延胡索　苏合香　麝香　冰片

（5）气阴两虚证：人参　黄芪　西洋参　党参　太子参　麦冬　五味子

**45. 心悸常用药**

（1）心胆气虚证：人参　茯苓　远志　石菖蒲　磁石　朱砂　珍珠　珍珠母　龙齿　龙骨　牡蛎　紫贝齿

（2）心脾两虚证：人参　黄芪　白术　茯苓　炙甘草　当归　龙眼肉　酸枣仁　柏子仁　灵芝　红景天　五味子

（3）阴虚火旺证：生地　玄参　麦冬　天冬　五味子　知母　黄柏　当归　酸枣仁　柏子仁　丹参　远志　朱砂　龙骨　牡蛎　珍珠母

（4）心阳不振证：桂枝　炙甘草　人参　附子　龙骨　牡蛎　珍珠母　紫贝齿　琥珀

（5）水气凌心证：茯苓　桂枝　白术　泽泻　炙甘草　附子　干姜　白芍　生姜　黄芪　葶苈子　半夏

（6）心血瘀阻证：桃仁　红花　赤芍　川芎　延胡索　郁金　当归　桂枝　丹参　三七

**46. 不寐常用药**

（1）肝郁化火证：龙胆　柴胡　黄芩　栀子　郁金　赤芍　泽泻　车前子　朱砂　磁石　龙骨　牡蛎　珍珠母　合欢皮　合欢花　首乌藤　薄荷　连翘

（2）痰热内扰证：黄芩　黄连　栀子　郁金　胆南星　浙贝母　茯苓　陈皮　竹茹　半夏　莪术　珍珠母　龙骨　牡蛎　朱砂　磁石

（3）阴虚火旺证：生地黄　玄参　麦冬　五味子　阿胶　鸡子黄　当归　郁金　黄连　丹参　朱砂　牡蛎　龟甲　磁石　柏子仁　酸枣仁　合欢花　首乌藤

（4）心脾两虚证：人参　黄芪　党参　炙甘草　当归　熟地黄　白芍　川芎　阿胶　五味子　柏子仁　酸枣仁　龙眼肉　合欢花　首乌藤　龙骨　牡蛎

（5）心胆气虚证：人参　茯苓　茯神　石菖蒲　远志　酸枣仁　龙骨　牡蛎

**47. 健忘常用药**

（1）心脾两虚证：人参　黄芪　茯苓　甘草　当归　龙眼肉　酸枣仁　柏子仁　远志　石菖蒲　龟甲

（2）肾精亏耗证：熟地黄　山茱萸　山药　枸杞子　黄精　益智仁　阿胶　菟丝子　紫河车　鹿角胶　酸枣仁　五味子　远志　石菖蒲　龟甲　女贞子

**48. 水肿常用药**

（1）肺失宣降证：麻黄　苦杏仁　浮萍　桑白皮　葶苈子　槟榔　生姜皮　桂枝　防己

（2）脾虚湿盛证：茯苓　黄芪　白术　薏苡仁　赤小豆　猪苓　泽泻　大腹皮　苍术　厚朴　葫芦　玉米须

（3）脾肾阳虚证：附子　肉桂　干姜　桂枝　茯苓　黄芪　炒白术　泽泻　车前子

（4）湿热壅遏证：车前子　滑石　泽泻　猪苓　木通　通草　防己　萆薢　冬瓜皮　葶苈子　桑白皮　椒目　大黄　灯心草　白茅根　半边莲　栀子　淡竹叶　益母草　赤小豆　冬葵子

（5）阳实水肿证：甘遂　京大戟　芫花　葶苈子　番泻叶　商陆　牵牛子　千金子　巴豆

**49. 脚气肿痛常用药**

（1）湿热下注证：黄柏　苍术　川牛膝　防己　萆薢　滑石　薏苡仁　木瓜　槟榔　木通

（2）寒湿下注证：薏苡仁　木瓜　赤小豆　蚕沙　吴茱萸　生姜　胡芦巴　槟榔　郁李仁　香薷

**50. 淋证常用药**

（1）热淋证：车前子　木通　萹蓄　萆薢　连翘　淡竹叶　竹叶　灯心草　黄柏　栀子　土茯苓　地肤子　龙胆　苦参　鸭跖草　瞿麦　石韦　大蓟　小蓟　四季青　白薇　琥珀　白茅根　蒲公英　滑石　海金沙　冬葵子　鸡内金　金钱草　苎麻根　穿心莲　白花蛇舌草

（2）血淋证：小蓟　藕节　蒲黄　石韦　瞿麦　木通　琥珀　白茅根　川牛膝　怀牛膝　血余炭　白薇　地锦草

（3）石淋证：滑石　海金沙　冬葵子　金钱草　鸡内金

（4）膏淋证：萆薢　石菖蒲　乌药　益智仁　茯苓　土茯苓　海金沙　玉米须　黄柏　车前子　泽泻　猪苓　薏苡仁

**51. 尿浊证常用药**　萆薢　芡实　莲子　白果　石菖蒲　益智仁　桑螵蛸　菟丝子　土茯苓

**52. 遗精证常用药**　鹿茸　巴戟天　淫羊藿　锁阳　肉苁蓉　韭菜子　金樱子　菟丝子　山茱萸　沙苑子　五味子　龙骨　牡蛎　芡实　莲子肉　莲须　桑螵蛸　海螵蛸　覆盆子　刺猬皮　山药　补骨脂　五倍子

**53. 遗尿证常用药**

益智仁　补骨脂　菟丝子　鹿茸　巴戟天　淫羊藿　仙茅　山药　乌药　桑螵蛸　金樱子　覆盆子　山茱萸　龙骨　牡蛎　刺猬皮　鸡内金　白果

**54. 阳痿常用药**

鹿茸　海狗肾　黄狗肾　紫河车　淫羊藿　仙茅　巴戟天　肉苁蓉　锁阳　续断　补骨脂　益智仁　沙苑子　枸杞子　菟丝子　蛤蚧　冬虫夏草　胡芦巴　韭菜子　海马　蛇床子　阳起石　九香虫　附子　肉桂　人参　丁香

**55. 痹证常用药**

（1）风湿寒痹证：羌活　独活　防风　桂枝　麻黄　细辛　藁本　海风藤　松节　川芎　当归　乳香　没药　姜黄　川乌　附子　肉桂　秦艽　木瓜　蚕沙　苍术　老鹳草　徐长卿　威灵仙　伸筋草　路路通　雪莲花　丁公藤　蕲蛇　金钱白花蛇　乌梢蛇

（2）风湿热痹证：忍冬藤　络石藤　穿山龙　苍术　黄柏　川牛膝　秦艽　防己　白鲜皮　桑枝　地龙　木瓜　薏苡仁　萆薢　赤小豆　木通　豨莶草　臭梧桐　海桐皮　老鹳草　丝

瓜络

（3）风湿顽痹证：蕲蛇　乌梢蛇　全蝎　蜈蚣　地龙　穿山甲　川乌　草乌　威灵仙　乳香　没药　马钱子　丁公藤　雷公藤　昆明山海棠

（4）肝肾不足证：桑寄生　五加皮　千年健　牛膝　杜仲　续断　狗脊　淫羊藿　仙茅　巴戟天　鹿茸　锁阳　肉苁蓉　附子　肉桂　雪莲花

**56. 痿证常用药**

（1）湿热浸淫证：黄柏　苍术　萆薢　防己　木通　薏苡仁　蚕沙　木瓜　知母　穿山龙　牛膝　白鲜皮

（2）肝肾亏损证：牛膝　锁阳　当归　白芍　熟地黄　龟甲　枸杞子　鹿茸　鹿角胶　补骨脂　鸡血藤　巴戟天　淫羊藿　骨碎补　五加皮　桑寄生　续断　杜仲

**57. 腰痛常用药**

（1）肾虚腰痛证：五加皮　桑寄生　狗脊　杜仲　续断　怀牛膝　菟丝子　锁阳　肉苁蓉　淫羊藿　补骨脂　鹿茸　巴戟天　仙茅　海狗肾　海马　沙苑子　韭菜子　阳起石　核桃仁　冬虫夏草　紫河车　黄精　枸杞子　墨旱莲　女贞子

（2）瘀血腰痛证：川牛膝　桃仁　红花　川芎　当归　延胡索　姜黄　乳香　没药　五灵脂　鸡血藤　土鳖虫　自然铜　莪术　骨碎补　血竭　刘寄奴　苏木

（3）寒湿腰痛证：桂枝　独活　苍术　细辛　川乌　附子　肉桂　川芎　威灵仙　白术　干姜　茯苓　麻黄

（4）湿热腰痛证：黄柏　苍术　川牛膝　生薏苡仁　蚕沙　木瓜　秦艽　木通　防己　白鲜皮

**58. 虚劳常用药**

（1）肺气虚证：人参　黄芪　党参　山药　太子参　西洋参　炙甘草　蜂蜜

（2）脾气虚证：人参　党参　太子参　黄芪　白术　茯苓　山药　黄精　白扁豆　莲子　芡实　龙眼肉　薏苡仁　大枣　饴糖　炙甘草

（3）中气下陷证：黄芪　人参　炙升麻　柴胡　葛根　枳实　党参　白术

（4）肾阳虚证：附子　肉桂　鹿茸　鹿角胶　鹿角霜　淫羊藿　巴戟天　仙茅　补骨脂　益智仁　海狗肾　海马　肉苁蓉　锁阳　菟丝子　沙苑子　杜仲　续断　韭菜子　阳起石　胡芦巴　核桃仁　蛤蚧　冬虫夏草　紫河车　蛇床子

（5）心肝血虚证：熟地黄　制何首乌　当归　白芍　阿胶　桑椹　龙眼肉　大枣　鸡血藤　枸杞子　山茱萸　鹿角胶　紫河车　黑芝麻　党参　黄芪

（6）肺胃阴虚证：北沙参　南沙参　麦冬　玉竹　黄精　芦根　天花粉　知母　生地黄　太子参

（7）肝肾阴虚证：熟地黄　生地黄　白芍　制何首乌　阿胶　玄参　枸杞子　墨旱莲　女贞子　桑椹　龟甲　鳖甲　知母　黄柏　山茱萸

（8）精血亏虚证：鹿茸　鹿角胶　淫羊藿　巴戟天　海狗肾　黄狗肾　海马　肉苁蓉　锁阳　蛤蚧　冬虫夏草　紫河车　熟地黄　制何首乌　黄精　枸杞子　菟丝子　山茱萸

**59. 消渴常用药**

（1）肺热津伤证：天花粉　生地黄　桑叶　麦冬　天冬　葛根　知母　桑白皮　西洋参　五味子

（2）胃热炽盛证：生石膏　知母　麦冬　生地黄　石斛　川牛膝　怀牛膝　玄参　黄连　栀

子　芒硝　大黄

（3）气阴不足证：西洋参　太子参　黄芪　黄精　玉竹　枸杞子　乌梅　熟地黄　山药　山茱萸　知母　黄柏

**60. 疟疾常用药**

（1）热疟证：常山　青蒿　柴胡　黄芩　知母　槟榔　仙鹤草　生何首乌　鸦胆子　鳖甲

（2）寒疟证：常山　草果　胡椒　青皮　槟榔　仙鹤草　阿魏　猫爪草　雄黄

**61. 头痛常用药**

（1）风寒头痛证：防风　荆芥　白芷　细辛　羌活　苍耳子　辛夷　川芎　独活　川乌　吴茱萸　藁本

（2）风热头痛证：薄荷　桑叶　菊花　蔓荆子　升麻　葛根　谷精草　白僵蚕　大青叶　天麻　蝉蜕

（3）寒湿头痛证：羌活　独活　藁本　防风　苍术　天麻　白芷　细辛

（4）肝火头痛证：龙胆　黄芩　柴胡　夏枯草　决明子　菊花　钩藤　怀牛膝　川牛膝　大青叶　栀子

（5）肝风头痛证：石决明　珍珠母　罗布麻　羚羊角　钩藤　菊花　白芍　天麻　怀牛膝　川牛膝　全蝎　蜈蚣　僵蚕

（6）痰浊头痛证：半夏　白术　天麻　茯苓　陈皮　生姜　天南星　禹白附　川芎

（7）瘀血头痛证：川芎　赤芍　当归　红花　桃仁　麝香　川牛膝　延胡索　全蝎　蜈蚣　土鳖虫　虻虫　水蛭　郁金

附引经药：太阳头痛用羌活、藁本；阳明头痛用白芷、葛根、升麻；少阳头痛用柴胡、青皮；厥阴头痛用吴茱萸、川芎、柴胡；少阴头痛用细辛、独活；太阴头痛用苍术、葛根。

**62. 月经不调常用药**

（1）肝血不足证：当归　熟地黄　白芍　丹参　制何首乌　酸枣仁　鸡血藤

（2）气滞血瘀证：川芎　郁金　姜黄　延胡索　乳香　没药　三棱　莪术

（3）血瘀证：川芎　郁金　姜黄　延胡索　乳香　没药　三棱　莪术　益母草　泽兰　桃仁　红花　苏木　凌霄花　月季花　川牛膝　怀牛膝　刘寄奴　五灵脂　蒲黄　穿山甲　王不留行　马鞭草　赤芍　鸡血藤　茜草　玫瑰花　山楂　水蛭　虻虫　土鳖虫

（4）阴虚血热证：生地黄　熟地黄　地骨皮　玄参　麦冬　阿胶　牡丹皮　白芍　栀子　茜草　女贞子　墨旱莲

（5）下焦虚寒证：肉桂　吴茱萸　小茴香　艾叶　乌药　川芎　当归　补骨脂　胡芦巴　仙茅

**63. 痛经常用药**

（1）气滞血瘀证：当归　川芎　赤芍　桃仁　红花　延胡索　郁金　姜黄　三棱　莪术　五灵脂　牡丹皮　乌药　香附　益母草　柴胡　三七　乳香　没药　川牛膝　怀牛膝　王不留行　鸡血藤　山楂

（2）寒凝血瘀证：小茴香　干姜　延胡索　乳香　没药　当归　川芎　肉桂　附子　蒲黄　五灵脂　吴茱萸　桃仁　红花　乌药

（3）湿热瘀阻证：牡丹皮　黄连　生地　当归　赤芍　川芎　桃仁　红花　莪术　香附　延胡索　大血藤　败酱草　龙胆　川楝子　丹参　益母草　川牛膝　怀牛膝　黄柏　薏苡仁

（4）气血虚弱证：党参　黄芪　当归　川芎　熟地黄　白芍　炙甘草　大枣　鸡血藤

（5）肝肾虚损证：熟地黄　当归　白芍　山茱萸　阿胶　巴戟天　山药　枸杞子　龙眼

肉　鸡血藤　续断　杜仲　艾叶

**64.闭经常用药**

川芎　丹参　益母草　泽兰　桃仁　红花　苏木　凌霄花　月季花　玫瑰花　川牛膝　怀牛膝　刘寄奴　五灵脂　蒲黄　延胡索　乳香　没药　穿山甲　王不留行　赤芍　山楂　鸡血藤　茜草　姜黄　郁金　三棱　莪术　水蛭　虻虫　土鳖虫　大黄

**65.崩漏常用药**

（1）血热证：生地黄　白芍　五倍子　墨旱莲　阿胶　黄芩　牡丹皮　龟甲　大蓟　地榆　苎麻根　羊蹄　荷叶　茜草　槐花　贯众

（2）肾虚证：山茱萸　阿胶　艾叶　续断　鹿角胶　紫河车

（3）气血虚弱证：人参　黄芪　白术　熟地黄　当归　阿胶　龙眼肉　大枣　炮姜　荆芥　仙鹤草　灶心土

（4）血瘀证：当归　川芎　五灵脂　蒲黄　桃仁　红花　益母草　茜草　三七　血余炭　续断

**66.带下病常用药**

（1）湿热带下证：黄柏　苍术　秦皮　苦参　鸡冠花　椿皮　车前子　龙胆　土茯苓　芡实　茯苓　白扁豆　白果　白蔹　栀子　泽泻　牛膝

（2）寒湿带下证：补骨脂　菟丝子　沙苑子　狗脊　蛇床子　山药　芡实　山茱萸　茯苓　白扁豆　莲子　乌贼骨　韭菜子　金樱子　苍术　白术　白芷　薏苡仁

**67.不孕不育常用药**

人参　鹿茸　巴戟天　淫羊藿　海马　肉苁蓉　鹿角胶　锁阳　紫河车　枸杞子　菟丝子　补骨脂　熟地黄　白芍　杜仲　山药　肉桂　附子

**68.阴痒常用药**

（1）肝经湿热证：龙胆　柴胡　茵陈　生地黄　栀子　黄芩　木通　车前子　苍术　薏苡仁　黄柏　萆薢　茯苓　牡丹皮　泽泻　通草　滑石　苦参　百部　白矾　花椒　蛇床子　白鲜皮

（2）肝肾阴虚证：知母　黄柏　生地黄　熟地黄　山茱萸　山药　茯苓　牡丹皮　泽泻　当归　制何首乌　百部　龟甲　天冬　石斛

**69.胎动不安常用药**

桑寄生　杜仲　续断　菟丝子　阿胶　当归　艾叶　黄芩　苎麻根　砂仁　紫苏梗　白术

**70.产后瘀阻常用药**

川芎　当归　丹参　益母草　泽兰　桃仁　红花　赤芍　苏木　川牛膝　怀牛膝　刘寄奴　蒲黄　五灵脂　延胡索　姜黄　土鳖虫　血竭　三棱　莪术　山楂

**71.乳少常用药**

穿山甲　王不留行　木通　通草　漏芦　冬葵子　刺蒺藜　黄芪　当归　党参

**72.乳癖常用药**

（1）肝郁痰凝证：柴胡　连翘　郁金　香附　青皮　枳实　川芎　白芍　当归　浙贝母　皂角刺　半夏　天南星　芥子　夏枯草　玄参　远志　猫爪草　山慈菇　穿山甲　漏芦　三棱　莪术　鳖甲　丹参　鸡内金　橘核　橘叶　荔枝核

（2）冲任失调证：熟地黄　山药　山茱萸　枸杞子　知母　黄柏　菟丝子　鹿角胶　当归　仙茅　淫羊藿　巴戟天　浙贝母　牡蛎　夏枯草　玄参　鳖甲

**73. 麻疹常用药**

薄荷 蝉蜕 牛蒡子 葛根 升麻 荆芥 浮萍 柽柳 胡荽 紫草

**74. 急惊风常用药**

蝉蜕 菊花 重楼 青黛 拳参 羚羊角 牛黄 天麻 钩藤 地龙 紫贝齿 珍珠 僵蚕 全蝎 蜈蚣 天竺黄 竹沥 胆南星 礞石 熊胆粉 朱砂

**75. 慢惊风常用药**

天麻 钩藤 僵蚕 蜈蚣 全蝎 人参 白术 茯苓 甘草 山药 附子 肉桂 白芍

**76. 食积常用药**

莱菔子 麦芽 神曲 谷芽 稻芽 山楂 鸡内金 青皮 枳实 槟榔 大黄 郁李仁 芦荟 三棱 莪术 鸡矢藤 厚朴

**77. 疳积常用药**

使君子 芜荑 芦荟 鸡内金 鸡矢藤

**78. 痈肿疔疮常用药**

金银花 忍冬藤 连翘 蒲公英 紫花地丁 野菊花 黄芩 黄连 黄柏 栀子 赤芍 牡丹皮 冰片 牛黄 拳参 络石藤 大黄 虎杖 四季青 益母草 穿心莲 鸭跖草 金荞麦 绿豆 地锦草 白花蛇舌草 半边莲 山慈菇 漏芦 垂盆草 乳香 没药 雄黄 麝香 皂角刺 穿山甲

**79. 脓成不溃常用药**

黄芪 当归 穿山甲 皂角刺 砒石 轻粉 红粉 雄黄 巴豆 斑蝥

**80. 疮疡不敛常用药**

血竭 儿茶 铅丹 炉甘石 乳香 没药 白蔹 地榆 海螵蛸 煅石膏 赤石脂 冰片 黄芪 当归 白及 斑蝥 琥珀 珍珠 蜂蜜 轻粉

**81. 乳痈常用药**

瓜蒌 牛蒡子 白芷 浙贝母 蒲公英 金银花 连翘 牡丹皮 赤芍 丹参 当归 青皮 陈皮 橘叶 刺蒺藜 夏枯草 乳香 没药 皂角刺 穿山甲 柴胡 黄芩 路路通 王不留行 漏芦 芒硝 半边莲

**82. 肺痈常用药**

芦根 桃仁 冬瓜仁 薏苡仁 鱼腥草 金荞麦 蒲公英 合欢皮 金银花 地耳草 浙贝母 瓜蒌 桔梗 甘草

**83. 肠痈常用药**

大黄 牡丹皮 芒硝 冬瓜仁 败酱草 大血藤 蒲公英 瓜蒌 地榆 赤芍 延胡索 桃仁 薏苡仁 地耳草

**84. 疝气常用药**

小茴香 吴茱萸 荜澄茄 乌药 木香 香附 青皮 延胡索 橘核 山楂 荔枝核 胡芦巴 川乌 附子 肉桂 川楝子 五灵脂 木香

**85. 痔疮常用药**

地榆 槐角 防风炭 荆芥炭 黄芩炭 马兜铃 木贼 熊胆粉 白蔹 胡黄连 地锦草 刺猬皮 砒石 芒硝 苦参

**86. 瘰疬瘿瘤常用药**

夏枯草 玄参 浙贝母 牡蛎 山慈菇 黄药子 海蛤壳 瓦楞子 海浮石 海藻 昆

布　穿山甲　禹白附　连翘　全蝎　蜈蚣　牛黄　僵蚕　乳香　没药　雄黄　麝香　金荞麦　拳参　重楼

### 87. 阴疽流注常用药

芥子　鹿茸　鹿角　远志　禹白附　天南星　麻黄　肉桂　黄芪

### 88. 蛇虫咬伤常用药

紫花地丁　漏芦　蒲公英　半枝莲　白芷　蜈蚣　半边莲　白花蛇舌草　雄黄　穿心莲　金荞麦　拳参　地锦草　垂盆草

### 89. 风疹常用药

荆芥　防风　蝉蜕　刺蒺藜　僵蚕　浮萍　地肤子　白鲜皮　苦参　生姜皮　茯苓皮　桑白皮　防己　苏木　姜黄　凌霄花　牡丹皮　赤芍　生首乌　首乌藤　露蜂房　蛇蜕　全蝎

### 90. 湿疹常用药

黄柏　黄连　苦参　白鲜皮　四季青　地耳草　苍术　白矾　土茯苓　地肤子　秦皮　龙胆草　白芷　冬葵子　萆薢　花椒　蛇床子　百部　艾叶

### 91. 疥癣常用药

硫黄　雄黄　轻粉　白矾　大蒜　露蜂房　大风子　土荆皮　百部　苦参　白鲜皮　地肤子　蕲蛇　乌梢蛇　苦楝皮　川楝子　蛇床子　樟脑　石榴皮

### 92. 麻风常用药

大风子　苦参　苍耳子　蕲蛇　乌梢蛇

### 93. 梅毒常用药

土茯苓　轻粉　大风子　红粉　水银

### 94. 烧烫伤常用药

大黄　地榆　四季青　白蔹　垂盆草　羊蹄　侧柏叶　紫珠叶　紫草　煅石膏　黄连　黄芩　栀子

### 95. 筋伤常用药

红花　桃仁　川芎　当归　赤芍　牡丹皮　姜黄　郁金　大黄　穿山甲　威灵仙　三七　延胡索　苏木　乳香　没药　自然铜　血竭　麝香　续断　儿茶　骨碎补　土鳖虫　刘寄奴　五灵脂　凌霄花　虎杖　川牛膝　怀牛膝　松节　徐长卿

### 96. 骨折常用药

骨碎补　续断　自然铜　土鳖虫　血竭　苏木　乳香　没药　儿茶　麝香

### 97. 目赤翳障常用药

（1）风热上扰证：桑叶　菊花　薄荷　蝉蜕　蔓荆子　木贼　谷精草　刺蒺藜　僵蚕

（2）肝热上攻证：青葙子　决明子　密蒙花　夏枯草　熊胆粉　龙胆　黄芩　黄连　槐角　车前子　秦皮　钩藤　羚羊角　紫贝齿　珍珠母　石决明　珍珠　僵蚕　野菊花　蒲公英　冰片　炉甘石　硼砂　栀子

### 98. 目暗昏花常用药

枸杞子　菊花　熟地黄　生地黄　菟丝子　覆盆子　沙苑子　女贞子　石斛　黑芝麻　桑叶　密蒙花　白芍　石决明　苍术　车前子

### 99. 鼻塞鼻渊常用药

薄荷　辛夷　白芷　苍耳子　鹅不食草　细辛　鱼腥草　黄芩　冰片　广藿香　苍术

**100. 牙痛常用药**

（1）胃火牙痛证：石膏　黄连　升麻　山豆根　谷精草　牡丹皮　牛黄　生地　知母　玄参　大黄

（2）风冷虫蛀牙痛证：细辛　白芷　荜茇　徐长卿　花椒　蜂房

**101. 口疮常用药**

（1）脾胃积热证：石膏　知母　黄芩　栀子　黄连　牡丹皮　天花粉　广藿香　佩兰　木通　大黄　芒硝　莱菔子　鸡内金

（2）虚火上炎证：知母　黄柏　生地黄　熟地黄　山药　山茱萸　牡丹皮　茯苓　泽泻　玄参　川牛膝　怀牛膝　麦冬　天冬

**102. 喉痹乳蛾常用药**

（1）风热上犯证：金银花　连翘　荆芥　牛蒡子　薄荷　蝉蜕　僵蚕　牛黄　冰片　玄明粉　硼砂　蟾酥

（2）肺胃火盛证：板蓝根　黄芩　山豆根　大青叶　射干　马勃　胖大海　玄参　麦冬　鸭跖草　木蝴蝶　青果　金荞麦　野菊花　桔梗　生甘草　牛黄　冰片　玄明粉　硼砂　蟾酥

（3）肺肾阴虚证：玄参　麦冬　生地黄　玉竹　百合　牡丹皮　知母　黄柏　熟地黄　山药　山茱萸　川牛膝　怀牛膝　白芍　石斛

**103. 耳鸣耳聋常用药**

（1）肝火上攻证：龙胆　柴胡　黄芩　栀子　黄柏　黄连　薄荷

（2）清阳不升证：黄芪　升麻　葛根　柴胡　细辛　石菖蒲　人参　蔓荆子

（3）肾虚证：熟地黄　生地黄　山茱萸　茯苓　泽泻　牡丹皮　黄柏　五味子　骨碎补　珍珠母　石菖蒲　牡蛎　磁石　天冬

## 附录二
# 药名笔画索引

全国中医药行业高等教育"十四五"规划教材

全国高等中医药院校规划教材(第十一版)

# 教材目录(第一批)

注:凡标☆号者为"核心示范教材"。

## (一)中医学类专业

| 序号 | 书　名 | 主　编 | | 主编所在单位 | |
|---|---|---|---|---|---|
| 1 | 中国医学史 | 郭宏伟 | 徐江雁 | 黑龙江中医药大学 | 河南中医药大学 |
| 2 | 医古文 | 王育林 | 李亚军 | 北京中医药大学 | 陕西中医药大学 |
| 3 | 大学语文 | 黄作阵 | | 北京中医药大学 | |
| 4 | 中医基础理论☆ | 郑洪新 | 杨　柱 | 辽宁中医药大学 | 贵州中医药大学 |
| 5 | 中医诊断学☆ | 李灿东 | 方朝义 | 福建中医药大学 | 河北中医学院 |
| 6 | 中药学☆ | 钟赣生 | 杨柏灿 | 北京中医药大学 | 上海中医药大学 |
| 7 | 方剂学☆ | 李　冀 | 左铮云 | 黑龙江中医药大学 | 江西中医药大学 |
| 8 | 内经选读☆ | 翟双庆 | 黎敬波 | 北京中医药大学 | 广州中医药大学 |
| 9 | 伤寒论选读☆ | 王庆国 | 周春祥 | 北京中医药大学 | 南京中医药大学 |
| 10 | 金匮要略☆ | 范永升 | 姜德友 | 浙江中医药大学 | 黑龙江中医药大学 |
| 11 | 温病学☆ | 谷晓红 | 马　健 | 北京中医药大学 | 南京中医药大学 |
| 12 | 中医内科学☆ | 吴勉华 | 石　岩 | 南京中医药大学 | 辽宁中医药大学 |
| 13 | 中医外科学☆ | 陈红风 | | 上海中医药大学 | |
| 14 | 中医妇科学☆ | 冯晓玲 | 张婷婷 | 黑龙江中医药大学 | 上海中医药大学 |
| 15 | 中医儿科学☆ | 赵　霞 | 李新民 | 南京中医药大学 | 天津中医药大学 |
| 16 | 中医骨伤科学☆ | 黄桂成 | 王拥军 | 南京中医药大学 | 上海中医药大学 |
| 17 | 中医眼科学 | 彭清华 | | 湖南中医药大学 | |
| 18 | 中医耳鼻咽喉科学 | 刘　蓬 | | 广州中医药大学 | |
| 19 | 中医急诊学☆ | 刘清泉 | 方邦江 | 首都医科大学 | 上海中医药大学 |
| 20 | 中医各家学说☆ | 尚　力 | 戴　铭 | 上海中医药大学 | 广西中医药大学 |
| 21 | 针灸学☆ | 梁繁荣 | 王　华 | 成都中医药大学 | 湖北中医药大学 |
| 22 | 推拿学☆ | 房　敏 | 王金贵 | 上海中医药大学 | 天津中医药大学 |
| 23 | 中医养生学 | 马烈光 | 章德林 | 成都中医药大学 | 江西中医药大学 |
| 24 | 中医药膳学 | 谢梦洲 | 朱天民 | 湖南中医药大学 | 成都中医药大学 |
| 25 | 中医食疗学 | 施洪飞 | 方　泓 | 南京中医药大学 | 上海中医药大学 |
| 26 | 中医气功学 | 章文春 | 魏玉龙 | 江西中医药大学 | 北京中医药大学 |
| 27 | 细胞生物学 | 赵宗江 | 高碧珍 | 北京中医药大学 | 福建中医药大学 |

| 序号 | 书名 | 主编 | | 主编所在单位 | |
| --- | --- | --- | --- | --- | --- |
| 28 | 人体解剖学 | 邵水金 | | 上海中医药大学 | |
| 29 | 组织学与胚胎学 | 周忠光 | 汪涛 | 黑龙江中医药大学 | 天津中医药大学 |
| 30 | 生物化学 | 唐炳华 | | 北京中医药大学 | |
| 31 | 生理学 | 赵铁建 | 朱大诚 | 广西中医药大学 | 江西中医药大学 |
| 32 | 病理学 | 刘春英 | 高维娟 | 辽宁中医药大学 | 河北中医学院 |
| 33 | 免疫学基础与病原生物学 | 袁嘉丽 | 刘永琦 | 云南中医药大学 | 甘肃中医药大学 |
| 34 | 预防医学 | 史周华 | | 山东中医药大学 | |
| 35 | 药理学 | 张硕峰 | 方晓艳 | 北京中医药大学 | 河南中医药大学 |
| 36 | 诊断学 | 詹华奎 | | 成都中医药大学 | |
| 37 | 医学影像学 | 侯键 | 许茂盛 | 成都中医药大学 | 浙江中医药大学 |
| 38 | 内科学 | 潘涛 | 戴爱国 | 南京中医药大学 | 湖南中医药大学 |
| 39 | 外科学 | 谢建兴 | | 广州中医药大学 | |
| 40 | 中西医文献检索 | 林丹红 | 孙玲 | 福建中医药大学 | 湖北中医药大学 |
| 41 | 中医疫病学 | 张伯礼 | 吕文亮 | 天津中医药大学 | 湖北中医药大学 |
| 42 | 中医文化学 | 张其成 | 臧守虎 | 北京中医药大学 | 山东中医药大学 |

## （二）针灸推拿学专业

| 序号 | 书名 | 主编 | | 主编所在单位 | |
| --- | --- | --- | --- | --- | --- |
| 43 | 局部解剖学 | 姜国华 | 李义凯 | 黑龙江中医药大学 | 南方医科大学 |
| 44 | 经络腧穴学☆ | 沈雪勇 | 刘存志 | 上海中医药大学 | 北京中医药大学 |
| 45 | 刺法灸法学☆ | 王富春 | 岳增辉 | 长春中医药大学 | 湖南中医药大学 |
| 46 | 针灸治疗学☆ | 高树中 | 冀来喜 | 山东中医药大学 | 山西中医药大学 |
| 47 | 各家针灸学说 | 高希言 | 王威 | 河南中医药大学 | 辽宁中医药大学 |
| 48 | 针灸医籍选读 | 常小荣 | 张建斌 | 湖南中医药大学 | 南京中医药大学 |
| 49 | 实验针灸学 | 郭义 | | 天津中医药大学 | |
| 50 | 推拿手法学☆ | 周运峰 | | 河南中医药大学 | |
| 51 | 推拿功法学☆ | 吕立江 | | 浙江中医药大学 | |
| 52 | 推拿治疗学☆ | 井夫杰 | 杨永刚 | 山东中医药大学 | 长春中医药大学 |
| 53 | 小儿推拿学 | 刘明军 | 邰先桃 | 长春中医药大学 | 云南中医药大学 |

## （三）中西医临床医学专业

| 序号 | 书名 | 主编 | | 主编所在单位 | |
| --- | --- | --- | --- | --- | --- |
| 54 | 中外医学史 | 王振国 | 徐建云 | 山东中医药大学 | 南京中医药大学 |
| 55 | 中西医结合内科学 | 陈志强 | 杨文明 | 河北中医学院 | 安徽中医药大学 |
| 56 | 中西医结合外科学 | 何清湖 | | 湖南中医药大学 | |
| 57 | 中西医结合妇产科学 | 杜惠兰 | | 河北中医学院 | |
| 58 | 中西医结合儿科学 | 王雪峰 | 郑健 | 辽宁中医药大学 | 福建中医药大学 |
| 59 | 中西医结合骨伤科学 | 詹红生 | 刘军 | 上海中医药大学 | 广州中医药大学 |
| 60 | 中西医结合眼科学 | 段俊国 | 毕宏生 | 成都中医药大学 | 山东中医药大学 |
| 61 | 中西医结合耳鼻咽喉科学 | 张勤修 | 陈文勇 | 成都中医药大学 | 广州中医药大学 |
| 62 | 中西医结合口腔科学 | 谭劲 | | 湖南中医药大学 | |

## （四）中药学类专业

| 序号 | 书 名 | 主 编 | | 主编所在单位 | |
|---|---|---|---|---|---|
| 63 | 中医学基础 | 陈 晶 | 程海波 | 黑龙江中医药大学 | 南京中医药大学 |
| 64 | 高等数学 | 李秀昌 | 邵建华 | 长春中医药大学 | 上海中医药大学 |
| 65 | 中医药统计学 | 何 雁 | | 江西中医药大学 | |
| 66 | 物理学 | 章新友 | 侯俊玲 | 江西中医药大学 | 北京中医药大学 |
| 67 | 无机化学 | 杨怀霞 | 吴培云 | 河南中医药大学 | 安徽中医药大学 |
| 68 | 有机化学 | 林 辉 | | 广州中医药大学 | |
| 69 | 分析化学（上）（化学分析） | 张 凌 | | 江西中医药大学 | |
| 70 | 分析化学（下）（仪器分析） | 王淑美 | | 广东药科大学 | |
| 71 | 物理化学 | 刘 雄 | 王颖莉 | 甘肃中医药大学 | 山西中医药大学 |
| 72 | 临床中药学☆ | 周祯祥 | 唐德才 | 湖北中医药大学 | 南京中医药大学 |
| 73 | 方剂学 | 贾 波 | 许二平 | 成都中医药大学 | 河南中医药大学 |
| 74 | 中药药剂学☆ | 杨 明 | | 江西中医药大学 | |
| 75 | 中药鉴定学☆ | 康廷国 | 闫永红 | 辽宁中医药大学 | 北京中医药大学 |
| 76 | 中药药理学☆ | 彭 成 | | 成都中医药大学 | |
| 77 | 中药拉丁语 | 李 峰 | 马 琳 | 山东中医药大学 | 天津中医药大学 |
| 78 | 药用植物学☆ | 刘春生 | 谷 巍 | 北京中医药大学 | 南京中医药大学 |
| 79 | 中药炮制学☆ | 钟凌云 | | 江西中医药大学 | |
| 80 | 中药分析学☆ | 梁生旺 | 张 彤 | 广东药科大学 | 上海中医药大学 |
| 81 | 中药化学☆ | 匡海学 | 冯卫生 | 黑龙江中医药大学 | 河南中医药大学 |
| 82 | 中药制药工程原理与设备 | 周长征 | | 山东中医药大学 | |
| 83 | 药事管理学☆ | 刘红宁 | | 江西中医药大学 | |
| 84 | 本草典籍选读 | 彭代银 | 陈仁寿 | 安徽中医药大学 | 南京中医药大学 |
| 85 | 中药制药分离工程 | 朱卫丰 | | 江西中医药大学 | |
| 86 | 中药制药设备与车间设计 | 李 正 | | 天津中医药大学 | |
| 87 | 药用植物栽培学 | 张永清 | | 山东中医药大学 | |
| 88 | 中药资源学 | 马云桐 | | 成都中医药大学 | |
| 89 | 中药产品与开发 | 孟宪生 | | 辽宁中医药大学 | |
| 90 | 中药加工与炮制学 | 王秋红 | | 广东药科大学 | |
| 91 | 人体形态学 | 武煜明 | 游言文 | 云南中医药大学 | 河南中医药大学 |
| 92 | 生理学基础 | 于远望 | | 陕西中医药大学 | |
| 93 | 病理学基础 | 王 谦 | | 北京中医药大学 | |

## （五）护理学专业

| 序号 | 书 名 | 主 编 | | 主编所在单位 | |
|---|---|---|---|---|---|
| 94 | 中医护理学基础 | 徐桂华 | 胡 慧 | 南京中医药大学 | 湖北中医药大学 |
| 95 | 护理学导论 | 穆 欣 | 马小琴 | 黑龙江中医药大学 | 浙江中医药大学 |
| 96 | 护理学基础 | 杨巧菊 | | 河南中医药大学 | |
| 97 | 护理专业英语 | 刘红霞 | 刘 娅 | 北京中医药大学 | 湖北中医药大学 |
| 98 | 护理美学 | 余雨枫 | | 成都中医药大学 | |
| 99 | 健康评估 | 阚丽君 | 张玉芳 | 黑龙江中医药大学 | 山东中医药大学 |

| 序号 | 书 名 | 主 编 | | 主编所在单位 | |
|---|---|---|---|---|---|
| 100 | 护理心理学 | 郝玉芳 | | 北京中医药大学 | |
| 101 | 护理伦理学 | 崔瑞兰 | | 山东中医药大学 | |
| 102 | 内科护理学 | 陈 燕 | 孙志岭 | 湖南中医药大学 | 南京中医药大学 |
| 103 | 外科护理学 | 陆静波 | 蔡恩丽 | 上海中医药大学 | 云南中医药大学 |
| 104 | 妇产科护理学 | 冯 进 | 王丽芹 | 湖南中医药大学 | 黑龙江中医药大学 |
| 105 | 儿科护理学 | 肖洪玲 | 陈偶英 | 安徽中医药大学 | 湖南中医药大学 |
| 106 | 五官科护理学 | 喻京生 | | 湖南中医药大学 | |
| 107 | 老年护理学 | 王 燕 | 高 静 | 天津中医药大学 | 成都中医药大学 |
| 108 | 急救护理学 | 吕 静 | 卢根娣 | 长春中医药大学 | 上海中医药大学 |
| 109 | 康复护理学 | 陈锦秀 | 汤继芹 | 福建中医药大学 | 山东中医药大学 |
| 110 | 社区护理学 | 沈翠珍 | 王诗源 | 浙江中医药大学 | 山东中医药大学 |
| 111 | 中医临床护理学 | 裘秀月 | 刘建军 | 浙江中医药大学 | 江西中医药大学 |
| 112 | 护理管理学 | 全小明 | 柏亚妹 | 广州中医药大学 | 南京中医药大学 |
| 113 | 医学营养学 | 聂 宏 | 李艳玲 | 黑龙江中医药大学 | 天津中医药大学 |

## （六）公共课

| 序号 | 书 名 | 主 编 | | 主编所在单位 | |
|---|---|---|---|---|---|
| 114 | 中医学概论 | 储全根 | 胡志希 | 安徽中医药大学 | 湖南中医药大学 |
| 115 | 传统体育 | 吴志坤 | 邵玉萍 | 上海中医药大学 | 湖北中医药大学 |
| 116 | 科研思路与方法 | 刘 涛 | 商洪才 | 南京中医药大学 | 北京中医药大学 |

## （七）中医骨伤科学专业

| 序号 | 书 名 | 主 编 | | 主编所在单位 | |
|---|---|---|---|---|---|
| 117 | 中医骨伤科学基础 | 李 楠 | 李 刚 | 福建中医药大学 | 山东中医药大学 |
| 118 | 骨伤解剖学 | 侯德才 | 姜国华 | 辽宁中医药大学 | 黑龙江中医药大学 |
| 119 | 骨伤影像学 | 栾金红 | 郭会利 | 黑龙江中医药大学 | 河南中医药大学洛阳平乐正骨学院 |
| 120 | 中医正骨学 | 冷向阳 | 马 勇 | 长春中医药大学 | 南京中医药大学 |
| 121 | 中医筋伤学 | 周红海 | 于 栋 | 广西中医药大学 | 北京中医药大学 |
| 122 | 中医骨病学 | 徐展望 | 郑福增 | 山东中医药大学 | 河南中医药大学 |
| 123 | 创伤急救学 | 毕荣修 | 李无阴 | 山东中医药大学 | 河南中医药大学洛阳平乐正骨学院 |
| 124 | 骨伤手术学 | 童培建 | 曾意荣 | 浙江中医药大学 | 广州中医药大学 |

## （八）中医养生学专业

| 序号 | 书 名 | 主 编 | | 主编所在单位 | |
|---|---|---|---|---|---|
| 125 | 中医养生文献学 | 蒋力生 | 王 平 | 江西中医药大学 | 湖北中医药大学 |
| 126 | 中医治未病学概论 | 陈涤平 | | 南京中医药大学 | |